国家卫生计生委医院管理研究所药事管理研究部
中国医院协会药事管理专业委员会　组织编写

临床药物治疗学
外科疾病

分册主编　甄健存　廖　泉　蒋协远

编　　　委（以姓氏笔画为序）

于春华　牛晓辉　毛　璐　公茂琪　石　岩
史丽敏　白玉国　邢　颖　刘　庆　刘大为
刘子文　刘亚军　刘昌伟　纪立伟　芮　曦
杜　斌　李　静　李汉忠　李拥军　李单青
张　岩　张　波　张　威　张玉石　陈　伟
陈山林　罗新锦　赵景明　姜　艳　栗鹏程
夏维波　徐　辉　高　晨　郭代红　郭晏同
黄宇光　梅　丹　蒋协远　韩志军　甄健存
褚燕琦　裴　斐　廖　泉　戴梦华

参与编写者（以姓氏笔画为序）

刁永鹏　王梦一　刘容吉　李子建　杨　阳
杨　媛　罗　晓　郑　策　郎　昭　赵　彬
胡　扬　黄　真　黄晓文　程　晟

U0243853

人民卫生出版社

图书在版编目(CIP)数据

临床药物治疗学. 外科疾病/甄健存,廖泉,蒋协远主编. —北京：人民卫生出版社,2016

ISBN 978-7-117-23016-2

Ⅰ.①临… Ⅱ.①甄… ②廖… ③蒋… Ⅲ.①药物疗法②外科-疾病-药物疗法 Ⅳ.①R453②R605

中国版本图书馆 CIP 数据核字(2016)第 182041 号

| 人卫智网 | www.ipmph.com | 医学教育、学术、考试、健康，购书智慧智能综合服务平台 |
| 人卫官网 | www.pmph.com | 人卫官方资讯发布平台 |

临床药物治疗学——外科疾病

分册主编：甄健存　廖　泉　蒋协远
出版发行：人民卫生出版社（中继线 010-59780011）
地　　址：北京市朝阳区潘家园南里 19 号
邮　　编：100021
E - mail：pmph @ pmph. com
购书热线：010-59787592　010-59787584　010-65264830
印　　刷：中国农业出版社印刷厂
经　　销：新华书店
开　　本：787×1092　1/16　印张：37
字　　数：900 千字
版　　次：2017 年 1 月第 1 版　2017 年 1 月第 1 版第 1 次印刷
标准书号：ISBN 978-7-117-23016-2/R·23017
定　　价：78.00 元

打击盗版举报电话：010-59787491　E-mail：WQ @ pmph. com
（凡属印装质量问题请与本社市场营销中心联系退换）

《临床药物治疗学》丛书编委会

顾　　问：桑国卫　樊代明　陈香美　周宏灏　赵玉沛　赫　捷
　　　　　高　强　曹荣桂　张宗久

总 主 编：吴永佩　蔡映云

副总主编：颜　青　韩　英　甄健存　钟明康

编 委 会（按姓氏笔画排序）：

《临床药物治疗学》丛书分册目录

序号	书名	分册主编
1	总论	吴永佩　蒋学华　蔡卫民　史国兵
2	感染性疾病	颜　青　夏培元　杨　帆　吕晓菊
3	心血管系统疾病	李宏建　高海青　周聊生　童荣生
4	呼吸系统疾病	蔡映云　吕迁洲
5	消化系统疾病	韩　英　高　申　文爱东　邹多武
6	血液系统疾病	缪丽燕　马满玲　吴德沛　周　晋
7	内分泌代谢疾病	母义明　郭代红　彭永德　刘皋林
8	神经系统疾病	钟明康　王长连　洪　震　吴　钢
9	肾脏疾病	史　伟　杨　敏
10	器官移植	陈　孝　王长希　刘懿禾　徐彦贵
11	肿瘤	于世英　杜　光　黄红兵
12	外科疾病	甄健存　廖　泉　蒋协远
13	妇产科疾病	赵　霞　张伶俐
14	儿科疾病	徐　虹　孙　锟　李智平　张　健
15	老年疾病	王建业　胡　欣
16	营养支持治疗	梅　丹　于健春

序 一

　　医师、药师、护士、医疗技师是医疗机构四大核心技术支撑系统的重要成员,药师是医院药事管理和促进合理用药的主要技术力量,在指导患者安全用药、维护患者用药权益起着重要作用。

　　我国自 2002 年提出医院要建立临床药师制以来,发展健康迅速,临床药师在临床用药中的作用逐步明显。为提高临床药师参加药物治疗能力,我们医院管理研究所药事管理研究部和中国医院协会药事管理专业委员会,邀请 300 余名药学与医学专家以及部分临床药师共同编写了适合我国国情的《临床药物治疗学》系列丛书。感谢医药学专家做了一件值得庆贺的、有助于提高药物治疗水平、有益于患者的好事。

　　临床药师是具有系统临床药学专业知识与技能,掌握药物特点与应用,了解疾病与药物治疗原则,是医疗团队的重要成员,与医师、护士合作,为患者提供优质药物治疗的药学专业技术服务,直接参与临床药物治疗工作的卫生技术人员。临床药师是现代医疗团队的重要成员,各医疗机构要爱护关心他们的成长,积极支持他们的工作,充分发挥他们在药事管理和药物治疗中的专业技能,将临床药学作为专业学科建设加以严格管理,为实现医疗机构医疗水平的持续提升创造条件。希望临床药师们要学好用好临床药物治疗学,发挥专业特长,促进合理用药、提高医疗技术水平、维护患者利益中发挥更大作用。

　　简写"序",以祝贺《临床药物治疗学》丛书的出版。

张宗久

2016 年 4 月

序 二

第二次世界大战后，欧美国家制药工业快速发展，新药大量开发。但随着药品品种和使用的增加，临床不合理用药加重，严重的药物毒副作用和过敏反应也不断增多，患者用药风险增加。同时，人类面临的疾病负担严峻，慢性病及其他疾病的药物应用问题也愈加复杂，合理用药成为人类共同关心的重大民生问题。

为促进药物合理使用，美国于1957年首先提出高等医药院校设置6年制临床药学专业Pharm D.课程教育，培养临床型药学专业技术人才。截至2013年美国135所高等医药院校的药学教育总规模90％以上为临床药学Pharm D.专业教育。同期，美国在医院建立了临床药师制，即临床药师参加临床药物治疗，规定Pharm D.专业学位是在医院上岗药师的唯一资格，并在医院建立学员毕业后以提高临床用药实践能力为主的住院药师规范化培训制度。1975年美国医院临床药学界编辑出版了《临床药物治疗学》丛书，现已出第十版，深受广大药师和高校药学院学员的欢迎。

我国自实行改革开放政策以来，社会经济迅猛发展，党和政府更加关注民生问题，广大人民群众随着生活水平的大幅提升，也要求获得更好的医药卫生服务。改革开放前医院药师的任务是保障临床诊疗用药的需求，但伴随着改革开放我国制药工业快速发展，国外药企大量进入，药品品种和品规猛增。医药流通领域不规范竞争加重，临床不合理用药日趋严重。为此，原卫生部在20世纪末提出药学部门工作要转型，药师观念和职责要转变，规定医院要"建立临床药师制"，培养配备专职临床药师，参加临床药物治疗。并规定医院要建立临床医师、临床药师、护士等组成的临床医疗团队，临床医师和临床药师要共同为患者临床药物治疗负责。我国21世纪初加快了临床药学学科建设与临床药师制体系建设，尽管临床药师队伍在药物应用实践中迅速成长，但由于历史原因导致我国在临床药学学科定位与发展方向、药学教育培养目标以及医疗机构医疗工作模式等的缺陷，使临床药师普遍感到临床药学专业系统性知识不足、临床药学思维能力不足和临床药物治疗实践技能不足。针对临床药学学科建设与临床药师制体系建设中这一突出问题，充分发挥临床药师在药品应用和药事管理中的专业技术作用，提高临床药物治疗水平，促进合理用药，我们邀请300余名药学与医学专家以及部分临床药师，启动了《临床药物治疗学》系列丛书的编写。本丛书以临床药物治疗学的理论以及药物治疗理论与实践的结合、诊疗活动与药物治疗实践和药物治疗的监护与效果评价，试用案例分析教育、论述典型的药物治疗方案和药学监护，突出临床思

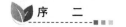

维与临床药学思维的建立与运用。丛书的编写与出版,希望能体现国内外临床药物治疗学和临床实践活动最新发展趋势,反映国际上临床药学领域的新理论、新知识、新技术和新方法。

我们期待为临床药师培训基地提供一套实用的教材,为提高培训基地的培训质量,提升临床药师的专业知识水平,增强参与临床药物治疗工作的能力打下基础。同时,也为在临床参与药物治疗实践工作的临床药师和从事处方审核调剂、药物制剂、药品物流管理以及系统药品质量监管等药剂工作的药师提供自学教材;并为医疗机构医务人员和高等医药院校临床药学专业和药学专业学生教学提供一本理论与实践紧密结合的参考用书。

由于这是一部多学科药物治疗学的系统丛书,缺乏编写经验,不足之处在所难免,恳请医药学界专家和读者、特别是广大临床药师评头论足,提出问题,找出差距,为修订编写二版打好基础。

我们衷心感谢各分册主编、编委和全体编写者的辛勤劳动和有关人士的热忱支持!

吴永佩　蔡映云

2016 年 4 月

前　言

　　随着临床药师制的建立和规范化临床药师岗位培训制度的实施,我国的临床药师已经广泛参与到临床药物治疗中,充分发挥药师专业技术专长,协助医师共同开展临床用药,防范用药错误。在外科领域,临床药师作为治疗团队中的一员,不但在围手术期抗菌药物合理应用、肠内及肠外营养支持、疼痛的控制等方面协助医师发挥着重要作用,而且通过参与临床医生的临床查房及独立开展的药学查房,通过处方审核,在药物的用法用量、溶媒的选择、药物相互作用及不良反应的防范和处理方面正发挥着不可替代的专业优势。另外,在国家大力倡导药学服务的背景下,外科临床药师还承担着患者用药教育和咨询的责任,特别是对于老年人、儿童、妊娠及哺乳期妇女和肝肾功能损害等特殊人群以及特殊剂型的药物,通过临床药师的专业的药学服务,提高了患者合理用药的水平,改善了患者用药的依从性。尽管如此,随着临床药学工作开展的不断深入,广大临床药师仍感到缺乏专业、系统的临床药学知识。为此,中国医院协会药事管理专业委员会邀请临床医学和药学专家,共同编写了《临床药物治疗学》丛书,以期建立临床药师岗位培训的统一教材,提升临床药师专业知识水平和参加临床药物治疗工作的能力。

　　《外科疾病》作为《临床药物治疗学》丛书的一员,概括性介绍了外科疾病药物治疗中普遍存在的体液和酸碱平衡失调、麻醉、疼痛、营养支持及外科手术抗菌药物预防性应用等共性问题,并分别按病种介绍了各外科专业中常见疾病的药物治疗。其间充分运用典型案例教学,突出外科疾病临床药物治疗的实用性,充分体现医学与药学专业知识的融合,重点系统介绍外科各种疾病的药物治疗原则及合理的治疗方案,特别是外科手术相关的安全、有效、合理、经济的药物治疗方案,强调临床药物治疗学的理论与外科临床实践的结合,突出临床药学思维的建立与运用。在本书的编著过程中,我们力求对外科药物治疗领域的最新信息做较详尽的阐述,力争使本书具有新颖性、科学性与实用性。本书可以作为临床药师在职岗位培训和高等学校药学专业或者临床药学专业毕业后药师的规范化培训教材,亦可作为医疗机构医务人员和高等医药院校学员的参考用书。

　　本书的编写得到了国内许多著名专家、学者及有着丰富外科临床工作经验的资深临床药师和医师的鼎力支持和热情赐教,在此对他们表示崇高的敬意和最衷心的感谢。本书的编写也浸透了许多临床医生和临床药师的辛勤汗水,也对他们表示诚挚的谢意。

　　本书为岗位培训用书,涉及专业面较广,且各专业进展迅速,新技术、新观点不断涌现,编著者虽然不遗余力,兢兢业业,力求本书的完善与精确,但由于水平有限,疏漏之处在所难免。恳请关心本书的同仁们不吝赐教,我们将不胜感激。

甄健存　廖　泉　蒋协远
2016 年 1 月

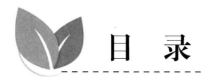

目 录

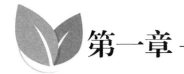

第一章

绪　论

第一节　外科药物治疗学的范畴

外科这一名词来源于拉丁文 Chirurgia,由希腊文 cheir(手)和 ergon(工作)组合而成,强调通过手术来治疗疾病,以区别通过药物治疗疾病的内科。随着医学的发展,特别是药物治疗在外科领域的不断应用,外科学已经发展成以疾病的预防、诊断和治疗为中心的临床学科。虽然外科治疗的重点是实施手术,治疗成败的关键因素是外科手术,但绝不仅仅依靠外科手术,术前准备、术中及术后的药物处理、患者全身状况的改善等措施,都与外科治疗的成败息息相关。

药物治疗学是在药理学、治疗学、生理学、生物药剂学的基础上发展起来的一门新兴学科,通过药效学、药代动力学等手段治疗疾病,达到消除或控制疾病发展的目的。外科药物治疗学是药物治疗学在外科领域的应用和发展,是指贯穿于外科手术治疗前后的药物治疗以及外科非手术疗法的药物治疗。如防治外科感染及手术后感染,纠正外科水、电解质、酸碱平衡紊乱,营养代谢等内环境稳定等作用,都离不开药物治疗学的渗透。外科学虽然以手术治疗为主,但片面强调手术,认为手术就能解决一切问题的想法是不正确的,整个围手术期的术前准备、术中保障以及术后处理都离不开药物治疗。

术前准备:存在水、电解质及酸碱平衡失调者,术前应进行补液及酸碱平衡纠正。贫血者术前应使血红蛋白的浓度达到 100g/L 以上。营养不良可使患者抵抗力低下,手术耐受力降低,容易并发感染,还可能引起组织水肿,影响伤口愈合,因此术前应尽可能予以纠正。术前还应严格掌握预防用抗菌药物的适应证、抗菌药物的品种选择、给药方法以及用药时间。既往存在高血压的患者,术前血压在 160/100mmHg 以下,可不做特殊准备;血压过高者,术前应选用合适的降压药物(如钙通道阻滞剂或 β 受体阻断药等)以控制血压,但并不要求血压降至正常水平才手术。利血平等通过使儿茶酚胺类神经递质贮存耗竭而达到抗高血压作用的药物,应用后术中易出现顽固性低血压,所以术前 2 周应停用。糖尿病患者手术耐受力差,易诱发感染,因此术前应控制血糖,纠正水、电解质和酸碱平衡失调,改善营养状况,术前将血糖控制在适于手术的状态,如果既往患者长期应用长效胰岛素或口服降血糖药,术前均应改为普通胰岛素皮下注射。

术中保障:术中药物治疗保障包括麻醉药物、血管活性药物以及维持水、电解质、酸碱平衡药物的选择及合理应用;术中抗菌药物的使用应结合所选药物的药代动力学特点、手术时间及失血量大小,必要时术中增加剂量,以确保抗菌药物的有效时间覆盖整个手术过程和手术结束后 4 小时。

术后处理:术后药物治疗在患者疾病和手术创伤的恢复、防治术后并发症方面起到重要的作用。包括:麻醉残余作用的药物处置、疼痛、恶心呕吐的药物治疗,水、电解质、酸碱平衡及营养的补充,特别是胃肠道手术后,经口摄食不足期间,肠外营养支持的选择问题,术后肝功能异常问题,术后止血以及切口感染的药物治疗,下肢深静脉血栓的预防和治疗等,都离不开药物治疗的支持。

第二节　药物治疗在外科系统疾病治疗中的地位

外科药物治疗学是现代外科学不断发展的产物,是一门重要的医学学科,更是一门以药物治疗为重要手段的学科。

外科疾病的治疗,可分为手术治疗和非手术治疗。手术是外科治疗的主要手段但不是唯一手段,有些外科疾病以手术治疗为主、药物治疗为辅,而有些外科疾病以药物治疗为主、手术治疗为辅。非手术治疗又可分为药物治疗和非药物治疗。近年来,药物治疗在外科领域中的重要作用越来越受到外科医生的关注,因为药物治疗不仅辅助和完善了外科手术的治疗效果,而且随着药物治疗方法的不断规范和新的药物的不断出现,推动了外科手术的扩展和进步,例如抗微生物药物的合理应用使外科感染的治疗进入了一个崭新的时代,术前术后的液体治疗及营养支持改善了患者的全身状况,提高了手术的耐受性,抗肿瘤药物的问世改变了肿瘤治疗的传统模式,简化了肿瘤根治手术,提高了患者的生存率和生存质量,免疫抑制剂的应用解决了器官移植的排异反应,大大提高了器官移植的成功率,止痛药物的合理使用提高了患者的生存质量。

第三节　临床药师在外科药物治疗团队中的作用

随着医学科学的发展,外科学已经告别了单纯依靠手术来治疗疾病的年代,在外科学领域,手术治疗的成败与正确的术前准备和术后处理、手术时机的恰当选择、合理使用药物改善患者的全身状况等措施息息相关。在外科治疗过程中的每一个不同阶段,药物治疗都起到了不可替代的作用,都需要临床药师的参与。

在外科感染的预防和治疗中,临床药师在抗菌药物的选择和合理使用方面发挥着重要的作用。临床药师应熟练掌握《抗菌药物临床应用指导原则》《卫生部办公厅关于进一步加强抗菌药物临床应用管理的通知》等有关指南、规定及实施细则,并对临床医护人员进行针对性的培训,结合本院实际,针对适应证、药物选择、用药时机、用药疗程、用法用量、用药途径、溶媒选择、联合用药等指标制定具体评价指标与合理性评价标准,同时联合有关部门采取适当的管理措施,规范抗菌药物的合理使用。在外科感染的治疗中,临床药师除了应熟悉疾病诊断、手术切口分类等临床知识外,掌握手术部位的常见致病菌种类和药物的抗菌谱,还应考虑到抗菌药物的吸收、体内分布和代谢排泄特点、不良反应、禁忌证以及患者的全身情况,协助医生合理选择抗菌药物。根据不同的感染部位,正确选择经验治疗的抗菌药物,待获得细菌培养和药物敏感性检验结果之后,评估患者的经验治疗效果,必要时根据细菌培养、药敏结果,结合患者本人的病生理情况制定最适宜的药物治疗方案。

在麻醉过程中,临床药师应重点熟悉麻醉药的药代动力学特点、常见的不良反应、禁忌证等知识,关注患者的麻醉方式及使用的麻醉药物,在麻醉前、麻醉中及麻醉后对患者进行药学监护。对于术前接受一系列药物治疗的患者,麻醉前除了要全面检查药物的治疗效果外,还应重点考虑某些药物与麻醉药物之间存在相互作用的问题,是否在麻醉中容易引起不良反应。如服用甲状腺素的患者,使用氯胺酮麻醉有可能引起血压过高和心动过速,临床药师在术前应评估哪些药物要继续使用,哪些药物要调整剂量或停止使用,或者提醒麻醉医师患者正在服用的药物可能影响麻醉效果。麻醉后,重点观察麻醉药物的不良反应,并积极处理。例如苯巴比妥引起的皮疹、阿托品引起的口干等,临床药师应能够识别并处理麻醉药物相关的不良反应。

手术麻醉的用药需要特别精细,除外麻醉还涉及止吐、镇静、血压心率调节等,且术前和术中手术室给药与术后返回病房医师给药之间可能存在合理性衔接的问题,所以,对整个围手术期的用药管理也是临床药师的工作内容。

在围手术期的营养支持方面,临床药师应根据患者的个体情况对患者的营养需要量进行评估,根据不同的疾病、同一疾病不同时期、不同类型,制订合理的营养支持方案。例如,急性重症胰腺炎患者,应用肠外营养支持治疗除达到营养支持的效果外,对胰腺外分泌也有一定的抑制作用,在急性重症胰腺炎早期行营养支持时,由于胰岛素分泌功能受损以及应激状态下的胰岛素抵抗,可能出现高糖血症,此类患者的营养支持治疗方案应减少葡萄糖的负荷,适当增加脂肪乳剂的比例,适当应用外源性胰岛素,同时加强血糖监测。

术后疼痛是每个外科患者都要经历的问题,如果得不到及时有效的控制,将严重影响患者生活质量,而且还影响全身各系统的功能或导致术后并发症,包括:增加氧耗量,导致冠心病患者心肌缺血及心肌梗死的危险性增加;使患者无法有力地咳嗽,呼吸道分泌物难以清除,术后肺部并发症风险增加;胃肠蠕动因疼痛而减少,延迟胃肠功能恢复;由于限制机体活动,加之神经内分泌应激反应增强,引发术后高凝状态,可能会促进深静脉血栓形成;还会导致患者焦虑、恐惧、抑郁等负面心理因素加重,并产生睡眠障碍。更严重的是,如果术后疼痛得不到及时有效的控制,持续的疼痛刺激可引起中枢神经系统发生病理性重构,急性疼痛从而有可能发展为难以控制的慢性疼痛。临床药师应掌握患者疼痛的评估方法,协助医生及护士及时有效地对患者进行动态评估,了解患者疼痛治疗的效果及不良反应情况,并提出合理的处理意见。临床药师还应在围手术期对患者进行疼痛管理的健康教育,指导患者正确使用镇痛药物,教育患者改变疼痛观念,积极主动报告疼痛,解除不愿意报告疼痛、害怕成瘾及不良反应的疑虑和担忧。临床药师还应承担起负责病区的麻醉药品管理工作,通过监控麻醉药品种类、规格和剂型以及使用情况,以保证符合临床需要,避免滥用和流弊的发生。对于使用镇痛泵的患者,临床药师还应格外关注放入镇痛泵药物的配伍禁忌及相容性问题。

术后恶心呕吐是麻醉和手术极易出现的并发症,持续呕吐可引起电解质异常和脱水,缝合口张力增加,同时因麻醉和镇痛药物对气道反射的延迟和减弱作用,增加了患者呕吐致误吸的风险。临床药师应熟知患者的麻醉和镇痛方案,了解哪些麻醉药和镇痛药可引起呕吐,结合患者的症状,制定合理的止吐方案,同时应加强患者的饮食指导和用药教育,减轻患者的恐惧心理。

对于合并其他疾病及特殊生理条件的患者,临床药师应协助医生及护士密切监测患者围手术期的相关生命体征,提出合理的药物治疗建议。比如,有糖尿病病史的患者,术前需规范检查血糖、尿糖,将口服降糖药更换为胰岛素控制血糖,临床药师应密切关注患者的血糖情况,对患者开展生活饮食健康教育,帮助患者将血糖降至理想范围。对于术前长期服用抗凝药及抗血小板药的患者,临床药师应协助医生评估出血及栓塞风险,根据抗凝药及抗血小板药的药代动力学特点,提出合理的术前停药和术后恢复用药的方案。

由于外科医生常常把更多的精力放在患者疾病的诊断和手术治疗上,而护士更多地专注于医嘱的执行和患者的护理,因此很少有时间对患者药物的合理使用给予更多的关注,所以患者用药教育是外科临床药师开展工作和重要任务和很好的切入点。临床治疗过程中,不管医生或药师制订的治疗方案有多么完美,如果患者的治疗依从性不高,对于药物治疗重要性的认识程度不足,或者缺少对药物使用过程中需要注意事项的了解,以及未按要求对那些治疗窗较窄的药物进行必要的浓度监测等,均可能使患者的治疗效果达不到预期的目标,更有甚者还会导致由于药物使用不当而引起多种不良事件的发生。在患者刚入院时,临床药师要了解患者既往药物使用的情况以及患者对对自己所用药物的认知程度,如是否有药物过敏、是否存在药物使用后出现不良反应等问题,同时对既往的用药错误进行纠正,实施药学查房和用药重整。住院期间,在每次药物治疗方案调整之后,临床药师应对患者进行必要的说明。在患者出院时积极参与患者出院用药的指导工作,根据治疗方案,针对每位出院患者提供患者出院用药指导单,上面详细且通俗地介绍患者出院后所带药物的名称、规格、作用、主要不良反应、用法用量及注意事项等,并一一进行讲解,实施用药教育。

第四节　临床药师参与外科系统疾病治疗的实施要点

一、药学问诊的重要性及实施要点

(一) 药学问诊的重要性

药学问诊是指药师通过对患者或相关人员的系统询问获取患者的病史、诊断、用药史、既往药物过敏史及药物不良事件处置情况等药学信息,及时了解患者对药物的认知程度、用药依从性,确保患者合理用药的过程。药学问诊是临床药师所具备的基本技能之一,也是开展临床药学工作的有力工具。临床药师全面、系统地开展药学问诊,有利于全面掌握患者的病史和用药史,特别是药物过敏史,确保制定更加合理的给药方案;有利于合理解释和判断药物与临床疗效之间的关系,及时预防、发现和纠正药物不良反应的发生;有利于临床药师和患者的感情交流,为进一步开展临床药学工作打下基础。

(二) 药学问诊的实施要点

1. 药学问诊的内容　临床药师问诊的内容与临床医师的问诊内容基本相似,但更侧重于所用药物情况、疗效及不良反应。药学问诊应贯穿于患者的整个诊疗过程。对于刚入院患者,药学问诊应是全面的、系统的。包括:

一般项目:姓名、年龄、性别、婚姻、职业、民族、籍贯、通信地址、电话号码等。

主诉:是患者感受最主要的痛苦或最明显的症状,即本次就诊最主要的原因及其持续的时间。临床药师根据主诉可结合用药史了解其是否有用药不当或发生过药物不良反应。

现病史:是药学问诊的主体过程,记述患者患病后的全过程,包括起病情况与患病时间、主要症状特点及病情演变、伴随症状、诊治经过等。其中，诊治经过是临床药师问诊的重点，包括患者在本次入院前是否自行服用过药物，或在其他医疗单位有过何种治疗、服用过何种药物，临床药师应详细了解病人在入院前服用药物的名称、剂量、时间及疗效等情况，为本次药物治疗提供参考。

既往史：包括患者既往的健康状况和过去曾经服用的药物，外伤、手术史，预防接种史，以及对药物、食物和其他接触物的过敏史。临床药师应尽可能了解患者的既往患病史及药物过敏史、药物不良反应史，帮助患者识别或分辨曾经发生的药物不良反应。

个人史及家族史：临床药师应询问与用药有关的个人史，包括烟酒嗜好、特殊生活习惯、婚姻及生产史、特殊职业的工作环境及女性的月经史等。家族史主要了解家族中是否有家族性的遗传疾病或有过较严重的药物不良反应及药物过敏史。对于刚入院的患者，通过上述问诊，临床药师可重点关注其既往用药史、药物食物过敏史、药物不良反应发生及处置史等，初步判断患者对疾病和药物的认知程度、性格特质及用药依从性等。在进一步的药学查房中，药学问诊应随时根据患者病情变化有目的地进行，必要时为患者提供全面、翔实的用药指导和教育材料。

2. 药学问诊的方法和注意事项 临床药师在开展药学问诊前应做好充分准备，如果医生已经建立病历，可首先查阅病历，了解患者的病史、诊断、病情、辅助检查、治疗原则等信息，以便于迅速熟悉患者病情，缩短问诊时间。如果为首次问诊，应进行自我介绍，以便于患者了解药师的职责、问诊意图，较好地配合问诊。对于刚入院患者，临床药师采集的信息应包括患者的一般项目、主诉、现病史、既往史、个人史及家族史等，重点关注既往用药史、药物食物过敏史、药物不良反应发生和处置史等，初步判断患者的用药情况。患者既往所用药物的名称、剂量、用法、疗程、疗效、不良反应等都是临床药师应关注的重点内容。对于治疗过程中的患者，应重点询问患者是否按照医嘱正确使用药物，用药后其症状的改善情况，是否有新发症状，从而合理解释和判断药物与临床疗效之间的关系，协助医生优化药物治疗方案，及时预防、发现、纠正药物相关不良反应。对于治疗结束准备出院的患者，临床药师应在综合评估患者住院期间的药物治疗状况的基础上，再次询问患者对自身疾病、服用药物的知晓情况，指导出院后的用药方法及注意事项，帮助其改善用药依从性。

为了确保药学问诊的顺利进行并取得较好效果，临床药师还应注意以下几点：①注重仪表，尊重病人，态度和蔼。临床药师应着装整洁，佩戴胸卡。问诊时面带微笑、使用礼貌性语言，注意照顾患者病情痛苦程度及情绪状态，重点突出，尽量避免冗长烦琐的问询。问诊时要态度和蔼，避免使用审问的语气。本着以患者权益为重的原则，注意保护患者隐私。就患者对与药物治疗无关的疑问应谨慎回答，避免与医生所述不同产生医患矛盾。②耐心听取患者陈述，掌握必要的沟通技巧。临床药师问诊时应耐心听取患者的陈述，引导其充分描述和强调他认为重要的情况和感受，有礼貌地打断。避免使用医学、药学术语，尽量选用通俗易懂、口语化的语言来描述专业的问题，注意使用鼓励性的语言。③认真作好记录。临床药师在问诊时应作好记录，在问诊后及时归纳整理，并进行必要的分析。

二、关注选药原则

药物选择应遵循安全性、有效性和经济性原则：任何药物的作用都有两面性，既有治疗作用，又有不良反应。药物的相互作用更为复杂，既可能提高疗效，也可能增加药物的不良反应,对患者造成损害。不同病情对药物作用的敏感性也不同。因此,药物的选择应首先关注安全性,知晓患者的疾病史及现状,了解药物的禁忌证及不良反应,尽量简化用药方案,保障用药的安全性。在明确疾病诊断后进行用药选择时,应明确所选药物对疾病的治疗效果,在同类药物中,选择治疗效果最佳的药物。制定个体化治疗方案,依照患者的具体情况有针对性的选择药物、剂量、剂型、给药途径、给药间隔。药物的选择还应考虑经济性的原则。在保证用药安全、有效的前提下,还应为患者选择更经济的药物。使药物既高效安全又经济地为患者服务,以最低的药物治疗费用收到最好的治疗效果,使有限的医药资源在整个社会中合理分配。

　　药物的选择还应根据治疗的目的、药物本身的特点及患者的身体状况决定。以外科抗生素治疗为例,在开始治疗之前,要明确是外科预防用药还是治疗已经存在的感染。若是外科预防用药,则应结合手术部位、手术类型、抗生素的作用特点等选择抗生素。如应用人工植入物的骨科手术,为预防术后感染,结合可能的污染菌主要为金黄色葡萄球菌,所以可选择第一、二代头孢菌素,对β-内酰胺类抗菌药物过敏者,可选用克林霉素,耐甲氧西林葡萄球菌检出率高的医疗机构,也可选用万古霉素或去甲万古霉素预防感染。如胆道体液大量溢出的胆囊手术,手术部位存在大量人体寄殖菌群,手术时可能污染手术野引起感染,为污染手术,可选择头孢曲松预防感染,头孢曲松40%～50%以原形分泌于胆汁中,在手术部位有较好的药物分布。如果是外科感染选择抗生素治疗,首先应明确感染部位,不同部位的感染可能的病原菌也不同,结直肠的感染要考虑大肠埃希菌等革兰氏阴性菌及厌氧菌,急性骨髓炎最常见的致病菌为金黄色葡萄球菌,根据不同的致病菌选择敏感的抗生素。同时药物的选择要结合患者的疾病及身体状况。肾功能减退的患者,应尽量选择无肾毒性或肾毒性低的抗生素,或者选择头孢曲松等经肾脏和肝胆系统同时排出的抗生素,有听力损害的高龄患者不应选择有可能发生耳毒性的氨基糖苷类药物治疗,既往有癫痫病史的患者应尽量不选择亚胺培南等神经系统毒性大的药物,四环素类导致牙齿黄染及牙釉质发育不良,不应用于8岁以下儿童患者,喹诺酮类对骨骼发育产生不良影响,禁用于18岁以下患者。

三、关注特殊人群的药物治疗

　　药物治疗的作用因不同的机体状况而异,不同人群对药物治疗的要求也不同。

　　1. 老年人　老年人器官和组织功能逐年衰退,消化液分泌量、胃肠道运动能力及消化道血流量均下降,药物的吸收减少;血浆蛋白含量降低,导致蛋白结合能力较强的药物游离浓度升高,对于华法林等治疗窗窄的药物可增强药物作用,严重时引起中毒;肝脏血流量减少、肝药酶的数量和活性降低,药物代谢能力降低,导致有的药物不能经代谢产生活性,影响药效,而有的药物毒性没有完全降解,增加了药物的不良反应;肾脏萎缩,肾容量下降,肾单位数和肾小球面积减少,导致药物的半衰期延长,清除和排泄减少,特别是长期用药者,可能引起蓄积中毒。所以,老年人通常不能耐受常规的药物剂量,用药时宜减量,注意监测药物剂量、密切观察不良反应。另外,老年人往往同时患有多种疾病,需配合多种药物治疗,用药时需注意药物相互作用,避免因药物相互作用导致不良反应的发生。

　　2. 儿童　儿童的机体器官正处于生长发育时期,新陈代谢旺盛,药物排泄较快,肝肾功能及代谢酶系统发育尚不完全,对药物的代谢和解毒能力较差,所以,儿童用药不良反应发生率较高。小儿时期体液占体重的比例较大,对水和电解质调节功能较差,常规补液及应用利尿药等影响水盐代谢和酸碱平衡的药物时,特别容易发生不良反应。新生儿和婴儿的血脑屏障发育不完全,而中枢神经系统又特别敏感,所以应用作用于中枢神经系统药物应格外注意。导致目前儿童用药存在问题的原因很多,市场上专为儿童使用的药品品种少、剂型少,无法满足儿童不同用药需要,另外儿童药品临床研究资料较少,药品说明书以及相关参考资料中缺乏对儿童用药安全性的详尽描述。因此,儿童用药需格外谨慎,尽量选择儿童用药资料详尽的药物,同时综合体重、体表面积、年龄及疾病等其他身体状况,进行个体化用药,密切观察患者反应,避免发生不良反应。

3. 妊娠期和哺乳期妇女 妊娠的头三个月是胚胎组织和器官的高度分化期,药物的致畸作用大多发生在此期,没有任何药物对胎儿的发育是绝对安全的,所以,妊娠头三个月妇女应尽量避免用药。从妊娠三个月后至出生前,已经形成的胎儿器官迅速生长发育,胎盘是药物进出胎儿的唯一途径,不能透过胎盘屏障的药物对胎儿最安全,妊娠期妇女最好选择该类药物,如必须选择透过胎盘屏障的药物,应尽量选择左甲状腺素钠、头孢菌素等危险等级为 A 级或 B 级(美国食品药品管理局颁布)的药物。

哺乳期妇女用药时,首先应考虑必要性,若目前尚无证据表明用药的利益大于风险,则应尽量避免用药;能局部给药,则应避免全身给药。对于循证医学证据结论较少的药物,临床应尽量避免选择。药物能否分泌入乳汁取决于其相对分子质量、脂溶性、蛋白结合率、乳药/血药比、半衰期等,相对分子质量大于 500、脂溶性低、蛋白结合率高、半衰期短、乳药/血药比低的药物不易转运至乳汁中,对接受母乳喂养的婴儿安全性高。服药时间应选择哺乳后立即用药,确保下次哺乳时血药浓度降至最低,若为口服药物,应选择母体最快的吸收方式服药,如一般药物应于空腹时服药,而脂溶性高的药物则于进食时服药。如果哺乳期妇女须长期用药,而药物对婴儿有较高风险,则应考虑暂停哺乳,恢复哺乳的时间最早应为最后一次给药后 5 个半衰期。

四、关注药物不良反应

药物不良反应是指合格药品在正常用法用量下发生的与治疗目的无关的有害反应。包括副作用、毒性反应、过敏反应、特异质反应、变态反应等。即使最安全的药物也存在不良反应,因此,应学会预防和识别药物不良反应,甚至利用药物的不良反应治疗疾病。例如,利奈唑胺引起血小板减少的不良反应临床上较常见,发生率 0.059%～2.4%,发生时间平均为用药 1 周左右,最常见于老年患者、肾功能不全的患者及用药前已存在血小板降低的患者,所以在使用利奈唑胺前,应评估患者肾功能状况及血小板水平,用药后注意观察牙龈、黏膜等部位是否出血,用药 1 周左右行全血细胞计数检查,发生血小板降低者应考虑停用利奈唑胺,必要时输注血小板纠正血小板减少。所以,首先应熟知所用药物的常见不良反应及症状,识别哪些是药物不良反应,哪些是疾病本身的症状,对于不良反应易感人群,应尽量避免使用相关药物或密切监测不良反应,一旦出现不良反应,应懂得常规的处理方案。

五、关注药物相互作用

药物相互作用是指同时或在一定时间内先后应用两种或两种以上药物后,药物在机体内因彼此之间的作用而产生的复合效应,可表现为药效加强或不良反应减轻,也可表现为药效减弱或不良反应增强。临床上应高度关注有害的药物相互作用。20 世纪 90 年代的阿司咪唑与特非那定合用引起严重心律失常事件、西力伐他汀与吉非贝齐合用导致罕见的横纹肌溶解症等因为药物相互作用引发的重大医疗事件,给医生和药师敲响了警钟。

药物相互作用按照发生的原理可分为代谢性相互作用和药效学相互作用。代谢性相互作用包括吸收、分布、代谢和排泄四个方面。例如甲氧氯普胺等增强胃肠动力药,使地高辛在肠道中停留时间缩短而吸收减少,降低疗效;氟康唑为细胞色素 P450 氧化酶(cytochrome P450 monooxygenase,CYP)2C9 的强效抑制剂,而抗凝剂华法林主要经 CYP2C9 代谢,两者合用引起华法林血药浓度升高,抗凝作用增强,严重者导致危及生命的出血;克拉霉素可抑制 P-糖蛋白对地高辛的转运,增加地高辛毒性;胆绞痛患者同时使用阿托品和吗啡,便秘和排尿困难的不良反应将会加重。药效学相互作用是指一种药物增强或减弱另一种药物的生理作用或药物效应。例如氨基糖苷类可抑制神经末梢乙酰胆碱的释放并降低突触后膜对乙酰胆碱的敏感性,造成神经肌肉接头处传递阻断,引起呼吸肌麻痹,与肌松药合用可加重神经肌肉接头阻断作用,引起严重呼吸衰竭。所以,临床药师应该对患者所用药物进行整理,对可能发生的相互作用进行评估,为了避免用药风险,必要时可建议停药或改用其他药物。

六、关注患者用药教育问题

患者用药教育主要指的是通过直接与患者或者家属进行沟通与交流,解答患者及家属用药方面的各种疑问,对合理用药相关的知识和技能进行教育和辅导,使得患者正确地执行药物治疗方案,保证用药的有效性和安全性的一种服务方式。药师应该成为患者用药教育的执行人和主导人。在国家大力倡导药学服务的背景下,药师特别是临床药师应该承担起提供患者教育和咨询的责任,以帮助患者正确认识和安全使用药物,改善患者依从性,减少药物治疗相关问题。形式多样的用药教育方式可以帮助患者全面详细地理解治疗方案、正确地认识和处理药物的不良反应,从而提高患者合理用药水平,改善患者依从性。

患者用药教育的内容除了药物的药理作用、用法用量、储存方式等常规教育外,还包括特殊人群患者的用药教育以及特殊药物的用药教育。特殊人群主要指围手术期患者、老年人、妊娠及哺乳期妇女、婴幼儿以及肝肾功能损害的患者。围手术期患者如果既往存在高血压、糖尿病等慢性疾病,为了配合手术的需要,治疗目标和药物治疗方案可能有变动和调整,需要临床药师参与药物治疗方案和治疗效果的评估并对患者进行相应的教育;既往服用抗凝药物和抗血小板药物的围手术期患者,需要综合药物特点、手术大小以及抗凝和抗血小板强度要求等多方面因素调整治疗方案,临床药师应对该类药物的停药或减量时间、恢复用药的时间、出血等不良反应的观察等进行特殊的用药教育。老年人、妊娠及哺乳期妇女、婴幼儿以及肝肾功能损害的患者有着独特的生理病理特点,有着特殊的药代动力学和药效学特点,临床药师应结合这些特点对患者进行专门的用药教育。特殊药物的用药教育包括特殊剂型和装置的药物以及需进行治疗药物监测或药效学指标监测的药物。例如缓控释制剂、气雾剂等,患者如果不了解其使用办法,就很容易造成使用剂量不准,达不到应有的效果,从而造成治疗失败;或者导致药物过快释放,造成严重不良反应。泡腾片如果直接吞服可能损伤消化道,重者危及生命。对于特殊用药装置,临床药师应亲自进行实物操作指导,讲解注意事项,并要求患者现场演示一次,及时纠正用药错误。需进行治疗药物监测或药效学指标监测的药物,临床药师应特别强调进行相关监测的重要性和必要性,帮助解读监测结果。

患者用药教育可以贯穿在住院期间的药学查房（包括药学问诊、日常药学查房与监护、出院带药教育）过程中，也应该延伸到出院后的药物咨询中。首次问诊针对既往用药的疗效与安全进行评估，以便有针对性地进行住院期间个体化的用药教育，为本次住院药物治疗方案的制订提供参考；日常药学监护包括以下几个方面：加强对患者用药依从性与规范性的沟通与评估，如：患者所用药物的用法、用量及频次是否正确；静脉滴注药物顺序是否合理，是否存在配伍禁忌；口服药物的服药时间、频次；药物与药物、药物与食物之间是否存在不良相互作用及不良反应等，特别注重与患者的沟通和交流，了解疾病治疗前后的变化、治疗过程中是否出现不适症状等，询问患者对自身所用药物的了解情况，并针对患者情况进行用药教育、健康教育，同时回答患者的用药问题。为患者提供详尽的出院带药教育也是患者用药教育中不可或缺的组成部分，患者出院带药教育应建立在与医生充分沟通的基础上，在患者出院前，根据医生所开具的出院带药和患者病情，将每一种药品的使用目的、用法用量、服用时间和用药注意事项等列于出院带药单中，为患者逐一讲解，同时提供联系方式或将患者资料转入门诊药物咨询系统，使临床药学服务得到有效延伸，使患者得到安全有效的药物治疗。

临床药师对患者进行用药教育应具有耐心、诚心和爱心，还应掌握一定的沟通技巧。在进行用药教育前，应对患者的学习需求及能力进行初步评估，并且为每一个患者制订一个计划，针对不同文化背景、宗教背景及年龄层次的患者采取不同的交流方法，对于文化程度低或理解能力有障碍的患者，语言应通俗易懂，语速应缓慢，重点问题有必要进行重复和核实；应尊重有特殊宗教背景的宗教信仰，注意保护患者隐私；小儿多不能自述病史，理解能力和接受能力有限，询问病史时须与观察能力强、和小儿接触密切的家长沟通，6岁以上的儿童可以用生动简洁且易于接受的语言对他们进行用药教育；老年人记忆力、听力均有不同程度的减退，用药教育时应减慢语速，必要时作适当的重复或记录在纸上，长期服用的药物为防止漏服，可建议其使用摆药盒。这样，才能够更好地开展有效的用药教育以提高患者的依从性及治疗效果。

第五节　临床药师参与药物治疗的工作模式

一、参与医疗交班和查房，提供合理用药建议

临床药师每天参与医疗交班和查房，熟悉患者病情及诊疗过程，关注患者用药情况，及时解答医生或护士查房中遇到的药学方面的问题。在外科病区，临床药师还应重点关注每一位患者围手术期抗菌药物使用情况，包括用药指征、术前给药时机、术中按照规定追加给药、用药疗程、药物的选用、药物的用法用量等方面，给出合理的用药建议，对不合理用药情况进行干预。

二、进行药学查房，对患者实施用药教育

临床药师对重点患者进行单独药学查房，即临床药师在患者入院初期、入院后更改药物治疗方案后及出院时与患者充分进行沟通，了解患者的服药情况、药物不良反应情况、对医嘱的执行情况、用药方法是否正确以及药物治疗的效果等，解答患者用药中存在的问题和困

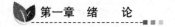

感,给予患者用药指导。药学查房后,应将药学查房过程及内容记录到药学查房记录表中,为患者建立药历。

三、参与疑难、危重病例会诊和病例讨论

在外科病区,临床医生将更多精力放在临床诊断和手术上,临床药师在药物特点、不良反应的识别和处理等方面有独特的优势,特别是抗感染药物的预防和治疗方面也有自身的特长,所以,临床药师应加强药学专业知识和医学等相关专业知识的补充,积极参与临床会诊和病例讨论,发挥自身的药学专长,与医生共同制订药物治疗方案。

四、医嘱审核及干预

临床药师应实时审核所负责病区的医嘱,对不合理用药问题及时与医生护士沟通,必要时进行处方干预,保证合理用药。在外科病房,临床药师应重点审核使用抗菌药物的医嘱,具体从以下几个方面实施:①手术预防用药用药指征。根据《抗菌药物临床应用指导原则》,Ⅰ类切口手术应严格掌握适应证预防使用抗菌药物,重点审核药物选择、用药起始与持续时间,结合患者实际情况对有问题的医嘱积极与临床医师沟通,严格控制Ⅰ类切口手术抗菌药物的使用率;②治疗用药。应结合患者感染部位、微生物培养及药敏结果审核其抗菌药物的用药合理性,关注抗菌药物的疗程及老年人、肾功能不全及肝功能不全等特殊人群的用药剂量。

五、监测药品不良反应并积极上报

临床药师通过在与临床医生的查房或自身的药学查房中,识别患者的药物不良反应,了解情况,妥善处理,并将信息收集整理分析,及时上报药品不良反应中心。同时,还应向临床医生和护士宣传上报药品不良反应的重要性,鼓励并指导他们积极上报药品不良反应。

六、药物信息咨询与合理用药的宣传教育

临床药师还应回答医护人员及患者咨询的用药问题,包括药物服用方法和注意事项、不良反应、药物相互作用、药品的保存以及小儿、孕妇等特殊人群用药的问题等。针对特殊用药问题在病区开展小讲课等宣教工作。临床药师还可以将所负责病区的常见用药问题收集整理,印制成合理用药宣传手册发放给患者,提高他们用药的依从性。

七、对医护人员进行合理用药培训

临床药师可基于查房过程与医嘱审核过程发现的问题,以及就所在科室人员共同关注的某个用药主题,查阅国内外文献资料,定期开展面向整个病房医师、护士的讲课;向医护人员宣传抗菌药物、麻醉及精神药品药品等特殊药物的管理和合理使用规范;给科室护士介绍常用药物的药理作用与使用注意事项,提高他们对医嘱的执行力及护理质量。临床药师还应具备较高的英语水平及查阅文献的能力,具备获取新知识及解决用药疑难问题的能力,在病区业务学习中针对某一领域的用药问题进行文献阅读报告,并在解决问题中提高自身素质与声誉,树立临床药师的良好形象。

八、参与临床路径的制定和执行

临床路径(clinical path)能有效地控制医疗成本、缩短患者住院日,同时能提高医疗质量,已成为 20 世纪以来一种崭新的医疗模式。目前,国内许多医院针对费用高、治疗过程变异小的手术或诊断建立了临床路径,在整个临床路径的计划(plan)-执行(do)-检查(check)-修正(act)的循环过程中,临床药师都发挥着重要的作用,包括参与给药方案的制订、药学监护、药物应用评价及对患者进行用药教育等,在保证治疗效果的前提下,降低患者的药物费用。在计划阶段,临床药师应查阅国内外文献提供权威的药物信息和最佳给药建议,与医生一起制订给药方案,避免应用不必要的药物,从而降低药费。在执行阶段,临床药师的主要职责是药学监护,即处方审核,关注药物的相互作用、注射药的配伍禁忌、给药剂量、给药途径及给药频率等,同时做好患者的用药教育,提高药物的治疗效果,减少不良反应。在检查阶段,临床药师应根据患者治疗效果和用药费用情况来评价路径成效。在修正阶段,临床药师通过用药分析后,找出差异,然后根据分析结果对临床路径中的给药方案进行修正。

参 考 文 献

[1] 陈孝平.外科学.北京:人民卫生出版社,2011

[2] 中华医学会,中华医院管理学会药事管理专业委员会,中国药学会医院药学专业委员会.抗菌药物临床应用指导原则.药物不良反应杂志,2005,2:118-127

[3] Toney B,Goff DA,Weber RJ. Social media as a leadership tool for pharmacists. Hosp Pharm. 2015 Jul,50(7):644-648

[4] 张波,徐小薇.临床路径及药剂师在临床路径中的作用.中国药房,2001,12(10):592-593

(甄健存)

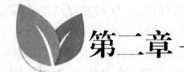

第二章

体液和酸碱平衡失调的药物治疗

第一节　体液平衡失调

一、体液的调节

体液容量、渗透压和电解质是维持机体细胞代谢和器官功能的必要条件。多种外科疾病,如消化道瘘、肠梗阻、创伤、急性胰腺炎等均会导致水、电解质和酸碱平衡失调。维持内环境稳定是手术成功的基本保证。故及时识别并纠正体液失衡是治疗的首要任务之一。

（一）体液的组成

水和电解质是体液的主要成分。总体水(TBW)受去脂肪体重、性别和年龄的影响。正常成年男性的体液约占体重的 60%,女性因皮下脂肪丰富,体液约占体重的 50%。体内存在多个体液间隙,被半透膜和各种结构分隔为细胞内液(intracellular fluid,ICF)和细胞外液(extracellular fluid,ECF),细胞外液进一步分为血浆和组织间液。根据作用不同,组织间液可分为功能性细胞外液和无能性细胞外液(表 2-1)。

表 2-1　体液的组成及分布

	含量 （占体重百分比）	分布及意义
细胞内液	40%	绝大部分存在于骨骼肌
细胞外液	20%	
血浆	5%	
组织间液	15%	由淋巴、组织间液、体腔内液及黏液或分泌液组成
功能性 ECF	14%	与血浆或细胞内液进行交换,对维持体液平衡有重要作用
无功能 ECF	1%	包括结缔组织液、脑脊液、关节液和消化液等。严重异常时(如消化液、胸腹腔积液显著增加)将影响体液平衡

不同体液的电解质组成和浓度存在差异,这对于维持细胞膜稳定性以及水在体液间的移动发挥重要作用。细胞内液的主要阳离子是 K^+ 和 Mg^{2+},主要阴离子是磷酸盐和蛋白质;细胞外液中的主要阳离子为 Na^+,而 Cl^-、HCO_3^- 和蛋白质为主要阴离子。血浆和组织

间液的电解质组成基本相同,但前者蛋白质含量较多,这对血管内外水的移动有重要意义。尽管电解质组成存在上述差异,但根据 Donnan 平衡理论,体液中阴阳离子总数相等,保持电中性。例如,血浆中 Cl^- 和 HCO_3^- 总和与 Na^+ 保持一定关系,即$[Na^+]=[Cl^-]+[HCO_3^-]+(12\pm2)$,借此计算阴离子间隙,间接反映血浆固定酸含量,对代谢性酸中毒进行分型。

(二) 水和溶质在体液间的转移

不同部位的体液成分具有不同的移动特点,对维持体液正常分布有重要意义。

1. 水在血管内外的转移 由于血浆与组织间液的 Na^+ 浓度相似,故 Na^+ 产生的晶体渗透压对水的移动很少发挥作用。水的移动主要遵循 Starling 公式,即

$$Q_f=K_f[(P_c-P_i)-\sigma(\pi_c-\pi_i)]$$

式中,Q_f——通过毛细血管壁的液体量;

K_f——常数;

P_c 和 P_i——分别为毛细血管和组织间隙静水压,正常人毛细血管内静水压为 20mmHg,组织间隙为 -10mmHg,两者之差 30mmHg 为有效静水压,驱使血管内液体向组织间隙滤出;

σ——反射系数,代表毛细血管壁对某物质的通透性,范围从 0(完全通透)到 1(完全不通透),健康组织的反射系数约为 0.7,在不同疾病状态时反射系数不同;

π_c 和 π_i——分别为血浆和组织间隙胶体渗透压,正常人血浆胶体渗透压为 25mmHg,组织间液为 15mmHg,两者之差 10mmHg 为有效胶体渗透压,促使液体回流至血管内。

除 Starling 公式外,淋巴回流也在血管内外液体交换中发挥一定作用。组织间液回流剩余部分可通过淋巴系统进入血循环。

2. 水在细胞内外的转移 水能够自由通过细胞膜,因而受渗透压和净水压的影响,水可以在不同体液间隙自由移动。渗透压取决于溶液内具有渗透活性的离子或分子的数目,远远大于静水压。其计算公式为:

血渗透压$=2([Na^+]+[K^+])$(mmol/L)+葡萄糖(mmol/L)+尿素氮(mmol/L)+X

式中,X 指甘露醇、甘油、山梨醇、酒精等渗透物质。

正常情况下,所有体液间隙的渗透压相等(为 280~310mmol/L)。当其发生变化时,水将逆渗透压梯度弥散,用以维持细胞内、外渗透压相等。渗透压分为晶体渗透压和胶体渗透压,后者主要由蛋白质形成,特别是白蛋白(占总胶体渗透压的 2/3)。尽管胶体渗透压只占血浆总渗透压的 1/200,但其对组织液回流有重要意义。低蛋白血症可导致组织水肿。

3. 溶质在体液间的转移 包括细胞内外及血管内外的移动。在细胞内外,由于细胞膜是半透膜,仅允许水和脂溶性物质(如尿素、氧和二氧化碳)自由通过,而电解质和蛋白质不能自由通过。在血管内外,水和电解质能自由交换,仅蛋白质等大分子物质移动受限,组织间隙的大分子物质可通过淋巴循环回流入血循环。

(三) 体液平衡的调节

体液平衡指机体在单位时间内水和电解质的排出与摄入保持平衡,以维持内环境的稳定。体液平衡包括容量和渗透压平衡,两者主要通过神经-内分泌系统进行调节。其中,渗透压调节主要通过下丘脑-神经垂体-抗利尿激素(ADH)系统,而容量调节主要通过肾素-醛固酮系统。两系统共同作用于肾脏,通过调节水、钠等电解质的吸收及排泄实现体液平衡。

图 2-1 显示了在血容量减少或细胞外液渗透压增加时体液平衡的调节过程。

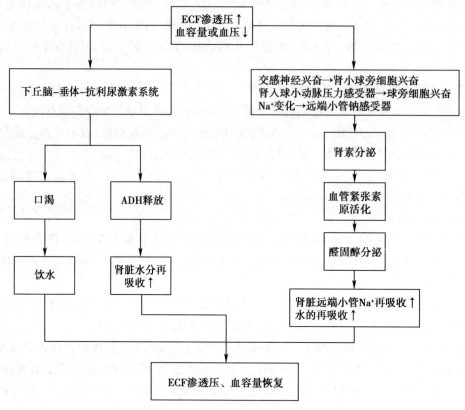

图 2-1 神经-内分泌系统对体液平衡的调节

注:ECF 细胞外液;ADH 抗利尿激素;↑上升;↓下降

　　机体对 ADH 的分泌反应十分敏感。当血浆渗透压较正常水平出现±2%的变化时,ADH 即发生改变以维持正常的渗透压,进一步通过肾素-醛固酮系统恢复血容量。另外,与渗透压调节相比,血容量调节更为重要。例如,当血容量骤减并伴有渗透压降低时,前者对 ADH 分泌的促进作用远远强于低渗透压对 ADH 分泌的抑制作用,目的是优先确保血容量。同时,当血容量骤减时,机体反应也将以肾素-醛固酮系统为主,也是为了迅速恢复血容量。可见,下丘脑-神经垂体-抗利尿激素系统和肾素-醛固酮系统相互作用,能够对体液平衡进行迅速且精确的调节。

二、水钠代谢失调的药物治疗

(一) 水代谢失调

1. 液体容量缺乏　根据不同体液间隙的丢失情况,分为细胞内液(ICF)和细胞外液(ECF)缺乏,后者更为常见。

(1)细胞内液缺乏

1)病因:主要由于自由水丢失,见于不显性失水(如皮肤和呼吸道丢失)和肾脏丢失(如中枢性或肾性尿崩症)。

2)表现:ICF 和 ECF 均按各自在体内的分布情况成比例减少,如 ICF 丢失占总失液量的 2/3。

3)治疗:用低张盐水(5%葡萄糖和 0.45%氯化钠溶液)和自由水(5%葡萄糖溶液)进行补液治疗,同时监测钠离子浓度。

(2)细胞外液缺乏

1)病因:体液经肾或肾外丢失过多而引起血管内容量缺乏。前者见于急性肾衰竭多尿期、长期应用利尿药物等;后者多见于出血、消化道或皮肤丢失,也可由于体内液体分布改变(如胰腺炎、腹膜炎、肠梗阻)引起第三间隙积聚所致。

2)表现:缺乏特异性,取决于失水程度。可伴有乏力、口渴、少尿、直立性低血压、心率加快等,严重时出现无尿,甚至循环衰竭。实验室检查可伴有:①血液浓缩;②血钠水平因失水和失钠的比例不同可以正常、降低或升高;③尿钠也因病因不同而不同。经肾脏丢失者,尿钠增多(>20mmol/L),但若严重失钠,尿钠也可<20mmol/L;肾外丢失时,尿钠减少(<10~15mmol/L),尿比重升高。

3)治疗:在注意病因治疗的同时,主要是进行液体的治疗。等渗性脱水应补充含盐的生理性溶液,轻者可适量口服生理盐水;重者以静脉输入平衡盐溶液或生理盐水为主,并适当补充 5%葡萄糖溶液;低渗性脱水除补等渗含盐溶液外,必要时还要补高渗盐溶液;高渗性脱水应首先补给不含盐的葡萄糖溶液,继而适当补给生理性溶液。在一时不能明确脱水性质时,可暂按等渗性脱水治疗。低渗性脱水和高渗性脱水治疗的方法,将在低钠血症和高钠血症中详细讨论。

A. 晶体溶液(表 2-2)

表 2-2　各种晶体溶液成分

	Na$^+$	Cl$^-$	K$^+$	Ca^{2+}	缓冲成分	葡萄糖	pH	渗透压
D5W	0	0	0	0	0	5	4.5	252
D5 0.45%NaCl	77	77	0	0	0	5	4.0	406
0.9%NaCl	154	154	0	0	0	0	5.0	308
7.5%NaCl	1283	1283	0	0	0	0	5.0	2567
乳酸钠林格液	130	109	4	3	28[a]	0	6.5	273

注:Na$^+$、Cl$^-$、K$^+$、Ca^{2+} 和缓冲成分的浓度单位均为 mmol/L;葡萄糖浓度单位为 g/dl;渗透压单位为 mOsm/L。
D5W:5%葡萄糖溶液;D5 0.45%NaCl:5%葡萄糖+0.45%氯化钠溶液。
[a]乳酸

a. 维持液:用于补充液体和电解质的固有丢失。

不显性失水:包括经皮肤和肺的正常丢失,总量为 600~800ml/d。显性失水包括经肾脏和消化道(GL)的丢失。维持正常生理活动的最少尿量为 0.3ml/(kg·h)(约为1700ml/d)。

电解质:每日钠的丢失量为 1~2mmol/kg。每日氯和钾的丢失量为 1~1.5mmol/kg。各种电解质的每日补充总量应为 1mmol/kg。

葡萄糖:作为热量来源,葡萄糖的补充应为 100~200mg/(kg·h)。但是,葡萄糖不应作为危重病患者补液的常规成分,因为快速输注葡萄糖溶液可能会引起代谢紊乱和神经系统失衡。

> **知识问答:如何根据患者体重计算补液量?**
> 一般原则:每小时的维持补液量应根据体重计算。
> 体重 0~10kg:4ml/(kg·h)。
> 体重 11~20kg:40ml/h+超过 10kg 部分以 2ml/(kg·h)计算。
> 体重>20kg:60ml/h+超过 20kg 部分以 1ml/(kg·h)计算。

维持液成分:一般情况下,不显性失水用低张性维持液补充,危重病患者常有身体其他部位的液体丢失(如引流、瘘等)需要用等张性溶液补充。

b. ECF 的补充:需用等张溶液。

由于电解质可自由通过毛细血管壁,所以晶体溶液可以迅速地从血管内间隙从新分布到整个 ECF 间隙,通常 75%分布到血管外间隙,25%分布到血管内间隙。

0.9%氯化钠(生理盐水)含有钠离子和氯离子(浓度均为 154mmol/L),渗透压为 308mOsm/L,pH 为 5.0。因此生理盐水为高张溶液,与血浆相比更偏酸性。生理盐水的氯含量偏高可以引起高氯性酸中毒。

乳酸林格液(LR)含钠(130mmol/L)、钾(4mmol/L)、钙(3mmol/L)、氯(109mmol/L)和乳酸(28mmol/L)。LR 的渗透压为 272.5mOsm/L,pH 为 6.5。LR 为轻度低张溶液,不会引起高氯血症。

c. 等张性晶体溶液可用于失的血后补液治疗。每失血 1ml 可用 2~5ml 等张溶液补充。

B. 胶体(colloid)溶液:胶体溶液(表 2-3)最常用于补充血管内容量。与晶体溶液不同,胶体成分不能再通过完整的毛细血管壁,因此也就不能迅速地再分布到整个 ECF 间隙。胶体溶液通常仅需晶体液容量的 1/6~1/2 就可以达到相同的血管内扩容效果。

表 2-3　各种胶体溶液的生理和化学特效

液体种类	重量平均分子量(M)	胶体渗透压(mmHg)	血清半衰期(h)
5%白蛋白	69 000	20	16
25%白蛋白	69 000	70	16
6%羟乙基淀粉	450 000	30	2~17

a. 白蛋白(albumin):是一种天然的血源性胶体,也是血浆中含量最多的蛋白。输注白蛋白有助于维持血浆胶体渗透压,与晶体液相比,能够更有效地增加血管内容量。将白蛋白用于增加血管容量,对危重病患者预后的影响与晶体溶液相同。5%(5g/dl)和 25%(25g/dl)的白蛋白溶液已有商品供临床使用。这两种白蛋白溶液均以等张盐水制备,其中 25%白蛋白溶液制剂容量更小(因为盐负荷相比较低,故称为"低盐"制剂)。5%白蛋白溶液的胶体渗透压与血浆相似。25%白蛋白的胶体渗透压更高,扩容效果可达输注液用量的 4~5 倍,仅用于消除水肿液,其有效性尚有待证实。

b. 羟乙基淀粉(hetastarch):是一种大分子量合成胶体(又称支链葡萄糖聚合物)。美国使用以生理盐水和乳酸林格液制备的 6%羟乙基淀粉溶液。这些制剂的胶体渗透压约为 30mmHg,输注后提高血浆胶体渗透压的作用可持续 2 天。不良反应包括血清淀粉酶升高、过敏样反应和凝血功能异常。存在凝血功能异常的患者是否可应用羟乙基淀粉尚有争议，但为降低凝血障碍的风险，建议最大量不超过 20ml/(kg·d)。

C. 输注全血或成分输血：输注全血或成分输血对于维持血液的携氧能力和凝血功能十分重要。

2. 细胞外液过多

(1)病因：主要由于钠、水成比例在体内潴留导致。如潴留在血管内则为高容量状态；若转移到组织间隙则导致水肿。多见于充血性心衰、肝硬化、肾病综合征、低蛋白血症及医源性过量输液等。

(2)表现：典型体征是体重增加，可有低垂或组织疏松部位的水肿、颈静脉充盈等。

(3)治疗：水过多分为三类，即高渗性水过多（往往因输入大量高渗氯化钠溶液所致）、等渗性水过多（如心力衰竭或肾功衰竭已有水、钠潴留者又输入大量生理盐水）和低渗性水过多（常由排水障碍性疾病和抗利尿激素分泌过多等引起）。本节主要讨论有关低渗性水过多的治疗问题。

在治疗病因的同时主要应着眼于严格控制水的入量，使其形成水的负平衡状态，即可防止水中毒的发展。对于轻、中度水过多者，只要严格限水，即可恢复。对有心、肝、肾等慢性病者亦应注意限制钠的摄入，并给予利尿剂，也常可奏效。处理原则如下：

1)应严格限水，入水量每日 800～1200ml，使水呈负平衡，数日内可能恢复血钠正常水平。

2)应用祥利尿剂（呋塞米或依他尼酸）排出过多的水，在排水的同时，可根据血清钠的水平补充适量高渗钠或其他电解质。

3)若已有脑水肿可用甘露醇，每日 2 次。必要时可应用 3 次。

4)对应用利尿剂无排尿反应或肾功衰竭者应尽早透析治疗。

(二) 钠代谢失调

Na^+ 作为细胞外液含量最高的阳离子，对维持细胞外液容量、渗透压和细胞生理功能有重要意义。钠代谢失调是外科住院患者中最常见的电解质紊乱类型。急性、严重的钠代谢紊乱显著增加病死率，同时，治疗不当将进一步加重神经系统异常甚至死亡。故钠代谢失调应引起临床医生的高度重视。

由于细胞外液钠浓度的改变可因水或钠任一成分的变化引起，故钠代谢失调常伴水代谢失调。钠代谢主要通过肾脏调节，其排钠特点是"多入多出，少入少出，不入不出"。主要调控因素有：①球-管平衡：即肾小管重吸收的钠与肾小球滤过的钠成比例；②肾素-血管紧张素-醛固酮系统：是调控水盐代谢的重要因素，通过醛固酮作用于肾小管重吸收钠并排出钾和氢；③其他内分泌激素：如抗利尿激素、糖皮质激素、甲状旁腺素和心房钠尿肽等。

1. 高钠血症　指血清钠>145mmol/L 并伴血渗透压增高（>310mmol/L）。由于细胞外高渗，常伴有细胞内水分移至细胞外，故早期血容量可无变化。

(1)病因：在低容量、等容量和高容量情况下均可发生高钠血症，钠总量可减少、正常或增多。

1)低容量性高钠血症：又称高渗性脱水，水钠均丢失，但失水多于失钠，细胞内、外液均减少。常见原因：①水摄入过少；②水丢失过多：经肾外（如大量出汗和渗透性腹泻）或肾脏（如渗透性利尿、中枢神经系统疾病影响 ADH 分泌）丢失低张液体所致。

2)高容量性高钠血症:血容量和血钠均增高。主要原因:①原发性钠潴留:见于原发性醛固酮增多症和库欣综合征;②医源性输注大量含钠液体。

3)等容量性高钠血症:血管内和细胞外液容量正常而血钠增高。最常见原因是中枢性(因肿瘤、外伤、手术等导致垂体损伤)和肾性尿崩症(见于严重低钾伴肾小管损伤、高钙血症、慢性肾衰竭及锂剂、两性霉素等药物)。

(2)临床表现:无特异性,症状取决于渗透压升高的程度和速度。主要表现为中枢神经系统症状,如震颤、易激惹、痉挛、意识不清、癫痫和昏迷。

(3)诊断:首先判断患者容量状态,并结合血、尿电解质和渗透压区分病因。例如等容量性高钠血症时,通过尿渗透压可鉴别肾外与肾性原因。前者尿渗透压>800mOsm/(kg·H$_2$O),后者尿渗透压降低,约在100mOsm/(kg·H$_2$O)。进一步可通过 ADH 刺激试验鉴别中枢或肾性尿崩症。

(4)治疗:不论是哪种高钠血症,都要积极防治原发病,消除病因。而针对高钠血症的治疗则需根据其类型而决定具体方案。等容量性高钠血症则以补水为主,重者可补低渗盐水;高容量性高钠血症应限钠、补水,并用利尿剂;低容量性高钠血症宜补充等渗盐水。

临床注意事项

1)一旦有轻、中度高钠血症,即应口服或静脉注射5%葡萄糖溶液,常可使血钠恢复至正常水平。

2)单纯性失水引起高钠血症的补液量可按下列公式计算:

$$补液量(缺水量)=体重(kg)\times0.6\times(1-140/测得血钠)$$

计算得出补液量在第 1 日内输入总量的 1/3～1/2,剩余量在第 2～3 日补给。

3)治疗高钠血症时,切勿试图在数小时内完全纠正,否则渗透压浓度迅速减低可导致水中毒,引起惊厥或抽搐,所以在 24～48 小时内逐渐纠正较为合适。

4)对严重的体钠增高性高钠血症应积极采取透析治疗,通常在数小时内即可使症状缓解或转危为安。

2. 低钠血症　指血清钠<135mmol/L,仅反映钠在血浆中浓度的降低,并不一定表示体内总钠量的丢失,总钠可以正常甚至增加。

(1)病因:根据渗透压分为低渗(<280mmol/L)、等渗和高渗性(>310mmol/L)。主要病因见表 2-4。

表 2-4　低钠血症的分类和常见病因

高渗性 低钠血症	低渗性低钠血症			等渗性 低钠血症
	低容量性	等容量性	高容量性	
渗透性药物 (葡萄糖、甘露醇和淀粉)	出血	ADH 异常分泌综合征	心衰	高蛋白血症
	呕吐	精神性多饮	肾衰竭	高脂血症
		甲状腺功能减退		
		肾上腺功能不全		
	腹泻		低蛋白血症	等渗液输注
	利尿			(甘露醇等)
	第三间隙丢失			

1)低渗性低钠血症:最常见。根据细胞外液容量状态分为低容量、高容量和等容量三种。①低容量性:钠的丢失多于水的丢失,可因肾脏或肾外原因引起。前者多见于应用利尿剂、盐皮质激素缺乏、甲状腺功能减退,少数情况见于脑性耗盐综合征和肾小管酸中毒。肾外原因多见于消化液丢失和各种原因引起的第三间隙渗漏。临床可通过尿钠鉴别肾性和肾外原因,前者尿钠>20mmol/L,后者多<10mmol/L。由于体液低渗,多不伴渴感,但因水从细胞外向细胞内转移,加重血容量不足,故有明显的失水体征,循环衰竭出现较早。②高容量性:水比钠潴留更明显,常见于急、慢性肾衰竭或非肾脏原因,后者多见于充血性心衰、肝硬化或肾病综合征等。在上述疾病中,尽管血管内容量正常甚至偏高,但有效循环血容量仍然不足,引起肾素-血管紧张素-醛固酮系统和交感神经系统兴奋,ADH 分泌增加导致水钠潴留。临床表现包括水肿、颈静脉压升高、胸腔积液和腹水等。③等容量性:由于病理性ADH 分泌不当或肾脏对 ADH 的反应过于敏感导致。常见于抗利尿激素异常分泌综合征(SIADH)、精神性多饮、药物(如催产素)、甲状腺功能减退以及肾上腺功能不全等。特点是体液增多但多位于细胞内,血容量不增加或增加有限,故临床症状不突出,无水肿,但尿渗透压高于血渗透压,尿钠>20mmol/L。

2)等渗性低钠血症:又称假性低钠血症。主要由于实验室报告的血清钠是指血清水中的钠浓度,而血清由水和非水成分组成,当血清中非水成分增加时,会因检测方法导致实验室报告的血清钠低于实际水平。发光测定法容易受到干扰,而电极法可避免此种假象。

临床多见于高脂血症(甘油三酯>15g/L)和高球蛋白血症(总蛋白>100g/L),后者可见于多发性骨髓瘤、巨球蛋白血症、干燥综合征等。而可溶性物质增多主要由于大量输注等渗液、非盐溶液(葡萄糖、羟乙基淀粉等)。假性低钠血症的校正方法如下:

$$血浆水\% = [99.1 - (1.03 \times 脂肪浓度\ g/L) - (0.73 \times 蛋白浓度\ g/L)] \times 100\%$$

3)高渗性低钠血症:因输注渗透性物质(如高渗性葡萄糖、甘露醇、高渗造影剂等)或自发产生渗透物质(非酮症高血糖)使水从细胞内转移到细胞外,从而导致 ECF 钠离子被稀释。

血糖高于 5.55mmol/L(100mg/dl)时,每升高 5.55mmol/L,血钠下降 1.6mmol/L,故血钠校正公式如下:

$$校正血钠 = 测定血钠 + 1.6 \times (血糖值[mmol/L] \times 18 - 100)/100$$

(2)临床表现:无特异性。与低钠血症的严重程度、速度以及血容量有关。轻度低钠血症(120~135mmol/L)表现为味觉减退、肌肉酸痛;中度低钠血症(115~120mmol/L)可有头痛、个性改变、恶心、呕吐等表现;重度低钠血症(<115mmol/L)则可出现昏迷、反射消失等。

(3)诊断:血清钠浓度低于135mmol/L。根据低钠血症持续时间分为慢性(>48 小时)与急性(<48 小时),有助于确定血钠纠正速度,应结合血浆渗透压、细胞外液容量、有效循环血容量、尿钠、尿渗透压等判断病因。图 2-2 简要列举了低钠血症的临床诊断流程。

(4)治疗:低钠血症的治疗旨在纠正钠的缺失和恢复水的平衡。等渗性低钠血症是由于血脂和蛋白替代了部分血浆容量所引起的测量误差,无须治疗。高渗性低钠血症治疗目标是清楚渗透活性物质,并恢复容量状态。这里重点讨论低渗性低钠血症的治疗。

1)低渗性低钠血症的一般治疗原则:对于低容量或利尿剂导致低钠血症的患者,需要应用生理盐水。如果患者容量正常,治疗措施可因临床表现而异。通常情况下,限水是对容量

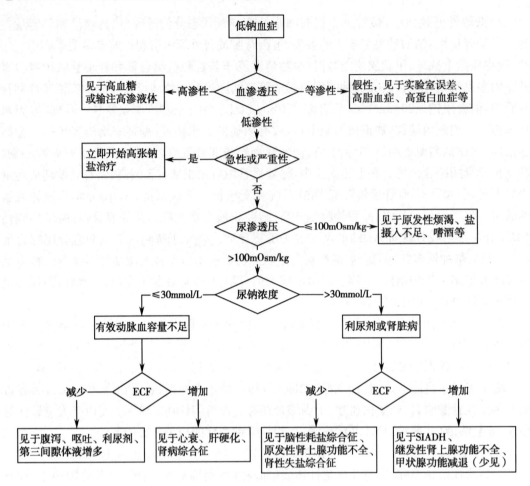

图 2-2　低钠血症的临床诊断流程

注:EDF:细胞外液

正常患者的最佳治疗。高容量性低渗性低钠血症患者需要利尿剂,同时限制自由水摄入。

2)对于症状明显的低钠血症(恶心、呕吐、嗜睡,甚至状态变化和癫痫发作)患者需要紧急处理。钠缺失可依据以下公式计算:

$$钠缺失量 = TBW \times (140 - [Na^+])$$

血清钠的纠正速度很重要,过慢或过快都可能引起神经病变,必须视个体情况而定。对于正常容量的患者通常可用高张盐水($3\%NaCl$ 溶液)输注以控制血清钠的纠正速度,使血清钠在第一个 24 小时内每小时增加 $1\sim2mmol/L$ 或达到 $120mmol/L$,然后减慢输液速度使血清钠每小时增加 $0.5\sim1mmol/L$。

三、钾代谢失调的药物治疗

钾是维持细胞新陈代谢、酸碱平衡和保持细胞应激功能的重要电解质。与钠不同,钾代谢失调一般不会对细胞外液渗透压造成显著影响。但由于细胞内外钾的差异是构成神经肌肉细胞膜静息电位的主要因素,所以,钾离子浓度异常可导致危及生命的并发症。

成人体内钾总量为 $40\sim50mmol/(L \cdot kg)$,主要储存在细胞内,浓度高达 $160mmol/L$。

血清钾仅占总钾的 2％,浓度为 $3.5\sim5.5mmol/L$。故单纯测定血清钾并不能准确反映体内总钾量。一般认为血清钾每下降 $1mmol/L$,钾总量缺少 $200\sim350mmol$。

正常人钾的摄入量与排泄量相平衡,主要通过肾脏调节。醛固酮是影响肾脏排钾的主要因素。同时,体液的酸碱变化也会影响钾的排泄(如酸中毒时尿钾增多;反之尿钾减少)。此外,钾在细胞内外的转移也会影响血清钾水平。因此,怀疑钾代谢失调时,不仅要测定血清钾浓度,还要考虑肾功能、醛固酮及肾素水平、酸碱情况及尿量、K^+、Na^+ 和 Cl^-,综合分析原因。

(一) 高钾血症

1. 病因

(1)排出减少是主要原因。常见于:①肾衰竭时肾小球滤过率降低及肾小管排钾障碍;②醛固酮分泌减少或作用减弱。见于肾上腺皮质功能不全、醛固酮合成障碍、某些药物(如血管紧张素转化酶抑制剂类、吲哚美辛)或疾病(糖尿病、间质性肾炎等)所引起的继发性醛固酮不足或肾小管对醛固酮的反应不足(如假性低醛固酮症);③原发性肾小管泌钾障碍:见于Ⅳ型肾小管酸中毒;④药物:保钾利尿剂、肌松剂琥珀胆碱(由于骨骼肌膜对 K^+ 的通透性增加)、β受体阻断药、洋地黄类(因抑制细胞膜 Na^+-K^+-ATP 酶造成高钾血症)。

(2)摄入增多:高钾饮食一般不会引起高钾血症,只有在静脉补钾过多过快,特别是肾功能减退时可出现。

(3)细胞内向细胞外转移:见于细胞分解、酸中毒、组织缺氧、家族性高钾性周期性瘫痪等。

2. 临床表现　主要影响心血管和神经肌肉系统,症状取决于血钾升高的程度、速度以及是否伴有其他电解质和代谢紊乱。

(1)心血管:主要为心律失常。可有心动过缓、房室传导阻滞甚至窦性停搏。ECG 呈特征性改变且与血钾升高程度有关。轻度高钾表现为 T 波高尖;继续升高时 P-R 间期延长、P 波振幅降低甚至消失。

(2)神经肌肉:早期有肢体麻木、刺痛等感觉异常。严重时肢体软瘫,从躯干累及四肢,逐渐出现呼吸肌受累。

(3)其他:消化道症状,如恶心、呕吐、腹痛,与高钾引起乙酰胆碱释放增加有关;还可伴有代谢性酸中毒,后者进一步加重高钾血症。

3. 诊断　①确定高钾血症:血钾高于 $5.5mmol/L$ 时,应除外假性高钾血症。假性高钾血症主要见于运动后、应用止血带时间过长或与凝血块相关。后者主要发生在溶血、严重白细胞增多($>100\times10^9/L$)或血小板增多($>1000\times10^9/L$),因其增加凝固血中的钾浓度而出现异常高钾。②心电图(明确有无严重的心脏毒性)和血气检查(酸中毒加重高钾血症)。③确定病因:结合病史、体检及化验检查。

4. 治疗　治疗因为高钾血症多有明确的诱发因素,应以预防为主。一旦发现应采取综合措施,其中包括静脉应用 Ca^{2+}、Na^+ 对抗 K^+ 对心脏的作用,同时 Na^+ 也可促进 K^+ 向细胞内转移;补充碱性溶液促进 K^+ 的转移;静脉应用葡萄糖、胰岛素,给予必需氨基酸,促进合成代谢和 K^+ 向细胞内的转移。应用利尿剂促进 K^+ 的排出;严重高钾血症、出现并发症和急性肾功能不全时应透析治疗。

（二）低钾血症

1. 病因

（1）摄入减少。

（2）排出增多：由于肾脏或肾外原因丢失。前者常见于长期应用排钾利尿剂、急性肾衰竭多尿期、肾小管性酸中毒、醛固酮增多症及应用影响肾小管的药物，如顺铂和两性霉素 B。肾外原因多见于腹泻、呕吐等。

（3）钾从细胞外向细胞内转移：见于碱血症、儿茶酚胺浓度增加、应用胰岛素等。

2. 临床表现　取决于细胞内外缺钾的程度及速度，症状可被合并的其他代谢紊乱掩盖。

（1）神经肌肉系统：最早表现为肌无力。最突出的症状是骨骼肌弛缓性瘫痪（由四肢→躯干→呼吸肌）和平滑肌失张力（腹胀，肠麻痹，尿潴留），而中枢神经系统多正常。

（2）心血管系统：心肌应激性减低，出现各种心律失常和传导阻滞。轻者有窦性心动过速、房性或室性期前收缩、房室传导阻滞，重者发生室速、室颤。ECG 表现为 T 波低平、出现 U 波。

（3）泌尿系统：长期低钾可导致肾小管受损，引起缺钾性肾病，导致低氯低钾性代谢性碱中毒。

（4）其他：与细胞代谢有关的损害，如横纹肌溶解、尿浓缩功能障碍、胰岛素抵抗等。

3. 诊断　①确定低钾血症：血钾浓度低于 3.5mmol/L，心电图检查有低钾表现；②确定病因：详细询问病史，如摄食、排尿、夜尿情况和利尿剂应用；测定血和尿钾明确原因（肾外失钾，尿钾一般＜15mmol/L；经肾脏丢失，尿钾＞20mmol/L），还应注意血钙、血镁及酸碱情况。低钙、低镁和酸中毒均会加重低钾血症。

4. 治疗　应首先去除致病因素和尽早恢复正常饮食。因为食物中含大量的钾盐，只要患者恢复正常饮食，并设法纠正大量钾离子的丢失，可比较容易地预防和治疗低钾血症。

（1）补充量

补钾量(mmol)＝(4.2－实测值)×体重(kg)×0.6＋继续丢失量＋生理需要量

由于细胞内、外钾的交换需要 15 小时左右才能达到平衡，因此，一般在第一日补充 2/3，次日补充 1/3，应控制补液速度，开始较快，其后减慢速度，使体液在 24 小时内比较均匀地输入。

（2）轻症可口服补钾，包括速释和缓释两种剂型，每日 3～4g，不能口服者可以静脉补钾。重度低钾血症者，首先口服补钾，每日口服氯化钾 40～120mmol 为宜；若病情严重或不能口服，可采用静脉滴注补钾，一般临床上常用 10％或 15％氯化钾。外周静脉补钾的浓度不能超过 3‰或者低浓度 30～40mmol/L，而在重症医学科（ICU），中心静脉补钾时，用微量泵输注钾的浓度可以高于 3‰，但必须在慢滴速（10～20mmol/h）、最大速度 40mmol/h，并且应用无糖液（即生理盐水或 0.45％NaCl 配制），同时监测尿量（＞30ml/h）、有 ECG 监护和密切血钾监测等条件下进行，参考表 2-5。

在静脉补钾过程中，血钾浓度需要频繁监测，比如每 4～6 小时监测一次，对补钾速度≥15mmol/h 的患者应进行心功能监测。

表 2-5 根据血[K$^+$]补充 KCl 计算表

K$^+$（mmol/L）	KCl 输液速度（mmol/h）
<2.5	20～40
2.5～3.0	15～20
3.1～3.5	10
3.6～4.0	5
>4.1	—

（3）注意事项：如将钾盐放在 5% 或 10% 的葡萄糖溶液中或生理盐水（钠浓度高或血钠浓度）中静脉快速滴入，输液过快可能反而使血清钾暂时更低，这点应注意。5% 的葡萄糖生理盐水作为常用的液体在临床应用也比较普遍，若在低钾血症的患者应用，可能增加葡萄糖和钠离子转运钾离子的作用，使低钾血症恶化更明显，这点也需特别注意。常用氯化钾制剂 15% KCl 10ml 约含 K$^+$ 20mmol。

四、镁代谢失调的药物治疗

Mg^{2+} 是体内含量最多的阳离子之一，50% 存在于骨骼，45% 在细胞内液，细胞外液占 5%。血清 Mg^{2+} 浓度为 0.75～0.95mmol/L（1.7～2.2mg/dl）。镁是机体多种酶的激活剂，催化生理化学反应。另外，镁是组成 DNA、RNA 及核糖体大分子结构的必需元素，也是维持正常神经功能的重要元素。

（一）高镁血症

1. 病因 肾功能正常者非常少见。临床可见于：

（1）摄入增多：见于镁剂治疗先兆子痫或应用含镁的抑酸剂、缓泻剂。

（2）排出过少：见于急、慢性肾衰竭。

（3）细胞内释放到细胞外：见于严重烧伤、创伤及酮症酸中毒等。

2. 临床表现 与血清镁升高的幅度及速度有关。

（1）早期表现为食欲不振、呕吐、腹胀、皮肤潮红、头痛等非特异症状。

（2）血清镁 2～4mmoL/L 可出现神经肌肉和循环系统改变。①神经肌肉：腱反射减弱或消失、肌无力、软瘫，甚至呼吸肌受累。与高镁抑制神经肌肉接头和中枢神经乙酰胆碱释放有关。②循环系统：抑制自律细胞，出现窦性心动过缓、传导阻滞等；血管平滑肌舒张，导致皮肤潮红、血压下降。

（3）严重高镁（>6mmol/L）可发生中枢抑制，如昏睡、木僵、昏迷等。

3. 诊断 ①确定高镁血症：血清镁高于 1.25mmol/L 可诊断。②确定病因：24 小时尿镁协助判断病因。尿镁排出减少可见于肾性、内分泌和代谢因素；反之则为摄入增加或分布异常所致。腹部 B 超则有助于发现肾脏器质性病变。

4. 治疗 高镁血症可以用静脉钙剂拮抗，肾衰竭时可通过血液透析清除。

（二）低镁血症

1. 病因

（1）摄入不足：见于长期禁食或肠外营养未及时补充镁。

（2）排出过多：通过胃肠道或肾脏丢失。后者常见于大量利尿和肾小管功能障碍。另外，一些药物（如顺铂、袢利尿剂、两性霉素 B 和氨基糖苷类抗生素）也会造成镁损耗。

（3）细胞外向细胞内转移：可见于急性心肌损害、大量饮酒等。

2. 临床表现　早期常有恶心、呕吐、厌食等非特异表现。进一步加重可出现神经肌肉系统异常，手足搐搦最常见（如 Chvostek 征和 Trousseau 征），震挛也常见；行为异常可表现为性格改变、反应淡漠、抑郁，甚至谵妄；ECG 变化与低钾血症相似（Q-T 间期延长、ST 段压低、T 波增宽），可伴有各种心律失常（室速、室颤等）。长期低镁还易发生尿路结石。

3. 诊断　血清镁含量低于 0.75mmol/L 可诊断。低镁血症常与低钾、低钙或低磷血症同时存在。如临床怀疑缺镁而血镁正常时，可测定尿镁。若 24 小时尿镁排出量＜1.5mmol 亦可诊断镁缺乏。

4. 治疗　积极采取病因治疗是防治和减轻低镁血症的关键，药物引起的停药后通常可以迅速缓解。

（1）轻度低镁血症通常不必治疗，对无胃肠道吸收镁障碍者，可以口服氧化镁 250～500mg，每日 4 次。否则可用 25％硫酸镁 5ml 肌注，每日 1～2 次。

（2）严重者当有心电图改变和（或）肌肉痉挛时应立即开始治疗。25％～50％硫酸镁注射液 5～10ml 加入 5％葡萄糖注射液 250～500ml 中静脉滴注，输注 4 小时以上。

（3）注意事项：无论肌注或静脉滴注镁剂都应注意呼吸、心脏和血压的情况，条件允许时应心电监护下用药。

五、钙代谢失调的药物治疗

钙是体内含量最丰富的电解质。成人体内总钙量为 1000～1300g，99％以骨盐形式存在于骨骼和牙齿中，细胞外液仅占 0.1％。血清总钙正常范围为 2.2～2.6mmol/L（8.8～10.4mg/dl），主要以三种形式存在：①游离钙（占 50％），也称离子钙；②蛋白结合钙（占 40％）；③可扩散结合钙（占 10％）。其中，离子钙能更好地反映生理功能，正常范围为 1.05～1.3mmol/L（4～5mg/dl）。酸中毒或低蛋白血症时蛋白结合钙和血清总钙降低，但离子钙正常，故临床症状不明显；反之，碱中毒或高蛋白血症时，尽管血清总钙在正常范围，但由于离子钙降低，仍会出现临床症状。甲状旁腺素（PTH）和 1,25-二羟维生素 D_3 参与钙的调节，肠道和肾脏对维持其稳态有重要作用。

（一）高钙血症

1. 病因

（1）骨质溶解增加：①PTH（见于原发性甲状旁腺功能亢进）或 PTH 样物质（非骨转移性恶性肿瘤，如上皮细胞样肺癌、肾癌等）分泌过多，导致骨组织吸收而释放钙，此种情况又称为 PTH 依赖性高钙血症；②骨转移性肿瘤（如乳腺癌、肺癌、肾癌、甲状腺癌、前列腺癌）直接破坏骨质，使骨钙释放；③其他：如甲状腺功能亢进时，机体代谢增高，骨转换速度增快，骨组织吸收增加导致高钙血症。上述病因中，原发性甲状旁腺功能亢进和恶性肿瘤占总致病因素的 90％以上。

（2）肠黏膜吸收钙增加：见于维生素 D 或维生素 A 中毒、肢端肥大症等。

（3）尿钙排出减少：见于急、慢性肾衰竭。

2. 临床表现　与血钙升高幅度、速度和患者对高钙血症的耐受力有关。通常轻度高钙血症(血清总钙 2.75～3mmol/L)可无症状或症状较轻;中度(3～3.5mmol/L)多伴有相应症状;重度高钙血症(>3.5mmol/L)几乎都出现高钙危象表现。特别是血钙>3.75mmol/L 时称为高钙危象,病情迅速恶化,如不及时抢救,常死于肾衰竭或循环衰竭。

主要表现为组织兴奋性降低,累及下列系统:①消化系统:食欲不振、恶心、呕吐最常见,还可伴有便秘、腹胀、腹痛,甚至肠梗阻;②泌尿系统:多尿、烦渴、多饮。长期高钙血症导致钙盐沉积于肾脏,出现肾结石、肾钙化、钙化性肾功能不全和尿毒症;③神经肌肉:表现为情绪低沉、记忆减退、失眠、肌肉低张力、腱反射消失等,重者有嗜睡、幻觉,甚至昏迷;④循环系统:脱水较常见,可有心动过速或过缓、传导阻滞、心搏骤停,ECG 示 Q-T 间期缩短、T 波低平、传导阻滞等;⑤异位钙化:钙沉积于肾、血管、胰管、心肌、关节等,严重者可导致急性胰腺炎和肾功能损害。

3. 诊断 ①确定高钙血症。首先除外实验室误差及止血带绑扎时间过长等造成的血钙升高。另外,需要注意测定结果为离子钙抑或总钙,高钙血症一般指血清离子钙升高。若测定离子钙,应同时测定血 pH。碱中毒时离子钙降低,酸中毒时升高;若测定总钙,应注意白蛋白对测定值的影响。若白蛋白严重降低而总钙正常,实际上反映了离子钙增高。校正钙(mg/dl)=总钙(mg/dl)-0.8×[4.0-血清白蛋白(g/dl)]。②结合病史、临床表现和相关检查寻找病因。恶性肿瘤导致的临床表现重且急,通过测定血 PTH、血磷和碱性磷酸酶(ALP)有助于鉴别甲旁亢和恶性肿瘤。前者 PTH 升高,常伴低磷血症,伴有骨病变时 ALP 升高;而肿瘤相关者 PTH 低,很少出现低磷血症和 ALP 升高(除非有骨转移病变)。另外在肉芽肿性疾病时,1,25-二羟维生素 D_3 水平可升高。

4. 治疗 如出现神经系统症状、血清总钙>12～13mg/dl、钙/磷比值大于 75,则应立即开始治疗。治疗应主要针对根本原因。

(1)紧急处理措施是输注生理盐水进行水化以恢复容量状态,并通过稀释降低血清钙浓度。

(2)容量恢复正常后,应联合应用生理盐水和袢利尿剂,目标是维持尿量 3～5ml/(kg·h)。例如,治疗严重高钙血症时,可在 3～6 小时内给予生理盐水 2～3L,并同时每 2～4 小时静脉给予呋塞米 20～40mg。

(3)同时需要密切监测其他电解质水平,必要时给予补充。

(4)如果水化和利尿治疗无效,或患者不能耐受治疗(如合并肾衰竭或充血性心力衰竭),应考虑进行血液透析治疗。

(5)除水化治疗外,应用破骨细胞抑制剂可能有效,如帕米膦酸二钠(60～90mg 静脉滴注,时间应超过 4 小时,每 7 天 1 次)、降钙素(4IU/kg 静脉滴注,每 12 小时 1 次,共 4 次)。如果是某些种类的肿瘤(如淋巴瘤)、结节病或维生素 D 中毒引起的高钙血症,可以使用糖皮质激素治疗。钙通道阻滞剂,如维拉帕米可用于治疗高钙血症的心脏毒性。

(二)低钙血症

1. 病因

(1)甲状旁腺功能减退:原发、继发及假性功能减退均可引起 PTH 缺乏,临床呈现低钙高磷。

(2)维生素 D 代谢障碍:是低钙血症的重要原因,见于:①维生素 D 缺乏:因营养摄入或吸收不良、日晒过少、药物(如抗癫痫药苯妥英钠)削弱肠道对钙的重吸收;②维生素 D 羟化障碍:见于肾衰竭、肝病、遗传性 1α-羟化酶缺陷、维生素 D 依赖性骨软化症 I 型等;另外脓毒症抑制 25(OH)D$_3$ 转化也可出现低钙血症;③维生素 D 分解加速:见于长期应用苯巴比妥。

(3)肾衰竭:与 1,25-二羟维生素 D$_3$ 生成减少、高磷血症加重 PTH 抵抗有关。

(4)药物:①治疗高钙血症及骨吸收过多的药物,如膦酸盐、降钙素等;②抗惊厥药;③输注钙离子螯合剂(如磷酸盐、草酸盐、枸橼酸盐)等。

(5)恶性肿瘤:见于前列腺癌或乳腺癌骨转移;淋巴瘤或白血病化疗期间因大量组织破坏,磷酸盐释放入血导致,又称肿瘤溶解综合征。

2. 临床表现　症状与血钙降低程度并不完全一致,而与降低速度和持续时间有关。主要表现是神经肌肉的兴奋性增高。

(1)神经肌肉系统:早期出现肌痉挛、指/趾麻木。轻症可用面神经叩击试验(Chvostek 征)或束臂加压试验(Trousseau 征)诱发典型抽搐。严重者(血钙低于 0.88mmol/L)可发生随意肌、平滑肌痉挛,导致惊厥、癫痫、哮喘,严重时可因喉肌痉挛导致窒息,称为低钙危象。

(2)心血管系统:主要为传导阻滞,严重时可有室颤。ECG 典型表现为 Q-T 间期和 ST 段延长。

(3)骨骼和皮肤软组织:慢性低钙可有骨痛、畸形、骨折,皮肤干燥,瘙痒,毛发稀疏,牙齿松脆等。

3. 诊断　①确定低钙:若测定血总钙,则应通过血清白蛋白校正。当白蛋白浓度在正常范围时,血总钙低于 2.2mmol/L 或游离钙低于 0.96mmol/L 称为低钙血症。不同医院参考值有微小差异。②确定病因:结合病史、体格检查、实验室检查,如血磷、血镁、PTH、肝肾功能、白蛋白、尿钙、1,25-二羟维生素 D$_3$ 以及骨骼、头部影像学。例如低钙高磷伴正常肾功能者常为甲状旁腺功能减退,通过 PTH 水平可协助诊断,如果 PTH 升高伴有低血磷常提示胰腺炎或维生素 D 缺乏,反之高血磷则提示横纹肌溶解症或肾衰竭。

4. 治疗　按 4mg/kg 体重元素钙输注钙剂,可以用 10%葡萄糖酸钙(93mg 钙/10ml)或 10%氯化钙(272mg 钙/10ml)。给予负荷量后应继续输液维持,因为负荷量仅能使钙离子升高 1~2 小时。使用地高辛的患者需要监测心电图。为避免形成钙盐沉淀,静脉钙溶液不能与静脉使用的碳酸氢钠溶液混合。氯化钙可损伤外周静脉,如有可能应通过中心静脉给药。对于怀疑维生素 D 或 PTH 缺乏的患者,可用骨化三醇(0.25~1.5μg 口服,每日 1 次)治疗。补充维生素 D 的同时应口服钙剂,每日至少补充 1g 元素钙。

第二节　酸碱平衡失调

一、酸碱平衡的调节

机体在代谢过程中既产酸又产碱,导致 H$^+$ 浓度经常处于变动状态,通过体液缓冲系统、呼吸系统和肾脏的调节,可以使 H$^+$ 浓度仅在较小范围内发生变化,从而维持机体的酸碱平衡。

(一)缓冲系统

机体内存在碳酸氢盐(HCO$_3^-$)、磷酸氢盐、血红蛋白(Hb)等多个缓冲对,其中 CO$_2$/

HCO_3^- 和 Hb 系统尤为重要。强酸或强碱进入血液后,受到酸碱缓冲对的作用,迅速变为弱酸弱碱,同时形成中性盐,最后经肺或肾将过多的酸碱排出。该系统的作用特点是起效迅速,缓冲能力强,但作用较短暂。

（二）肺的调节

机体通过中枢或外周机制作用于呼吸中枢,排出大量挥发性酸(碳酸)进行调节,它的作用特点是调节效能大,反应迅速(30 分钟达高峰),但有局限性:①不能排出非挥发酸;②代偿能力有限,不能完全清除过多的 CO_2。$PaCO_2$ 的代偿低限值为 $10\sim15mmHg$,而对原发性碱中毒的代偿高限为 $60mmHg$;另外,在合并慢性阻塞性肺疾病(COPD)或神经肌肉系统疾病者,也不能通过增加通气发挥完全代偿作用。

（三）肾的调节

其特点是较肺的调节起效慢(一般在 $12\sim24$ 小时后才发挥作用),但效率高且作用持久,且能发挥更完全的代偿作用。例如肾脏在 $3\sim7$ 天能完全代偿中等程度的呼吸性碱中毒;也能代偿慢性呼吸性酸中毒,当 $PaCO_2>65mmHg$ 时也不能发挥完全代偿。

机体产生的固定酸主要通过下列途径经尿液排出:

1. 肾小管泌氢和 HCO_3^- 重吸收　近端小管和远端小管泌氢,而 HCO_3^- 与管腔中吸收的 Na^+ 结合为 $NaHCO_3$ 重吸收,后者可以补充缓冲系统和呼吸系统调节机制中损失的 HCO_3^-。

2. NH_4^+ 的分泌　泌 NH_3 不仅有利于 H^+ 分泌,同时促进 Na^+ 和 HCO_3^- 的重吸收。NH_3 的分泌主要通过近端小管和集合小管。在近端小管主要通过谷氨酰胺脱氨形成 NH_3,后者与 H^+ 结合形成 NH_4^+ 后,通过 Na^+/NH_4^+ 交换,将 NH_4^+ 分泌到管腔中。在集合小管则通过 H^+ 泵泌 H^+ 并与管腔中的 NH_3 结合成为 NH_4^+。

3. 细胞内外离子交换　通过 H^+-K^+、H^+-Na^+、Na^+-K^+、$Cl^--HCO_3^-$ 交换,发挥肾脏排酸保碱的作用。

二、酸碱平衡失调的诊断方法

尽管机体对酸碱负荷有强大的缓冲和调节功能,但仍有多种原因引起酸碱负荷过量或调节机制障碍,最终导致酸碱平衡失调。酸碱平衡失调的诊断非常复杂,需结合临床表现、血气和电解质作出正确判断。

（一）常用的血气检测指标

1. pH　是溶液中 H^+ 浓度的负对数。

2. 二氧化碳结合力(CO_2CP)　血浆中化学结合状态的 CO_2,反映血中 HCO_3^- 含量,即碱储量。

3. 动脉血二氧化碳分压($PaCO_2$)　物理溶解的 CO_2 产生的张力。

4. 标准碳酸氢盐(SB)　标准条件下($38℃$,Hb 完全氧合,PCO_2 $40mmHg$)测得的血浆 HCO_3^- 浓度。

5. 实际碳酸氢盐(AB)　实际条件下测得的血浆 HCO_3^- 浓度。

6. 碱过剩(BE)　标准条件下,1L 全血或血浆滴定到 pH 为 7.4 所需的酸或碱的量。

7. 阴离子间隙(AG)　血浆中未测定阴离子与未测定阳离子的差值,反映血浆固定酸含量。由于细胞外液阴、阳离子总量相等,故可用血浆中可测定的阴、阳离子差估算,即

$[Na^+]+[K^+]-[Cl^-]-[HCO_3^-]$。由于血清中 K^+ 浓度很低,且相当恒定,故可简化为 $[Na^+]-[Cl^-]-[HCO_3^-]$。

白蛋白是最主要的不能测定的阴离子。白蛋白水平降低时,通过上述公式计算的 AG 可能低估其他不能测定的阴离子浓度。通常,白蛋白低于 4g/dl 时应进行校正,即浓度每降低 1g/dl,AG 下降 2.5mmol/L。校正公式为:

校正的 AG=$[Na^+]-[Cl^-]-[HCO_3^-]+2.5\times[4-白蛋白水平(g/dl)]$

另外,尿阴离子间隙(UAG),即[尿 Na^+]+[尿 K^+]−[尿 Cl^-],有助于 AG 正常代谢性酸中毒的鉴别。非肾性原因引起的 UAG 为负值,肾性原因引起的为正值。

上述指标的正常范围和临床意义见表 2-6。

表 2-6　常用血气检测指标的正常范围和临床意义

项目	正常范围	意义	
pH	7.35～7.45	↓酸血症	↑碱血症
$PaCO_2$	35～45mmHg	↓呼碱或代偿后代酸	↑呼酸或代偿后代碱
SB	22～26mmol/L	↓代酸	↑代碱
AB	22～26mmol/L	AB<SB:呼碱或代偿后代酸	AB>SB:呼酸或代偿后代碱
CO_2CP	23～31mmol/L	↓代酸或代偿后呼碱	↑代碱或代偿后呼酸
BE	0mmol/L±3mmol/L	↓代酸	↑代碱
AG	8～16mmol/L	↓低蛋白血症	↑代酸、DKA、尿毒症等
		正常:高氯性代酸	

注:↓:降低;↑:升高;DKA:糖尿病酮症酸中毒

(二)酸碱平衡的诊断方法

临床常用于分析酸碱状态的方法有 Henderson-Hasselbach 公式和 Stewart 法。前者是根据 HCO_3^- 与 $PaCO_2$ 的比值与 H^+ 间的关系进行分析,即

$$[H^+]=24\times(PaCO_2)/[HCO_3^-]$$

而后者是通过计算强电解质所电离的总阳离子与阴离子之差(strong ion difference,SID)来确定酸碱平衡。具体如下:

$$SID-[Na^+]+[K^+]+[Ca^{2+}]+[Mg^{2+}]-[Cl^-]-[乳酸]$$

SID 可简化为$[Na^+]+[K^+]-[Cl^-]$。健康成人 SID 的正常范围为 40～42mmol/L,若降低提示代谢性酸中毒,反之提示代谢性碱中毒。借助 SID 法,还命名了酸碱平衡失调新类型:高氯性酸中毒和低白蛋白性碱中毒。

1. 单纯酸碱平衡失调的诊断方法　下列步骤有助于临床快速判断酸碱平衡失调类型:
(1)根据 Henderseon-Hasselbach 公式评估血气数值的内在一致性
$$[H^+]=24\times(PaCO_2)/[HCO_3^-]$$

若 pH 和$[H^+]$数值不一致,提示血气结果可能有误。

(2)是否存在碱血症或酸血症:pH<7.35 为酸血症,>7.45 为碱血症,但混合性酸碱平衡失调时 pH 可正常,需核对 $PaCO_2$、HCO_3^- 和 AG。

(3)是否存在呼吸或代谢紊乱:pH 变化方向与 $PaCO_2$ 改变方向的关系,在原发性呼吸

障碍时,pH 和 $PaCO_2$ 改变方向相反;而在原发性代谢障碍时,两者改变方向相同。

酸血症若伴有 $PaCO_2 > 45mmHg$ 提示为呼吸性酸中毒(简称呼酸);若碳酸氢盐 $< 22mmol/L$ 则提示代谢性碱中毒(简称代碱)。反之,若碱血症伴有 $PaCO_2 < 35mmHg$,提示呼吸性碱中毒(简称呼碱);若碳酸氢盐 $> 26mmol/L$ 提示代谢性碱中毒(简称代碱)。

(4)针对原发异常是否产生适当代偿:由于原发病变不会出现过度代偿,若不在代偿预计值范围(单纯酸碱平衡失调的代偿公式见表 2-7),则可能伴有多重酸碱平衡失调。

表 2-7　单纯酸碱平衡失调的代偿公式

酸碱平衡失调类型	代偿公式	代偿限值
代谢性酸中毒	$PaCO_2 = (1.5 \times HCO_3^-) + 8 \pm 2$	10mmHg
代谢性碱中毒	$PaCO_2 = (0.7 \times HCO_3^-) + 21 \pm 1.5^*$	55mmHg
急性呼吸性酸中毒	$HCO_3^- = [(PaCO_2 - 40)/10] + 24$	30mmol/L
慢性呼吸性酸中毒	$HCO_3^- = [(PaCO_2 - 40)/3] + 24$	45mmol/L
急性呼吸性碱中毒	$HCO_3^- = [(40 - PaCO_2)/5] + 24$	18mmol/L
慢性呼吸性碱中毒	$HCO_3^- = [(40 - PaCO_2)/2] + 24$	12~15mmol/L

* 当 $HCO_3^- > 40mmol/L$ 时,用公式 $PaCO_2 = (0.75 \times HCO_3^-) + 19 \pm 7.5$

例如,酸血症伴有 $PaCO_2$ 升高,提示存在呼酸。根据 HCO_3^- 浓度判断是否存在代偿。若实测 HCO_3^- 高于正常值提示有代谢性代偿;若低于基础值,提示合并复杂代谢性碱中毒或肾脏尚未对快速的 CO_2 改变发生充分代偿。进一步,根据 $PaCO_2$ 每升高 1mmHg,若为急性病程,HCO_3^- 约增加 0.07mmol/L;而慢性病程增加 $0.3 \sim 0.4mmol/L$,若实测的 HCO_3^- 浓度高于上述代偿范围,则说明同时合并代谢性碱中毒。

再如,碱血症合并 $PaCO_2$ 升高时,比较实际 $PaCO_2$ 和基于 HCO_3^- 浓度的期望值,可以对酸碱平衡失调状况作出判断。若为单纯性代偿性代碱时,预期 $PaCO_2$ 值 $= (0.7 \times HCO_3^-) + (21 \pm 1.5)$。若实际 $PaCO_2$ 值高于预期值范围,提示同时合并呼吸性酸中毒;若实际 $PaCO_2$ 低于上述预期范围,说明合并呼吸性碱中毒。

(5)计算阴离子间隙(AG):$AG > 16mmol/L$ 常提示代酸。如果 AG 增加不能用明显的原因解释(酮症酸中毒,乳酸性酸中毒,肾衰竭)或怀疑中毒时,应计算渗透压间隙(OSM)。

OSM 间隙 = 测定 OSM $- 2 \times [Na^+] -$ 血糖(mmol/L) $-$ BUN(mmol/L)

正常 OSM 应 < 10。

(6)如果 AG 升高,应进一步评价其与 $[HCO_3^-]$ 降低的关系。

通过计算阴离子间隙改变与 $[HCO_3^-]$ 改变的比值,即 $\Delta AG/\Delta[HCO_3^-]$。

如果为非复杂性 AG 升高型代酸,上述比值应在 $1 \sim 2$ 之间。如果比值 < 1,可能并存 AG 正常的代酸;而比值 > 2 时,则可能并存代碱。

2. 混合性酸碱平衡失调的诊断方法　在外科重症患者中常存在混合性酸碱平衡失调。其常见病因及特点见表 2-8。

表 2-8　复杂性酸碱平衡失调的常见病因及血气分析特点

酸碱平衡失调类型	血气分析主要特点			常见病因
	pH	HCO₃⁻	PaCO₂	
呼酸伴代酸	↓↓	↔或↓	↔或↑	心搏骤停、中毒、多器官衰竭等
呼碱伴代碱	↑↑	↔或↑	↔或↓	肝硬化应用利尿剂、妊娠并呕吐、COPD 过度通气等
代碱伴呼酸	↔或↑,↓	↑,超过呼酸预期代偿范围	↑,超过代碱预期代偿范围	COPD 应用利尿剂、呕吐、严重低钾血症等
代酸伴呼碱	↔或↓,↑	↓,低于呼碱预期代偿范围	↓,低于代酸预期代偿范围	全身性感染、水杨酸中毒、肾衰竭伴 CHF、晚期肝脏疾病等
代酸伴代碱	↔或↓,↑	↔或↓,↑	↔	尿毒症或酮症酸中毒伴剧烈呕吐、消化液大量丢失、利尿剂等

备注:↔:正常;↑:升高;↓:降低;↑↑:显著升高;↓↓:显著降低;COPD:慢性阻塞性肺疾病;CHF:充血性心力衰竭

与单纯性酸碱平衡失调不同,pH、$PaCO_2$ 和 HCO_3^- 三者间的变化关系(见表 2-7)不再适用。分析此类酸碱平衡失调需要考虑的一般原则如下:

(1)原发病变不会出现过度代偿。如果超出代偿范围,则存在混合性酸碱平衡失调。

(2)HCO_3^- 降低可见于原发性代酸或呼碱,低于 15mmol/L 常提示存在代酸。

(3)HCO_3^- 增加可见于代碱或呼酸,超过 40mmol/L 常提示存在代碱。

(4)代酸合并呼酸时可出现严重酸血症,pH 很低,但 $PaCO_2$ 和 HCO_3^- 可在正常范围。

(5)代酸合并呼碱时 HCO_3^- 和 $PaCO_2$ 均降低,但 $PaCO_2$ 低于代酸预期的呼吸代偿范围。

(6)代酸合并代碱时主要影响 HCO_3^-;pH 和 HCO_3^- 可能升高、降低或正常。

(7)代碱合并呼酸时 HCO_3^- 和 $PaCO_2$ 均升高。HCO_3^- 升高程度超过呼酸原发代偿的预计范围。

(8)代碱合并呼碱时可出现严重的碱血症。见于呼碱不伴有 HCO_3^- 代偿性降低,或代碱不伴有 $PaCO_2$ 代偿性升高;临床多见于应用机械通气及利尿剂。

(9)三重酸碱平衡失调在代酸合并代碱的同时,还可能存在呼酸或呼碱。多见于酗酒或糖尿病患者伴有乳酸性酸中毒或酮症酸中毒,以及呕吐、全身感染或肝硬化引起呼碱的情况。

三、代谢性酸中毒

以血清 HCO_3^- 原发性减少和 pH 降低为特征的酸碱平衡失调类型,多伴有高钾血症,是外科最常见的酸碱平衡失调类型。

(一)病因

根据 AG,代谢性酸中毒可分为 AG 升高(>16mmol/L)和 AG 正常(8~16mmol/L)两大类。AG 正常型代酸的特点是 AG 正常、血氯升高,最常见于输入过多的含氯液体。而

AG 升高型代酸与之相反,血氯正常。常见病因见表 2-9。其中乳酸性酸中毒和酮症酸中毒在外科患者较为常见。

表 2-9　代谢性酸中毒的分类与常见原因

阴离子间隙升高型
产酸增多:乳酸性酸中毒、糖尿病酮症、酒精中毒或饥饿致酮症酸中毒、尿毒症
摄入过多:过量服用水杨酸、乙二醇或误服甲醇
排酸减少:急慢性肾衰竭(肾小球滤过率低于正常值 25% 时,固定酸排泄减少)
阴离子间隙正常型
消化道丢失 HCO_3^-:严重腹泻、胰瘘、胆瘘、肠造瘘术等
摄入含氯酸性药过多:氯化铵、盐酸精氨酸等
肾脏泌 H^+ 障碍或排出过多的 HCO_3^-
肾功能减退
RTA:Ⅰ型(远端小管泌 H^+ 障碍)、Ⅱ型(近端小管重吸收 HCO_3^- 减少)、Ⅳ型
应用碳酸酐酶抑制剂

RTA:肾小管酸中毒

1. 乳酸性酸中毒　指 pH<7.25 且伴血乳酸>5mmol/L,常因乳酸生成过多或乳酸代谢障碍引起。根据是否伴有组织低灌注或缺氧分为 A 型和 B 型。常见病因及分类见表 2-10。

表 2-10　乳酸性酸中毒的病因分类

A 型乳酸性酸中毒
肌肉缺氧:剧烈运动、癫痫发作
组织低灌注:休克、急性心衰、局部低灌流(如肠系膜缺血)
组织氧输送减少:严重贫血、CO 中毒、低氧血症
B 型乳酸性酸中毒
B1:糖尿病、白血病、淋巴瘤、肝硬化、肝功能衰竭
B2:与药物有关。如苯乙双胍、氰化物、甲醇、硝普钠、酒精中毒、可卡因等
B3:见于各种酶的缺陷,如丙酮酸脱氢酶缺陷

2. 酮症酸中毒　主要由于游离脂肪酸产生增加或脂肪酸分解的酮体在肝脏内蓄积导致。临床以糖尿病酮症酸中毒最为常见,通过检测血糖和酮体可确诊。而乙醇性酮症酸中毒常发生在大量饮酒后反复呕吐者,其特点为酮体增高但血糖正常或轻度增高。饥饿性酮症酸中毒则为轻微且自限性酸中毒,[HCO_3^-]的降低很少超过 5mmol/L。

（二）临床表现

轻症常被原发病症状掩盖。重症患者最明显的表现为呼吸深快,可有酮味,常伴严重缺水,面色潮红,心率增快。神经肌肉系统可出现疲乏、肌张力减退、腱反射减弱、嗜睡甚至昏迷等。循环系统以心律失常最常见,严重者伴有休克。

（三）诊断

根据病史及深快呼吸,应怀疑代谢性酸中毒,进一步通过血气并结合上文的血气分析步骤了解代偿情况,同时结合酮体、血乳酸、血渗透压等作出病因诊断。代谢性酸中毒的诊断流程见图 2-3。

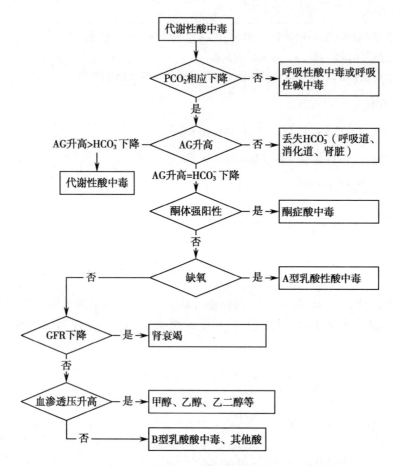

图 2-3 代谢性酸中毒的病因诊断流程

（四）治疗

1. 无论哪一种类型的代谢性酸中毒都应首先采取针对可逆性病因的治疗措施,去除病因或诱因,如酮症、休克或腹泻。轻、中度代谢性酸中毒通常在病因纠正后以及纠正水与电解质紊乱,酸碱平衡失调状态可经自身调节系统的调节而恢复正常,通常不需强求补碱。重度(血 pH<7.2、[HCO_3^-]<10mmol/L、CO_2 结合力<8mmol/L)代谢性酸中毒则应在治疗病因的同时补充碱性药物。

2. 所需补碱量(mmol)＝[24－测得 HCO_3^-]×体重×0.6

$$＝-BE×体重×0.6$$

$$＝(测得二氧化碳结合力/2.24)×体重×0.6$$

所需碳酸氢钠的毫升数＝[所需碳酸氢钠量(mmol)×84]/(N×10)

按公式计算出的补碱量先输入 1/2,以后再根据病情调整。也可以按每千克体重给11.2％乳酸钠 0.3ml 或 5％碳酸氢钠 0.5ml,可以提高二氧化碳结合力 1Vol％。

3. 注意事项 乳酸性酸中毒时不用乳酸钠治疗。切勿大量补碱矫正过快。心搏骤停后无氧代谢增加,因此,临床在心肺复苏一开始即应采取纠酸措施,不必等待血气分析或相应化验结果,通常可静脉快速滴注碳酸氢钠,首次剂量 0.5~1mmol/kg(5%碳酸氢钠 100ml=60mmol),一般总量不超过 300ml。

四、代谢性碱中毒

由于细胞外液碱含量增多或 H^+ 丢失引起的以原发性 HCO_3^- 以及 pH 升高为特征的酸碱平衡失调,常伴低钾血症。

与对代谢性酸中毒的重视相反,临床医生常常忽略代谢性碱中毒对机体的影响。事实上,代谢性碱中毒并不少见。报道显示在外科住院患者中发生率高达 50%,其进展将伴随病死率增加。若 pH≥7.55,病死率约为 40%,pH≥7.65 病死率可高达 80%。外科常见的代谢性碱中毒的病因包括持续性低血容量、大量丢失胃液和使用利尿剂。

(一) 病因

根据碱中毒是否能被补充 Cl^- 纠正分为:

1. Cl^- 反应性代谢性碱中毒 指碱中毒可以被补充 Cl^- 纠正,又称盐水反应性碱中毒(saline-responsive alkalosis)。除利尿剂引起者外,患者尿 Cl^- 很低,且多伴有血容量减少、低钾和低氯。是外科患者最常见的碱中毒。原因如下:

(1)H^+ 丢失:①经胃丢失:常见于剧烈呕吐及胃肠减压。②经肾丢失:使用噻嗪类和袢利尿剂,造成 Cl^- 和 H^+ 丢失,而 HCO_3^- 重吸收引起低氯性碱中毒。

(2)Cl^- 从粪便丢失:见于先天性高氯性腹泻,因肠道 Cl^- 重吸收及 HCO_3^- 分泌障碍,丢失大量酸性粪便导致代碱。

(3)高碳酸血症后碱中毒:多见于慢性呼酸者机械通气后 $PaCO_2$ 快速下降,肾脏未能及时停止排 H^+,造成短期内血 HCO_3^- 保持高水平。

2. Cl^- 无反应性代谢性碱中毒 碱中毒不能通过补充 Cl^- 纠正,又称盐水抵抗性碱中毒(saline-resistant alkalosis)。主要由于内源性醛固酮或盐皮质激素衍生物产生过多所致,多不伴有细胞外液量减少和 Cl^- 缺乏,常伴高血压、低钾性碱中毒。常见于全身性水肿、原发性醛固酮增多症、库欣综合征、肾动脉狭窄、肾素分泌瘤以及 Bartter 综合征、镁缺乏等。

3. Cl^- 抵抗性代谢性碱中毒 见于碱性物质摄入过多,如碳酸氢盐、大量输入库存血(含枸橼酸钠)。在肾功能正常者,少量的碱制剂一般不引起代碱,但当肾功能不全时,即使服用少量碱制剂也可引起对 Cl^- 耐受性代碱。

(二) 临床表现

一般无明显症状,有时可有呼吸变浅变慢或神经精神异常,如嗜睡、谵妄、精神错乱甚至昏迷。

(三) 诊断

主要根据血气分析,代碱时,HCO_3^- 每上升 10mmol/L,PCO_2 上升 6mmHg。若测得的 PCO_2 超出此范围,即提示可能合并存在呼吸性酸中毒。进一步,根据尿氯确定是氯敏感性还是氯抵抗性代碱。前者尿氯常明显下降,一般在 20mmol/L 以下(因利尿剂所致者除外);而氯抵者的尿氯多在 40mmol/L 以上。若为氯抵抗性代碱,尚需测定肾素活性和醛固酮水平以明确病因。两者均高者,提示肾动脉狭窄、肾素瘤或恶性高血压;均低则提示 Cushing 病、服用盐皮质激素;肾素活力明显降低而醛固酮水平明显升高者,应考虑原发性醛固酮增多症。另外,代谢性碱中毒时肾泌 H^+ 减少,HCO_3^- 排出增多,尿液呈碱性,但是缺钾性碱中毒时肾小管泌 H^+ 增加,尿液呈酸性。病因诊断流程见图 2-4。

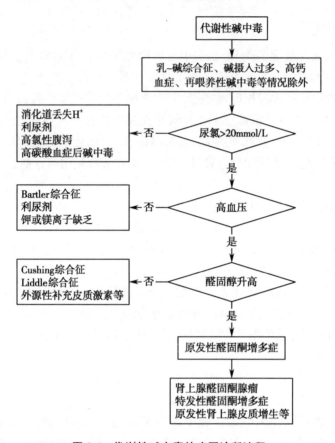

图 2-4　代谢性碱中毒的病因诊断流程

(四) 治疗

1. 纠正脱水和各种离子的丢失　除了皮质类固醇所致的 Cl^- 无反应性代谢性碱中毒以外,其治疗原则均为纠正脱水和各种离子的丢失,因血液中的 $[HCO_3^-]$ 增高是两方面原因造成的,即 Cl^- 缺失和对 Na^+ 的需求增多,故大多数代谢性碱中毒应用氯化钠和水就可以救治。如无严重肾功能损害,输注生理盐水 1500～2000ml,如有明显血氯减低,而又不宜大量输入钠时,可用盐酸精氨酸 10～30ml/d,加入 5%～10% 葡萄糖溶液 1000ml 中缓慢静脉滴注。

2. 注意事项　手足抽搐者可静脉推注葡萄糖酸钙。切记在未获得血 pH 和 HCO_3^- 值之前,不应随便应用乳酸盐或碳酸氢钠,以尽可能避免碱中毒的发生。

五、呼吸性酸中毒

呼吸性酸中毒是 CO_2 排出减少或 CO_2 吸入过多引起的以原发性动脉血 PCO_2 增加和 pH 降低为特征的酸碱平衡失调。急性呼吸性酸中毒时,由于肾的代偿作用缓慢,主要靠缓冲系统调节,仅可使碳酸氢盐增高 $4\sim5mmol/L$,故常表现为代偿不足或失代偿,发生严重酸血症;而慢性病程时主要通过肾脏代偿,酸血症不严重。

(一)病因

1. CO_2 排出减少　主要见于:

(1)呼吸中枢抑制:颅脑损伤、脑炎、脑血管意外、麻醉或镇静药过量等。

(2)呼吸肌麻痹:见于急性脊髓灰质炎、重症肌无力和脊髓高位损伤等。

(3)呼吸道阻塞:喉头痉挛或水肿、异物阻塞气道等。

(4)胸部疾病:气胸、大量胸腔积液或胸廓畸形时胸廓活动受限。

(5)肺部疾病:重症肺炎、COPD、哮喘等肺组织广泛病变,肺泡通气量减少。

(6)呼吸机使用不当:通气量设置过小。

2. CO_2 吸收过多　见于通气不良环境中 CO_2 浓度增加,导致吸入增多。

(二)临床表现

呼吸性酸中毒的临床表现与代酸相同,但中枢神经系统症状更明显。可有呼吸困难、换气不足、发绀、头痛、胸闷等。随着酸中毒的加重,可出现血压下降、谵妄、昏迷等。

(三)诊断

结合患者呼吸系统病史和酸中毒的症状即应怀疑,血气分析可确定诊断并提示严重程度。急性者 pH 明显下降、PCO_2 增高而 HCO_3^- 可正常或轻度升高。慢性时因机体代偿,pH 下降不明显,PCO_2 和 HCO_3^- 增高。

(四)治疗

去除通气障碍的原因,采取各种有效措施(如控制感染、促进排痰、解痉平喘、保持呼吸道通畅等)尽早改善通气功能。

六、呼吸性碱中毒

呼吸性碱中毒是由于肺泡过度通气引起的 $PaCO_2$ 原发性降低和 pH 升高为特征的酸碱平衡失调类型。肾脏代偿造成 HCO_3^- 排泄增加需要数天时间。对危重病人,急性呼吸性碱中毒常提示预后不良或即将出现急性呼吸窘迫综合征。

(一)病因

1. 低氧血症　如肺炎、间质性肺病、肺水肿等,因 PaO_2 降低引起通气过度。

2. 中枢神经疾病　脑血管意外、脑炎、脑外伤或肿瘤等刺激呼吸中枢气。

3. 精神障碍　常见于癔症发作引起精神性过度通气。

4. 机体代谢旺盛　如高热、甲状腺功能亢进、全身感染等刺激呼吸中枢。

5. 呼吸机使用不当　通气量设置过大造成 CO_2 排出过多。

(二)临床表现

可伴有眩晕,手、足和口周麻木或针刺感,手足抽搐、Trousseau 征、肌肉痉挛等,还可出现心律失常,但上述症状并无特异性。

(三)诊断

结合病史和临床表现及血气结果可作出急性或慢性呼吸性碱中毒的诊断。

(四)治疗

1. 尽快解除引起换气亢进的基础病因的控制,轻者原发病消除后,常可自行缓解。

2. 对癔症或焦虑所致的通气过度者,应耐心劝慰,并让患者对一纸袋做反复呼吸,促使患者吸回呼出的二氧化碳,有时可以使症状缓解。

(褚燕琦　杜　斌　石　岩)

参 考 文 献

[1] McCausland FR,Wright J,Waikar SS. Association of serum sodium with morbidity and mortality in hospitalized patients undergoing major orthopedic surgery. J Hosp Med,2014,9(5):297-302

[2] Hoorn EJ,Tuut MK,Hoorntje SJ,et al. Dutch guideline for the management of electrolyte disorders—2012 revision. Neth J Med,2013,71(3):153-165

[3] Spasovski G,Vanholder R,Allolio B,et al. Clinical practice guideline on diagnosis and treatment of hyponatraemia. Eur J Endocrinol,2014,170(3):G1-G47

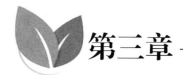

第三章

休　克

第一节　概　述

一、休克的早期诊断

休克的本质是急性循环功能衰竭导致组织灌注不足和细胞氧利用障碍。休克是围术期病人常见的严重并发症,直接导致不良预后。

收缩压<90mmHg 或较基础血压下降>40mmHg,或平均动脉压<70mmHg,脉压<20mmHg 是诊断休克的传统标准。但对组织灌注而言,血压下降是非常不敏感的指标。由于机体多种代偿机制的反馈作用,休克早期血压可维持正常。例如,低血压对中、重度失血的诊断敏感性仅为 13% 和 33%,由此可见,以血压为标准,势必会错过最佳治疗时机。由于任何程度的组织灌注不足或组织缺氧都是多器官功能障碍综合征(MODS)的重要启动因素,因此,早期发现代偿期休克至关重要。临床表现、体格检查和简单的实验室检查是早期发现组织灌注不足并诊断休克的重要手段。

(一) 临床表现和体格检查

休克有多种临床表现。休克代偿期交感-肾上腺髓质系统兴奋导致皮肤和内脏血管收缩,是体格检查早期发现组织灌注不足的重要依据。意识、皮肤和尿量是 3 个较为敏感的"窗口"。首先,意识是反映脑灌注的敏感指标。神志淡漠或烦躁、头晕、体位改变时出现晕厥,通常提示循环血容量和(或)脑血流不足;其次,肢端温度降低或皮肤花斑反映组织灌注且与临床预后密切相关;第三,尿量可以在一定程度上反映肾脏血流甚至心排血量,少尿,即尿量<0.5ml/(kg·h)是识别组织灌注不足的敏感指标。

当然,多种因素可能影响上述指标诊断休克的准确性。例如,基础脑血管疾病影响意识状态的评估,外周血管疾病可导致皮肤温度或色泽改变,围术期的治疗干预(如麻醉导致抗利尿激素分泌增加、术中输液量、应用高渗液体或利尿剂等)会影响尿量的评价,故诊断休克还需要借助相应的实验室检查。

(二) 实验室检查

休克可伴有多项实验室指标异常,但动脉血乳酸和中心静脉血氧饱和度(ScvO$_2$)是最重要且临床便于获得的指标。研究显示,根据 ScvO$_2$ 或血乳酸等组织灌注指标,约 45% 的患者在组织灌注减少时血压仍在正常范围。可见,ScvO$_2$ 或血乳酸较血压更为敏感,有助于早期发现组织灌注不足。

1. 乳酸 细胞氧供不足或能量需求超过供应将导致三羧酸循环及氧化磷酸化障碍,糖酵解增加促进丙酮酸生成,最终分解为乳酸。因此,高乳酸血症($>1.5mmol/L$)是反映组织缺氧和(或)细胞氧利用障碍的敏感指标。由于多种机制可能影响乳酸生成或清除(如肝脏功能异常时乳酸清除率下降,感染性休克时丙酮酸脱氢酶受到抑制),从而导致高乳酸血症,所以需要通过动态监测乳酸水平改变,评估高乳酸血症的原因以及治疗反应。

2. 中心静脉血氧饱和度($ScvO_2$)和混合静脉血氧饱和度(SvO_2) 分别通过留取上腔静脉血及肺动脉血进行血气分析获得,可以反映全身氧输送(DO_2)与氧耗(VO_2)的关系,是识别组织灌注的敏感指标。$ScvO_2$和SvO_2的变化较血压、心率、尿量和中心静脉压(CVP)的改变更早。$ScvO_2$正常值为$70\%\sim75\%$,而SvO_2与$ScvO_2$有一定的相关性($ScvO_2$较SvO_2高$5\%\sim15\%$),前者临床更易于获取。

但当存在氧利用障碍或微血管分流增加时(常见于分布性休克),$ScvO_2$可维持正常甚至升高。

$ScvO_2$的水平受到决定DO_2及VO_2的因素的影响,包括心排血量(CO)、体温、代谢率、血红蛋白、动脉氧分压等(表3-1)。当DO_2降低或机体氧需增加时,$ScvO_2$下降,但当组织存在氧利用障碍或微血管分流增加时(常见于分布性休克),$ScvO_2$可维持正常甚至升高。

表3-1 影响中心静脉血氧饱和度($ScvO_2$)的因素

$ScvO_2$ ↓		$ScvO_2$ ↑	
DO_2 ↓	VO_2 ↑	DO_2 ↑	VO_2 ↓
CO、Hb 或 PaO_2 ↓	呼吸费力、应激、疼痛、发热寒战等	CO、Hb 或 PaO_2 ↑	低温、镇静或麻醉、组织氧利用障碍、微血管分流

注:↑升高;↓降低

除上述指标用于早期诊断休克外,休克诊断还包括多方面的内容,如病因、类型、器官功能、所处病情阶段等,将在下文阐述。

二、休克的分类

对休克进行分类系临床治疗的要求。在积极控制病因的基础上,将休克治疗的重点转移到循环功能支持是进行新的休克分类(即按照血流动力学特点)的主要临床意义。按照该种分类方法,休克被分为低容量性(hypovolemic)、心源性(cardiogenic)、分布性(distributive)和梗阻性(obstructive)。各种休克的病因及血流动力学特点如下:

(一)低容量性休克

低血容量性休克是外科最常见的休克类型。常由于摄入不足和(或)丢失过多致有效循环容量缺乏引起。常见病因包括脱水、急性出血、胃肠道或肾脏丢失体液、烧伤等,而出血则是创伤患者最常见的休克原因。低血容量性休克患者血流动力学的特征为循环容量不足,心脏前负荷不足,导致心排血量下降和组织灌注减少。早期机体可通过代偿性心率加快和体循环阻力增高来维持心排血量和循环灌注压力。

（二）心源性休克

心源性休克是指血管内容量充足、左心充盈压正常或升高的情况下，因原发心功能异常（泵功能衰竭）导致的持续低血压及组织灌注不足。心率、心律或心肌收缩力的任何一项改变均可引起心源性休克。其中，大面积心肌梗死或缺血导致的左心功能衰竭是最常见的病因。其他病因包括急性或慢性心肌病、心肌炎、心肌挫伤、严重心律失常等。而心内梗阻（如瓣膜狭窄、心室流出道梗阻等）导致的心排血量下降，因其本质不是泵功能衰竭，治疗上与泵衰竭明显不同，所以被归为梗阻性休克。心源性休克的血流动力学特征为心排血量下降，心室充盈压升高（如中心静脉压升高、肺动脉楔压升高），全身血管阻力增加。

（三）梗阻性休克

由于心脏静脉回流和（或）动脉流出道机械性阻塞引起。常见病因包括张力性气胸、肺栓塞、心脏压塞、严重主动脉狭窄、主动脉夹层动脉瘤、心脏瓣膜狭窄、心室流出道梗阻等。血流动力学特点根据梗阻部位不同而不同，但大部分都因血流通道受阻导致心排血量下降，心室充盈压增高，全身血管阻力增加。

（四）分布性休克

导致组织灌注不良的基本原因是血管收缩舒张调节功能异常引起血流分布异常，血压下降主要是继发于全身血管阻力下降。严重感染是导致分布性休克的常见原因，其他原因还包括神经源性、过敏、肾上腺功能不全、肝功能衰竭、动静脉瘘等。血流动力学特点与其他三种类型的休克明显不同，典型表现为高动力型休克，即心排血量正常或增加，全身血管阻力下降而肺循环阻力增加。尽管早期常表现为循环容量不足和心室充盈压下降，但与低容量性休克不同，其循环容量的改变主要继发于血管调节功能异常引起的容量分布异常。因此，单纯补充容量并不能纠正分布性休克。

感染性休克作为外科休克最常见的类型之一，其诊断标准包括：

1. 临床上存在感染灶。

2. 伴有全身炎症反应综合征（systemic inflammatory response syndrome，SIRS）。如出现下列两种或两种以上的表现可以认为存在 SIRS：①体温＞38℃ 或＜36℃；②心率＞90 次/分；③呼吸频率＞20 次/分，或 $PaCO_2$＜32mmHg；④血白细胞＞$12\times10^9/L$ 或＜$4\times10^9/L$，或幼稚型细胞＞10％。

3. 出现低血压，表现为收缩压低于 90mmHg 或较原基础值下降的幅度超过 40mmHg，且持续至少 1 小时，或血压依赖输液或药物维持。

4. 有组织灌注不良的表现，如少尿（＜30ml/h）超过 1 小时，或有急性神志障碍。

早期正确判断休克类型对病因诊断和治疗至关重要。不同类型的休克具有相对特异的临床表现，简单的体格检查和实验室检测能够对大部分病人的休克类型进行准确判断（表3-2）。研究显示，综合毛细血管再充盈时间、脉搏强弱、皮肤温度、颈静脉压（JVP）或中心静脉压（CVP）、肺部听诊等体征，判断休克类型的敏感性和特异性分别为 89％ 和 68％。即便仅根据皮肤温度和 JVP，床旁判断休克类型的准确性也可达到 76％。需要注意的是，很多病人的休克往往呈混合型的特征。例如，感染性休克在液体复苏前可以出现明显的低血容量，另外还可以合并心肌抑制，从而使高动力特点不再突出，仅表现为全身血管阻力下降。这些复杂情况可以通过血流动力学监测进一步明确（表3-3），同时还可以精确指导治疗药物的调整。

表 3-2 不同类型休克的临床表现

类型	常见病因	临床表现			
		HR	CVP 或 JVP	外周灌注	ScvO$_2$
低容量性	失血	↑	↓	湿冷	↓
心源性	心肌梗死	↑,↑↑或↓↓	↑	湿冷	↓
梗阻性	肺栓塞、心脏压塞	↑	↑↑	湿冷	↓
分布性	感染、神经源性	↑	↓或正常	温暖	↑

注:↑升高;↓降低;↑↑:显著升高;↓↓:显著降低;HR:心率;CVP:中心静脉压;JVP:颈静脉压

表 3-3 休克的血流动力学特点

休克类型	MAP	CO	PAWP	SVR
低血容量性	↓	↓	↓	↑
心源性	↓	↓	↑	↑
梗阻性	↓	↓	↔/↑	↑
分布性	↓	↔/↑	↔/↓	↓

注:↔:正常;↑:升高;↓:降低;MAP:平均动脉压;CO:心排血量;PAWP:肺动脉楔压;SVR:全身血管阻力

三、休克的监测指标

休克的常用监测指标包括标准监测指标、组织灌注指标及其他实验室指标。动态监测上述指标可以帮助临床医生及时评估病情和治疗反应,从而调整治疗方案。

(一)标准监测指标

标准监测指标包括持续心率、脉搏氧饱和度(SpO$_2$)、无创血压、尿量、体温等一般性的临床监测。其操作简便、易行,便于床旁实时监测,但有多种因素会影响上述指标对休克早期诊断和治疗评价的准确性。例如,皮温降低、苍白、浅表静脉塌陷、心率变化程度等不仅取决于休克程度,还与患者的代偿能力有关;又如,持续低血压状态时,无创测压难以准确反映实际大动脉压力等,必要时应采用更为准确的组织灌注指标监测。

(二)组织灌注指标

组织灌注指标包括有创血流动力学指标和代谢指标。主要包括:

1. 有创血流动力学指标

(1)有创血压:血压可在一定程度上评估组织灌注,而有创测压更为可靠,可以连续观察血压变化,故建议休克患者应留置动脉导管。关于血压目标值,由于缺乏其与机体可耐受时间、对重要脏器或微循环影响等方面的深入研究,至今尚没有明确的结论,目前多数学者认为对于基础没有高血压的病人,维持平均动脉压在 60mmHg 或 65mmHg 以上较为恰当,而在未控制出血的失血性休克中,则建议"允许性低血压",然而其确切标准尚无定论。

(2)中心静脉压(CVP)和肺动脉楔压(PAWP):监测 PAWP 需要留置肺动脉导管,相比之下,CVP 更易于获得,临床意义与 PAWP 相近,且广泛用于休克患者心脏前负荷的监测并指导液体复苏、评价液体反应性等。另外,通过中心静脉还有利于监测 ScvO$_2$。当然,由于充盈压力反映容量的准确程度受到心肌顺应性以及胸腔内压力的影响,故在临床应用中,应注意相应的影响因素,正确解读其临床意义。

(3)心排血量(CO)和每搏量(SV):通过放置肺动脉导管,应用热稀释法除直接测量 CO 与 SV 外,还能计算体循环阻力指数,并获得其他氧代谢指标,如 DO_2 和 VO_2 等,为鉴别休克类型并指导治疗药物调整提供帮助。近年,随着监测技术的进步,出现持续、微创(如脉搏指示的持续心排血量监测,简称 PiCCO)或无创 CO 监测(胸部阻抗法、经食管超声法等),可以获得更多的血流动力学参数,如每搏量变化率(SVV)、脉压变化率(PPV)、血管外肺水(EVLW)、胸腔内总血容量(ITBV)等,为进一步指导液体管理提供可能。

2. 氧代谢指标 尽管血流动力学指标能够指导休克的复苏治疗,但复苏的最终目标是改善组织灌注和(或)代谢。因此,氧代谢监测改变了休克的评估方式,并使休克治疗由狭义的血流动力学转向氧代谢调控,为进一步从根本上纠正休克的微循环改变提供可能。氧代谢指标包括乳酸清除率、混合静脉或上腔静脉血氧饱和度、胃黏膜 pH 或其他反映器官功能的指标。

(1)血气分析和血乳酸:碱缺失与血乳酸是反映组织缺氧的高度敏感的指标。持续动态监测乳酸清除率对休克的早期诊断、指导治疗及预后评估具有重要意义。初始高乳酸及高乳酸持续时间与器官功能障碍程度及病死率相关,其在低血容量性休克、创伤病人分类收治及感染性休克中均显示出较好结果。

(2)氧输送(DO_2)、SvO_2 和 $ScvO_2$:研究证实上述指标是指导休克患者液体复苏及预后的良好指标,特别是在严重感染和感染性休克。

(3)局部组织灌注指标:直接测量组织细胞的氧代谢非常复杂,尚无法在临床常规应用。胃黏膜 pH(pHi)和胃黏膜内 CO_2 分压($PgCO_2$)是最常应用的指标,能够反映休克时胃肠道黏膜的血流灌注情况,并在一定程度上反映全身组织的氧合状态,对评估休克复苏效果和评价胃肠道黏膜的氧代谢有一定的临床价值。近年来还发现舌下 PCO_2 与胃黏膜 PCO_2 有很好的相关性,可以通过正交偏振光成像技术(OPS)在床旁直接观察和实时监测,成为了解局部组织灌注水平的又一研究指标。

除上述指标外,其他实验室指标也是休克监测的重要环节,有助于明确各个器官的功能状况、评价治疗反应以及疾病严重程度,为更好地调整支持治疗提供方向。常用的监测有血常规、电解质、肝肾功能、心肌酶谱、凝血功能等。

临床工作中应注意任何一种监测方法获得的数值其意义都是相对的,必须结合症状体征综合判断,同时分析数值的动态变化以及结合多项指标进行综合评估。

第二节 休克的治疗

一、治疗总体目标和措施

(一)休克的分级治疗措施及目标

休克治疗的总体目标是维持最佳的组织灌注并纠正缺氧。在临床实施过程中,应根据不同的时期确定不同的治疗目标和相应的监测手段。

随着对休克进程的认识,目前把休克治疗分为四个时期,在不同时期均有相应的分级治疗措施及目标。另外,在每一阶段治疗中,还要综合考虑病因治疗和支持治疗。

第一期为挽救性治疗(salvage)阶段,治疗目标是维持血压和心排血量以抢救生命,同时进行最基本监测,如动脉血压监测和中心静脉置管。挽救生命的治疗措施包括创伤的外科处理、心包引流、急性心梗的冠脉血管再通、全身性感染的抗生素治疗等。

第二期为优化治疗(optimization)阶段,目标为增加细胞氧供。恰当的复苏治疗能够减轻炎症、纠正线粒体功能异常等。临床测定 SvO_2 及乳酸水平有助于指导治疗,而心排血量监测有助于实现个体最优化治疗。

第三期为稳定期(stabilization)阶段,目标是防治器官功能障碍。由于在血流动力学稳定后仍可能伴有器官功能障碍,此时组织氧供不再是关键因素,而器官功能支持更加重要。

第四期为降阶梯或减低支持强度(de-escalation)阶段,治疗目标是逐渐撤离血管活性药物,应用利尿剂或超滤实现液体负平衡,减轻体内液体蓄积。

(二) 休克的支持治疗

1. 血流动力学支持治疗 提高氧输送是休克治疗的首要措施,早期复苏是关键,包括液体治疗、血管活性药物和正性肌力药物。

将循环容量调整至适当的前负荷水平是维持心脏功能和静脉回流的基础,故液体复苏是休克治疗的第一步。应在最短时间内判断容量状态,如有困难,应积极选用监测指标(如CVP等),并且在尽可能短的时间内(如1小时内)恢复前负荷至适当水平。无论选择何种液体复苏(复苏液体选择见药物治疗章节),应结合血流动力学监测和(或)氧代谢指标,避免复苏过度恶化组织灌注。如果液体复苏不能改善血压和组织灌注,应根据临床情况选择血管活性药物和(或)正性肌力药(详见药物治疗章节)。

2. 其他支持治疗

(1)机械通气:休克时多种因素都可能导致患者呼吸肌做功增加,加重组织缺氧,故机械通气对纠正休克状态的组织缺氧有非常重要的意义。

(2)血糖控制:休克状态可合并糖代谢紊乱,特别是外科围术期患者,合理控制血糖是疾病恢复的重要保障。

(3)血制品输注:红细胞发挥重要的携氧作用,应维持休克患者血红蛋白 70~90g/L,对于合并心肌缺血患者应积极纠正到 90g/L。同时不推荐使用促红细胞生成素治疗感染相关性贫血。

(4)器官功能障碍的预防:休克本身或者针对休克的干预治疗措施均会诱发或加重患者的器官功能不全,应加强预防。例如,应激性溃疡的预防,卧床患者预防深静脉血栓形成,接受机械通气患者应积极预防呼吸机相关性肺炎等。

(三) 休克的病因治疗

由于病因治疗往往需要一定时间(如控制感染)或在接受病因治疗时会对机体造成新的损伤(如手术打击),使患者没有机会完成病因治疗或无法耐受病因治疗,这一矛盾是阻碍休克病死率下降的主要原因。所以,休克的病因治疗一定要与支持治疗有机结合,才有可能提高休克的治愈率。

1. 低血容量性休克 外科最常见的原因是失血,彻底止血是重要环节,其关乎液体治疗策略。例如针对失血未控制的患者,延迟补液、初始时限制补液量可能比即刻积极液体复苏更有益。同时大量出血时,在补充浓缩红细胞的同时,应输注新鲜冰冻血浆纠正凝血功能。另外,大量输血患者应警惕并防止出现致命三联征,包括低体温、凝血异常及酸中毒。

2. 心源性休克 积极纠正心律失常（如安置起搏器、除颤等），挽救心肌（如抗凝抗血小板治疗、冠状血管成形/支架植入术或重建术），必要时应用主动脉球囊反搏、左室辅助装置等。

3. 梗阻性休克 针对引起梗阻的病因行特异性治疗。如张力性气胸及时减压，肺栓塞患者的溶栓治疗，心脏压塞时心包引流，以及狭窄瓣膜的扩张等。

4. 分布性休克 最常见的病因是过敏和全身性感染。过敏性休克的病因治疗包括迅速识别并避免接触可疑过敏原、应用针对性药物等。感染性休克则需要尽快寻找感染部位并明确感染源、尽快开始静脉广谱抗生素治疗、选择适宜的手段尽可能祛除感染灶，例如引流开放性脓肿、坏死性筋膜炎及感染坏死性胰腺组织的手术清创等。

总之，外科患者休克发病率和病死率高，早期诊断是迅速治疗的前提，而适时、恰当的外科处理是决定外科休克转归的重要手段。临床具体治疗措施则应根据休克的不同阶段制订相应目标，并在每一阶段将病因治疗与支持治疗相结合，同时通过严密的临床监测、乳酸测定及微循环灌注指标等评估治疗反应，及时调整治疗方向，以改善患者预后。

二、药物治疗方案

（一）补充容量

不论何种原因引起的休克，都存在有效循环血容量的相对和（或）绝对的不足，只是程度不同。血容量的不足是导致组织低灌流和缺氧的关键。因此，补充血容量就成了对症治疗的首要措施。晶体液与胶体液之比为3∶1，补液原则先快后慢。

1. 晶体液 最常使用的晶体液是乳酸钠林格液和生理盐水。这些溶液都是接近等张液，能够很快离开血管内间隙，通常需要补充血管内容量缺乏量的3～4倍才能恢复循环血容量。通常是补充1000～2000ml后再开始补充胶体液。

在复苏过程中难以检测血糖水平，所以含有葡萄糖的溶液不应用于容量复苏。少量高张盐水（3%NaCl）可以补充血管内容量而不易显著增加血管外容量，对于合并或不合并颅脑损伤患者的复苏皆可应用。

2. 胶体液 胶体液能够增加血浆胶体渗透压，且维持循环容量的时间较长，包括天然溶液和合成溶液。主要有人血白蛋白、血制品、右旋糖酐和羟乙基淀粉。临床上低血容量性休克复苏治疗中应用的胶体液主要是白蛋白和羟乙基淀粉。羟乙基淀粉对Ⅷ因子水平具有剂量依赖性影响，从而影响血小板功能。为减少其不良反应，建议24小时内使用最大剂量为1500ml。

目前尚无证据表明，在休克的复苏治疗中某一种液体更具有优越性。尽管一些实验研究提示，就某些特异性预后指标（如细胞功能、肠道水肿或气体交换）而言，某一种液体可能优于另一种液体，但是，唯一的大规模前瞻性随机临床实验显示，对于混合性休克，使用胶体溶液（人血白蛋白）进行容量复苏并不优于晶体溶液。考虑到价格上的显著差异，建议将晶体溶液作为一般容量复苏所使用的主要溶液。

低血容量性休克时进行液体复苏刻不容缓，输液的速度应快到足以迅速补充丢失液体，以改善组织灌注。因此，在紧急容量复苏时必须迅速建立有效的静脉通路。中心静脉导管以及肺动脉导管的放置和使用应在不影响容量复苏的前提下进行。

为保证液体复苏速度，必须尽快建立有效静脉通路。容量负荷试验：一般认为，容量负荷试验的目的在于分析与判断输液时的容量负荷与心血管反应的状态,以达到既可以快速纠正已存在的容量缺失,又尽量减少容量过度负荷的风险和可能的心血管不良反应。容量负荷试验包括以下四方面:液体的选择,输液速度的选择,时机和目标的选择和安全性限制。后两方面可简单归纳为机体对容量负荷的反应性和耐受性,对于低血容量性休克血流动力学状态不稳定的病人应该积极使用容量负荷试验。

(二) 血管活性药物

当适当的液体复苏治疗不能恢复血压和组织灌注时,需要使用升压药。应根据病因和休克类型的病理生理特点,选择适当的药物(见表 3-4)。

表 3-4　常用正性肌力药和升压药

药物	受体	作用
儿茶酚胺类		
多巴胺	$\delta, \beta_1, \alpha_1$	↑CO,BP,HR,肾脏灌注
肾上腺素	$\beta_1, \beta_2, \alpha_1$	↑CO,BP,HR,气管扩张
去甲肾上腺素	β_1, α_1	↑CO,BP
合成儿茶酚胺类		
多巴酚丁胺	β_1, β_2	↑CO,HR,↔/↓BP
麻黄碱	$\beta_1, \beta_2, \alpha_1$	同肾上腺素,但稍弱
去氧肾上腺素	α_1	↑BP,↓HR,↑/↓/↔CO
磷酸二酯酶抑制剂		
米力农	cGMP 介导	↑CO,HR,↔/↓BP
激素		
加压素	G 蛋白介导	↑BP

注:↔:正常;↑:升高;↓:降低;BP:血压;CO:心排血量;HR:心率

1. **正性肌力药物**　此类药物可以增强心肌收缩力。

(1)多巴胺(dopamine):多巴胺是一种中枢和外周神经递质,去甲肾上腺素的生物前体。它作用于三种受体:血管多巴胺受体、心脏 β_1 受体和血管 α 受体。$1\sim3\mu g/(kg \cdot min)$时主要作用于脑、肾和肠系膜血管多巴胺受体,使血管扩张,增加尿量;$2\sim10\mu g(kg \cdot min)$时主要作用于 β 受体,通过增强心肌收缩能力而增加心排血量,同时也增加心肌氧耗;$>10\mu g(kg \cdot min)$时以血管 α 受体兴奋为主,收缩血管。因为多巴胺受体能够改善肾脏灌注和心排血量,所以经常作为治疗休克的一线用药,但是,多巴胺的变时效应及其致心律失常的作用,又限制了在心肌缺血患者中的使用。

(2)多巴酚丁胺(dobutamine):多巴酚丁胺作为 β_1、β_2 受体激动剂可使心肌收缩力增强,同时产生血管扩张和减少后负荷。近期研究显示,在外科大手术后使用多巴酚丁胺,可以减少术后并发症和缩短住院日。如果低血容量性休克病人进行充分液体复苏后仍然存在低心排血量,应使用多巴酚丁胺增加心排血量。若同时存在低血压可以考虑联合使用血管活性药。

（3）肾上腺素（adrenaline）：肾上腺素是一种强效的儿茶酚胺制剂，兼有 α 受体和 β 受体激动作用。α 受体激动引起皮肤、黏膜、内脏血管收缩。β 受体激动引起冠状血管扩张、骨骼肌、心肌兴奋、心率增快、支气管平滑肌、胃肠道平滑肌松弛。肾上腺素是心肺复苏时心搏骤停的重要抢救药物。又由于它的强大 β_2 受体激动作用可以促使支气管扩张并抑制肥大细胞的脱颗粒，从而使其成为治疗过敏反应的药物。治疗严重低血压常用初始剂量为 0.1～0.5mg（1:1000 稀释液体 0.1～0.5ml），然后以 1～4μg/min 持续静脉滴注。

（4）去甲肾上腺素（noradrenaline）：去甲肾上腺素是强烈的 α 受体激动剂，同时也激动 β_1 受体。通过 α 受体激动，可引起血管极度收缩，使血压升高，冠状动脉血流增加；通过 β_1 受体的激动，使心肌收缩加强，心排血量增加。用量按每分钟 0.4μg/kg 时，β_1 受体激动为主；用较大剂量时，以 α 受体激动为主。

（5）磷酸二酯酶Ⅲ抑制剂（PDE-Ⅲ inhibitors）：氨力农和米力农通过抑制 PDE-Ⅲ，增加内皮细胞的 cGMP 浓度，从而增加心肌收缩力，改善舒张功能，并降低血管张力。静脉用药时应首先给予负荷剂量，然后进行静脉输注。米力农因为其作用时间更短，更容易进行剂量调整，现已基本取代氨力农。米力农使用时，首先给予负荷量 25～75μg/kg，5～10 分钟缓慢滴注，以后每分钟 0.25～1.0μg/kg 维持。每日最大剂量不超过 1.13mg/kg。

2. 升压药

（1）去氧肾上腺素（phenylephrine）：去氧肾上腺素 α_1 肾上腺素受体激动剂，引起动脉血管收缩。能够迅速升高血压，同时反射性心率减慢。其收缩血管的作用比肾上腺素或麻黄碱为长，治疗剂量很少引起中枢神经系统兴奋作用；可使肾、内脏、皮肤及肢体血流减少，但冠状动脉血流增加。去氧肾上腺素起效快，剂量容易调整（作用较去甲肾上腺素温和），因此常经外周静脉给药，并已成为低血压时迅速维持血压的一线用药。但是，当患者病情稳定后需要重新评价其使用去氧肾上腺素的必要性。由于去氧肾上腺素仅具有收缩血管作用，可能对左室功能障碍的患者有害。

（2）加压素（vasopressin）：加压素又称血管升压素，是一种在下丘脑合成后储存于神经垂体的激素，也称抗利尿激素，主要作用为调节渗透压和容量稳态。仅有直接收缩血管作用，而没有正性肌力作用。有研究表明，低血容量性休克和感染性休克患者加压素的反应呈双向性。起病早期，人体将释放所有储存的血管升压素以收缩血管，并促进水钠潴留从而维持血压，此时体内血管升压素水平较高。随着休克的进展，血管升压素水平有所下降，但目前尚不清楚确切原因。感染性休克患者应用小剂量加压素能够减少其他升压药（如去甲肾上腺素）的剂量，而且能够改善预后。治疗感染性休克时应用剂量为 0.04U/min。这一剂量不会引起心肌或其他终末器官的缺血，也不会降低心排血量。

（3）麻黄碱（ephedrine）：是间接激动 α 和 β 受体激动剂可舒张支气管并收缩局部血管，其作用时间较长；加强心肌收缩力，增加心排血量，使静脉回心血量充分；有较肾上腺素更强的兴奋中枢神经作用。

 案例分析

【患者病情摘要】

患者一般资料：患者中年男性，74 岁，71kg，主因"全腹痛 3 天，加重半天"入院。

现病史：患者 3 天前饱食后出现脐周及上腹部疼痛，呈阵发绞痛，伴腹胀、腹泻，不伴恶心、呕吐,无皮肤巩膜黄染,无发热、寒战等,腹泻后疼痛减轻,自服斯达舒等药物治疗(具体不详),疼痛较前缓解。半天前,患者饱食后出现全腹疼痛,脐周及上腹部为主,呈持续性绞痛,伴恶心、呕吐,呕吐物为胃内容物,伴腹胀,无腹泻,无发热、寒战等,大小便正常,遂就诊于我院急诊,行腹平片示"双膈下可见气体影。肠管未见明显扩张,未见明显气液平面",血常规示血象明显升高,予以放置胃管、抗感染、补液等对症治疗,为进一步诊治入院。

查体:体温 38.8℃,血压 140/80mmHg,脉搏 130~140 次/分,呼吸 28 次/分。急性病容,全腹压痛、反跳痛,伴肌紧张。

辅助检查:腹平片示"双膈下游离气体"。

入院诊断:急性弥漫性腹膜炎,消化道穿孔。

【主要治疗经过】

入院后,患者生命体征尚平稳,给予对症治疗后行急诊手术治疗。术中见乙状结肠癌穿孔,腹腔内大量积液及粪便,粪性积液约 1300ml,固体粪便约 500g,生理盐水反复冲洗腹腔后,行乙状结肠肿物切除,近端造瘘术,手术顺利,术后患者进入 ICU 进行监护治疗。

患者进入 ICU 后,处于嗜睡状态,呼之不应,血压 90/50mmHg,心率 130~140 次/分,伴双下肢皮肤发花,考虑患者存在感染性休克,遂给予快速补液,去甲肾上腺素持续泵入维持血压,气管插管及呼吸机辅助呼吸,同时给予奥硝唑氯化钠注射液、头孢哌酮舒巴坦等抗感染治疗,患者生命体征有所改善(表 3-5)。

表 3-5 初始治疗方案

用药目的	药品名称及用法用量	监护指标
扩容,维持酸碱平衡和内环境稳定	乳酸钠林格注射液 1000ml,st,ivgtt	尿量,血压,心率
	羟乙基淀粉注射液 1000ml,st,ivgtt	
	复方氯化钠注射液 500ml,st,ivgtt	
	5%碳酸氢钠注射液 250ml,st,ivgtt	血气
	去甲肾上腺素注射液 21mg/50ml(NS)	血压,心率,皮肤温度和颜色
	氯化钾针 1.5g+10%葡萄糖注射液 500ml,qd,ivgtt×2	离子,尿量
抗感染	奥硝唑氯化钠注射液 0.5g,st,ivgtt	血常规,腹部体征,肺部
	头孢哌酮舒巴坦 3g+0.9%氯化钠注射液 100ml,q8h,ivgtt	
预防溃疡	奥美拉唑粉针 40mg+0.9%氯化钠注射液 100ml,st,ivgtt	胃液颜色

【关于感染性休克时液体复苏的监护】

感染性休克重点是在抗感染基础上进行液体复苏,本病例重点介绍休克液体复苏的监护。患者进入 ICU 后出现了感染性休克,呼吸机辅助呼吸,呼吸机条件:VC 模式,潮气量 450ml,频率 16 次/分,血氧饱和度 88%并有进行性下降趋势。给予扩容、补液治疗,输液速度 500ml/h,持续泵入去甲肾上腺素 $0.2\mu g/(kg \cdot min)$,调整呼吸机条件为:PEEP 4cmH_2O,吸入氧浓度 100%,心电监护示血氧饱和度 95%,BP 110/50mmHg,双下肢发花有所改善。继续扩容,血管活性药物维持循环,予头孢哌酮舒巴坦,奥硝唑抗感染治疗。

患者经过 6 小时抗休克治疗,循环逐渐稳定,24 小时入量 7000ml,以晶体为主 5000ml,胶体液 2000ml。因患者既往高血压,因此,患者血压以保持在 130mmHg 左右为佳,第二天根据患者血压和尿量等指标,将去甲肾上腺素 $0.4\mu g/(kg \cdot min)$ 调至 $0.2\mu g/(kg \cdot min)$。第三天逐渐停用去甲肾上腺素。

临床药师在液体复苏过程中,主要观察了患者进行液体复苏时的疗效,监测了患者的中心静脉压、尿量、心率是否达标。患者复苏时尿量 $100\sim200ml/h$,心率 160 次/分左右。血压一直较低,不能维持,因此去甲肾上腺素的剂量较大,临床药师对去甲肾上腺素的使用进行了监护,记录如表 3-6。

表 3-6 患者术后第一天的输液与监护数据

用药时间	去甲肾上腺素剂量[$\mu g/(kg \cdot min)$]	血压(平均动脉压)(mmHg)	输液速度(ml/h)	心率(次/分)	呼吸(次/分)	血氧饱和度(%)	中心静脉压(mmHg)
9:30am	0.2	82/65(87)	500	173	31	100	7
9:45am	0.2	90/68(75)	500	162	34	100	8
9:50am	0.2	84/61(66)	500	160	30	100	8
10:00am	0.5	78/54(59)	1000	155	29	97	7
10:10am	0.5	91/73(77)	1000	153	27	93	8
10:20am	0.5	123/73(80)	1000	168	25	95	12
10:35am	0.5	130/83(99)	1000	152	25	96	10
10:55am	0.5	130/86(101)	1000	133	28	97	14
11:20am	0.5	130/78(95)	500	135	28	97	10
11:50am	0.5	135/70(92)	500	135	25	98	10
12:30pm	0.5	130/71(91)	500	123	28	97	10
13:30pm	0.4	120/68(85)	300	118	25	95	11
14:30pm	0.4	125/63(84)	250	120	22	98	11
15:30pm	0.4	128/65(86)	250	108	23	96	12
16:30pm	0.4	125/60(82)	250	101	25	94	11

对于感染性休克患者而言,去甲肾上腺素是一线升压药。去甲肾上腺素对 α 受体有强的兴奋作用,对 β 受体作用较弱。引起全身小动脉、小静脉收缩(但冠脉血管扩张),外周阻力增高,血压上升,增加心脑等重要器官的灌注,小剂量静脉滴注能增加心肌收缩力和心排血量,恢复心肌代谢和功能,有利于休克的恢复。但不宜长时期持续使用,否则可引起重要器官如心、肾毛细血管灌注不良,甚至导致不可逆性休克。该患者使用浓度较高,应防止局部组织坏死、急性肾功能不全。因此,临床药师监测了患者的动脉压、中心静脉压、心率、血氧饱和度、呼吸尿量和患者外周循环情况。根据感染休克指南,升压药治疗初始目标为 MAP 达到 65mmHg(1C)。去甲肾上腺素是一线升压药(1B),需要持续维持血压时,可选择肾上腺素联合使用(2B),可联合加压素(0.03U/min)来增加 MAP 或减少去甲肾上腺素的剂量(UG)。因此在休克的监护过程中,应综合评价患者的各项指标进行评估来维持患者

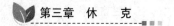

的循环稳定。

（褚燕琦　杜　斌　石　岩）

参 考 文 献

［1］Vincent JL,De Backer D. Circulatory shock. N Engl J Med,2014,370(6):583

［2］Dellinger RP,Levy MM,Rhodes A,et al. Surviving sepsis campaign:international guidelines for management of severe sepsis and septic shock,2012. Intensive Care Med,2013,39(2):165-228

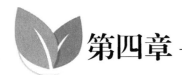

第四章

多器官功能衰竭

第一节 急性肾损伤

一、发病机制及临床表现

急性肾损伤(acute kidney injury,AKI)并非一种疾病,而是可以由多种病因引起的急性肾脏损伤性综合征;不同危险因素引起的急性肾损伤发病机制不同。习惯上,一般根据病因作用于肾脏部位的不同进行分类。

(一)发病机制

根据致病因素在肾脏直接作用的部位不同,最常见将这些危险因素分为肾前性、肾性及肾后性因素。

1. **肾前性因素** 肾前性因素所致急性肾损伤主要与血容量不足和心脏泵功能明显降低导致的肾脏灌注不足有关,是急性肾损伤最为常见的致病原因之一。各种肾前性因素引起血管有效循环血量减少,肾脏灌注量减少,肾小球滤过率降低,从而导致尿量减少,血尿素氮及肌酐增加。

常见的肾前性危险因素包括:

(1)血容量不足:常见原因有:①消化道失液:如呕吐、腹泻等;②各种原因引起的大出血:大量出血致低血容量甚至休克,肾灌注不足引起肾小球滤过率下降及肾小管变性、坏死;③皮肤大量失液:见于中暑及大量出汗未及时补充血容量;④液体向第三间隙转移:如大面积烧伤,腹膜炎,重症急性胰腺炎,大量液体进入第三间隙引起严重血容量不足;⑤过度利尿:可引起血容量不足、电解质紊乱等;⑥感染性休克或过敏性休克时有效循环血量重新分布,造成肾灌注降低。

(2)心血管疾病:主要由于心排血量严重不足而致肾灌注不足。常见于:①充血性心力衰竭;②急性心肌梗死:合并心源性休克或严重心律失常者更易发生急性肾损伤;③心脏压塞:心脏充盈受限,体循环淤血,严重影响心排血量;④肾动脉栓塞或血栓形成;⑤大面积肺栓塞;⑥严重心律失常。

(3)肾血管阻力增加:见于应用血管收缩药如大剂量去甲肾上腺素;大手术后及麻醉时;肝肾综合征;前列腺素抑制剂(阿司匹林、吲哚美辛及布洛芬等)引起前列腺素分泌减少。

2. **肾性因素** 肾性危险因素所致急性肾损伤是直接损害肾实质的各种致病因素所导

致的急性肾损伤,在临床上也较为常见。包括肾毒性药物、造影剂、溶血、各种肾毒素或免疫反应等因素所造成的肾实质急性病变,病变可以发生在肾小球、肾小管、肾间质、肾血管,急性肾小管损伤或坏死较常见。

(1)急性肾小管损伤或坏死:严重感染、严重创伤、急性溶血综合征、肾毒性物质等,肾毒性物质包括:①抗生素:如抗真菌类药物两性霉素 B、抗病毒药物阿昔洛韦、多黏菌素、氨基糖苷类、妥布霉素、磺胺类药物、β 内酰胺类抗生素、抗结核类药物如利福平等;②造影剂:包括各种含碘造影剂;③重金属:如汞、铅、铀、金、铂、砷、磷等;④工业毒物:如氰化物、甲醇、酚、苯、杀虫剂、除草剂等;⑤生物毒:如蛇毒、蜂毒、斑蝥毒、鱼胆等;⑥其他药物:如非甾体抗炎药、环孢素,甘露醇、抗肿瘤类药物如顺铂和一部分中草药等。

(2)急性肾小球及肾小血管疾病:如急性感染后肾小球肾炎、急进性肾小球肾炎、肾病综合征、显微镜下血管炎、狼疮性肾炎、IgA 肾病、肺出血肾炎综合征等。

(3)急性肾间质性疾患:是一组引起肾间质损害的疾病,病因非常复杂。常见的如肾脏感染性疾病,肾脏毒性物质,X 线长时间照射及各种药物中毒引起肾间质损害。

(4)肾血管性疾患:如恶性或急进性高血压,肾动脉栓塞和血栓形成,腹主动脉瘤,肾静脉血栓形成等。

3. 肾后性因素　肾后性危险因素所致急性肾损伤是指肾水平面以下尿路梗阻或排尿功能障碍(如肿瘤、结石、前列腺增生等)所致的急性肾损伤。常见病因:

(1)输尿管结石:双侧输尿管结石或一侧结石对侧反射性痉挛。

(2)尿道梗阻:见于结石、狭窄、后尿道瓣膜。

(3)膀胱颈梗阻。

(4)前列腺增生肥大或癌。

(5)膀胱肿瘤或膀胱内有较大的积血块等。

(6)盆腔肿瘤蔓延、转移或腹膜后纤维化所致的粘连、压迫输尿管、膀胱、尿道等。

(二) 临床表现

急性肾损伤的轻重程度不同,其临床表现和恢复的时间也不同。急性肾损伤常见的临床表现包括:

1. 尿量改变　急性肾损伤发病时,尿量骤减或逐渐减少,24 小时尿量少于 400ml 者称为少尿,少于 100ml 者称为无尿。

随着致病因素的解除和肾脏的恢复,尿量逐渐增加,或对利尿剂的反应重新恢复。部分重度急性肾损伤患者转变为慢性肾功能不全,尿量和肾功能始终不恢复,需要肾替代治疗。

2. 氮质血症　少尿期时,由于肾小球滤过率降低引起少尿或无尿,致使排出氮质和其他代谢产物减少,血肌酐和尿素氮升高,其升高速度与急性肾损伤的程度及体内蛋白分解状态有关。

3. 水、电解质紊乱和酸碱平衡失调

(1)水过多:表现为稀释性低钠血症、软组织水肿、体重增加、高血压、急性心力衰竭、肺水肿和脑水肿等。

(2)高钾血症:高钾血症有时表现隐匿,可无特征性临床表现,也可出现恶心、呕吐、四肢麻木等感觉异常,或出现心率减慢,严重者出现神经系统症状,如恐惧、烦躁、意识淡漠,直到后期出现窦室或房室传导阻滞、窦性静止、室内传导阻滞甚至心室颤动。高钾血症的心电图改变可先于高钾临床表现。故心电图监护高钾血症对心肌的影响甚为重要。一般血钾浓度在 6mmol/L 时,心电图显示高耸而基底较窄的 T 波,随血钾增高 P 波消失,QRS 增宽,ST 段不能辨认,最后与 T 波融合,继之出现严重心律失常,直至心室颤动。高钾血症是少尿期患者常见的死因之一,早期血液净化可预防其发生。

(3)代谢性酸中毒:急性肾损伤时,由于酸性代谢产物排出减少,肾小管泌酸能力和保存碳酸氢钠能力下降等,致使每日血浆碳酸氢根离子浓度有不同程度下降,磷酸根离子和其他有机阴离子均释放和堆积在体液中,导致阴离子间隙增高。酸中毒尚可降低心室颤动阈值,出现异位心律。高钾血症、严重酸中毒和低钙血症、低钠血症是急性肾损伤的严重情况。

(4)低钙血症和高磷血症:急性肾损伤时低钙血症和高磷血症不如慢性肾功能不全时表现突出,但有报告少尿两天后即可发生低钙血症。由于常同时伴有酸中毒,使细胞外钙离子游离增多,故多缺少低钙常见的临床表现。

(5)低钠血症和低氯血症:两者多同时存在。低钠血症原因可由于水过多所致稀释性低钠血症;或因灼伤或呕吐、腹泻等从皮肤或胃肠道丢失,以及大剂量呋塞米导致失钠性低钠血症。严重低钠血症可致血渗透浓度降低,导致水分向细胞内渗透,出现细胞水肿,可出现急性脑水肿症状,并加重酸中毒。临床上表现为疲乏、软弱、嗜睡或意识障碍、定向力消失、甚至低渗昏迷等。低氯血症常见于呕吐、腹泻或应用大量袢利尿剂,可出现腹胀或呼吸表浅、抽搐等代谢性碱中毒表现。

4. 心血管系统表现

(1)高血压:肾缺血时神经体液因素作用促使收缩血管的活性物质分泌增多,水过多引起容量负荷增加均可加重高血压,甚至出现高血压脑病,伴有妊娠者尤应严密观察。

(2)急性肺水肿和心力衰竭:主要为体液潴留引起,但高血压、严重感染、心律失常和酸中毒等均为影响因素。

(3)心律失常:除高钾血症引起窦房结暂停、窦性静止、窦房传导阻滞、不同程度房室传导阻滞和束支传导阻滞、室性心动过速、心室颤动外,尚可因病毒感染和洋地黄应用等而引起室性期前收缩和阵发性心房颤动等异位心律发生。

(4)心包炎:多表现为心包摩擦音和胸痛,罕见大量心包积液。

5. 消化系统表现　常见症状为食欲显著减退、恶心、呕吐、腹胀、呃逆或腹泻等,亦可出现消化道出血、黄疸等。在轻度急性肾损伤不甚明显时,消化道症状尚与原发疾病和水、电解质紊乱或酸中毒等有关。持续、严重的消化道症状常易出现明显的代谢紊乱,增加治疗的复杂性。早期出现明显的消化道症状提示应尽早施行肾替代治疗。

6. 神经系统表现　轻型患者可无神经系统症状。部分患者早期表现为疲倦、精神较差。若早期出现意识淡漠、嗜睡或烦躁不安甚至昏迷,提示病情重笃,应及早实施肾替代治疗。神经系统表现与严重感染、流行性出血热、某些重金属中毒、严重创伤、多器官功能障碍等有关。

7. 血液系统表现　贫血是部分患者较早出现的征象,其程度与原发疾病、病程长短、有无出血并发症等密切有关。严重创伤、大手术后失血、溶血性贫血、严重感染等情况,贫血多较严重。可发生弥漫性血管内凝血(DIC),临床表现为出血倾向、血小板减少、消耗性低凝血症及纤维蛋白溶解等征象。

二、急性肾损伤的诊断和分期

在患急性疾病的成年人中,如果出现下列情况,检查是否发生急性肾损伤(通过测量血肌酐浓度,并和基线比较),见表 4-1。

慢性肾病[如估测的肾小球滤过率小于 60ml/(min·1.7m²)具有较高风险];心功能衰竭;肝病;糖尿病;急性肾损伤病史;少尿[尿量<0.5ml/(kg·h)];神志不清、认知功能障碍或者丧失可能导致的液体入量不足;血容量不足;在过去 1 周内使用具有潜在肾毒性的药物,如非甾体抗炎药、氨基糖苷类药物、血管紧张素转化酶抑制剂、血管紧张素受体抑制剂、利尿药等,尤其对于那些曾出现过低血容量性休克的患者;在过去 1 周内使用过碘造影剂;合并尿路梗阻症状或具有相关病史或合并可能引发尿路梗阻的疾病;脓毒症;早期预警评分恶化;年龄>65 岁。

表 4-1 KDIGO 成人 AKI 诊断及分期标准

分期	血肌酐浓度	尿量
1	48 小时内增加≥26μmol 或者 7 天内增加超过基线值 50%~99%(1.50~1.99X 基线值)	超过 6 小时,尿量<0.5ml/(kg·h)
2	7 日内增加超过基线值 100%~199%(2.00~2.99X 基线值)	超过 12 小时,尿量<0.5ml/(kg·h)
3	7 日内增加超过基线值≥200%(≥3.00X 基线值)	超过 24 小时,尿量<0.5ml/(kg·h) 或无尿超过 12 小时

三、预防及治疗措施概述

(一) AKI 的预防

AKI 的发病率、病死率高,且目前临床上对 AKI 的治疗除了在病情严重时行肾替代治疗(RRT)外,尚缺乏行之有效的能够减少急性肾衰竭病程的治疗方法。因此对 AKI 早期预防非常重要。针对 AKI 的不同病因,采取不同的预防方法。

临床上大于 90% 的 AKI 是由灌注不足或中毒等多种危险因素引起的急性肾小管损伤或坏死,因此针对危险因素采取相应的预防措施可有效地降低 AKI 的发病率。

1. 维持肾脏灌注压 肾脏的灌注与全身血流动力学状态和腹内压直接相关,动脉压过低和腹内压过高都会导致肾脏灌注减少,进而导致 AKI。必须避免 SAP<90mmHg,维持心排血量、平均动脉压和血管容量以保证肾灌注;复苏液体的选择,胶体溶液并不优于晶体溶液;当需要血管加压药逆转全身性血管扩张时(如感染性休克)首选去甲肾上腺素。严密监测患者的血流动力学变化,及时有效的 ICU 复苏,以及预防腹腔高压,有助于防止肾脏缺血,可有效降低 AKI 的发生。

2. 尽可能避免使用肾毒性的药物 氨基糖苷类、两性霉素 B、多黏菌素、妥布霉素等抗生素以及非甾体抗炎药、环孢素等,都可以引起肾损伤。某些因素需要特别注意:第一,高龄、全身性感染、心衰、肝硬化、肾功能减退、血容量不足和低蛋白血症的患者,对肾脏毒性药物尤为敏感,需要高度重视。第二,许多药物的肾毒性与剂量和血药浓度直接相关,如两性霉素 B、万古霉素等抗生素的谷浓度与毒副作用密切相关,正确的剂量和给药方法,必要时监测血药浓度,是降低药物肾毒性的重要手段。第三,尽量避免同时使用两种或以上肾毒性的药物。

3. 控制感染　全身性感染,特别是感染性休克是 AKI 最重要的危险因素之一,控制感染是预防 AKI 的重要措施。积极查找感染源,彻底清除感染灶,合理应用抗生素,采取相应措施预防导管相关性和呼吸机相关性感染。

4. 及时清除肾毒性物质　早期积极液体复苏可减轻肌红蛋白尿的肾毒性,预防 AKI。

5. 预防造影剂肾损伤　严格限制造影剂剂量,是防止造影剂相关肾损害的最佳手段。需要使用造影剂时,高危患者(糖尿病伴肾功能不全)应使用非离子等渗造影剂,静脉输入等张液体降低造影剂肾病的发生率,等张碳酸氢钠溶液优于等张盐。

6. 药物预防　目前认为并无药物可用于预防 AKI,包括袢利尿剂、甘露醇、多巴胺等均不能降低 AKI 的发生率,甚至有些药物还可加重病情。非诺多泮(fenoldopam)的作用尚需大规模 RCT 研究的证据。

(二) AKI 的治疗

AKI 的治疗原则:①加强液体管理:早期肾缺血患者应积极恢复有效循环血容量,少尿期应保持液体平衡,多尿期适当控制入液量;②维持内环境稳定:调节钠、钾等电解质及酸碱平衡,严密监测,及时处理;③控制感染:充分引流及选用敏感抗生素;④肾替代治疗:有效纠正水、电解质及酸碱平衡失调,及早清除毒素对机体各系统的损害,有利于损伤细胞的修复;⑤积极治疗原发病,及早发现导致 AKI 的危险因素,并迅速去除之,促进肾小管上皮细胞再生修复。

1. AKI 的非替代治疗　AKI 的非替代治疗主要是通过减轻损伤、促进修复,达到改善肾功能和其他脏器功能的目的。

(1)液体管理:在 AKI 的不同时期,液体管理的策略是不同的。对于轻度 AKI,主要是补足容量,改善低灌注和防止新低灌注的发生。对于 AKI 3 期的患者,往往发生利尿剂抵抗,少尿期应严格控制水、钠摄入量,这是此期治疗的关键。在纠正了原有的体液缺失后,应坚持"量出为入"的原则。每日输液量为前一日的尿量加上显性失水量和非显性失水量约 400ml(皮肤、呼吸道蒸发水分 700ml 减去内生水 300ml)。显性失水是指粪便、呕吐物、渗出液、引流液等可观察到的液体量总和。发热者,体温每增加 1℃应增加入液量 100ml。血流动力学监测有助于了解血容量状态,为液体治疗提供依据。

(2)利尿剂:重症患者由于液体复苏和水、溶质的排泄障碍,常发生体内容量过多。越来越多的证据表明,液体负荷过多会影响重症患者的预后。重症患者如果发生 AKI 和少尿,治疗选择很有限:主要包括优化全身血流动力学、液体治疗、补充液体或开始肾替代治疗。袢利尿剂(特别是呋塞米)是目前合并急性肾损伤的重症患者临床上最常用的药物之一。一项研究表明,在 ICU 内 70%的 AKI 患者接受利尿剂治疗,其中 98%使用呋塞米。

临床上使用利尿剂之前首先要对机体的容量情况正确进行评估,如果存在血容量不足,则不宜使用利尿剂,否则可能会加重肾脏灌注不足,从而加重 AKI。使用过程中必须避免低血压的发生,因为已经损伤的肾脏对灌注压的降低等进一步损害非常敏感。呋塞米可静脉注射或静脉泵入,剂量从小到大。大剂量使用呋塞米可导致耳鸣、耳聋等不良反应,因此要注意总量不宜过大。如果患者对大剂量的利尿剂敏感性变差,即发生耐药,尤其是当利尿剂容积与尿量的比值大于 1 时,应停止使用利尿剂,考虑开始肾替代治疗,以避免耳毒性的发生。

(3)纠正电解质紊乱和酸碱平衡失调:高钾血症是 AKI 患者少尿期死亡的主要原因。血钾>5.5mmol/L,应及时给予缓慢静推 10%葡萄糖酸钙 10～20ml,以钙离子对抗钾离子对心脏的毒性作用。静注 5%碳酸氢钠 100ml,或葡萄糖加胰岛素缓慢静脉推注,使钾离子进入细胞内而降低血钾水平,此方法起效快但作用时间短。如血钾>6.5mmol/L 或心电图出现 QRS 波增宽等高血钾图形时,应紧急实施血液净化治疗。

轻度的代谢性酸中毒无须治疗,血碳酸氢盐浓度<15mmol/L,才予以补碳酸氢钠。酸中毒纠正后,可使血中钙离子浓度降低,出现手足搐搦,应及时补充钙剂。

(4)控制感染:是减缓 AKI 发展的重要措施。积极处理感染灶,采取各种措施预防导管相关性感染,选择抗生素注意避免肾毒性和含钾制剂,并根据药动学和药效学调整用量和用法。

(5)营养支持:AKI 往往继发于创伤、大手术、感染、心衰等其他严重疾病,因此,患者常处于一种应激的高代谢状态,其能量代谢比正常静息能量代谢高 20%～30%。糖代谢紊乱表现为胰岛素抵抗和血糖增高,AKI 患者糖的氧化利用能力明显降低,骨骼肌和脂肪组织无法利用糖,需分解氨基酸合成糖,蛋白质分解代谢明显增强而合成下降。相对而言,脂肪代谢受影响较少。因此,对于 AKI 患者,要提供糖和脂肪双能源非蛋白热量,脂肪的热量补充可达非蛋白补充量的 40%～50%。

为减少氮质的产生,通常要严格限制食物蛋白质的摄入<0.6g/(kg·d),选用高生物学价值的优质动物蛋白,如鸡蛋、鱼、牛奶和精肉等,以补充必需氨基酸为主,这对于采用非透析治疗的少尿期急性肾衰竭者尤为重要。但当尿素氮出现率(UNA)>5.0g/d 时,可认为患者处于高分解代谢状态,蛋白质的摄入量应达到 1.0g/(kg·d),甚至更高,通常此种患者需要进行血液透析或血液滤过治疗方能缓解病情。

急性肾损伤时,机体对钾、镁、磷等排泄障碍,而肾替代治疗又可导致机体许多营养成分、微量元素和维生素的丢失,因此应注意电解质的监测及微量元素和维生素的补充,尤其是钙和维生素 D 的补充。

2. AKI 的肾替代治疗 肾替代治疗(renal replacement therapy,RRT)属于血液净化的范畴,即利用净化装置通过体外循环方式清除体内代谢产物、异常血浆成分以及蓄积在体内的药物或毒物,以纠正机体内环境紊乱的一组治疗技术。其中血液透析、血液滤过及血液透析滤过为常用的肾脏替代技术。腹膜透析虽然没有经过体外循环,但从广义上讲,也应属于肾替代治疗的范畴。

(1)肾替代治疗的时机:各种急、慢性肾衰竭是肾替代治疗的首要适应证。但在肾脏替代的时机方面,尚存在不同的意见。对于慢性尿毒症患者或 AKI 达衰竭期的患者,传统做法是等到水、电解质或酸碱平衡出现严重紊乱时再行肾替代治疗。但越来越多的研究表明,对于 AKI 患者早期进行肾替代治疗可能有助于肾功能的恢复及降低病死率。

(2)肾替代治疗的方式:AKI 的肾替代治疗方式主要有血液透析(HD)、连续性肾替代治疗(CRRT)和腹膜透析(PD)三种。血液透析又包括间歇性血液透析(IHD)和持续性低效透析(SLED);连续性肾替代治疗又包括连续性静脉静脉血液滤过(CVVH)、连续性静脉静脉血液透析滤过(CVVHDF)和连续性静脉静脉血液透析(CVVHD)等模式。

血液透析和 CRRT 是目前临床应用于救治 AKI 的主要肾替代治疗方式。与间歇性血液透析相比,CRRT具有明显的优越性:CRRT能连续、缓慢、等渗地清除水分及溶质,更符合生理状态,容量波动小,尤其适用于血流动力学不稳定的患者;血浆渗量缓慢下降,防止失衡综合征;更好地维持水电解质和酸碱平衡,为营养支持创造条件;能清除中、大分子及炎症介质,控制高分解代谢,从而改善严重感染及MODS患者的预后;滤器的生物相容性好。可见,与血液透析相比,理论上CRRT具有血流动力学稳定、溶质清除率高、为重症患者的营养支持提供治疗"空间"和清除炎症介质等优势。

对于血流动力学不稳定的重症患者,也可以采用持续性低效透析(SLED)的血液透析方式,即将脱水和透析的速度适当减慢,而将透析时间延长(延长到12小时左右)。SLED可达到与CVVH接近的尿素清除率,但对中分子的清除率仍很低。

腹膜透析(PD)因透析效率低、可能发生腹膜炎、容易发生高血糖和乳酸性酸中毒及丢失蛋白质等局限性,已经逐渐被相关的血液透析技术代替,但是在发展中国家和贫穷国家,腹膜透析在救治急性肾损伤中仍然发挥一定作用。腹膜透析治疗急性肾损伤的优点有:设备和操作简单,安全而易于实施;不需要建立血管通路和抗凝,特别适合于有出血倾向、手术后、创伤以及颅内出血的患者;血流动力学稳定,较少出现低血压以及血压波动对受损肾脏的进一步损害;有利于营养支持治疗。

四、药物治疗方案及药学监护

(一) 利尿剂

袢利尿剂是急性肾损伤或急性肾衰竭的重症患者临床最常用药物之一。临床上应用袢利尿剂,特别是呋塞米的主要目的是改善少尿患者的液体管理,保证营养支持的给予和电解质平衡。但袢利尿剂对肾脏本身有何影响,尚不完全清楚,需要大样本的临床研究进一步明确。

袢利尿剂主要作用于髓袢升支髓质部,抑制氯的主动重吸收,随之抑制钠的重吸收,利尿作用强烈,为高效能利尿药。该类药在利尿的同时,能扩张全身动脉,降低外周血管阻力,增加肾血流量而不降低肾小球滤过率。

呋塞米(furosemide)的药物特点:呋塞米对水和电解质排泄的作用并存在明显的剂量-效应关系,随着剂量加大,利尿效果明显增强,且药物剂量范围较大。同时,它能抑制前列腺素分解酶的活性,使前列腺素 E_2 含量升高,从而扩张肾血管,降低肾血管阻力,使肾血流量尤其是肾皮质深部血流量增加,是其用于治疗急性肾衰竭的理论基础。

用法用量:用200~400mg加于氯化钠注射液100ml内静脉滴注,滴注速度每分钟不超过4mg。有效者可按原剂量重复应用或酌情调整剂量,每日总剂量不超过1g。利尿效果差时不宜再增加剂量,以免出现肾毒性,对急性肾衰竭功能恢复不利。

注意事项:对磺胺药和噻嗪类利尿药过敏者,对本药可能亦过敏。

对诊断的干扰:可致血糖升高、尿糖阳性,尤其是糖尿病或糖尿病前期患者;过度脱水可使血尿酸和尿素氮水平暂时性升高。

临床药师需注意:①本药易引起电解质紊乱,使用中应注意监测血 Na^+、Cl^-、K^+、Ca^{2+} 和 Mg^{2+} 浓度;②本药可降低血压,大剂量应用或用于老年人时,应监测血压变化,与降压药合用时,后者应酌情调整剂量;③严重肝功能损害者,因水电解质紊乱可诱发肝性脑病;④急性心肌梗死患者,过度利尿可促发休克;⑤同时使用强心苷类药物,必须严密监测血钾水平,必要时补充钾盐；⑥呋塞米具有耳肾毒性,应监测听力以及肾功能水平。

(二) 血管活性药物

各种原因的休克是导致肾脏低灌注、引起肾损伤的主要原因之一。治疗休克的常用药物主要包括多巴胺、去甲肾上腺素等血管活性药物。目前,KDIGO 指南不建议使用低剂量多巴胺预防和治疗急性肾功能不全。中剂量的多巴胺可明显升高心排血量、MAP、尿量及肌酐清除率,可减少急性肾损伤的发生。去甲肾上腺素有很强的 α 受体激动作用,是一种非常有效的血管收缩药物,在严重感染等分布性休克的治疗中使用非常普遍。去甲肾上腺素能够提高肾脏灌注压力,降低血管的闭合压力,从而增加肾血流量。

(三) 血管紧张素转化酶抑制剂或血管紧张素受体拮抗剂

较多的研究认为,ACEI 类药物具有肾脏保护作用,特别是对于已存在慢性肾功能不全的患者。对于伴蛋白尿和慢性肾脏病的非糖尿病患者,ACEI 和 ARB 大剂量治疗更能保护肾脏,减少尿毒症的发生。慢性肾损害患者体内的 RAS 活性明显增高,RAS 阻断剂主要通过降低蛋白尿和延缓肾病进展从而起到保护肾脏的作用。

 案例分析

姓名:李××	婚姻:已婚
性别:女	身高:155cm
年龄:81 岁	体重:60kg
民族:汉族	入 ICU 时间:2012 年 10 月 22 日

主诉:发热伴少尿 7 天。

现病史:患者 7 天前出现发热,体温 38.5℃,偶有干咳,不伴有畏寒、寒战,无头晕、头痛、胸痛、胸闷、腹痛、腹泻、尿频、尿急,无眼睑及四肢水肿等其他不适。就诊于发热门诊。胸片示:双肺纹理模糊及斑点影,炎性病变。考虑患者肺部感染,给予头孢地尼口服治疗,患者体温逐渐降至正常。当日夜间出现喘息、憋气,活动后加重,次日就诊于门诊,考虑患者肺部感染诊断明确,给予莫西沙星抗感染治疗。应用莫西沙星 3 天后患者出现眼睑、双手及双下肢水肿,伴有尿量减少,入院前几日水肿及尿量减少症状呈进行性加重,入院前 1 日给予呋塞米 160mg,ivgtt,24 小时尿量 300～400ml,入院当日生化提示肌酐 736μmol/L,考虑患者急性肾损伤,为行床旁肾替代治疗收入 ICU 治疗。

既往病史:高血压史 25 年,血压最高 160/80mmHg,常规服用氨氯地平血压控制在140/80mmHg。17 年前因子宫下垂行子宫切除术。否认糖尿病、冠心病、慢性支气管炎等慢性病史。否认肝炎、结核等传染病史。否认其他重大外伤、手术及输血史。头孢唑肟皮试阳性。

查体:T 36.4℃,R 23 次/分,P 102 次/分,BP 167/57mmHg。发育正常,营养良好,神志清楚,精神可,平车推入病房。全身皮肤无明显黄染,无发绀,未见出血点、紫癜、瘀斑,无肝掌及蜘蛛痣。双侧巩膜无黄染,双侧瞳孔等大、等圆。口唇无苍白,无发绀。双肺呼吸音粗,未闻及明显干湿啰音。心界不大。心率 102 次/分,律齐。腹软,膨隆,全腹叩诊呈鼓音,肝浊音界存在,位于右锁骨中线第 5 肋间;肠鸣音 3 次/分,振水音阴性。双下肢水肿,足背动脉搏动可。

辅助检查：血常规：WBC 8.3×10⁹/L,GR 83.9％,Hb 92g/L,PLT 282×10⁹/L。血生化：Cr 736μmol/L,BUN 35.84mmol/L。

入 ICU 诊断：急性肾功能不全,心功能不全,肺炎,带状疱疹,低蛋白血症,贫血(轻度),高血压 2 级(极高危组),腔隙性脑梗死。

诊治经过：入院后,给予床旁血液滤过、强心、抗感染治疗,心功能不全逐渐好转,血肌酐水平持续下降。入院第 2 日,血压 158/60mmHg,血钾 3.5mmol/L,血生化肌酐 198μmol/L,较前明显下降,给予乌拉地尔 6mg/h 静脉泵入治疗。入院第 5 日,尿量恢复为 400ml/d。入院第 7 日,尿量为 900ml/d,血生化示肌酐 137μmol/L。入院 14 日,停止血滤,自主尿量 1400ml/d,血生化示肌酐 104μmol/L;血压 140/60mmHg,心率 93 次/分,律齐,双肺呼吸音粗,未闻及明显干湿性啰音。准予出院,3 日后门诊复诊。

主要治疗药物：

1. 呋塞米 160mg＋0.9％氯化钠 100ml,ivgtt,st(入 ICU 前一日)。
2. 注射用头孢美唑钠 2g＋0.9％氯化钠 100ml,ivgtt,bid。
3. 苯磺酸氨氯地平片 5mg,po,qd。

【临床药师关注点】

1. 袢利尿剂使用的有效性。
2. 原发病的治疗 完善病原学相关检查,给予抗感染药物,监测体温、血象、胸片等变化情况。
3. 监测各重要脏器功能情况,维持内环境稳定,保证能量供应。

思 考 题

1. 患者急性肾功能不全由使用莫西沙星引起的可能性多大？
2. 患者未行血滤前,头孢美唑应如何减量？
3. 患者是否考虑营养支持？采用何种营养支持？
4. 出院时,药师如何进行患者教育？

第二节 成人呼吸窘迫综合征

一、发病机制及临床表现

(一) 发病机制

ARDS 的基本病理生理改变是肺泡上皮和肺毛细血管内皮通透性增加所致的非心源性肺水肿。由于肺泡水肿、肺泡塌陷导致严重通气/血流比例失调,特别是肺内分流明显增加,从而产生严重的低氧血症。肺血管痉挛和肺微小血栓形成引发肺动脉高压。ARDS 早期的特征性表现为肺毛细血管内皮细胞与肺泡上皮细胞屏障的通透性增高,肺泡与肺间质内积聚大量的液体,其中富含蛋白及中性粒细胞为主的多种炎症细胞。中性粒细胞黏附在受损的血管内皮细胞表面,进一步向间质和肺泡腔移行,释放大量促炎介质,如炎性细胞因子、过氧化物、白三烯、蛋白酶、血小板活化因子等,参与中性粒细胞介导的肺损伤。除炎症细胞外,肺泡上皮细胞以及成纤维细胞也能产生多种细胞因子,从而加剧炎症反应过程。凝血和纤溶紊乱也参与 ARDS 的病程,ARDS 早期促凝机制增强,而纤溶过程受到抑制,引起广泛血栓形成和纤维蛋白的大量沉积,导致血管堵塞以及微循环结构受损。ARDS 早期在病理学上可见弥漫性肺损伤,透明膜形成及Ⅰ型肺泡上皮或内皮细胞坏死、水肿,Ⅱ型肺泡上皮细胞增生和间质纤维化等表现。少数 ARDS 患者在发病第 1 周内可缓解,但多数患者在发病 5～7 天后病情仍然进展,病理上可见肺间质和肺泡纤维化,Ⅱ型肺泡上皮细胞增生,部分微血管破坏并出现大量新生血管。部分患者呼吸衰竭持续超过 14 天,病理上常表现为严重的肺纤维化,肺泡结构破坏和重建。

(二) 临床表现

ARDS 具有以下临床特征:①急性起病,在直接或间接肺损伤后 12～48 小时内发病;②常规吸氧后低氧血症难以纠正;③肺部体征无特异性,急性期双肺可闻及湿啰音,或呼吸音减低;④早期病变以间质性为主,胸部 X 线片常无明显改变。病情进展后,可出现肺内实变,表现为双肺野普遍密度增高,透亮度减低,肺纹理增多、增粗,可见散在斑片状密度增高影,即弥漫性肺浸润影;⑤无心功能不全证据。

二、ARDS 的临床诊断

2011 年欧洲重症医学学会柏林会议在 ARDS 流行病学、病理生理学和临床研究基础上,提出了 ARDS 新定义,将 ARDS 分为轻中重三级,而根据最新的研究结果显示,通过该分级得到的患者轻重和病死率密切相关(表 4-2)。

表 4-2 欧洲重症医学学会柏林会议提出的 ARDS 新定义

	轻度	中度	重度
时间	有已知危险因素或新发、加重呼吸道症状,1 周内急性发作		
低氧血症	氧合指数 201～300mmHg 且 PEEP/CPAP≥5	氧合指数≤200mmHg 且 PEEP≥5	氧合指数≤100mmHg 且 PEEP≥10
肺水肿原因	无法以心力衰竭或液体超负荷解释的呼吸衰竭		
影像学改变	双肺浸润影	双肺浸润影	累及 3 个象限的浸润影
生理改变	N/A	N/A	$V_{E corr}>10L/min$ 或 $C_{RS}<40ml/cmH_2O$

注:CPAP 为连续气道正压通气,$V_{E corr}$ 为校正每分通气量,C_{RS} 为静息时呼吸系统顺应性

三、ARDS 的治疗措施概述

(一) 原发病治疗

全身性感染、创伤、休克、烧伤、急性重症胰腺炎等是导致 ARDS 的常见病因,应积极控制和治疗上述病因。

(二) 呼吸支持治疗

1. 氧疗 ARDS 患者吸氧治疗的目的是改善低氧血症,使动脉氧分压(PaO_2)达到 60～80mmHg。氧疗是纠正 ALI/ARDS 患者低氧血症的基本手段(推荐级别:E 级)。

2. 无创机械通气 无创机械通气（NIV）可以避免气管插管和气管切开引起的并发症，但是尚无足够的资料显示 NIV 可以作为 ARDS 导致的急性低氧性呼吸衰竭的常规治疗方法。当 ARDS 患者神志清楚、血流动力学稳定，并能够得到严密监测和随时可行气管插管时，可以尝试 NIV 治疗。

应用 NIV 可使部分合并免疫抑制的 ARDS 患者避免有创机械通气，从而避免呼吸机相关肺炎（VAP）的发生，并可能改善预后。因此，免疫功能低下的患者发生 ARDS，早期可首先试用 NIV。

3. 有创机械通气

（1）机械通气的时机选择：ARDS 患者经高浓度吸氧仍不能改善低氧血症时，应气管插管进行有创机械通气。ARDS 患者呼吸功明显增加，表现为严重的呼吸困难，早期气管插管机械通气可降低呼吸功，改善呼吸困难。

（2）肺保护性通气：由于 ARDS 患者大量肺泡塌陷，肺容积明显减少，常规或大潮气量通气易导致肺泡过度膨胀和气道平台压过高，加重肺及肺外器官的损伤。对 ARDS 患者实施机械通气时应采用肺保护性通气策略，气道平台压不应超过 30～35cmH$_2$O。

（3）肺复张：充分复张 ARDS 塌陷肺泡是纠正低氧血症和保证 PEEP 效应的重要手段。为限制气道平台压而被迫采取的小潮气量通气往往不利于 ARDS 塌陷肺泡的膨胀，而 PEEP 维持复张的效应依赖于吸气期肺泡的膨胀程度。实施控制性肺膨胀采用恒压通气方式，推荐吸气压为 30～45cmHg，持续时间 30～40 秒，能有效地促进塌陷肺泡复张，改善氧合，降低肺内分流。

（4）PEEP 的选择：ARDS 广泛肺泡塌陷不但可导致顽固的低氧血症，而且部分可复张的肺泡周期性塌陷开放而产生剪切力，会导致或加重呼吸机相关肺损伤。充分复张塌陷肺泡后应用适当水平 PEEP 防止呼气末肺泡塌陷，改善低氧血症，并避免剪切力，防止呼吸机相关肺损伤。应使用能防止肺泡塌陷的最低 PEEP，有条件情况下，应根据静态 P-V 曲线低位转折点压力＋2cmH$_2$O 来确定 PEEP。

（5）自主呼吸：自主呼吸过程中膈肌主动收缩可增加 ARDS 患者肺重力依赖区的通气，改善通气血流比例失调，改善氧合。因此，在循环功能稳定、人机协调性较好的情况下，ARDS 患者机械通气时有必要保留自主呼吸。

（6）半卧位：ARDS 患者合并 VAP 往往使肺损伤进一步恶化，预防 VAP 具有重要的临床意义。机械通气患者平卧位易发生 VAP，机械通气患者均应保持 30°～45°半卧位，预防 VAP 的发生。

（7）俯卧位通气：俯卧位通气通过降低胸腔内压力梯度、促进分泌物引流和促进肺内液体移动，明显改善氧合。对于常规机械通气治疗无效的重度 ARDS 患者，可考虑采用俯卧位通气。

（8）镇静镇痛：机械通气患者应考虑使用镇静镇痛剂，以缓解焦虑、躁动、疼痛，减少过度的氧耗。对机械通气的 ARDS 患者，应制订镇静方案（镇静目标和评估）。

4. 体外膜氧合技术（ECMO） 建立体外循环后可减轻肺负担、有利于肺功能恢复。非对照临床研究提示，严重的 ARDS 患者应用 ECMO 后存活率为 46%～66%。随着 ECMO 技术的改进，需要进一步的大规模研究结果来证实 ECMO 在 ARDS 治疗中的地位。

5. 液体管理 在保证组织器官灌注前提下，应实施限制性的液体管理，有助于改善

ARDS 患者的氧合和肺损伤。存在低蛋白血症的 ARDS 患者,可通过补充白蛋白等胶体溶液和应用利尿剂,有助于实现液体负平衡,并改善氧合。

四、药物治疗方案及药学监护

(一) 糖皮质激素

对于过敏原因导致的 ARDS 患者,早期应用糖皮质激素经验性治疗可能有效。此外,感染性休克并发 ARDS 的患者如合并有肾上腺皮质功能不全,可考虑应用替代剂量的糖皮质激素。持续的过度炎症反应和肺纤维化是导致 ARDS 晚期病情恶化和治疗困难的重要原因。糖皮质激素能抑制 ARDS 晚期持续存在的炎症反应,并能防止过度的胶原沉积,从而可能对晚期 ARDS 有保护作用。比较有代表性的糖皮质激素是甲泼尼龙。

甲泼尼龙具有很强的抗炎、免疫抑制及抗过敏活性。其抗炎作用为泼尼松的 1.25 倍,是氢化可的松的 5 倍。本药水盐代谢活性较少,不适用于原发性肾上腺功能不全患者的替代治疗。可尝试小剂量给药 0.5~1mg/(kg·d),症状好转应逐渐停药。

(二) 液体管理药物

《急性肺损伤/急性呼吸窘迫综合征诊断和治疗指南(2006)》(中华医学会重症医学分会)指出存在低蛋白血症的 ARDS 患者,可通过补充白蛋白等胶体溶液和应用利尿剂,来帮助实现液体负平衡,并改善氧合。

1. 人血白蛋白(human albumin)

(1)用法用量:静脉输注。必须使用无菌、无致热原的一次性输液装置。剂量取决于体循环参数。可给予 5~10g,并监测血清白蛋白水平。

(2)注意事项:滴注速度应以每分钟不超过 2ml 为宜,但在开始 15 分钟内,应特别注意速度缓慢,逐渐加速至上述速度。白蛋白开启后应一次输注完毕,不得分次或给第二人输注。偶有变态反应,输注过程中如发现患者有不适,应立即停止使用。

2. 呋塞米

(1)用法用量:静脉注射 20~40mg,必要时每 2 小时追加剂量。

(2)余见本章第一节利尿剂部分。

(三) 鱼油

鱼油富含 ω-3 脂肪酸,如二十二碳六烯酸(DHA)、二十碳五烯酸(EPA)等,也具有免疫调节作用,可抑制促炎因子释放,并促进 PGE_1 生成。研究显示,通过肠道给 ARDS 患者补充 EPA、γ-亚油酸和抗氧化剂,可使患者肺泡灌洗液内中性粒细胞减少,IL-8 释放受到抑制,病死率降低。因此,对于 ALI/ARDS 患者,特别是严重感染导致的 ARDS,可补充 EPA 和 γ-亚油酸,以改善氧合,缩短机械通气时间。

 案例分析

姓名:张××	
性别:男	身高:88cm
年龄:2 岁 9 个月	体重:12kg
民族:汉族	入 ICU 时间:2014 年 3 月 9 日

主诉:原位肝移植术后 6 个月,肝功能转氨酶、胆红素水平较前升高 10 余天。

现病史:患儿因胆道闭锁,胆汁淤积性肝硬化于 2013 年 7 月 19 日行原位肝移植术,手术过程顺利,术后发生肺部感染,给予免疫抑制、抗感染、抗病毒、护肝、利胆以及对症支持治疗等,患儿病情逐渐好转出院,出院后定期复查。患儿术后常规复查腹部 B 超示:左、右肝管内条索状强回声,考虑胆泥形成,肝内胆管增宽,肝功能示转氨酶、胆红素水平较前升高,伴有间断发热,给予复方甘草酸苷片,消炎利胆片,糖皮质激素缓解胆道炎症等治疗,效果不佳。患儿于 2013 年 11 月 29 日在射线引导下行 PTCD 术,手术顺利,术后胆汁每日引流约 100ml,留取胆汁培养,结果示产吲哚金黄杆菌、产酸克雷伯菌。此后肝功能相对平稳,复查肝功能示转氨酶、胆红素水平轻度升高,患儿病情好转出院。2014 年 2 月 16 日,患儿 PTCD 引流管堵塞,复查肝功能示转氨酶、胆红素水平较前升高。2014 年 2 月 20 日入院后给予更换 PTCD 引流管、利胆等系列治疗,以保障胆汁引流通畅。同时根据患者肝功能及他克莫司血浓度变化,及时调整免疫抑制治疗方案。2014 年 3 月 9 日,出现高热(39.5℃),伴咳嗽、咳痰,行肺部 CT 检查提示肺部感染。患儿夜间 22:00 以后病情变化较明显,心率明显增快,最快至 202 次/分,转入 ICU 治疗。

既往史:否认肝炎、结核及其他传染病史。否认药物及食物过敏史。否认其他外伤手术史。

查体:T 37.6℃,P 155 次/分,R 36 次/分,BP 95/65mmHg,神志欠清,双肺呼吸音粗,可闻及散在干鸣音及湿啰音。心率 155 次/分,律齐,未闻及心脏杂音及额外心音。腹膨隆,腹软,按压无明显痛苦表情,肠鸣音 1 分钟内未闻及,四肢末梢暖,双下肢未及明显水肿。

辅助检查:血常规:WBC 11.7×10⁹/L,GR 87.1%,Hb 127g/L,PLT 171×10⁹/L。血生化:Cr 17μmol/L,ALB 27.9g/L,ALT 132U/L,TBil 211.1μmol/L,DBil 170.72μmol/L。他克莫司血浓度 8.8ng/ml。肺炎支原体 IgM 抗体(-),肺孢子菌 PCR(-),血培养(-)。血气分析:pH 7.19,PO₂ 91mmHg,PCO₂ 79mmHg,BE 1.7mmol/L,K 4.2mmol/L。

入 ICU 诊断:原位肝移植术后;胆道并发症,PTCD 术后,胆道感染;EB 病毒感染

诊疗经过:入 ICU 后,给予气管插管接呼吸机辅助通气,FiO₂ 100%,PC 15cmH₂O,PS 15cmH₂O,PEEP 5cmH₂O,脉氧饱和度 98%～100%。胸片提示双肺弥漫性斑片影,以间质性病变为主。调整抗感染药物,给予甲泼尼龙 20mg,ivgtt,qd。经治疗,患儿呼吸困难有所减轻,呼吸机参数逐步下调,血氧分压波动在 80mmHg 左右,监测脉氧饱和度 98%～100%。入 ICU 第三日,停用甲泼尼龙。入 ICU 第五日,患儿持续药物镇静状态,气管插管接呼吸机辅助通气,模式为 P-SIMV,吸氧浓度 50%,PEEP 5cmH₂O,PC 15cmH₂O,PS 14cmH₂O,监测脉氧饱和度 99%。查体:T 37.8℃,P 121 次/分,R 32 次/分,BP 113/68mmHg。入院第八日脱机拔管。肺部感染、胆道感染以及呼吸窘迫综合征逐渐好转。

主要治疗药物

1. 米卡芬净 25mg,ivgtt,qd
2. 伏立康唑 50mg,po,bid
3. 万古霉素 150mg,ivgtt,q8h
4. 美罗培南 100mg,q8h
5. 更昔洛韦 50mg,q12h
6. 人血免疫球蛋白 2.5g,ivgtt,q12h

7. 甲泼尼龙 20mg,iv,qd

8. 人血白蛋白 5g,ivgtt,st

【临床药师关注点】

1. 儿童给药的剂量及用法。

2. 抗感染治疗方面应关注治疗有效性,监测二重感染的症状及体征。

3. 监测各重要脏器功能情况。

4. 监测血象,注意是否存在糖皮质激素引起的白细胞增多。

思　考　题

1. 患者诊断 ARDS 的依据是什么?

2. ARDS 患者给予糖皮质激素治疗应采用多大的剂量和疗程?

3. 实体器官移植后感染的特点是什么?

4. 哪些抗感染药物和免疫抑制剂之间容易产生药物相互作用?

第三节　应激性溃疡

一、应激性溃疡定义

应激性溃疡是多发性外伤、严重全身性感染、大面积烧伤、休克、多器官功能衰竭等严重应激反应情况下发生的急性胃黏膜病变,是上消化道出血常见原因之一。应激性溃疡的病灶有 4 大特点:①急性病变,在应激情况下产生;②多发性;③病变散布在胃体及胃底含壁细胞的泌酸部位,胃窦部甚为少见,仅在病情发展或恶化时才偶尔累及胃窦部;④不伴高胃酸分泌。

二、应激性溃疡临床表现和诊断

最先的表现为出血。出血时并非病变开始时,在此前病变已有一段时间。起初黏膜病变浅而少,不引起出血,以后病变增多加深,若不采取防止措施即可出血。出血一般发生在应激情况开始后 1~10 天。出血时不伴疼痛。出血是间歇性的,有时两次间隔数天。

烧伤引起应激性溃疡者其烧伤面积一般均大于 35%。面积小于 50% 若不并发脓毒血症仅 2% 发生应激性溃疡,若并发脓毒血症则发生率升高至 19%。外伤、手术后并发严重感染者易发生应激性溃疡。胸腹联合伤比单纯胸部、软组织或肢体伤引起应激性溃疡的可能性大。慢性胃、十二指肠溃疡或肝硬化食管静脉曲张出血引起休克后也常发生应激性溃疡。

患者因休克、大面积烧伤、严重外伤或感染、器官衰竭(如急性肾衰竭,成人呼吸窘迫综合征,肝功能衰竭)突然发生上消化道出血,首先要考虑应激性溃疡所致的可能。因病灶过浅钡餐 X 线检查没有诊断价值。纤维胃镜检查可以排除其他出血病变,明确诊断。若出血量大,可以作选择性动脉造影。

三、应激性溃疡预防和治疗措施

应激情况的病人产生应激性溃疡的可能性极大,所以对于这类病人应及时处理,补充血容量,纠正循环障碍,改善组织灌注,保证通气,给氧,用抗生素防止感染。应激性溃疡病人的胃酸虽不一定有过度分泌,但胃酸是产生应激性溃疡的必要条件,没有证据证实预防性应用抑酸药可以获益(如质子泵抑制剂,H_2 受体阻断剂),但是有证据显示应用黏膜保护剂似乎轻度有效。

对于应激性溃疡发生大出血时,由于病者全身情况差,不能耐受手术,加以术后再出血发生率高所以一般先用内科治疗,无效时才考虑外科治疗。内科治疗的方法有:

1. 留置胃管持续吸引可防止胃扩张,并能清除胃内胃酸和积血,了解出血情况。

2. 冰盐水灌洗(每次 60ml)或血管收缩剂(去甲肾上腺素 8mg 放在 100ml 葡萄糖溶液中)滴入,均可使黏膜血管收缩达到止血目的。

3. 仅 10% 应激性溃疡出血病人需手术治疗。手术的指征为:①开始就是大出血,快速输血而血压仍不能维持;②持续少量出血或间断出血,24～48 小时输血量达 2～3L。

四、药物治疗方案及药学监护要点

多器官功能衰竭是应激性溃疡的高危因素,可考虑静脉滴注质子泵抑制剂(PPI)进行预防。如明确诊断应激性溃疡,药物治疗方面应考虑:迅速提高胃内 pH,使之 pH6,以促进血小板聚集和防止血栓溶解,创造胃内止血必要的条件;有条件者可使用生长抑素;对在烧伤等合并有细菌感染者,为防止菌群移位,应加强黏膜保护剂和抗生素的应用;对合并有凝血机制障碍的病人,可输注血小板悬液、凝血酶原复合物等,以及其他促进凝血的药物;在出血停止后,应继续应用抗溃疡药物,直至溃疡愈合。推荐使用的药物有 PPI、H_2 受体拮抗剂等,疗程为 4～6 周。

(一) 抑酸药物

抑酸药物(表 4-3,表 4-4)在应激性溃疡的治疗中占有重要地位,被广泛用于溃疡出血的治疗。一方面,胃酸是导致胃溃疡产生的重要因素,抑制胃酸分泌可加快溃疡愈合,降低溃疡复发率。另一方面,酸性环境能够延缓凝血过程并促进凝血块被蛋白溶解酶分解,不利于止血,抑酸有助于凝血过程顺利进行。本类药物主要包括 H_2 受体拮抗剂和质子泵抑制剂。目前认为,质子泵抑制剂在预防应激性溃疡出血方面的作用优于传统的 H_2 受体拮抗剂。近年来研究发现,给予负荷剂量后持续静脉泵入大剂量质子泵抑制剂能够降低再出血的风险,和内镜治疗联合使用效果更加显著,患者的再出血率、手术率、总输血量和平均住院时间及花费都有所减低。

表 4-3　H_2 受体拮抗剂

药名	药物特点	用法用量	注意事项
西咪替丁 (cimetidine)	第一代 H_2 受体拮抗剂,具有抗雄性激素作用	静脉滴注,每日 3～4 次,每次 0.2～0.3g;静脉注射,用生理盐水 20ml 稀释后于 1～2 分钟内缓慢注入,6 小时 1 次,每次 0.2g;肌内注射,一次 0.2g,6 小时 1 次	本品有抗雄激素作用,用药剂量较大(1.6g/d 以上)时可见男性乳房发育等。本药抑制肝药酶活性,与抗凝血药、苯二氮䓬类、卡马西平等合用应注意监测

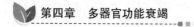

续表

药名	药物特点	用法用量	注意事项
雷尼替丁 （ranitidine）	第二代 H₂ 受体拮抗剂，作用比西咪替丁强 5～8 倍，无雄激素拮抗的副作用，对肝药酶无影响	每次 50mg，稀释后缓慢静脉滴注（1～2 小时）；或缓慢静脉推注（超过 10 分钟）；或肌注，每日 2 次或每 6～8 小时给药 1 次	个别患者用药后出现转氨酶升高
法莫替丁 （famotidine）	第三代 H₂ 受体拮抗剂，作用比西咪替丁强 30 倍，无雄激素拮抗作用，对肝药酶无影响	静脉滴注，每次 20mg，加入 5% 葡萄糖注射液 100ml 中缓慢滴注，每日 2 次	偶见皮疹、荨麻疹、白细胞减少以及转氨酶升高

表 4-4　质子泵抑制剂

药名	药物特点	用法用量	注意事项
奥美拉唑 （omeprazole）	第一代质子泵抑制剂	静脉滴注或静脉注射，一次 40mg，每日 1～2 次	有静脉滴注用和静脉注射用两种制剂，临床应注意区分；静脉滴注用制剂可用 5% 葡萄糖注射液 100ml 配伍，稀释后可保存 6 小时，用 0.9% 氯化钠注射液 100ml 配伍，稀释后可保存 12 小时。本药为 CYP2C19 抑制剂，影响氯吡格雷的生物转化，应避免同时使用；使用期间应监测腹泻的情况，有可能导致难辨梭菌相关性腹泻；严重肝功能损伤者慎用，必要时剂量减半
埃索美拉唑 （esomeprazole）	是奥美拉唑的 S-异构体	急性胃或十二指肠溃疡出血患者，静脉滴注 40mg，每 12 小时一次，用药 5 天	奥美拉唑或其他苯并咪唑类药物过敏者禁用；用 0.9% 氯化钠注射液 100ml 配伍，稀释后可保存 12 小时。本药为 CYP2C19 抑制剂，影响氯吡格雷的生物转化，应尽量避免同时使用
泮托拉唑 （pantoprazole）	不可逆使质子泵失去活性，药效应比血浆中药物半衰期长	静脉滴注。一次 40～80mg，每日 1～2 次，要求 15～60 分钟内滴完	偶可引起头痛和腹泻；用 0.9% 氯化钠注射液 100ml 配伍，稀释后可保存 12 小时

（二）生长抑素及类似物

生长抑素能够抑制胃酸和胃蛋白酶的分泌，并减少内脏血流量，也被用于应激性溃疡出血的治疗。然而，有关的研究结果并不一致。目前尚不能肯定此类药物在非曲张静脉出血方面的疗效。

1. 生长抑素（somatostatin）

（1）药物特点：静脉注射生长抑素可抑制生长激素、促甲状腺激素、胰岛素和胰高血糖素的分泌,并抑制胃泌素和胃酸以及胃蛋白酶的分泌,从而治疗上消化道出血,可以明显减少内脏器官的血流量。同时,生长抑素可减少胰腺的内分泌和外分泌,它还影响胃肠道的吸收、动力、内脏血流和营养功能。生长抑素在肝脏中通过肽链内切酶和氨基肽酶裂解分子中的 N-末端和环化部分,迅速在肝内代谢。

(2)用法用量:建议首先缓慢静脉注射 $250\mu g$ 本品作为负荷剂量,而后立即进行每小时 $250\mu g$ 的静脉滴注给药。当止住出血后(一般在 12～24 小时内),治疗应继续 48～72 小时,以防止再次出血。通常的治疗时间是 120 小时。

(3)注意事项:静脉注射时偶有一过性的脸红、眩晕、恶心、呕吐,慢速注射或调整滴注速度,可减少这些反应的发生;由于本药抑制胰岛素和胰高血糖素的分泌,所以对胰岛素依赖型的患者使用必须小心,这些患者可能发生短暂的低血糖或 2～3 小时后出现高血糖,故使用时应每 3～4 小时检测血糖。

2. 奥曲肽(octreotide)

(1)药物特点:药理作用与生长抑素相似,但其抑制生长激素、胰高血糖素和胰岛素的作用较强,对生长激素和胰高糖素选择性更高。该药口服吸收很差,皮下和静脉给药,可迅速和完全吸收。药物的血浆蛋白结合率达 65%。

(2)用法用量:皮下注射 0.1mg,每日 3 次。

(三)黏膜保护剂

黏膜保护剂具有中和胃酸、改善胃黏膜血流、促进前列腺素合成的作用,能够帮助溃疡愈合,减少溃疡复发,对于预防应激性胃黏膜损伤导致的出血也有一定疗效。比较常用的黏膜保护剂是硫糖铝(sucralfate)。

(1)药物特点:能在受损胃黏膜表面形成一层薄膜,从而抵御胃酸对黏膜的侵袭,起到保护胃黏膜的作用。此外,硫糖铝能吸附胃蛋白酶及中和胃酸。主要随粪便排出,少量以双糖硫酸盐随尿排出。慢性肾功能不全者的血清和尿铝浓度明显高于肾功能正常者。

(2)用法用量:口服,一次 10～20ml,一日 2～4 次,餐前 1 小时及睡前服用,服时摇匀。

(3)注意事项:慢性肾衰竭和高磷血症者禁用;服药后可能引起便秘,但给予足量的水即可避免;本品能减少或延迟四环素类药物、呋塞米、地高辛、异烟肼、抗胆碱能药物及吲哚美辛的吸收,必须合用时至少应间隔 2 小时。

(四)纤溶抑制剂

纤维素凝血块的溶解也是导致持续出血和再出血的重要原因,氨甲苯酸和氨甲环酸是纤溶酶原抑制剂,不仅可以抑制纤溶酶的作用,还能降低胃蛋白酶的纤维素溶解活性。部分用氨甲环酸治疗急性上消化道出血的研究表明,它能够减少患者的输血量,降低再出血率和手术率。

氨甲苯酸(aminomethylbenzoic acid):

(1)药物特点:氨甲苯酸具有抗纤维蛋白溶解作用,对一般慢性渗血效果较显著,但对癌症出血以及创伤出血无止血作用。

(2)用法用量:静脉注射:一次 0.1～0.3g,一日最大用量 0.6g。

(3)注意事项:偶有头晕、头痛、腹部不适;用量过大,可促进血栓形成。对有血栓形成或有血栓栓塞病史者禁用或慎用。

（五）其他药物

除了上述介绍的几大类常用药物外,还有其他一些药物可用于应激性溃疡的治疗,例如前列腺素,该药有抑制胃酸分泌、增加胃黏膜血流、促进黏液和碳酸氢根分泌等作用,因而也被用于消化性溃疡的治疗。现已证实它在预防非甾体抗炎药和应激引起的胃黏膜损伤及出血方面有肯定作用,但对于急性消化道出血患者止血和预防再出血的疗效有待更大规模的临床研究结果。

 案例分析

姓名:夏××	
性别:男	身高:167cm
年龄:65 岁	体重:78kg
民族:蒙古族	入 ICU 时间:2012 年 6 月 20 日

主诉:突发头晕伴言语不利 1 周。

现病史:患者 2012 年 6 月 6 日出现无明显诱因突发头晕、视物旋转,伴言语不利,尚可正常交流,伴轻度饮水呛咳、吞咽困难,及行走不稳,无明显肢体无力。2012 年 6 月 13 日收入神经内科后完善相关检查,血常规示 WBC 13.10×10^9/L,淋巴细胞百分比 52.5%。尿常规:Glu++,Pro +++,BLD+++。DIC 正常;HCY 28.7μmol/L;血生化示 CHOL 5.91mmol/L,TG 1.92mmol/L,LDL-C 3.17mmol/L,h-CRP 4.94mg/L,HbA_1c 7.30%。头颅 CTA 示:双侧椎动脉远段狭窄闭塞,右颈内动脉狭窄。头颅 MRI:双侧小脑半球、脑干、左侧枕叶多发急性脑梗死灶;脑白质变性。予抗血小板聚集、改善脑循环、清除脑自由基、降压、降脂稳定斑块等治疗。

患者后循环缺血性卒中,入院后神经功能缺损症状略有加重,头颅 CTA 示双侧椎动脉、颈内动脉及颅内动脉血管条件差,6 月 16 日突发意识丧失、呼吸不规则、双侧瞳孔对光反射消失、四肢肌力 0 级、高热,考虑脑干梗死加重,给予气管插管呼吸机辅助呼吸,患者经改善循环、改善脑细胞代谢药物治疗无明显改善。感染方面:入院后出现吸入性肺炎,痰多,胸片示右上肺叶实变,体温波动于 37.1~40.2℃,查体双肺痰鸣音明显,监测血象白细胞水平及中性粒细胞百分比升高,经吸痰、翻身拍背等呼吸道管理、头孢哌酮钠/舒巴坦钠抗感染治疗后双肺痰量减少,监测血气提示氧合明显改善,血象有改善趋势,但体温仍高,持续呼吸机辅助呼吸,P-SIMV 模式,FiO_2 60%,PC 16cmH_2O,RR 18 次/分,PEEP 6cmH_2O,密切监测血气分析变化。患者病情恶化后血生化提示肌酶明显增高,急查 TnT 及心电图均大致正常,暂不考虑急性冠状动脉综合征,暂予果糖二磷酸钠治疗。患者为加强监护,6 月 20 日转入 ICU。

既往史:高血压史 6 年,血压最高 180/140mmHg,平时血压维持于 140/90mmHg,口服尼群地平和卡托普利片降压治疗。发现胆囊结石及肾结石病史 6 年,未予特殊诊治。否认糖尿病、冠心病史,否认肝炎、结核等传染病史。否认重大手术、外伤及输血史。

查体:血压 142/86mmHg,心率 75 次/分,深昏迷状态,GCS 评分 4 分,双侧瞳孔等大等圆,直径约 1mm,对光反射消失,双肺呼吸音粗,可闻及广泛细小湿性啰音。心律齐,心音低,各瓣膜听诊区未闻及病理性杂音。腹软,肠鸣音 3 次/分,双侧 Babinski 征阳性。

辅助检查:血常规:WBC $12\times10^9/L$,GR 60.4%,Hb 122g/L,PLT $135\times10^9/L$。血生化:Cr 100μmol/L,BUN 7.01mmol/L,ALB 27.9g/L,ALT 26U/L,TnT 0.115ng/ml。

入 ICU 诊断:脑梗死(双侧小脑、脑干、左侧枕叶),高血压 3 级(极高危组)肺部感染,胆囊结石,肾结石。

诊疗过程:患者入 ICU 后胃液潜血阳性,监测血常规提示血红蛋白有下降趋势,予禁食水、奥美拉唑钠保护胃黏膜,静脉营养,持续胃肠减压,减压量逐渐减少,减压液由咖啡色转为墨绿色,复查胃液潜血转阴。入 ICU 第 5 天停胃肠减压,给予少量进食流食,持续监测胃液潜血情况及血红蛋白水平。

入 ICU 后给予抗感染、吸氧、胃肠减压、抑酸、肠内肠外营养支持、清除自由基、促醒对症治疗。治疗 8 日后,患者脱离呼吸机,病情平稳。

药物治疗:

1. 奥美拉唑 40mg,ivgtt,bid
2. 甘油果糖氯化钠注射液 250ml,ivgtt,q12h
3. 奥扎格雷钠 80mg,ivgtt,qd
4. 盐酸氨溴索注射液 30mg,iv,q8h
5. 注射用美罗培南 1g,ivgtt,q8h

【临床药师关注点】

1. 抗感染治疗的有效性。
2. 监测血常规、便潜血及凝血功能。
3. 奥美拉唑的配制及输注。
4. 适宜的临床营养支持。

思　考　题

1. 患者药物治疗目标是什么?
2. 患者肌酐清除率是否正常? 应该如何调整治疗药物?
3. 奥美拉唑容易与何种药物产生相互作用?

第四节　急性肝衰竭

急性肝衰竭(acute hepatic failure,AHF)是原无肝病的患者出现肝脏功能的突然丧失。严重急性肝损伤最可靠的征象是凝血功能障碍(INR≥1.5)以及任何等级的肝性脑病,病程≤26 周。

一、发病基础和临床表现

(一)病因

1. 感染

(1)病毒性肝炎:病毒性肝炎是引起 AHF 的主要原因,以乙型、丙型、甲型肝炎病毒引起者最常见(约占 90%),其他病毒(丁型、戊型、庚型肝炎病毒及疱疹病毒、巨细胞病毒、EB

病毒)引起者偶见。

(2)其他：罕见于黄热病和立克次体感染。

2. 药物、化学物质及毒物　药物是引起 AHF 的第二位病因。引起 AHF 的药物很多，国外以解热镇痛药对乙酰氨基酚最常见，国内则以抗结核药异烟肼和利福平最常见。对肝脏有损害作用的常见药物和毒物有对乙酰氨基酚、氟烷、异烟肼、利福平、四环素、磺胺类、四氯化碳、黄磷、砷剂、毒蕈等。因此用药期间应严密监测肝功能，一经发现异常，立即停药。

3. 缺血缺氧损害　可见于急性循环衰竭、肝血管阻塞、严重感染、休克等。多数情况下仅引起血清转氨酶和血清胆红素轻度升高；严重缺血缺氧不能得到及时有效的纠正时，可发展为 AHF 且可导致多器官功能衰竭(MOF)。

4. 代谢异常　遗传代谢障碍疾病所致者，绝大多数发生于婴幼儿，包括肝豆状核变性(Wilson 病)、半乳糖血症、Reye 综合征、遗传性酪氨酸血症、果糖不耐受、新生儿血色病、α_1 抗胰蛋白酶缺乏症。

妊娠急性脂肪肝主要病变是肝细胞内微泡性脂肪浸润，线粒体功能严重障碍导致 AHF。多见于妊娠后期，有子痫或先兆子痫的临床表现，血清转氨酶中度升高，尿素氮、尿酸均升高，伴血小板减少者，均应疑诊本病，一经确诊即应终止妊娠。

5. 其他　肝移植术后发生 AHF 多见于肝移植术后早期，其发生机制：①移植肝的储备功能差；②急性排斥反应引起移植肝衰竭；③肝缺血缺氧：肝动脉血栓形成、门静脉或肝静脉血栓形成、急性循环衰竭引起的缺血性肝损伤。

此外，AHF 尚可见于部分肝切除、自身免疫性肝炎、恶性肿瘤以及一些不明原因者。

(二) 临床表现与并发症

1. 一般情况　健康状况全面衰退，虚弱、极度乏力、生活不能自理，反映患者细胞能量代谢障碍。患者食欲极差，厌食，恶心，呕吐，呃逆，明显腹胀。

2. 黄疸　短期内黄疸进行性加深，以肝细胞性黄疸为主，血清胆红素迅速上升，每日上升幅度往往＞17～34μmol/L，大部分患者表现为巩膜、皮肤黄染进行性加深。

3. 肝臭　由于含硫氨基酸在肠道经细菌分解生成不能被肝脏代谢的硫醇，从呼气中排出一股似水果腐烂的臭味，称为肝臭，其程度可反映病情的严重性。

4. 消化道症状　表现为食欲严重下降，不思饮食，可出现恶心、呕吐与呃逆，腹胀明显，闷胀不适。黄疸出现后消化道症状进行性加重。

5. 肝性脑病　其临床表现因原有肝病的类型、肝细胞损害的程度、起病的缓急以及不同的诱因而有所不同。AHF 时毒性物质在中枢神经系统内蓄积引起可逆性脑功能改变。扑翼样震颤可出现在肝性脑病的早期、中期、昏迷前期，是一种相对特异的体征，具有早期诊断意义。震颤亦可见于舌、下颌及面部肌肉的微细震颤。随着病情的进展，可发生智能改变，表现为定向力障碍，人物、概念不清，颠三倒四，计算能力减退。随后出现意识障碍，开始处于昏睡状态，但对刺激有反应，各种反射均可引出。若患者进入昏迷期，各种反应、发射均消失。肝性脑病一般分为 4 级，Ⅰ～Ⅱ级属轻度、可逆转，Ⅲ～Ⅳ级属重度、难逆转，预后差。

6. 脑水肿、脑疝与颅内出血　脑水肿是 AHF 最常见的并发症，表现为血压持续升高，瞳孔异常变化，呼吸不规则，视盘水肿。发生Ⅲ或Ⅳ级肝性脑病者，80％以上可发生脑水肿。严重脑水肿可导致脑疝。AHF 晚期可发生颅内出血，可导致患者呼吸循环骤停而猝死。

7. 凝血功能障碍　大多数凝血因子和抗凝因子在肝脏合成，同时许多凝血活性因子及其抑制物也在肝脏代谢。因此,凝血功能障碍的转归主要取决于肝细胞损害的程度,一些凝血指标和抗凝指标具有判断预后的意义。AHF患者由于肝细胞坏死导致合成凝血因子(特别是Ⅱ、Ⅴ、Ⅶ、Ⅸ、Ⅹ等因子)减少,其中因子Ⅶ半衰期最短(10小时),通过凝血酶原时间(PT)检测因子Ⅶ;其次为因子Ⅴ(半衰期12~24小时)。临床上通过检测PT和因子Ⅴ作为诊断、判断预后及疗效评价的指标。血小板的质量减退,毛细血管脆性增加。严重的凝血功能障碍可导致出血。最常见的是皮肤黏膜出血和胃肠道出血,还可出现注射或穿刺部位渗血,紫癜,瘀斑,牙龈、结膜、胃肠道、泌尿生殖道、肺、肾、腹膜后出血,甚至颅内大出血。

8. 内毒素血症与感染。

9. 代谢紊乱　AHF时病情进展迅速,晚期常伴随多个脏器的功能紊乱或衰竭,极易发生内环境紊乱。

10. 低血糖症　当肝细胞大量坏死时,糖原分解减少和糖异生作用障碍,可导致部分患者出现低血糖症,严重者可出现休克或昏迷。

11. 水电解质紊乱和酸碱平衡失调

(1)水代谢障碍:门静脉高压,产生大量淋巴液,参与腹水形成;肝细胞合成白蛋白减少,胶体渗透压降低,水分向血管外流动。病情加重可出现肝肾综合征,表现为尿量减少、水肿。若血容量过多可出现高血容量综合征,表现为脉搏洪大,心音增强,脉压增大,严重时可诱发肺或脑水肿。另外,因禁食、呕吐、腹泻、持续胃肠减压等可引起失水。

(2)低钠血症:多表现为稀释性低钠血症,稀释性低钠血症是细胞能量衰竭的表现。

(3)钾代谢失调:早期可出现低钾血症,晚期因肾功能不全等可出现高钾血症。

(4)低氯血症:患者不能进食,呕吐或持续胃肠减压时丢失大量氯离子,应用排钠、排钾性利尿药时,氯离子伴随钠、钾的排出更多。因此,低钾血症常伴有低氯血症。另外,低氯血症可加重代谢性碱中毒,继而可诱发肝性脑病。

(5)低镁血症:临床上镁缺乏者常伴有钾和钙的缺乏。若补充钾及钙使低钾和低钙血症得到纠正之后,临床症状仍未缓解,应考虑低镁血症的存在,应需及时补充镁。

(6)低血钙及低血磷:AHF时血清中降钙素的活性增强,低镁血症可加强降钙素的活性和抑制甲状旁腺素的作用,使钙向骨骼转移,导致低钙血症。

12. 心、肺功能异常

(1)心功能异常:AHF的心脏并发症的临床表现主要有进行性心脏扩大、急性心源性肺水肿、心源性低血压和猝死。心电图改变主要有低电压、心电轴左偏、ST-T改变和心律失常;临床常见室性期前收缩、心动过缓、房室传导阻滞、心动过速等,这些改变与全身代谢紊乱(低氧血症、电解质紊乱、酸碱平衡失调等)、肝炎病毒或过量药物的直接损害、凝血机制障碍、胆汁酸盐的刺激作用、脑干功能异常有关。持续性心动过缓提示严重颅内压(ICP)增高,是终末期特征。

(2)呼吸系统的并发症:常见的主要有肺部继发感染和肺水肿,其他有肺内出血、肝肺综合征和肝性胸腔积液、肺不张、支气管胸膜瘘、气胸和纵隔气肿等。临床表现为呼吸困难、严重低氧血症、血痰、肺部湿啰音、肺野弥漫性浸润阴影。大出血时可引起窒息而危及生命。肝肺综合征是肝衰竭终末期因肺部血流动力学改变,出现肺功能严重障碍,50%失代偿患者的临床表现为在严重肝脏病终末期,肺部血管异常扩张,肺通气/血流比值失调,出现不同程度的PaO_2降低、杵状指和高动力循环的表现。

13. **肾衰竭** AHF 并发肾血流动力学改变及肾功能异常者占 70%～80%,表现为肌酐清除率<40ml/min,肾小球滤过率<10ml/min,血清肌酐>133μmol/L,稀释性低钠血症(<130mmol/L),少尿(<400ml/d)或无尿(<100ml/d),称为肝肾综合征。大部分患者归因于功能性肾衰竭;另有部分患者归因于急性肾小管坏死;少数为肾前性氮质血症,如内脏大出血、脱水、低血压等。肝肾综合征的主要诊断标准:①血清肌酐>133μmol/L 或 24 小时肌酐清除率<40ml/min,提示肾小球滤过率降低。②能排除其他同时存在的病因:休克、严重感染、大量失液(如大量利尿、腹腔穿刺放腹水)、应用肾毒性药物等。③停用利尿剂并补充 1.5L 的血浆扩容,肾功能无持续改善;改善的指标:血清肌酐≤133μmol/L 或 24 小时肌酐清除率≥40ml/min。④蛋白尿<500mg/d,影像学检查证实无尿道梗阻或肾实质性疾病。以上 4 项是确定诊断的必备条件。次要诊断标准:①尿量<500ml/d;②尿钠<10mmol/L;③尿渗透压>血浆渗透压;④尿红细胞<50/HP;⑤血清钠<130mmol/L。晚期肝病患者除可引起肝肾综合征之外,还可引起急性肾小管坏死,或因利尿、放腹水、消化道出血等引起的肾前性氮质血症,难以区分,需仔细鉴别。

14. **胰腺损害** 妊娠急性脂肪肝患者可并发急性胰腺炎,出现急性剧烈腹痛,其他原因导致的 AHF 并发急性重症胰腺炎,血清淀粉酶可增高,尸检时发现胰腺损害,可见胰腺水肿、出血与脂肪坏死。

二、诊断

诊断主要依赖病史、临床表现和实验室检查结果。

(一) 诊断要点

患者的全身情况极差,高度乏力,显著厌食、恶心、呕吐、呃逆、明显腹胀、闷胀不适,黄疸在短期内进行性加重。出血倾向明显,性格改变,不同程度的意识障碍,肌张力增强,扑翼样震颤,并出现肝臭,肝浊音界进行性缩小,腹水迅速出现,血清胆红素和转氨酶分离(胆酶分离),胆碱酯酶活性显著降低,凝血酶原活动度<40%,血清胆固醇及胆固醇酯降低,血氨升高,血清 AST/ALT 比值增高,血浆支链氨基酸/芳香氨基酸比值下降(<1)等。目前广为接受的诊断标准为血清总胆红素>342μmol/L,并持续 5 天以上;AST>正常值的 2 倍;PT>20 秒,且维生素 K 试验阳性或已出现肝性脑病。

(二) 国际肝病委员会专家小组推荐的临床诊断标准及注意事项

1. 急性起病,且持续进展至肝功能不全;既往无肝病史,起病 4 周内发生肝性脑病是其主要特征。

2. PT 和因子 V 等凝血参数是比肝性脑病更为敏感的早期指标,对诊断及判断预后均有价值。凝血酶原活动度<40%,是诊断 AHF 的重要指标。可能情况下,应监测 ICP。

三、预防及治疗措施概述

(一) 实践指南推荐意见

根据美国肝病学会(AASLD)和美国消化病学会(AGA)发布的实践指南:①AHF 患者应收治入院,并经常监测病情,最好住 ICU 病房;②在初始评估过程的早期就应与移植中心联系和计划转送合适的 AHF 患者;③应该查找 AHF 的准确病因以指导更进一步的处理策略(Ⅲ)。

（二）治疗

1. 中枢神经系统

（1）在脑病的早期，尽量避免使用镇静药物。可用乳果糖，但应考虑到使用乳果糖后可增加随后肝移植过程发生的肠胀气。

（2）患者进展到Ⅲ～Ⅳ级脑病时，应抬高患者床头到30°，并应进行气管内插管以维持呼通气（Ⅲ）。

（3）癫痫发作时应该用苯妥英和低剂量的苯二氮䓬类药物。

（4）虽然在不同的移植中心和专家之间并未达成共识，对于列入等待肝移植的患者应行颅内压监测（Ⅲ）。

（5）对于未进行颅内压监测的患者，应经常评估颅内压征象，以早期发现颞叶钩回疝的证据（Ⅲ）。

（6）颅内高压发生后，应给予甘露醇及过度通气，以暂时降低 ICP。

（7）对复发性颅内高压可考虑使用短效巴比妥盐。

（8）皮质类固醇类药物不宜应用于控制 AHF 患者的颅内高压。

2. 感染

（1）应行定期监测培养，以早期发现潜在的细菌或真菌感染，以便根据培养结果尽早采取适当治疗措施。

（2）可考虑预防性使用抗生素和抗真菌药物，但是没有证据提示会对疾病的最终结局有改善。

3. 凝血紊乱　只有在出现出血和进行侵入性操作前才推荐对血小板减少症和凝血时间延长者进行补充治疗。

4. 胃肠道出血　ICU 病房 AHF 患者应接受 H_2 受体阻断剂或 PPI（或用硫糖铝作为二线用药）治疗，以预防因为应激性溃疡导致的酸相关性胃肠道出血。

5. 血流动力学/肾衰竭　密切注意 AHF 患者的液体复苏及血管内血容量的维持。伴急性肾衰竭患者如需要透析支持，建议采用持续性而不是间歇性血液透析；在血流动力学不稳定者应考虑采用肺动脉导管插入术以保证适当补充血容量；如果血液置换不能维持 MBP 在 50～60mmHg，应使用全身血管收缩药物如肾上腺素或去甲肾上腺素和多巴胺，但不能用加压素。

6. 代谢性失衡　必须仔细维持 AHF 患者的代谢平衡，经常监测全部的营养状态和血糖、磷酸盐、钾和镁等水平，并随时予以纠正。

（三）移植和预后

有生命危险的 AHF 是紧急肝移植的一个指征。

四、药物治疗方案及药学监护要点

目前肝功能衰竭的内科治疗尚缺乏特效药物和手段。原则上强调早期诊断、早期治疗，针对不同病因采取相应的综合治疗措施，并积极防治各种并发症。因此，药物治疗方面主要包括针对病因的治疗和防治并发症的治疗。

在对病毒性肝炎相关肝功能衰竭患者是否应用抗病毒药物争议较大。对于甲型、丙型、丁型和戊型肝炎所致肝功能衰竭，目前多不推荐抗病毒治疗。对于 HBV 复制活跃的病毒性肝炎肝功能衰竭者,目前多主张在早期采取有效的抗病毒治疗。干扰素在肝功能衰竭时一般不宜使用。对于药物性肝功能衰竭,应首先停用可能导致肝损害的药物;对乙酰氨基酚中毒者,给予 N-乙酰半胱氨酸治疗。

本节主要介绍防治并发症的相关药物,主要包括治疗肝性脑病和凝血功能紊乱的药物。

(一)治疗肝性脑病药物

1. 门冬氨酸鸟氨酸(ornithine aspartate)

(1)药物特点:本药可提供尿素和谷氨酰胺合成的底物,能直接参与肝细胞代谢,使肝细胞摄入的大部分血氨与鸟氨酸结合,并通过尿素循环进行代谢,生成尿素,最终以无毒的形式排出体外;门冬氨酸间接参与核酸合成,以利于修复被损伤的肝细胞,并提供能量代谢的中间产物增强肝脏供能。

(2)适应证:用于因急、慢性肝病引起的血氨升高和肝性脑病。

(3)用法用量:每日 10～20g 静脉滴注,剂量可酌情增至 40g/d。输注浓度:500ml 溶媒溶解不超过 30g;输注速度:不得超过 5g/h。

(4)禁忌证:对氨基酸类药物过敏者及严重肾衰竭患者禁用。

2. 支链氨基酸(branched chain amino acid,BCAA)

(1)药物特点:肝性脑病的发生可能与血清氨基酸平衡失调,特别是与支链氨基酸的减少和芳香氨基酸的增多有关。本药含缬氨酸、亮氨酸及异亮氨酸,可以纠正血浆支链/芳香氨基酸比值的偏低,促进肝性脑病患者苏醒。此外,本药对肝功能不全所致低蛋白血症有一定疗效,可促进蛋白质合成,有利于肝细胞的增生和肝功能的恢复。

(2)用法用量:静脉滴注,每日 2 次,每次 250ml,与等量 5%～10%葡萄糖注射液串联后缓慢滴注。疗程一般为 10～15 日。

(3)注意事项:输注过快可引起恶心、呕吐等不良反应,对老年及危重患者尤应注意。

3. 乳果糖(lactulose)

(1)药物特点:乳果糖在结肠中被消化道菌丛转化成低分子量有机酸,导致肠道内 pH 下降,减少结肠对氨的吸收;并通过保留水分,增加粪便体积。乳果糖口服后几乎不被吸收,以原形到达结肠,继而被肠道菌群分解代谢。

(2)用法用量:起始剂量为 10～20g,一日 2 次;维持剂量应调至每日最多 2～3 次软便,大便 pH5.0～5.5。治疗肝性脑病时,可将本品 200g 加入 700ml 水或生理盐水中,保留灌肠 30～60ml,每 4～6 小时一次。

(3)注意事项:偶有腹部不适、腹胀、腹痛。

(二)治疗凝血功能紊乱药物

1. 凝血因子复合物(clotting factor complex)

(1)药物特点:本品含人凝血因子 Ⅱ、Ⅶ、Ⅸ、Ⅹ。维生素 K 缺乏和严重肝脏疾病均可导致上述 4 个凝血因子的缺乏,继而导致凝血障碍。

(2)用法用量:用前应先将制品及其溶解液预温至 25～37℃,然后将溶解液按瓶签标示量注入瓶内,轻轻摇动,使制品完全溶解然后用带有滤网装置的输血器进行静脉滴注,滴注速度一般以每分钟 60 滴左右为宜。制品溶解后应立即使用,并在 1 小时内输完。一般推荐剂量:单一剂量 10～20IU/kg,根据凝血试验指标决定是否继续输注。

(3)注意事项:使用期间监测是否出现 DIC 及血栓栓塞。

2. 纤维蛋白原(fibrinogen)

(1)药物特点:在凝血过程中,纤维蛋白原经凝血酶酶解变成纤维蛋白,在纤维蛋白稳定因子(FⅩⅢ)作用下,形成坚实的纤维蛋白,发挥有效的止血作用。

(2)用法用量:粉针剂使用前需要用预温的灭菌注射用水溶解。溶解时避免剧烈振摇造成蛋白变性。输注时,用带有滤网的输液器进行静脉滴注。应根据病情及临床检验结果包括凝血试验指标和纤维蛋白原水平等来决定给药量,一般首次给 1～2g。

(3)注意事项:使用期间应监测纤维蛋白水平。

(三) 其他保肝药物

1. 还原型谷胱甘肽(reduced glutathione)

(1)药物特点:由谷氨酸、半胱氨酸和甘氨酸组成,能激活多种酶[如巯基(—SH)酶等],从而促进糖、脂肪及蛋白质代谢,并能影响细胞的代谢过程;它可通过巯基与体内的自由基结合,从而加速自由基的排泄,有助于减轻化疗、放疗的毒副作用;对于贫血、中毒或组织炎症造成的全身或局部低氧血症患者应用,可减轻组织损伤,促进修复。通过转甲基及转丙氨基反应,GSH 还能保护肝脏的合成、解毒、灭活激素等功能,并促进胆酸代谢,有利于消化道吸收脂肪及脂溶性维生素(A、D、E、K)。静脉注射后大部分存在于细胞中,仅有少量存在于细胞外表。

(2)用法用量:重症肝炎,1200～2400mg,qd,iv,30 天;活动性肝硬化 1200mg,qd,iv,30天;脂肪肝,1800mg,qd,iv,30 天;酒精性肝炎,1800mg,qd,iv,14～30 天;药物性肝炎,1200～1800mg,qd,iv,14～30 天。

2. 丁二磺酸腺苷蛋氨酸(ademetionine 1,4-butanedisulfonate)

(1)药物特点:本药作为甲基供体和巯基化合物的前体参与体内重要生化反应。在肝内,通过使质膜磷脂甲基化而调节肝脏细胞膜的流动性。同时,通过转硫基反应可以促进肝脏解毒。本药有助于防治肝内胆汁淤积。

(2)用法用量:每日 500～1000mg,肌内或静脉注射。

(3)注意事项:粉针剂在临用前用附带溶剂溶解;本药不应与碱性溶液或含钙溶液混合。

3. 多烯磷脂酰胆碱(polyene phosphatidylcholine)

(1)药物特点:本药化学结构与内源性磷脂一致,进入肝细胞后,与肝细胞膜及细胞器膜结合,使受损的肝功能和酶活力恢复正常。

(2)用法用量:静脉滴注,每日 10～20ml,溶于 5％～10％葡萄糖注射液。

(3)注意事项:本品含苯甲醇,禁用于儿童肌内注射。

 案例分析

姓名:毕××	
性别:男	身高:183cm
年龄:28 岁	体重:75kg
民族:汉族	入 ICU 时间:2012 年 3 月 30 日

主诉:间断寒战、发热 8 天。

现病史:患者于2012月3月5日至2012年3月11日于非洲赤道几内亚工作,在当地未罹患疟疾。患者于2012月3月11日由非洲赤道几内亚回国。3月22日出现畏寒、寒战,继之发热,小便颜色较深,服用感冒药未见好转。3月24日就诊,查血常规检查示WBC 4.3×10⁹/L,GR 88%,Hb 159g/L,PLT 91×10⁹/L,诊断为次"病毒性感冒",给予阿昔洛韦、阿莫西林及对乙酰氨基酚治疗未见好转,此时出现全身皮肤及巩膜黄染。之后自行改为阿莫西林、银翘解毒丸、小柴胡颗粒及中药煎剂治疗5天,体温波动于38~40℃之间。3月29日体温上升至41℃,伴有畏寒、寒战,出现意识淡漠、反应迟钝、大小便失禁,血常规检查示WBC 8.9×10⁹/L,Hb 91g/L,PLT 15×10⁹/L,腹部超声提示脾脏增大,遂转诊于我院急诊。查血疟原虫澳卡阳性,血涂片找疟原虫提示可见疟原虫,诊断为"疟疾,肝、肾功能损害,血小板减少症",给予蒿甲醚抗疟及补液支持治疗。因血小板低、病情重,由急诊收入ICU病房。

查体:患者鼻导管吸氧,氧流量3L/min,仍有发热,诉疲乏无力,小便颜色加深。T 37.3℃,P 105次/分,R 23次/分,BP 109/65mmHg,神志清楚,可正确回答问题。双侧瞳孔等大等圆,对光反射好,颈软,无抵抗。全身皮肤黏膜及巩膜轻度黄染,未见出血点;浅表淋巴结未及肿大,双肺呼吸音清,未及干湿啰音及胸膜摩擦音,心率105次/分,律齐,无杂音,腹软,全腹无压痛,无反跳痛,肝、脾肋下未及,移动性浊音阴性,肠鸣音4次/分。双下肢无压凹性水肿。

辅助检查:血常规:WBC 6.61×10⁹/L,嗜碱性粒细胞5.1%,Hb 102g/L,RBC 3.35×10¹²/L,PLT 27×10⁹/L。血生化:Cr 170μmol/L,BUN 12.6mmol/L,ALB 27g/L,ALT 136U/L,TBil 79.6μmol/L,DBil 45.01μmol/L。

诊断:疟疾;多器官功能衰竭,急性肝功能损伤,急性肾损伤,血小板减少症,轻度贫血;低蛋白血症;电解质紊乱,低钾血症,低钠血症,低氯血症。

诊疗过程:给予蒿甲醚、乙酰半胱氨酸治疗以及床旁肾替代治疗。间断输注血浆补充凝血因子。便常规示潜血阳性,予奥美拉唑钠抑酸保护胃黏膜治疗。白蛋白低(23.1g/L),予人血白蛋白补充。经治疗体温逐步下降,血小板、血红蛋白回升,血肌酐下降。入ICU第6天停床旁血滤,利尿后自主尿量约2850ml。查体:BP 132/80mmHg,皮肤黏膜及巩膜仍轻度黄染。入ICU第8天,血常规回报血红蛋白80g/L,红细胞2.53×10¹²/L,血小板正常。尿潜血++。准予转出继续治疗。

主要治疗药物

1. 蒿甲醚注射液80mg,im,q12h
2. 注射用还原型谷胱甘肽2.4g,iv,qd
3. 丁二磺酸腺苷蛋氨酸0.5g+5%葡萄糖100ml,ivgtt,qd

【临床药师关注点】

1. 监测血常规、各脏器功能。
2. 原发病治疗的有效性。
3. 适宜的临床营养支持。

思 考 题

1. 患者药物治疗的目标是什么?

2. 保肝药物分为几类? 每类药物代表品种是什么?

3. 在保肝治疗方面是否有替代药物? 请举例说明。

(史丽敏 程 晟 刘大为 芮 曦)

参 考 文 献

[1] Bellomo R, Ronco C, Kellum JA, et al. Acute renal failure-definition, outcome measures, animal models, fluid therapy and information technology needs: the Second International Consensus Conference of the Acute Dialysis Quality Initiative(ADQI)Group. Critical Care, 2004, 8(4):204-212

[2] Mehta RL, Kellum JA, Shah SV, et al. Acute Kidney Injury Network: report of an initiative to improve outcomes in acute kidney injury. Critical Care, 2007, 11(2):R31

[3] 刘大为. 实用重症医学. 北京:人民卫生出版社, 2010:593-612

[4] Soni SS, Ronco C, Katz N, et al. Early diagnosis of acute kidney injury: the promise of novel biomarkers. Blood Purif, 2009, 28:165-174

[5] Uchino S. The epidemiology of acute renal failure in the world. Current Opinion in Critical Care, 2006, 12:538-543

[6] Uchino S, Bellomo R, Goldsmith D, et al. An assessment of the RIFLE criteria for acute renal failure in hospitalized patients. Crit Care Med, 2006, 34:1913-1917

[7] Mehta R, Chertow G. Acute renal failure definitions and classification: time for change? J Am Soc Nephrol, 2003, 14:2178-2187

[8] Vaidya VS, Ramirez V, Ichimura T, et al. Urinary kidney injury molecule-1: a sensitive quantitative biomarker for early detection of kidney tubular injury. Am J Physiol Renal Physiol, 2006, 290:F517-F529

[9] Dagher PC, Herget-Rosenthal S, Ruehm SG, et al. Newly developed techniques to study and diagnose acute renal failure. JAM Soc Nephrol, 2003, 14:2188-2198

[10] Bagshaw SM R, Bellomo. Cystatin C in acute kidney injury. Current Opinion in Critical Care, 2010, 16(6):533-539

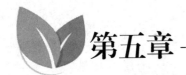

第五章

麻醉及手术相关的药物治疗

麻醉是指通过药物或者其他方式可逆性地抑制机体的神经系统功能,使患者整体或者局部暂时失去感觉,无痛接受手术。本章主要介绍常见的麻醉药物及手术相关药物。

第一节　麻醉相关的药物治疗

根据手术部位的不同,麻醉方式一般可以分为全身麻醉、椎管内麻醉和局部麻醉三种。本节将分别主要介绍与此相关的麻醉药物。

一、全身麻醉相关药物

全身麻醉分为诱导期、维持期、恢复期三个阶段。麻醉诱导可以使患者的意识消失,痛觉消失,呼吸停止(由呼吸机代替患者呼吸),进入可进行手术操作的麻醉状态;诱导的方式包括静脉快速诱导、吸入麻醉诱导、复合麻醉诱导等。诱导期结束即进入维持期,在维持期的开始应及早加用吸入或静脉麻醉药,保证麻醉深度,使患者处于可进行手术的状态。当手术结束后,患者进入恢复期。麻醉药物将停用,患者的意识、呼吸功能均逐渐恢复。

根据麻醉诱导方式的不同,全身麻醉可分为吸入麻醉和静脉麻醉。吸入麻醉是通过呼吸道吸入麻醉药,药物经肺泡进入血液循环,最终通过血脑屏障达到脑内而发挥中枢抑制作用,使患者暂时失去意识和痛感的麻醉方式。吸入性麻醉的麻醉深度易于调控,而且所吸入的全麻药在体内代谢少、主要以原形从肺排出体外,因而相对安全。但其缺点是需要特定的麻醉设备与方法,而且部分吸入性麻醉药对呼吸道有一定的刺激性。静脉麻醉是指将静脉全麻药注入静脉,经血液循环作用于中枢神经系统的麻醉方式。其特点是起效快,对呼吸道无刺激,对麻醉设备要求不高。其缺点是可控性相对吸入麻醉要差。

(一) 吸入性麻醉药

目前吸入性麻醉药主要包括两类:一类是挥发性液体,如异氟烷(isoflurane)、七氟烷(sevoflurane)、地氟烷(desflurane)等;一类是气体,如氧化亚氮(nitrous oxide)。

吸入性麻醉药的作用机制尚无定论,早期有脂质学说,指出脂溶性化合物吸收后都可作为麻醉药,麻醉效能与脂溶性成正比,但相继被否定。之后又有学者提出蛋白质学说,认为全麻药的作用靶点是膜蛋白,主要是受体偶联的离子通道。但最终没有结论,尚待深入研究。

与吸入性麻醉药相关的两个常用参数:药物的血气分布系数和肺泡最小有效浓度(minimal alveolar concentration，MAC）。

吸入性麻醉药的血气分布系数与麻醉的可控性相关。吸入性麻醉药经呼吸机进入肺，在肺泡摄取入血后，再经循环系统进入中枢神经系统发挥药理作用。药物最终可以在肺泡和血液中达到分配平衡的状态，此时药物在血液与肺泡中的浓度比值即为分配系数。这个参数值越大，表明药物在血液中的溶解度越大，在达到分配平衡前需要溶于血液的药物量也越大，因此肺泡气中的麻醉药分压上升会相对缓慢。反之，血气分配系数较低的药物，由于其在血中的溶解度较小，所以药物的肺泡气分压、动脉血分压、脑分压很快即可升高。这样也就越易达到药物在多相中的分压平衡，因此对中枢神经系统中药物分压的控制越容易。

肺泡最小有效浓度（MAC）可以反映药物麻醉效能的强弱。所谓肺泡最小有效浓度，指的是在一个大气压下，50%患者在切皮刺激时不产生体动反应的最低肺泡气浓度，单位为容积%。MAC 值越小，麻醉强度越强。影响 MAC 值的因素包括年龄、体温、药物相互作用等。例如，体温升高，长期使用乙醇可增大 MAC 值，而使用咪达唑仑、氯胺酮、巴比妥类药物等可降低 MAC 值。

目前吸入性麻醉药主要是氟烷类，常用的包括异氟烷、地氟烷、七氟烷。此外，还有氧化亚氮，作为麻醉的混合气体成分之一。

1. 理化性质　吸入性麻醉药的理化性质会影响其应用，表 5-1 中列出了常见吸入性麻醉药的理化性质指标。

表 5-1　不同吸入性麻醉药的理化性质

药物	异氟烷	地氟烷	七氟烷	氧化亚氮
性状	无色透明液体	无色透明液体	无色透明液体	无色气体
沸点	48.5℃	23.5℃	58.5℃	−88.0℃
呼吸道刺激性	有	有	无	无
在干燥 CO_2 吸附剂中稳定性	否	否	否	—

异氟烷、地氟烷、七氟烷以液体状态存在，氧化亚氮以气体状态存在。而地氟烷是由于沸点只有 23.5℃，因此不能用标准的麻醉药挥发器，而需要用电加热的挥发器。异氟烷和地氟烷均有刺激性，而七氟烷无呼吸道刺激性，因此相比前两者，七氟烷用作吸入麻醉诱导和维持较多，而且适合小儿的麻醉诱导。一方面七氟烷所致咳嗽和屏气发生率很低，另一方面可以避免静脉通路建立给小儿带来的精神压力。氟烷类的吸入性麻醉药可与完全干燥的二氧化碳吸入剂中的钠钾氢氧化物生成一氧化碳，从而易在血中形成一氧化碳结合血红蛋白，因此应避免使用过度干燥的二氧化碳吸收剂。

2. 药效学及药动学特点　麻醉药物起效的快慢以及麻醉的程度与药物的血气分布系数、MAC 有关。表 5-2 列举了常用吸入性麻醉药的血气分配系数和 MAC 值。

表 5-2　常用吸入性麻醉药的血气分配系数和 MAC 值

药物	异氟烷	地氟烷	七氟烷	氧化亚氮
血气分布系数	1.40	0.42	0.69	0.47
MAC（%，吸 O_2）	1.15	7.25	1.71	105
体内代谢量（%）	0.2	0.1	1~5	0.004

从表 5-2 可以看出,地氟烷的血气分布系数最小,理论上其麻醉诱导及苏醒速度均应很快,但实际上由于麻醉诱导时受其本身呼吸道刺激性的影响,诱导时间会有所延长,而其苏醒速度仍是非常快的,较适合于短小手术和门诊手术。异氟烷的 MAC 值比地氟烷、七氟烷均要小,表现出了较强的麻醉效能。而氧化亚氮效能较差,主要与其他麻醉药及镇痛药等合用于复合麻醉。MAC 受到许多方面的影响,因此在评价麻醉效能时,还应关注患者的年龄、用药史等相关因素。

除此之外,吸入性麻醉药对心血管系统、呼吸系统等也具有一定作用。

强效的吸入性麻醉药对心血管系统均有一定的抑制作用,可以减弱心肌收缩力,使心率加快等。一般七氟烷的浓度超过 1.5MAC 时,患者心率才加快,而异氟烷和地氟烷分别在 0.25MAC 和 1MAC 时就可以加快心率。氧化亚氮对于心血管系统基本没有抑制作用。

对于呼吸系统,氟烷类麻醉药可以引起剂量相关性的呼吸抑制,而氧化亚氮对呼吸抑制用弱,且不引起分泌物的增加。

对于中枢神经系统,吸入性麻醉药 1MAC 以上时,颅内压会升高。因此,需要提前给予巴比妥类药物或其他静脉麻醉药。

氟烷类麻醉药均有一定的肌肉松弛作用,例如异氟烷与顺阿曲库铵合用时,可以延长后者的作用时间。因此在与肌松药合用时,注意调整肌松药的给药剂量。氧化亚氮的肌松作用较差。

药动学方面,吸入性麻醉药体内吸收很少,大多数均通过呼吸系统排出体外。

3. 临床应用与用法用量　吸入性麻醉药的用法用量需要视是否单用以及合用哪种药物而定。

异氟烷常用吸入浓度为 0.5%～2%,适用各种手术,也可用于控制性降压。地氟烷常用吸入浓度为 3%～6%,较适用于门诊手术患者的麻醉。七氟烷常用吸入浓度为 2%～3%,适用于各种手术,特别是小儿手术的麻醉诱导,一方面本品所致咳嗽和屏气发生率很低,另一方面可以避免静脉通路建立给小儿带来的精神压力。氧化亚氮常用吸入浓度 50%～70%,常与静脉麻醉药、镇痛药、肌松药等一起用于复合麻醉(表 5-3)。

表 5-3　常用吸入性麻醉药的吸入浓度

药物	异氟烷	地氟烷	七氟烷	氧化亚氮
吸入浓度(%)	0.5～2	3～6	2～3	50～70

4. 药物相互作用　氟烷类麻醉药可以增强非去极化肌松药的肌松作用,因此在与非去极化肌松药合用时需调整肌松药的剂量。七氟烷可以使心肌对儿茶酚胺敏感性增高,若联用肾上腺素需谨慎。氧化亚氮与氟烷类麻醉药合用,可以促进后者经肺的摄取,此称为第二气体作用,常利用此原理进行复合麻醉。

5. 常见的不良反应　氟烷类麻醉药可能引起肝损伤、恶性高热、术后恶心、呕吐以及血压和心率的异常。对于异氟烷和地氟烷,要注意其对患者的呼吸道刺激性,可给予镇静剂量的超短效巴比妥类药物以避免其发生。

氧化亚氮可引起体腔内压增高、弥散性缺氧、骨髓抑制等不良反应。对吸入氧化亚氮浓度>50%,时间>6 小时的患者,需酌情补充维生素 B_{12}。

6. 注意事项

(1)吸入性麻醉药需精密控制其浓度,浓度改变易引起麻醉深度的改变,浓度过大易引起各系统的不良反应。

(2)关注特殊群体:老年患者麻醉时所需浓度较低,需调整给药剂量。由于呼吸道刺激性,儿童患者应避免应用异氟烷、地氟烷。对于妊娠期及哺乳期患者,应避免使用吸入性麻醉药。

(二)静脉麻醉药

静脉麻醉药是指通过静脉的给药方式(静脉注射、静脉滴注或泵入),使药物直接进入血液循环并作用于中枢神经系统产生全身麻醉的药物。本类药物用于全麻的诱导和维持。其优点是起效很快,对呼吸道没有刺激,使用较吸入全麻药简便,无须特殊设备,不会造成环境污染。但由于大部分静脉麻醉药肌松及镇痛效果不好,因此在应用时常需与肌松药、镇痛药等联用。本部分主要介绍丙泊酚(propofol)、硫喷妥钠(thiopental sodium)、依托咪酯(etomidate)、氯胺酮(ketamine)、咪达唑仑(midazolam)。

1. 理化性质　药物的理化性质及临床应用通常决定了其制剂方法,例如难溶性药物可通过乳化、包合物等多种制剂技术来增加其水溶性。而在制剂过程中所用的辅料对药物的应用与贮存等将产生一定影响。

临床上应用的丙泊酚注射液及依托咪酯注射液均为乳剂,前者是因为其溶解性不好,通过乳化来增加其溶解度,而后者并不是由于其溶解性不好,而是依托咪酯本身理化性质不稳定。两种乳剂中均含有卵磷脂、豆油等成分,因此对于大豆过敏者应禁用。同时在给药时,为避免与其他药物产生配伍禁忌,最好应单独使用。丙泊酚注射液中不含抑菌剂,在操作时需注意无菌操作,防止药液被污染,已打开的剩余药品应丢弃。两者的贮存也应注意,温度过冷或过热都会造成乳剂的破坏,应贮存在 2~25℃ 的环境中。

2. 药效学与药动学特点　静脉麻醉药中大多是通过增强 $GABA_A$ 介导的氯离子电流而发挥催眠作用的。除了麻醉作用,静脉麻醉药对心血管系统、呼吸系统、中枢神经系统还有不同的影响(表 5-4)。

表 5-4　常用静脉麻醉药对各系统的影响

	丙泊酚	硫喷妥钠	依托咪酯	氯胺酮	咪达唑仑
血压	下降	下降	下降	升高	不变~下降
心率	不变~减慢	加快	不变~加快	加快	不变
呼吸频率	降低	降低	不变~降低	不变	不变
颅内压	降低	降低	降低	不变~升高	不变
镇痛	否	否	否	是	否

而静脉麻醉药物的起效快慢、维持时间等与药物的药动学密切相关。表 5-5 是常用静脉麻醉药的药动学相关数据。

丙泊酚起效迅速,维持时间短暂。可以降低颅内压,降低脑血流量及脑代谢率,较适合于神经外科手术的麻醉。其对心血管抑制作用明显,可扩张外周血管、抑制心肌收缩使血压下降。对于血容量不足的患者,此现象更加明显。但心率不会反射性加快,这可能与迷走神经张力增加有关。除此以外，还可引起呼吸频率减慢、潮气量降低，当剂量过大，给药速度过快时，甚至可以引起呼吸暂停。

表 5-5 常用静脉麻醉药的药动学相关数据

药物	起效时间（秒）	作用时间（分钟）	蛋白结合率（%）	消除半衰期（小时）
丙泊酚	15～30	5～10	98	0.5～1.5
硫喷妥钠	15～30	15～20	83	10～12
依托咪酯	30	7～14	77	2～5
氯胺酮	30	10～15	12	1～2
咪达唑仑	60	15～20	94	1.7～2.6

硫喷妥钠与丙泊酚类似，也会引起血压降低，但心率会代偿性加快。两者均可引起呼吸频率减慢、潮气量降低，颅内压、脑耗氧量降低，对脑细胞均有一定保护作用。但硫喷妥钠的麻醉效能较丙泊酚弱。应用硫喷妥钠麻醉会使患者出现两次睡眠，这与其药动学密切相关。硫喷妥钠经静脉注射后可迅速达到脑组织（大约15秒），产生中枢抑制作用使患者意识消失，持续约15分钟后渐渐苏醒，之后再次出现睡眠。第一次的苏醒主要是因为硫喷妥钠由脑组织向肌肉、脂肪等组织的再分布，而之后出现的第二次睡眠是由于储存在脂肪组织中的药物慢慢释放，再次抑制中枢神经系统。

依托咪酯麻醉效能较前者均强，静注后作用迅速，维持时间短。其特点是对循环系统和呼吸系统影响较小，适合于心脏病患者的麻醉诱导。对缺血性脑损害也有一定保护作用。无镇痛作用，无组胺释放作用。

咪达唑仑属苯二氮䓬类静脉麻醉药。起效较快，主要经肝药酶 CYP3A4 代谢。具有抗焦虑、抗惊厥、中枢性肌肉松弛等药理作用。对循环系统和呼吸系统影响较小，可降低脑血流量及耗氧量，保护脑细胞。

与上述几种静脉麻醉药不同的是，只有氯胺酮不仅具有麻醉作用还兼具镇痛作用，体表镇痛作用显著。注射本品后，患者处于一种木僵状态而非睡眠状态，表现为睁眼凝视，遇强刺激时肌力增高，但此时已无痛觉，这就是"分离麻醉"状态。氯胺酮麻醉时会引起血压升高，心率加快，颅内压增高，因此对难治性高血压患者、颅内压增高、脑出血、眼压过高患者禁用。

3. 临床应用与用法用量 静脉麻醉药的用法用量需要视具体情况而定，例如是否为单用，若为合用，与哪种药物合用。现简要介绍静脉麻醉药的常规用法用量与临床应用。

丙泊酚适用于大多数手术麻醉的诱导与维持，对于门诊小手术更有优势，也可作为ICU 的镇静药使用。麻醉诱导量静脉注射 2～2.5mg/kg，麻醉维持量静脉输注 0.1～0.2mg/(kg·min)。

硫喷妥钠很少用于麻醉维持，主要用于麻醉诱导。麻醉诱导量静脉注射 4～8mg/kg。

依托咪酯主要用于麻醉诱导。麻醉诱导量静脉注射 0.3mg/kg。

咪达唑仑可用于麻醉诱导及维持。麻醉诱导量静脉注射 0.05～0.2mg/kg，麻醉维持量需视患者具体情况而定。

氯胺酮用于小儿的全麻诱导及维持，适用于无须肌肉松弛的短小手术，麻醉诱导量为静脉注射 1～2mg/kg,麻醉维持量为静脉注射 0.5～1mg/kg。

4. 药物相互作用　主要包括以下几个方面:

(1)与中枢抑制剂合用时,丙泊酚的镇静、麻醉作用以及心脏、呼吸抑制作用均加强。

(2)硫喷妥钠与中枢抑制剂合用时有协同作用,需要调整本品剂量。与降压药合用时,需要减少硫喷妥钠用量,避免出现血压过低、休克等情况。硫喷妥钠是强碱性溶液,因此在应用时需避免与酸性药物配伍。

(3)咪达唑仑与镇静催眠药、麻醉药、抗抑郁药合用时,可增强中枢抑制作用。与肝药酶抑制剂合用时,可使本品镇静作用延长。

(4)依托咪酯与镇静催眠药、阿片类药物合用时,可增强本品的催眠作用。

(5)氯胺酮与氟烷类药物、阿片类药物合用时可延长氯胺酮的作用时间。对服用左甲状腺素的患者,在应用本品时可能会发生高血压及心动过速。

5. 常见的不良反应　注射部位疼痛,恶心、呕吐,血压、心率异常,呼吸抑制等。硫喷妥钠注射液呈强碱性,因此静脉渗漏可引起组织坏死。如果使用咪达唑仑过量,可给予氟马西尼解救,剂量为首次静脉注射 0.3mg,若 60 秒内未达到清醒程度,可重复使用直至患者清醒或达总量 2mg。

6. 注意事项

(1)特殊群体:对于妊娠期妇女,地西泮、咪达唑仑、丙泊酚应禁止使用,但在妊娠的前三个月终止妊娠时,有使用丙泊酚的经验。其他静脉麻醉药尚未研究明确。对于哺乳期妇女,应避免使用地西泮和咪达唑仑。使用丙泊酚和依托咪酯 24 小时内不得哺乳。对于老年患者,在使用丙泊酚、硫喷妥钠麻醉时用量应酌减。不足 1 个月的儿童不推荐用丙泊酚作全麻。

(2)依托咪酯可通过抑制 11β-羟化酶抑制肾上腺皮质。对于肾上腺皮质功能不全患者在应用依托咪酯时,应同时给予适量氢化可的松。

(3)注意药物之间的相互作用,避免中枢抑制作用过强而导致不良反应的产生。

二、局部麻醉相关药物

(一) 局部麻醉药概述

局部麻醉药(简称局麻药)是指作用于局部,能可逆性地阻断神经冲动的发生与传导,但不影响患者意识改变的麻醉药物,常用的包括利多卡因、布比卡因、丁卡因等。此类药物的分子作用机制还未完全阐明,目前考虑主要是通过作用于细胞膜内的 Na^+ 通道,抑制动作电位发生与传导而发挥局麻作用。作用的强度主要取决于药物的解离常数 pK_a、脂溶性以及蛋白结合率。而这些指标与药物的化学结构密不可分,因此首先了解一下化学结构。

局麻药的化学结构主要分为三个部分:芳香结构,中间链,亲水性氨基。芳香结构大多是苯环,具有一定脂溶性,可以帮助药物分子透过细胞膜,与膜内 Na^+ 离子通道结合而发挥作用。中间链一般是酯类或者酰胺类结构,这部分与药效的持续时间有关,不同的结构被降解的难易程度有差异。而亲水性氨基使药物有合适的脂/水分配系数,一方面避免药物脂溶性过强而穿透血管壁经血流运输到其他部位,造成局部浓度降低、麻醉效果不佳。另一方面,有利于药物通过电性效应与受体部位结合。

局麻药为了方便应用,一般都将其与酸反应制成可溶于水的盐类。它进入体内后会有两种形式，分子型（RN）和解离型（RNH$^+$），两者在不同 pH 环境下比例有所不同，需要根据药物自身的解离常数 pK_a 和环境 pH 来确定。所谓药物的解离常数 pK_a 是指药物的分子型和解离型达到平衡时的 pH。在实际应用时，可以参考 pK_a＝pH－lg（[RN]/[RNH$^+$]）。由此公式不难得出，药物的 pK_a 越小，药物的分子型越多，越易穿透细胞膜进入胞内发挥作用。但也不宜过小，否则不宜与相应受体部位的结合。

局麻药的脂溶性同样是影响药效的重要因素。细胞膜的骨架结构是脂双层，主要成分是脂质。根据相似相容的原理，药物的脂溶性越高越易透过细胞膜。因此，局麻药需要有一定脂溶性才能进入胞内较好地发挥作用。

局麻药进入体内后，与血浆蛋白结合的部分将会暂时失去药理活性，而游离部分可进入细胞膜内发挥作用。局麻药的蛋白结合率越低，游离浓度越高，越易被降解，局麻作用持续时间越短。反之，局麻作用持续时间越长。下面介绍几种常见的局部麻醉药。

（二）常用的局部麻醉药

根据化学结构的不同，局部麻醉药可分为酯类局部麻醉药和酰胺类局部麻醉药，常见的酯类局部麻醉药包括普鲁卡因（procaine）、丁卡因（tetracaine）等，而常见的酰胺类局部麻醉药包括利多卡因（lidocaine）、布比卡因（bupivacaine）、罗哌卡因（ropivacaine）等。本部分主要介绍以上五种局部麻醉药。

1. 理化性质　如上文所述，影响局部麻醉药麻醉效能的很重要的指标包括其离解常数和脂溶性。pK_a 影响了药物在特定 pH 下的解离比例，表 5-6 列举的是常用局部麻醉药的 pK_a。

表 5-6　常用局部麻醉药的 pK_a

药物	pK_a	pH7.4 时非离子化部分（%）
普鲁卡因	8.9	3
利多卡因	7.9	24
布比卡因	8.1	17
罗哌卡因	8.1	17
丁卡因	8.5	7

而上述 5 种局部麻醉药的脂溶性大小顺序为丁卡因＞布比卡因＞罗哌卡因＞利多卡因＞普鲁卡因。

普鲁卡因脂溶性低，在生理 pH 范围内解离度很高，因而黏膜穿透力较差，麻醉效能较弱。利多卡因脂溶性较普鲁卡因好，解离度较低，黏膜渗透力和麻醉效能较强。而布比卡因脂溶性比利多卡因还要强，有数据表明其几乎是利多卡因的 10 倍，解离度低，膜透过性好，麻醉效能强。罗哌卡因的脂溶性大于利多卡因而小于布比卡因，解离度与布比卡因一样，麻醉效能强。丁卡因脂溶性很强，是普鲁卡因的 100 多倍，解离度较低，麻醉效能及毒性均比普鲁卡因大 10 倍。

2. 药效学及药动学特点　蛋白结合率是影响局麻药物作用时间的一项指标。表 5-7 列举了常用局部麻醉药的药效学及药动学数据。

表 5-7　常用局部麻醉药的药效学及药动学数据

药物	蛋白结合率(%)	效能	弥散能力	作用时间(局部浸润麻醉)(小时)
普鲁卡因	6	弱	弱	0.75～1
利多卡因	70	中等	中等	2～3
布比卡因	96	强	强	4～8
罗哌卡因	94	强	强	4～8
丁卡因	76	强	弱	3

普鲁卡因的蛋白结合率为 6%,而且其酯键容易被血浆假性胆碱酯酶水解,因此局部浸润麻醉时的作用时间只有 0.75～1 小时,为短效局麻药。本品进入体内吸收迅速,在血中可被假性胆碱酯酶水解,生成对氨基苯甲酸和二乙氨基乙醇,后者可进一步经肝酯酶降解,代谢产物大部分均经尿排出。对氨基苯磺酸有对抗磺胺类药物的作用,使用时应注意。本品可透过血脑屏障和胎盘。

利多卡因的蛋白结合率约为 70%,加上其本身化学结构中的空间位阻也使其不易被降解,因此作用时间较长,可持续 2～3 小时,为中效的局部麻醉药。本品大部分经肝微粒体酶代谢,可降解为毒性增强的单乙基甘氨酰胺二甲苯,之后可经酰胺酶水解经肾脏排出。代谢方式不同是酰胺类药物区别于酯类药物的一点。

布比卡因的蛋白结合率高达约 95%,而且其结构中的空间位阻也增加了其稳定性,使其不易被降解,因此麻醉持续时间较长,为 3～6 小时,为长效且强效的酰胺类麻醉药,但同时,毒性也较利多卡因大 4 倍。布比卡因大部分经肝脏代谢,之后经肾排泄,消除半衰期约为 8 小时。由于本品透过胎盘少,可用于产科镇痛,但仍需权衡利弊。

罗哌卡因主要与血中的 α-酸糖蛋白结合,蛋白结合率约 94%,清除较缓慢。在体内,本品主要经肝微粒体细胞色素 P450 代谢,代谢产物主要经肾脏排泄。

丁卡因的蛋白结合率为 94%,可大量蓄积于组织中,待血浆浓度下降后从组织中再释放出来。本品起效需 10～15 分钟,持续作用可达 3 小时,这与其高蛋白结合率及组织蓄积有一定关系。本品大部分可被血浆胆碱酯酶水解,再经肝脏代谢成对氨基苯甲酸和二甲氨基乙醇,进一步代谢后随尿排出。

除此之外,部分局部麻醉药还具有非麻醉作用,如利多卡因可以抗心律失常,降低颅内压,抗菌,对肿瘤细胞的增敏作用等。

3. 用法用量与临床应用　普鲁卡因由于黏膜穿透力较差,麻醉效能较弱,不适合表面麻醉,主要用于浸润麻醉、外周神经阻滞麻醉等。浸润麻醉:0.25%～1%,最大量 1g。神经阻滞麻醉:1%～2%,最大量 1g。

利多卡因由于麻醉效能和弥散能力均较好,可用于表面麻醉、浸润麻醉、硬膜外麻醉及神经传导阻滞。表面麻醉 4% 溶液,一次不超过 0.1g;局部浸润麻醉 0.5%～1% 溶液,一次用量不超过 0.5g。除此之外,临床上还有包括供胃镜用的利多卡因胶浆剂、供膀胱镜检查用的利多卡因凝胶剂等。

布比卡因常用于外周神经阻滞和椎管内阻滞。外周神经阻滞,成人一次限量为 150mg。

罗哌卡因小剂量应用产生感觉阻滞,大剂量应用可产生运动神经阻滞。具有麻醉和镇痛双重效应。硬膜外阻滞给药浓度一般为0.75%～1%,神经阻滞0.5%～0.75%,镇痛给药浓度一般为0.1%～0.2%。

丁卡因为强效的酯类局部麻醉药。临床主要用于黏膜表面麻醉、硬膜外阻滞、蛛网膜下腔阻滞等。黏膜表面麻醉,常用浓度1%,一次限量为40mg。硬膜外阻滞和蛛网膜下腔阻滞见有关章节。

4. 药物相互作用

(1)普鲁卡因、丁卡因:与磺胺类药物合用,可降低后者的药效。可增强肌松药的作用,延长肌松作用时间,合用时需减少肌松药用量。新斯的明可抑制胆碱酯酶,增强普鲁卡因及丁卡因毒性,忌联用。

(2)利多卡因:西咪替丁以及β受体阻断药可以抑制利多卡因的肝脏代谢,使利多卡因血药浓度升高。

(3)罗哌卡因与CYP1A2强抑制剂合用时(如氟伏沙明),可以使本品的清除率降低,血药浓度升高。

各种局麻药物的应用都应注意药物之间的配伍禁忌,如普鲁卡因与碳酸氢钠、硝普钠、氨茶碱等存在配伍禁忌。利多卡因与硫喷妥钠、硝普钠、甘露醇等存在配伍禁忌。布比卡因、罗哌卡因、丁卡因与碱性药物配伍可产生沉淀,不得合用。

5. 不良反应 普鲁卡因可引起过敏反应,个别人会出现高铁血红蛋白症。利多卡因可引起嗜睡、肌肉震颤、低血压、心动过缓等。布比卡因可引起恶心、尿潴留、心率减慢等不良反应,需注意本品的心脏毒性。罗哌卡因最常见的不良反应为恶心,低血压。丁卡因主要的不良反应为头晕、寒战。

6. 注意事项

(1)普鲁卡因在使用前应做皮试,皮试方法为取0.25%普鲁卡因溶液0.1ml皮内注射,等20分钟后,如局部出现红肿,直径大于1cm或局部红晕或伴有小水疱者为阳性。对可疑阳性者,应在另一前臂用生理盐水做对照实验。若周围产生较大红晕,应分次给药;若出现丘肿需观察较长时间证明无不良反应后再给药,若患者主诉不适且伴丘肿,不得给药。

(2)普鲁卡因注射部位不要接触碘,同时由于普鲁卡因水溶液不稳定,注意避光保存。

(3)对普鲁卡因或具有对氨基苯甲酸结构药物过敏的患者慎用丁卡因。

(4)在患者用利多卡因前需评价肝肾功能,肝血流量降低、肝肾功能障碍患者慎用本品。

(5)在应用布比卡因时,要注意患者是否出现心脏毒性反应。本品使用过量或操作时误入血管可产生严重毒性反应。

(6)在应用最大剂量的局麻药后,一定要注意休息一定时间后才可运动。

(7)特殊群体:妊娠期、哺乳期妇女应慎用,老年人需视情况调整给药剂量,儿童慎用。而罗哌卡因不推荐用于12岁以下儿童。

三、椎管内麻醉相关药物

椎管内麻醉,是指将局部麻醉药注射到硬膜外间隙和蛛网膜下腔来达到感觉和运动阻滞目的的一种麻醉方式。其主要作用部位是脊神经根,适合下腹部、泌尿生殖系统等部位的手术。根据注射部位的不同,椎管内麻醉分为蛛网膜下腔麻醉和硬膜外麻醉。由于所用的麻醉药均为局部麻醉药,在局麻药章节关于药理作用、药物相互作用等方面已有所述。因此,本部分主要针对硬膜外间隙麻醉和蛛网膜下腔麻醉这两种麻醉方式的用药剂量和不良反应做一介绍。

对于椎管内麻醉,麻醉效果除了与药物的药理作用、药动学特点有关外,还与药物的比重、患者的体位姿势相关。比重是指溶液与水的密度比。根据椎管内麻醉药的配制方法不同,可以形成不同比重的溶液。凡是高于脑脊液比重(1.005～1.009)的称为重比重液,而低于此范围的称为低比重液,在此范围之内的称为等比重液。

(一) 蛛网膜下腔麻醉

常用的药物包括普鲁卡因、利多卡因、布比卡因、丁卡因等。

轻比重液大多是以注射用水与麻醉药液混合而成,而等比重液可直接选择0.75%布比卡因,或者用脑脊液稀释相应麻醉药物。临床最常用的是重比重液。重比重液通常是将麻醉药液与一定量的5%～10%葡萄糖溶液混合而成,有利于调整麻醉平面。

1. 给药剂量与临床应用

(1)普鲁卡因:适用于短效的蛛网膜下腔麻醉。常用剂量为100～150mg。将150mg普鲁卡因与3ml生理盐水混合可得到重比重液,在1～5分钟内起效,可维持45分钟。适合于临床的短小手术。

(2)利多卡因:适用于中效的蛛网膜下腔麻醉。常用剂量为100mg。将2ml 5%利多卡因与1ml 5%的葡萄糖液混合而制得的重比重液,1～3分钟起效,可维持60～75分钟。但本品易弥散,不易控制麻醉平面,注射速度可减慢。

(3)丁卡因:适用于长效的蛛网膜下腔麻醉。常用剂量为10～15mg。将1ml 1%丁卡因与1ml 5%～10%的葡萄糖及1ml 3%麻黄碱溶液混合后制得的重比重溶液,起效需要5～10分钟,但可维持90～120分钟。可用于长时间的蛛网膜下腔麻醉。注意不要与碱性物质、碘接触。

(4)布比卡因:适用于长效的蛛网膜下腔麻醉。常用剂量为8～12mg。通常将2ml 0.5%布比卡因溶液与1ml 5%～10%葡萄糖液混合而制成重比重液,起效时间5～10分钟,可维持90～120分钟。

2. 麻醉辅助药 常用的包括麻黄碱、肾上腺素等,可通过收缩血管,减缓药物的吸收,从而延长麻醉时间,但是由于可同时导致脊髓较长时间灌注不足,从而存在一定截瘫的风险,而且这类药物可引起血压升高、心率加快等不良反应,临床上对于这类药物的使用存在一定争议。

3. 不良反应与并发症及相应用药

(1)穿刺后头痛:通常是由于蛛网膜穿破,脑脊液流出后,减少了脑脊液对脑组织的浮力,使脑组织在患者站位或坐位时下移,牵拉脑神经所致。但通常一周后可自愈,一般卧床休息即可,必要时服用咖啡因镇痛。

(2)低血压:主要原因是交感神经被阻滞,静脉回心血量减低,心排血量减少,全身血管阻力降低。可采取补充血容量予以纠正,若无效,可肌注30mg麻黄碱;仍无效者,可静脉滴注5～10mg间羟胺至血压回升。

(3)心动过缓:主要是交感神经被阻滞,迷走神经功能相对亢进所致。可予以静脉注射0.25～0.5mg阿托品缓解。

（4）恶心、呕吐：主要可能与迷走神经相对亢进、血压降低、延髓呕吐中枢兴奋、手术牵拉器官有关。在治疗上，若是前两者，可针对过高的麻醉平面采取相应措施；若是手术牵拉引起，则暂停手术。仍不能止吐者，可用异丙嗪止吐。

除此以外，蛛网膜下腔麻醉还可以引起背痛、神经损伤、硬膜外水肿、感染等多种并发症。

4. 监护要点　根据手术时间长短，选择合适的局麻药物。注意麻醉药物的浓度，不同浓度的局麻药可阻断不同的神经纤维。在注射麻醉药物后 5～10 分钟内调节患者体位，获得需要的麻醉平面，超过这段时间后，药物与脊神经已结合充分，再调节体位即无效。

（二）硬膜外间隙麻醉

与蛛网膜下腔麻醉不同的是，硬膜外间隙麻醉时麻醉药剂量都有所增加，而且给药方式分为单次和连续硬膜外给药两种。常用的药物包括利多卡因、布比卡因、丁卡因、罗哌卡因等。

1. 给药剂量与药学特点

（1）利多卡因：常用浓度为 1%～2%，成年人一次最大剂量为 400mg。本品起效需 1～5 分钟，维持可达 45～90 分钟，弥散作用强，久用后易耐受。需要注意的是 2% 利多卡因可能会降低通气功能。

（2）布比卡因：常用浓度为 0.5%～0.75%，一次最大剂量为 150mg，注射后 16～18 分钟起效，可维持 120～210 分钟。属于长效的硬膜外麻醉药。

（3）丁卡因：常用浓度为 0.2%～0.3%，一次最大剂量约为 75mg，注射后 15～20 分钟起效，维持 90～180 分钟。

（4）罗哌卡因：常用浓度为 0.5%～1.0%，一次最大剂量为 150mg，2～4 分钟起效，可维持 240～400 分钟，属于长效的硬膜外麻醉药（表 5-8）。

表 5-8　硬膜外间隙给药的给药剂量与药学特点

药物	常用浓度(%)	一次最大剂量(mg)	起效时间(min)	维持时间(min)
利多卡因	1～2	400	1～5	45～90
布比卡因	0.5～0.75	150	16～18	120～210
丁卡因	0.2～0.3	75	15～20	15～20
罗哌卡因	0.5～1.0	150	2～4	240～400

2. 给药方式　硬膜外麻醉的麻醉方式分为单次和连续硬膜外给药。前者是指通过穿刺针直接将药物注射至硬膜外间隙。后者是通过将导管置入硬膜外间隙，逐步给予局麻药来维持麻醉，其给药剂量分为试验量、麻醉量和维持量。

试验量是指在硬膜外间隙置入导管后给予的小剂量（3～5ml）局麻药，主要是为了排除药物误入蛛网膜下腔，若给药后 5 分钟出现广泛的运动消失等症状，则可能是药物进入蛛网膜下腔。若 10 分钟后，患者状态依然稳定，则可一次性给予较大量（8～15ml）的局麻药，这个量即麻醉量。给予麻醉量约 1 小时后，若手术仍在继续，可给予维持量，剂量为试验量与麻醉量两者总和的 1/3～1/2。

3. 辅助用药　为了延长麻醉时间，可在局麻药中加入少量的肾上腺素（浓度一般为

1:20万),减少麻醉药物的吸收。除此以外,还可联用阿片类药物以提高术时的麻醉效果,以及联用碳酸氢钠减少局麻药的解离而加强麻醉效果(布比卡因不可碱化)。

4. 不良反应和并发症　硬膜外麻醉的不良反应和蛛网膜下腔麻醉类似,会有低血压、心动过缓、恶心、呕吐等不良反应,处理方式同蛛网膜下腔麻醉。不过其并发症除了背痛、感染等之外,还有全脊麻、硬脊膜下间隙阻滞、局麻药全身毒性等,这三者与穿刺时误入血管或者蛛网膜下腔相关,因此麻醉时应予以注意。

5. 监护要点

(1)动脉硬化、足月孕妇、老年患者硬膜外阻滞时所用局麻药剂量应降低。

(2)注意硬膜外麻醉时局麻药的给药浓度较蛛网膜下腔时要大。

(3)连续硬膜外给药时,注意给完试验量后观察患者反应,若无异常,才可继续给予麻醉量。

第二节　手术相关用药

患者在手术前需要进行一系列的评估来识别并存疾病对手术的影响。医生根据评估结果制订相应的手术方案,例如对于服用抗凝血药的患者在术前是否需停药,提前几天停药?有胃食管反流病的患者术前应做哪些准备?诸如此类问题都需要在术前与患者交代,以降低手术并发症和手术风险。而手术结束后,患者可能会发生如疼痛、恶心、呕吐、意识无法恢复等一些并发症,同样需要药物或者其他方式治疗。

一、术前用药

(一)抗凝与抗血小板类药物

1. 肝素(heparin)　肝素通过与抗凝血酶Ⅲ结合,可以增强后者对活化的Ⅱ、Ⅸ、Ⅹ、Ⅺ和Ⅻ凝血因子的灭活作用,从而抗凝。本品皮下注射、肌内注射吸收均良好,主要经网状内皮系统代谢,肾脏排泄。一般剂量(100U/kg)下,半衰期为1小时,随着剂量增加,半衰期延长。

接受治疗量(将APTT延长至正常值的1.5~2.0倍)肝素的患者,术前4小时接受最后一次注射,术后可继续应用治疗量的肝素使INR回至治疗范围。

有些患者采用了每日2次5000U肝素皮下注射来预防血栓,椎管内麻醉也并非不可进行。但应在硬膜外穿刺后1~2小时再给予肝素;若静脉注射肝素,需在硬膜外穿刺6小时前停用。术中如果使用,需在硬膜外置导管后1小时用,拔管1小时后可继续使用肝素。

本品与香豆素类药物、非甾体抗炎药、抗血小板类药物、肾上腺皮质激素、溶栓类药物合用时,出血风险加大。本品与碳酸氢钠、乳酸钠合用可促进抗凝作用。肝素与透明质酸酶合用可以减轻肌肉痛,促进肝素吸收,但两者混合后不宜久置。肝素与卡那霉素、阿米卡星、柔红霉素、乳糖酸红霉素、硫酸庆大霉素、氢化可的松琥珀酸钠、多黏菌素B、多柔比星、妥布霉素、万古霉素、头孢孟多、头孢噻吩钠、氯喹、氯丙嗪、异丙嗪、麻醉性镇痛药有配伍禁忌。

常见的不良反应包括自发性出血,偶可引起过敏反应及血小板减少。出血可予鱼精蛋白对抗(1mg硫酸鱼精蛋白中和100U肝素)。

监护要点:重视椎管内麻醉术后神经功能恢复情况,对操作时反复穿刺或出血的患者应加强监测。患者长期应用肝素时,需定期测活化部分凝血活酶时间(APTT),注意观察患者是否有皮肤、牙龈出血等情况。妊娠期慎用本品,儿童用药需根据体重计算给药剂量,60 岁以上老年人一般情况下给药剂量酌减。

2. 低分子量肝素(low molecular heparin) 低分子量肝素可通过化学降解或酶法裂解肝素制备得到。其对 Xa 活性抑制作用较强,对 IIa 作用较弱,因此抗血栓作用较强,抗凝作用较弱,出血风险较小。而且本品对血小板影响小,血小板减少症发生率较低。皮下注射本品生物利用度接近 100%。常见的不良反应为出血、注射部位瘀斑、血清转氨酶一过性升高等。当与抗凝血药、抗血小板药、溶栓药、糖皮质激素(全身用)合用时,出血风险加大。

对于椎管内麻醉的患者,术前最后一次低分子量肝素的使用需在硬膜外置管前 10～12 小时。大剂量应用低分子量肝素的患者需停药 24 小时,待凝血功能正常后,才可行椎管内麻醉。硬膜外置管 2 小时后可在术中恢复使用本品。若操作时反复穿刺或出血,恢复使用需推迟 24 小时。拔除导管需在上次使用本品 10～12 小时后进行,恢复使用本品需在拔管至少 2 小时以后。

监护要点:在手术前,需了解患者是否联用了其他影响凝血功能的药物。防止椎管内穿刺后引起椎管内水肿,本品禁止肌内注射。使用本品过程中,注意监测血小板计数,当显著下降时(低于原值的 30%～50%),需考虑停用。重度肾功能不全患者需调整剂量。轻、中度肾功能不全、肝功能不全患者应用本品时注意监测。本品不推荐用于儿童;妊娠期妇女需权衡利弊,哺乳期妇女应用本品时应停止哺乳;老年人需根据肾功能情况调整用药剂量。

3. 阿司匹林(aspirin) 阿司匹林通过抑制血小板环氧合酶而抑制血栓素 A$_2$ 的合成,血栓素 A$_2$ 是引起血小板聚集和血栓形成的重要物质,因此阿司匹林具有抗血栓作用。为了减小阿司匹林对胃肠道的刺激,临床上普遍选用阿司匹林肠溶片。本品在碱性尿液中排泄加快。一般早上服用。

慢性不稳定型心绞痛 75～150mg/d 长期使用;冠状动脉血运重建术后抗血小板治疗 75～150mg/d 长期维持。一般情况下,阿司匹林至少术前 5 天停药,最好为 10 天,若患者术后无出血征象,24 小时后可继续使用本品;对于血栓事件发生率较高的患者,建议一直用至手术。常见的不良反应包括胃黏膜损害,可引起痛风发作、低血糖等。

监护要点:哮喘患者、鼻息肉、有过敏症状、慢性胃炎或十二指肠炎症的患者应慎用本品。同时服用非甾体抗炎药、糖皮质激素药物、抗血小板药以及其他抗凝血药需警惕出血风险。服药期间请不要饮酒。肾损害及严重肝功能障碍患者慎用本品。在孕早期及孕中期慎用本品,妊娠最后 3 个月禁用本品,哺乳期妇女慎用,儿童用药可能发生危及生命的 Reye 综合征,但发生率低;老年患者需根据肾功能调整剂量。

（二）降压药

降压药物需不需要术前停用呢? 首先,要明确患者是原发性还是继发性的高血压,对于继发性高血压,需要先对其原发性疾病进行治疗,再择期手术。其次,对于血压控制的正常的患者,降压药物(如 β 受体阻断药、钙通道阻滞剂、血管紧张素转化酶抑制剂、血管紧张素受体 II 拮抗剂等)应一直服用至手术当日清晨,需禁食水的患者应用尽量少的水将药物服下。而对于术前新出现的高血压,应通过一段时间的药物降压治疗使其血压降至合适范围内再行手术,这是为了使机体各个器官能逐步适应血压的变化,切不可为了手术速降血压。下面以 β 受体阻断药为例简要讨论其用法和监护要点。

β受体阻断药可以降低非心脏手术围术期心脏并发症和病死率。其机制包括控制血压和心率,血压过高及心率过快均不利于心肌供氧,除此以外,还有预防心肌缺血、抑制心律失常等。有研究表明:术前数天开始用β受体阻断药,使静态心率小于 65 次/分;术后至少用 30 日,使用 1 年仍可获益。长期平均心率维持在 70 次/分以下较为理想。例如,比索洛尔至少应在术前 7 天就开始使用,每天 2.5mg 一次口服,将心率调至 50～65 次/分,术后继续用药,剂量调整到心率维持在 60～65 次/分即可。比索洛尔主要的不良反应包括心动过缓、头痛、肢端麻木等。对于有支气管哮喘或者慢性阻塞性肺疾病的患者本品可能引起相应症状;对于孕妇和胎儿,本品可能因降低胎盘灌注而对其造成损害,因此具体到每一个患者术前能否用β受体阻断药,还需具体问题具体分析。

特别提示:对于降压药物的使用,我们需注意到与麻醉药等其他药物的相互作用,同时需要关注对于特殊群体是否可以使用,以及是否需要调整用药剂量。

(三) 胰岛素(insulin)

胰岛素可用于治疗各种类型的糖尿病。那么术前应如何调整胰岛素的种类和剂量呢?一般来说,大多数使用胰岛素的患者都采取中长效胰岛素联合短效胰岛素控制血糖。手术当日长效胰岛素的剂量可不变或者减为常规剂量的 50%,中效胰岛素可减为常规剂量的 50%～75%。而使用中效/短效混合胰岛素的患者需更换成中效胰岛素,并将剂量改为中效成分剂量的 50%～75%。短效胰岛素在手术当日停用。对于正常饮食的患者,需要控制餐前血糖 ≤7.8mmol/L,餐后及随机血糖 ≤10.0mmol/L。禁食期间血糖建议控制在 10.0mmol/L 以内。术中和术后控制在 7.8～10.0mmol/L。正常饮食的患者在术前需要监测空腹、三餐后和睡前血糖。禁食的患者则需每 4～6 小时监测一次。在术中这两类患者都是每 1～2 小时监测一次。重症患者、大手术的患者需要每 30～60 分钟监测一次。术后静脉注射胰岛素的患者需要至少 1 小时测一次血糖。

监护要点:当患者术后病情稳定后可过渡到皮下注射胰岛素。在停静脉胰岛素前 1～2 小时皮下注射短效胰岛素或者停用前 2～3 小时皮下注射中/长效胰岛素。若患者之前长期服用二甲双胍,应在手术前 2 天停药,若服用磺脲类药物或格列奈类药物应在手术前 1 天停药,均改用普通胰岛素。

(四) 苯二氮䓬类

为了减少患者术前焦虑,通常会在术前给予苯二氮䓬类药物来安定情绪。较常用的有地西泮、咪达唑仑等。同时,这类药物也可用于静脉麻醉,在前文已有详细解释,这里不再赘述。

(五) 阿片类药物

阿片类药物镇痛作用强,可以提高患者的痛阈,缓解区域麻醉时的不适。同时,本类药物还可以镇静,降低吸入性麻醉药的 MAC,与全麻药、中枢抑制剂有协同作用。因此,常与麻醉药用于术前复合麻醉。

1. 芬太尼(fentanyl)　本品主要是通过激动阿片类受体而发挥镇痛作用。其脂溶性强,易通过血脑屏障,镇痛效应强且起效迅速,静脉注射 1 分钟即起效,可维持 30～60 分钟。芬太尼联合静脉全麻药、肌松药、镇静药用于全麻诱导非常常见。常用剂量为 0.1～0.3mg。本品的主要不良反应包括眩晕、恶心、呕吐、低血压等,严重的包括心动过缓、肌肉强直等。本品与 80% 氧化亚氮合用,可诱发心率减慢。肌松药与本品合用时可减量。

监护要点:注意本品与中枢抑制剂、肌松药、全麻药的相互作用。若患者使用本品发生呼吸抑制时可采取吸氧等措施,必要时可用纳洛酮解救。静脉注射纳洛酮 0.005～0.01mg/kg、成人 0.4mg。心动过缓者加用阿托品。本品与氟哌利多合用时若产生低血压,可扩容,无效时用除了肾上腺素之外的升压药。本品孕妇慎用,老年患者首次剂量应当减量。若患者术前使用单胺氧化酶抑制剂,需停药 14 天以上才可用芬太尼注射剂,且先从小剂量用起。

2. 舒芬太尼(sufentanil)　本品为 μ 阿片受体激动剂,药学特点为镇痛作用强,为芬太尼的 5～10 倍,起效时间快,对心脏影响较小,不会引起组胺释放。适合心脏手术的麻醉。以本品为主进行的全身麻醉,常用剂量为 8～30μg/kg。常见的不良反应为心动过缓、呕吐、呼吸抑制,肌肉僵硬等。

与高剂量的氧化亚氮合用,可减慢心率、降低血压。CYP3A4 抑制剂可能会延长本品的呼吸抑制作用。

监护要点:监测患者心率,若心率过缓,可用阿托品予以对抗。使用本品后,需经医生允许后才可驾车或做精密操作。为了减少术后呼吸抑制,在手术结束前 45 分钟停止使用本品。妊娠期及哺乳期禁用;2 岁以下儿童安全性资料很少;老年患者应减少用量。

3. 瑞芬太尼(remifentanil)　本品为超短效的阿片类药物,起效迅速,维持时间只有 5～10 分钟,这与其结构中的酯键有关,可在血浆和组织中被非特异性酯酶水解。其常用剂量为 0.5～1μg/kg 持续静脉滴注。主要不良反应与舒芬太尼类似。

监护要点:不能单独用作全麻诱导。由于制剂中含有甘氨酸,不得椎管内给药。本品停药后 5～10 分钟,镇痛效应消失,因此在停用本品前,需给予其他镇痛药。使用本品两周前,应停止使用单胺氧化酶抑制剂。本品稀释过程中需保持无菌状态。妊娠期及哺乳期使用本品需权衡利弊;2 岁以下儿童不推荐使用;65 岁以上老年人需减量。

(六) 抗胆碱类

为了减少患者术中腺体分泌及解除平滑肌痉挛,会在术前给予 M 受体阻断剂,例如阿托品、东莨菪碱。

氢溴酸东莨菪碱用于麻醉前给药时,一般术前半小时给药,皮下注射或肌内注射,一次 0.3～0.5mg,极量为一次 0.5mg。不良反应包括口干、眩晕、皮肤潮红、心率加快等。本品与其他抗胆碱能药物合用可增加毒性。可拮抗甲氧氯普胺、多潘立酮的促胃动力作用。

监护要点:青光眼患者禁用,前列腺肥大患者慎用。本品不能与抗抑郁药、抗精神病药及治疗帕金森病药物合用。药物过量可引起抽搐,可用巴比妥类药物或水合氯醛,或新斯的明解救。老年患者用药需注意呼吸和意识情况,妊娠期及哺乳期需权衡利弊。

(七) 止吐药

手术的常见并发症包括恶心、呕吐。对于一般成人来说,这两者的发生率大约分别为 50% 和 30%。但对于有高危的患者来说,术后恶心、呕吐的发生率可高达 80%。围术期恶心、呕吐的易发因素主要分为三方面:患者因素,药物因素,手术因素。患者因素包括儿童和青春期,女性,肥胖患者,恶心、呕吐阈值低的患者。药物因素包括阿片类药物,抗胆碱药物,吸入麻醉药(如氧化亚氮),静脉麻醉药(如硫喷妥钠,依托咪酯)。手术因素包括胃肠道手术,腹腔手术,眼科、耳鼻喉科手术。当存在以上危险因素时,需考虑使用止吐药物。

1. 地塞米松(dexamethasone)　本品为糖皮质激素,具有抗炎、抗风湿、免疫抑制等药理作用,在临床上广泛用于结缔组织病、红斑狼疮、类风湿关节炎等自身免疫性炎症疾病。但除此以外,地塞米松还可用于预防患者术后呕吐以及减轻患者术后疼痛。一般于术前单次静脉给予 4～5mg 地塞米松。2014 年的国外的术后恶心呕吐管理指南(Consensus Guidelines for the Management of Postoperative Nausea and Vomiting)中指出:术前给予 8mg 地塞米松可以促进患者出院后恢复,减少恶心、疼痛、疲乏等不适。对于小儿手术来说,地塞米松同样可以应用,有研究表明斜视手术患儿术前静脉注射 0.05mg/kg 的地塞米松就可以达到预防术后呕吐的效果。本品可减弱抗凝血药效果,联用时应予以注意。

监护要点:警惕患者术后感染,可以通过监测体温、白细胞计数以及其他炎性指标来观察。由于地塞米松可以升高血糖,因此对于糖尿病高危人群不宜使用。伴有胃或十二指肠溃疡的患者禁用。妊娠期应权衡利弊使用,而对于哺乳期妇女,用药期间不应哺乳,避免药物对婴儿的影响。老年人使用时,应注意药物对血压的影响。

2. 甲氧氯普胺(metoclopramide)　本品可以促进胃排空,阻滞胃食管反流,降低胃内容物误吸而死亡的概率,同时具有一定镇吐作用。本品肌注后 10～15 分钟起效,静注 1～3 分钟起效,主要经肝脏代谢,肝肾双通道排泄,消除半衰期为 4～6 小时,严重肾功能障碍者需调整剂量。由于误吸的发生率很低,所以本品不用做常规术前用药,对于下列患者可作预防性用药:外伤、急诊手术、气道异常、肥胖等。

用法用量与不良反应:一般在术前 30 分钟静注甲氧氯普胺 10mg。可能产生的不良反应有昏睡、疲惫无力等。

与中枢抑制剂同时用时,镇静作用增强。本品与抗胆碱能药物和麻醉镇痛药物有拮抗作用。与吩噻嗪类药物合用,如氯丙嗪,可使锥体外系反应发生率增加。

监护要点:由于与东莨菪碱同用,本品的促胃动力作用可被抵消,因此不建议两者合用。注意本品与中枢抑制剂的镇静加强作用。孕妇不宜使用本品。严重肾功能不全患者剂量至少须减少 60%。

（八）抑酸剂

胃内容物的反流误吸可引起继发性肺炎,因此对于有高误吸风险的人群,例如产妇、食管反流症状的患者,可以考虑术前应用 H_2 受体阻断剂及质子泵抑制剂进行抑酸治疗,降低误吸风险。但是,对于低误吸风险人群,术前抑酸药物不推荐常规使用。常用的药物包括西咪替丁、雷尼替丁、奥美拉唑等。

1. 雷尼替丁　本品可通过阻断组胺与壁细胞 H_2 受体结合而减少胃酸分泌,不仅可以降低基础胃酸分泌,也可以降低刺激性胃酸分泌。一次给药后作用可维持 12 小时。可用于术前的抑酸治疗,单次静脉注射 50～100mg,若静脉推注给药应缓慢,时间超过 10 分钟,若静脉滴注,可将本品 50mg 或 100mg 于 5% 葡萄糖注射液 200ml 稀释后缓慢静脉滴注 1～2 小时。本品可引起谷丙转氨酶可逆性升高,停药后即可恢复,还可有头晕、恶心等不良反应。本品与主要经肝脏代谢、受肝血流量影响较大的药物合用时,例如华法林、利多卡因、地西泮,可增加后者的血药浓度,应用时需注意。

监护要点:本品 8 岁以下儿童禁用,孕妇及妊娠期妇女慎用,老年人用药时需要关注其肾功能。注意与其他术前用药及术中用药的相互作用。

2. 奥美拉唑　本品为质子泵抑制剂,通过抑制壁细胞的 H^+-K^+-ATP 酶而降低胃酸的分泌,这种抑制作用呈剂量相关性。本品进入体内后,主要在肝脏经 CYP2C19 代谢,代谢产物主要经尿液排泄,少量经粪便排泄。一般用法为术前 40mg 静脉滴注,溶媒为 100ml 0.9% 氯化钠注射液。本品主要不良反应为头痛、恶心、呕吐等。本品可以增加经 CYP2C19 酶代谢药物的血浆浓度,如地西泮、华法林等。同时,可以降低氯吡格雷活性代谢产物的血药浓度,增加出血风险。而与克拉霉素、红霉素、HIV 蛋白酶抑制剂合用时,奥美拉唑的血药浓度会升高。

监护要点:注意药物之间的相互作用,例如麻醉前诱导时可能使用的地西泮;妊娠期及哺乳期妇女尽量不使用本品,老年人无须调整剂量;肾功能受损者无须调整剂量,肝功能受损者需酌情调整剂量。

(九) 左甲状腺素钠(levothyroxine sodium)

甲状腺功能减退及甲状腺癌术后患者通常会长期服用左甲状腺素钠。对于此类患者,术前也应继续服用此类药物。通过服用左甲状腺素钠可使甲状腺功能尽量恢复至正常状态。

左甲状腺素钠可以补充机体的甲状腺激素,在外周器官中转化成 T_3,与 T_3 受体特异性结合后发挥作用。本品的生物利用度可达 80%,血浆蛋白率结合率高达 99.97%。本品服用后一般需要 3~5 天发生作用,主要经肝脏、肾脏等部位代谢,经尿和粪便排泄。对于甲状腺功能减退患者,半衰期为 9~10 天。用药剂量应个体化,成人甲状腺功能减退患者初始剂量为 25~50μg/d,维持剂量为 100~200μg/d。甲状腺癌切除术后剂量为 150~300μg/d。左甲状腺素钠一般于早晨餐前半小时顿服。本品主要的不良反应为心动过速、心悸、潮红等不良反应,多与剂量过大有关。

巴比妥类药物等肝药酶诱导剂可以增强本品代谢,使本品血药浓度降低。含铝、铁、钙等的制剂可降低本品作用,需应用本品 2 小时后服用。本品可削弱降糖药物的降糖作用。由于高蛋白结合率,本品可置换出与血浆蛋白结合的香豆素类抗凝血药,使抗凝作用增强,因此联用时需检测凝血指标。糖皮质激素、β 拟交感神经药物、胺碘酮可以抑制 T_4 向 T_3 转化。

监护要点:患者术前应调整至正常的甲状腺功能状态,避免出现心悸或者心动过缓等不良反应。注意与香豆素抗凝血药、β 拟交感神经药、糖皮质激素等药物的相互作用。老年患者应选择较低的初始剂量,缓慢加量;儿童用本品时剂量需降低;孕妇及哺乳期妇女可用本品。

(十) 右美托咪定(dexmedetomidine)

本品为镇静类药物,术前应用可以缓解患者焦虑情绪,主要用于全身麻醉、区域麻醉、有创检查时的镇静。

右美托咪定可选择性激动 α_2 肾上腺素能受体,抑制交感活性,产生镇静与抗焦虑作用。除此之外,本品还有一定镇痛作用,可减少阿片类药物用量。但本品还可引起血压降低、心率减慢及轻微抑制呼吸。药动学方面,本品起效迅速,蛋白结合率为 94%,在体内几乎完全代谢,主要是经葡糖苷酸化以及细胞色素 P450 酶系统代谢,代谢产物主要经肾脏排出。消除半衰期为 2 小时左右。

麻醉诱导前,静注负荷剂量 1μg/kg,给药需缓慢,约 10 分钟,之后以 0.2~0.5μg/(kg·h) 维持。最常见的不良反应为低血压、心动过缓、口干。

本品与两性霉素 B、地西泮存在配伍禁忌。全麻药、镇静剂、阿片类药物可以增强本品的药效。

监护要点:关注患者心率,若发生心动过缓,可静脉给予抗胆碱能药物。若用于 ICU 患者镇静,用药时间超过 24 小时,不可突然停药,以免出现头痛、激动等停药症状。输注本品时应将原液稀释至适宜浓度之后再用。肝肾损伤者需减少剂量,用药前需关注患者肝肾功能。特殊群体:妊娠期妇女需权衡利弊,剖宫产术时不推荐本品,哺乳期妇女慎用;不推荐 18 岁以下儿童患者使用;老年患者需考虑减低剂量。

(十一) 肌松药

本类药品主要包括两类,一类是去极化型肌松药,主要是琥珀胆碱,另一类是非去极化型肌松药,例如维库溴铵,罗库溴铵等。

1. 琥珀胆碱(suxamethonium) 本品可兴奋骨骼肌运动终板突触后膜的 N_2 型受体,引起后膜去极化,产生短暂的肌束震颤,对之后传来的神经冲动不产生反应,导致肌肉松弛。琥珀胆碱可被丁酰胆碱酯酶所降解,若其代谢较慢,则会引起较长时间的肌松作用,因为此时后膜的去极化状态转化为复极化,不会被乙酰胆碱去极化。本品静脉注射后,最终可被降解成无肌松作用的代谢物,大多数从尿中排出,血中半衰期为 2~4 分钟。

气管插管时常用剂量为 1~1.5mg/kg。常见的不良反应包括高钾血症、心动过缓、眼压升高、恶性高热、术后肌痛等。

本品在碱性溶液中分解,与硫喷妥钠存在配伍禁忌。胆碱酯酶抑制剂、环磷酰胺、普鲁卡因、单胺氧化酶抑制剂可降低假性胆碱酯酶活性,延长本品的肌松时间。卡那霉素、普鲁卡因胺、奎尼丁、吩噻嗪类药物等也可增强本品肌松作用。

监护要点:脑出血、青光眼、低血浆胆碱酯酶、严重创伤大面积烧伤、高钾血症、上运动神经元损伤患者禁用。注意药物相互作用,例如与氟烷合用时,可增加恶性高热的不良反应发生率。预先给予阿托品可减少心动过缓。预先静脉注射小剂量非去极化肌松药可减少肌肉震颤发生。妊娠期慎用。

2. 罗库溴铵(rocuronium bromide) 本品是非去极化型肌松药,可竞争性阻断乙酰胆碱与运动终板后膜的 N_2 型胆碱受体结合,使肌肉松弛。与去极化肌松药不同的是,本品与受体结合后,不引起后膜电位的改变,在肌松之前也不会产生肌束震颤;此肌松作用可被胆碱酯酶抑制剂所拮抗。本品静注后,3~4 分钟起效(气管插管时 60~90 秒),为非去极化肌松药中起效最快的。主要经肝脏代谢,经胆汁和肾脏排泄,消除半衰期为 21 小时左右。

气管插管的常用剂量为 0.6mg/kg。常见的不良反应包括注射部位疼痛,生命体征改变以及神经肌肉阻滞时间延长。

本品与两性霉素 B、头孢唑林、地塞米松、地西泮、红霉素、法莫替丁、呋塞米、氢化可的松琥珀酸钠、胰岛素、硫喷妥钠、万古霉素存在配伍禁忌。氟烷类麻醉药、其他非去极化型肌松药,大剂量硫喷妥钠,芬太尼,氯胺酮,氨基糖苷类、利尿药等会增强本品的肌松作用。新斯的明、苯妥英钠、去甲肾上腺素、茶碱、氯化钙会减弱本品作用。

监护要点:由于本品可能存在残余的神经肌肉阻断作用,因此需待患者完全恢复后再拔出气管内导管。肝脏或肾脏衰竭的患者需慎用本品,本品作用的时间将会延长。高龄、水肿的患者可以使本品起效减慢。烧伤患者对非去极化肌松药耐药,需个体化用药。妊娠期及哺乳期需权衡利弊。老年和儿童可选用本品,但是对于新生儿尚无充分资料。

3. 泮库溴铵(pancuronium bromide) 本品为长效的非去极化肌松药,其药学特点为轻度的 M 受体阻断作用,可引起心率加快、血压升高,不适合高血压、心动过速患者使用。

4. 维库溴铵(vecuronium bromide)　本品起效较快,大部分由胆汁排出,因此适合肾衰竭患者应用。对心功能影响较小,也适合心脏病患者的麻醉。

5. 阿曲库铵(atracurium)与顺阿曲库铵(cisatracurium)　阿曲库铵的起效时间与剂量呈正相关,在体内通过霍夫曼消除自然降解,非常适合肝肾疾病患者,但可引起组胺释放,出现皮疹、低血压,严重者可出现过敏性休克。因此,过敏体质患者忌用。顺阿曲库铵为阿曲库铵的光学异构体,不引起组胺释放,对心血管影响较小,因此适合高龄及肝肾功能受损的患者。

6. 哌库溴铵(pipecuronium bromide)　本品为长效的非去极化肌松药,对心功能影响小,适合于需长时间手术的心脏病患者的麻醉。

二、术后恢复期用药

(一) 镇痛药

根据手术类型,术后给予患者合适的镇痛药物,可以提高患者的舒适度,而且可以减少因疼痛引发的血流动力学、凝血系统的不良改变,如心动过速、血小板激活等。镇痛药按照药理作用可以分为阿片类镇痛药和非阿片类镇痛药,后者又包括非甾体抗炎药和局部麻醉药。由于本书有专门章节对镇痛药作具体介绍,这里就简要介绍三种药物。

1. 氟比洛芬(flurbiprofen)　氟比洛芬属于非甾体抗炎药,主要是通过抑制外周的环氧合酶减少前列腺素的合成而发挥镇痛作用。临床上用的一般是其成酯的微球制剂,为无活性的前体药物。它进入体内后可以被羧基酯酶水解为氟比洛芬发挥作用,起效很快。用药24 小时后,约 50% 药物经尿排出。半衰期约 6 小时。

用法一般是每次静脉注射给予氟比洛芬酯 50mg,给药时间最好在 1 分钟以上,也可使用镇痛泵。注意本品应在无法口服药物或者口服药物效果不佳时应用。

常见的不良反应包括注射部位疼痛,恶心、呕吐、转氨酶升高,偶见血压升高、心悸,罕见休克、急性肾衰竭、肾病综合征等。

本品禁止与洛美沙星、诺氟沙星、依诺沙星合用,否则可能会引起抽搐。与甲氨蝶呤合用时应注意监测血小板减少、贫血、黏膜溃疡等不良反应。

监护要点:避免和其他非甾体抗炎药联合使用。有胃肠道病史(溃疡、穿孔、出血)的患者应注意监护,警惕本品导致的出血反应。本品可能产生心血管不良事件,对于有高血压等心血管基础疾病的患者应注意其血压、心率。支气管哮喘患者、肝肾功能不全患者、妊娠期应慎用本品,哺乳期妇女用此药期间应避免哺乳,儿童不宜使用。老年患者应从小剂量慎重给药。用药期间注意监测肝功能。

2. 吗啡(morphine)　吗啡属于阿片类药物,镇痛作用强大。同时具有镇静、镇咳、兴奋平滑肌、扩张血管等药理作用。本品皮下和肌内注射吸收迅速,可分布到肺、肝、脾等各组织,也可通过胎盘到达胎儿体内。主要经肝脏代谢,60%~70%与葡糖醛酸结合,主要经肾脏排出,少量经胆汁排出。半衰期为 1.7~3 小时。

常见的用法用量为静脉注射 5~10mg。而术后镇痛注入硬膜外间隙,成人从腰脊部注入,一次最大给药剂量为 5mg,胸脊部应减为 2~3mg。

本品不良反应包括恶心、呕吐、便秘、呼吸抑制、意识模糊。

本品区别于非甾体抗炎药的最大特点是连续应用可产生耐受性和成瘾性。

本品可增强香豆素类药物抗凝作用,与吩噻嗪类、镇静催眠药、三环类抗抑郁药可加强本品的抑制作用,与西咪替丁合用可引起呼吸暂停、精神错乱等。

监护要点:禁用于临盆产妇、哺乳期妇女、新生儿,慎用于老年患者。吗啡过量时可静脉注射纳洛酮予以解救。本品导致呕吐的发生概率很大,可以预防性使用止吐药物。吗啡注入硬膜外间隙或蛛网膜下腔后,需监测患者呼吸、循环功能。不得与氨茶碱、巴比妥类药的钠盐等碱性液等混合。

3. 喷他佐辛(pentazocine)　本品为 κ 受体激动剂,对 μ 受体有一定拮抗作用。本品镇痛作用较吗啡弱,成瘾性也小,使用大剂量时可引起血压升高、心率加快,不适合心肌梗死患者的镇痛。其主要不良反应为缩瞳、便秘、嗜睡、面部潮红等。

本品与具有中枢抑制作用的药物合用时,中枢抑制作用增强。与 M 受体阻断剂联用时,可加重便秘。

监护要点:停用单胺氧化酶抑制剂 2～3 周后,才可使用本品。甲状腺功能减退、心律失常患者慎用本品。给药过程中监测呼吸,防止呼吸抑制。特殊群体:妊娠期及哺乳期慎用,儿童及老年人剂量应降低。

(二) 意识恢复药

氟马西尼(flumazenil)可拮抗苯二氮䓬类药物造成的术后过度镇静。

氟马西尼是苯二氮䓬受体拮抗剂,通过竞争性结合苯二氮䓬受体来阻断苯二氮䓬类药物与受体的相互作用,从而解除过度镇静状态。本品有良好的脂溶性,体内分布较广,主要经肝脏代谢,代谢物绝大部分经非肾脏途径排出,消除半衰期约为 1 小时。

终止苯二氮䓬类药物诱导及维持全身麻醉的用法用量为初始剂量为 15 秒内静脉注射 0.2mg。若 60 秒内清醒程度未达到要求,追加 0.1mg,必要时每分钟追加一次,最大总剂量为 1mg。

常见的不良反应包括面色潮红、恶心、呕吐。有癫痫并长期用苯二氮䓬类药物的患者使用氟马西尼后有癫痫发作。

监护要点:使用本品时要防止患者再次镇静及呼吸抑制,应进行 1～2 小时观察。长期接受苯二氮䓬类药物治疗的癫痫患者不推荐应用本品。使用本品的最初 24 小时内,禁止驾驶或者操作危险仪器。对长期或大剂量使用过苯二氮䓬类药物的患者进行解救时,避免快速注射本品,减少戒断症状的发生。孕妇及哺乳期妇女慎用,妊娠前 3 个月禁用本品。

(三) 止吐药

术后恶心、呕吐发生率为 20%～30%,可能与吸入麻醉剂与阿片类药物的使用有关。为了降低呕吐等不良反应的发生,改善患者的舒适度,也可以在术后给予止吐药物。

1. 昂丹司琼(ondansetron)　昂丹司琼为强效、高选择性的 5-HT$_3$ 受体拮抗剂。它通过阻断中枢神经及迷走神经传入纤维的 5-HT$_3$ 受体发挥止吐作用。主要经肝脏代谢,肝肾双通道排泄。可用于放化疗及术后呕吐。在术后肌注或缓慢静注 4mg 预防恶心、呕吐。常见的不良反应为头痛、便秘、口干、腹部不适等,一般均较轻微。

本品与地塞米松合用可增强止吐效果,但不应同时使用,两者存在配伍禁忌。本品与甲泼尼龙琥珀酸钠、碳酸氢钠注射液均存在配伍禁忌,混合后可出现白色絮状物沉淀。

监护要点:肝功能中度或严重肝功能损害患者药物的血浆半衰期延长,需减少给药剂量。腹部手术后不宜用本品,以免掩盖胃扩张症状。不推荐在怀孕期间应用本品,哺乳期不得使用本品;儿童用药最大剂量可达 4mg,老年患者给药剂量、给药途径同成人。

2. 格拉司琼(granisetron)　格拉司琼也是高选择性的 5-HT$_3$ 受体拮抗剂,药理作用、药动学、不良反应与昂丹司琼类似。但有研究表明:对术后恶心、呕吐高风险的患者,格拉司琼比昂丹司琼术后 24 小时内完全抑制恶心、呕吐的有效率高。

术后静注 3mg 格拉司琼,需用 20～50ml 的 5％葡萄糖注射液或 0.9％氯化钠注射液稀释,给药时间应大于 5 分钟。

监护要点:孕妇使用应权衡利弊,哺乳期妇女使用本品时应停止哺乳。老年人、肝肾功能不全者无须调整剂量。

 案例分析

姓名:呼××　　　　　　　性别:女
年龄:70 岁　　　　　　　　民族:汉族
婚姻:已婚　　　　　　　　身高:162cm　体重:70kg
入院时间:2014-11-28
主诉:体检发现腹主动脉瘤进行性增大 2 年
现病史:患者 2 年前因高血压行肾动脉 B 超时发现腹主动脉瘤,约 3cm 大小,患者无腹痛等不适,遂未予以特殊处理,2014 年 10 月复查腹主动脉 CTA 提示腹主动脉瘤,约 5cm 大小,为求进一步治疗,拟以腹主动脉瘤收住我科。病程中饮食可,睡眠差,二便规律,体重无明显异常改变。
既往史:既往有高血压病史 20 年,最高 200/110mmHg,自服阿罗洛尔 10mg,qd,硝苯地平控释片 30mg,qd,血压控制不满意。冠心病史 20 年,1 年前发现发作性胸闷,在当地医院予以扩冠处理 1 周后好转,每年行心脏彩超提示“心肌缺血,左室心肌肥大”。痛风病史 7 年,予以饮食控制,未予药物治疗。肾功能不全 5 年,自服肾衰宁 6 片 tid,金水宝 4 粒 tid,海昆肾喜胶囊 2 粒 tid。否认糖尿病等慢性病史。否认结核病、乙肝、伤寒、猩红热等传染病史。否认手术外伤。否认药物及食物过敏史。
个人史:生于原籍,否认到过疫区,否认明确毒物接触史。预防接种史不详。否认吸烟、饮酒嗜好。
婚育史:患者已婚已育,爱人及子女身体健康。
月经史:已绝经。
家族史:无特殊。
专科查体:T 36℃, P 80 次/分, R 18 次/分, BP 173/102mmHg。腹平,未见明显局部隆起,无胃肠型、蠕动波。肋缘下腹部偏左可触及直径约 5cm 搏动性包块,无压痛,全腹部无反跳痛、肌紧张。肝脾肋下未触及,Murphy 征(—),腹部叩诊鼓音,移动性浊音(—),肠鸣音 4 次/分。双上肢肱动脉、桡动脉搏动好,双下肢股动脉、腘动脉、足背动脉、胫后动脉搏动均可触及。
辅助检查:2014-11-7 在吉林医大附属医院腹主动脉 CTA 提示“腹主动脉瘤”。
入院诊断:腹主动脉瘤;高血压;冠心病;痛风;肾功能不全。
诊治经过:患者术前诊断为腹主动脉瘤。拟在全麻下行腹主动脉瘤腔内隔绝术,ASA

分级为Ⅱ级。术前血常规、胸片/血气正常,血生化异常。患者肾功能不全,肌酐值241μmol/L。术前8小时禁食水,术晨嘱患者用一小口水(约5ml)服用降压药物。患者进入手术室后常规监测血压、心电图、脉搏氧饱和度。建立静脉通路,局麻下桡动脉穿刺。麻醉诱导采用咪达唑仑2mg+芬太尼150μg+丙泊酚150mg+顺阿曲库铵15mg,同时给予地塞米松5mg+昂丹司琼4mg。静脉诱导气管内插管,麻醉状态下经口普通喉镜无辅助Ⅱ7.5号普通管1次入,置入22cm,充气3ml,静吸复合维持。术中监测心电图、心率、脉搏血氧饱和度。麻醉维持为持续吸入1.5%七氟烷+50%O_2/50%CO_2,间断给予芬太尼、顺阿曲库铵。术中造影观察腹主动脉支架放置位置。手术结束后患者安返病房。

【临床药师关注点】

1. 高血压患者围术期管理　美国心脏病学学会/美国心脏协会曾指出,血压<180/110mmHg可以进行手术,因为不会增加围术期心血管并发症发生的危险。但若血压≥180/110mmHg择期手术,需首先控制血压。若原发病已危及生命,则不应考虑血压高低与否,该麻醉手术的还是需要执行。本例患者入院时血压173/102mmHg,较高。在手术前应坚持服用降压药物,直至术晨。

2. 糖皮质激素在围术期的应用　糖皮质激素具有抗炎、免疫抑制、抗休克等药理作用,在围术期主要应用在以下几个方面:预防术后恶心、呕吐,抑制高气道反应、过敏反应的治疗等。糖皮质激素可抑制中枢和外周5-羟色胺的释放,还可降低5-羟色胺作用于肠道化学感受器的浓度。5-羟色胺可以促进胃肠平滑肌的收缩,使其浓度降低将有利于减少恶心呕吐的发生。糖皮质激素还可通过抑制炎性因子释放等机制,抑制气道高反应性。

3. 肌松药种类选择　使用肌松药可以辅助完成气管内插管,同时可以减少肌肉强直的发生。肌松药分为非去极化型肌松药和去极化型肌松药,前者包括罗库溴铵、哌库溴铵、顺阿曲库铵等,后者应用较多的琥珀胆碱。相对于非去极化肌松药,琥珀胆碱的起效时间快,作用时间较短,适合于快速气管内插管等短时操作。而非去极化肌松药起效相对缓慢,维持时间较长。在非去极化肌松药中,也分为长、中、短效三种,米库溴铵为短效,顺阿曲库铵为中效,哌库溴铵为长效。顺阿曲库铵主要经Hofmann消除,代谢产物经肾排泄,是老年患者和肝肾受损患者的首选药。而哌库溴铵主要以原形经肾排泄,因此肾功能受损患者应尽量避免使用。

药学监护:

1. 患者老年女性,肾功能不全,且伴有高血压。因此在用药时需关注是否需要调整给药剂量,患者血压状态是否平稳。

2. 在手术时,由于需要使用对比剂,对于肾功能不全患者更应密切关注。

3. 注意吸入性麻醉药与非去极化肌松药的相互作用,注意给药剂量的调整。

思 考 题

1. 本例患者的吸入麻醉药可否选择异氟烷?

2. 昂丹司琼应该何时使用? 除了昂丹司琼外,还有哪些止吐药,给药时间分别是在何时?

(梅　丹　杨　阳　黄宇光　于春华)

参 考 文 献

［1］徐启明.临床麻醉学.第 2 版.北京:人民卫生出版社,2006

［2］朱涛,左云霞.麻醉学基础.北京:人民卫生出版社,2011

［3］徐康清,冯霞.手术期麻醉药物治疗学.北京:人民卫生出版社,2009

［4］叶铁虎,李大魁.麻醉药理学基础与临床.北京:人民卫生出版社,2011

［5］曾因明,邓小明.米勒麻醉学.第 6 版.北京:北京大学医学出版社,2006

［6］黄宇光.北京协和医院医疗诊疗常规:麻醉科诊疗常规.北京:人民卫生出版社,2012

［7］中华医学会心血管病学分会.β-肾上腺素能受体阻滞剂在心血管疾病应用专家共识.中华心血管病杂志,2009,37(3):195-209

［8］中华医学会麻醉学分会.围术期血糖管理专家共识(快捷版).临床麻醉学杂志,2016,32(1):93-95

［9］中华医学会麻醉学分会.右美托咪定临床应用指导意见(2013).中华医学杂志,2013,93(35):2775-2777

［10］黄宇光.麻醉学.北京:人民卫生出版社,2010

［11］Gan TJ,Diemunsch P,Habib AS,et al.Consensus guidelines for the management of postoperative nausea and vomiting.Anesth Analg,2014,118(1):85-113

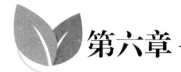

第六章

重症监测与复苏的药物治疗

第一节 重症监测

一、重症患者的呼吸功能监测和治疗

（一）危重病人呼吸监护的目的

对危重病人的呼吸功能进行评价：包括通气功能（呼吸中枢的兴奋性和呼吸调节，肋间肌、膈肌等呼吸肌的强度和耐力，呼吸功和氧耗）、肺摄取氧和排出 CO_2 的能力和有效性、系统性疾病和各重要脏器功能对呼吸功能的影响。为呼吸衰竭、睡眠呼吸暂停综合征等疾病的诊断和分型提供客观依据。也为氧疗和其他各种呼吸治疗的疗效观察提供可靠的评价指标。

（二）呼吸监护项目

1. 危重病患者的一般监测　临床观察：需观察患者神志、自主呼吸频率（是反映病情变化的一个敏感指标）、胸廓运动、心率、血压、口唇和甲床发绀、球结膜水肿以及双肺的呼吸音是否对等。监测血、尿常规，血生化和电解质，监测便潜血和胃内容物潜血，对了解机体内环境的变化有重要意义，尤其是尿量，可较好反映肾脏的灌注情况，间接反映心排血量的变化。床旁胸部 X 线检查和心电图检查：胸部 X 线可了解肺内有无不张、气压损伤和肺内感染，对了解肺内病情的变化，调整呼吸机参数有重要意义。心电图检查可发现心律失常和 ST-T 改变，可避免漏诊心肌梗死。

2. 人工气道的监测　需监测气管插管的深度和稳定性，一般情况下，气管插管深度应距门齿 22～24cm，太深易插入一侧气管，太浅容易使气囊嵌在声门，压迫声带，导致声音嘶哑，而且可使气体外溢，引起气道低压报警。

气囊压力：气囊压力过高可导致气管黏膜缺血、坏死；气囊压力过低可导致漏气和患者不适感。

3. 通气功能监测　包括潮气量、每分通气量和无效腔通气监测。

（1）潮气量：包括吸入潮气量和呼出潮气量。

（2）每分通气量：为呼吸频率和潮气量的乘积，成人每分通气量可设定为 6～10L/min，并根据动脉血二氧化碳分压（$PaCO_2$）进行调节。

（3）生理无效腔与潮气量的比例（VD/VT）：生理无效腔是指潮气量中没有参加肺泡内

气体交换的那部分气体,包括解剖无效腔和生理无效腔之和。某些患者,增加主要是肺泡无效腔(气体分布不均匀和肺泡无灌注),其比值可达 0.7 以上,成为二氧化碳潴留的重要原因。VD/VT 的计算公式为:VD/VT $=PaCO_2-PECO_2/PaCO_2$($PECO_2$ 为呼出气二氧化碳分压)。

4. 内源性呼气末正压(PEEPi)监测　内源性呼气末正压是指患者的气道压在呼气末布能回复零位或比设定的 PEEP 水平高出的部分。临床上实际监测到的呼气末正压实际为设定 PEEP 和内源性 PEEP 之和。

发现 PEEP 升高时,应注意降低气道阻力、调整合适的吸/呼比例,以改善患者的通气,降低患者通气需要,应用支气管扩张剂。

也可加入适当的外源性 PEEP,以抵消 PEEPi(外加 2/3PEEPi)。

5. 气道压力监测　包括气道阻力、胸肺顺应性、最大吸气压。

(1) 峰压(peak pressure):即气道峰压,是整个呼吸周期中气道的最高压力,在吸气末测得。正常值 9~16cmH$_2$O。机械通气过程中应努力保持峰压<35~40cmH$_2$O,若高于此值,气压伤的发生率即显著增加。测定时手按吸气末屏气(inspiratory hold)钮,才能使测出值准确。

(2) 暂停压(pause pressure):又称吸气平台压,是吸气后屏气时的压力,如屏气时间足够长(占呼吸周期的 10% 或以上),平台压可反映吸气时肺泡压,正常值 5~13cmH$_2$O。机械通气期间应努力保持平台压<30~35cmH$_2$O,若高于此值,气压伤的发生率即显著增加。

(3) 平均气道压:在被动情况下,平均肺泡压和它的唯一可测定的类似指标:平均气道压(Paw),与驱动通气和保持肺扩张的力关系密切,当消散于吸气和呼气的压力相同时,整个通气周期的平均气道压在每一处,包括肺泡,应该是相同的。此平均压是扩张肺泡和胸壁的平均压力,因此与肺泡的大小和复张以及和平均胸膜腔内压相关联。平均肺泡压也是用于驱动呼气流的平均压。肺水肿和肺损伤情况下,平均气道(平均肺泡)压直接与动脉血氧合相关。对静脉血回流(因此对心排血量和周围水肿),以及对每分通气量有反向压力的作用。

(4) 胸肺顺应性:肺顺应性是指单位压力改变所引起的容量改变。机械通气时需监测静态顺应性(Cst)和动态顺应性(Cdyn)。

$$Cst=VT/(Pplat-PEEP)$$
$$Cdyn=VT/(PIP-PEEP)$$

静态顺应性包括肺和胸廓的顺应性,对同一患者的动态监测可较好地反映病情的进展。

动态顺应性包括肺的顺应性和气道阻力两方面的因素,在评价患者肺顺应性改变时不如静态顺应性准确。如在支气管痉挛时,动态顺应性可明显降低,而静态顺应性仍保持不变。

(5) 压力-容积曲线:以功能残气量为基点,不同潮气量为纵坐标,相应的压力变化为横坐标,则可描绘出压力-容积曲线。与正常值比较,静态和动态压力-容积曲线同时右移,考虑肺实质、胸腔和胸壁的病变;静态压力-容积曲线不变,而动态压力-容积曲线右移,考虑为气道病变。

一旦确立压力-容积曲线,则应确定低拐点(LIP)和高拐点(UIP),前者反映陷闭气道的扩张的最低压力,有助于选择 PEEP,后者则反映胸肺的最大弹性扩张程度,指导通气参数和潮气量的选择,一旦超过 UIP 将显著增加肺损伤的机会。

PEEP 的选择宜在上下拐点之间,最佳 PEEP 的水平应在低拐点的上方一点。

(6)最大吸气压(PImax):是指在功能残气位,用单向活瓣阻塞吸气口,并迅速进行最大努力吸气,用压力表直接或传感器间接测定的压力,其正常值位 $-100 \sim -50 cmH_2O$。PImax 小于 $-20 cmH_2O$,一般需要机械通气,而机械通气的患者,PImax 大于 $-25 cmH_2O$ 脱机容易成功。

(三) 呼吸功

克服整个通气阻力(主要是气道和胸肺组织)所做的功,即呼吸功。主要包括弹力功和阻力功,弹力功即克服呼吸系统的弹性所必须做的功;阻力功为克服呼吸系统阻力所必须做的功。一般用胸腔压力的变化和容积变化的乘积或压力-容积曲线的面积表示,单位是焦耳。但在存在内源性 PEEP 和较高气道阻力的情况下,呼吸肌的收缩和气流变化存在一定的时间差,用上述公式容易低估实际做功量,此时可用压力-时间的面积表示。呼吸功也可用氧耗量来表示,正常人呼吸氧耗量占总氧耗量的 1‰～3‰,剧烈运动时,呼吸氧耗量显著增加,但占总氧耗量的比值基本不变。

(四) 组织氧合监测

1. 全身氧合

(1)氧供 VO_2,氧耗 DO_2:全身感染时,VO_2 存在对 DO_2 的依赖关系,VO_2/DO_2 曲线斜率变得平缓,改善组织氧摄取能力的障碍,这种现象称为"病理性氧供依赖",表明组织在全身感染情况下对氧的需求增加。

氧输送 $VO_2 = CI \times CaO_2 \times 10$,正常值 $520 \sim 720$

氧耗 $DO_2 = CI \times (CaO_2 - CvO_2) \times 10$,正常值 $100 \sim 180$

VO_2 和 DO_2 计算公式中均存在 CI,因此两者之间不可避免地存在一定程度的数学偶联。现在对吸入气和呼出气通过间接热量计测定 VO_2 技术已在临床上应用。

(2)肺泡气氧分压(PAO_2):PAO_2 取决于肺泡通气量,FiO_2 和肺毛细血管血摄氧能力这三者的联合作用,当由肺毛细血管血摄取和转运的氧量大于肺泡通气所提供的氧量时,PAO_2 将迅速降低。

(3)肺泡-动脉氧分压差[$A-aDO_2$ 或 $P(A-a)O_2$]:$P(A-a)O_2$ 常用来测定气体交换的效率,正常健康的肺,$P(A-a)O_2$ 为 $15 \sim 35 mmHg$,因年龄而异,健康成人一般 $\leqslant 15 mmHg$,老年人可达 $35 mmHg$。患病时,由于右→左分流,或通气/灌注(V/Q)比例降低,使得 $P(A-a)O_2$ 增加。在概念上,将 $P(A-a)O_2$ 视为有灌注且通气正常肺泡血的氧含量与有灌注但无通气的肺泡血氧含量两者混合的结果是有用的。

(4)血乳酸水平的测定:血乳酸水平和危重病之间存在良好的相关关系,全身性感染患者临床上明显的低血容量、心功能不全、低氧血症和贫血得到纠正后,组织仍然缺氧。另外还可由于:糖酵解增加、乳酸清除延迟、蛋白转氨基作用增加和丙酮酸脱羧酶受抑制。

为区别需氧性高乳酸血症或厌氧性高乳酸血症,可计算血中乳酸/丙酮酸的比值,但丙酮酸测定在技术上较困难。

血乳酸浓度可反映组织的灌注情况,清除在肝脏中进行,故肝功能衰竭时血乳酸可以升高。另外,内毒素中毒时,即使没有缺氧,血乳酸浓度也增加。

血乳酸水平监测的最大优点是方法简便,可抽血直接测定,其正常值是 $1mmol/L$,当超过 $1.5 \sim 2mmol/L$ 时,可考虑组织氧合不足。乳酸水平持续升高提示细胞功能存在重要的代谢改变,而且是疾病严重和病死率高的标志。

2. 局部氧合的测定　胃黏膜 pH(pHi):全身感染时,胃肠道尤其容易发生缺氧,在其他组织氧供和氧耗仍处在非依赖阶段时,胃肠道的氧合已处在氧供依赖阶段。另外胃肠道可能是全身炎症反应的主要来源,缺血和低氧可增加胃肠道黏膜的通透性,使细菌和毒素进入血循环,故 pHi 测定可提供早期预警信号。

pHi 的测定轻度有创,其方法是将尖端带有可通过 CO_2 的球囊的胃管送到胃内,球囊内充满生理盐水,CO_2 能够在胃壁、胃内容物和球囊中生理盐水之间自由弥散达到平衡,抽取生理盐水测定 PCO_2,以 Henderson-Hasselbach 公式计算 pHi。

$$pHi=Cx(HCO_3^-/PCO_2)$$

C 是一个常数,其测定是基于两个假设:①球囊中 PCO_2 与胃黏膜内 PCO_2 相同;②动脉血中碳酸氢根与胃黏膜相同。

pHi 是反映局部组织灌注不足的有用指标,其正常低限是 7.32。

(五) 呼出气二氧化碳的监测

$PETCO_2$ 和 $PaCO_2$ 有较好的相关性,在气道正常的机械通气条件下,$PETCO_2$ 比 $PaCO_2$ 低 3~4mmHg,自主呼吸时两者几乎相等。$PETCO_2$ 的连续监测可指导呼吸机设定条件的调节,防止通气量不足或过多。呼吸机发生故障和患者的代谢率变化时可通过 $PETCO_2$ 检测及时发现。

二、重症患者的血流动力学监测和治疗

重症患者必须重视血流动力学的综合评估。在实施综合评估时,应注意以下三点:①分析数值的连续性变化;②结合症状、体征综合判断;③多项指标数值综合评估某一种功能状态。最基本的血流动力学监测手段和参数包括如下几项:

(一) 有创动脉血压监测

1. 适应证

(1)血流动力学不稳定或有潜在危险的患者。

(2)重症患者、复杂大手术的术中和术后监护。

(3)需低温或控制性降压时。

(4)需反复取动脉血样的患者。

(5)需用血管活性药进行调控的患者。

(6)呼吸、心搏骤停后复苏的患者。

2. 临床的基本参数

(1)准确、可靠和连续读取的动脉血压数据。

(2)判断正常动脉压波形。

(3)压力上升速率(dp/dt):通过动脉压波测量和计算 dp/dt_{max},是一个心肌收缩性的粗略指标,方法简单易行,可连续测量。心功能正常的患者 dp/dt 为 1200mmHg/s 左右。

(4)分析出异常动脉压波形

1)圆钝波:波幅中等度降低,上升和下降支缓慢,顶峰圆钝,重搏切迹不明显,见于心肌收缩功能低下或容量不足。

2)规则波:波幅大小不等,期前收缩波的压力低平,见于心律失常患者。

3)高尖波:波幅高耸,上升支陡,重搏切迹不明显,舒张压纸,脉压宽,见于高血压及主动脉瓣关闭不全。主动脉瓣狭窄者,下降支缓慢及坡度较大,舒张压偏高。

4)低平波:波幅低平,上升和下降支缓慢,严重低血压,见于休克和低心排血量综合征。

(二)中心静脉压监测

1. 监测 CVP 的临床意义

正常值:CVP 的参考值为 5～10mmHg,<5mmHg 提示血容量不足,>15～20mmHg 提示输液过多或心功能不全。

2. 影响 CVP 的因素

(1)病理因素:CVP 升高见于左或右心室心力衰竭、输血补液过量、肺梗死、支气管痉挛、纵隔压迫、张力性气胸及血胸、慢性肺部疾患、心脏压塞、缩窄性心包炎、腹内压增高的各种疾病及先天性和后天性心脏病等。CVP 降低的原因有失血和脱水引起的低血容量,以及周围血管扩张,如分布性休克等;CVP 降低的原因还有心肌收缩力增强。

(2)神经体液因素:交感神经兴奋,儿茶酚胺、抗利尿激素、肾素和醛固酮等分泌增加,血管张力增加,使 CVP 升高。相反,降低交感神经兴奋时,使血管张力减小,血容量相对不足,CVP 降低。

(3)药物因素:快速输液、应用去甲肾上腺素等血管收缩药,CVP 明显升高;用扩血管药或心动能不全患者用洋地黄等强心药后,CVP 下降。

(4)其他因素:有缺氧和肺血管收缩,患者挣扎和躁动,控制呼吸时胸膜腔内压增加,腹腔手术和压迫等均使 CVP 升高,麻醉过深或椎管内麻醉时血管扩张,CPV 降低。

3. CVP 波形分析

(1)正常波形:有 3 个正向波 a、v、c 和两外负向波 x、y。a 波由心房收缩产生;c 波代表三尖瓣关闭;v 波由右房主动充盈和右室收缩时三尖瓣向右房突出形成;x 波反映右心房舒张时容量减少;y 波表示三尖瓣开放,右心房排空。正常右心房平均压为 5～10mmHg。

(2)异常波形:①压力升高和 a 波抬高和扩大:见于右心室衰竭、三尖瓣狭窄和反流,心脏压塞、缩窄性心包炎、肺动脉高压及慢性左心衰竭,容量负荷过多。②v 波抬高和扩大:见于三尖瓣反流、心脏压塞时舒张期充盈压升高,a 波与 v 波均抬高,右房压力波形明显,x 波突出,而 y 波缩短或消失。但缩窄性心包炎的 x 波和 y 波均明显。③呼吸时 CVP 波形:自主呼吸在吸气时,压力波幅降低,呼气时增高,机械通气时随呼吸变化而变化。

(三)肺动脉漂浮导管

1. 适应证 一般来说,对任何原因引起的血流动力学不稳定及氧合功能改变,或存在可能引起这些改变的危险因素的情况,都有指征应用 Swan-Ganz 导管。

2. 肺动脉导管波形分析

(1)正常右房、右室、肺动脉和肺小动脉楔压波形(图 6-1)通过波形分析,也可反映疾病病理变化和心功能等。

(2)急性二尖瓣关闭不全时,心脏收缩时血流反流进入左心房,PAWP 曲线 v 波明显增大,酷似肺动脉波形,会出现肺动脉导管充气气囊遗忘放气,可导致肺动脉梗死可能,或将导管继续插入以致损伤肺小动脉,应仔细观察压力波形以及与 ECG 的关系。肺动脉收缩波在 ECG 的 QRS 和 T 波之间,二尖瓣关闭不全患者,测 PAWP 时,大的 v 波位置出现在 QRS 综合波之后。除二尖瓣关闭不全患者,二尖瓣阻塞,充血性心衰,室间隔缺损者,即使没有

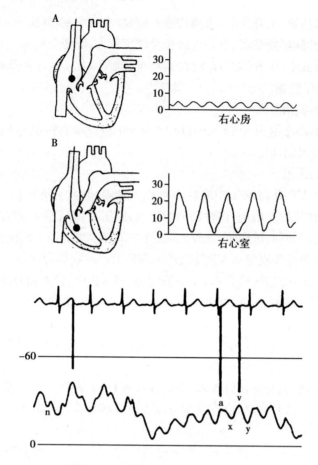

图6-1　正常右心和肺动脉压力波形

明显二尖瓣反流,PAWP波形仍可出现大v波,右房和肺动脉血氧饱和度差超过10%以上,有助于鉴别急性室间隔缺损和急性二尖瓣关闭不全。

(3)右心衰竭时,右室舒张末压增高,在插肺动脉导管时,右室波形易于混淆为肺动脉波形,波形上有无切迹有助于鉴别导管是否进入肺动脉(图6-2)。

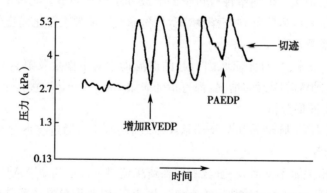

图6-2　右心衰竭患者的压力波形

右室舒张末压(RVEDP)超过20mmHg。在此情况下,右室压力波可能被误认为肺动脉压力波形,导管的插入深度及波形中切迹的存在与否可鉴别(PAEDP为肺动脉舒张末压)。

（4）低容量性休克时，右室舒张末压和肺动脉压明显降低，很难确定导管插入位置，在右室舒张末压和肺动脉脉压非常小的情况下，快速输注液体，补充机体失液量，同时有利于鉴别导管的位置。此外，监测导管中气泡也可引起类似情况，因此插管前需仔细检查，避免人为因素引起误差。

（5）在慢性阻塞性肺部疾病如支气管痉挛、哮喘持续状态，呼气相胸膜腔内压明显增加，压力传送到导管，导致肺动脉波形难以解释，仔细观察治疗前后的动脉波形变化，有助于分析肺动脉波形。

（6）严重心律失常患者，肺动脉压波形不规则，很难准确测定 PAWP 的正确位置，a、v 波，x、y 波波幅小，且难以分别。

3. 肺动脉飘浮导管参数的测量　通过 Swan-Ganz 导管可获得的血流动力学参数主要包括三个方面：压力参数（包括右房压、肺动脉楔压、肺动脉压）、流量参数（主要为心排血量）和氧代谢方面的参数（混合静脉血标本）。以这些参数为基础，结合临床常规检查，通过计算可以获得更多的相关参数。常用的血流动力学参数及参考正常范围见表 6-1。

表 6-1　常用血流动力学参数

参数	略语	单位	计算方法	正常参考值
平均动脉压	MAP	mmHg	直接测量	82～102
中心静脉压	CVP	mmHg	直接测量	5～10
肺动脉楔压	PAWP	mmHg	直接测量	6～12
平均肺动脉压	MPAP	mmHg	直接测量	11～16
心率	HR	次/分	直接测量	60～100
血红蛋白含量	Hb	g/ml	直接测量	12～16
心排血量	CO	L/min	直接测量	5～6
每搏输出量	SV	ml/beat	CO/HR	60～90
心脏指数	CI	$L/(min \cdot m^2)$	CO/BSA	2.8～3.6
每搏输出量指数	SVI	$ml/(beat \cdot m^2)$	SV/BSA	30～50
体循环阻力指数	SVRI	$dyne.sec/cm^5 \cdot m^2$	79.92(MAP－CVP)/CI	1760～2600
肺循环阻力指数	PVRI	$dyne.sec/cm^5 \cdot m^2$	79.92(MPAP－PAWP)/CI	45～225
右心室做功指数	PVSWI	$g/(m \cdot m^2)$	SVI(MPAP－CVP)·0.0143	4～8
左心室做功指数	LVSWI	$g/(m \cdot m^2)$	SVI(MAP－PAWP)·0.0143	44～68
氧输送指数	DO_2I	$ml/(min \cdot m^2)$	$CI \cdot CaO_2 \cdot 10$	520～720
氧耗量指数	VO_2I	$ml/(min \cdot m^2)$	$CI(CaO_2－CvO_2) \cdot 10$	100～180
氧摄取率	O_2ext	%	$(CaO_2－CvO_2)/CaO_2$	22～30

（1）压力参数：右房压（RAP）、肺动脉压（PAP）、肺动脉楔压（PAWP）是将气囊充气后，Swan-Ganz 导管的远端嵌顿在肺动脉分支时测量的气囊远端的压力。PAWP 是 Swan-Ganz 导管可测量的特征性参数，具有特殊的意义。

(2)流量参数：Swan-Ganz导管可以快速测量心排血量并且可在短时间内多次重复或持续监测。测量心排血量的原理是热稀释方法。当将冰水由Swan-Ganz导管的近端孔注入右心房后，这些冰水立即与血液混合，随着这部分血液经过右心室并被泵入肺动脉，这部分血液的温度也逐渐升高。在Swan-Ganz导管远端的温度感受器可以感知这种温度的变化，并将这种变化输送到心排血量计算仪。

(3)混合静脉血标本：混合静脉血是指从全身各部分组织回流并经过均匀混合后的静脉血。从肺动脉内取得的静脉血是最为理想的混合静脉血标本。

(四) 超声多普勒技术在重症患者中的应用

1. **心脏超声在评估前负荷及容量反应方面的作用** 心脏超声能够评估病人的容量状态，是传统有创血流动力学监测评估的有益补充，更有可能比之更加可信可靠。在ICU，当超声图像欠理想时，TEE(经食管超声)可以提供理想图像，用于比经胸心脏超声更准确的评估心内流量、心肺相互作用、上腔静脉的扩张变异度等。当然，一般情况下，经胸心脏超声已经可以提供足够可用的信息。心脏超声对容量状态的评估一般给予静态指标和动态指标，静态指标即单一的测量心脏内径大小和流量快慢；动态指标用来判断液体反应性，包括流量和内径大小对于动态手段的变化(自主或机械通气时呼吸负荷的变化；被动抬腿试验(PLR)；容量负荷试验等)。

2. **心脏超声在评估心功能时的重要作用** 在ICU心功能的改变非常常见，尤其心功能衰竭或抑制，此时心室收缩、舒张功能的定量分析对于病情监测、指导治疗和判断预后具有十分重要的临床意义. 心脏超声作为无创手段对心脏功能进行评估常包括二维心脏超声、M型心脏超声、利用几何模型的容量方法、辛普森法、组织多普勒技术、Tei指数和三维心脏超声等方法。心功能测定包括左(右)心室功能包括：收缩功能和舒张功能，左心室的功能临床上最为重要，现简要介绍左心功能的超声测定方法。

射血分数(EF)是目前研究最多，且最为临床所接受的心脏功能指标，具有容易获得(甚至有经验的操作者目测的结果与实测结果相差很小，相关系数达0.91)、可重复性好以及能够较早评价全心收缩功能等优点；EF还是目前发现与预后最相关的心功能指标。

组织多普勒技术(TDI)测量的心肌收缩速度可以代表全心室功能，尤其是二尖瓣环心肌收缩速度，经研究与EF比较，证明相关性好，同时给出了可能的临界值；由于对前后负荷的依赖较小，对于肥厚性心肌病和那些具有舒张功能不全的病人，运用TDI的心肌收缩速度指标可以在显性心肌肥厚和显性心脏收缩功能不全之前即发现渐进的心肌收缩功能受损。

Tei指数又称为心肌做功指数(MPI)，MPI＝(心室等容收缩时间＋心室等容舒张时间)/心室射血时间。该指数于1995年由日本学者Tei提出，能综合反映心室收缩及舒张功能。TDI测定的Tei指数是无创、敏感、可行的评价左室功能的指标，是对常规测定的血流多普勒参数的重要补充。

3. **心脏超声对外周阻力的评估** 心脏超声多普勒技术可以直接测量外周血管阻力，但不易方便和简单使用，因此在临床工作当中，经常根据临床的和心脏超声的检查结果进行除外诊断，如在心脏足够负荷同时左、右心脏收缩功能均满意的情况下仍然存在的低血压提示了低外周血管阻力。

总结：血流动力学监测是临床工作中对患者进行监测的最重要工作，当疾病出现改变的时候,往往最早表现于血流动力学特征,通过有效的监测可以起到早期发现、早期干预的作用。同时血流动力学治疗基于监测数据的运用可以改善患者的预后,通过对重症患者的早期目标指导性治疗等研究已经得到了证实。

三、药物治疗要点

休克治疗的基本原则为,减少进一步细胞损伤,维持最佳组织灌注,纠正缺氧。要实现这个原则,提高氧输送是首先要完成的基本措施。虽然休克的治疗方法可分为病因性治疗和支持性治疗两个方面,但两方面在治疗过程中密切相关,不可分割。按照血流动力学特点,休克可以分为低血容量性、心源性、分布性和梗阻性四类。本节主要讨论 ICU 中较为常见的低血容量性休克、感染性休克以及心肌梗死致心源性休克的药物治疗。

(一)感染性休克的药物治疗要点

感染性休克最初 6 小时内的液体复苏目标包括:①中心静脉压(CVP)8～12mmHg;②平均动脉压(MAP)≥65mmHg;③尿量≥0.5ml/(kg·h);④中心静脉(上腔静脉)氧饱和度(ScvO$_2$)≥70%,混合静脉氧饱和度(SvO$_2$)≥65%。此外,严重脓毒症或感染性休克在最初 6 小时复苏过程中,尽管 CVP 已达到目标,但对应的 ScvO$_2$ 与 SvO$_2$ 未达到 70% 或 65%时,可输入浓缩红细胞达到血细胞比容≥30%,同时(或者)输入多巴酚丁胺[最大剂量为20μg/(kg·min)]来达到目标。

严重脓毒症早期液体复苏推荐使用晶体液,严重脓毒症和感染性休克早期液体复苏还建议使用白蛋白。由于可能引起肾功能恶化和病死率增加,不建议使用羟乙基淀粉,也不推荐使用明胶。推荐液体复苏的初始治疗目标是是 CVP 至少达到 8mmHg(机械通气患者需达到 12mmHg),之后通常还需要进一步的液体治疗。

对疑有血容量不足的患者进行液体冲击时,在开始 4～6 小时内至少要用 1000ml 晶体液。对脓毒症导致器官灌注不足的患者,须给予更快速度更大剂量的液体治疗,至少达30ml/kg。液体冲击疗法,可根据动态(例如脉搏)或静态(例如动脉压)的变化,推荐采用增量补液直到血流动力学得到改善。

在液体治疗同时,可使用血管加压类药物以保证低血压时的血流灌注。推荐去甲肾上腺素作为首选血管加压类药物;如果去甲肾上腺素效果不明显,可联合或首选肾上腺素;加压素 0.03U/min 可以联合或代替去甲肾上腺素。多巴胺作为血管加压药,对患者具有严格的选择,只用于心律失常发生率低,低心排血量和(或)慢性心率的患者。同时,应不使用低剂量多巴胺作为肾脏保护药物。

存在心肌功能障碍(充盈压升高及心排血量降低)或持续灌注不足的患者,推荐静脉滴注多巴酚丁胺或联合加压素,即可使血容量足够及平均动脉压≥65mmHg。

对于成人感染性休克患者,如果液体复苏或加压素能够恢复血流动力学稳定性,建议不要使用糖皮质激素;当不能恢复血流动力学稳定性时,建议氢化可的松 200mg/d 连续静脉注射。当患者不再需要血管升压药时,建议停用糖皮质激素治疗。针对治疗脓毒症的目的,推荐严重脓毒症或感染性休克患者每日糖皮质激素量不大于氢化可的松 300mg 当量。

(二)低血容量性休克的药物治疗要点

治疗目标:血乳酸的水平、持续时间与低血容量性休克病人的预后密切相关,持续高水平的血乳酸(>4mmol/L)预示病人的预后不佳。血乳酸清除率比单纯的血乳酸值能更好地反映病人的预后。以达到血乳酸浓度正常（≤2mmol/L）为标准，复苏的第一个24小时血乳酸浓度恢复正常（≤2mmol/L）极为关键，在此时间内血乳酸降至正常的病人，在病因消除的情况下，病人的生存率明显增加。因此，动脉血乳酸恢复正常的时间和血乳酸清除率与低血容量性休克病人的预后密切相关，复苏效果的评估应参考这两项指标。

低血容量性休克治疗的根本措施是病因治疗。对于创伤后存在进行性失血需要急诊手术的病人，多项研究表明尽可能缩短创伤至接受决定性手术的时间能够改善预后，提高存活率。因此，对于出血部位明确、存在活动性失血的休克病人，应尽快进行手术或介入止血。

液体复苏治疗时可以选择晶体溶液（如生理盐水和等张平衡盐溶液）和胶体溶液（如白蛋白和人工胶体）；但一般不选用葡萄糖注射液。胶体溶液和晶体溶液的主要区别在于胶体溶液具有一定的胶体渗透压，胶体溶液和晶体溶液的体内分布也明显不同。研究表明，应用晶体液和胶体液滴定复苏达到同样水平的充盈压时，它们都可以同等程度地恢复组织灌注。

对于低血容量性休克血流动力学状态不稳定的病人应该积极使用容量负荷试验。容量负荷试验是临床最常用的评价容量反应性方法。方法为30分钟内静脉输入晶体液500～1000ml或胶体液300～500ml。负荷试验时，如果能得到CO、心脏指数（CI）、SV等指标，如用肺动脉导管（PAC）、脉搏指示连续心排血量监测（PiCCO）或经外周动脉连续心排血量监测（FloTrac/Vigileo）等方法，则负荷试验时观察这些指标的变化，虽然对判定标准各家不一，但考虑到热稀释法本身的误差在10%左右，故容量负荷试验阳性的标准应以增加>10%为宜；如果不能获得上述指标，而有CVP，可动态观察CVP的变化（ΔCVP），现一般遵从"2～5原则"，即容量负荷后 ΔCVP≤2mmHg，说明容量反应性良好，可继续补液；如果 ΔCVP≥5mmHg，则示液体反应性差，说明容量已足够，需要停止快速补液；如 ΔCVP 2～5mmHg，要暂停快速补液，10分钟后再做评估，直至 ΔCVP≥5mmHg；如果上面的指标都得不到，可以观察补液过程中收缩压、脉压、心率等的变化，如果收缩压、脉压增加，心率下降，则补液有效，但是可靠性差。

低血容量性休克的病人一般不常规使用血管活性药，研究证实这些药物有进一步加重器官灌注不足和缺氧的风险。临床通常仅对于足够的液体复苏后仍存在低血压或者输液还未开始的严重低血压病人，才考虑应用血管活性药与正性肌力药。

（三）急性心肌梗死并发心源性休克治疗要点

急性心肌梗死（AMI）并发心源性休克治疗的目的为改善心功能，防止心肌梗死进展，保证心排血量及灌注压能满足靶器官有效灌注需求。治疗目标：平均动脉压维持70～80mmHg，心率90～100次/分；左心室充盈压<20mmHg，心脏做功降低，心排血量提高。动脉血氧分压（PaO_2）、血压和尿量可以作为病情转归判定指标。

多巴胺和多巴酚丁胺能够改善患者血流动力学，但均可增加心肌耗氧，加重心肌缺血，血管扩张剂可增加心排血量并降低左心室充盈压而降低冠状动脉灌注压，形成恶性循环，因此合理使用血管活性药物以保证最低心脏耗氧量及比较理想的冠状动脉血流灌注。硝普钠可均匀性扩张小动脉及小静脉而降低左心室舒张末压，多巴胺能增加心脏指数和左室内压上升最大速率增高，两者良好的协同作用既可降低左心室舒张末压又可增加心排血量，能极好地改善梗死心肌的泵功能。因此，在严重低血压时，应静脉滴注多巴胺5～15μg/(kg·min)，一旦血压升至90mmHg，则可同时静脉滴注多巴酚丁胺3～10μg/(kg·min)，以减少多巴胺用量。药物治疗无效时，应使用主动脉内球囊反搏（IABP）。在升压药和IABP基础上，谨慎使用血管扩张药(如硝普钠)以减轻心脏前后负荷可能有效。

早期冠脉再灌注(溶栓、急诊 PCI、CABG 甚至心脏移植)可逆转心源性休克。但心源性休克晚期多为不可逆损伤,血管重建术不仅难达到治疗目的,反而增加术中死亡风险。

AMI 的剧烈胸痛可诱发并加重休克,甚至是导致休克难以逆转的原因之一。首选吗啡静脉给药(3～5mg,呼吸及血压无明显影响状态下胸痛未缓解者,15～30 分钟后可重复 1 次),AMI 溶栓治疗后列为禁忌。联用硝酸甘油、止痛剂、吸氧及 β 受体阻断药可有效止痛。

AMI 并发心源性休克时机体血容量绝对或相对不足亦是导致休克难治的原因之一,故而改善低血容量至为重要。在无急性肺水肿前提下可行容量负荷试验。临床情况好转者提示血容量不足,应补液(1 小时内静脉滴注 250～500ml)。输液速度可依据尿量、静脉压、血压、肺部体征或肺毛细血管楔压、心排血量而定。尽可能监测血流动力学,PCWP 控制在 20～24mmHg,静脉压的上升限于 15～20cmH$_2$O。

组织无氧代谢时酸性物质蓄积和肾脏排 H$^+$ 下降可致代谢性酸中毒,从而抑制心肌收缩力和易化心律失常,并减低心脏对血管活性药物反应性,因此应及时改善酸中毒。治疗目标:血 pH≥7.30,血碳酸氢盐 20mmol/L。碱过量和钠盐过多可致左室舒张末期压力增高而进一步恶化休克,应谨慎。

(四)休克治疗药物

1. 晶体液(crystalloid solution) 液体复苏治疗常用的晶体液为生理盐水和乳酸林格液。在一般情况下,输注晶体液后会进行血管内外再分布,约有 25% 存留在血管内,而其余 75% 则分布于血管外间隙。因此,休克时若以大量晶体液进行复苏,可以引起血浆蛋白的稀释以及胶体渗透压的下降,同时出现组织水肿。但是,应用两者的液体复苏效果没有明显差异。

(1)0.9% 氯化钠注射液(sodium chloride injection):生理盐水除渗透压与血浆相似外并非理想的复苏液体,表现在三个方面:①仅由相同毫摩尔的氯化钠组成,Cl$^-$ 水平明显高于血浆;②缺少正常血浆中的几种电解质(如钾、钙、镁)和葡萄糖;③缺少血浆中维持正常 pH 所需的碳酸氢盐和其前体缓冲剂。

适应证:感染性休克。也用于低血容量性休克,但作用不如乳酸钠林格注射液。

用法用量:静脉滴注成人一次 500～1000ml。

(2)乳酸钠林格注射液(sodium lactate ringer's injection)

1)药物特点:乳酸钠林格注射液其组成成分为每 100ml 含 CaCl$_2$ 0.02g、KCl 0.03g、NaCl 0.6g、乳酸钠 0.31g。特点在于电解质组成接近生理,含有少量的乳酸。乳酸钠的终末代谢产物为碳酸氢钠,可纠正代谢性酸中毒。本品不足之处:①Cl$^-$ 含量略超过血浆(111mmol/L 比 103mmol/L);②Na$^+$ 含量偏低(131mmol/L 比 142mmol/L),渗透压也稍低(278mOsm/L 比 280～310mOsm/L);③林格液中含有 Ca^{2+}(2.0mmol/L),大量输注(>3L)有可能缩短凝血时间,引起明显高凝状态;④大量输注可能加重乳酸中毒,干扰休克的诊断。

2)适应证:低血容量性休克、感染性休克。

3)用法用量:静脉滴注,成人一次 500～1000ml,按年龄、体重及症状不同可适当增减。

4)注意事项:重症肝功能不全、严重肾衰竭患者禁用。

2. 胶体液(colloidal solution) 临床上休克复苏治疗中应用的胶体液有很多种,主要包括人血白蛋白、明胶、羟乙基淀粉、右旋糖酐等。其中,右旋糖酐的安全性问题较为突出,表现为过敏反应、急性肾衰竭、出血倾向以及干扰血型检验和交叉配血试验,已不常用于休克的治疗。现主要介绍人血白蛋白、羟乙基淀粉和琥珀酰明胶溶液。

(1)人血白蛋白(human albumin)

1)药物特点:人血白蛋白是人血浆的一种正常组分,与生理白蛋白作用相似。人血白蛋白可维持70%~80%血浆有效胶体渗透压,1g白蛋白约可以从组织间液中回吸收18ml液体。最近的系统回顾和荟萃分析发现,采用人血白蛋白对脓毒症患者进行液体复苏可显著降低病死率。

2)适应证:感染性休克、低血容量性休克。

3)用法用量:用于休克,成人首次给予12.5~25g,婴幼儿为0.6~1g/kg,可间隔30分钟再输注一次。

4)禁忌证:对白蛋白有严重过敏者禁用;正常血容量及高血容量的心力衰竭患者禁用。

5)注意事项:部分患者可有过敏反应,输注时可使用苯海拉明10mg im进行预防性给药。

(2)羟乙基淀粉(hetastarch):羟乙基淀粉主要由高分子质量的支链淀粉组成,生化学特性主要是由葡萄糖分子的羟乙基取代程度(即取代级)、平均相对分子质量和葡萄糖C2位与C6位上羟乙基基团的个数比(C2/C6比率)决定的。取代级决定羟乙基淀粉的半衰期;平均相对分子质量决定其扩容效力;而C2/C6比率则决定羟乙基淀粉代谢的快慢。羟乙基淀粉的平均相对分子质量越大,取代级越高,C2/C6比率越高,其在血管内的驻留时间越长,扩容强度越大。但相应的,也就越容易在人体内蓄积,对凝血系统和肾功能的影响也越显著。早期的羟乙基淀粉产品如706代血浆存在着上述局限性。国家食品药品监督管理局发布的《药物不良反应信息通报(第8期)》中强调了706代血浆在临床应用中应严格掌握适应证,并需要监测其对肾功能的影响。目前临床上广泛应用的是第二代和第三代相对分子质量、低取代级HES200/0.5和HES130/0.4。

本药扩容效应强,峰值扩容效应可达100%;且维持时间长,至少能维持4~6小时;对凝血功能影响小;过敏发生率远低于右旋糖酐和明胶。临床证据显示,在重症患者治疗方面,本药可增加急性肾衰竭的发生,因此现已不用于感染性休克的治疗。

1)适应证:低血容量性休克。

2)用法用量:500~1000ml静脉滴注。初始的10~20ml,应缓慢输入,并密切观察病人(防止可能发生的过敏性样反应)。每日剂量及输注速度应根据病人失血量、血流动力学参数的维持或恢复及稀释效果确定。没有心血管或肺功能危险的病人使用胶体扩容剂时,血细胞比容应不低于30%。每日最大剂量按体重50ml/kg。

3)注意事项:长期大剂量使用羟乙基淀粉,患者会出现皮肤瘙痒;使用过程应密切监测血电解质水平。

4)禁忌证:少尿或无尿的肾衰竭;接受透析治疗病人;颅内出血患者。

(3)琥珀酰明胶(succinylated gelatin)注射液

1)药物特点:由牛胶原经水解和琥珀酰化而成,是与血浆等渗的溶液,输入后并不吸收细胞外液间隙的水分,峰值扩容效应为70%~100%,维持血容量的有效时间为3~4小时。对肝肾功能无影响。

本药会降低血小板功能,损伤第Ⅷ因子(von Willebrand,vWF),影响纤维蛋白单体的聚合,从而导致凝血功能障;有过敏反应,发生率较右旋糖酐低。

2)适应证:低血容量性休克。

3)用法用量:低血容量性休克,容量补充和维持时,可在 24 小时内输注 10~15L(但血细胞比容不应低于 25%,年龄大者不应低于 30%同时避免血液稀释引起的凝血异常);严重急性失血致生命垂危时,可在 5~10 分钟内加压输注 500ml,进一步输注量视缺乏程度而定。

4)注意事项:有循环超负荷、水潴留、严重肾衰竭、出血倾向、肺水肿的患者禁用。

3. 血管活性药物

(1)多巴胺(dopamine,DA):DA 是肾上腺素能神经递质去甲肾上腺素(NE)前体,它既能激活 DA 受体,也能激活 α、β 受体。能产生正性肌力作用,因此可用于治疗心力衰竭。多巴胺有多个作用部位,对不同受体的激动顺序为:DA 受体>β 受体>α 受体,对血管的扩张作用主要是激动突触后 DA_1 受体的结果,而加强心肌收缩力的作用则主要来自对 β_1 或/和 α_1 受体的激动作用,由于 DA 作用部位的多样性,不同浓度所引起的效应不相同,低剂量[0.2~2μg/(kg·min)]即可产生血管扩张作用,增加心排血量、肾血流量和肾钠排出量;中剂量[5μg/(kg·min)]时则兴奋 β 受体,使心肌收缩力增强,中等度增快心率;高剂量时,外周阻力、心率及左室充盈压增高。由于心排血量及周围血管阻力增加,致使收缩压及舒张压均增高。

静脉滴注后在体内分布广泛,不易通过血脑屏障。在体内很快通过单胺氧化酶及儿茶酚-氧位-甲基转移酶(COMT)的作用,在肝、肾及血浆中降解成无活性的化合物。经肾排泄,约 80%在 24 小时内排出,尿液内以代谢物为主,极小部分为原形。

1)适应证:低血容量性休克、感染性休克以及心源性休克等。也用于心肺复苏后的血压维持。

2)用法用量:重症患者,先按 5μg/(kg·min)滴注,然后以 5~10μg/(kg·min)递增至 20~50μg/(kg·min),以达到满意效应。最大剂量不超过每分钟 500μg。

滴注前需要稀释,稀释液的浓度取决于剂量及个体需要的液量,若不需扩容,可用 0.8mg/ml 溶液,如有液体潴留,可用 1.6~3.2mg/ml 溶液。

3)注意事项:选用较大的静脉作滴注,以防药液外溢,产生组织坏死;如确已发生液体外溢,可用 5~10mg 酚妥拉明稀释溶液局部浸润注射。

遇有血管过度收缩引起舒张压不成比例升高和脉压减小、尿量减少、心率增快或出现心律失常,滴速必须减慢,必要时需要暂停用药。突然停药可产生严重的低血压,故停用时应逐渐减量。

本药与硝酸酯类药物同时使用,可减弱硝酸酯的抗心绞痛作用及多巴胺的升压效应。与单胺氧化酶抑制剂同用,可延长及加强多巴胺的效应。在给多巴胺 2~3 周前曾接受单胺氧化酶抑制剂的患者,初始用量减少到常用剂量的 1/10。

(2)去甲肾上腺素(noradrenaline):本药为肾上腺素受体激动药,是强烈的 α 受体激动剂,同时也激动 β 受体。通过 α 受体激动,可引起血管极度收缩,使血压升高,冠状动脉血流增加;通过 β 受体的激动,使心肌收缩加强,心排血量增加。本药一般采用静脉滴注,静脉给药后起效迅速,停止滴注后作用时效维持 1~2 分钟,主要在肝内代谢成无活性的代谢产物。

经肾排泄,仅微量以原形排泄。

1)适应证:低血容量性休克、感染性休克以及心源性休克等。也用于心肺复苏后的血压维持。

2)用法用量:用5%葡萄糖注射液或葡萄糖氯化钠注射液稀释后静脉滴注。成人常用量:开始以每分钟8~12μg速度滴注,调整滴速以达到血压升到理想水平;维持量为每分钟2~4μg。在必要时可按医嘱超越上述剂量,但需注意保持或补足血容量。

3)注意事项:选用较大的静脉作滴注,以防药液外溢,产生组织坏死;如确已发生液体外溢,可用5~10mg酚妥拉明稀释溶液局部浸润注射。用量过大时,可使回心血量减少,外周阻力升高,心排血量减少,应立即停药。

4. 强心药物

(1)多巴酚丁胺(dobutamine):本药直接作用于心脏,主要作用于β₁受体,对β₂及α受体作用相对较小,对心肌产生正性肌力作用,增强心肌收缩和增加搏出量,使心排血量增加。可降低外周血管阻力(后负荷减少)和心室充盈压,促进房室结传导。在肝脏代谢成无活性的化合物,经肾脏排出。

1)适应证:心排血量不足造成的低灌注状态。如急性心力衰竭、低血容量性休克对补液治疗反应不足、机械通气引起的低输出量等。

2)用法用量:常用量将多巴酚丁胺加于5%葡萄糖注射液或0.9%氯化钠注射液中稀释后,以滴速每分钟2.5~10μg/kg给予,在每分钟15μg/kg以下的剂量时,心率和外周血管阻力基本无变化;偶用每分钟>15μg/kg,但需注意过大剂量仍然有可能加速心率并产生心律失常。

一般情况下,多巴酚丁胺给药时浓度应稀释至5mg/ml以下。

3)注意事项:本品不得与碳酸氢钠等碱性药物混合使用;低血容量性休克使用前,应先补充体液量。

(2)磷酸二酯酶抑制剂:磷酸二酯酶(PDE)抑制剂通过抑制PDE活性,减少cAMP的灭活,从而提高细胞内cAMP含量发挥强心作用,且兼有血管扩张作用。氨力农、米力农是较早应用的二氢吡啶类儿茶酚胺类强心药,具有显著的正性肌力作用和扩张血管作用,能降低心脏前、后负荷,改善心功能,其治疗宽度大,可供口服,作用持久而无耐药现象出现。其中,米力农的作用比氨力农强20~30倍,且显示增强心肌收缩力的作用出现先于增加cAMP作用的特点。本类药物有引起室性心律失常的不良反应。

 案例分析

姓名:王×	
性别:男	身高:170cm
年龄:75岁	体重:55kg
民族:汉族	入ICU时间:2014年1月28日

主诉:间断发热20余天,咳嗽、咳痰伴喘憋2周。

现病史:患者于 2014 年 1 月 8 日无明显诱因出现发热,体温最高达 41.0℃,伴畏寒寒战,无明显咳嗽咳痰,无恶心、呕吐,无腹痛、腹泻,无尿频、尿急、尿痛,无头痛、头晕、意识障碍,无皮疹、全身肌肉关节酸痛,诊为呼吸道感染;同时患者尿道口出现脓性分泌物,考虑膀胱炎;血培养提示大肠埃希菌,对哌拉西林及亚胺培南敏感,予哌拉西林他唑巴坦抗感染,患者仍间断出现发热,1 月 14 日出现咳嗽咳痰,痰液为白色黏痰,量多,不易咳出,并伴有明显喘憋,无胸痛、咯血,无口唇发绀,夜间可平躺,无端坐呼吸,予氨茶碱解痉平喘,患者喘憋症状稍缓解,1 月 21 日至急诊继续治疗,测体温最高 41.0℃,WBC 14.35×10⁹/L,GR 76%,予亚胺培南抗感染,同时患者出现尿量逐渐减少,约 700ml/天,血肌酐上升至 183μmol/L,为进一步治疗转入 ICU。

既往史:冠心病 20 余年,未治疗;2 型糖尿病 10 年,每日重组人胰岛素注射液 30R 早16U、晚 18U 控制血糖;脑梗死 5 年,左侧肢体肌力较右侧弱。否认肝炎、结核等传染病史及接触史。否认手术及输血史,否认药物及食物过敏史。

查体:T 37.6℃,R 30 次/分,P 96 次/分,BP 92/43mmHg。发育正常,营养中等,嗜睡状态。口唇无发绀,全身皮肤黏膜无苍白、黄染、出血点、紫癜、瘀斑,叩诊双肺清音,双肺呼吸音低,双肺可闻及少量干湿性啰音。心率 96 次/分,律齐。全腹无压痛及反跳痛,叩诊鼓音,移动性浊音(一),肠鸣音 3 次/分。四肢末梢暖,四肢轻度压凹性水肿。

辅助检查:血常规:WBC 14.35×10⁹/L,GR 76.1%,Hb 72g/L,PLT 103×10⁹/L。血生化:ALT 8.6U/L,AST 36U/L,ALB 22.1g/L,Cr 483μmol/L,BUN 40.83mmol/L,Glu 14.34mmol/L,Na⁺150mmol/L,Cl⁻106.9mmol/L,K⁺4.50mmol/L。

入 ICU 诊断:重症肺炎,重度脓毒症,感染性休克,急性肝损伤,急性肾损伤,弥散性血管内凝血;脑梗死后遗症期;冠状动脉粥样硬化性心脏病;心房颤动;2 型糖尿病;电解质紊乱;低钾血症;低蛋白血症;贫血(中度)。

诊疗过程:入院后给予美罗培南加氟康唑抗感染治疗;患者血压降低至 85/50mmHg,测 CVP 7mmHg,考虑存在血容量不足,给予乳酸钠林格液 500ml 以 500ml/h 速度泵入,继之 5%葡萄糖生理盐水 200ml/h 速度泵入,于 4 小时后血压恢复至 105/65mmHg,心率 110～120 次/分。之后仍间断出现血压下降,给予琥珀酰明胶注射液 500ml,ivgtt,多巴胺 10μg/(kg·min)升压,血压波动在 120/67mmHg 左右。入院 5 天后,多巴胺 5μg/(kg·min) 静脉泵入,监测血压为 110～130/50～60mmHg。入院 8 天后,血压趋于稳定,多巴胺减量至 2μg/(kg·min),血压为 142/70mmHg。入院 9 天后,患者血压基本稳定,停用血管活性药物,休克基本纠正,自主尿量 1000～1500ml。

主要治疗药物:

1. 乳酸钠林格注射液 500ml,ivgtt(1 月 28 日)

2. 5%葡萄糖生理盐水注射液 500ml,ivgtt(1 月 28 日)

3. 琥珀酰明胶注射液 500ml,ivgtt(1 月 28 日)

4. 盐酸多巴胺注射液 10μg/(kg·min)静脉泵入(1 月 28 日～2 月 1 日)

5. 盐酸多巴胺注射液 5μg/(kg·min)静脉泵入(2 月 2 日～2 月 4 日)

6. 盐酸多巴胺注射液 2μg/(kg·min)静脉泵入(2 月 5 日～2 月 6 日)

7. 美罗培南 0.5g,ivgtt,q8h

8. 氟康唑 0.2g,ivgtt,qd

【临床药师关注点】

1. 监测琥珀酰明胶的不良反应。琥珀酰明胶属外源性大分子物质,输注时,可出现过敏性休克等不良反应。如输注期间出现血压进一步下降,不明原因的呼吸困难,应及时停药。

2. 监测多巴胺的不良反应。多巴胺输注时,如出现血管外渗,可引起血管强烈收缩、局部坏死。因此应仔细观察多巴胺输注部位的变化,如有外渗,及时对症治疗。

3. 监测抗感染治疗的有效性。患者重症感染致感染性休克,解决临床问题的根本办法为确定病原菌、尽快控制感染。应建议医师积极进行病原学检查,及时调整抗菌药物。同时,通过监测患者的体温、临床症状,以及血象、CRP、胸片等评价抗感染治疗的有效性。

4. 患者重症感染致急性肾损伤,应监测尿量、血肌酐、尿素氮水平,计算肾小球滤过率,调整抗菌药物的剂量,避免多脏器功能不全的加重。

5. 患者重症感染、入住 ICU,应评价营养情况,给予适宜的营养支持治疗。

思 考 题

1. 液体复苏应首先考虑使用何种药物?
2. 什么情况需要考虑使用胶体液?
3. 患者应用血管活性药物的指征是什么?
4. 多巴胺与去甲肾上腺素有什么区别?
5. 多巴胺常见的不良反应是什么?

第二节　心肺脑复苏

一、心肺脑复苏要点

(一) 心肺脑复苏的概念

心肺脑复苏(cardiopulmonary cerebral resuscitation,CPCR)是针对呼吸、循环骤停以及中枢神经系统所采取的抢救措施。

传统意义上的复苏主要指心肺复苏,现代意义上的复苏主要指心肺脑复苏。复苏概念变迁的临床意义在于:复苏成功的关键不仅是自主呼吸和心搏的恢复,更重要的是中枢神经系统功能的恢复。从心脏停搏到细胞坏死的时间以脑细胞最短,因此,维持脑组织的灌流是复苏的重点,一开始就应积极防治脑细胞的损伤,力争脑功能的完全恢复。

(二) 心肺脑复苏三个阶段

基础生命支持(basic life support,BLS):呼吸、循环骤停时的现场急救措施,也称初期复苏阶段。

加强生命支持(advanced life support,ALS):是基础生命支持的继续,是借助于器械和设备、先进的复苏技术和知识以争取最佳疗效的复苏阶段。

复苏后治疗(post-resuscitation treatment,PRT):防治多器官功能衰竭和缺氧性脑损伤。

（三）心肺脑复苏成功的关键

心肺脑复苏成功的关键是时间。心脏停搏后 4 分钟内开始基础生命支持,8 分钟内开始加强生命支持,恢复率相对较高。

（四）心肺脑复苏新的观念

1. 早期识别和启动紧急医疗服务系统（EMS）。

2. 早期进行 CPR。

3. 早期以除颤器进行电除颤。

4. 早期由专业人员进行加强生命支持。

在这 4 个环节中,早期电除颤是挽救病人生命最关键的环节。

二、药物治疗要点

（一）心肺复苏相关药物

在心肺复苏过程中,需要使用许多药物,但是仅靠药物不能完成复苏,药物的使用只是帮助和促进心肺脑复苏的成功。这些药物往往作用复杂而且适应证交叉。因此医务人员要对药物作用机制、适应证、禁忌证、剂量和注意事项透彻理解。本节主要介绍改善心排血量、升压以及抗心律失常的药物。

1. 肾上腺素（adrenline） 本药为儿茶酚胺类药物,兼有 α 受体和 β 受体激动作用。在心肺复苏时,主要利用 α 肾上腺素能作用,防止动脉塌陷和增强外周血管收缩,从而达到增加冠脉和脑血流的目的。

（1）适应证:由室颤或初期复律无反应的无脉性室速引起的心搏骤停或无脉搏性电活动。肾上腺素也用于伴有严重症状的心动过缓和严重休克患者。

（2）用法用量:心肺复苏时,常用静脉注射,每 3～5 分钟给药一次,一次 1～3mg,用生理盐水稀释至 10～20ml 给药,同时进行心脏按压、人工呼吸、纠正酸中毒。

如果经静脉给药延迟或通道不能建立,可采用气管内给药。肾上腺素气管内给药吸收作用良好,合理给药剂量尚不清楚,但至少应是静脉内给药的 2～2.5 倍。气管内给药应用灭菌注射用水或生理盐水稀释至 5～10ml 后用细针头直接注射,呈雾状喷射。

因心内注射可增加冠脉损伤和气胸的危险,同时也会延误胸外按压和通气操作,因此,仅在其他方法给药失败后或困难时才考虑应用心内注射。

（3）注意事项:本药和碱性液体接触可引起自动氧化,因此不能与碱性液体（如碳酸氢钠）配伍。本药可引起血管剧烈收缩偶尔致组织坏死,故不推荐动脉内注射。使用时必须严格控制药物剂量。注射部位必须轮换,以免引起组织坏死。本药与 α 受体拮抗剂（如氯丙嗪）同时使用可发生严重的低血压。

2. 加压素（vasopressin）

（1）药物特点:加压素又称抗利尿激素,作为新的复苏一线药物,主要是通过直接刺激平滑肌 V_1 受体收缩周围血管而发挥作用。它能够增加冠脉灌注压（CPP）,增加脑血流和脑氧输送,改善重要脏器的血流且维持时间长。此外,加压素与肾上腺素合用具有协同作用,可引起更迅速持久的 CPP 增加,复苏成功率增加。

（2）用法用量:室颤与无脉性室速时,静脉注射 40U,单剂。

3. 血管活性药物 参见本章第一节药物治疗要点部分。

4. 强心药物　参见本章第一节药物治疗要点部分。

5. 碳酸氢钠(sodium bicarbonate)　心搏骤停和复苏时,由于低血流造成的组织酸中毒和酸血症是一个动态发展过程,这一过程的发展取决于心搏骤停的持续时间和 CPR 时血流水平。因此,在心搏骤停时,足量的肺泡通气和组织血流的恢复是控制酸碱平衡的基础,这就要求首先进行胸外心脏按压和人工呼吸,以求迅速恢复自主循环,这是控制酸碱平衡的主要措施。碳酸氢钠与 H^+ 反应生成水和二氧化碳可以缓冲代谢性酸中毒。但很少有研究表明,缓冲碱治疗可以改善预后。

(1)适应证:在心肺复苏中,只有在一定情况下,应用碳酸氢钠才有效,如患者原有代谢性酸中毒、高钾血症、苯巴比妥类药物过量等。此外,对于心脏停搏时间较长的患者,应用碳酸氢钠治疗可能有益,但只有在除颤、胸外心脏按压、气管插管、机械通气和血管活性药物治疗无效后,方考虑应用。

(2)用法用量

1)代谢性酸中毒,静脉滴注,所需剂量按下式计算:补碱量(mmol)=(-2.3-实际测得的 BE 值)×0.25×体重(kg),或补碱量(mmol)=正常的 CO_2CP-实际测得的 CO_2CP(mmol)×0.25×2 体重(kg)。除非体内丢失碳酸氢盐,一般先给计算剂量的 1/3~1/2,4~8 小时内滴注完毕。

2)心肺复苏抢救时,首次 1mmol/kg,以后根据血气分析结果调整用量(每 1g 碳酸氢钠相当于 12mmol HCO_3^-)。

(3)注意事项:本药可以引起氧离曲线右移,不利于组织供氧;还可以引起细胞内酸中毒和血气 $PaCO_2$ 升高,因此除适应证中所述特殊情况外,不可过于积极和大量的使用。碳酸氢钠的其他不良反应包括高钠血症和高渗状态。严重的高渗状态可影响复苏存活率。

6. 阿托品(atropine)

(1)药物特点:阿托品是典型的 M 胆碱受体阻断剂,通过直接的抗迷走神经作用,提高窦房结自律性,加快房室传导。本药主要通过肝细胞酶的水解代谢,有 13%~50% 在 12 小时内以原形随尿排出。2010 年版国际心肺复苏指南不推荐常规使用。

(2)适应证:治疗症状性心动过缓的首选药物,包括相对性心动过缓。在心肺复苏中,阿托品治疗可以改善由于迷走神经过度刺激引起的缓慢性心律失常性心搏骤停患者的预后。但对于心肌长时间缺血或机械损伤引起的心脏停搏或无脉搏性电活动的效果差。

(3)用法用量:缓慢性心律失常性心搏骤停:每间隔 3~5 分钟静脉注射一次,每次 0.5~1mg,至总量 0.04mg/kg。此剂量下,阿托品可完全阻滞迷走神经。未开通静脉通路者可气管内给药,其作用产生迅速,类似于静脉给药。气管内给药的推荐剂量成人为 1~2mg,用生理盐水稀释,容量不超过 10ml。

(4)禁忌证:青光眼及前列腺肥大者、高热者禁用。

注意事项:阿托品可以引起心动过速,在心肌缺血情况下使用,应尤为小心。AMI 患者慎用阿托品,因致心动过速会加重心肌缺血或扩大梗死范围。阿托品不适用于发生在浦肯野纤维水平的房室传导阻滞(二度房室传导阻滞和伴宽 QRS 波的三度阻滞),此时,药物很少能加快窦房结心率和房室结传导。

7. 胺碘酮(amiodarone)　目前最常用的抗心律失常药物之一,属Ⅲ类抗心律失常药,兼具Ⅰ、Ⅱ、Ⅳ类抗心律失常药物的电生理作用。主要电生理效应是延长各部心肌组织的动作电位时程及有效不应期,减慢传导,有利于消除折返激动。同时具有轻度非竞争性的 α 及 β 肾上腺素受体阻滞和轻度 α 及 β 类抗心律失常药性质。减低窦房结自律性。具有选择性对冠状动脉及周围血管的直接扩张作用,能增加冠脉血流量,降低心肌耗氧量。可影响甲状腺素代谢。本品特点为半衰期长,故服药次数少,治疗指数大,抗心律失常谱广。主要在肝内代谢消除,大部分碘通过肝肠循环从粪便中排出,经肾脏排泄极少,所以允许肾功能不全的病人应用常规剂量胺碘酮。

(1)适应证:对快速房性心律失常伴严重左室功能不全患者,在使用洋地黄无效时,胺碘酮对控制心室率可能有效;对心脏停搏者,如为持续性室速或室颤,在应用电除颤和肾上腺素后,建议使用本药;控制血流动力学稳定的室速、多形性室速和起源不明的复杂性心动过速;作为顽固性阵发性室上性心动过速、房性心动过速电转复的辅助措施,以及房颤的药物转复方法,房颤后维持窦律;控制预激房性心律失常伴旁路传导的快速心室率。

(2)用法用量:心脏停搏者,如为室颤或无脉性室速,初始剂量为 300mg,溶于 20～30ml 5％葡萄糖注射液内快速注射;对于非心脏停搏者,首先静脉注射 150mg,输注速度大于 10 分钟,然后按 1mg/min 持续静脉滴注 6 小时,再减量至 0.5mg/min。一般每日剂量不大于 2g。

(3)注意事项:本药具有扩张血管和负性肌力的作用,这些作用会影响患者的血流动力学状态。一般情况下,患者耐受性较好。

胺碘酮静脉给药最常见的不良反应为静脉炎,输注时应尽量选择较粗大的静脉。静脉滴注时,给药浓度最好不超过 2mg/ml。

胺碘酮与华法林合用增加华法林血药浓度 100％,与地高辛合用时增加地高辛血药浓度 70％,与普鲁卡因胺合用增加其血药浓度 55％,与苯妥英钠、氟卡尼合用亦能增加其浓度。

(4)禁忌证:有房室传导阻滞、心动过缓以及碘过敏者。

8. 利多卡因(lidocaine)　在低剂量时,可促进心肌细胞内 K^+ 外流,降低心肌的自律性,而具有抗室性心率失常作用;在治疗剂量时,对心肌细胞的电活动、房室传导和心肌的收缩无明显影响;血药浓度进一步升高,可引起心脏传导速度减慢,房室传导阻滞,抑制心肌收缩力和使心排血量下降。本品注射后,组织分布快而广,能透过血脑屏障和胎盘。10％以原形经尿排出,少量出现在胆汁中。

(1)适应证:利多卡因是治疗室性心律失常的常用药物,对于急性心肌梗死患者可能更为有效。发生 AMI 时,预防性使用利多卡因可减少早期室颤的发生,但并不能降低病死率。由于利多卡因的中毒剂量和治疗剂量接近,故并不建议 AMI 患者常规预防性使用利多卡因。如果是单支血管病变的 AMI 或心肌缺血,一旦出现频发性室性期前收缩,可给予利多卡因。

(2)抗心律失常的常用量:①静脉注射 1～1.5mg/kg 体重(一般用 50～100mg)作首次负荷量静注 2～3 分钟,必要时每 5 分钟后重复静脉注射 1～2 次,但 1 小时之内的总量不得超过 300mg。②静脉滴注一般以 5％葡萄糖注射液配成 1～4mg/ml 药液滴注或输液泵给药。在用负荷量后可继续以每分钟 1～4mg 速度静脉滴注维持,或以每分钟 0.015～0.03mg/kg 的速度静脉滴注。老年人、心力衰竭、心源性休克、肝血流量减少、肝或肾功能障碍时应减少用量。以每分钟 0.5～1mg 静脉滴注,每小时不超过 100mg。极量为静脉注射 1 小时内最大负荷量 4.5mg/kg(或 300mg),最大维持量为每分钟 4mg。

(3)注意事项:利多卡因一般用量可引起嗜睡;过量可引起中枢神经系统中毒症状,表现为欣快感、定向障碍、惊厥和惊恐样反应;有时可出现血压下降、肌肉震颤、视物模糊以及呼吸抑制等。本药治疗浓度对病态的房室结或有传导异常的患者,可能会引起严重的传导阻滞,偶可导致心脏停搏,故不宜使用。

(二)脑复苏相关药物

脑复苏时,最重要的治疗应包括低温治疗和脱水降颅压治疗。

1. 降颅压药物　为了防止脑水肿,在降温和维持血压平稳的基础上,宜及早应用脱水剂。一般以甘露醇为首选药物,必要时并用糖皮质激素。通常选用 20% 甘露醇 250ml 或 125ml 静脉注射或快速静脉滴注,30 分钟滴完,而后用呋塞米 20~40mg 静脉注射,与甘露醇交替进行。如脑水肿明显减轻,将甘露醇改用甘油果糖,防止肾损害。

(1)甘露醇(mannitol):甘露醇是高渗性脱水剂,通过提高血浆渗透压,导致组织内(包括眼、脑、脑脊液等)水分进入血管内,从而减轻组织水肿,降低眼压、颅内压和脑脊液容量及其压力,用于治疗各种原因引起的脑水肿,降低颅内压,防止脑疝。

1)给药方法:治疗脑水肿、颅内高压,常用 20% 浓度,按体重每次 0.25~1g/kg,每日 2~4 次,于 30~60 分钟内静脉滴注。

根据患者血浆渗透压调节甘露醇用量,当患者血浆渗透压>320mOsm/L 时,会造成血液浓缩、黏滞度增加,电解质紊乱,脑微循环障碍,加重脑损害和肾功能损害。

2)注意事项:输注速度不可过快或过慢。速度过快可引起头痛、头晕、视物模糊;速度过慢量小不集中,浓度低,不能迅速提高血液渗透压使组织脱水,降低颅压。甘露醇时程长(>3 天)会导致其脱水效果逐渐下降。甘露醇的渗透作用在给药后 15~30 分钟出现,即血浆和神经细胞间建立了浓度梯度。其作用持续 90 分钟至 6 小时。甘露醇完全从尿中排出,在应用大剂量甘露醇,尤其是血浆渗透压>320mOsm/L 时,有发生急性肾衰竭(急性肾小管坏死)的危险。

使用甘露醇时应监测血浆渗透压、电解质及血容量。甘露醇有明显的利尿作用,对于低血容量患者要特别慎重。在同时使用呋塞米的患者,容易导致低钾。

在颅内压增高的病人,脱水疗法和限制入液量常是联合应用的。一般限制入液量为正常生理需要量的一半,成人 1500~2000ml,并恰当限制钠盐,亦为正常需要量的一半。甘露醇为高渗液,若外渗,局部组织出现红肿,严重时变性坏死。故输入时应经常巡视注射部位。若红、肿、痛应更换注射部位,红肿处热敷及行普鲁卡因封闭。

甘露醇有增加红细胞膜的柔韧性、减少血液黏滞度的作用,当大剂量快速应用时可引起反射性血管收缩和减少脑血流量。所以,清醒病人可引起头痛、视物模糊和眩晕等;在使用甘露醇时还应注意其过敏反应。

3)禁忌证:①已确诊为急性肾小管坏死的无尿患者,包括对试用甘露醇无反应者,因甘露醇积聚引起血容量增多,加重心脏负担;②严重失水者;③颅内活动性出血者,因扩容加重出血,但颅内手术时除外;④急性肺水肿,或严重肺淤血禁用。高血压、肾功能不全、低血压休克的患者应该慎重使用。

(2)甘油果糖(glycerol fructose)注射液:本品和甘露醇相比,具有不良反应少、无毒性反应、很少发生反跳的特点,而且有明显的营养价值,能改善脑能量代谢;但降颅压作用较弱,适于急性颅内压增高和脑水肿等症。

给药方法:静脉滴注,成人一般一次 250～500ml,一日 1～2 次。250ml 需滴注 1～1.5 小时。

1)注意事项:本品含 0.9％氯化钠;滴注速度过快可发生溶血、血红蛋白尿。

2)禁忌证:遗传性果糖不耐受者;高钠血症、无尿和严重脱水者。

2. 巴比妥类药物　巴比妥类药物对脑组织保护的主要机制是能降低脑代谢率,它可选择性地降低突触传导耗能,同时维持细胞基本代谢所需能量。此外,巴比妥盐还可稳定溶酶体膜,抑制自由基反应,降低细胞内钙离子浓度,目前已广泛应用于脑复苏中。常用大剂量戊巴比妥或硫喷妥钠。

3. 钙拮抗剂　钙拮抗剂可解除缺血后血管痉挛,改善脑血流功能,降低中枢神经系统细胞线粒体内钙负荷,干扰脂质过氧化和组织坏死,通过抑制花生四烯酸代谢,减少前列腺素、血栓素和白三烯的产生,改善微循环。

4. 肾上腺皮质激素　肾上腺皮质激素除能保持毛细血管和血脑屏障的完整性,减轻脑水肿和降低颅内压外,还有改善循环功能、稳定溶酶体膜、防止细胞自溶和死亡的作用。最好选用作用强而潴钠、潴水作用较小的皮质激素制剂,甲泼尼龙或地塞米松常为首选药物。

5. 自由基清除剂　缺血再灌注时自由基大量释放是引起脑细胞损伤的重要原因之一,目前针对这一环节的药物已有上市,但是尚无大规模临床试验的支持。依达拉奉可清除自由基,抑制脂质过氧化,从而抑制脑细胞、血管内皮细胞、神经细胞的氧化损伤;从而阻止脑水肿和脑梗死的进展,并缓解所伴随的神经症状,抑制迟发性神经元死亡。

此外,中药应用于脑复苏方面也有一定的探索,并取得了较好的效果。例如川芎嗪注射液、丹参注射液等都可抑制自由基触发的脂质过氧化过程,增强脑细胞的抗氧化能力,减少血栓素的产生,减轻再灌注后脑细胞的超微结构损伤。

6. 促进脑细胞代谢药物　尽管缺乏循证医学证据,但此类药物价格便宜、药理作用明确、不良反应轻微,可以酌情选用。三磷酸腺苷注射液(ATP)可供应脑细胞能量,恢复钠泵功能,有利于减轻脑水肿。此外,辅酶 A、细胞色素 c、多种维生素及微量元素(Mg^{2+})等与脑代谢有关的药物均可应用。

 案例分析

姓名:李××	
性别:男	身高:175cm
年龄:71 岁	体重:45kg
民族:汉族	入 ICU 时间:2012 年 4 月 23 日

主诉:间断咳嗽、咳痰 10 余年,加重伴呼吸困难、烦躁 3 天。

现病史:患者 10 余年前无明显诱因间断出现发热,咳嗽、咳痰,为白色黏痰,经抗感染、祛痰治疗后有缓解。之后患者症状每年均有发作,持续可达 3 月以上。5 年前确诊为慢性阻塞性肺疾病。入院一周前患者无明显诱因再次出现咳嗽、咳痰,为白色黏痰,量大,不易咳出。无发热,体温最高 37℃,自觉全身无力。门诊给予头孢他啶抗感染治疗以及支气管扩张剂。入院 2 天前患者上述症状加重，并出现烦躁、呼吸困难，夜间平卧困难。再次就诊于急诊，测脉氧饱和度仅 65％，听诊双肺密布哮鸣音；予面罩联合 BiPAP 呼吸机辅助通气，同时加强解痉平喘等对症治疗。

既往史：50 年前患肺结核，曾经药物抗结核治疗（具体不详），家属诉已治愈；30 年前患大叶性肺炎。高血压史 6 年余，血压最高 190/100mmHg，长期口服福辛普利 10mg，qd，非洛地平 5mg，qd 控制血压，血压平日在 120～130/75～80mmHg；否认冠心病、糖尿病、肾病等慢性病病史，否认肝炎病史。无外伤、手术及输血史。自诉对青霉素过敏（皮试阳性）。预防接种史不详。

查体：T 35.0 ℃ P 30 次/分，R 23 次/分（呼吸机），BP 测不出。发育正常，营养中等，昏迷状态。气管插管呼吸机辅助通气。全身皮肤无出血、瘀斑，口唇无苍白、潮红、发绀，双瞳孔等大等圆，无对光反射。桶状胸，双肺叩诊清音，听诊双肺呼吸音低。

辅助检查：血常规 WBC 22×10^9/L，GR 86.2％，Hb 144g/L，PLT 256×10^9/L，CRP 51mg/L。血生化 K^+ 5.83mmol/L，Cr 83μmol/L，BUN 4.11mmol/L。

入 ICU 诊断：慢性阻塞性肺疾病急性加重，慢性支气管炎合并感染；重症脓毒症，感染中毒性休克；急性肝功能不全；急性肾损伤；Ⅱ型呼吸衰竭，肺性脑病，肺气肿，肺大疱；肺源性心脏病，心功能Ⅲ级（NYHA 分级）；呼吸心搏骤停，心肺复苏术后；电解质紊乱，高钾血症，低钠血症；应激性高血糖；高血压 3 级（极高危组）；陈旧肺结核。

诊疗过程：4 月 23 日（入 ICU 当日）16 时，监测患者脉氧饱和度进行性下降至 40％，伴意识丧失。急查血气：pH 7.196，PCO_2 96.40mmHg，PO_2 29.80mmHg，HCO_3^- 36.5mmol/L，BE 7.00mmol/L。立即予患者经口腔气管插管后接呼吸机辅助通气，插管过程中心率下降至 30 次/分，血压测不出。即予胸外心脏按压，并予肾上腺素分次静推共 4mg。复苏 10 分钟后恢复室性心律，血压可维持＞90/60mmHg。停止胸外按压，多巴胺泵入 20μg/(kg·min)，去甲肾上腺素泵入 0.24μg/(kg·min)。复苏 40 分钟后心电监护示转为窦律，血压 106/64mmHg，将多巴胺调整至 6μg/(kg·min)。复苏 4 小时后患者神志转清，可遵嘱活动肢体，持续去甲肾上腺素及多巴胺泵入，血压可维持在 120/70mmHg 左右。查血常规：WBC 7.51×10^9/L，GR 81.0％，Hb 143g/L，PLT 296×10^9/L；血气（纯氧吸入）：pH 7.447，PCO_2 57.3mmHg，PO_2 490mmHg，HCO_3^- 35mmol/L，BE 14.6mmol/L；BNP 3639pg/ml。

主要治疗药物：

肾上腺素 1mg，iv，16：00

肾上腺素 1mg，iv，16：05

肾上腺素 2mg，iv，16：10

碳酸氢钠 500ml，ivgtt，st

多巴胺 180mg＋0.9％氯化钠 32ml，静脉泵入

去甲肾上腺素 8mg＋0.9％氯化钠 46ml，静脉泵入

葡萄糖氯化钠注射液（百特）500ml，ivgtt

【临床药师关注点】

1. 肾上腺素是心肺复苏（CPR）的首选药物。可用于电击无效的室颤及无脉室速、心脏停搏或无脉性电生理活动。常规给药方法是静脉推注 1mg，每 3～5 分钟重复一次，可逐渐增加剂量至 5mg。

2. 心肺复苏后严重低血压常可导致复苏失败,应予特别关注,监测血流动力学参数,给予补液,还可给予去甲肾上腺素、多巴胺、多巴酚丁胺等血管活性药物和强心药物。

3. 心搏骤停或复苏时间过长者,或早已存在代谢性酸中毒、高钾血症患者可适当补充碳酸氢钠,初始剂量 1mmol/kg,在持续心肺复苏过程中每 15 分钟重复 1/2 量,最好根据动脉血气分析结果调整补给量,防止产生碱中毒。

思 考 题

1. 心肺复苏中需要用到哪些药物?

2. 本例病例的药物治疗目标是什么?

3. 为评估疗效以及不良反应,需要哪些必要的临床参数?

4. 如何评价该患者脑复苏的情况?

(史丽敏 程 晟 刘大为 芮 曦)

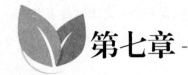

第七章

疼痛的药物治疗

第一节 概　　述

一、疼痛的病理生理学

(一) 急性疼痛

组织损伤可以导致炎性介质如组胺、肽类(如缓激肽)、脂质(如前列腺素类)、神经递质(如 5-羟色胺)以及神经营养因子(如神经生长因子)等的释放。这些炎性介质可激活外周伤害性感受器(细小的感觉神经末梢),将伤害性感受信息转化为电信号,编码后经传入神经传至脊髓背角并在该部位整合。最简单的伤害性感受通路包括三个神经元:①初级传入神经元:细胞体位于脊髓后根,轴突向外周分布于躯体或内脏组织,向中枢投射至脊髓背角,它负责伤害感受信号的转化并将其传入至脊髓背角;②投射神经元:接受初级神经元的传入信号,并将其投射至脊髓及脑桥、中脑、丘脑和下丘脑神经元;③脊髓上神经元:整合脊髓神经元传来的信号,并将其传至大脑皮质及皮质下区域,产生疼痛感受。传递痛觉的感觉神经包括有髓鞘的 Aδ 纤维和无髓鞘的 C 纤维,后者主要参与损伤、寒冷、热或化学方式等刺激信号的传递。调节伤害感受的神经元主要存在于脊髓灰质Ⅰ、Ⅱ和Ⅴ层。Ⅰ层接受 Aδ 和 C 纤维传入的冲动,称之为伤害感受性特异神经元。Ⅱ层有兴奋性及抑制性交互神经元,接受伤害或非伤害冲动,在伤害冲动的调控方面起重要作用。Ⅴ层接受伤害和非伤害性纤维(Aβ)传入的冲动,属动态范围神经元。不论伤害或非伤害感受性纤维,均可释放兴奋性氨基酸及神经肽(如 P 物质、神经激肽 A、降钙素基因相关肽),与背角神经元膜受体结合。伤害感受信息经过脊髓的复杂调制后,某些冲动传递到脊髓前角和前外侧角产生节段性脊髓反射(如骨骼肌张力增加、膈神经功能抑制、胃肠活动减弱);其他冲动则通过脊髓丘脑束和脊髓网状束传递到更高级的中枢,诱发脊髓上中枢与大脑皮质反应,最终产生疼痛感受和情感表达。

(二) 慢性疼痛

慢性疼痛分为炎症性痛和神经病理性痛。炎症性痛由创伤、细菌或病毒感染以及外科手术等引起的外周组织损伤导致的炎症引起,突出的特点是具有对伤害性刺激敏感性增强和反应阈值降低的"痛觉过敏(hyperalgesia)"和非痛刺激(如触摸)引起的"触诱发痛(allodynia)",以及在炎症区域有"自发痛"。炎症性"痛觉过敏"包括损伤区的原发痛和损伤区周围的继发痛。神经病理性痛是由创伤、感染或代谢病引起的神经损伤所造成,也表现为痛觉过敏、触诱发痛和自发痛。实验性神经损伤,如慢性压迫坐骨神经或神经根,产生自发痛、灼热痛觉过敏和触诱发痛,与临床的某些神经病理痛相似。

二、疼痛的评估

(一)病史

1. 疼痛方面应了解 MNOPQRST,即:疼痛何时及如何发生(new onset)、疼痛的性质(quality)、强度(severity)、部位(region)、持续时间(time)、加重及缓解因素(modifying factors)、伴随症状(other symptoms)。

2. 此外还应了解如运动、感觉、自主神经的症状。

3. 此前的检查、先前治疗的效果及目前的治疗方法等信息。

4. 通过询问患者的现病史和既往病史寻找可能导致疼痛的疾病,如冠心病、肿瘤、主动脉瘤、糖尿病神经病及周围血管疾病等。

5. 除躯体症状外,还应询问患者的心理精神症状,特别是抑郁、焦虑和创伤后应激障碍。

6. 了解疼痛对患者个人生活、人际关系及社会功能的影响。

(二)体格检查

1. 体格检查应包括全面的神经系统及肌肉骨骼系统检查,不应仅仅局限在患者主诉的范围内,同时也应在必要时对其他系统进行检查。

2. 在查体时除寻找疼痛的原因外还要了解疼痛对患者的影响。

3. 对患者的查体应从患者自候诊区进入诊室开始。应对患者进行仔细观察。观察患者是如何从候诊座位上起来的,是立即站起、还是需要双手支撑。观察患者进入诊室的步态,是否强忍疼痛、是否因代偿病腿而导致步态变形,或者患者的步态容易导致某些身体结构劳损。

4. 在整个查体过程中应密切观察疼痛相关行为,如面部疼痛的表情。

5. 另外,也要观察患者是否存在装病的迹象,例如因疼痛而采取的代偿或保护性动作或姿势是否自始至终保持一致。不过,病程较长的慢性疼痛患者可能会认为有必要让医生对其疼痛的严重程度有充分的认识,因此可能会刻意渲染自己的症状,但这并不代表疼痛不存在。

(三)社会心理评估

1. 患者是否存在心理障碍(如焦虑、抑郁)。

2. 患者有无精神疾病的征象(例如谵妄、严重抑郁)。

3. 了解疼痛对患者及其家属的"意义"。

4. 患者心境状态的变化。

5. 了解发病前期及目前患者的应对机制。

6. 患者的家庭状况。

7. 患者心理支持系统的有效性。

8. 了解患者对疼痛治疗的预期值(例如:对阿片类药物成瘾的恐惧)。

（四）诊断与鉴别诊断

通过搜集病史和体格检查中获得的信息分析疼痛可能的病因和病理生理学机制。

（五）诊断性试验

诊断性试验包括：①肿瘤学检查；②影像学检查；③实验室检查；④神经生理学检查等。通过这些附加的诊断性试验进一步确定疼痛的原因及其与潜在疾病的关系。

（六）制订治疗计划

诊断确立后应制订相应的治疗计划并就该计划与患者进行讨论。治疗计划中应包括预期的治疗效果、治疗所需的费用以及治疗过程中的随访评估计划等。

三、疼痛强度的评估

（一）视觉模拟评分法

视觉模拟评分法（visual analogue scale，VAS）是一种简单、有效的疼痛测量方法。VAS通常采用标有10cm刻度的尺子，一端表示"无疼痛"，另一端表示"最剧烈的疼痛"，患者根据自己感受的疼痛程度在尺子上作一标记点，根据标记点的位置对应尺子的刻度即为患者的疼痛评分，评分范围为0～10或0～100分。

（二）口述描绘评分法

口述描绘评分法（verbal rating scales，VRS）是采用形容词来描述疼痛强度的方法，文献报道多种不同的VRS，包括4级评分、5级评分、6级评分、12级评分和15级评分。以4级评分法为例，定义0＝无痛，1＝轻度疼痛，2＝中度疼痛，3＝重度疼痛，让患者选择相应的级别描述自己的疼痛程度。

（三）数字评分法

数字评分法（numerical rating scales，NRS）包括11点数字评分法和101点数字评分法。分别要求患者使用"0～10"或"0～100"来描述疼痛的程度。0＝无疼痛，10（100）＝最剧烈的疼痛。

（四）其他

其他常用的疼痛评估方法包括疼痛问卷表、行为疼痛测定法、痛或耐痛阈测定以及生理生化指标测定法等。每种疼痛评估方法各有其特点和适用范围，为临床疼痛的诊断、治疗方案的制订和效果判断提供参考依据。但是由于疼痛是一个复杂的过程，影响因素众多，个体差异极大，各种方法都还在不断的修正、完善中。

第二节 术后疼痛

一、术后疼痛的概念和特点

术后疼痛治疗是关系到术后患者转归和满意度的重要指标。过去20年，术后急性疼痛的治疗经历了一场变革。2000年美国保健机构评审联合委员会公布了疼痛治疗新标准，旨在规范术后疼痛治疗，保证其安全性和有效性。

作为术后疼痛治疗的主力，麻醉医师应熟知药理学、各种局麻技术及疼痛神经生理学知识。

（一）疼痛的传导路径和伤害性感受的神经生理学

手术引起组织损伤,从而导致组胺以及肽类、脂质、神经递质以及神经营养因子等炎症介质的释放。炎症介质的释放导致外周伤害性感受器的激活,引起伤害性信息向中枢神经系统传导,同时介导神经源性炎症的产生,进一步引起外周炎性递质的释放,从而导致血管扩张和血浆渗出。

外周炎症介质的不断释放使伤害性感受器敏化,导致伤害性感受器兴奋性阈值降低,诱发放电和自发放电频率增加。外周强烈伤害性刺激冲动的传入也能导致中枢敏化和超反应性,还可能会导致脊髓背角的功能性改变等,从而引起更严重的术后疼痛。脊髓背角的神经环路十分复杂,人们才刚刚开始对伤害性感受过程中不同神经递质和受体的特殊功能有所了解。

动物实验和临床研究均证实急性疼痛可在短时间内转化为慢性痛,因此传统上对于疼痛的二分法(急性和慢性疼痛)并不严谨。实验研究表明,伤害性刺激能在 1 小时内引起脊髓背角新基因的表达,并足以在相同时间内引起行为学的改变。临床研究也表明:急性术后疼痛的强度与慢性术后痛的发生有很强的相关性。对急性术后痛的控制以及镇痛的时机、时程(如超前镇痛)和实施方式(如多模式镇痛)对促进术后患者短期和长期的康复都十分重要。

（二）术后疼痛的急、慢性反应

1. 急性反应　未得到控制的术后疼痛会强化某些围术期的病理生理反应,增加患者的病死率和病残率。外周向中枢传递的伤害性刺激能引起神经内分泌应激反应,并伴有局部炎性物质和神经内分泌介质的产生。疼痛诱发脊髓节段反射引起交感神经兴奋、儿茶酚胺和分解代谢性激素分泌增加,合成代谢性激素分泌降低。其结果导致水钠潴留,血糖、游离脂肪酸、酮体和乳酸水平升高,并随着代谢和氧耗增加,机体表现为过度代谢状态。其中应激反应的程度与手术损伤呈正相关。神经内分泌应激反应使机体其他部位有害的生理效应加重。首先,应激反应是引发术后高凝状态的一个重要原因,应激状态下凝血功能的增强、纤维蛋白原降解的抑制、血小板活性和血浆黏滞度的增强都有可能提高术后深静脉血栓形成、血管移植失败和心肌缺血的发生率;其次,应激反应还可导致术后免疫抑制。由应激引起的高血糖症可导致伤口愈合不良以及免疫功能的降低。

术后疼痛得不到有效控制时可兴奋交感神经系统,增加心肌氧耗,可能诱发心肌缺血和心肌梗死。由于疼痛使患者不能深呼吸并充分咳嗽,易引起术后肺部并发症。伤害性感受器的激活还可以引发脊髓反射性抑制,使胃肠蠕动恢复延迟。

2. 慢性反应　术后急性疼痛控制不良是导致术后长期慢性病理性疼痛的一个重要因素。越来越多的实验和临床证据显示,急性疼痛能很快转化为慢性疼痛,长期的行为学和神经生物学改变远比我们预期的要早。来自手术损伤部位的持续性传入冲动引起的中枢敏化和慢性疼痛是基于伤害性感受的神经生理学变化。阻止中枢敏化的发生和控制术后疼痛可降低慢性疼痛的发生率。

二、术后疼痛的药物治疗

（一）对乙酰氨基酚（paracetamol）

1. 药学特点　对乙酰氨基酚为对氨基苯酚衍生物,通过抑制环氧化酶(cycloxygenase,COX)

活性从而减少中枢神经系统前列腺素的合成,发挥解热镇痛作用。可单独用于轻、中度疼痛,也可与阿片类药物联合应用。优势是不良反应较少且通常较轻,但过量能引起严重的肝损伤及有时引起急性肾小管坏死。对乙酰氨基酚等非阿片类镇痛药的镇痛作用有"天花板效应",在此剂量基础上增加剂量不会有更强的治疗作用。

2. 用法及疗程　口服,1次0.3~0.6g,1日0.6~1.8g,一疗程不宜超过10天。12岁以下的儿童按每日$1.5g/m^2$分次服(如按年龄计:2~3岁,1次160mg;4~5岁,1次240mg;6~8岁,1次320mg;9~10岁,1次400mg;11岁,1次480mg。每4小时或必要时服1次)。肌内注射:1次0.15~0.25g。直肠给药:1次0.3~0.6g,1日1~2次。3~12岁儿童,1次0.15~0.3g,每日1次。成人每日最大剂量不得超过4g,否则肝毒性风险会增加。

3. 药物相互作用　因可减少凝血因子在肝内的合成,有增强抗凝血药的作用,长期或大量使用时应注意根据凝血酶原时间调整用量;与齐多夫定、阿司匹林或其他非甾体抗炎药合用,明显增加肾毒性。

与其他具有潜在肝毒性或肝微粒体酶诱导剂药物合用,中毒风险增加。甲氧氯普胺可加速对乙酰氨基酚的吸收,丙磺舒可影响其排泄或改变其血药浓度。在使用对乙酰氨基酚1小时内使用考来烯胺可减少其吸收。

4. 不良反应　不良反应较少,不引起胃肠出血。可引起恶心、呕吐、出汗、腹痛及苍白等,少数病例可发生过敏性皮炎(皮疹、皮肤瘙痒等)、粒细胞缺乏、血小板减少、高铁血红蛋白血症、贫血及肝、肾功能损害等。

5. 注意事项　对乙酰氨基酚通常可作为妊娠患者镇痛的药物。然而在妊娠末期频繁使用(多日或每日使用)该药可能增加婴儿发生持续喘鸣的危险并可持续到少年期。英国已批准儿童的疼痛和发热可使用对乙酰氨基酚,但应根据年龄使用不同的剂量。

(二) 非甾体抗炎药

非甾体抗炎药(nonsteroidal antiinflammatory drugs,NSAIDs)适用于局部小手术或门诊手术所致的轻度疼痛,也可与其他类镇痛药物联合用于术后中重度急性疼痛的治疗。主要通过抑制环氧化酶(COX),进而抑制前列腺素类(PGs)的合成发挥解热镇痛及抗炎等作用。已知环氧化酶具有两种异构酶,即COX-1和COX-2,前者存在于胃(肠)壁、肾脏和血小板,后者出现在炎症组织。NSAIDs对COX-1和COX-2选择性的不同,分非选择性COX抑制剂和选择性COX-2抑制剂。非选择性COX抑制剂对COX-1和COX-2的抑制无生物学和临床意义上的差别,此类药物均具有普遍的胃肠、肝肾等不良反应。临床常用于术后镇痛的药物有布洛芬、双氯芬酸和酮咯酸等。选择性COX-2抑制剂对COX-2的抑制强度是COX-1的2~100倍,在一定剂量下对COX-1无影响,因而选择性COX-2抑制剂不影响血小板功能,胃肠道损害发生率低于非选择性COX抑制剂。临床常用的选择性COX-2抑制剂包括美洛昔康、氯诺昔康、塞来昔布、氟比洛芬和帕瑞昔布等。

2004年9月,由于潜在的心血管事件风险,罗非昔布(万络)自愿从全球撤市;2005年4月7日,美国FDA发表声明,要求塞来昔布在说明书中增加黑框警告,提醒潜在的心血管事件和消化道不良反应;由于心血管事件和致死性的皮肤过敏反应,伐地考昔(我国未上市)也从美国撤市;美国FDA要求所有NSAIDs处方药和非处方药修改说明书(阿司匹林除外),增加心血管事件和潜在皮肤过敏反应的警示。FDA发表该声明的目的是为了保护众多使用 NSAIDs 患者的安全,加入黑框的目的不是说不能使用某个药物,而是对以前没有重视的心血管事件提出警惕。NSAIDs 的不良反应主要有胃肠道不良反应(溃疡、穿孔和出血)、肾毒性、血小板抑制和阿司匹林哮喘。NSAIDs 不良反应与年龄存在相关性,故老年人的起始剂量应该减小。COX-2 抑制剂胃肠道不良反应小,但肾毒性与非选性 COX 抑制剂相似。

使用 NSAIDs 时需参阅药物说明书并评估 NSAIDs 的危险因素(表 7-1)。有胃肠道疾病史者发生胃肠道事件风险性高则倾向使用 COX-2 抑制剂;有心梗、脑梗史者则避免使用 COX-2 抑制剂。欧洲药物管理委员会(EMA)在 2005 年 2 月建议医师使用最低的有效剂量和尽量短的疗程以减少 NSAIDs 风险。

表 7-1　NSAIDs 不良反应的危险因素

部位	不良反应的危险因素
上消化道	1. 高龄(≥65 岁)
	2. 长期应用 NSAIDs
	3. 应用糖皮质激素
	4. 上消化道溃疡,出血病史
	5. 使用抗凝血药
	6. 酗酒史
心、脑、肾	1. 高龄(≥65 岁)
	2. 脑血管病史(有脑卒中史或目前有一过性脑缺血发作)
	3. 心血管病史
	4. 同时使用 ACEI 及利尿剂
	5. 冠状动脉旁路移植围术期禁用 NSAIDs

1. 布洛芬(ibuprofen)

(1)用法及疗程:1 次 0.2～0.4g,每 4～6 小时 1 次。成人用量最大限量一般为每日 2.4g。

(2)药物相互作用:增加肝素及口服抗凝血药的出血危险;使甲氨蝶呤、地高辛、降糖药的作用增强或毒性增加;与维拉帕米、硝苯地平、丙磺舒合用,布洛芬的血药浓度增高;可减弱呋塞米的降压作用。

(3)不良反应:16% 的长期用药患者,可出现消化道不良反应,包括消化不良、胃烧灼感、胃痛、恶心和呕吐,一般不必停药,继续服用可耐受。胃溃疡和消化道出血发生率低于 1%。1%～3% 的患者可出现头痛、嗜睡、眩晕和耳鸣等神经系统不良反应。

少见的不良反应还有下肢水肿、肾功能不全、皮疹、支气管哮喘、肝功能异常、白细胞减少等。

(4)注意事项:布洛芬注射液用于新生儿时发生的不良反应包括心室内出血、脑室周围白质软化、支气管肺发育异常、肺出血、坏死性小肠结肠炎、肠穿孔、少尿、液体潴留和血尿。低氧血症和胃肠出血也有报道。另外,布洛芬注射液不能用于有威胁生命感染、严重肾损伤、患有或疑似患有小肠结肠炎的婴儿。有出血(特别是胃肠出血或颅内出血)或血小板减少。凝血障碍的婴儿也不能胃肠外给予布洛芬,使用布洛芬期间,需要监测出血征兆。还要注意监测肾功能,当给予第二或第三剂时出现无尿或明显少尿征兆时,需暂停给药直至肾功能恢复正常。

有报道过量服用布洛芬时出现恶心、呕吐、上腹部疼痛和耳鸣。更严重的不良反应并不常见,但如果前1小时内摄入剂量超过400mg/kg时,需要给予药用炭并给予支持疗法进行解救。

2. 双氯芬酸(diclofenac)

(1)用法及疗程:口服:成人,每日100~150mg,分2~3次服用。对轻度疼痛患者及14岁以上的青少年酌减。餐前用水整片送服。肌内注射:深部注射,一次50mg,每日1次,必要时数小时后再注射1次。外用:搽剂,根据疼痛部位大小,一次1~3ml均匀涂于患处,每日2~4次,一日总量不超过15ml。乳膏,根据疼痛部位大小,一次2~4g涂于患处,并轻轻按摩,每日3~4次,一日总量不超过30g。

(2)药物相互作用:应注意与锂制剂、地高辛、保钾利尿剂、抗凝血剂、降糖药和甲氨蝶呤等药物合用时的剂量及不良反应。

(3)不良反应:胃肠道不良反应偶见上腹疼痛、血清氨基转移酶升高、恶心、呕吐、腹泻、腹部痉挛、消化不良、胀气厌食。罕见胃肠道出血、消化道溃疡或穿孔、糜烂性胃炎、便秘、胰腺炎、肝炎、急性重型肝炎。

中枢神经系统不良反应偶见头痛、头昏、眩晕。罕见嗜睡、感觉障碍,包括感觉异常、记忆障碍、定向障碍、视觉障碍、听力损害、耳鸣、失眠、惊厥、抑郁、焦虑、噩梦、震颤、精神反应和味觉障碍。

偶见皮疹,罕见荨麻疹、疱疹、湿疹、剥脱性皮炎、脱发、光过敏反应、紫癜、肾水肿,偶见急性肾功能不全、哮喘、过敏性低血压;血液系统不良反应有血小板减少、白细胞减少、粒细胞缺乏、溶血性贫血、再生障碍性贫血。

(4)注意事项:严重肝肾损害患者禁止全身使用(口服或肌内注射)双氯芬酸。

3. 酮咯酸(ketorolac)

(1)用法及疗程:口服:每次10mg,每日1~4次;重度疼痛每次20~30mg,每日3~4次。肌内注射:中度疼痛每次30mg,重度疼痛每次60mg,1次最大剂量90mg,一日剂量不超过150mg。首次注射后,可每6小时肌内注射20~30mg。静脉注射:每次10~30mg,用于重度疼痛。

(2)药物相互作用:酮咯酸不能用于已接受抗凝治疗或将要接受预防性抗凝治疗(如小剂量肝素)的患者。其他NSAIDs或阿司匹林,或己酮可可碱可增加酮咯酸引发出血反应的危险,因此禁止这些药物与酮咯酸合用。

丙磺舒可延长酮咯酸血浆半衰期,升高血药浓度,避免两药合用。

(3)不良反应:不良反应少,常见不良反应包括嗜睡、头晕、头痛、思维异常、抑郁、欣快、失眠。剂量过大可产生呼吸困难、苍白、呕吐。注射局部有刺激,偶见皮下出血、青紫等。长期使用可引起皮疹、支气管痉挛、休克等过敏反应和肾功能不全。

(4)注意事项:考虑到酮咯酸的毒性,不推荐其用于孕妇、产妇及哺乳妇女。

酮咯酸禁用于对阿司匹林及其他NSAIDs有超敏反应史的患者,有哮喘、鼻息肉、支气管痉挛或血管性水肿病史者,有消化性溃疡或胃肠出血史者,中重度肾损伤患者以及低血容量或脱水患者。酮咯酸不应给予有凝血或出血性疾病的患者或者有确认或疑似脑血管出血的患者。因为对血小板的抑制,不能用于术前预防性镇痛或术中镇痛,也不能用于高度出血危险手术的患者术后镇痛。

老年人和体重低于50kg的患者日总剂量需减少;有轻度肾损伤的患者需减量,并密切监测肾功能。慎用于心力衰竭、肝损害及可能存在血容量和肾血流量降低的患者。出现肝毒性的临床症状时,需停药。本品可引起困倦和眩晕,会影响技巧性工作,如驾驶。

4. 美洛昔康(meloxicam)

(1)用法及疗程:每次7.5~15mg,每日1次。

(2)药物相互作用:与甲氨蝶呤合用,会增加甲氨蝶呤的血液毒性;合用口服抗凝剂、溶栓剂,有增加出血的可能;可降低β肾上腺素受体阻断药、血管紧张素转化酶抑制药、袢利尿药(呋塞米除外)、噻嗪类药物的降压和利尿作用;与保钾利尿药合用,降低利尿作用,可能导致高钾血症或中毒性肾损害;与环孢素合用,环孢素中毒的危险性增加;与左氧氟沙星、氧氟沙星合用,癫痫发作的危险性增加。

(3)不良反应:包括胃肠道反应(常见:消化不良、恶心、腹痛或腹泻;罕见:溃疡、出血或穿孔);贫血、白细胞减少和血小板减少、瘙痒、皮疹;口炎;轻微头晕、头痛;水肿、血压升高等。常见肝酶升高(10%),偶见肾损害(0.4%)。大多停药后消失。

(4)注意事项:严重肝损伤患者、出血性疾病和肾衰竭患者(透析患者除外)应避免使用美洛昔康。有直肠炎病史、痔或直肠出血史的患者避免使用直肠栓剂。

5. 氯诺昔康(lornoxicam)

(1)用法及疗程:急性轻度或中度疼痛:每次剂量为8~16mg,分2~3次服用;每日最大剂量为16mg。

(2)药物相互作用:与抗凝血药或血液稀释剂、ACEI、利尿剂、口服抗糖尿病药、锂制剂、地高辛、甲氨蝶呤、西咪替丁及与本品效果相似的NSAIDs同时使用时,作用可能会改变。

(3)不良反应:约16%的患者发生胃肠道不良反应,5%的患者发生一般的不良反应和(或)中枢神经系统紊乱,2%的患者发生皮肤反应。

常见腹痛、腹泻、眩晕、头痛,以及血清尿素氮和肌酐升高,肝功能异常。

偶见失眠、嗜睡、脱发、斑疹、水肿,血压增高或降低,心悸,肝功能障碍,耳鸣。

(4)注意事项:肝、肾功能受损者,有胃肠道出血或十二指肠溃疡病史者及凝血障碍者应慎用。老年人和哮喘患者应慎用。

使用氯诺昔康进行治疗会出现胃和小肠部位的溃疡和出血,如出现胃肠出血应停用氯诺昔康。胃肠疾病患者初次使用氯诺昔康进行治疗时应特别注意。长期使用氯诺昔康进行治疗必须定期检查血象及肝肾功能。

6. 塞来昔布(celecoxib)

(1)用法及疗程:每次100~200mg,每日1~2次。每日最大剂量为200~400mg。

(2)药物相互作用:扎鲁司特、氟康唑、他汀类调脂药等细胞色素CYP2C9抑制剂可使塞来昔布代谢减慢而升高血药浓度;可使β受体阻断药、抗抑郁药及抗精神病药的血药浓度升高。

(3)不良反应:常见的不良反应为上腹疼痛、腹泻与消化不良。内镜检查显示,服用本品200mg,每日2次,超过12周,胃及十二指肠溃疡的发生率为7%。

偶见肝、肾功能损害和视力障碍。但本品不抑制血小板聚集，也不延长出血时间。

研究表明，每日服用塞来昔布 400～800mg 的患者发生致死性或非致死性心血管事件的危险约为安慰剂对照组的 2.5 倍。欧洲药品管理局已经确认，心血管风险的增加可能是昔布类药物共有的"类别效应"。该机构已经将缺血性心脏病或脑卒中列为昔布类药物的禁忌证。

(4)注意事项：已有报道使用塞来昔布后发生严重的皮肤反应如剥脱性皮炎、Stevens-Johnson 综合征和中毒性表皮坏死松解症，也出现过其他超敏反应，包括过敏反应和血管性水肿。一旦出现超敏反应最初的体征，塞来昔布应立即停用。这些反应中的某些已在对磺胺类药物有过敏史的患者中出现，磺胺类药物过敏的患者禁用塞来昔布。

冠状动脉旁路移植术后不应使用塞来昔布，因为不良反应的风险可能会增加，如心肌梗死和卒中。如果患者有缺血性心脏病、外周动脉疾病或脑血管病病史应慎用。有心血管疾病如高血压、高脂血症和糖尿病等危险因素的患者也应慎用。禁用于中度至重度心衰（NYHA分级 Ⅱ～Ⅳ级）、炎性肠病以及与肌酐清除率小于 30ml/min 的肾损伤患者。严重肝损伤的患者（Child-Pugh 分级 C）同样不应使用塞来昔布。如果发生肝毒性的体征或症状，应停止治疗。脱水患者应慎用塞来昔布，用药前建议再水化。

如果发生器官毒性的体征或症状，可能需要停用塞来昔布。塞来昔布代谢受阻患者不良反应风险可能增加。

7. 氟比洛芬酯（flurbiprofen axetil）

(1)用法及疗程：静脉注射，每次 50mg，每日 3～4 次；也可 50mg 首剂，每日 100～150mg。

(2)药物相互作用：禁止与洛美沙星、诺氟沙星、依诺沙星合用，合用有导致抽搐发生的可能。

慎与双香豆素类抗凝剂（华法林等）、甲氨蝶呤、锂剂、噻嗪类利尿剂（氢氯噻嗪）、髓袢利尿剂（呋塞米）、喹诺酮类抗菌药物、肾上腺皮质激素类（甲泼尼龙）等药物合用。

(3)不良反应：罕见休克、急性肾衰竭、肾病综合征、胃肠道出血、伴意识障碍的抽搐、再生障碍性贫血、中毒性表皮坏死症（Lyell 综合征）、剥脱性皮炎、血小板减少，血小板功能低下。偶见注射部位疼痛及皮下出血、恶心、呕吐、转氨酶升高、腹泻、发热、头痛、倦怠、嗜睡、畏寒等，偶见血压上升、心悸、瘙痒、皮疹等。

(4)注意事项：有出血倾向、血液系统异常或有心肝肾功能不全、消化道溃疡的既往史及高血压，有过敏史，有支气管哮喘的患者应慎用。尽量避免与其他的非甾体抗炎药合用。不能用于发热患者的解热和腰痛患者的镇痛。本品的给药途径为静脉注射，不可以肌内注射。本品应避免长期使用，在不得已需长期使用时，要定期监测血尿常规和肝功能，及时发现异常情况，给予减量或停药。在用药过程中要密切注意患者的情况，及时发现不良反应，并作适当的处理。

8. 帕瑞昔布（parecoxib）

(1)用法及疗程：肌内或静脉注射，首次 40mg，随后每 12 小时给药 40mg，连续用药不超过 3 天。

(2)药物相互作用：与抗凝血药物合用将增加发生出血并发症的风险；与 ACEI 或利尿剂合用将增加发生急性肾功能不全的风险；与环孢素或他克莫司合用时，应监测肾功能；与氟康唑合用时，应降低本品剂量。慎与普罗帕酮、美托洛尔、苯妥英、地西泮、丙米嗪、锂剂合用。

（3）不良反应：常见低钾血症，焦虑，失眠，感觉减退，高血压或低血压，呼吸功能不全，咽炎，干槽症，消化不良，胃肠气胀，瘙痒，背痛，少尿，外周水肿，肌酐升高。

（4）注意事项：具有发生心血管事件的高危因素；同时服用 NSAIDs；老年人、有胃肠道疾病病史、肝或肾损伤、心脏功能不全、有体液潴留倾向的患者慎用。

有受孕计划的妇女，儿童或青少年不推荐使用。

可用于配制注射用帕瑞昔布钠的溶液包括：0.9％氯化钠溶液、5％葡萄糖注射液、0.45％氯化钠溶液。一般来说，在 25℃ 条件下保存不应超过 12 小时。除非溶液的配制是在严格控制的，并经验证的无菌环境中进行的，配制后的溶液应在 24 小时内使用，否则应废弃。

（三）曲马多（tramadol）

1. **药学特点**　曲马多为非阿片类中枢性镇痛药，但与阿片受体有很弱的亲和力。通过抑制神经元突触对去甲肾上腺素的再摄取，增加神经元外 5-羟色胺浓度，影响痛觉传递而产生镇痛作用。无抑制呼吸作用，依赖性小。

2. **用法及疗程**　术后镇痛，曲马多的推荐剂量是手术结束前 30 分钟静脉注射 2～3mg/kg，术后患者自控镇痛（patient-controlled analgesia，PCA）每 24 小时剂量 300～400mg，冲击剂量不低于 20～30mg，锁定时间 5～6 分钟。术中给予负荷量的目的是使血药浓度在手术结束时已下降，从而减轻术后恶心、呕吐等并发症。

3. **药物相互作用**　与中枢神经抑制药合用可增强本品的镇静和呼吸抑制作用。与神经阻滞剂合用，有发生惊厥的报道。与双香豆素抗凝剂合用，可致国际标准化比值（INR）增加。与选择性 5-羟色胺再摄取抑制剂同服，可致 5-羟色胺激活作用的增加（类癌综合征）。

4. **不良反应**　常见出汗、眩晕、恶心、呕吐、口干、疲劳、困乏、欣快、耳鸣、食欲减退等。剂量过大亦可抑制呼吸。静脉注射过快可致心悸、出汗。

5. **注意事项**　有自杀念头或成瘾倾向的患者不应使用曲马多。对那些过量饮酒或曾有过情感障碍或抑郁的患者，应慎用曲马多。有癫痫史或容易癫痫发作的患者应慎用。

肝肾功能受损的患者应慎用曲马多，若肾功能严重受损，则要避免使用此药。有报道，被血液透析清除的药量最低为 7％。

（四）阿片类镇痛药

阿片类镇痛药又称麻醉性镇痛药，适用于术后急性中重度疼痛。通过结合于外周及中枢神经系统（脊髓及脑）的阿片受体而发挥镇痛作用。根据阿片类药物镇痛强度的不同可分为强阿片药和弱阿片药。弱阿片药有可待因，主要用于轻、中度急性疼痛口服镇痛。强阿片药包括吗啡、芬太尼、哌替啶和舒芬太尼，主要用于术后重度疼痛。羟考酮及激动-拮抗药布托啡诺，部分激动药丁丙诺啡则用于术后中至重度疼痛的治疗。

阿片类药物镇痛作用强，无器官毒性，几乎无封顶效应，但也应遵循能达到最大镇痛和不产生严重不良反应的原则。

呼吸抑制是阿片类药物最严重的不良反应。呼吸抑制通常伴随镇静，因此，镇静通常是呼吸抑制最早的临床表现。而呼吸频率作为呼吸抑制的指标，价值是很有限的，低氧发作通常不伴随呼吸频率降低。术后恶心、呕吐和瘙痒是阿片类药物常见的不良反应，可以使用氟哌利多、地塞米松或昂丹司琼，它们的止吐效果是相当的；纳洛酮、氟哌利多对治疗阿片类药物引起的瘙痒是有效的,尽管最小有效剂量尚未确定。

1. 可待因(codeine)

(1)用法及疗程

1)成人:常用量:口服或皮下注射,1 次 15～30mg,1 日 30～90mg。缓释片剂 1 日 45mg,1 日 2 次;极量:1 次 100mg,1 日 250mg。

2)儿童:镇痛,口服,每次 0.5～1.0mg/kg,1 日 3 次,或 1 日 3mg/kg。

(2)药物相互作用:本品与抗胆碱药合用时,可加重便秘或尿潴留的不良反应;与美沙酮或其他吗啡类中枢抑制药合用时,可加重中枢性呼吸抑制作用;与肌肉松弛药合用时,呼吸抑制更为显著;本品抑制齐多夫定的代谢,避免两者合用;本品可增强解热镇痛药的镇痛作用;与巴比妥类药物合用,可加重中枢抑制作用;与西咪替丁合用,可诱发精神错乱、定向力障碍及呼吸急促。

(3)不良反应:一次口服剂量超过 60mg 时,一些患者可出现兴奋、烦躁不安、瞳孔缩小、呼吸抑制、低血压、心率过缓。儿童过量可致惊厥,可用纳洛酮对抗。亦可见恶心、呕吐、便秘及眩晕。

(4)注意事项:长期应用亦可产生耐受性、成瘾性。妊娠期应用本品可透过胎盘使胎儿成瘾,引起新生儿阶段症状,如腹泻、呕吐、打哈欠、过度啼哭等。分娩期应用可致新生儿呼吸抑制。缓释片必须整片吞服,不可嚼碎或掰开。

2. 吗啡(morphine)

(1)用法及疗程:本品连用 3～5 天即可产生耐受性,1 周以上可成瘾,故不宜长期使用。使用本品过量可致急性中毒,成人中毒量为 60mg,致死量为 250mg。常用量:口服,1 次 5～15mg,1 日 15～60mg;皮下注射,1 次 5～15mg,1 日 15～40mg;静脉注射,5～10mg。极量:口服,1 次 30mg,1 日 100mg;皮下注射,1 次 20mg,1 日 60mg;硬膜外腔注射,一次极量 5mg,用于术后镇痛。吗啡控(缓)释片,最初应用本品者,宜从每 12 小时服用 10mg 或 20mg 开始,视镇痛效果逐渐调整剂量,以达到在 12 小时内缓解疼痛的目的。对正在或已经服用过阿片类药物的患者,可从每 12 小时服用 30mg 开始,必要时可增加到每 12 小时 60mg;若仍需增加剂量,则可酌情增加 25%～50%,逐步调整至合适为止。对身体虚弱或体重低于标准体重者,只在必需时临时短期使用,届时每 12 小时服用 20mg;70kg 以上者,每 12 小时服用 30mg。必须整片完整地吞服,切勿嚼碎或掰开服用。

(2)药物相互作用:与氮芥、环磷酰胺合用,增加氮芥、环磷酰胺的毒性;与二甲双胍合用,增加乳酸性酸中毒的危险性;与 M 胆碱受体阻断剂(尤其是阿托品)合用使便秘加重,增加麻痹性肠梗阻和尿潴留的危险性;与金刚烷胺、溴隐亭、左旋多巴、利多卡因、普鲁卡因胺、奎尼丁、亚硝酸盐、利尿药合用发生直立性低血压;与生长抑素、利福平、利福喷丁合用降低吗啡的疗效;与美西律合用抑制并延迟美西律的吸收;与艾司洛尔合用使艾司洛尔的血药浓度升高;与纳洛酮、烯丙吗啡合用拮抗吗啡的作用;与西咪替丁合用出现呼吸暂停、精神错乱和肌肉抽搐;与纳曲酮、卡马西平合用出现阿片戒断症状。

(3)不良反应:本品不良反应形式多样,常见的有瞳孔缩小如针尖、视物模糊或复视、便秘、排尿困难、直立性低血压、嗜睡、头痛、恶心、呕吐等。少见的有呼吸抑制、幻觉、耳鸣、惊厥、抑郁、皮疹、支气管痉挛和喉头水肿等。

连续使用 3～5 天即产生耐药性,一周以上可致依赖(成瘾)性,需慎重。

(4)注意事项:慎用于老年人和儿童。硬膜外注射本品用于手术后镇痛时,应严密监测呼吸及循环功能。禁用于不明原因的疼痛,以防掩盖症状,贻误诊治。禁与以下药物混合注射:氯丙嗪、异丙嗪、氨茶碱、巴比妥类、苯妥英钠、碳酸氢钠、肝素钠、哌替啶、磺胺嘧啶等。胆绞痛、肾绞痛需与阿托品合用,单用本药反而加剧疼痛。

本品应用过量,可致急性中毒,主要表现为昏迷、针状瞳孔、呼吸浅弱、血压下降、发绀等。中毒解救可用吗啡拮抗剂纳洛酮0.4～0.8mg静脉注射或肌内注射,必要时2～3分钟可重复一次;或将纳洛酮2mg溶于生理盐水或5%葡萄糖液500ml内静脉滴注。

使用吗啡控(缓)释片时,应每隔12小时服用一次,用药剂量应根据疼痛程度、年龄以及镇痛药史来决定,个体间可能存在较大差异。必须整片完整地吞服,切勿嚼碎或掰开服用。

3. 芬太尼(fentanyl)

(1)用法及疗程:肌内注射0.05～0.1mg,必要时可于1～2小时后重复给药。

(2)药物相互作用:不宜与单胺氧化酶抑制剂合用;中枢抑制剂如巴比妥类、安定药、麻醉剂等可加强芬太尼的作用,如联合应用,本品的剂量应减少1/4～1/3。与利托那韦合用增加芬太尼的毒性;与M胆碱受体阻断剂(尤其是阿托品)合用使便秘加重,增加麻痹性肠梗阻和尿潴留的危险性;与西布曲明合用发生类癌综合征;与纳洛酮、烯丙吗啡拮抗芬太尼的呼吸抑制和镇痛效果;与钙通道阻滞剂、β肾上腺素受体阻断药合用可发生严重低血压。

(3)不良反应:个别病例可能出现恶心和呕吐,约1小时后自行缓解,还可引起视物模糊、发痒和欣快感,但不明显。

妊娠期妇女、心律失常者慎重。支气管哮喘、呼吸抑制、对本品特别敏感的患者以及重症肌无力患者禁用。

(4)注意事项:重症肌无力患者慎用,肌强直效应对呼吸的影响在这些患者中更明显。

美国注册药品信息显示,芬太尼贴剂的禁忌证为未使用过阿片类药物的患者,因为存在发生致命的呼吸抑制的危险。芬太尼透皮给药制剂也有相似的禁忌证,芬太尼鼻腔喷雾仅用于未使用过阿片类药物及曾接受过面部放射治疗或有周期性鼻出血发作的患者。

温度升高使芬太尼从标准透皮贴剂中吸收增加,因此贴剂不能暴露于外部热源,发热患者需控制体温以防吸收增加。去除贴剂后17小时或更长时间芬太尼的血药浓度降低50%。曾经发生不良反应的患者需要监测至24小时。需要替代阿片治疗的患者,最初使用小剂量,以后逐渐增加剂量。相似的建议也适用于使用离子导入释药系统接受芬太尼治疗的患者,在这种给药系统中,芬太尼的平均半衰期是11小时。

不同芬太尼透黏膜给药制剂的生物利用度并不相同,因此不能根据剂量而相互替换。

4. 哌替啶(pethidine)

(1)用法及疗程:口服:1次50～100mg,1日200～400mg;极量:1次150mg,1日600mg。皮下注射或肌内注射:1次25～100mg,1日100～400mg;极量:1次150mg,1日600mg。两次用药间隔不宜少于4小时。静脉注射:成人以每次0.3mg/kg为限。术后镇痛及癌性止痛:以每日2.1～2.5mg/kg剂量为限,经硬膜外腔缓慢注入或泵入。

(2)药物相互作用:与异丙嗪合用出现呼吸抑制,引起休克;与单胺氧化酶抑制剂合用引起兴奋、高热、出汗、神志不清,严重的呼吸抑制、惊厥、昏迷,终至虚脱而死亡;与纳洛酮、尼可刹米、烯丙吗啡合用降低本品的镇痛作用;巴比妥类、吩噻嗪类、三环类抗抑郁药、硝酸酯类抗心绞痛药可增强哌替啶的作用;本品增加双香豆素的抗凝作用;与西咪替丁合用出现意识障碍、定向障碍和气喘。

(3)不良反应：可见头晕、头痛、出汗、口干、恶心、呕吐等。过量可致瞳孔放大、惊厥、心动过速、幻觉，血压下降、呼吸抑制、昏迷等。

皮下注射局部有刺激性；静脉注射后可出现外周血管扩张、血压下降。

(4)注意事项：成瘾性虽然比吗啡轻，但连续应用亦能成瘾。禁与氨茶碱、巴比妥类、苯妥英钠、碳酸氢钠、肝素钠、碘化钠、磺胺嘧啶等药物混合注射。

5. 舒芬太尼(sufentanil)

(1)用法及疗程：静内快速推注给药或静脉内输注给药。用药的时间间隔长短取决于手术的维持时间。根据个体的需要可重复给予额外的维持剂量。当作为复合麻醉的一种镇痛成分进行诱导应用时：按 $0.5\sim5.0\mu g/kg$ 作静脉内推注或者加入输液管内，在 $2\sim10$ 分钟内滴完。当临床表现显示镇痛效应减弱时可按 $0.15\sim0.7\mu g/kg$ 追加维持剂量(相当于舒芬太尼注射 $0.2\sim1.0ml/70kg$)。在以枸橼酸舒芬太尼为主的全身麻醉中，舒芬太尼用药总量可为 $8\sim30\mu g/kg$。当临床表现显示镇痛效应减弱时可按 $0.35\sim1.4\mu g/kg$ 追加维持剂量(相当于舒芬太尼注射 $0.5\sim2.0ml/70kg$)。

(2)药物相互作用：禁与单胺氧化酶抑制剂同时使用。禁用于在使用舒芬太尼前 14 天内用过单胺氧化酶抑制剂者。

同时使用巴比妥类制剂、阿片类制剂、镇静剂、神经安定类制剂、酒精及其他麻醉剂或其他对中枢神经系统有抑制作用的药物，可能导致本品对呼吸和中枢神经系统抑制作用的加强。

同时给予高剂量的本品和高浓度的氧化亚氮(笑气)时可导致血压、心率降低及心排血量的减少。

本品主要由细胞色素的同工酶 CYP3A4 代谢。临床上尚未观察到两者有相互作用，但实验资料却提示 CYP3A4 抑制剂，如红霉素、酮康唑、伊曲康唑会抑制舒芬太尼的代谢从而延长呼吸抑制作用。

如果必须与上述药物同时应用，应该对患者进行特殊监测，并应降低本品的剂量。

(3)不良反应：典型的阿片样症状，如呼吸抑制、呼吸暂停、骨骼肌强直、肌阵挛、低血压、心动过缓、恶心、呕吐和眩晕、缩瞳和尿潴留。在注射部位偶有瘙痒和疼痛。

其他较少见的不良反应有咽部痉挛、过敏反应和心搏骤停，因在麻醉时使用其他药物，很难确定这些反应是否与舒芬太尼有关；偶尔可出现术后恢复期的呼吸再抑制。

(4)注意事项：静脉内注射舒芬太尼，只能由受过训练的麻醉医师，在医院和其他具有气管插管和人工呼吸设施的条件下进行。每次给药之后，都应对患者进行足够时间的监测。在颅脑创伤和颅内压增高的患者中需要注意。避免对脑血流量减少的患者应用快速的静脉推注方法给予阿片类药物。在这类患者中，其平均动脉压降低偶尔会伴有短期的脑灌流减少。

深度麻醉时的呼吸抑制，可持续至术后或复发。所以应对这类病人做适当的监测观察，复苏器具与药物(包括拮抗剂)应准备到位。呼吸抑制往往是和剂量相关的，可用特异性拮抗剂(如纳洛酮)使其完全逆转。由于呼吸抑制持续的时间可能长于其拮抗剂的效应，有可能需要重复使用拮抗剂。麻醉期间的过度换气可能减少呼吸中枢对 CO_2 的反应，也会影响术后呼吸的恢复。舒芬太尼可以导致肌肉僵直，包括胸壁肌肉的僵直，可以通过缓慢地静脉注射药物加以预防(通常在使用低剂量时有效),或同时使用苯二氮䓬类药物及肌松药。

如果术前所用的抗胆碱药物剂量不足,或舒芬太尼与非迷走神经抑制的肌肉松弛药合并应用时,可能导致心动过缓甚至发生心搏骤停。心动过缓可用阿托品治疗。对甲状腺功能减退、肺部疾患、肝和(或)肾功能不全、老年人、肥胖、酒精中毒和使用过其他已知对中枢神经系统有抑制作用的药物的患者,在使用舒芬太尼时均需要特别注意。建议对这些患者做较长时间的术后观察。

给予舒芬太尼后,病人不能驾车与操作机械,直到得到医师的允许。不得饮用含酒精饮料。

剩余溶液应该丢弃。使用前应对容器及溶液进行仔细检查。正常溶液为清澈、无颗粒、无色状。破损容器内药品应丢弃。运动员应慎用。

6. 羟考酮(oxycodone)

(1)用法及疗程:一般镇痛,使用控释制剂,每12小时服用1次,用药剂量取决于患者的疼痛严重程度和既往镇痛药用药史。首次服用阿片类或弱阿片类药物,初始用药剂量一般为5mg,每12小时服用1次。已接受口服吗啡治疗的患者,改用本品的每日用药剂量换算比例为:口服本品10mg相当于口服吗啡20mg。应根据患者的个体情况滴定用药剂量。调整剂量时,不改变用药次数,只调整每次剂量,调整幅度是在上一次用药剂量基础上增长25%~50%。大多数患者的最高用药剂量为每12小时服用200mg,少数患者可能需要更高的剂量。控释制剂必须整片吞服,不得掰开、咀嚼或研磨。如果掰开、嚼碎或研磨药片,会导致羟考酮的快速释放与潜在致死量的吸收。

(2)药物相互作用:本药可加强镇静药、催眠药、全身麻醉药、吩噻嗪类药、中枢性止吐药的中枢抑制作用,本药起始剂量应为常规用量1/3~1/2。CYP2D6抑制剂如西咪替丁、氟西汀、帕罗西汀、氟哌啶醇、普罗帕酮等可抑制本品代谢。

(3)不良反应:可能产生耐受性和依赖性。常见的不良反应有便秘(缓泻药可预防便秘)、恶心、呕吐、头晕、瘙痒、头痛、口干、多汗、嗜睡和乏力。罕见不良反应有眩晕、抽搐、胃炎、定向障碍、面红、情绪改变、心悸(在戒断综合征的情况下)、幻觉、支气管痉挛、吞咽困难、嗳气、气胀、肠梗阻、味觉反常、激动、遗忘、张力过高、感觉过敏、张力过低、肌肉不自主收缩、言语障碍、震颤、视觉异常、戒断综合征、闭经、性欲减退、阳痿、低血压、室上性心动过速、晕厥、脱水、水肿、外周性水肿、口渴、皮肤干燥、荨麻疹、变态反应、过敏性反应、类过敏性反应、瞳孔缩小和绞痛。可能发生排尿困难、胆道痉挛或输尿管痉挛。

(4)注意事项:肾功能不全患者(肌酐清除率<60ml/min),根据临床情况适当调整。肝功能不全患者使用本品的控释片时,起始剂量应为常规剂量的1/3~1/2。

使用本药复方制剂时需注意其他成分的每日极量,如对乙酰氨基酚每日用量不应超过4g。

1%的亚洲人缺乏CYP2D6,这类患者使用本药镇痛效果甚微或无效。对本药产生或可疑产生生理依赖性的患者,慎用纳洛酮解救其过量中毒。本品不可与抗胆碱能药合用。

7. 布托啡诺(butorphanol)

(1)用法及疗程:肌内注射:每次1~4mg,必要时4~6小时重复用药。儿童用药量:静脉注射,每次0.5~2mg。

(2)药物相互作用:在使用布托啡诺的同时,使用中枢神经系统抑制药(如酒精、巴比妥类、安定药和抗组胺药)会导致中枢神经系统的作用加强;目前还不能确定与影响肝脏代谢的药物(比如西咪替丁、红霉素、茶碱等)合用是否影响布托啡诺的作用,但应减小起始剂量并延长给药间隔时间。

(3)不良反应:主要为嗜睡、头晕、恶心和(或)呕吐、出汗,较少见头痛、眩晕、漂浮感、精神错乱。偶见幻觉、异常梦境、人格解体感、心悸、皮疹。

(4)注意事项:纳洛酮可拮抗其呼吸抑制作用。对阿片类药物依赖的患者,本品可诱发戒断症状。

8. 丁丙诺啡(buprenorphine)

(1)用法及疗程:肌内注射或缓慢静脉注射:每次 0.15～0.3mg,舌下含服 0.2～0.8mg,每隔 6～8 小时注射 1 次。

(2)药物相互作用:与单胺氧化酶抑制剂合用两药作用增强;与地西泮合用引起呼吸抑制;与苯丙香豆素合用引起紫癜。

(3)不良反应:常见不良反应有头晕、嗜睡、恶心、呕吐等。颅脑损伤及呼吸抑制患者、老弱患者慎用。不良反应类似吗啡。

(4)注意事项:本品有一定的依赖性。

(五)局部麻醉药

局部麻醉药用于术后镇痛主要通过椎管内给药、区域神经丛或外周神经干阻滞以及局部浸润等方法。局麻药与阿片类药物联合应用,可增强镇痛作用并延长镇痛时间。临床上椎管内术后镇痛常合并使用局麻药和阿片类药物,而在区域神经丛、外周神经干及局部浸润时只使用局部麻醉药。常用于术后镇痛的局部麻醉药有:布比卡因、左旋布比卡因、罗哌卡因和氯普鲁卡因。硬膜外镇痛还可选用利多卡因、布比卡因或罗哌卡因等局麻药物。局麻药与阿片类药物联合使用具有协同作用。外周神经阻滞用于四肢手术后镇痛,临床常选用长效局麻药,如布比卡因、左旋布比卡因和罗哌卡因。局部麻醉药用于术后镇痛的用法用量见表 7-2、表 7-3。

1. 布比卡因(bupivacaine)

(1)药学特点:作用时间长,价格低,广泛用于术后镇痛,但药物过量易导致中枢神经系统和心脏毒性。

(2)药物相互作用:与碱性药物配伍会产生沉淀失去作用。

(3)不良反应:少数患者可出现头痛、恶心、呕吐、尿潴留及心率减慢等,如出现严重不良反应,可静脉注射麻黄碱或阿托品。

过量或误入血管可产生严重的毒性反应,一旦发生心肌毒性几无复苏希望。

2. 罗哌卡因(ropivacaine)

(1)药学特点:产生有效镇痛的药物浓度(0.0625%～0.15%)对运动神经阻滞作用相对较弱,"动感分离"现象较布比卡因更明显,且毒性低于布比卡因和左旋布比卡因,是术后镇痛较理想的局部麻醉药。

(2)药物相互作用:接受其他局麻药或与酰胺类结构相关的药物治疗的病人如同时使用罗哌卡因注射液应小心谨慎,因为毒性作用是可以累加的。

(3)不良反应:过敏反应:对酰胺类的局麻药来说是很少见的(最严重的过敏反应是过敏性休克)。神经并发症:神经系统的疾病以及脊柱功能不良(如前脊柱血管综合征,蛛网膜炎马尾综合征)和区域麻醉有关,而和局部麻醉药几乎无关。急性全身性毒性:只有在高剂量或意外将药物注入血管内而使药物血浆浓度骤然上升或者是药物过量的情况下,罗哌卡因才会造成急性毒性反应。曾有一例患者因进行臂神经丛阻断时,意外将 200mg 药物注入血管内后,发生惊厥。大部分和麻醉有关的不良反应都和神经阻滞的影响和临床情况有关,很少和药物的反应有关。在临床研究治疗中病人低血压发生率为 39％,恶心的发生率为 25％。一般临床报道不良反应(＞1％)是低血压、恶心、心动过缓、焦虑、感觉减退。

3. 氯普鲁卡因(chloroprocaine)

(1)药学特点:起效迅速,低浓度时有一定的"动感分离"现象。

(2)药物相互作用:一般应避免与单胺氧化酶抑制剂、三环类抗抑郁药或吩噻嗪类的药物同时使用,如必须同时使用,则需要密切观察患者。

本品的代谢产物(对氨基苯甲酸)可抑制磺胺药的作用,故应避免与磺胺药同时应用。

本品禁与苛性碱及其碳酸盐、肥皂、银盐、碘和碘化物合用。

(3)不良反应

1)中枢神经系统反应:特征是兴奋和(或)抑制。可发生不安、焦虑、眩晕、耳鸣、视物模糊或震颤,还可发展到惊厥。但是兴奋可能是暂时的或不出现,而抑制为首先表现的不良反应。这可能很快变成嗜睡、意识消失和呼吸停止。局麻药应用伴有惊厥的发生率是随着所用方法和总剂量而不同的。在一项硬膜外麻醉的调研中,明显毒性发展到惊厥的约为局麻药应用的 0.1％。心血管系统反应:高剂量或误注入血管内可导致血浆高浓度和心肌相关的抑制、低血压、心率变慢、室性心律不齐,还可能出现心搏骤停。

2)过敏反应:过敏反应发生率很低,如有发生,可能由于对药物的高敏体质或局麻药中的防腐剂出现敏感。这些反应可表现为荨麻疹、瘙痒、红斑、血管神经性水肿(包括喉头水肿)、心动过速、喷嚏、恶心、呕吐、眩晕、虚脱、大量出汗、体温升高、类过敏型症状(包括重度低血压)。神经性反应:在腰、骶部硬膜外麻醉时,可能发生误注入蛛网膜下腔,其不良反应部分取决于注入的药量,这包括不同程度的脊髓阻断,低血压、大小便失禁、会阴感觉和性功能丧失。由于这种操作失误引起蛛网膜炎已有报道,其特点是:与低位脊髓有关的运动、感觉和自主神经长时期的功能障碍。腰部硬膜外或骶部阻断后也有出现背痛和头痛的。

4. 利多卡因(lidocaine)

(1)用法及疗程:局部麻醉:阻滞麻醉用 1％～2％溶液,每次用量不宜超过 0.4g。表面麻醉用 2％～4％溶液,喷雾或蘸药贴敷,一次不超过 100mg,也可以 2％胶浆剂抹于食管、咽喉气管或导尿管的外壁;妇女进行阴道检查时可用棉签蘸 5～7ml 于局部。尿道扩张术或膀胱镜检查时用量 200～400mg。气雾剂或喷雾剂 2％～4％,供作内镜检查用,2％每次用量 10～30ml,4％每次用量 5～15ml。浸润麻醉用 0.25％～0.5％溶液,每小时用量不超过 0.4g。硬膜外麻醉用 1％～2％溶液,每次用量不超过 0.5g。

(2)药物相互作用:普萘洛尔和西咪替丁可降低利多卡因的消除。利多卡因的心脏抑制作用与 β 受体阻断药和其他抗心律失常药有相加作用。相加的心脏作用也可发生于利多卡因与静脉苯妥英一起应用时,但是,长期应用苯妥英和其他酶诱导药可增加利多卡因的需要量。乙酰唑胺、袢利尿药和噻嗪类产生的低钾血症可拮抗利多卡因的作用。

(3)不良反应:常见的不良反应有头晕、嗜睡、欣快、恶心、呕吐、吞咽困难、烦躁不安等。剂量过大时可引起惊厥及心跳骤停。

表 7-2 局部浸润推荐方案

部位	局麻药	容量(ml)
关节内滴注		
膝关节镜	0.75%罗哌卡因	20
	(吗啡 1~2mg 辅助)	
	0.5%布比卡因	20
	(吗啡 1~2mg 辅助)	
肩关节镜	0.75%罗哌卡因	10~20
	(吗啡 1~2mg 辅助)	
腹腔内滴注		
妇科手术	0.75%罗哌卡因	20
胆囊切除	0.25%罗哌卡因	40~60
切口浸润		
腹股沟疝	0.25%~0.5%罗哌卡因	30~40
	0.25%~0.5%左旋布比卡因	30~40
	0.25%~0.5%布比卡因	<30
甲状腺手术	0.25%~0.5%罗哌卡因	10~20
	0.25%~0.5%左旋布比卡因	10~20
	0.25%~0.5%布比卡因	<20
肛周手术	0.25%~0.5%罗哌卡因	30~40
	0.25%~0.5%左旋布比卡因	30~40
	0.25%~0.5%布比卡因	<30

表 7-3 常用持续外周神经阻滞麻醉药及用量

导管留置部位	局麻药及用量
	0.2%罗哌卡因
	或 0.1%~0.15%布比卡因
	或 0.1%~0.2%左旋布比卡因
肌间沟(臂丛)	5~9ml/h
锁骨下(臂丛)	5~9ml/h
腋窝(臂丛)	5~10ml/h
腰大肌间隙(腰丛)	15~20ml/h
大腿(坐骨神经、股神经)	7~10ml/h
腘窝(腓总神经、胫神经)	3~7ml/h

(六) 患者自控疼痛

患者自控疼痛(patient-controlled analgesia,PCA)是凭借电子输液装置(如泵)和时间装置,患者能够自己给药的一种镇痛模式,开始于20世纪80年代,给药途径包括静脉、硬膜外、皮下和外周神经阻滞。循证医学表明:PCA能够提供更好的疼痛控制,患者的满意度更高;PCA消耗的阿片类药物要高于传统镇痛组,瘙痒的发生率更高一点,但其他不良反应的发生率两组相似,住院时间也没有差异,是传统镇痛方法的有效替代方法。PCA的目的不是让患者完全感觉不到痛,而是将疼痛控制在中度,同时避免阿片类药物的不良反应。PCA患者的选择非常重要,必须神志清楚,能够理解、操作和管理PCA,老年患者或担心阿片过量或成瘾的患者可能不能有效使用PCA。

PCA具有起效较快、无镇痛盲区、血药浓度相对稳定、可及时控制暴发痛及用药个体化等优点,适用于术后中、重度疼痛。PCA需设置负荷剂量:术后立即给予,药物需起效快,剂量应能制止术后疼痛,避免术后出现镇痛空白期,又不影响术后清醒和拔除气管导管。也可术前使用作用时间长的镇痛药物,起超前镇痛和覆盖手术后即刻痛的作用。

持续剂量或背景剂量:保证术后达到稳定的、持续的镇痛效果。静脉PCA(PCIA)时,对芬太尼等脂溶性高、蓄积作用强的药物应该不用恒定的背景剂量或仅用低剂量。冲击剂量:使用速效药物,迅速制止暴痛。一般冲击剂量相当于日剂量的1/12～1/10;锁定时间:保证在给予第1次冲击剂量达到最大作用后,才能给予第2次剂量,避免药物中毒。有的镇痛泵还设定1小时限量(如吗啡10～12mg)、4小时限量等。根据不同给药途径可分为经静脉患者自控镇痛(PCIA)、经硬膜外间隙自控镇痛(PCEA)、经皮患者自控镇痛(PCSA)和神经丛患者自控镇痛(PCNA)。

1. PCIA 采用的主要镇痛药有阿片类药(布托啡诺、吗啡、芬太尼、舒芬太尼、阿芬太尼)和曲马多。强阿片类药物之间有相对效价比:哌替啶100mg≈曲马多100mg≈吗啡10mg≈阿芬太尼1mg≈芬太尼0.1mg≈舒芬太尼0.01mg≈布托啡诺2mg。常用PCIA药物推荐方案见表7-4。

为防止阿片类药物的恶心、呕吐等不良反应,常可在镇痛合剂中加入抗呕吐药。

表7-4 PCIA的推荐方案

药物(浓度)	负荷剂量	bolus剂量	锁定时间	持续输注
吗啡(1mg/ml)	1～4mg	1～2mg	5～15min	0.5～1mg/h
芬太尼(10μg/ml)	10～30ml	10～30ml	5～10min	0～10min
舒芬太尼(2μg/ml)	1～3/ml	2～4/ml	5～10min	1～20min
布托啡诺	0.5～1mg	0.2～0.5mg	10～15min	0.1～0.2mg/h
曲马多	2～3mg/kg	20～30mg	6～10min	1～15mg/h

2. PCSA 适用于静脉穿刺困难的患者。药物在皮下可能有存留,生物利用度约为静脉给药的80%。起效慢于静脉给药,镇痛效果与PCIA相似,如采用留置管应注意可能发生导管堵塞或感染。常用药物为吗啡、氯胺酮和丁丙诺啡,哌替啶具有组织刺激性,不宜用于PCSA。

3. PCEA 适用于术后中重度疼痛。常采用低浓度罗哌卡因或布比卡因等局麻药复合芬太尼、舒芬太尼、吗啡、布托啡诺等药物(表 7-5)。

舒芬太尼 0.3~0.6µg/ml 与 0.0625%~0.125%罗哌卡因或 0.05%~0.1%布比卡因合剂能达到良好的镇痛而不影响运动功能,最适合于分娩镇痛和需功能锻炼的下肢手术。

表 7-5　硬膜外术后 PCEA 的局麻药和阿片药物配方

局麻药	阿片药	PCEA 方案
罗哌卡因 0.1%~0.2%	舒芬太尼 0.3~0.6µg/ml	首次剂量 6~10ml
布比卡因 0.1%~0.15%	芬太尼 2~4µg/ml	维持剂量 4~6ml/h
左旋布比卡因 0.1%~0.2%	吗啡 20~40µg/ml	冲击剂量 4~6ml
氯普鲁卡因 0.8~1.4%	布托啡诺 0.04~0.06mg/ml	锁定时间 20~30min
		最大剂量 12ml/h

4. PCNA　神经丛或神经干留置导管采用 PCA 持续给药。

(七)多模式镇痛

联合使用作用机制不同的镇痛药物或镇痛方法,由于作用机制不同而互补,镇痛作用相加或协同,同时每种药物的剂量减少,不良反应相应降低,从而达到最大的效应/不良反应比。

镇痛药物的联合应用:①阿片类或曲马多与对乙酰氨基酚联合。对乙酰氨基酚的每日用量 1.5~2.0g,可减少阿片类药物 20%~40%的用量;②对乙酰氨基酚和 NSAIDs 联合,两者各使用常规剂量的 1/2,可发挥镇痛协同作用;③阿片类或曲马多与 NSAIDs 联合,使用常规剂量的 NSAIDs 可减少阿片类药物 20%~50%的用量,尤其是可能达到患者清醒状态下的良好镇痛。在脑脊液中浓度较高的 COX-2 抑制药(如帕瑞昔布)术前开始使用具有抗炎、抑制中枢和外周敏化作用,并可能降低术后疼痛转化成慢性疼痛的发生率;④阿片类与局麻药联合用于 PCEA;⑤氯胺酮、可乐定等也可与阿片类药物联合应用,偶尔可使用三种作用机制不同的药物实施多靶点镇痛。

镇痛方法的联合应用:主要指局部麻醉药切口浸润(区域阻滞或神经干阻滞)与全身性镇痛药(NSAIDs 或曲马多或阿片类)联合应用。患者镇痛药的需要量明显降低,疼痛评分减低,药物的不良反应发生率低。

多模式镇痛的实施:推荐根据不同类型手术术后预期的疼痛强度实施多模式镇痛方案(表 7-6)。

表 7-6　不同类型手术术后预期疼痛强度及术后多模式镇痛方案

轻度疼痛	中度疼痛	重度疼痛
如:腹股沟疝修补术 　静脉曲张 　腹腔镜检查	如:髋关节置换术 　子宫切除术 　颌面外科手术	如:开胸术 　上腹部手术 　大血管(主动脉)手术 　全膝、髋关节置换术

续表

轻度疼痛	中度疼痛	重度疼痛
		(1)对乙酰氨基酚和局麻药切口浸润 (2)NSAIDs 与(1)的联合 (3)硬膜外麻醉药复合阿片类 PCEA (4)外周神经阻滞或神经丛阻滞配合曲马多或阿片类药物 PCIA
	(1)对乙酰氨基酚和局麻药切口浸润 (2)NSAIDs 与(1)的联合 (3)外周神经阻滞(单次或持续注射)配合曲马多或阿片类药物 PCIA (4)硬膜外局麻药复合阿片类 PCEA	
(1)对乙酰氨基酚和局麻药切口浸润 (2)NSAIDs(排除禁忌证)或 NSAIDs 与(1)的联合 (3)区域阻滞加弱阿片类药物或曲马多或必要时使用小剂量强阿片类药物静脉注射		

(八)小儿镇痛的药物选择

小儿术后镇痛的常用药物包括:对乙酰氨基酚、非甾体抗炎药(NSAIDs)、阿片类药物及局部麻醉药。小手术术后疼痛较轻,使用非阿片类药物即可;大手术后的镇痛可先静脉或椎管内使用阿片类药物,随后可改为口服给药。

1. 非甾体抗炎药 NSAIDs 口服或直肠给药可用于治疗轻到中度的疼痛,或作为阿片类药物及区域镇痛的辅助用药。它们不会引起呼吸抑制,因此用于小儿术后镇痛有一定的优势。

对乙酰氨基酚是治疗小儿疼痛最常使用的镇痛药之一,主要作用于中枢,抗炎作用较弱,很少出现胃肠道、肾脏及抑制血小板功能等不良反应。治疗儿童急性疼痛可以单次口服或直肠给药,剂量为 30~40mg/kg。直肠给药无肝脏首过效应,起效较快,但偶有药物吸收前就被排除的情况。布洛芬较普遍用于儿童患者,可按需使用,也可持续使用 48~72 小时,每天最大剂量不超过 40mg/kg。选择性 COX-2 抑制剂如塞来昔布与罗非昔布,治疗剂量对 COX-1 几乎无抑制作用,因此胃肠道及血小板功能异常等不良反应较少,已证明这一类药物在小儿中使用是有益的,但尚未建立其儿童用药方针。

2. 阿片类镇痛药 阿片类药物是治疗中重度疼痛最常用的药物,可以静脉、口服、直肠、肌注或椎管内给药。儿童常用的口服阿片类药物包括可待因、吗啡和羟考酮,最常使用的静脉阿片类药物是吗啡。新生儿和未成熟儿对阿片类药物引起的呼吸抑制特别敏感,往往在用药后未达到镇痛效果前就可能出现呼吸抑制。静脉使用阿片类药物时应给予严密监护,尤其是新生儿。

(九)分娩镇痛的药物选择

麻醉性镇痛药都有程度不同的中枢抑制作用,且均有一定数量透过胎盘进入胎儿血循环。产科手术常用的镇痛药吗啡、哌替啶、芬太尼等都极易透过胎盘,且对胎儿产生一定的抑制作用。

1. 哌替啶 研究证明,在胎儿娩出前 1 小时内或 4 小时以上给予常规剂量的哌替啶,新生儿的抑制程度和没有用药的新生儿没有差别。

2. 芬太尼、舒芬太尼、瑞芬太尼　小剂量芬太尼加低浓度局麻药(如0.125%罗哌卡因)适用于分娩镇痛,宫缩加强,第一产程缩短,对胎儿无明显影响。

3. 吗啡　胎儿的呼吸中枢对吗啡极为敏感,因此常规剂量的吗啡就会造成胎儿明显的呼吸抑制,已基本被取代。

4. 布托啡诺和纳布啡　具有呼吸抑制作用,且临床使用剂量可引起胎心的改变。

5. 曲马多　呼吸抑制作用轻微。起效较慢,但镇痛时间长,可维持4～6小时,因而适用于分娩镇痛。分娩时,100mg曲马多静脉单次给药,对母婴没有明显不良影响。

三、术后疼痛的用药教育

在过去的20年,药师为多个临床学科如糖尿病、高血压和哮喘等提供了药学服务,并在一些专科门诊提供了药学服务,如肿瘤、丙肝、HIV和抗凝门诊。研究表明,药学服务可以改善患者治疗效果、减少药物不良反应和降低医疗费用。1998年,美国医疗机构药师协会(American Society of Health-System Pharmacists,ASHP)对药师在疼痛管理中的作用发表了看法,ASHP认为:患者和医务人员应对疼痛管理充分知情;药师应积极参与医疗机构疼痛管理政策和方案的制订和实施;支持药师参与疼痛管理,疼痛管理是一个多学科、协作的过程,它包括选择合适的治药物、患者教育、患者监护和持续评价治疗效果等;鼓励对药师、药学院学生或其他医护人员进行疼痛管理方面的教育。欧美国家的术后急性疼痛服务(acute pain service,APS)通常由麻醉科医师、疼痛护士、药师、外科医师、心理医师和理疗师等多学科成员组成。英国和美国某些医疗机构的药师具有疼痛药物的处方权,允许药师为患者开具止痛药。药师有责任对新的镇痛药物或新的治疗方法进行安全性、有效性和费用评价,进行药物利用研究和药物经济学分析,并向药事管理委员会报告,协助医院处方集的管理。药师应进行全面的文献检索,而不仅仅从厂家获得药品信息,因为药物临床试验的患者数量存在局限性,无法发现罕见的药物不良反应。药师可以从药物相互作用、配伍禁忌、药物的稳定性、药物不良反应、药品差错、患者教育等方面为临床提供药学支持。圣约翰医疗中心(Saint John's Health Center)是美国加利福尼亚的一个社区医院,从1999年开始,疼痛专科药师开始跟随疼痛医师参与每日患者的查房,临床药师需要整理使用PCA患者的名单、对所有使用PCA患者进行查房、对开始使用PCA患者在24小时之内完成最初的评估。另外,临床药师有责任为医师提供药学信息、为患者提供PCA教育。在实际工作中,临床药师参与了哌替啶限制政策、外用贴剂政策、患者教育、药品差错监测和处方集管理等工作。通过8年的药物服务,PCA患者从1999年的1200名增加到2007年的1710名,患者对疼痛治疗的满意度从70%增加到90%。

有些需要术后镇痛的患者,由于担心止痛药的不良反应和成瘾性从而用药依从性不好。药师可通过对患者的用药教育,提高患者对术后镇痛的必要性及安全性的总体认识,告知患者正确的用药方法及需要注意的事项,以保证疼痛治疗的顺利进行。

(一) 解热镇痛药

NSAIDs服用时间一般不超过2周,效果不佳或不能耐受应及时换用另外一类NSAIDs。应避免不必要的大剂量、长期应用NSAIDs。对乙酰氨基酚每日给药剂量不得超过4g。合用两种或两种以上的NSAIDs,不仅不能提高疗效,还会导致不良反应的叠加。特别需要注意一药多名,同一种化学成分的药物可能以不同的商品名出现,避免重复用药。如对乙酰氨基酚(又称为扑热息痛,商品名有百服宁、泰诺林等)、双氯芬酸(又称为双氯灭痛,商品名有扶他林等)。应告知患者在服用 NSAIDs 期间不宜饮酒,否则会加重对胃肠道黏膜的刺激。注意 NSAIDs 与其他药物的相互作用,不宜与抗凝血药(华法林)合用,可能增加出血的危险,避免与激素及利尿剂等合用。

双氯芬酸等局部外用制剂有局部刺激及对添加剂过敏等反应,且不得用于破损皮肤或感染性创口。弥散性疼痛不要使用 NSAIDs 和利多卡因乳膏、软膏或凝胶剂大面积涂抹皮肤。

(二)阿片类镇痛药

应告知患者在使用芬太尼透皮贴剂时应避免将本品的贴用部位直接与热源接触,发热患者使用时应监测其阿片类药物不良反应;在服用美施康定或奥施康定时不可碾碎服用控/缓释制剂,会导致吗啡的立即释放,严重者可导致呼吸抑制。

第三节　慢性疼痛

一、慢性疼痛的概念

慢性疼痛相对于急性疼痛而言,主要是指持续时间 3~6 个月以上的疼痛;也有学者进一步将疼痛细分为持续 1 个月以内为急性疼痛,1~6 个月为亚急性疼痛,6 个月以上为慢性疼痛。慢性疼痛主要分为伤害性疼痛与神经病理性疼痛。伤害性疼痛主要由于分布在体表、韧带、肌腱、骨骼、血管、肌肉以及内脏器官的伤害性感受器活化所致。神经病理性疼痛根据神经病损的部位又可分为周围神经病理性疼痛与中枢神经病理性疼痛。由于慢性病损的持续刺激或者神经系统的自身病理性改变所导致的周围敏化与中枢敏化是慢性疼痛发生并持续的主要病理生理学机制。

多数慢性疼痛对机体没有保护作用。慢性疼痛的共同临床特点主要表现为:自发性疼痛、痛觉过敏、触诱发痛、感觉异常。自发性疼痛是指不依赖于外周刺激的自发的随机性的持续性疼痛。疼痛部位多与病变部位密切相关。疼痛的性质可表现为刺痛、绞痛、烧灼痛、持续隐痛、撕裂痛、刀割痛、压榨痛、射穿痛、跳痛、蜇痛、牵拉痛、电击样痛等。自发性疼痛的发作时间及持续时间各不相同。疼痛在损伤后数天或数周有时甚至几个月以后开始,可表现为突发的,也可表现为持续性或间歇性的疼痛。痛觉过敏是指组织损伤引起的痛阈降低,对伤害性刺激反应异常增强和延长的疼痛,是对疼痛刺激反应强烈的一种表现。触诱发痛则是指由非伤害性刺激引起的疼痛,即通常不会引起疼痛的刺激所引起的疼痛,如触摸、震动、中度冷或热等均会引起疼痛或疼痛加剧。感觉异常主要表现为感觉过敏、感觉减退、感觉迟钝以及蚁爬感、麻木、瘙痒、麻刺感等异常感觉。

慢性疼痛常常会伴随有其他症状,如痛觉反应、情绪反应、内脏反应、躯体反应、运动功能障碍、自主神经功能障碍、反射丧失等。慢性疼痛特别是神经病理性疼痛患者均可出现不同程度的心理障碍,如焦虑、紧张、抑郁、情绪低落、失望情绪、强迫症、疑病、罪恶感、迟滞、恐惧、愤怒、异常人格特性甚至自杀倾向。

慢性疼痛的评估首先要重视患者的主观感受,但也必须对疼痛强度进行量化评估,此外还需要综合评估和动态评估。常用的评估量表有：视觉模拟量表、数字评价量表、语言评价量表、麦-吉疼痛问卷、神经病理性疼痛量表、神经病理性疼痛症状调查表、简明疼痛调查表、情绪评分等。此外，需要重视对患者的心理评估，那些合并严重心理障碍的慢性疼痛患者，其人格障碍和认知类型与疼痛密切相关。

二、三级阶梯镇痛原则

癌症三阶梯药物止痛治疗包括五大原则：

1. 首选无创（口服、透皮等）给药　口服药物无创、方便、安全、经济；其他无创性给药途径包括透皮贴剂、直肠栓剂、口腔和鼻黏膜喷剂和口含服剂等。

2. 按阶梯给药　选择止痛药物应根据控制疼痛的需要逐渐由弱到强。根据 WHO 癌症疼痛治疗指导原则，人为地根据镇痛药物作用的强度和性质划分为三级阶梯，规范了用药，可增强镇痛效果，减轻不良反应，提高患者对镇痛药物的依从性。WHO 经典的三阶梯用药方案包括：①轻度疼痛主要用非甾体抗炎药（NSAIDs），为第一阶梯用药；②中度疼痛主要用弱阿片类药物，以可待因（codeine）为代表，为第二阶梯用药，必要时加 NSAIDs 或其他辅助药物；③重度疼痛主要用强阿片类药物，以吗啡（morphine）为代表，为第三阶梯用药，必要时加 NSAIDs 或其他辅助药物。目前我国疼痛临床常用药物为：第一阶梯选多用双氯芬酸钠（diclofenac sodium）；第二阶梯常用曲马多（tramadol）；第三阶梯除选用吗啡外，还常用芬太尼（fentanyl）、羟考酮（oxycodone）。

3. 按时给药　根据时间药理学原理，按时用药能维持平稳有效的血药浓度，有利于持续有效地镇痛，减少药物的不良反应。

4. 个体化给药　癌痛个体对麻醉性止痛药的剂量、疗效、不良反应有较大的差异，因此需要个体化选择药物，个体化滴定药物剂量。

5. 注意具体细节　强调癌痛治疗前应有一定的时间对患者及其家属进行癌痛治疗的知识宣教，主要内容有：有癌痛应及时止痛；用于癌痛的阿片类药物不会"成瘾"；如何进行疼痛程度的评估；了解止痛药物的作用与不良反应及其处理；如何提高用药依从性等。注意具体细节的目的是监测用药效果及不良反应，及时调整药物剂量，提高止痛治疗效果，减少不良反应的发生。

三、慢性疼痛的药物治疗

（一）抗抑郁药

常用于慢性疼痛治疗的药物有三环类抗抑郁药阿米替林、地昔帕明、去甲替林和丙米嗪，可阻断 5-羟色胺和去甲肾上腺素的再摄取，可以阻断由 N-甲基-D-天冬氨酸（NMDA）受体激动剂引起的痛觉过敏，也具备钠离子通道阻断的特性。对头痛特别是伴抑郁症状的头痛疗效较好。

5-羟色胺再摄取抑制剂（SSRIs），西酞普兰和帕罗西汀对痛性糖尿病性周围神经病有效，度洛西汀和文拉法辛对周围神经病理性疼痛有效。

1. 阿米替林（amitriptyline）

（1）用法及疗程：口服，每次 25mg，每日 2~4 次，以后递增至每日 150~300mg，分次服。维持量每日 50~200mg。老年患者和青少年，每日 50mg，分次或夜间 1 次服。

(2)药物相互作用:与单胺氧化酶抑制剂合用,增强本品的不良反应;与中枢神经系统抑制药合用,合用药的作用被增强;与肾上腺素受体激动药合用,可引起严重高血压与高热;与胍乙啶合用,拮抗胍乙啶的降压作用;与甲状腺素、吩噻嗪类合用,本品的作用被增强。

　　(3)不良反应:常见口干、嗜睡、便秘、视物模糊、排尿困难、心悸。偶见心律失常、眩晕、运动失调、癫痫样发作、直立性低血压、肝损伤及迟发性运动障碍。报道偶有加重糖尿病症状。

　　(4)注意事项:因三环类抗抑郁药的抗毒蕈碱作用,用于尿潴留、前列腺增生或慢性便秘的患者时应注意;也建议对未控制的闭角型青光眼和嗜铬细胞瘤患者使用应非常谨慎。

　　三环类抗抑郁药的致癫痫潜在作用要求用于有癫痫病史的患者时需要特殊看护。此外,因为潜在的心脏毒性作用,有心血管疾病的患者,三环类药物应慎用,并避免用于心脏传导阻滞、心律失常或心肌梗死后刚处于恢复期的患者。建议对甲状腺功能亢进症患者使用时也应很小心。因为三环类药物可能增加诱发心律失常的风险。

　　糖尿病患者在使用时血糖浓度可能会改变。

　　因三环类抗抑郁药在肝内代谢和灭活,肝功能损害的患者应慎用,有严重肝脏疾病的患者应避免使用。

　　在抗抑郁治疗的早期,直至观察到抑郁症状有显著改善这段时间都应密切监护患者,因对于抑郁症患者,自杀是一种内在危险。用抗抑郁药治疗其他疾病的早期,自杀观念和自杀行为也会出现,治疗抑郁症患者时应遵照治疗的注意事项与治疗其他疾病时的注意事项一致。

　　如果三环类抗抑郁药用于治疗双相情感障碍的抑郁症状时,可能会诱发躁狂;如果三环类药物治疗精神分裂症的抑郁状况时,可能会加重精神病症状。

　　经常会出现困倦,特别是开始治疗时,如果患者受到影响,不要驾驶或操纵机器。

　　三环类抗抑郁药可能抑制唾液分泌,建议长期用药的患者应定期做牙齿检查,特别是同时服用具有明显抗毒蕈碱作用的药物时。

　　老年患者对三环类抗抑郁药的不良反应特别敏感,应减量,特别是刚开始使用时。

　　对儿童抑郁症患者不建议使用三环类抗抑郁药。如果用于治疗儿童夜间遗尿症,应限制短期使用,在随后的治疗开始前应做全面的体格检查。

　　为了降低三环类药物出现撤药反应的风险,应逐渐停药。

　　2. 地昔帕明(desipramine)

　　(1)用法及疗程:口服,开始25mg,每日3次,逐渐增至50mg,每日3次。维持量为每日100mg。青少年及老年患者,每日25～50mg,根据病情可增至每日100mg。

　　(2)药物相互作用:详见阿米替林。

　　(3)不良反应:不良反应轻微,主要为口干、头晕、失眠等。详见阿米替林。

　　(4)注意事项:详见阿米替林。

　　3. 丙米嗪(imipramine)

　　(1)用法及疗程:口服,成人每次12.5～25mg,一日3次,年老体弱者一次量从12.5mg开始,逐渐增加剂量,极量一日200～300mg。须根据耐受情况调整剂量。

　　(2)药物相互作用:①本品禁止与单胺氧化酶抑制剂(如司来吉兰等)合用,因易发生致死性类癌综合征(表现为高血压、心动过速、高热、肌阵挛、精神状态兴奋性改变等);②与

CYP2D6 抑制剂(如奎尼丁、西咪替丁、帕罗西汀、舍曲林、氟西汀等)合用,会增加本品的血药浓度,延长清除半衰期;③与肝药酶诱导剂(如苯妥英、巴比妥类药物、卡马西平等)合用,会使本品的血药浓度降低,清楚速率加快;④与抗胆碱类药物或抗组胺药物合用,会产生阿托品样作用(如口干、散瞳、肠蠕动降低等);⑤与香豆素类药物(如华法林)合用,会使抗凝血药的代谢减少,出血风险增加;⑥与曲马多、碘海醇合用,会增加癫痫发作发生风险;⑦与甲状腺素制剂合用,易相互增强作用,引起心律失常,甚至产生毒性反应;⑧与拟肾上腺素类药物合用,合用药物的升压作用被增强。

(3)不良反应:有较弱的阿托品样作用。较常见的不良反应有口干、心动过速、出汗、视物模糊、眩晕、便秘、尿潴留、失眠、精神紊乱、皮疹、震颤、心肌损害。大剂量可引起癫痫样发作。偶见粒细胞减少。

(4)注意事项:有癫痫发作倾向、各种原因导致排尿困难(如前列腺炎、膀胱炎)、心血管疾病、严重抑郁症者慎用。6 岁以下患者慎用。哺乳期妇女使用本品应停止哺乳。长期大剂量应用时,推荐定期检查白细胞计数及肝肾功。突然停药可产生停药症状(头痛、恶心等),应缓慢撤药。

4. 西酞普兰(citalopram)

(1)用法及疗程:口服,每日 20～60mg,一日 1 次,晨起或晚间顿服。推荐初始剂量为每日 20mg,根据患者症状控制情况酌情增减,逐渐达到稳定控制病情的最小有效剂量。剂量调整时间不能少于 1 周,一般为 2～3 周。通常需要经过 2～3 周的治疗方可判定疗效。肝功能不全者及年龄超过 65 岁的老年人,推荐剂量较常规剂量减半。

(2)药物相互作用:①SSRIs 禁止与 MAOIs 类药物合用。在停用 SSRIs 或 MAOIs 14 天内禁止使用另一种药物,否则可能引起类癌综合征(临床表现为高热、肌肉强直、肌阵挛、精神症状,甚至出现生命体征的改变)。②与其他 5-羟色胺(5-HT)活性药物(锂盐、色氨酸、曲马多、曲坦类、圣约翰草或其他 SSRIs、SNRIs 和 TCAs)合用,可能会增加并导致 5-HT 能神经的活性亢进,而出现类癌综合征。③与西沙必利、匹莫齐特、特非那定合用,会引起心脏毒性,导致 Q-T 间期延长、心脏停搏等。应禁止合用。④与 CYP2D6 或其他 CYP 同工酶的抑制剂或作用底物(如西咪替丁、阿米替林、奋乃静、马普替林、丙米嗪、利托那韦、阿普唑仑等)合用,会增加本品的血药浓度。⑤与肝药酶诱导剂(如苯妥英、巴比妥类药物、卡马西平等)合用,会使本品的血药浓度降低。⑥与降糖药物合用,可降低血糖,甚至导致低血糖发生。停用本品时血糖升高。故在使用本品和停药后一段时间,应监测血糖水平,及时采取干预措施。⑦SSRIs、5-HT 及去甲肾上腺素双重再摄取抑制剂(SNRIs)均有能增加出血的风险,特别是在与阿司匹林、华法林和其他抗凝血药合用时。⑧与地高辛合用可能会增加其血药浓度,增加发生洋地黄中毒的风险。

(3)不良反应:本品的不良反应通常短暂且轻微。通常在服药后第一或第二周内明显,随着抑郁症状改善一般都逐渐消失。常见的不良反应有恶心、口干、头晕、头痛、嗜睡、睡眠时间缩短、多汗、流涎减少、震颤、腹泻;可发生激素分泌紊乱(甲状腺功能减退、男子乳房女性化等)、心动过速、味觉异常。

(4)注意事项:本品不能与 MAOIs 合用。对其他 SSRIs 过敏者、心血管疾病、肾功能不全、有躁狂病史、癫痫病史、有自杀倾向性的患者慎用。使用过程中应定期检测心电图、肝功能、肾功能、血常规。孕妇、青少年慎用,哺乳期妇女使用本品时建议停止哺乳。不推荐儿童使用。突然停药可能会引起撤药综合征(如出现低血钠、尿崩症等),故需逐渐撤药。用药期间从事需要精神高度紧张、集中的工作或活动者,需慎用。

5. 帕罗西汀(paroxetine)

(1)用法及疗程:口服。通常一日剂量范围在 20～50mg 之间,一般从 20mg 开始,每日 1 次,早餐时顿服。连续用药 3 周。以后根据临床反应增减剂量,每次增减 10mg,间隔不得少于 1 周。最大推荐剂量为每日 50mg。老年人或肝功能不全者可从每日 10mg 开始,每日最高用量不超过 40mg。对于肌酐清除率＜30ml/min 的患者,推荐剂量为每日 20mg。

(2)药物相互作用:服用本药前后两周内不能使用 MAOIs。

(3)不良反应:轻微而短暂。常见的有轻度口干、恶心、厌食、便秘、头痛、震颤、乏力、失眠和性功能障碍。偶见神经性水肿、荨麻疹、直立性低血压。罕见锥体外系反应的报道。

(4)注意事项:服用本品后 2 周内不得使用 MAOIs。有癫痫或躁狂病史、闭角型青光眼、有出血倾向、有自杀倾向者或严重抑郁状态病史者慎用。肝肾功能不全者仍可安全使用,但应降低剂量。一次性给药后,可出现轻微的心率减慢、血压波动,一般无临床意义,但对有心血管疾病或新发现有心肌梗死者,应注意其反应。服用 1～3 周后方可显效。用药时间足够长才可巩固疗效。抑郁症、强迫症、惊恐障碍的维持治疗期均较长。有报道迅速停药可引起撤药综合征:睡眠障碍、激惹或焦虑、恶心、出汗、意识模糊。为避免停药反应,推荐撤药方案:根据患者耐受情况,如果可以耐受,以每周 10mg 的速度减量,至每日 20mg 的剂量应维持口服 1 周再停药。如果不能耐受可降低所减剂量,如患者反应强烈,则可考虑回复原剂量。

6. 度洛西汀(duloxetine)

(1)用法及疗程:推荐靶剂量为每日 60mg,顿服;或每次 20mg 或 30mg,一日 2 次口服。用于糖尿病性周围神经病性疼痛,初始剂量为每日 60mg。耐受性差的患者可使用更低的初始剂量。伴有肾功能不全的病人更需要考虑降低初始剂量,连续用药 12 周以上的临床有效性资料不足。用于纤维肌痛的治疗,从每日 30mg 给起,维持 1 周后再逐渐增加至每日 60mg,连续用药 3 个月以上的临床有效性资料不足。

(2)药物相互作用:①禁止与 MAOIs 类药物合用,可能引起类癌综合征。②与其他 5-HT 活性药物合用,可能会增加并导致 5-HT 能神经的活性亢进,而出现类癌综合征。③与中枢神经系统抑制剂合用,可能致精神运动性障碍的表现恶化,故两者禁止合用。④与非甾体抗炎药(如阿司匹林)合用时,可能使上消化道出血的风险增加。与抗凝剂(如华法林)合用时亦有异常出血的报道。⑤本品在酸性环境下会生成无药物活性的萘酚,故其表面有肠溶包衣,保证其在 pH 超过 5.5 的环境中释放且不变性。在与提高胃液 pH 或减慢胃排空的药物合用时应慎重。⑥与 CYP1A2 抑制剂(如氟伏沙明、西咪替丁、喹诺酮类药物等)或 CYP2D6 抑制剂(奎尼丁、帕罗西汀等)合用,可使本品血药浓度增高,半衰期延长。帕罗西汀等 SSRIs 药物与本药合用更应慎重,以免引起类癌综合征。⑦本品是 CYP2D6 的中度活性抑制剂,能够使 CYP2D6 的作用底物(如三环类抗抑郁药、吩噻嗪类药物、ⅠC 类抗心律失常药物)代谢减慢,血药浓度升高。本品与硫利达嗪合用时,由于会使后者血药浓度过高,而致严重的室性心律失常甚至猝死,故两者禁止合用。

(3)不良反应:最常见的不良反应为恶心、镇静、嗜睡、失眠和头晕。

(4)注意事项:严重抑郁状态者,应在用药前权衡利弊,在用药初期严密监控,及时发现行为心境异常极可能发生的自杀倾向与行为。慎用于胃肠道排空慢、肾功能不全、有直立性低血压或晕厥病史者、躁狂或有躁狂病史者（特别是双相情感障碍患者）、癫痫或癫痫病史者、有自杀观念的成人。可能产生镇静效果，故从事注意力高度集中的机械操作、高空作业者及驾驶者应慎用。

7. 文拉法辛（venlafaxine）

（1）用法及疗程：口服，开始每日 75mg，分 2～3 次服。可与食物同服。需要时一日量可逐渐增至 250mg，重症可至 350mg。轻中度肾损伤者，每天给药总量降低 25%～50%。轻中度肝损伤者，每日总剂量为常规用药剂量的一半或不足一半，需根据病人实际情况个体化用药。

（2）药物相互作用：①与 5-HT 能活性药物（利奈唑胺、锂盐、色氨酸、曲马多、曲坦类、圣约翰草或其他 SSRIs、SNRIs 和 TCAs）合用，可能会增加并导致 5-HT 能神经的活性亢进，而出现类癌综合征。②与三氟拉嗪等抗精神病药合用可能会导致神经阻滞剂恶性综合征的发生。与氯氮平、右美沙芬合用，会导致两种药物血药浓度增加，而出现不良反应。本品减少氟哌啶醇代谢，两者合用应谨慎。③与酒精合用可能会增加中枢神经系统抑制。④酮康唑、西咪替丁、利托那韦等可减少本品的代谢，增加本品毒性。⑤本品是 CYP2D6 的作用底物和弱抑制剂，与通过该酶代谢的三环类抗抑郁药（tricyclic antidepressant，TCAs）合用时，两者之间会引起相互作用，两者毒性均有增加的可能。美托洛尔亦经 CYP2D6 代谢，与本品合用时，可能会使降压作用增强，出现低血压。⑥与华法林合用时有增加出血倾向的危险。

（3）不良反应：不良反应少，包括恶心、嗜睡、发汗、眩晕、性功能障碍、高血压、焦虑、口干、头昏、便秘等。多在治疗的初始阶段发生，随着治疗的进行，这些症状逐渐减轻。

（4）注意事项：肝肾功能不全、心脏病、高血压、血液病、青光眼、甲状腺功能亢进或减退、双相情感障碍、有癫痫病史者慎用。儿童、老年人、孕妇、哺乳期妇女慎用。一日量超过 200mg 时可引起高血压，服药时需定期检查血压。对于严重抑郁状态患者，用药期间密切观察病情。用药期间驾驶机动车或操纵机器者应慎用。

（二）抗癫痫药物

抗癫痫药物缓解疼痛的主要机制在于阻断神经细胞膜上的离子通道（减少钠离子或者钙离子的内流），从而增加 γ-氨基丁酸（GABA）和抑制谷氨酸释放；作用于神经调控系统，阻断 NMDA 受体。大致可分为两大类：一类是钠离子通道阻滞剂，常用的药物有卡马西平、奥卡西平和拉莫三嗪；另一类药物中应用广泛的有钙通道阻滞剂，常用的药物有加巴喷丁。

1. 卡马西平（carbamazepine）

（1）用法及疗程：癫痫、三叉神经痛：口服，一日 300～1200mg，分 2～4 次服用。开始 1次 100mg，一日 2 次，以后 1 日 3 次。个别三叉神经痛患者剂量可高达每日 1000～1200mg。疗程最短 1 周，最长 2～3 个月。

（2）药物相互作用：与对乙酰氨基酚合用，可能增加肝脏中毒的危险，并使后者疗效降低；与香豆素类、雌激素、环孢素、洋地黄类、左甲状腺素、奎尼丁合用，卡马西平可诱导肝代谢酶，使上述药物代谢加快，血药浓度降低，半衰期缩短，药物作用减弱；本药与苯巴比妥、苯妥英钠合用时，后两者能加速本药的代谢，使其血浓度降低；红霉素、西咪替丁、异烟肼抑制本品代谢，使血药浓度增加；与单胺氧化酶抑制剂、丙戊酸合用，可加重嗜睡；抗躁狂药锂盐、抗精神病药硫利达嗪与本药合用时,可致出现神经系统中毒症;与氯贝丁酯、去氨加压素、垂体后叶素等合用,可加强抗利尿作用,合用的各药均需减量;合用时降低多西环素的浓度。

(3)不良反应:常见的不良反应为视物模糊、复视、眼球震颤等中枢神经系统反应,以及头晕、乏力、恶心、呕吐等,多发生在用药后1～2周。少见皮疹、荨麻疹、瘙痒、儿童行为障碍、肝功能异常、胆汁淤积、肝细胞性黄疸及甲状腺功能减退等;罕见粒细胞减少和骨髓移植、心律失常、过敏性肝炎、肝衰竭、急性肾衰竭及全身多器官发生超敏反应等。美国FDA曾发布了卡马西平在某些患者中可能发生严重皮肤病变的报道,如Stevens-Johnson综合征和中毒性表皮坏死松解症,包括大部分亚洲人,这些人的基因中存在$HLA-B^*1502$。

(4)注意事项:慎用于青光眼、心血管严重疾患、糖尿病、对三环类抗抑郁药不能耐受的患者及酒精中毒、尿潴留、肾病患者和老年人。本品可使氨基转移酶、血清胆红素、碱性磷酸酶、尿素氮、尿糖升高;血钙浓度降低,甲状腺功能试验值降低。

用药期间应注意随访检查(尤其第1个月内):血象、尿常规、血尿素氮、肝功能、甲状腺功能及检测卡马西平血药浓度。由于本品的自我诱导作用,治疗一阶段后,可能需要增加剂量才能维持原来的血药浓度和发作控制水平。

2. 奥卡西平(oxcarbazepine)

(1)用法及疗程:口服,开始剂量为每日300mg,以后可逐渐增量至每日600～2400mg,已达到满意的疗效。剂量超过每日2400mg,神经系统不良反应增加。小儿从每日8～10mg/kg开始,可逐渐增量至每日600mg。以上每日剂量均应分2次服用。

(2)药物相互作用:合用时可降低卡马西平的血药浓度;奥卡西平活性代谢物单羟基衍生物(MHD)浓度降低达30%～40%;合用时可升高苯妥英钠、苯巴比妥的血药浓度;奥卡西平活性代谢物MHD的浓度降低达30%～40%;合用时可抑制丙戊酸的代谢,使后者$t_{1/2}$延长至59～60小时;与激素类避孕药合用可导致避孕失败。

(3)不良反应:用药开始时可能出现轻度的不良反应,如乏力、头晕、头痛、嗜睡等,继续用药后这些不良反应可消失。其他常见的不良反应有复视、胃肠功能障碍、皮疹、共济失调、眼震、感冒样综合征、易激惹等;少见白细胞减少、粒细胞减少、荨麻疹、肝功能异常等。低钠血症的出现率高于卡马西平。有报道与本品相关的严重皮肤反应,包括Stevens-Johnson综合征和中毒性表皮坏死松解症。在报道的病例中,出现严重皮肤反应的发病中位时间为19天。这些反应可能是致命的。已有导致免疫球蛋白缺乏症的报道。不良反应发生率因人而异,亦随着药物剂量和增加速度而异。故应按说明书要求从小剂量开始使用奥卡西平,并缓慢慎重加量,有可能避免一些皮疹等不良反应的发生。

(4)注意事项:慎用于肝功能损害、妊娠期妇女和哺乳期妇女。服药期间应避免饮酒。可能引起自杀行为。

3. 拉莫三嗪(lamotrigine)

(1)用法及疗程:口服,单药:成人初始剂量25mg,每日1次;两周后可增至50mg,一日1次;2周后可酌情增加剂量,最大增加量为50～100mg。以后每隔1～2周可增加剂量1次,直至达到最佳疗效,一般须经6～8周。通常有效维持量为每日100～200mg,1次或分2次服用。儿童初始剂量1mg/kg,维持剂量3～6mg/kg。

(2)药物相互作用:合用时可降低丙戊酸的血药浓度。

(3)不良反应:常见的不良反应包括头痛、头晕、嗜睡、视物模糊、复视、共济失调、皮疹、便秘、恶心、呕吐,发生率与给药剂量相关。较少见的不良反应有变态反应、面部皮肤水肿、肢体坏死、腹胀、光敏性皮炎、食欲缺乏、体重减轻和自杀企图等;罕见出现严重的有致命危险的皮肤不良反应(如 Stevens-Johnson 综合征)、Lyell 综合征、弥散性血管内凝血、多器官衰竭。有报道白细胞和粒细胞减少、精神病或精神症状(攻击行为、焦躁、易激惹等)、抑郁以及致肌阵挛性癫痫加重。

(4)注意事项:慎用于妊娠期及哺乳期妇女,服药期间避免驾车及从事机械操作。不宜突然停药,因可能引起癫痫复发,应在 2 周内逐渐减少剂量,但服药时如出现皮疹等过敏反应,应立即停药。一般不影响其他抗癫痫药的药动学特点,但合用时最好检测这些药物的血药浓度。

4. 加巴喷丁(gabapentin)

(1)用法及疗程:口服。成人:第一天 300mg,睡前服;第二天 600mg,分 2 次服;第三天 900mg,分 3 次服。此剂量随疗程而定,多数患者在 900～1800mg 之间有效。肾功能不全者需减少剂量。停药应渐减。

(2)药物相互作用:含有铝和镁的抗酸药可以减少加巴喷丁经胃肠道的吸收;因此服用此类抗酸药至少 2 小时后再服用加巴喷丁。有报道吗啡可降低加巴喷丁的清除;因此,同时服用这两种药物的患者应监测中枢神经系统症状,同时减少药物剂量。

(3)不良反应:常见嗜睡、头晕、共济失调、疲劳。这些反应轻微,且继续服药可减轻。少见遗忘、忧郁、易激动和精神改变。罕见粒细胞减少症。有血管炎、过敏反应、下肢烧灼样疼痛、轻度躁狂、焦虑、不安、儿童学习困难和注意力缺陷、舞蹈样手足徐动、致癫痫恶化(尤肌阵挛性和失神发作)的报告。美国 FDA 曾发出警告,应用本品可能引起自杀行为,应对患者予以严密监测。

(4)注意事项:过量的症状为严重腹泻、复视、严重的头晕、嗜睡、口齿不清,甚至死亡。慎用于失神发作、糖尿病、对本药过敏者、肾功能减退和老年患者。如换药或停药应逐渐减量,至少在 1 周内逐步进行。最好不与抗酸药合用。服用抗酸药 2 小时后才能服用本药。服用本品后可能出现假性蛋白尿和白细胞减少。

(三)苯二氮草类药物

地西泮(diazepam)是最常用于治疗肌肉痉挛性疼痛的苯二氮草类药物。

1. 用法及疗程　口服:①抗焦虑:每次 2.5～10mg,每日 3 次。②催眠:每次 5～10mg,睡前服用。③抗惊厥:成人每次 2.5 -10mg,每日 2～4 次。6 个月以上儿童,每次 0.1mg/kg,每日 3 次。④缓解肌肉痉挛:每次 2.5～5mg,每日 3～4 次。

2. 药物相互作用　与中枢神经系统抑制药(如乙醇、全麻药、可乐定、镇痛药)、吩噻嗪类、单胺氧化酶 A 型抑制药、三环类抗抑郁药、筒箭毒合用时;与抗高血压药和利尿降压药合用,可使降压作用增强;与地高辛合用,可增加地高辛血药浓度而致中毒;与左旋多巴合用时,可降低后者的疗效;与影响肝药酶细胞色素 P450 的药物合用,可发生复杂的相互作用:卡马西平、苯巴比妥、苯妥英、利福平为肝药酶的诱导剂,可增加本品的消除,使血药浓度降低;异烟肼为肝药酶的抑制剂,可降低本品的消除,使半衰期延长。

3. 不良反应　本品可致嗜睡、轻度头痛、乏力、运动失调,与剂量有关。老年患者更易出现上述反应。偶见低血压、呼吸抑制、视物模糊、皮疹、尿潴留、忧郁、精神紊乱、白细胞减少。高剂量时少数人出现兴奋不安。长期应用可致耐受与依赖性,突然停药有戒断症状出现。宜从小剂量用起。

4. 注意事项　青光眼、重症肌无力、粒细胞减少、肝肾功能不全者慎用。驾驶机动车和高空作业人员、老年人、婴儿及体弱患者慎用。老年人剂量减半。

（四）NMDA 拮抗剂

通过阻断位于中枢神经系统内兴奋性谷氨酸受体,可以缓解多种疼痛如幻肢痛、中枢性神经病理性疼痛、带状疱疹后神经痛和一些周围神经病理性疼痛。此类药物有氯胺酮、美金刚和金刚烷胺。

1. 氯胺酮(ketamine)

(1)用法及疗程:成人常用量:全麻诱导,静脉注射 1～2mg/kg,注射应较慢(60 秒以上)。全麻维持,一次静脉注射 0.5～1mg/kg。极量:静脉注射每分钟 4mg/kg;肌内注射,一次 13mg/kg。

(2)药物相互作用:吸入性麻醉药(如乙醚和氟烷)及其他大脑抑制剂可延长氯胺酮的作用并使其恢复延迟。恢复延迟也发生于巴比妥类和(或)阿片类与氯胺酮合用的时候。建议氯胺酮不要与麦角新碱一同使用。此外,氯胺酮可提高神经肌肉阻滞药氯化筒箭毒碱或阿曲库铵的作用。

(3)不良反应:氯胺酮麻醉恢复期常出现急症反应,包括非常可怕而逼真的梦、混乱、幻觉和兴奋行为。儿童和老年人敏感性低一些。患者也可能有肌肉张力增高、有时类似癫痫发作。使用氯胺酮后血压和心率会一过性升高,很少发生低血压、心律失常和心动过缓。

快速静脉注射或大剂量注射之后可能发生呼吸抑制。有发生窒息和喉痉挛的情况。可发生复视和眼球震颤。也有发生恶心和呕吐、流泪、多涎以及眼压与脑脊液压力增高的报道。有时发生一过性皮疹和注射部位疼痛。

(4)注意事项:禁用于血压已经升高的高危患者,包括高血压、子痫或先兆子痫。严重冠心病或心肌病、脑血管意外或脑外伤的患者。应监测高血压或心脏功能减退的患者的心脏功能。CSF 压升高的患者慎用氯胺酮。氯胺酮可升高眼压,眼外伤或眼压升高的患者不要使用。

氯胺酮对咽喉部的反射抑制不可靠,应避免对咽部的机械刺激,除非使用肌肉松弛药。

有神经质或精神病的患者要谨慎使用氯胺酮。恢复阶段,保持最低程度的语言、触觉和视觉刺激,以降低出现突发反应的危险。

2. 美金刚(memantine)

(1)用法及疗程:口服或胃肠道外给药,成人和 14 岁以上青年第 1 周,每日 10mg,分 2～3 次给药;以后每周增加 10mg/d。维持剂量:一次 10mg,一日 2～3 次。需要时还可增加。剂量应因人而异。14 岁以下儿童的维持量为每日 0.5～1.0mg/kg。

(2)药物相互作用:本品有抗胆碱能作用,因而能增强抗胆碱药的作用;与其他 NMDA 受体拮抗剂合用,将增加不良反应的发生率和严重程度。

(3)不良反应:有眩晕、不安、兴奋、疲劳、头重及口干。服药者的反应能力,如路中行走和操作机器等行动可能会受到损害,特别是同时饮酒。

(4)注意事项:肾功能不全时必须减量。

3. 金刚烷胺(amantadine)

(1)用法及疗程:口服,成人每次 100mg,早、晚各一次,最大剂量每日 400mg;小儿用量酌减,可连用 3～5 日,最多 10 日。1～9 岁小儿每日 3mg/kg,每日最大剂量不超过 150mg。

(2)药物相互作用:与其他抗帕金森病药、抗组胺药、吩噻嗪类药或三环类抗抑郁药合用,可增强抗胆碱作用,合用时需调整药物用量;与安定药或抗抑郁药合用,中枢神经抑制作用增强。

(3)不良反应:少数患者服药后可有嗜睡、头晕、眩晕、抑郁、食欲减退、恶心、腹痛、失眠、共济失调、精神不安等,亦可出现四肢皮肤青斑、踝部水肿等。可见心律不齐,心动过速,高血压等。

(4)注意事项:帕金森病患者服药超过每日 200mg 时,疗效不增,毒性渐增。老年患者耐受性低,可出现幻觉、谵妄。精神病、脑动脉硬化、癫痫慎用。肾功能不全者酌减剂量。服药期间应避免驾驶、高空作业等需精神集中的活动。

(五) 对乙酰氨基酚和非甾体抗炎药

非甾体抗炎药通常用于骨骼肌和关节炎疼痛,以及头痛和痛经等。依据对两种 COX 选择性不同分为非选择性 COX 抑制剂,如阿司匹林、双氯芬酸、布洛芬、萘普生、氨基比林、吲哚美辛、舒林酸、氯唑沙宗等;COX-2 选择性抑制剂,如萘丁美酮、尼美舒利、吡罗昔康、美洛昔康、塞来昔布、帕瑞昔布等。

1. 对乙酰氨基酚　　详见"术后疼痛"。

2. 阿司匹林(aspirin)

(1)药物特点:阿司匹林可预防血小板聚集,干扰 5-羟色胺释放。可用于头痛、神经痛、肌肉痛等的治疗。

(2)用法及疗程:0.3～0.6g,每天 3 次。

(3)药物相互作用:因糖皮质激素有刺激胃酸分泌、降低胃及十二指肠黏膜对胃酸的抵抗力,若与本品合用可能使胃肠出血加剧。

与其他水杨酸类药物、双香豆素类抗凝血药、磺胺类降糖药、磺胺类抗生素、巴比妥类、苯妥英钠、甲氨蝶呤合用,由于阿司匹林竞争性与血浆蛋白结合,而使这些药物从血浆蛋白结合部位游离出来,从而增强了它们的作用或毒性。

增强胰岛素的降血糖作用。

碱性药(如碳酸氢钠)、抗酸药能促进阿司匹林的排泄而降低疗效。达稳态后停用碱性药物时,阿司匹林的血药浓度升高到毒性水平。

与布洛分合用,布洛芬的血药浓度明显降低,且胃肠道不良反应(包括溃疡和出血)增加。

(4)不良反应:一般用于解热镇痛的剂量很少引起不良反应。长期大量用药,尤其当药物浓度 $>200\mu g/ml$ 时较易出现不良反应。血药浓度愈高,不良反应愈明显。较常见胃肠道反应,包括恶心、呕吐、上腹部不适或疼痛等,发生率为 3%～9%,停药后多可消失。长期或大剂量服用可有胃肠道溃疡、出血或穿孔;0.2% 的患者可有过敏反应,表现为哮喘(多见,占 2/3)、荨麻疹、血管神经性水肿或休克,严重者可致死亡;血药浓度达 $200～300\mu g/ml$ 后可出现可逆性耳鸣。听力下降;血药浓度达 $250\mu g/ml$ 时易发生肝肾功能损害,损害多是可逆性的,停药后可恢复,但有引起肾乳头坏死的报道。

(5)注意事项:本品仅能缓解症状,不能治疗引起疼痛和发热的病因,故需同时针对病因进行治疗。

本品应慎用于:有哮喘及其他过敏反应时;葡糖-6-磷酸脱氢酶缺陷者(本品偶见引起溶血性贫血);痛风(本品可影响其他排尿酸药的作用,小剂量时可能引起尿酸滞留);肝功能减退时可加重肝脏毒性反应,加重出血倾向,肝功能不全和肝硬化患者易出现肾脏不良反应;心功能不全或高血压,大量用药时可能引起心力衰竭或肺水肿;肾功能不全时有加重肾脏毒性的危险;血小板减少者;慢性或复发性胃或十二指肠病变者;哺乳期妇女。

年老体弱或体温在 40℃ 以上者,解热时宜用小量,避免大量出汗而引起虚脱。解热时应多喝水,以利排汗和降温,否则因出汗过多而造成水与电解质平衡失调或虚脱。

饮酒前后不可服用本品,因可损伤胃黏膜屏障而致出血。

长期大量服用或误服大量,可引起急性中毒,其症状为头痛、眩晕、耳鸣、视力减退、呕吐、大量发汗、谵妄,甚至高热、脱水、虚脱、昏迷而危及生命。解救措施:洗胃、导泻,口服碳酸氢钠及静脉滴注 5% 葡萄糖和 0.9% 氯化钠注射液(1:1 或 2:1,总量 1000~1500ml)。如无明显的过度换气(即大呼吸),可输入小量碳酸氢钠(200mg/kg),但应注意防止过量而引起碱中毒。高热时用冷水或酒精擦身;注射维生素 K 以防出血。

可引起胎儿异常,妊娠期妇女尽量避免使用。

10 岁左右儿童,患流感或水痘后应用本品,可能诱发 Reye 综合征,严重者可致死。中国尚不多见。

长期大量用药时应定期检查肝功能、血细胞比容及血清水杨酸含量。

应与食物同服或用水冲服,以减少对胃肠的刺激;扁桃体摘除或口腔手术后 7 日内应整片吞服,以免嚼碎后接触伤口,引起损伤;外科手术患者,应在术前 5 日停用本品,以免引起出血。

本品服用较大剂量时可干扰尿糖试验(硫酸铜法、葡萄糖酶法)、尿酮体试验、血尿酸试验(比色法)、尿 5-羟吲哚醋酸(5-HIAA)试验(荧光法)、尿香草基杏仁酸(VMA)的测定、肝功能试验、血清甲状腺素(T$_4$)及三碘甲腺原氨酸(T$_3$)试验(放射免疫法)。

3. **布洛芬** 详见"术后疼痛"。

4. **双氯芬酸** 详见"术后疼痛"。

5. **美洛昔康** 详见"术后疼痛"。

6. **氯诺昔康** 详见"术后疼痛"。

7. **塞来昔布** 详见"术后疼痛"。

8. **洛索洛芬**(loxoprofen)

(1)药物特点:洛索洛芬为前体药物,经消化道吸收后在体内转化为活性代谢物,其活性代谢物通过抑制前列腺素的合成而发挥镇痛、抗炎及解热作用。

(2)用法及疗程:餐后服用。慢性炎症疼痛:成人 1 次 60mg,一日 3 次。急性炎症疼痛:顿服 60~120mg。可根据年龄、症状适当增减,一日最大剂量不超过 180mg。

(3)药物相互作用:本品与香豆素类抗凝血药、磺酰脲类降血糖药同时应用时,会增加这些药物的作用,这些药物应减量使用。

与喹诺酮类抗菌药(依诺沙星等)合用有时会引起痉挛。

与噻嗪类利尿剂合用时,能减弱这些药物的利尿降压作用。

(4)不良反应:消化系统不适较多见,如腹痛、胃部不适、恶心、呕吐、食物不振、便秘、胃灼热等。

有时会出现皮疹、瘙痒、水肿、困倦、头痛、心悸等。

偶见休克,急性肾功能不全,肾病综合征,间质性肺炎以及贫血,白细胞减少,血小板减少,嗜酸性粒细胞增多,AST、ALT、ALP升高等。

(5)注意事项:如长期用药,要定期进行尿液、血液学及肝肾功能等临床检查,如发现异常应采取减量、停药等适当措施。

妊娠期给药的安全性尚未明确,因此妊娠或可能妊娠的妇女仅限于治疗的获益超过可能存在的危险性时才给药。

本品老年人服用应从小剂量开始用药,并密切观察患者的状态,慎重给药。

9. 吲哚美辛(indometacin)

(1)药物特点:本品体内过程受机体昼夜节律的影响,早晨7时服药比晚间7时服药吸收好,血药峰值浓度高,作用维持时间长。

(2)用法及疗程:口服。开始时每次服25mg,1日2~3次,餐时或餐后立即服(可减少胃肠道不良反应)。治疗风湿性关节炎等症时,如未见不良反应,可逐渐增至每日100~150mg,一日最大量不超过150mg,分3~4次服用。目前还有胶丸或栓剂剂型,使胃肠道不良反应发生率降低,栓剂且有维持药效时间较长的特点。直肠给药,1次50mg,1日50~100mg,一般连续10日为1疗程。控释胶囊:每日1次,每次75mg,或1次25mg,每日2次。必要时1次75mg,每日2次。小儿口服常用量:每日按1.5~2.5mg/kg,分3~4次,有效后减至最低量。乳膏剂涂擦按摩患处,一日2~3次。

(3)药物相互作用:合用阿司匹林或其他非甾体抗炎药、饮酒或与皮质激素、促肾上腺皮质激素合用,消化道溃疡的发病率增高,并增加出血倾向。

与洋地黄、肝素及口服抗凝血药、胰岛素及口服降糖药、硝苯地平、维拉帕米、甲氨蝶呤、碳酸锂、齐多夫定合用,吲哚美辛可增强它们的药理作用或毒性。

与呋塞米、布美他尼、吲达帕胺合用,吲哚美辛减弱或降低它们的利尿降压作用。

与氨苯蝶啶合用容易引起肾功能损害。

(4)不良反应:常见的不良反应为胃肠道反应(12.5%~44%出现恶心、呕吐、腹痛、腹泻等,2%~5%发生溃疡、胃出血及穿孔)。餐后服用胶囊剂可减少胃肠反应。

中枢神经系统症状(头痛、眩晕等)的发生率不低(20%~50%),若头痛持续不退,应停药。

可引起肝功能损害(黄疸、氨基转移酶升高)。

可引起高血压、脉管炎、轻度水肿。

可出现血尿。老年患者可出现一过性肾功能不全。

抑制造血系统(粒细胞或血小板减少等,偶有再生障碍性贫血)。

过敏反应:常见的有皮疹、哮喘。与阿司匹林有交叉过敏性,对后者过敏者不宜用本品。

(5)注意事项:慎用于儿童(对本品较敏感,有用本品后因激发潜在性感染而死亡者)、老年患者(易发生毒性反应)。

本品长期应用可导致角膜色素沉着及视网膜改变,遇有视物模糊应立即做眼科检查。

10. 萘普生(naproxen)

(1)药物特点:本品有抗炎、解热、镇痛作用,为前列腺素合成酶抑制剂。本品抑制血小板作用较小。

（2）用法及疗程：口服，开始每日剂量 0.5～0.75g，维持量每日 0.375～0.75g，分早晨及傍晚 2 次服用。轻、中度疼痛或痛经时，开始用 0.5g，必需时经 6～8 小时后再服 0.25g，日剂量不得超过 1.25g。肌内注射，1 次 100～200mg，每日 1 次。栓剂直肠给药，1 次 0.25g，一日 0.5g。

（3）药物相互作用：可加强双香豆素的抗凝血作用。

丙磺舒可增加萘普生的血浆水平及明显延长血浆半衰期。

（4）不良反应：主要为胃肠道轻度和暂时不适，表现为恶心、呕吐、消化不良和便秘；少见失眠或嗜睡、头痛、头晕、耳鸣、瘙痒、皮疹、血管神经性水肿、视觉障碍、出血时间延长、粒细胞减少、胃肠道出血、呼吸困难、肝肾损害及精神抑郁等。既往认为本品长期服用耐受良好，但是曾有一项临床研究发现服用常规剂量的本品其心脑血管事件危险性高于安慰剂对照组。

（5）注意事项：对伴有消化性溃疡病的患者或曾有消化性溃疡病史者慎用；对有活动性胃及十二指肠溃疡患者应在严格监督下使用。

慎用于哮喘、心功能不全、高血压、肝肾功能不全者。

11. 依托考昔（etoricoxib）

（1）药物特点：本品是一种选择性环氧化酶-2（COX-2）抑制药，通过抑制环氧化酶、减少前列腺素和血栓素的生成而发挥解热、镇痛和抗炎作用。

（2）用法及疗程：急性痛风性关节炎，120mg，每日 1 次。本品 120mg 只是用于症状急性发作期，最长使用 8 日。

（3）药物相互作用：在长期稳定使用华法林治疗的受试者中，每日 120mg 的依托考昔会使凝血酶原时间的国际化比值（INR）升高约 13%。对接受华法林或类似药物治疗的患者，当开始使用依托考昔或改变剂量时，应监测 INR 值，特别是在最初几日。

利福平是肝酶的强诱导剂，可使本品血浆曲线下面积（AUC）降低 65%。

服用高于每日 90mg 的依托考昔和甲氨蝶呤同时给药时，应考虑监测与甲氨蝶呤相关的毒性反应。

COX-2 选择性抑制剂可降低血管紧张素转化酶抑制剂或血管紧张素 II 受体阻断剂的降压效应。正在使用依托考昔治疗的肾功能不全的患者，合用血管紧张素转化酶抑制剂或血管紧张素 II 受体阻断剂可能会导致肾功进一步受损。

本品可使锂盐血浆水平增高。

本品与小剂量阿司匹林、口服避孕药、激素替代治疗药并用，可使这些药物浓度升高，不良反应增加。

（4）不良反应：报道有过敏反应、焦虑、失眠、味觉障碍、嗜睡、充血性心衰、高血压危象。支气管痉挛、腹痛、口腔溃疡、消化溃疡包括穿孔和出血（主要发生在老年患者）、呕吐、腹泻、肝炎、血管性水肿、瘙痒、皮疹、Steven-Johnson 综合征、风疹、肾功能不全包括肾衰竭，一般停药后可恢复。

（5）注意事项：妊娠前 6 个月，只有当可能的获益大于对胎儿的潜在危险时，才能应用本品。

尚不清楚本品是否经人类乳汁分泌。由于很多药物可经人类乳汁分泌，而且抑制前列腺素合成的药物对哺乳期的婴儿可能有不良反应，应当考虑药物对母亲的作用以决定是终止哺乳还是停药。

尚未确立本品在儿童患者中的安全性和疗效。

如发生过量,可采取常规的治疗措施,如从胃肠道中清除未被吸收的药物,给予临床监测,必要时使用支持治疗。本品不能被血液透析清除,目前尚不清楚是否可被腹膜透析清除。

有心脏病危险因素的患者使用时需谨慎。

12. 尼美舒利(nimesulide)

(1)药物特点:可用于治疗痛经。

(2)用法及疗程:口服,成人,每次 100mg,每日 2 次,餐后服用。儿童常用剂量为每日 5mg/kg,分 2~3 次服用。老年人不需调整剂量。

(3)药物相互作用:降低口服呋塞米的生物利用度及血药浓度。

尼美舒利可置换水杨酸、呋塞米及甲苯磺丁脲与血浆蛋白结合,使其游离浓度增高,药理作用增强。

(4)不良反应:本品耐受性良好,不良反应偶见胃灼热、恶心和胃痛、出汗、脸部潮红、兴奋过度、皮疹、红斑和失眠。罕见头痛、眩晕。曾有肝损害的报道。

(5)注意事项:慎用于对阿司匹林或其他非甾体抗炎药过敏的患者和哺乳期妇女。

应用本药时,如出现因肝脏受损导致的黄疸或肝酶上升至正常值 3 倍,应停药治疗。

13. 萘丁美酮(nabumetone)

(1)药物特点:本品是一种非酸性、非离子性前体药物,口服吸收后,经肝脏转化为主要活性产物 6-甲氧基-2-萘乙酸(6-MNA),该活性代谢物通过抑制前列腺素合成而具有抗炎、镇痛和解热作用。

(2)用法及疗程:口服,每次 1g,每日 1 次,睡前服。一日最大量为 2g,分 2 次服。体重不足 50kg 的成人可以每日 0.5g 起始,逐渐上调至有效剂量。

(3)药物相互作用:增强口服抗凝血药的作用(尤其是保泰松),增加血中锂、甲氨蝶呤和强心苷的浓度。与 ACEI、环孢素、他克莫司或利尿药合用增加肾毒性的危险性。对肾功能的影响可引起其他药物排出的减少,还增加 ACEI 和包括保钾利尿药的一些利尿药出现高钾血症的危险。包括 ACEI、β 受体阻滞药和利尿药在内的一些抗高血压药的作用会减低。与喹诺酮类药物合用可引起抽搐。苯妥英和磺酰脲类抗糖尿病药的作用能被 NSAIDs 增强。

应避免多种 NSAIDs(包括阿司匹林)合用,因为能增加发生不良反应的危险。皮质激素、SSRIs、SNRI、文拉法辛、抗血小板药氯吡格雷和噻氯匹定、伊洛前列素、西布曲明能增加 NSAIDs 发生胃肠出血和溃疡的危险性,乙醇、二膦酸盐或己酮可可碱也可能有此作用。齐多夫定若与 NSAIDs 合用可增加血液毒性。利托那韦可增加血中 NSAIDs 的浓度。

(4)不良反应:本品胃肠不良反应包括恶心、呕吐、消化不良、腹泻、腹痛和便秘,发生率为 1%~3%。上消化道出血发生率约 0.7%,溃疡发生率在短疗程(6 周~6 个月)组和在长疗程(8 年)组分别为 0.1% 和 0.95%。每日口服萘丁美酮 2g 的腹泻发生率增加。

皮疹和瘙痒发生率约 2.1%。水肿发生率约 1.1%。头痛、头晕、耳鸣、多汗、失眠发生率小于 1.5%。

（5）注意事项：慎用于急慢性胃炎、胃及十二指肠溃疡、肝功能不全、哮喘、心力衰竭或水肿、高血压、血友病、正使用抗凝血药的患者和过量服用酒精的患者，以及有药物过敏史者。

因用餐中服用本品的吸收率可增加，故应在餐后或临睡前服用本品。

（六）阿片类药物

可用于几乎所有的慢性疼痛如癌痛、伤害感受型疼痛和神经病理性疼痛等，详见"术后疼痛"。

（七）肌松药物（SMRs）

治疗骨骼肌肉经的急性疼痛和肌痉挛，如美索巴莫等。

美索巴莫（methocarbamol）

（1）药物特点：为中枢性肌肉松弛药，并有镇痛抗炎作用。

（2）用法及疗程：肌内注射：1 次 300～500mg，每日 1 次，5～10 日为 1 疗程。

（3）药物相互作用：美索巴莫的 CNS 作用可被乙醇或其他 CNS 抑制剂所增强。有报道美索巴莫增强厌食症和其他抗毒蕈碱药物作用，并可抑制溴吡斯的明的作用。

（4）不良反应：常见嗜睡、头晕、感觉无力。

（5）注意事项：不宜与全身麻醉药、催眠药、安定药等合用。

（八）其他

抑制性神经递质 GABA 类似物巴氯芬。

巴氯芬（baclofenum）

（1）药物特点：巴氯芬是一种 γ-氨基丁酸类似物，是中枢作用型肌松药。可妨碍兴奋性神经递质的释放，并在脊髓水平抑制单突触和多突触传递，也可能在脊髓以上水平导致 CNS 抑制。可用于缓解各种原因造成的严重慢性肌强直状态。

（2）用法及疗程：分次口服，最好进食或喝牛奶的时候或之后服用。巴氯芬初始剂量是每日 15mg，根据反应逐渐加量。建议是 5mg，每日 3 次，服用 3 天，增加到 10mg，每日 3 次，服用 3 天，然后逐渐增加到 20mg，每日 3 次，或增加到得到满意的治疗效果。更高剂量也使用过。通常不建议每日超过 80～100mg，虽然曾对密切监护的患者每日使用高达 150mg 的剂量。

对于在达到最大剂量的 6 周内没有达到效果，可能应逐渐撤药。

（3）药物相互作用：乙醇以及其他 CNS 抑制剂会加强巴氯芬的 CNS 作用，故应避免合用。服用锂剂的患者运动亢进的症状会严重加剧。服用三环类抗抑郁药的患者使用巴氯芬会加重无力，而服用降压药的患者则其降压作用会加强。布洛芬及其他可以导致肾功能不全的药物会减少巴氯芬的排泄而产生毒性。

（4）不良反应：不良反应如镇静、嗜睡和恶心常是短暂的且剂量相关的。逐渐增加剂量或者控制剂量可以减少不良反应。

其他常见的不良反应包括眩晕、倦怠、漠然、意识错乱、疲劳、肌肉痛及无力和低血压。其他不良反应包括欣快、幻觉、抑郁、头痛、耳鸣、惊厥、感觉异常、言语不清、口干、味觉改变、呕吐、腹泻或便秘、共济失调、眼球震颤、震颤、失眠、视觉障碍、皮疹、瘙痒、多汗、排尿困难、呼吸或循环系统抑制、血糖变化、肝功能改变以及肌强直加剧。有少量低体温的报道。鞘内注射巴氯芬会导致勃起和射精障碍，停止治疗后可恢复。

　　药物过量会导致肌张力降低、低体温、困倦、呼吸抑制、昏迷和惊厥。

　　突然停止给予巴氯芬会引发戒断综合征。

　　(5)注意事项：巴氯芬可以刺激胃酸分泌，因此对于有溃疡病史者应慎用，对活动型溃疡的患者应禁用。对于有严重精神异常、癫痫或惊厥的患者也应慎用，因为巴氯芬会加重这些疾病。对于肝病患者应密切监测肝功能，肾损伤的患者应慎用巴氯芬，应适当减量。对于呼吸功能不全的患者也应慎用。对于糖尿病患者应密切观察血糖浓度升高。老年患者更易发生各种不良反应，而且有脑血管疾病的患者对巴氯芬耐受性差，应慎用。对于需要借助肌强直维持姿态或改进功能的患者使用巴氯芬时也应注意。膀胱括约肌张力高的患者尿潴留会加重。巴氯芬可以导致困倦，因此服药后不能驾驶或操作机器。

　　突然停用巴氯芬会导致戒断综合征并加剧肌强直，应在至少 1～2 周内逐渐减量，如有戒断综合征出现则应延长停药期。

 案例分析

　　患者女，65 岁，于 2013 年 4 月 21 日因胸背部重度疼痛到我院门诊就诊，CT 显示肺部阴影。纤维支气管镜检查找到鳞癌细胞，因无手术指征，给予 AB 野同中心放疗。VRS 评分结果为 3 级，进行癌症三阶梯止痛。21 日口服布洛芬缓释片 0.3g，每日 3 次，VRS 评分结果为 3 级。22 日口服曲马多缓释片 100mg，每日 2 次，次日评估 VRS 评分结果依然为 3 级。23 日口服吗啡缓释片 20mg，12 小时给药 1 次，24 日评估 VRS 为 1 级。27 日患者诉镇痛效果不能维持 12 小时，28 日给予吗啡缓释片 30mg，口服，12 小时给药 1 次，30 日评估 VRS 为 0 级。5 月 5 日患者接受 AB 野同中心放疗。8 日评估 VRS 为 2 级，加用布洛芬缓释片。10 日评估 VRS 为 0 级。15 日开始出现顽固性便秘，给予口服杜密克，外用甘油灌肠剂通便。22 日吗啡缓释片减为 10mg，12 小时给药 1 次，24 日 VRS 评分结果为 2 级，医嘱芬太尼透皮贴剂 2.5mg，29 日 VRS 评分结果为 0 级，停止口服吗啡缓释片，继续芬太尼透皮治疗。6 月 14 日出院时 VRS 为 0 级。

　　【临床药师关注点】

　　本案例按照癌症三阶梯疗法进行镇痛治疗，首先给予 NSAIDs，患者仍重度疼痛。继而改用弱阿片受体激动剂，VRS 评分不理想。改用强效阿片受体激动剂后，患者疼痛明显减轻。吗啡缓释片通常连用 3～5 天即产生耐药性，1 周以上可成瘾，但对于中重度癌痛患者，如果治疗适当，少见依赖及成瘾现象。之后为了减少强阿片受体激动剂的用量及成瘾性风险，加用 NSAIDs。后为了减少口服强阿片受体的不良反应及提高患者依从性，改用外用制剂。患者在治疗过程中，曾出现强阿片受体常见的不良反应便秘，通过联用口服乳果糖溶液及外用甘油灌肠剂通便。在对癌痛患者进行镇痛治疗之前，应对患者及家属进行健康教育，使其了解疼痛治疗的主要目的是持续、有效地消除疼痛，只有按时正确地应用镇痛药，所需要的镇痛药强度和剂量才最低，而镇痛效果却持续，且安全有效。打消患者的顾虑，提高依从性。此外，应告知患者正确的服药方法，不可一次性顿服一日剂量或人为缩短给药间隔。口服药不可咀嚼，应用水送服。使用芬太尼透皮贴剂应每 72 小时更换一次，应在躯干或上臂未受刺激及未受照射的平整皮肤表面贴用。如有毛发，应在使用前剪除（勿用剃须刀剃除）。使用前可用清水清洗贴用部位，不能使用肥皂，油剂，洗剂或其他可能会刺激皮肤或改变皮肤性状的用品。使用前皮肤应完全干燥。在更换贴剂时，应更换粘贴部位。几天后才可在相同的部位重复贴用。使用时不得使用加热垫、电热毯等热源以避免药物过快释放导致的严重不良后果。

（梅　丹　张　波　刘容吉　黄宇光　于春华）

参 考 文 献

［1］李大魁,金有豫,汤光.马丁代尔药物大典.第 37 版.北京:化学工业出版社,2014

［2］陈新谦,金有豫,汤光.新编药物学.第 17 版.北京:人民卫生出版社,2011

［3］黄宇光,罗爱伦.疼痛治疗学.上海:世界图书出版公司,2008

［4］中华医学会麻醉学分会.成人术后疼痛处理专家共识.临床麻醉学杂志,2010,26(3):190-196

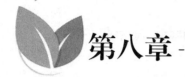

第八章

外科营养支持

第一节　外科营养支持概述

临床上外科患者普遍存在蛋白质-能量缺乏营养不良,报道称将近 40% 的住院患者在入院时已存在营养不良,加上围术期的术前禁食、手术刺激、术中低温、术后疼痛不适、能量物质缺乏等原因,机体处于应激状态,使围术期患者营养不良的发生和恶化风险更高。营养不良与外科患者预后的关系早在 20 世纪 30 年代就已被认识,Studley 等注意到营养不良能影响消化性溃疡患者术后的结局,与手术风险、术后并发症及病死率增加相关。近年来,关于外科患者的围术期营养支持已日益得到重视。

营养支持是当代外科的重大进展之一,其在提高手术成功率、改善患者预后及生活质量方面发挥了重要作用。营养支持可纠正机体营养不良,减少体重丢失,改善氮平衡和血浆蛋白指标,因此认为围术期营养支持可以改善营养不良患者的消化、循环、呼吸以及免疫系统的功能,从而降低围术期病死率。此外,近期研究发现,许多特殊营养物有较显著的免疫调节作用,可以增强肠黏膜屏障功能,减少内毒素和细菌易位,降低肠源性感染和 MODS 的风险,具有重要的临床意义。

一、外科患者的代谢变化

外科患者,尤其是胃肠道手术的患者,营养不良发生率较高,常见原因有摄入不足、疾病对营养代谢的影响、手术创伤的应激反应和术后禁食等,临床常表现为体重下降、肌肉减少,切口愈合、器官功能恢复及住院时间延长等。了解饥饿(尤其是长时间禁食)、感染和创伤状态下机体代谢的变化,对制订合理有效的营养治疗计划及对疾病转归的预测等都有指导意义。

(一) 禁食时的代谢变化

机体对禁食的反应受能量贮存、饥饿的持续时间以及其他应激性因素的影响。根据机体有无应激又将禁食分为单纯性饥饿和应激性饥饿。

1. 单纯性饥饿　当机体发生短期饥饿(<72 小时)时,体内胰岛素分泌减少,胰高血糖素和儿茶酚胺增加,导致糖原和脂肪分解,净蛋白分解加快;机体代谢速率刚开始加快,大约2 天后开始降低;能量消耗基本维持原水平。当饥饿>72 小时时,胰岛素水平进一步降低,糖原贮存耗竭,葡萄糖氧化减低,同时脂肪分解增加,肝脏生酮作用加大,净蛋白分解速率减慢;机体代谢速率减慢,能量消耗降低。

2. 应激性饥饿 应激状态时机体原本对单纯长期饥饿的适应性反应(如保持机体蛋白),由于神经-内分泌和细胞因子的影响无法起作用,并且胰岛素抵抗严重,葡萄糖氧化降低,肌肉蛋白质分解及糖异生速率加快;机体代谢率增加,能量消耗增多。

(二)手术、创伤后的代谢变化

严重创伤、感染和大手术后,患者会发生一系列代谢异常的改变,包括高分解、高代谢、营养物及激素异常代谢等。多数研究认为,严重创伤、感染的外科患者,其静息代谢率(REE)值比非应激患者高 30%左右,择期手术后能量消耗增高约 10%,创伤感染和大手术后一般增高 20%~50%;烧伤患者 REE 的增高更为突出,严重者增高可达 100%以上。在创伤感染、大手术后早期,骨骼肌即被大量分解,释放出大量氨基酸,同时肝脏尿素合成增加,致使尿素氮排出增多,形成明显的负氮平衡;机体糖代谢能力下降,表现为胰岛素抵抗、糖异生及糖无氧酵解增加等;创伤后脂肪成为主要能源,因此外科应激患者脂肪分解显著增加,血浆中游离脂肪酸和甘油三酯明显升高。总之,这些变化进一步扰乱了机体内稳态,影响细胞能量代谢和功能,成为导致脏器功能损害的重要原因之一。

二、外科患者营养评估

(一)营养状态评定的目的

当前,外科医师较以往更加关注患者的围术期营养干预,作为当今医学史上的一个重要进展,营养支持的优点毋庸置疑,但其不足之处,在经过大量的临床实践后也逐渐明了,不合理地使用营养支持也会给患者带来灾难。因此,科学评估患者的营养状态,明确哪些患者在围术期进行何种的营养支持最合理,是需要首先解决的问题。只有准确把握了营养支持的适应证、营养物质供给的量与质以及供给的方法,才能降低其并发症的发生,更好地发挥营养支持的作用,才能更利于患者的预后。

围术期是指手术前、手术中与手术后,而围术期的营养支持主要涉及手术前和手术后。有患者需要在手术前即开始营养支持,这部分患者术后需继续延用营养支持;也有部分患者术前无须营养干预,而术后因长时间不能经口进食而需要,或因术后发生并发症以致营养需要量加大,而需增加营养的供给量。在出现明显的营养不良表现后,才启动营养干预,不仅其疗效减低而且实施难度加大。因此,围术期营养支持宜及时、适时,合理的做法是,患者进入围术期,即应全面评估其营养状况,并且将营养支持列入治疗措施之一。

(二)择期手术患者术前的营养评估

围术期外科患者的营养风险,决定了患者是否需要营养支持。营养状况的评定内容包括骨骼肌、内脏蛋白质、脂肪的储备以及免疫功能。评定方法包括人体测量、血浆蛋白水平测定和免疫功能测定等。围术期的外科患者,如何评定营养状况,目前尚无公认的、简便而精确的标准。

1. 体重 若体液稳定,体重的变化大致可以反映骨骼肌、内脏蛋白质及脂肪储备的变化,与体内能量代谢平衡密切相关,因此,体重评定仍不失为一种简单实用的方法。但对于有水钠潴留、胸腹腔积液和肥胖等患者,体重评价应慎重。此外了解近期体重变化,也有重要意义:三个月内体重下降 10%、20%、30%,分别提示有轻度、中度和重度营养不良。

2. 血清蛋白质 尽管受很多因素的影响,血清白蛋白浓度在目前仍是一个广泛应用的评定营养状况和预测临床结局的指标,由于其半衰期比较长(21天),白蛋白不适合用于确定营养状况的急性改变。其他半衰期短的内脏蛋白,如前白蛋白、转铁蛋白、纤维连接蛋白和视黄醇结合蛋白等,半衰期短,不仅可以用于营养状况的评定,也可作为营养支持过程中营养状况是否改善的标志和预后指标。但需要注意的是,液体转移、血管通透性增加、应激导致肝脏蛋白质合成功能下降等因素,限制了内脏蛋白作为一个评定营养状况和评定营养支持是否恰当的指标的准确性。

3. 免疫功能　营养不良时亦伴有免疫功能的下降,常用的指标有淋巴细胞总数和迟发型皮肤过敏试验,但后者因不反应率低而应用价值小。

4. 人体学测量　包括患者体重、上臂围、肱三头肌皮褶厚度、上臂肌围(MAC)、身高及由此而计算的BMI、人体成分测定等。

5. 其他评定营养状况的方法　如何评定营养状况目前尚无公认的、简便而又精确的标准,除了上述提到的方法外,还先后提出众多的筛选及评价营养状况的公式和量表。比较认可的有NRS2002、主观全面评估(SGA)、MNA等营养风险筛查与评定量表。

经评估术前已存在营养风险或营养不良,病情又允许适当等待时,应该选择进行术前营养支持。术前营养支持的目的是改善患者的营养状况,使其能耐受手术、减少术后并发症(这里所指的并发症是那些非手术操作造成的直接并发症)、提高康复率和缩短康复期等。

(三) 手术后患者的营养监测

围术期营养监测十分必要,通过监测不仅可以了解营养支持的疗效,及时发现问题并调整营养治疗方案,以提高营养支持的疗效,还可以通过监测及时发现和处理可能出现的并发症。

与营养相关的监测项目主要有以下几项:

1. 临床体征　患者的反应和情绪,基本的生命体征如体温、脉搏、呼吸、血压等,水肿或脱水征象,系统的临床查体,如心、肺、腹部体征等。

2. 营养参数　食欲,经口摄入和通过各种途径摄入的总量,胃肠道功能。

3. 人体测量　每日体重,每周体重,每周上臂围、肱三头肌皮褶厚度和小腿围(尤其在体重称量困难时的有用指标)。

4. 功能测定　握力、步速等。

5. 实验室监测　一般应有氮平衡、血浆蛋白、血糖、血脂及血常规、电解质、肝肾功等项目。

三、外科营养支持途径与方法

(一) 经口进食

经口途径是供给营养素最符合生理条件且患者最愿意接受的方式。只要患者吞咽、消化功能相对正常而能顺利实现经口进食,就应鼓励患者早日进食。

(二) 肠内营养

肠内营养(enteral nutrition,EN)是一种采用口服或管饲等途径经胃肠道提供代谢需要的能量及营养物质的营养治疗方式。对于存在营养风险/不良的患者,只要其胃肠道有功能,就应尽早开始肠内营养支持。

肠内营养治疗的有效实施,依靠临床医师和营养医师充分了解各类特殊医学用途的膳食或药品制剂的类别、组成、特性、制备及评价等,并充分利用现代肠内营养支持途径技术,使不能、不足或不愿正常摄食的患者的营养状态得以维持并改善。

(三) 肠外营养

肠外营养是经静脉途径供应患者所需要的营养物质,包括碳水化合物、脂肪、必需和非必需氨基酸、维生素、电解质及微量元素。目的是使患者在无法正常进食的状况下仍可以维持营养状况进而促使体重增加及创伤愈合,可以保证幼儿继续生长、发育。肠外营养分为完全肠外营养和部分补充肠外营养。

总之,营养支持途径的选择决定于:

1. 人的胃肠道功能。
2. 患者的食欲。
3. 营养支持期限的要求(图 8-1)。

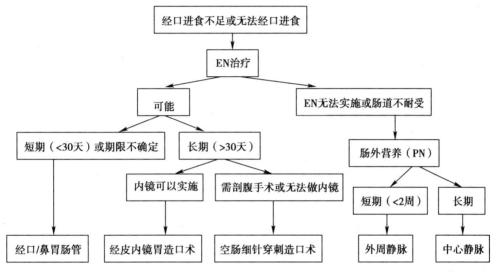

图 8-1　营养支持期限

四、手术前营养支持

(一) 术前营养治疗适应证

围术期营养支持特别是术前的营养支持是否需要,既取决于患者的营养状况,也与手术时间和手术类型相关。目前的证据表明,营养状况良好的患者可以耐受一般手术创伤,在10 天内不给营养支持也不会产生不良反应。严重营养不良患者,尤其是严重创伤等应激状态的危重患者,由于不能耐受长时间营养缺乏,应及早进行营养支持。术前营养支持的目的在于改善患者的营养状况,提高其对手术创伤的耐受力,减少或避免术后并发症并降低病死率。目前一致认为,严重营养不良患者、需进行腹部大手术的营养不良患者,是术前营养支持的主要适应证。

(二) 术前营养治疗的启动时间

目前认为,术前营养支持的时间一般为 10 天左右,时间太短往往难以达到预期效果。具体每个患者所需的时间长短,需视病情与营养支持的效果而定。若患者病情不允许术前等待的时间过长而其营养支持的效果又明显时,7～10 天即可达到目的。病情虽重但容许等待且营养需长时间才能改善者,则应在进行数周甚至数月的营养支持后再实施手术。例如复杂的肠外瘘、慢性炎性肠病或者伴有重度营养不良的慢性病患者,一般需要较长时间的营养支持。此外,术前患者虽已显现营养不良,但因病情所限无法进行营养支持,术后仍可给予营养支持,但其效果远不及术前即启动的患者。

(三) 术前营养治疗

1. 营养治疗原则　选择合适的患者提供其适宜的能量和营养物质,是营养治疗的基本原则。任何治疗成功与否的标准是患者能否从该治疗中获益。有证据显示,仅有 20% 严重营养不良的患者能从术前营养支持中获益,不恰当地术前应用 PN,会增加患者术后感染的风险,对轻、中度营养不良的患者术前 PN 支持所带来的危害多于获益!

2. 营养治疗实施　根据患者术前营养状况的评估结论,结合对患者手术创伤应激程度的估计,为患者制订科学合理的营养支持方案。

PN 和 EN 支持各自有其适应证和优缺点,围术期的应用往往是互相配合、取长补短。一般说来,消化道功能正常或具有部分消化道功能的患者,应优先使用 EN;EN 不足时,可用 PN 补充。营养需要量较高或希望在短时间内改善患者营养状况时,则可考虑选用 PN 支持。

提供合适的能量和营养物质,是营养支持成功与否的关键。研究发现,非应激状态外科住院患者的静息能量消耗值为(4 966.41±527.84)kJ/d,比经典的 Harris-Benedict 公式预测值低 10.8%;择期手术后的患者能量消耗较术前增加约 10%;严重创伤、感染等应激后的危重患者,能量消耗增加 30% 左右。目前认为,每天提供 6276.0～8368.0kJ 的能量,基本上能满足大多数围术期营养支持患者的需要。

目前普遍主张采用双能源物质——葡萄糖和脂肪功能,两者在非蛋白能量供应中的比例为 70%～50%∶30%～50%,具体根据不同疾病状态进行调节。此外,每天的供氮量在 0.15～0.20g/(kg·d)之间,能量与氮的比例为 100∶1～150∶1 为宜。

五、手术后营养支持

(一) 术后营养治疗适应证

2009 年,美国肠外与肠内营养学会提出的营养支持指南中明确指出:患者术后 7 天不能经口进食者可启动营养支持,而欧洲肠外肠内营养学会提出的则是 3～5 天即应给予营养支持。术后是否应用营养支持需对营养评定参数、手术创伤及应激程度、术后禁食时间等因素进行综合考虑。

术后营养支持指征包括:

1. 术前营养支持者,术后应继续营养支持。

2. 严重营养不良而术前未进行营养支持者,术后应进行营养支持。

3. 术后估计 1 周以上不能进食者。

4. 术后出现严重并发症者,因代谢需要量增加或禁食时间延长者,需进行营养支持。

术后尽可能早期给予营养支持已成为共识。何谓早期? 普遍认为是在入院或进入 ICU 后的 24～48 小时。不过早期给予是主观愿望,患者是否能"早期"接受才是决定性的客观条件。在"当胃肠道有功能,且能安全应用时,使用它"中强调的是安全应用的要求,因此是否能安全使用是首要考虑的问题。目前,大多数学者认为术后患者需待呼吸、循环稳定后方可开始营养支持。早期应以维持机体正常代谢为主(称为代谢支持),等度过应激反应期后,才以营养支持为主,以维持机体正氮平衡。

(二) 术后的营养治疗

1. 营养治疗原则　大手术后,机体处于高度应激状态,多有内环境的紊乱,包括血流动力学不稳定甚至休克,水、电解质与酸碱平衡失调,循环、呼吸、凝血及代谢功能障碍等,在其未得到初步控制时给予营养支持,不但没有效果,还会造成高血糖、高渗透压、代谢性酸中毒等,加重内稳态的紊乱及脏器功能的损害。一般认为需:①血流动力学稳定;②水、电解质、血渗透压和酸碱平衡失调得到基本纠正;③高血糖、高血脂和高氮质血症等得到基本控制;④无严重出血倾向时,尽早给予营养支持。

2. 营养治疗实施　术后需营养支持的患者可分为两种类型:一种是术前已有营养不良,术后需继续补充;或是术前虽无营养不良,但手术创伤大、术后短期内不能经口恢复饮食,需要提供营养以维持机体术后康复所需的营养底物者的患者。此类患者术后恢复平稳,机体代谢在术后 2～3 天即能进入合成期,进行营养支持容易获得满意效果。另一类是术后发生了并发症的患者存在,需要额外增加能量供应,但此时机体处于高度应激状态分解代谢大大增加,营养支持即使能顺利实施也难以达到预期的目的,这一类患者是需要更加注重营养支持的群体。

术后早期营养支持的目的在于尽早供给机体组织愈合、器官功能恢复、免疫调控所需的能量和营养底物。一般认为术后 24～48 小时内,内稳态得到稳定后即可进行,首选 EN,可由鼻肠管或术中预置的胃造瘘管、空肠造瘘管给予。如 EN 无法实施,则进行 PN。无论是肠外还是肠内途径,均应由少量起始,能量不宜超过 125.52kJ(30kcal)/(kg·d),血糖控制在相对理想范围(8～10mmol/L)。当发生手术相关并发症时,尽可能不终止营养支持,应根据应激程度和肺、肝、肾功能的实际情况调整热氮比及糖与脂肪的供能比,能量控制在 104.25～125.52kJ(25～30kcal)/(kg·d)。此时,仍然要严格控制血糖在理想范围,可增加脂肪比例,适当增加氮量,达到维持机体代谢的需求。待并发症得到控制,患者进入康复阶段,营养支持应有补充的作用,即除维持机体当时代谢所需的能量外,还需增加部分营养底物,能量可达 146.44kJ(35kcal)/(kg·d),氮 0.2～0.25kg/d,以期达到适度的正氮平衡(0～2g),补充机体在手术阶段的耗损。这类患者的营养支持需要细致的监测与及时的调控。及时、合理的围术期营养支持,是手术治疗不可或缺的部分,也是一项需要严密监测、并强调个体化的措施。

此外,对于危重症患者除供给营养以维护细胞代谢、改善器官组织的功能与修复外,还可进一步改善患者的免疫功能,更好地促进患者康复。免疫营养是在原有标准营养配方的基础上增加某些营养物质,以改善机体免疫功能。免疫营养主要添加物质有谷氨酰胺、精氨酸、n-3 不饱和脂肪酸(n-3PUFA)、核酸、膳食纤维等。Riso 等研究结果表明,免疫营养支持不能给营养正常的患者带来益处,但能够降低营养不良患者的感染风险和切口并发症的发生率。

六、快速康复外科与营养支持

近年来,欧美国家极力推广快速康复外科(fast-track surgery)的理念,也称术后促进康复程序(ERAS program)。快速康复外科是指在术前、术中及术后应用各种已证实有效的方法以减少手术应激及并发症,加速患者术后的康复,它将一系列有效措施组合而产生协同结果,目前临床常用的措施有围术期营养支持、重视供氧、不常规应用鼻胃管减压、早期进食、减少全麻、微创手术等。

营养支持被誉为 20 世纪后 1/4 年代医学上一大进展,是围术期处理措施中的一个重要组成部分。术前在不影响手术时机的情况下,对营养不良的患者进行营养支持,可改善患者整体状况,减少术后并发症的发生,缩短住院时间,这已达成共识。现在,对已执行了数十年"为了防止吸入性肺炎,患者术前应禁食"的常规,提出了异议,认为在术前静脉给予葡萄糖或麻醉前 2 小时让患者口服糖类液体(12.5%的葡萄糖液 400ml),可减少术后胰岛素抵抗的发生或减轻其严重程度。20 世纪 90 年代以来,对肠黏膜屏障功能日趋重视,发现肠黏膜屏障受损后肠道内细菌、内毒素异位,会导致机体代谢率增高,引发 SIRS 甚至 MODS。需要注意的是,不一定是仅在严重应激时才发生肠黏膜屏障功能损伤,即便是常规的腹部手术后也存在。术后早期经肠进食,已不是单纯的经肠补充营养,更重要的是能促进肠蠕动,维护肠黏膜功能另外还能促进门静脉循环,加速器官功能恢复。因此,术后早期 EN,是 ERAS程序的一项重要措施。

当前,围术期营养支持的目的,不再单纯是维持手术患者的氮平衡以保持患者的瘦体组织,而是为维护机体免疫功能,促进器官组织修复,加速患者的康复,改善临床结局。综上所述,要实现 ERAS,从代谢和营养的角度上来看,手术期间治疗的关键包括:

1. 避免长时间的手术前禁食。
2. 手术后尽早恢复经口进食。
3. 将营养治疗结合到对患者的整体治疗中。
4. 代谢控制,如对血糖的监控。
5. 减少可能与应激相关的分解代谢或者损害 GI 功能的因素。
6. 恢复早期活动能力。

第二节　肠 内 营 养

一、肠内营养的实施

(一)肠内营养适应证

前提:胃肠道有(部分)功能。原则上,肠内营养液应经过有吸收能力的胃肠道被吸收,若胃肠道功能受损,可选择特殊的肠内营养制剂以克服胃肠道不耐受。

具体指征可参考如下:

1. 经口摄食不足或不能实施。
2. 不愿经口进食。
3. 非故意的体重丢失:3 个月内体重丢失>5%或 6 个月内体重丢失>10%。
4. 营养摄入减少>2092kJ(500kcal/d)。

(二)肠内营养禁忌证

1. 由于衰竭、严重感染及手术后消化道麻痹所致的肠功能障碍。

2. 完全性肠梗阻。

3. 无法经肠道给予营养,如严重烧伤、多发性创伤。

4. 高流量的小肠瘘。

5. 有可能增加机会性感染的情况则为管饲的相对禁忌证,如上颌-面部手术或抗肿瘤治疗。

6. 伦理方面的考虑,如临终关怀。

注意:对指征不确定的病例,可考虑短期试用。

(三) 肠内营养的途径

目前,进入消化道的途径很多,临床应用时具体视胃肠道的病理情况、预计应用管饲持续时间和最适合患者的途径而定(图 8-2)。

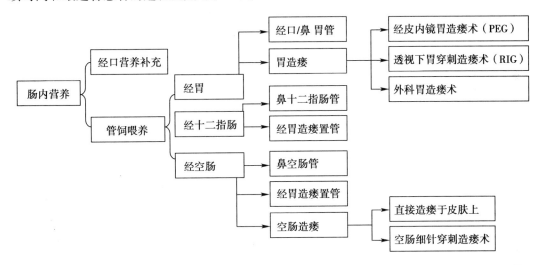

图 8-2 肠内营养的途径

(四) 实施肠内营养的注意事项

1. 针对患者的具体情况,正确选择肠内营养的剂型　正确选择肠内营养制剂的结构式途径:

(1)患者胃肠道的功能是否正常?

是:选用整蛋白配方。

否:选用半要素或要素配方。

(2)患者入液量是否要限制和(或)是否需要高能量密度的配方?

是:选用高能量密度的产品并要考虑是否需专病配方。

否:选用标准配方。

(3)患者是否有便秘?

是:选用含不溶性纤维的配方。

否:可选用标准配方或含可溶性纤维的配方。

注意:由于含可溶性纤维的配方有助于血糖控制,故对于糖尿病患者可替代标准配方。

(4)患者是否有某些特殊的饮食限制或有其他营养需要?

是:可予专病配方或小儿配方。

否:选用标准配方。

2. 注意防治并发症 临床上常见的肠内营养的并发症主要包括以下四个方面。

(1)机械方面并发症:鼻翼部糜烂、溃疡,鼻窦炎等;腹腔感染、内疝、肠梗阻等。

(2)胃肠道方面并发症:腹胀、腹泻、恶心、呕吐等。

(3)代谢方面并发症:水、电解质紊乱,维生素缺乏,EAA 缺乏,肝酶谱异常等。

(4)感染方面并发症:营养液、管道感染与维护,吸入性肺炎等。

(五)肠内营养的监测

实施 EN 时,应进行相关的监测,了解营养支持的效果和重要脏器功能状态,以便及时调整营养支持方案,应对和处理相关并发症。

1. 监测胃潴留 评价 EN 支持安全性的一个重要指标是胃肠道有无潴留。胃内喂养开始时即应定时监测胃残液量,放置鼻胃管的危重病者允许潴留应≤200ml,而胃肠造瘘管的允许潴留量应≤100ml。若发现残余量过多,提示胃的耐受性较差,应暂停输注数小时或者减慢输注速度。

2. 监测出入量 特别是对于高龄、心功能和肾功能不好的患者。

3. 监测肝肾功能和钾、钠、氯等电解质水平,以评估患者的代谢状况。

4. 监测营养支持的效果及患者对 EN 的耐受情况,以便及时调整 EN 的支持策略。

5. 定期更换导管。

二、肠内营养制剂及药学监护

(一)药物的分类

肠内营养按蛋白质类型分为整蛋白型(TP)、短肽型(SP)和氨基酸型(AA);按制剂形态可分为粉剂、混悬剂和乳剂;按是否含有膳食纤维分为纤维型(F)与无纤维型;按能量密度可分为普通型(1kcal/ml)与高能型(1.5kcal/ml);按适用疾病可分为普通型、糖尿病型(DM)、肿瘤型(T)和高能量型(HE)等制剂。

(二)药学特点

肠内营养制剂的选择主要基于总营养需求、液体需求以及患者消化吸收功能受损的程度。作为临床药师应清楚地知道肠内营养制剂之间的药学特点,以帮助医师选择药品。营养制剂之间没有孰优孰劣之分,只有适合与不适合之别。

1. 碳水化合物来源 主要包括蔗糖、麦芽糖糊精、玉米淀粉、木薯淀粉和果糖等来源。其中木薯淀粉和果糖通常用于糖尿病型肠内营养制剂;而有些制剂不含乳糖,有些含量较小可以忽略,适合于乳糖不耐受的患者。

2. 蛋白质来源 主要包括大豆蛋白、酪蛋白、水解乳清蛋白与氨基酸。其中氨基酸型肠内营养制剂因其无须过多消化而吸收最为完全,适合消化吸收功能障碍的患者,但其渗透压摩尔浓度也最高,较易引起腹泻。整蛋白型适合消化吸收功能正常的患者,可帮助刺激消化液分泌,价格也较便宜。短肽型位于两者之间,水解乳清蛋白可在小肠黏膜水解后入血,容易被机体利用。需注意患者是否对大豆、牛奶等食物过敏,预防这种交叉过敏的可能性。

通常衡量蛋白质含量用非氮热量:氮(NPC:N)来表示。标准处方 NPC:N 为 140:1~200:1;低蛋白配方 NPC:N 可达 250:1,适合于肾病等对蛋白质需求受限的患者;高蛋白配方 NPC:N 为 75:1~130:1 适合于创伤或急症期等高代谢患者。

3. 脂肪来源　多为植物来源,如大豆油、红花油、椰子油、玉米油、菜籽油、葵花子油,也有动物来源,如鱼油。其中鱼油具有抗炎、抗肿瘤等功能。除了来源,脂肪含量也是选择制剂时考虑的问题。如低脂配方可减少对胰腺分泌和消化液分泌的刺激,无须或较少消化液即可吸收。高脂配方适合于肿瘤恶病质等高分解代谢患者及肺病患者。有些制剂富含MCT,MCT 与 LCT 相比,可通过门静脉吸收,无须经过淋巴管,故可用于淋巴管转运异常及肝胆功能障碍患者,如小肠淋巴管扩张症。此外,MCT 的优点还包括吸收时对胰酶和胆盐的依赖性相对较小,其代谢较快且不依赖于左卡尼汀。

（三）用法及通路选择

临床给予肠内营养的方式主要有经口进食和管饲途径。对于管饲的方式主要有两种：鼻饲和造瘘术。还有一个重要参数是送达部位,如胃、十二指肠与空肠。这种"入口"+"送达部位"或"入口"的形式构成了管饲的常见命名,如鼻胃管、鼻十二指肠管、鼻空肠管、咽造瘘、胃造瘘、空肠造瘘等。其中经鼻途径方式的管饲是无创的,而造瘘形式是有创的。目前在有创造瘘中,经皮内镜胃造瘘（percutaneous endoscopic gastrostomy,PEG）和经皮内镜空肠造瘘（percutaneous endoscopic jejunostomy,PEJ）两者属于微创。但在某些情况如胃肠外科手术,直接在术中造瘘十分方便。

目前管饲的输注方式有连续输注、循环输注、间断输注和间断推注这 4 种方式。连续输注指 24 小时持续输注,一般情况使用肠内营养输注泵（enteral feeding pump）输注;循环输注指在几小时内持续输注;间断输注指通常每天 3~6 次每次 30~60 分钟,通过重力滴注或肠内营养输注泵输注;间断推注指每日 6~8 次,每次 200~300ml 在 15~20 分钟内将肠内营养推入。间断推注仅用于送达部位是胃的管饲情况,也更接近生理过程。

（四）药物相互作用

通常肠内营养经喂养管输入患者体内,是临床较为常见的肠内营养支持途径。这些患者往往无法经口正常饮食,当其需要服用口服药物时,临床上往往将药物研碎后与肠内营养一起输注。这一过程经常会发生药物与肠内营养的相互作用。需要注意的是绝大部分缓控释制剂都不能研碎,具体可查看药品说明书或咨询药师。

下面列举一些常见的口服药物以及与肠内营养的相互作用。

1. 食物不会影响（或影响很小）药物的吸收与生物利用度,故下列药物可与肠内营养一起服用。阿莫西林/克拉维酸钾、阿奇霉素、克林霉素、甲硝唑、莫西沙星、万古霉素、氟康唑、伊曲康唑、阿昔洛韦、伐昔洛韦、缬更昔洛韦、西咪替丁、雷尼替丁、环孢素、吗替麦考酚酯、他克莫司、西罗莫司、法莫替丁、左乙拉西坦、利奈唑胺、劳拉西泮、胺碘酮、美托洛尔、地尔硫䓬、丙戊酸钠等。

2. 氨茶碱　可与普通食物同时服用,但碳烤食物会增加氨茶碱的消除,半衰期缩短约 50%。

3. 卡马西平　卡马西平能被 PVC 材质的喂养管吸附,导致药物的损失。可将其用无菌注射用水、0.9%氯化钠或 5%葡萄糖注射液稀释,以减少药物的吸附程度。

4. 环丙沙星　肠内营养中的钙、铝、镁、锌等离子与环丙沙星形成螯合物而减少其吸收。此外,喂养管会减少药物的吸收,故该药不能通过喂养管给药,如必须给予,可通过静脉途径。

5. 左氧氟沙星　肠内营养中的钙、铝、镁、锌等离子与环丙沙星形成螯合物而减少其吸收。建议在给予该药前或后至少 2 小时再给予肠内营养。

6. 地西泮　喂养管会吸附地西泮,故尽量不要通过喂养管给药。

7. 埃索美拉唑　可将片剂溶于水后通过喂养管给予,此外需在给肠内营养前 1 小时给予。具体方法可参照药品说明书。

8. 兰索拉唑　通过胃管给药前后 1 小时不能给予肠内营养。研碎兰索拉唑缓释胶囊的颗粒会导致喂养管堵塞。可用酸性饮料溶解(如苹果汁、橙汁等),并用其冲洗,以避免堵塞喂养管。

9. 奥美拉唑　研碎颗粒后,接触酸性液体会使奥美拉唑失活。避免研碎,并且可使用碳酸氢钠溶液溶解以减少其失活。建议在给予该药前或后至少 1 小时再给予肠内营养。

10. 泮托拉唑　研碎泮托拉唑缓释片会导致喂养管堵塞。可用酸性饮料溶解(如苹果汁、橙汁等),并用其冲洗,以避免堵塞喂养管。

11. 左甲状腺素钠　与食物同服会减少其吸收,并且增加粪便消除。至少在给予肠内营养前 1 小时给予该药。

12. 青霉素 V　与食物同服会改变其生物利用度。建议在给药前 1 小时,给药后 2 小时不要输注肠内营养。

13. 苯妥英　肠内营养和喂养管会减少苯妥英的吸收(与蛋白质结合、溶解度低、喂养管吸附)。建议给予苯妥英前、后 1 小时不要输注肠内营养。

14. 硫糖铝　硫糖铝与蛋白质结合生成沉淀导致喂养管堵塞,因而不能与肠内营养同时使用。建议在给药前 1 小时,给药后 2 小时不要输注肠内营养。

15. 华法林　肠内营养中的维生素 K 会拮抗华法林作用,建议在给药前后 1 小时不要输注肠内营养。

(五) 不良反应

肠内营养并发症包括:消化道并发症、机械性并发症、导管性并发症和代谢性并发症。

1. **消化道并发症**　腹泻是肠内营养最为常见的并发症,在一些特定的患者中发生率可高达 60%。腹泻的发生往往与肠内营养使用不当有关(如温度过低、输注速度过快、乳糖不耐受、麦胶性肠病等),可以通过合理应用及更换适宜的制剂(如含纤维素的制剂)避免或降低发生率。有时一些其他因素也会导致腹泻,如抗生素相关性腹泻、感染性腹泻、脂肪吸收不良等。其次,代谢性并发症还包括恶心、呕吐和便秘等情况。

2. **机械性并发症**　误吸发生率为 1%~4%,易导致吸入性肺炎,严重的可危及生命。为了减少误吸的风险,可将患者床头抬高 30°~45°,并在喂养结束后保持 30 分钟。胃潴留易发生胃食管反流,使得误吸风险增高。

3. **导管性并发症**　导管移位和导管堵塞是导管性常见并发症。前者主要因操作不当及患者自身原因造成,后者主要因导管使用过程造成。导管堵塞多是由于喂养前后没有冲管、加入某些不溶性药物、随意将食物通过喂养管给予等原因造成。如发生堵塞,可尝试用碳酸氢钠通管。

4. **代谢性并发症**　肠内营养所引起的代谢性并发症较肠外营养低。但常见类型与肠外营养相似,包括水电解质紊乱、血糖紊乱、再喂养综合征等,可详见肠外营养支持治疗相关章节内容。

第三节　肠外营养

一、肠外营养的实施

(一)肠外营养的适应证

PN 的基本适应证:胃肠道功能障碍或衰竭而无法实施 EN 者;中重度营养不良而入院后 72 小时内无法进行经口进食和 EN,或摄取不能充分满足营养需要的患者;原先营养良好但经过 7 天的 EN 后,仍无法满足营养需要(<60%)的患者。

具体指征可参考如下:

1. 胃肠道梗阻　贲门癌,幽门梗阻,高位肠梗阻。

2. 胃肠道吸收面积不足　胃肠瘘,短肠综合征。

3. 肠道广泛炎症性疾病(IBD)。

4. 放疗和大剂量化疗。

5. 蛋白质能量营养不良合并脏器功能衰竭、严重感染,某些恶性肿瘤或创伤者。

6. 重症急性胰腺炎,无法耐受 EN,EN 出现不良反应或能量供应不足时,应联合应用 PN。

(二)肠外营养的禁忌证

PN 禁忌证主要是指基本生命体征还未稳定的患者,如严重的水、电解质紊乱,酸碱平衡失调,休克或血流动力学不稳,器官功能衰竭的终末期等。

此外,需注意的是,目前的研究结果显示:无营养不良的用 TPN 组的感染并发症发生率明显高于对照组,而有营养不良的患者接受 PN 后其非感染并发症发生率减低,以上提示无营养不良的患者接受 TPN 无益。

(三)肠外营养的支持途径

1. 肠外营养的输注途径 PN 是指经静脉给予营养素的方法,而成功的静脉营养支持首先具备合适的静脉途径与输注技术。PN 输注途径简单说有两种:外周静脉(PV)和中心静脉(CV)。多数情况下营养液可经 PV 输注,但由于高渗营养液易引起血栓性静脉炎,PN 大于 7 天者,推荐选择 CV 营养。

(1)PV 与 PN:周围静脉是指浅表静脉,大多是上肢末梢静脉。下肢周围静脉,尤其是成人,不适合 PN,主要是因为发生血栓性静脉炎的危险性较高,且患者需躺在床上,活动受限限制活动。能否忍受经 PV 输注营养液,取决于液体的渗透压、pH 和输注速度及置管部位和导管材料、导管的直径(越细越好)等。

(2)CV 与 PN:通过放置中心静脉导管、经外周静脉中心静脉置管(PICC)或输液港(port),以实现通过中心静脉输注高浓度营养液的目的。CVC 导管通常置于管径大、血流量多的上腔静脉(从锁骨下静脉或颈内静脉植入均可)。当此途径不能进行时,可经下腔静脉(从股静脉置入)实施。

2. 肠外营养的输注方式

(1)多瓶输液系统(MBS):在 PN 早期,主要使用 MBS 输注营养液,通常用 0.5~1L 的输液瓶并联或串联输注氨基酸、葡萄糖和脂肪乳剂。电解质和维生素分别添加在各个输液瓶中,在不同时间输注。多瓶输液的缺陷明显:差错多,高血糖、电解质紊乱时常发生,需要频繁地调整血糖和血电解质,而且一些营养素并不能充分利用。其唯一的优点是较灵活,目前比较适用于临床状况变化大的患者(如 ICU 患者)。

(2)"全合一"系统(all-in-one,AIO,3-in-1):将所有肠外营养成分(包括一天所需的营养物质、水、电解质、微量元素和维生素等)在一个容器中混合后再输注。AIO 极大地降低了感染、败血症及代谢性并发症(如高血糖和电解质紊乱)的发生率,不仅减少了静脉输注管道、注射器和接头的消耗,节省费用,还使营养液均一,营养物质更好地利用和吸收。

(四) 肠外营养的并发症

PN 支持应用不当或监测不及时,可能会引起再喂养综合征、高血糖、低血糖、肝脏损害及胆汁淤积、代谢性酸中毒、感染性并发症等一系列较严重的后果。

1. 置管并发症 留置中心静脉导管过程中导致的各种并发症,如气胸、血胸、动脉损伤、空气栓塞、心律不齐等。

2. 输注路径相关并发症 包括感染、血栓性静脉炎、导管断裂和闭塞等。

3. 代谢性并发症 急性并发症和慢性并发症。

(1)急性并发症:水、电解质紊乱(K、Na、Cl、Ca、P 等),高血糖,低血糖,高脂血症和脂肪超载综合征,肾前性氮质血症等。

(2)慢性并发症:机制复杂,处理起来也更困难,因此重在预防,如胆汁淤积和肝功能损害、肠屏障功能损害及肠源性感染、代谢性骨病等。

(五) 肠外营养的监测

相比于 EN,PN 的并发症相对较多且更严重,需要医生对此要有足够的警惕,应对患者严密监测以尽可能减少问题发生。

1. 输注 PN 的患者,应严格监测出入量水平。

2. 长期处于半饥饿状态的慢性消耗性疾病的患者接受 PN 时应密切监测血清磷、镁、钾和血糖水平。

3. 糖尿病患者或糖耐量异常者,糖的输入速度应减慢且必须严密监测尿糖、血糖。在营养支持实施的前三天,或胰岛素剂量有任何变化时,应每天监测血糖直至指标稳定。

4. 血清电解质(钠、钾、氯、钙、镁和磷)必须在营养支持的前三天每天监测一次,指标稳定后每周仍应随访一次。

5. 静脉输入脂肪乳剂的患者应监测其脂肪廓清情况,通常采用浊度目测法,必要时可查血甘油三酯水平。

6. TPN 患者应每周监测肝肾功能,定期行肝、胆囊超声检查。长期 TPN 的患者还应定期测骨密度。

二、肠外营养液的配方和稳定性

(一) 能量计算

总能量指的是氨基酸、脂肪乳和葡萄糖这三大产能物质所提供的能量。其能量密度为:氨基酸 17kJ/g(4kcal/g),脂肪乳 38kJ/g(9kcal/g),葡萄糖注射液 14kJ/g(3.4kcal/g)。

每克脂肪可提供 38kJ(9kcal)能量,但对于脂肪乳注射液,能提供能量的物质不仅包含脂肪还包含甘油。每克甘油可提供 4kJ(1kcal)能量。为便于计算,可按照每克脂肪乳注射液提供 42kJ(10kcal)能量计算。因各厂家甘油含量不同、脂肪乳浓度不同,如需精确计算可参照脂肪乳注射液说明书上标示的能量计算。

将上述三者提供的能量相加即为 TNA 总能量,而非氮热量指的是脂肪乳和葡萄糖两者提供的能量。通常围术期患者所需总能量为 104.25～125.52kJ [25～30kcal/(kg•d)]。

(二) 各营养成分的配比

通常围术期 1～1.2g/(kg•d)氨基酸摄入已能够满足机体需要(热氮比约为 120∶1)。计算出总能量后,减去氨基酸所占能量,即为非氮热量。其中 30%～40%由脂肪供能,剩余部分由葡萄糖提供。在根据能量密度反推出脂肪乳与葡萄糖的质量(g),进而根据所选不同浓度的制剂反推出所需体积(ml)。

(三) 渗透压摩尔浓度的计算

临床上所指的溶液的"渗透压"是浓度单位而不是压力单位,指的是溶液中能产生渗透作用的溶质的粒子(分子或离子)的总物质的量浓度,因而正确而标准说法应为渗透压摩尔浓度。单位为 mOsm/L 或 mOsm/kg,医学中因常涉及液体制剂,故常用 mOsm/L 表示。肠外营养液渗透压的计算可将上述毫渗克分子累加,除以 TNA 总体积,即得 TNA 的渗透浓度(mOsm/L)。

人体正常血浆渗量浓度为 280～320mOsm/L,TNA 渗透浓度的大小直接关系到患者输注途径。当外周静脉输注的 TNA 渗透浓度大于 900mOsm/L 时,容易导致血栓性静脉炎。而中心静脉可输注 2000mOsm/L 以上的 TNA。故对于高渗溶液尽量选择中心静脉输注。如 TNA 由无菌注射用水等低渗溶液配制而成,则应避免出现低渗的情况,避免将低渗溶液输入血液中引起溶血。

粗略计算,1g 葡萄糖≈5mOsm,1g 氨基酸≈10mOsm,1g 脂肪乳(20%)≈1.3～1.5mOsm,1mEq 电解质≈1mOsm。如需精确数值可使用渗透压摩尔浓度测定仪测定。

(四) 相容性与稳定性

临床药师必须掌握配伍禁忌相关知识,在这方面药师能够发挥其他医务人员不可替代的作用。此外,如能在医师开具处方时给予建议,则能减少审核处方时发现的问题与差错,从而使防范差错的关口前移,符合流程的优化管理。

两种物质是否存在配伍禁忌主要有两个因素,一是两种物质本身固有的性质,另外是混合时的浓度。此外也包含温度、湿度、光照等因素,但对于 TNA 的配伍主要是前两者。因此不能简单的对于某两种物质给出是否存在配伍禁忌的结论,而应该有描述混合浓度与混合方法等限定条件。对于 TNA 当计算两者配伍的浓度时,不能按照 TNA 最终的体积计算各自的浓度,而应该计算两者相混合时的浓度。

1. 磷酸钙沉淀反应　1994 年美国食品药品监督管理局曾就肠外营养液中出现的磷酸钙沉淀致死事件发布警告。两名患者因输入肠外营养液后,死于呼吸衰竭。尸检报告显示患者肺部弥漫性肺毛细血管血栓,栓子成分主要为磷酸钙,系因磷酸钾与葡萄糖酸钙配制不当造成。国内有些医院使用复合磷酸氢钾注射液应特别注意,而研究表明甘油磷酸钠不会与钙离子发生沉淀反应。但还应警惕含磷注射液,如"果糖二磷酸钠"、"复方氨基酸注射液"等溶液与钙离子的配伍问题,特别是有些制剂辅料中包含而又未在标签中注明的,应加倍小心。

磷酸钙的形成与离子浓度、溶液 pH、氨基酸中磷酸盐含量、氨基酸浓度、钙和磷添加剂的形式、混合顺序、温度、配液者操作等多种因素相关。钙和磷在浓度达到 20mEq/L 时才产生沉淀。FDA 建议 TNA 配制时先加入磷制剂,而最后才加入钙制剂,而且混合过程中的振摇操作很重要,既要维护 TNA 的稳定性又要减少溶液中离子集中碰撞的机会,并在加入钙制剂后加入脂肪乳注射液,有助于阻隔沉淀的生成。不同的钙制剂对磷酸钙的形成也有影响,氯化钙比葡萄糖酸钙更容易形成磷酸钙沉淀。葡萄糖可与钙、磷形成可溶性的复合物,因而提高葡萄糖浓度可提高磷酸钙的溶解度。氨基酸也能与钙、磷形成可溶性复合物,减少游离的钙磷离子,而另一方面某些氨基酸注射液含有磷酸盐成分,配制时必须考虑这部分磷酸盐。温度的升高会导致钙离子解离增多,导致更多的钙离子参与磷酸钙沉淀的形成。降低溶液 pH 有助于磷酸钙沉淀的溶解,有些氨基酸注射液含有盐酸半胱氨酸成分,能降低溶液 pH。

2. 草酸钙沉淀反应 维生素 C 易降解为草酸并与钙离子形成草酸钙沉淀,配制时注意顺序。临床为保证用药安全,降低微粒入血风险,输液时多采用终端滤器,但要注意对于含脂肪乳的注射液需使用 $1.2\mu m$ 滤器,而不含脂肪乳的注射液可使用 $0.2\mu m$ 滤器。

3. 其他药物配伍问题 有报道门冬氨酸钾镁注射液、多种微量元素注射液、维生素 C 注射液、葡萄糖酸钙两两之间混合会发生颜色变化,存在配伍禁忌。维生素 C、水溶性维生素、脂溶性维生素、多种微量元素等药物由于自身容易氧化分解,故需在加入肠外营养液后 24 小时内使用。由于脂肪乳剂具有遮蔽效应,故可对维生素有一定的保护作用。

丙氨酰谷氨酰胺需与复方氨基酸溶液一起使用,鱼油脂肪乳需与脂肪乳注射液一起使用。这两者不属于化学配伍问题,而属于"合理性配伍"问题。丙氨酰谷氨酰胺与鱼油脂肪乳当作为营养支持给予时,两者成分过于单一,无法独自承担起补充氨基酸或脂肪乳的功能,应避免单独使用,尤其丙氨酰谷氨酰胺渗透压高,要按说明书要求稀释后使用。

4. 药物吸附 胰岛素本身与肠外营养液不存在配伍禁忌,可按照每克葡萄糖 0.1U 加入肠外营养液中,但实际工作中,需要考虑所选用的输液袋的材料。如聚氯乙烯(PVC)材质的输液袋会对胰岛素及维生素 A 产生吸附,因此尽量使用 EVA 材质输液袋。此外,添加过多胰岛素后一旦患者输注中途出现低血糖,只能舍弃剩余肠外营养液,造成医疗资源浪费,而重新配制又会给患者造成一定的经济负担。因此建议有条件的可以选择注射泵单独泵入胰岛素或从小壶临时加入所需量。此外,只有速效胰岛素才能加入肠外营养液,而预混胰岛素与长效胰岛素禁止加入。

5. 脂肪乳稳定性 脂肪乳剂属热力学不稳定的非均匀相分散体系,容易发生分层、絮凝、转相、合并与破裂等变化。USP729 章规定脂肪乳平均粒径(mean droplet size,MDS)应小于 $0.5\mu m$,中国药典规定 Fat 的混合液 $1.2\sim1.5\mu m$(fat 粒径 $<1\mu m$,90%)这一指标反映生产厂家的生产水平。粒径大于 $5\mu m$ 的百分比(percent of fat $>5\mu m$,PFAT5)应小于 0.05%。中国药典规定,混悬型 Inj $15\sim20\mu m$ 应 <10% 这一指标反映了脂肪乳的稳定性。PFAT5 能影响脂肪廓清,人体最细的毛细血管直径约 $5\mu m$,故可沉积于肺毛细血管,进而导致呼吸衰竭。而 PFAT5 如大于 0.4% 则会导致脂肪乳注射液油水两相分离或破乳。

电解质会影响脂肪乳稳定性,阳离子可中和阴离子型乳化剂,并且改变脂肪乳滴表面的 ζ 电位(zeta 电位),导致乳滴表面斥力消失,乳滴聚集、合并,最终破坏稳定性,严重的还会引起油脂分层(肠外营养袋内表面漂浮一层淡黄色油脂)无法恢复。通常控制 TNA 中一价阳离子总数小于 $130\sim150$mmol/L,二价阳离子总数小于 $5\sim8$mmol/L。

脂肪乳的浓度会影响其自身稳定性,也会影响 TNA 中其他脂溶性制剂的稳定性。因为脂肪乳浓度过低则无法保持乳滴之间的斥力。因此脂肪乳的最终浓度应大于 20g/L。当肠外营养液中没有脂肪乳存在时,不能添加脂溶性维生素注射液,因后者也是一种乳剂。

6. pH 对稳定性的影响　TNA 中 pH 偏高可对微量元素产生沉淀,对葡萄糖及氨基酸产生褐变反应,也会导致水溶性维生素的结构不稳定,而 pH 偏低也会对脂肪乳的稳定性产生不利影响。

此外,人体血液正常 pH 为 7.35～7.45,可通过缓冲系统、肺、肾脏、离子交换 4 个方面调节维持。一般血液的 pH 低于 7.0 或超过 7.8 会引起酸中毒或碱中毒,应避免将过低或过高 pH 的液体输入体内,改变血液 pH,导致酸碱平衡失调,影响上皮细胞吸收水分,改变血管的通透性,使局部红肿,血液循环障碍,组织缺血缺氧,严重干扰血管内膜的正常代谢和功能,导致静脉炎。

7. 配伍禁忌的检索工具　对于其他药物能否加入肠外营养液判断较为复杂。可参照目前配伍禁忌方面的权威书籍,如 Lawrence A. Trissel 教授编写的 *Handbook of Injectable Drugs*。这本书基于公开发表的实验文献数据,给出几百种不同肠外营养液的配伍问题,但因国内制剂有些辅料与国外制剂不尽相同,药师查询时应予注意。对于配伍问题文献数据的解读,如没查到某药物的配伍问题,不能视为没有问题,而应避免配伍。必要时可按临床常用的配伍要求开展相关研究。

三、肠外营养制剂及药学监护

(一) 药物的分类与药学特点

肠外营养液由碳水化合物、氨基酸、脂肪乳、水、电解质、维生素和微量元素并通过特定的混合过程配制而成。

1. 碳水化合物　通常碳水化合物是肠外营养液中的最主要能量来源,而葡萄糖是最为常见的碳水化合物。国内常见的葡萄糖注射液浓度规格有 5%、10% 和 50%,选择不同浓度规格的葡萄糖注射液可以调整肠外营养液的总液体量。《中国药典》2015 年版对葡萄糖注射液中的"葡萄糖"标定为葡萄糖一水合物,而非葡萄糖单体。因此,葡萄糖注射液应按照 14.2kJ/g(3.4kcal/g)计算,而通常营养学中所指的葡萄糖提供 16.7kJ/g(4kcal/g)能量指的是葡萄糖单体。

2. 氨基酸注射液　使用氨基酸注射液目的在于补充必需氨基酸及非必需氨基酸以满足体内蛋白质代谢需要。常见市售氨基酸注射液可分为平衡型、肝用型、肾用型、儿童型、二肽注射液等。健康成人每日氨基酸需要 0.8～1g/kg。氨基酸(或蛋白质)与氮的换算关系为:6.25g 氨基酸约含 1g 氮。

(1)平衡型氨基酸注射液:适用于肝肾功能正常患者,通常由 18 种氨基酸构成。

(2)肝用型氨基酸注射液:适合于肝病患者,这类氨基酸中支链氨基酸比芳香族氨基酸值(BCAA/AAA)比平衡型高。因为 BCAA 可不经肝脏代谢,直接在外周组织代谢,因而减轻了肝脏负担。缬氨酸、亮氨酸和异亮氨酸是 3 种 BCAA,需注意的是仅由这 3 种氨基酸组成的"复方氨基酸注射液(3AA)"用于各种原因引起的肝性脑病、重症肝炎以及肝硬化、慢性活动性肝炎,但无法用于营养支持治疗。因为 3AA 仅有 3 种氨基酸,而人体正常组成蛋白质的氨基酸达 20 种,显然仅补充 3 种是无法满足氨基酸补充的目的。

(3)肾用型氨基酸注射液：适合于肾病患者，这类氨基酸的特点是富含必需氨基酸（essential amino acid，EAA）。苏氨酸、赖氨酸、缬氨酸、色氨酸、亮氨酸、异亮氨酸、苯丙氨酸和甲硫氨酸，这8种氨基酸构成成人的必需氨基酸。所谓必需氨基酸与非必需氨基酸都是相对体内能否合成而言，对于体内代谢而言两者都是必需的。肾病患者由于肾脏排泌氮的能力减低，故需限制氨基酸给予的量（血透患者需额外补充）。为保证机体有充分的氨基酸供应，只能牺牲非必需氨基酸，如"复方氨基酸注射液（9AA）"。

(4)儿童型氨基酸注射液：根据儿童特别是小儿对氨基酸代谢的需求设计的处方。如组氨酸为小儿生长发育期间的必需氨基酸，精氨酸、胱氨酸、酪氨酸、牛磺酸为早产儿所必需。

(5)双肽注射液：通常为丙氨酰谷氨酰胺注射液，其中谷氨酰胺是人体最为丰富的氨基酸，也是一种条件必需氨基酸，对免疫及胃肠道有着重要功能。主要用于围术期、维持肠黏膜屏障及肿瘤等疾病。

(6)氨基酸供能：每克氨基酸（或蛋白质）可提供4kcal能量，通常我们不希望氨基酸氧化功能，而是希望其用于蛋白合成和人体组织修复。但人体自身代谢是不会区分的，因此计算总能量时需考虑氨基酸的供能。

3. 脂肪乳注射液 人体脂肪酸绝大多数为14～22个碳原子构成的长链脂肪酸。含有双键的脂肪酸成为不饱和脂肪酸，其中的亚油酸、亚麻酸和花生四烯酸为必需脂肪酸。

脂肪乳是肠外营养的重要能量来源，补充脂肪乳的目的除提供能量外，还包括补充必需脂肪酸。脂肪乳注射液多为大豆油、大豆油和红花油混合物通过乳化技术制成水包油型（o/w）乳剂。常见的浓度有10%、20%和30%，其中10%和20%脂肪乳注射液可以单独输注，而30%脂肪乳注射液仅可用于配制肠外营养液而不能单独输注。按分子结构和组分不同又可分为长链脂肪乳、中长链脂肪乳、结构脂肪乳、鱼油脂肪乳、SMOF等。

(1)长链脂肪乳注射液：脂肪的结构为1分子甘油和3分子脂肪酸酯化而成的甘油三酯。长链脂肪（long chain triglycerides，LCT）指的是12个碳原子以上的脂肪，主要来源于大豆油和红花油。长链脂肪乳注射液富含亚油酸和亚麻酸等必需脂肪酸，研究发现由于其亚油酸含量较高，可影响粒细胞活性而影响免疫功能。

(2)中长链脂肪乳注射液：指的是中链脂肪和长链脂肪1:1物理混合的脂肪乳注射液。中链脂肪（medium chain triglycerides，MCT）指的是8～12个碳原子的脂肪，主要来源于椰子油。MCT由于分子量小，可无须载体而自由进入线粒体氧化，且不需额外耗能，故可以较快地提供能量，其血清廓清和氧化速度也高于长链脂肪酸。而长链脂肪则需逐步降解生成许多乙酰辅酶A，然后进入三羧酸循环循环彻底氧化产生能量，进入线粒体时需要左卡尼汀（L-carnitine）作为载体。既然中链脂肪比长链脂肪乳氧化效率高，又不对肝脏产生过多的负担，为什么不做成单纯的中链脂肪乳注射液，而要将两者1:1物理混合呢？是因为必需脂肪酸都是长链的，补充脂肪乳的目的在于供能和补充必需脂肪酸，如仅使用中链脂肪乳则无法提供必需脂肪酸。因此，中长链脂肪乳注射液是目前临床最为常用的脂肪乳注射液。

(3)结构脂肪乳注射液：指的是中链脂肪与长链脂肪1:1经化学混合的脂肪乳注射液，化学混合即先水解脂肪分子，然后再随机酯化成在同一个分子上既有长链脂肪酸又含有中链脂肪酸的结构脂肪分子。这样就随机产生了6种分子构型，其中包含化学混合前的2种构型，而结构化的新构型约占全部的70%。研究表明结构脂肪乳比物理混合的中长链脂肪乳更具优势，如促进氮平衡和改善肝脏蛋白质合成等方面更有优势，但也有研究表明两者无临床结局的差异。进一步研究尚需更多的数据。

(4)鱼油脂肪乳注射液:多不饱和脂肪酸(polyunsaturated fatty acids,PUFA)指的是分子中含有 2 个或 2 个以上碳碳双键的不饱和脂肪酸。根据双键的位置,分为 ω-3、ω-6、ω-7 和 ω-9 四系。由于人体缺乏 7 个碳以下的脱氢酶,无法合成亚麻酸(ω-3)和亚油酸(ω-6),这就是这两者被称为必需脂肪酸的含义。亚麻酸的两个重要代谢产物二十碳五烯酸(EPA)和二十二碳六烯酸(DHA)体内代谢的衍生物活性远低于 ω-6 系,因而具有抗炎和促进脂质代谢等一系列生理作用。鱼油脂肪乳注射液富含 ω-3 脂肪酸,研究表明 ω-3 脂肪酸在保护组织微循环及机体免疫功能、对抗肿瘤、抗凝、抗炎等方面具有一定作用。普通脂肪乳多为大豆油、红花油和椰子油等植物来源,ω-3 含量很低。补充鱼油脂肪乳后,有改善一定临床结局的作用。需注意的是,鱼油脂肪乳不能作为肠外营养中唯一的脂肪来源,需与普通脂肪乳搭配使用,因为鱼油脂肪乳中缺少 ω-6 系的必需脂肪酸——亚油酸。

(5)SMOF 脂肪乳注射液:指由大豆油(soybean)、中链脂肪(MCT)、橄榄油(olive oil)、鱼油(fish oil)和维生素 E 物理混合而成的脂肪乳注射液。这种新的配方调整了 ω-3 与 ω-6 脂肪的比例,具有调节免疫和抗炎等作用。

4. 商业化肠外营养液　由于肠外营养液配制复杂,且需要一定的配制条件,有些厂家生产出预调配的肠外营养制剂,如"二合一"(氨基酸葡萄糖注射液)和"三合一"(脂肪乳氨基酸葡萄糖注射液)等制剂。在使用前仅需少量操作即可完成混合,这些制剂具备的优点包括方便使用、减少配制污染和无须洁净室等。但也正因为其配方及配比在出厂前已经固定,在对于一些特殊患者的个体化配方可能不适宜。

(二)肠外营养液配制方法

1. 先将磷酸盐加入氨基酸或高浓度葡萄糖溶液(如 50%)。因磷酸盐与钙容易形成磷酸钙沉淀,故磷酸盐和钙剂需稀释于不同的溶液中。详见后文的配伍和稳定性相关内容。目前多数医院使用甘油磷酸钠与钙制剂,则不存在配伍禁忌,但为确保无误及药品更换,也建议按照无机磷酸盐混合方式操作。

2. 将多种微量元素、其他电解质加入氨基酸溶液或葡萄糖中。需注意的是多种微量元素、维生素 C、葡萄糖酸钙和门冬氨酸钾镁两两之间容易发生变色反应,需加入不同的溶液中。当使用注射器依次抽取这 4 种药物是,残留在内壁上的液体还是会发生变色反应。因此,在两两之间可抽取最为稳定的氯化钾或浓氯化钠溶液,以起到冲洗目的。

3. 将脂溶性维生素加入水溶性维生素中,混合后再加入脂肪乳。目前也有同时包含脂溶性和水溶性维生素的复合维生素制剂,可用注射用水或 5% 葡萄糖稀释后加入脂肪乳中。

4. 将氨基酸溶液和葡萄糖溶液混合于三升袋。

5. 加入葡萄糖酸钙(或含葡萄糖酸钙的溶液),并检查澄明度。为了避免磷酸钙沉淀,需遵循"先磷后钙"原则,即在所有药品中,先加入磷;除脂肪乳外,最后加入钙。因脂肪乳对溶液有遮蔽效应,故澄明度检查必须在脂肪乳加入前完成。用肉眼对澄明度的检查需观察有无沉淀和变色等情况的发生。

6. 在所有需要混合的药物中,最后加入脂肪乳。需等其他药物都加入三升袋后,再加入脂肪乳,不能为了节省时间而同时将装有电解质的输液和脂肪乳同时加入。

7. 在所有的混合过程中,均需不断振摇三升袋,以促使混合均匀。

8. 排净残存在三升袋中的空气,目的为了减少肠外营养液成分的氧化反应。

9. 签字完毕后,将标签贴于三升袋。不可先贴标签后签字,以免划破袋子。

10. 配制完毕后,成品三升袋需悬挂 10~15 分钟,检查因输液袋材质问题而出现的开裂现象。出仓后,需进一步肉眼检查外观性状。

(三)药物相互作用

对于肠外营养,常见的相互作用有:

1. **降低药物疗效** 维生素 B_6 可以降低左旋多巴的作用;叶酸会降低苯妥英钠的血药浓度;维生素 K 降低华法林的作用并导致 INR 值下降。

2. **增加不良反应** 鱼油脂肪乳与抗凝剂合用可增加出血风险;钙离子与噻嗪类利尿剂合用,会增加肾脏对钙重吸收;此外某些含磷氨基酸与胺碘酮、红霉素、阿奇霉素、诺氟沙星、环丙沙星、左氧氟沙星、加替沙星、氟康唑、伏立康唑、格拉司琼、昂丹司琼等合用时,可增加 Q-T 间期延长的风险。

(四)不良反应

肠外营养支持治疗并发症包括置管并发症、输注并发症和代谢性并发症。其中与临床药师相关的常见代谢性并发症如下:

1. **低钾血症** 钾离子随着葡萄糖从细胞外移至细胞内,而且组织合成时每消耗 1g 氮,则需 3mmol 钾。大量的葡萄糖促进糖原合成时也需要钾。

2. **低镁血症** 组织合成时每消耗 1g 氮,则需 0.5mmol 镁。在肠外营养液配方中镁离子容易被忽略。

3. **低磷血症** 血清磷低于 1mg/ml 时,患者可能出现的症状包括感觉异常、肌肉无力、惊厥、昏迷,严重者呼吸衰竭,可能致死。低磷血症通常发生于短时内大量摄入碳水化合物,细胞磷的量增加导致。

4. **血糖代谢异常**

(1)高血糖:引起高血糖的主要原因有输注的葡萄糖总量过高、输注速度过快和胰岛素不足或胰岛素抵抗。研究表明当葡萄糖输注速度大于每分钟 4~5mg/kg 时,易引起高血糖。

(2)低血糖:引发低血糖的原因有胰岛素用量过大、突然停止肠外营养输注以及 PVC 材质输液袋对胰岛素的吸附。通常建议胰岛素单独输注,或按 1g 葡萄糖给予 0.1U 胰岛素的比例加入并混合均匀,且肠外营养输注速度不宜过快。

5. **Wernicke 脑病** 长期输注肠外营养液而给予维生素不足,则易引起维生素 B_1 缺乏导致的 Wernicke 脑病,以精神障碍、眼肌麻痹和共济失调为主要症状。

6. **再喂养综合征** 再喂养综合征(re-feeding syndrome)指在长期饥饿后过快地再喂养(尤其是碳水化合物,包括经口摄食、肠内或肠外营养)所引起的一系列代谢和病理生理学改变,影响心脏、肺、血液系统、肝脏和神经肌肉系统等,造成临床并发症,严重时可致死。通常在再喂养一周内发生,主要表现为心律失常、急性心力衰竭、心搏骤停、低血压、休克、呼吸肌无力、呼吸困难、呼吸衰竭、麻痹、瘫痪、谵妄、幻觉、腹泻、便秘等。患者血液生化主要表现为严重的低磷血症(小于 0.3mmol/L)、低镁血症(小于 0.5mmol/L)和低钾血症(小于 3mmol/L)。预防再喂养综合征可逐步(1~10 天)增加能量至全量,并给予适当的磷、钾、镁及维生素。

7. **肝胆功能异常** 长期肠外营养支持治疗易导致肝功能异常,通常在 1~2 周内出现血清肝脏酶系升高和淤胆,常为短期轻度升高,停止治疗后多可恢复。主要原因为肠外营养液中葡萄糖和脂肪乳过多,以及细菌在小肠的过度增生和胃肠道缺乏刺激。最有效的解决途径是尽早开展肠内营养。

8. 肠黏膜萎缩　长期肠外营养由于肠道空闲导致肠黏膜萎缩甚至肠道屏障受损,进而引起细菌移位、全身炎症反应等症状。临床上可使用谷氨酰胺制剂或尽可能给予少量肠内营养预防。

第四节　常见外科疾病的营养支持

一、围术期营养支持原则

(一)围术期肠外营养支持

1. 总能量 104.25～125.52kJ(25～30kcal)/(kg·d),其中 30%～40% 由脂肪供能,0.15～0.2g/(kg·d)氮摄入已能满足机体需要(热氮比约为 120∶1)。

2. 围术期有营养风险或有营养不良的患者,以及由于各种原因导致连续 5～10 天以上无法经口摄食达到营养需要量的患者,应给予肠外营养支持。

3. 围术期需要肠外营养支持的患者,可添加特殊营养素——谷氨酰胺(Gln)。

4. 围术期有营养不良或有营养风险需要肠外营养支持的患者,尤其是危重症患者可添加特殊营养素——ω-3 脂肪酸。

(二)围术期肠内营养支持

1. 无胃瘫的择期手术患者不常规推荐在术前 12 小时禁食。

2. 有营养不良风险的患者,大手术前应给予 10～14 天的营养支持。

3 以下患者应尽早开始营养支持(尽可能通过肠内途径):预计围术期禁食时间大于 7天;预计 10 天以上经口进食无法达到推荐摄入量的 60% 以上。

4. 肠内途径不足患者总能量需求量 60% 时,考虑联合使用肠外营养。

5. 术后尽早开始正常失误摄入或肠内营养,无法口服时可考虑管饲喂养。

6. 大型颈部手术或腹部肿瘤手术可考虑选择含有精氨酸、ω-3 脂肪酸和核苷酸的肠内营养制剂。

二、胰腺肿瘤手术后的营养支持案例分析

 案例分析

患者老年女性,慢性病程,左上腹胀痛 7 个月,伴皮肤黄染、瘙痒 2 个月。既往"胆结石"4 年,"胃炎"1 年。查体:T 36.3 ℃,P 80 次/分,R 19 次/分,BP 121/62mmHg,生命体征平稳,查体配合。腹软,左上腹压痛明显,无反跳痛及肌紧张,右上腹可及一直径约为 3cm 的包块,质硬,不可推动,有压痛。肝脾肋下未及。腹部叩诊鼓音,移动性浊音(—),Murphy征(—),肝肾区无叩痛,肠鸣音基本正常,大约 3 次/分。2 个月前患者行 ERCP 及胆道支架植入,减黄治疗后皮肤巩膜黄染症状明显改善。患者体重 40kg,身高 150cm,BMI 17.8kg/m²。

入院诊断:胰头占位,胰头癌?

患者于9月18日在全麻下行胰十二指肠切除术,手术顺利。术后积极给予抗感染、抑酸、抑酶、营养支持治疗。

其中营养支持治疗方案为肠外营养支持,处方如表8-1。

表8-1 该患者肠外营养支持处方

药品	用法用量
50%葡萄糖注射液	400ml
复方氨基酸注射液(18AAⅡ)	500ml
中/长链脂肪乳注射液	250ml
多种微量元素注射液	10ml
水溶性维生素粉针	1瓶
脂溶性维生素粉针	10ml
甘油磷酸钠注射液	10ml
15%氯化钾注射液	30ml
10%葡萄糖酸钙注射液	10ml
浓氯化钠注射液	10ml
维生素C注射液	2.5ml

(一) 营养支持方案分析

1. **营养风险评估** 该胰腺癌患者术前常存在一定程度的营养不良和肝功能障碍,而且手术创伤大,手术时间长,失血量大,手术并发症发生率高,且手术后往往较长时间内无法正常进食。因此,对于已存在中等程度以上营养不良的胰腺癌患者,应该进行围术期营养支持。

2. **营养支持方式的选择** 胰腺癌患者营养支持的方式分为肠内或肠外营养支持。只要患者胃肠道功能完整或具有部分胃肠道功能,能源物质供给的最佳途径是胃肠道。但患者因局部病变或治疗限制不能利用胃肠道时,则选用肠外营养支持。本例患者胰腺肿瘤术后需禁食水治疗,根据《临床诊疗指南肠外肠内营养学分册》(2008版)围术期肠外营养推荐意见:围术期有营养风险或有营养不良的患者,以及由于各种原因导致连续5~10天以上无法经口摄食达到营养需要量的患者,应给予肠外营养支持(A)。

3. **肠外营养处方合理性**

(1)能量的供应:胰腺癌患者的肠外营养支持原则上与其他疾病时相同。但由于大多数晚期胰腺癌患者常有较严重的机体瘦组织群丢失和明显的体脂消耗,要恢复这些组织,可给予超过实际机体能量消耗值1.25~1.5倍的热量。经审核,该患者处方提供总能量为1327kcal,结合患者体重40kg,其能量供应基本达到33kcal/(kg·d)(1kcal=4.184kJ)。符合术后患者能量需求。

(2)营养底物的补充:TPN组方中含葡萄糖200g,可提供能量680kcal;脂肪乳50g,可提供能量477kcal;氨基酸42.5g,可提供能量170kcal。总能量:1327kcal,NPC:1157kcal,

糖：脂＝6：4，热：氮＝170：1。

1)氨基酸：由于患者术后需要合成结构蛋白，以及炎症蛋白的消耗，肝脏需要大量合成蛋白底物的氨基酸，若没有外源性补充，机体将消耗肌肉蛋白，造成患者消瘦，氨基酸缺乏也会导致吻合口愈合不良等并发症。因此，过度限制蛋白摄入，将可能导致负氮平衡和不良结局，该处方中选择复方氨基酸(18AA)是一种平衡型的氨基酸制剂，可以充分补充患者需要的多种氨基酸。

2)脂肪乳：在脂肪乳剂的选择上，选择了中/长链脂肪乳 250ml。中华医学会肠外肠内营养学分会制订的关于脂肪乳临床应用的指南中的推荐意见为：成人患者肠外营养配方中常规推荐使用脂肪乳，脂肪乳在肠外营养中的功能比例应根据患者的脂质代谢情况决定，一般为 20%～50%。无脂代谢障碍的创伤和危重症患者应适当提高脂肪比例。该组方中脂肪乳的供能比例为 40%，可以满足患者能量需要。

3)添加的电解质、维生素及微量元素：处方中含有钠离子 1g，钾离子 4.5g，钙离子 1g，基本满足人体的正常需要量。对于禁食水的患者，药师考虑镁缺乏与再喂养综合征密切相关，因此，需严密监测患者电解质的变化。

4)配伍禁忌与稳定性：该 TPN 处方中添加的各项成分未检索出已报道的配伍禁忌。经计算，该 TPN 添加的一价阳离子浓度为 58mmol/L，二价阳离子浓度为 0.9mmol/L，均在合理范围内，对脂肪乳稳定性无影响。

4. 输注途径　该处方渗透压摩尔浓度为 685mOsm/L，可外周或中心静脉输注。如超过 800mOsm/L，应经中心静脉输注。该患者为外周静脉输注。

(二) 药学监护计划

1. 询问患者或家属，是否既往有大豆或鸡蛋的过敏史。如有，应避免大豆和卵磷脂来源的脂肪乳。

2. 经外周静脉输注肠外营养液时应监护患者输注部位有无红肿热痛现象出现，警惕静脉炎的发生。

3. 告知患者及家属，控制肠外营养液输注速度，一般以 16～24 小时为宜，至少保证 12 小时，切勿随意加快输注速度。

4. 每 3～4 天复查一次肝肾功能和血常规变化，防止肠外营养相关代谢性并发症的发生。

5. 监测患者电解质，及时调整处方。

6. 关注患者体重变化以及白蛋白、前白蛋白水平，评价营养支持治疗效果。

7. 监测患者的尿量以调整肠外营养处方的总液量。

8. 严密监测患者血糖，根据血糖变化调整营养液输注速度及胰岛素的用法与用量。

9. 关注患者病情恢复情况，如术后通气排便，肠道功能恢复，在适当时间完成肠外营养到肠内营养的过渡，直至经口进食。

10. 交代患者输注 TPN 过程中如有任何不适，应及时告知医护人员。

11. 查阅相关文献，检索该患者所用药物间是否存在不良相互作用。

(三) 肠外营养逐渐过渡至进口进食

患者术后置入胃管，行胃肠减压。第 3 天，血象正常，病情的好转，开始尝试进食流食。由于无法达到总能量需求的 60%，故继续维持肠外营养。术后第 6 天，患者一般情况尚可，无发热，皮肤、巩膜无明显黄染，有排气、排便，无咳嗽，无腹痛、腹胀，进食半流质顺利，故停止肠外营养，并准予出院。

(四) 药师在围术期营养支持的作用

1. 个体化处方审核，包括处方合理性、配伍禁忌、稳定性等内容。
2. 监护患者全程用药过程。
3. 开展患者用药教育，促进用药合理性。

思 考 题

1. 胰腺肿瘤患者的自身营养状态特点是什么？
2. 胰腺患者营养支持方式如何选择？
3. 肠外营养中对于阳离子的限量要求是多少？
4. 在什么情况下肠内营养可完全替代肠外营养支持？

（梅　丹　赵　彬　陈　伟　李子建）

参 考 文 献

[1] 蒋朱明,于康,蔡威. 临床肠外与肠内营养. 第2版. 北京:科学技术文献出版社,2010

[2] Luboš Sobotka 主编,蔡威,译. 临床营养基础. 第4版. 上海:上海交通大学出版社,2013

[3] 李宁,于健春,蔡威. 临床肠外肠内营养支持治疗学. 北京:中华医学电子音像出版社,2012

[4] Trissel LA. Handbook on Injectable Drugs. 16th ed. Maryland: American Society of Health-System Pharmacists,2010

[5] Thompson JE,Davidow LW. A Practical Guide to Contemporary Pharmacy Practice. 3rd ed. New York: Wolters Kluwer Lippincott Williams & Wilkins,2009

[6] 中华医学会. 临床诊疗指南肠外肠内营养学分册(2008版). 北京:人民卫生出版社,2009

[7] Zaloga GP,Dunham AJ,Gonyon TM,et al. Safety and Stability of Lipid Emulsions. Nutr Clin Pract,2007,22:367

[8] Mirtallo J,Canada T,Johnson D,et al. Safe Practices for Parenteral Nutrition. Journal of Parenteral and Enteral Nutrition,2004,28(6):S39-70

[9] Chisholm-Burns MA,Schwinghammer TL,Wells BG,et al. Pharmacotherapy:Principles & Practice,2nd ed. New York:McGraw Hill Medical,2010

[10] 李宁,于健春,蔡威,等. 临床肠外肠内营养支持治疗学. 北京:中华医学电子音像出版社,2012

[11] 李维勤,李宁. 外科患者的代谢改变和围手术期营养支持. 中国实用外科杂志,2001,7:442-447

[12] Kyle UG,Pirlich M,Schuetz T,et al. Is nutritional depletion by Nutritional Risk Index associated with increased length of hospital stay? A population-based study. Journal of Parenteral and Enteral Nutrition,2004,28(2):99-104

[13] Ward N. Nutrition support to patients undergoing gastrointestinal surgery. Nutrition J,2003,2(1):18-23

[14] 黎介寿. 营养与加速康复外科. 肠外与肠内营养,2007,14(2):65-67

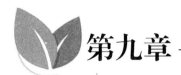

第九章

外科手术抗菌药物预防性应用

第一节　抗菌药物预防性应用的基本原则

一、预防性应用抗菌药物的目的

预防性应用抗菌药物的目的主要是为了预防手术后切口感染,包括浅表切口感染、深部切口感染和手术所涉及的器官/腔隙感染,但不包括与手术无直接关系的、术后可能发生的其他部位感染。

二、预防性应用抗菌药物的适应证

预防性应用抗菌药物有一定的适应证,随便应用并不能减少感染的发生,有时反而可促进耐药菌株生长和导致二重感染。预防性应用抗菌药物的主要适应证是:

1. 严重创伤、开放性骨折、火器伤、腹腔内空腔脏器破裂、有严重污染和软组织破坏和创伤等。

2. 大面积创伤。

3. 急症手术病人的身体其他部位有化脓感染。

4. 营养不良、全身状况差或接受激素、抗癌药物等的需做手术治疗时。

5. 进行人造物留置术。

6. 有心脏瓣膜病或已植有人工瓣膜者因病需做手术时。

三、预防性应用抗菌药物的选择

抗菌药物的选择视预防目的而定。为预防术后切口感染,应针对金黄色葡萄球菌(以下简称金葡菌)选用药物;预防手术部位感染或全身性感染,则需依据手术野污染或可能的污染菌种类选用,如结肠或直肠手术前应选用对大肠埃希菌和脆弱拟杆菌有效的抗菌药物。选用的抗菌药物必须是疗效肯定、安全、使用方便及价格相对较低的品种。

围术期抗菌药物预防用药,应根据手术切口类别(表 9-1)、手术创伤程度、可能的污染细菌种类、手术持续时间、感染发生机会和后果严重程度、抗菌药物预防效果的循证医学证据、对细菌耐药性的影响和经济学评估等因素,综合考虑决定是否预防用抗菌药物。但抗菌药物的预防性应用并不能代替严格的消毒、灭菌技术和精细的无菌操作,也不能代替术中保温和血糖控制等其他预防措施。

1. 抗菌药物应用的选择

(1)清洁手术（Ⅰ类切口）：手术野为人体无菌部位，局部无炎症，无损伤，也不涉及呼吸道、消化道、泌尿生殖道等人体与外界相通的器官。手术野无污染，通常不需预防用抗菌药物，仅在下列情况时可考虑预防用药：

1)手术范围大，时间长，污染机会增加。

2)手术涉及重要脏器，一旦发生感染将造成严重后果者，如头颅手术、心脏手术、眼内手术等。

3)异物植入手术，如人工心瓣膜植入、永久性心脏起搏器放置、人工关节置换等。

4)高龄或免疫缺陷者等高危人群。

5)估计组织分离广泛，手术时间较长，局部组织血供不良。

6)有易患感染的伴随疾病，营养不良，接受激素治疗或全身状况差者。

(2)清洁-污染手术（Ⅱ类切口）：手术部位存在大量人体寄殖菌群，手术时可能污染手术部位引致感染，故此类手术通常需预防用抗菌药物。例如，上、下呼吸道，上、下消化道，泌尿生殖道手术，或经以上器官的手术，如经口咽部大手术、经阴道子宫切除术、经直肠前列腺手术，以及开放性骨折或创伤手术。

(3)污染手术（Ⅲ类切口）：已造成手术部位严重污染的手术。此类手术需预防用抗菌药物。例如，由于胃肠道、尿路、胆道体液大量溢出或开放性创伤未经扩创等。

(4)污秽-感染手术（Ⅳ类切口）：在手术前即已开始治疗性应用抗菌药物，术中、术后继续，此不属预防应用范畴。例如，术前已存在细菌性感染的手术：腹腔脏器穿孔腹膜炎、脓肿切除术、气性坏疽截肢术等，属抗菌药物治疗性应用，不属预防应用范畴。

表 9-1　手术切口类别

切口类别	定义
Ⅰ类切口（清洁手术）	手术不涉及炎症区，不涉及呼吸道、消化道、泌尿生殖道等人体与外界相通的器官
Ⅱ类切口（清洁-污染手术）	上、下呼吸道，上、下消化道，泌尿生殖道手术，或经以上器官的手术，如经口咽部手术、胆道手术、子宫全切除术、经直肠前列腺手术，以及开放性骨折或创伤手术等
Ⅲ类切口（污染手术）	造成手术部位严重污染的手术，包括：手术涉及急性炎症但未化脓区域；胃肠道内容物有明显溢出污染；新鲜开放性创伤但未经及时扩创；无菌技术有明显缺陷，如开胸心脏按压者
Ⅳ类切口（污秽-感染手术）	有失活组织的陈旧创伤手术；已有临床感染或脏器穿孔的手术

注：[1] 本指导原则均采用以上分类。而目前我国在病案首页中将手术切口分为Ⅰ、Ⅱ、Ⅲ类，其Ⅰ类与本指导原则中Ⅰ类同，Ⅱ类相当于本指导原则中Ⅱ、Ⅲ类，Ⅲ类相当于本指导原则中Ⅳ类。参考本指导原则时应注意两种分类的区别。

[2] 病案首页0类系指体表无切口或经人体自然腔道进行的操作以及经皮腔镜操作，其预防用药参考附录1

2. 抗菌药物品种的选择

(1)根据手术切口类别、可能的污染菌种类及其对抗菌药物敏感性、药物能否在手术部位达到有效浓度等综合考虑。

（2）选用对可能的污染菌针对性强、有充分的预防有效的循证医学证据、安全、使用方便及价格适当的品种。

（3）应尽量选择单一抗菌药物预防用药,避免不必要的联合使用。预防用药应针对手术路径中可能存在的污染菌。如心血管、头颈、胸腹壁、四肢软组织手术和骨科手术等经皮肤的手术,通常选择针对金黄色葡萄球菌的抗菌药物。结肠、直肠和盆腔手术,应选用针对肠道革兰阴性菌和脆弱拟杆菌等厌氧菌的抗菌药物。

（4）头孢菌素过敏者,针对革兰阳性菌可用万古霉素、去甲万古霉素、克林霉素;针对革兰阴性杆菌可用氨曲南、磷霉素或氨基糖苷类。

（5）对某些手术部位感染会引起严重后果者,如心脏人工瓣膜置换术、人工关节置换术等,若术前发现有耐甲氧西林金黄色葡萄球菌（MRSA）定植的可能或者该机构 MRSA 发生率高,可选用万古霉素、去甲万古霉素预防感染,但应严格控制用药持续时间。

（6）不应随意选用广谱抗菌药物作为围术期预防用药。鉴于国内大肠埃希菌对氟喹诺酮类药物耐药率高,应严格控制氟喹诺酮类药物作为外科围术期预防用药。

四、预防性应用抗菌药物的给药方案

（一）给药方法

给药途径大部分为静脉输注,仅有少数为口服给药。

静脉输注应在皮肤、黏膜切开前 0.5～1 小时内或麻醉开始时给药,在输注完毕后开始手术,保证手术部位暴露时局部组织中抗菌药物已达到足以杀灭手术过程中沾染细菌的药物浓度。万古霉素或氟喹诺酮类等由于需输注较长时间,应在手术前 1～2 小时开始给药。

（二）预防用药维持时间

抗菌药物的有效覆盖时间应包括整个手术过程。手术时间较短（<2 小时）的清洁手术术前给药一次即可。如手术时间超过 3 小时或超过所用药物半衰期的 2 倍以上,或成人出血量超过 1500ml,术中应追加一次。清洁手术的预防用药时间不超过 24 小时,心脏手术可视情况延长至 48 小时。清洁-污染手术和污染手术的预防用药时间亦为 24 小时,污染手术必要时延长至 48 小时。过度延长用药时间并不能进一步提高预防效果,且预防用药时间超过 48 小时,耐药菌感染机会增加。

五、抗菌药物在围术期的预防应用

特殊诊疗操作中抗菌药物预防应用及抗菌药物在围术期预防应用的品种选择见表 9-2 及表 9-3。

表 9-2　抗菌药物在围术期预防应用的品种选择

手术名称	切口类别	可能的污染菌	抗菌药物选择
脑外科手术（清洁,无植入物）	I	金黄色葡萄球菌,凝固酶阴性葡萄球菌	第一、二代头孢菌素,MRSA 感染高发医疗机构的高危患者可用（去甲）万古霉素

续表

手术名称	切口类别	可能的污染菌	抗菌药物选择
脑外科手术(经鼻窦、鼻腔、口咽部手术)	Ⅱ	金黄色葡萄球菌,链球菌属,口咽部厌氧菌(如消化链球菌)	第一、二代头孢菌素±甲硝唑,或克林霉素+庆大霉素
脑脊液分流术	Ⅰ	金黄色葡萄球菌,凝固酶阴性葡萄球菌	第一、二代头孢菌素,MRSA 感染高发医疗机构的高危患者可用(去甲)万古霉素
脊髓手术	Ⅰ	金黄色葡萄球菌,凝固酶阴性葡萄球菌	第一、二代头孢菌素
眼科手术(如白内障、青光眼或角膜移植、泪囊手术、眼穿通伤)	Ⅰ、Ⅱ	金黄色葡萄球菌,凝固酶阴性葡萄球菌	局部应用妥布霉素或左氧氟沙星等
头颈部手术(恶性肿瘤,不经口咽部黏膜)	Ⅰ	金黄色葡萄球菌,凝固酶阴性葡萄球菌	第一、二代头孢菌素
头颈部手术(经口咽部黏膜)	Ⅱ	金黄色葡萄球菌,链球菌属,口咽部厌氧菌(如消化链球菌)	第一、二代头孢菌素±甲硝唑,或克林霉素+庆大霉素
颌面外科(下颌骨骨折切开复位或内固定,面部整形术有移植物手术,正颌手术)	Ⅰ	金黄色葡萄球菌,凝固酶阴性葡萄球菌	第一、二代头孢菌素
耳鼻喉科(复杂性鼻中隔鼻成形术,包括移植)	Ⅱ	金黄色葡萄球菌,凝固酶阴性葡萄球菌	第一、二代头孢菌素
乳腺手术(乳腺癌、乳房成形术,有植入物如乳房重建术)	Ⅰ	金黄色葡萄球菌,凝固酶阴性葡萄球菌,链球菌属	第一、二代头孢菌素
胸外科手术(食管、肺)	Ⅱ	金黄色葡萄球菌,凝固酶阴性葡萄球菌,肺炎链球菌,革兰阴性杆菌	第一、二代头孢菌素
心血管手术(腹主动脉重建,下肢手术切口涉及腹股沟、任何血管手术植入人工假体或异物、心脏手术、安装永久性心脏起搏器)	Ⅰ	金黄色葡萄球菌,凝固酶阴性葡萄球菌	第一、二代头孢菌素,MRSA 感染高发医疗机构的高危患者可用(去甲)万古霉素
肝、胆系统及胰腺手术	Ⅱ、Ⅲ	革兰阴性杆菌,厌氧菌(如脆弱拟杆菌)	第一、二代头孢菌素±甲硝唑,或头霉素类

续表

手术名称	切口类别	可能的污染菌	抗菌药物选择
胃、十二指肠、小肠手术	Ⅱ、Ⅲ	革兰阴性杆菌,链球菌属,口咽部厌氧菌(如消化链球菌)	第一、二代头孢菌素,或头霉素类
结肠、直肠、阑尾手术	Ⅱ、Ⅲ	革兰阴性杆菌,厌氧菌(如脆弱拟杆菌)	第一、二代头孢菌素±甲硝唑,或头霉素类,或头孢曲松±甲硝唑
经直肠前列腺活检	Ⅱ	革兰阴性杆菌	氟喹诺酮类
泌尿外科手术:进入泌尿道或经阴道的手术(经尿道膀胱肿瘤或前列腺切除术、异体植入及取出,切开造瘘、支架的植入及取出)及经皮肾镜手术	Ⅱ	革兰阴性杆菌	第一、二代头孢菌素,或氟喹诺酮类
泌尿外科手术:涉及肠道的手术	Ⅱ	革兰阴性杆菌,厌氧菌	第一、二代头孢菌素,或氨基糖苷类+甲硝唑
有假体植入的泌尿系统手术	Ⅱ	葡萄球菌属,革兰阴性杆菌	第一、二代头孢菌素+氨基糖苷类,或万古霉素
经阴道或经腹腔子宫切除术	Ⅱ	革兰阴性杆菌,肠球菌属,B组链球菌,厌氧菌	第一、二代头孢菌素(经阴道手术加用甲硝唑),或头霉素类
腹腔镜子宫肌瘤剔除术(使用举宫器)	Ⅱ	革兰阴性杆菌,肠球菌属,B组链球菌,厌氧菌	第一、二代头孢菌素±甲硝唑,或头霉素类
羊膜早破或剖宫产术	Ⅱ	革兰阴性杆菌,肠球菌属,B组链球菌,厌氧菌	第一、二代头孢菌素±甲硝唑
人工流产-刮宫术引产术	Ⅱ	革兰阴性杆菌,肠球菌属,链球菌,厌氧菌(如脆弱拟杆菌)	第一、二代头孢菌素±甲硝唑,或多西环素
会阴撕裂修补术	Ⅱ、Ⅲ	革兰阴性杆菌,肠球菌属,链球菌属,厌氧菌(如脆弱拟杆菌)	第一、二代头孢菌素±甲硝唑
皮瓣转移术(游离或带蒂)或植皮术	Ⅱ	金黄色葡萄球菌,凝固酶阴性葡萄球菌,链球菌属,革兰阴性菌	第一、二代头孢菌素
关节置换成形术、截骨术、骨内固定术、腔隙植骨术、脊柱术(应用或不用植入物、内固定物)	Ⅰ	金黄色葡萄球菌,凝固酶阴性葡萄球菌,链球菌属	第一、二代头孢菌素,MRSA感染高发医疗机构的高危患者可用(去甲)万古霉素
外固定架植入术	Ⅱ	金黄色葡萄球菌,凝固酶阴性葡萄球菌,链球菌属	第一、二代头孢菌素

手术名称	切口类别	可能的污染菌	抗菌药物选择
截肢术	Ⅰ、Ⅱ	金黄色葡萄球菌,凝固酶阴性葡萄球菌,链球菌属,革兰阴性菌,厌氧菌	第一、二代头孢菌素±甲硝唑
开放骨折内固定术	Ⅱ	金黄色葡萄球菌,凝固酶阴性葡萄球菌,链球菌属,革兰阴性菌,厌氧菌	第一、二代头孢菌素±甲硝唑

注:[1] 所有清洁手术通常不需要预防用药,仅在有前述特定指征时使用。

[2] 胃、十二指肠手术、肝胆系统手术、结肠和直肠手术、阑尾手术、Ⅱ或Ⅲ类切口的妇产科手术,如果患者对β-内酰胺类抗生素过敏,可用克林霉素±氨基糖苷类,或氨基糖苷类+甲硝唑。

[3] 有循证医学证据的第一代头孢菌素主要为头孢唑林,第二代头孢菌素主要为头孢呋辛。

[4] 我国大肠埃希菌对氟喹诺酮类耐药率高,预防应用需严加限制

表 9-3　特殊诊疗操作中抗菌药物预防应用的建议

诊疗操作名称	预防用药建议	推荐药物
血管(包括冠状动脉)造影术、成形术、支架植入术及导管内溶栓术	不推荐常规预防用药。对于 7 天内再次行血管介入手术者、需要留置导管或导管鞘超过 24 小时者,则应预防用药	第一代头孢菌素
主动脉内支架植入术	高危患者建议使用 1 次	第一代头孢菌素
下腔静脉滤器植入术	不推荐预防用药	
先天性心脏病封堵术	建议使用 1 次	第一代头孢菌素
心脏射频消融术	建议使用 1 次	第一代头孢菌素
血管畸形、动脉瘤、血管栓塞术	通常不推荐,除非存在皮肤坏死	第一代头孢菌素
脾动脉、肾动脉栓塞术	建议使用,用药时间不超过 24 小时	第一代头孢菌素
肝动脉化疗栓塞(TACE)	建议使用,用药时间不超过 24 小时	第一、二代头孢菌素±甲硝唑
肾、肺或其他(除肝外)肿瘤化疗栓塞	不推荐预防用药	
子宫肌瘤-子宫动脉栓塞术	不推荐预防用药	
食管静脉曲张硬化治疗	建议使用,用药时间不超过 24 小时	第一、二代头孢菌素,头孢菌素过敏患者可考虑氟喹诺酮类
经颈静脉肝内门腔静脉分流术(TIPS)	建议使用,用药时间不超过 24 小时	氨苄西林/舒巴坦或阿莫西林/克拉维酸
肿瘤的物理消融术(包括射频、微波和冷冻等)	不推荐预防用药	

续表

诊疗操作名称	预防用药建议	推荐药物
经皮椎间盘摘除术及臭氧、激光消融术	建议使用	第一、二代头孢菌素
内镜逆行胰胆管造影（ERCP）	建议使用 1 次	第二代头孢菌素或头孢曲松
经皮肝穿刺胆道引流或支架植入术	建议使用	第一、二代头孢菌素，或头霉素类
内镜黏膜下剥离术（ESD）	一般不推荐预防用药；如为感染高危切除（大面积切除，术中穿孔等）建议用药时间不超过 24 小时	第一、二代头孢菌素
经皮内镜胃造瘘置管	建议使用，用药时间不超过 24 小时	第一、二代头孢菌素
输尿管镜和膀胱镜检查，尿动力学检查；震波碎石术	术前尿液检查无菌者，通常不需预防用药。但对于高龄、免疫缺陷状态、存在解剖异常等高危因素者，可予预防用药	氟喹诺酮类，SMZ/TMP，第一、二代头孢菌素，氨基糖苷类
腹膜透析管植入术	建议使用 1 次	第一代头孢菌素
隧道式血管导管或药盒置入术	不推荐预防用药	
淋巴管造影术	建议使用 1 次	第一代头孢菌素

注：[1] 操作前半小时静脉给药。

[2] 手术部位感染预防用药有循证医学证据的第一代头孢菌素主要为头孢唑林，第二代头孢菌素主要为头孢呋辛。

[3] 我国大肠埃希菌对氟喹诺酮类耐药率高，预防应用应严加限制

第二节 抗菌药物在特殊病理、生理状况患者中应用的基本原则

一、肾功能减退患者抗菌药物的应用

（一）基本原则

许多抗菌药物在人体内主要经肾排出，某些抗菌药物具有肾毒性，肾功能减退的感染患者应用抗菌药物的原则如下（表 9-4）：

1. 尽量避免使用肾毒性抗菌药物，确有应用指征时，严密监测肾功能情况。

2. 根据感染的严重程度、病原菌种类及药敏试验结果等选用无肾毒性或肾毒性较低的抗菌药物。

3. 使用主要经肾排泄药物，须根据患者肾功能减退程度以及抗菌药物在人体内清除途径调整给药剂量及方法。

表 9-4 肾功能减退患者抗菌药物的应用

肾功能减退时的应用	抗菌药物				
按原治疗剂量应用	阿奇霉素 多西环素 米诺环素	头孢哌酮 头孢曲松 莫西沙星	利福喷丁 利福布汀 利福昔明	卡泊芬净 米卡芬净 伏立康唑口服制剂	替硝唑 乙胺嘧啶
	克林霉素 氯霉素 萘夫西林	利奈唑胺 替加环素		伊曲康唑口服液 酮康唑	
轻、中度肾功能减退时按原治疗剂量，重度肾功能减退时减量应用	红霉素 克拉霉素 苯唑西林 氨苄西林 阿莫西林	美洛西林 哌拉西林	氨苄西林/舒巴坦 阿莫西林/克拉维酸 哌拉西林/他唑巴坦 头孢哌酮/舒巴坦	环丙沙星 甲硝唑 达托霉素 氟康唑	利福平 乙胺丁醇 吡嗪酰胺 氟胞嘧啶[1]
轻、中、重度肾功能减退时均需减量应用	青霉素 羧苄西林 替卡西林 阿洛西林 头孢噻吩 头孢唑林	头孢氨苄 头孢拉定 头孢呋辛 头孢孟多 头孢西丁 头孢他啶	头孢唑肟 头孢噻肟 头孢吡肟 拉氧头孢 替卡西林/克拉维酸 氨曲南	亚胺培南 美罗培南 厄他培南 氧氟沙星 左氧氟沙星 加替沙星	磺胺甲噁唑 甲氧苄啶
避免应用，确有指征应用时需在治疗药物浓度监测下或按内生肌酐清除率调整给药剂量	庆大霉素 妥布霉素 奈替米星 阿米卡星 卡那霉素	链霉素 其他氨基糖苷类	万古霉素 去甲万古霉素 替考拉宁 多黏菌素 B 黏菌素	两性霉素 B 去氧胆酸盐 伊曲康唑静脉注射液[2] 伏立康唑静脉注射液[3]	
不宜应用	四环素	呋喃妥因	萘啶酸		

注：[1] 轻度肾功能减退时按原治疗量，只有严重肾功能减退者需减量。

[2] 非肾毒性药，因静脉制剂中赋形剂（环糊精）蓄积，当内生肌酐清除率（Ccr）<30ml/min 时避免应用或改口服。

[3] 非肾毒性药，因静脉制剂中赋形剂（环糊精）蓄积，当内生肌酐清除率（Ccr）<50ml/min 时避免应用或改口服

（二）抗菌药物的选用及给药方案调整

根据抗菌药物体内过程特点及其肾毒性，肾功能减退时抗菌药物的选用有以下几种情况。

1. 主要由肝胆系统排泄，或经肾脏和肝胆系统同时排出的抗菌药物用于肾功能减退者，维持原治疗量或剂量略减。

2. 主要经肾排泄，药物本身并无肾毒性，或仅有轻度肾毒性的抗菌药物，肾功能减退者可应用，可按照肾功能减退程度（以内生肌酐清除率为准）调整给药方案。

3. 肾毒性抗菌药物避免用于肾功能减退者，如确有指征使用该类药物时，宜进行血药浓度监测，据以调整给药方案，达到个体化给药，疗程中需严密监测患者肾功能。

4. 接受肾替代治疗患者应根据腹膜透析、血液透析和血液滤过对药物的清除情况调整给药方案。

二、肝功能减退患者抗菌药物的应用

肝功能减退时抗菌药物的选用及剂量调整（表 9-5）需要考虑肝功能减退对该类药物体内过程的影响程度以及肝功能减退时该类药物及其代谢物发生毒性反应的可能性。由于药物在肝脏代谢过程复杂，不少药物的体内代谢过程尚未完全阐明，根据现有资料，肝功能减退时抗菌药物的应用有以下几种情况。

表 9-5 肝功能减退患者抗菌药物的应用

肝功能减退时的应用	抗菌药物				
按原治疗量应用	青霉素	庆大霉素	万古霉素	氧氟沙星	米卡芬净
	头孢唑林	妥布霉素	去甲万古霉素	左氧氟沙星	
	头孢他啶	阿米卡星等氨基糖苷类			
			多黏菌素类	诺氟沙星	
			达托霉素	利奈唑胺	
严重肝病时减量慎用	哌拉西林	头孢噻吩	替加环素	环丙沙星	伊曲康唑
	阿洛西林	头孢噻肟	甲硝唑	氟罗沙星	伏立康唑
	美洛西林	头孢曲松			卡泊芬净
	羧苄西林	头孢哌酮			
肝病时减量慎用	红霉素	培氟沙星	异烟肼	克林霉素	林可霉素
肝病时避免应用	红霉素酯化物	两性霉素 B	磺胺药	四环素	氯霉素
	酮康唑	咪康唑	利福平		

注：[1] 在严重肝功能不全患者中的应用目前尚无资料。

　　[2] 活动性肝病时避免应用

1. 药物主要经肝脏或有相当量经肝脏清除或代谢，肝功能减退时清除减少，并可导致毒性反应的发生,肝功能减退患者应避免使用此类药物,氯霉素、利福平、红霉素酯化物等属此类。

2. 药物主要由肝脏清除,肝功能减退时清除明显减少,但并无明显毒性反应发生,肝病时仍可正常应用,但需谨慎,必要时减量给药,治疗过程中需严密监测肝功能。红霉素等大环内酯类(不包括酯化物)、克林霉素、林可霉素等属此类。

3. 药物经肝、肾两途径清除,肝功能减退者药物清除减少,血药浓度升高,同时伴有肾功能减退的患者血药浓度升高尤为明显,但药物本身的毒性不大。严重肝病患者,尤其肝、肾功能同时减退的患者在使用此类药物时需减量应用。经肾、肝两途径排出的青霉素类、头孢菌素类等均属此种情况。

4. 药物主要由肾排泄,肝功能减退者不需调整剂量。氨基糖苷类、糖肽类抗菌药物等属此类。

三、老年患者抗菌药物的应用

由于老年人组织器官呈生理性退行性变,免疫功能下降,一旦罹患感染,在应用抗菌药物时需注意以下事项。

1. 老年人肾功能呈生理性减退,按一般常用量接受主要经肾排出的抗菌药物时,由于药物自肾排出减少,可导致在体内积蓄,血药浓度增高,易发生药物不良反应。因此老年患者,尤其是高龄患者接受主要自肾排出的抗菌药物时,可按轻度肾功能减退减量给药。青霉素类、头孢菌素类和其他 β-内酰胺类的大多数品种即属此类情况。

2. 老年患者宜选用毒性低并具杀菌作用的抗菌药物,无用药禁忌者可首选青霉素类、头孢菌素类等 β-内酰胺类抗生素。氨基糖苷类具有肾、耳毒性,应尽可能避免应用。万古霉素、去甲万古霉素、替考拉宁等药物应在有明确应用指征时慎用,必要时进行血药浓度监测,并据此调整剂量,使给药方案个体化,以达到用药安全、有效的目的。

四、新生儿患者抗菌药物的应用

新生儿期一些重要器官尚未完全发育成熟,在此期间其生长发育随日龄增加而迅速变化,因此新生儿感染使用抗菌药物时需注意以下事项。

1. 新生儿期肝、肾均未发育成熟,肝代谢酶的产生不足或缺乏,肾清除功能较差,因此新生儿感染时应避免应用毒性大的抗菌药物,包括主要经肾排泄的氨基糖苷类、万古霉素、去甲万古霉素等,以及主要经肝代谢的氯霉素等。确有应用指征时,宜进行血药浓度监测,据此调整给药方案,个体化给药,以使治疗安全有效。

2. 新生儿期避免应用可能发生严重不良反应的抗菌药物(表 9-6)。可影响新生儿生长发育的四环素类、喹诺酮类避免应用,可导致胆红素脑病及溶血性贫血的磺胺类药和呋喃类药避免应用。

3. 新生儿期由于肾功能尚不完善,主要经肾排出的青霉素类、头孢菌素类等 β-内酰胺类药物需减量应用,以防止药物在体内蓄积导致严重中枢神经系统毒性反应的发生。

4. 新生儿的组织器官日益成熟,抗菌药物在新生儿的药动学亦随日龄增长而变化,因此使用抗菌药物时应按日龄调整给药方案。

表 9-6　新生儿应用抗菌药物后可能发生的不良反应

抗菌药物	不良反应	发生机制
氯霉素	灰婴综合征	肝酶不足,氯霉素与其结合减少,肾排泄功能差,使血游离氯霉素浓度升高
磺胺药	胆红素脑病	磺胺药替代胆红素与蛋白的结合位置
喹诺酮类	软骨损害(动物)	不明
四环素类	牙及骨骼发育不良,牙齿黄染	药物与钙络合沉积在牙齿和骨骼中
氨基糖苷类	肾、耳毒性	肾清除能力差,有遗传因素、药物浓度等个体差异大
万古霉素	肾、耳毒性	同氨基糖苷类
磺胺药及呋喃类	溶血性贫血	新生儿红细胞中缺乏葡糖-6-磷酸脱氢酶

五、小儿患者抗菌药物的应用

小儿患者在应用抗菌药物时应注意以下几点。

1. 氨基糖苷类　该类药物有明显耳、肾毒性,小儿患者应避免应用。临床有明确应用指征且又无其他毒性低的抗菌药物可供选用时,方可选用该类药物,并在治疗过程中严密观察不良反应。有条件者应进行血药浓度监测,根据结果个体化给药。

2. 糖肽类　该类药有一定肾、耳毒性,小儿患者仅在有明确指征时方可选用。在治疗过程中应严密观察不良反应,有条件者应进行血药浓度监测,个体化给药。

3. 四环素类　可导致牙齿黄染及牙釉质发育不良,不可用于 8 岁以下小儿。

4. 喹诺酮类　由于对骨骼发育可能产生不良影响,该类药物避免用于 18 岁以下未成年人。

六、妊娠期和哺乳期患者抗菌药物的应用

(一) 妊娠期患者抗菌药物的应用

妊娠期抗菌药物的应用(表 9-7)需考虑药物对母体和胎儿两方面的影响。

1. 对胎儿有致畸或明显毒性作用者,如利巴韦林,妊娠期禁用。

2. 对母体和胎儿均有毒性作用者,如氨基糖苷类、四环素类等,妊娠期避免应用;但在有明确应用指征,经权衡利弊,用药时患者的受益大于可能的风险时也可在严密观察下慎用。氨基糖苷类等抗菌药物有条件时应进行血药浓度监测。

3. 药物毒性低,对胎儿及母体均无明显影响,也无致畸作用者,妊娠期感染时可选用。如青霉素类、头孢菌素类等 β-内酰胺类抗生素。

美国食品和药物管理局(FDA)按照药物在妊娠期应用时的危险性分为 A、B、C、D 及 X 类,可供药物选用时参考(表 9-7)。

表 9-7 抗微生物药在妊娠期应用时的危险性分类

FDA 分类	抗微生物药					
A. 在孕妇中研究证实无危险性						
B. 动物中研究无危险性,但人类研究资料不充分,或对动物有毒性,但人类研究无危险性	青霉素类 头孢菌素类 青霉素类/β-内酰胺酶抑制剂 氨曲南 美罗培南 厄他培南	红霉素 阿奇霉素 克林霉素 磷霉素 达托霉素	两性霉素 B 特比萘芬 利福布汀	甲硝唑 呋喃妥因 吡喹酮	扎那米韦 阿昔洛韦 泛昔洛韦 去羟肌苷 奈非那韦 替比夫定 替诺福韦	
C. 动物研究显示毒性,人体研究资料不充分,但用药时可能患者的受益大于危险性	亚胺培南/西司他丁 氯霉素 克拉霉素 万古霉素 替拉凡星 黏菌素	氟康唑 伊曲康唑 酮康唑 泊沙康唑 氟胞嘧啶 卡泊芬净 阿尼芬净 米卡芬净	磺胺甲噁唑/甲氧苄啶 替硝唑 氟喹诺酮类 利奈唑胺 利福平 利福昔明 异烟肼 吡嗪酰胺 卷曲霉素 氨苯砜	乙胺嘧啶 阿苯达唑 甲苯咪唑 氯喹 甲氟喹 喷他脒 伊维菌素 蒿甲醚/本芴醇 阿托伐醌 氯胍	金刚烷胺 金刚乙胺 奥司他韦 更昔洛韦 膦甲酸 西多福韦 拉米夫定 阿德福韦	恩替卡韦 齐多夫定 扎西他滨 司他夫定 阿巴卡韦 奈韦拉平 地拉韦啶 茚地那韦
D. 已证实对人类有危险性,但仍可能受益多	氨基糖苷类 四环素类 替加环素	伏立康唑				
X. 对人类致畸,危险性大于受益	奎宁 利巴韦林	沙利度胺				

注:[1] 妊娠期感染时用药可参考表中分类,权衡用药后患者的受益程度及可能的风险决定。A 类:妊娠期患者可安全使用;B 类:有明确指征时慎用;C 类:在确有应用指征时,充分权衡利弊决定是否选用;D 类:避免应用,但在确有应用指征且患者受益大于可能的风险时严密观察下慎用;X 类:禁用。

[2] 妊娠期患者接受氨基糖苷类、万古霉素、氯霉素、磺胺药、氟胞嘧啶时必须进行血药浓度监测,据以调整给药方案。

[3] 下列药物未分类,注明为:夫西地酸无发生问题的报道,乙胺丁醇"安全",氯法齐明/环丝氨酸"避免用",乙硫异烟胺"不使用"

（二）哺乳期患者抗菌药物的应用

哺乳期患者接受抗菌药物后，某些药物可自乳汁分泌，通常母乳中药物含量不高，不超过哺乳期患者每日用药量的 1％；少数药物乳汁中分泌量较高，如氟喹诺酮类、四环素类、大环内酯类、氯霉素、磺胺甲噁唑、甲氧苄啶、甲硝唑等。青霉素类、头孢菌素类等 β-内酰胺类和氨基糖苷类等在乳汁中含量低。然而无论乳汁中药物浓度如何，均存在对乳儿潜在的影响，并可能出现不良反应，如氨基糖苷类可导致乳儿听力减退，氯霉素可致乳儿骨髓抑制，磺胺甲噁唑等可致胆红素脑病和溶血性贫血，四环素类可致乳齿黄染，青霉素类可致过敏反应等。因此治疗哺乳期患者时应避免用氨基糖苷类、喹诺酮类、四环素类、氯霉素、磺胺药等。哺乳期患者应用任何抗菌药物时，均宜暂停哺乳。

（甄健存　张　威　赵景明　郭晏同）

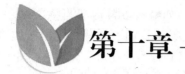

第十章

神经外科药物治疗

第一节 颅 脑 损 伤

一、临床特点

颅脑损伤(head injury)是一种常见外伤,发生率占全身部位损伤的20%左右,伤残率居全身创伤首位。颅脑损伤的主要病因包括交通事故、建筑、矿工事故、运动损伤和高处坠落等。其分类根据颅脑解剖部位分为头皮损伤、颅骨损伤与脑损伤,三者可合并存在。头皮损伤包括头皮血肿、头皮裂伤、头皮撕脱伤。颅骨骨折包括颅盖骨线状骨折、颅底骨折、凹陷性骨折。脑损伤包括脑震荡、弥漫性轴索损伤、脑挫裂伤、脑干损伤。按损伤发生的时间和类型又可分为原发性颅脑损伤和继发性颅脑损伤。按颅腔内容物是否与外界交通和硬脑膜是否完整分为闭合性颅脑损伤和开放性颅脑损伤。根据伤情程度又可分为轻、中、重、特重四型。根据致伤机制可分为直接损伤,间接损伤。

(一) 临床表现及诊断
颅脑损伤的诊断主要依靠典型的临床表现、体格检查及一些辅助检查。

1. 临床表现

(1)意识障碍:绝大多数病人伤后即出现意识丧失,时间长短不一。意识障碍由轻到重表现为嗜睡、蒙眬、浅昏迷、昏迷和深昏迷。硬膜外血肿的患者可有中间清醒期而硬膜下血肿的患者可无临床表现。

(2)头痛、呕吐是伤后常见症状,如果不断加剧应警惕颅内血肿。

(3)损伤后患者可因损伤部位不同出现肢体偏瘫、失语等临床表现。

2. 体格检查

(1)瞳孔:如果伤后一侧瞳孔立即散大,光反应消失,病人意识清醒,一般为动眼神经直接原发损伤;若双侧瞳孔大小不等且多变,表示中脑受损;若双侧瞳孔极度缩小,光反应消失,一般为脑桥损伤;如果一侧瞳孔先缩小,继而散大,光反应差,病人意识障碍加重,为典型的小脑幕切迹疝表现;若双侧瞳孔散大固定,光反应消失,多为濒危状态。

(2)生命体征:伤后出现呼吸、脉搏浅弱,节律紊乱,血压下降,一般经数分钟及十多分钟后逐渐恢复正常。如果生命体征紊乱时间延长,且无恢复迹象,表明脑干损伤严重;如果伤后生命体征已恢复正常,随后逐渐出现血压升高、呼吸和脉搏变慢,常暗示颅内有继发血肿。

(3)运动和反射改变:患者可有上运动神经元的表现,如肌张力增高、病理征阳性等。

3. 辅助检查

(1)X线平片检查:X线平片检查包括正位、侧位、创伤部位或者特殊部位的平片,有助于颅骨骨折、颅内积气、颅内骨片或异物诊断。

(2)CT 检查

1)头皮血肿:头皮软组织损伤的最主要的表现是帽状腱膜下血肿,呈高密度影,常伴凹陷骨折、急性硬膜下血肿和脑实质损伤。

2)颅骨骨折:CT 能迅速诊断线性骨折或凹陷骨折伴有硬膜外血肿或脑实质损伤。CT骨窗像对于颅底骨折诊断价值更大,可以了解视神经管、眼眶及鼻窦的骨折情况。

3)脑挫裂伤:常见的脑挫裂伤区多在额、颞前份,易伴有脑内血肿、蛛网膜下腔出血等表现,呈混杂密度改变,较大的挫裂伤灶周围有明显的水肿反应,并可见脑室、脑池移位变窄等占位效应。

4)颅内血肿:①急性硬膜外血肿典型表现为颅骨内板与脑表面有一双凸透镜形密度增高影。②急性硬膜下血肿表现为在脑表面呈新月形或半月形高密度区。慢性硬膜下血肿在颅骨内板下可见一新月形、半月形混杂密度或等密度影,中线移位,脑室受压。③脑内血肿表现为在脑挫裂伤附近或深部白质内可见圆形或不规则高密度或混杂密度血肿影。

(3)MRI 检查:对于等密度的硬膜下血肿、轻度脑挫裂伤、小灶性出血、外伤性脑梗死初期及位于颅底、颅顶或颅后窝等处的薄层血肿,MRI 检查有明显优势,但不适于躁动、不合作或危急病人。

(二) 外科治疗

1. 手术治疗　颅脑损伤手术治疗原则救治病人生命,恢复神经系统重要功能,降低病死率和伤残率。手术治疗主要针对开放性颅脑损伤、闭合性颅脑损伤伴颅内血肿或因颅脑外伤所引起的合并症或后遗症。主要手术方式有大骨瓣减压术、开颅血肿清除术、清创术、凹陷性骨折整复术、去骨瓣减压术、脑室外引流术、钻孔引流术和颅骨缺损修补术。

2. 非手术治疗

(1)保持呼吸道通畅,维持生命体征稳定。

(2)严密观察病情变化。

(3)防治脑水肿,降颅压治疗。

1)限制入量。

2)脱水治疗:渗透性脱水和利尿剂如氢氯噻嗪类、乙酰唑胺类、呋塞米、甘露醇、20%人血白蛋白。

3)冬眠低温疗法:降低体温降低机体的代谢率,减少脑组织耗氧。

4)巴比妥治疗:大剂量戊巴比妥或硫喷妥钠可降低脑的代谢,减少脑组织耗氧量,增强脑组织对脑缺血的耐受,降低颅内压,预防癫痫。

5)辅助过度通气。

(4)神经营养类药物:纳洛酮、辅酶 A 等。

二、药物治疗

（一）脱水治疗

中枢神经系统受到各种内源性或外源性等有害刺激时产生的一种非特异反应而引起脑细胞间隙或血管周围间隙液体增多即脑水肿。脑水肿因具有较高的死残率而影响患者预后,积极控制颅内压是降低脑水肿死残率,改善预后的关键。渗透性脱水治疗是减轻脑水肿,降低颅内压的主要治疗手段之一。

1. 甘露醇(mannitol)　甘露醇是高渗性脱水剂,现有证据表明甘露醇是降低脑外伤患者颅内压的有效药物:Ⅱ级,在颅内压(ICP)升高时,甘露醇 0.25～1.0g/kg 给药是有效的,低血压(BP<90mmHg)避免使用;Ⅲ级,在未监测 ICP 时,甘露醇限用于小脑幕切迹疝或神经功能进展性恶化(排除颅外原因)。

(1)目的:通过提高血浆渗透压,导致组织内(包括眼、脑、脑脊液等)水分进入血管内,从而减轻组织水肿,降低眼压、颅内压和脑脊液容量及其压力,用于治疗各种原因引起的脑水肿,降低颅内压,防止脑疝。

(2)甘露醇应用的指征:美国颅脑创伤救治指南明确规定,颅内压(ICP)<20mmHg 的局部脑挫裂伤、颅内血肿的急性颅脑创伤病人,不应该使用甘露醇,更不能长期使用甘露醇。当 ICP>20mmHg 时,也有学者提出 ICP>25mmHg 的急性颅脑创伤患者,为了尽快降低颅内压,才能使用甘露醇。

甘露醇降低颅内压主要是通过血脑屏障(BBB)完整的正常脑组织的脱水作用。由于挫裂伤脑组织的 BBB 处于破坏和开放状态,血液中的甘露醇进入该组织间隙空间并积聚,导致局部高渗,细胞外液量反而增多,导致脑挫裂伤局部水肿增加。

未采用 ICP 监测技术,可以通过动态 CT 扫描判断脑室、脑池形态、中线移位来判断颅内压 ICP 状态,特别是环池形态是反映颅内压状态的可靠指标。当急性脑挫裂伤和血肿导致脑占位效应时,应该使用甘露醇。临床上可通过观察眼部及眼底变化来估计颅内压及脑水肿情况。一般眼球结膜水肿、两眼外突、眼球张力增高或眼底视盘出现水肿,常提示颅内压增高或存在脑水肿,而脉搏缓慢及血压突然升高常为脑疝的信号,应尽早采用甘露醇治疗。

(3)给药方法:治疗脑水肿、颅内高压,按体重 0.25～2g/kg,配制为 15%～25%浓度于 30～60 分钟内静脉滴注。当病人衰弱时,剂量应减小至 0.5g/kg。严密随访肾功能。

(4)甘露醇应用的量效关系:美国颅脑创伤救治指南提出的甘露醇有效剂量为每次 0.25～1g/kg,间隔时间 4～12 小时。由于急性颅脑创伤患者的脑挫裂伤范围、部位和程度存在差异,颅内压增高程度差异、是否合并颅内血肿、有无全身合并伤和低血压、有无肾功能不全等多种因素影响甘露醇的用量。面对每一位急性颅脑创伤患者,都能正确选择甘露醇使用剂量是有一定困难。但应该掌握正确选择甘露醇使用剂量的基本要求:①首先是根据颅内压增高程度选择甘露醇剂量和使用次数,成人 24 小时甘露醇最大剂量(按体重 60kg 计算)(1g/kg×60kg=300ml 20%甘露醇)300ml×6 次/日=1800ml/d,最小剂量仅为(0.25g/kg×60kg=75ml 20%甘露醇)75ml×2 次/日=150ml/d。根据患者颅内压情况每 24 小时甘露醇用量为 150～1800ml。②根据患者血浆渗透压调节甘露醇用量,当患者血浆渗透压>320mOsm/L 时,会造成血液浓缩、黏滞度增加,电解质紊乱,脑微循环障碍,加重脑损害和肾功能损害。

甘露醇脱水的标准:应用甘露醇必须达到患者两眼球张力减低,压之较软,而皮肤弹性仍未降低,血压及血细胞比容基本维持在正常水平,并继续维持此状态直到临床上脑水肿基本缓解为止。

(5)注意事项:常用给药方法为:20%甘露醇 250ml,快速滴注,每日 2~4 次;不可过快或过慢。速度过快可引起头痛、头晕、视物模糊;速度过慢量小不集中,浓度低,不能迅速提高血液渗透压使组织脱水,降低颅压。

甘露醇遇冷易结晶,故应用前应仔细检查,如有结晶,可置热水中或用力振荡待结晶完全溶解后再使用。当甘露醇浓度高于 15%时,应使用有过滤器的输液器。结晶甘露醇经加温溶解后应冷至体温温度再用,不可过热。甘露醇是一种饱和溶液,温度降低时有结晶析出,因细小的结晶加重肾小管阻塞,使肾小球滤过率下降和肾小管内压增高,加重少尿。

甘露醇时程长(>3 天)会导致其脱水效果逐渐下降。

甘露醇的渗透作用在给药后 15~30 分钟出现,即血浆和神经细胞间建立了浓度梯度。其作用持续 90 分钟至 6 小时。甘露醇完全从尿中排出,在应用大剂量甘露醇,尤其是血浆渗透压>320mOsm/L 时,有发生急性肾衰竭(急性肾小管坏死)的危险。

使用甘露醇时应监测血浆渗透压、电解质及血容量。甘露醇有明显的利尿作用,对于低血容量患者要特别慎重。在同时使用呋塞米的患者,容易导致低钾。对于重型颅脑创伤病人,根据中心静脉压监测,及时补充血容量;监测和调整血浆电解质和血浆渗透压,血浆渗透压应该控制在 315mOsm/L 以下,不能超过 320mOsm/L。

甘露醇与其他渗透性利尿剂一样,可以增加 BBB 开放,加上脑挫裂伤区域 BBB 破坏,甘露醇可以进入脑组织并积聚于脑组织内,因此在多次给予甘露醇后在脑组织中的积聚作用可能有害,它会引起反向的渗透梯度移位,增加脑的渗透压,因此会加重脑细胞水肿。如持续滴注甘露醇,在脑组织中的积聚作用更明显。因此,甘露醇应该是间歇给药,而非持续滴注。

(6)使用时需要考虑的几个问题

1)关注药品不良反应:渗透性肾病(或称甘露醇肾病),主要见于大剂量快速静脉滴注时。其机制尚未完全阐明,可能与甘露醇引起肾小管液渗透压上升过高,导致肾小管上皮细胞损伤。病理表现为肾小管上皮细胞肿胀,空泡形成。临床上出现尿量减少,甚至急性肾衰竭。渗透性肾病常见于老年肾血流量减少及低钠、脱水患者。实验证明甘露醇引起的急性肾衰竭是可逆的,及时处理一般预后良好。首先应停用甘露醇,并应用大剂量的呋塞米以排除残余在肾小管内的甘露醇。有人主张可应用小剂量的多巴胺或利尿合剂,以舒张肾小管,增加肾血流和肾小球滤过率。伍用呋塞米,可增加甘露醇的脱水效果,减少不良反应。

由于大剂量、长期使用甘露醇或血浆渗透压超过 330mmol/L 可引起电解质紊乱、肾功能损害、酸中毒等,如果同时应用其他的肾毒性药物或有败血症存在时更容易发生功能衰竭。所以在甘露醇的使用过程中,应密切观察水电解质的平衡状况,以免发生低血 K、Na 及过度脱水。在颅内压增高的病人,脱水疗法和限制入液量常是联合应用的。一般限制入液量为正常生理需要量的一半,成人 1500~2000ml,并恰当限制钠盐,亦为正常需要量的一半。由于甘露醇的强烈脱水与利尿作用,在脱水过程中应定期测定血清 K、Na、Cl、Ca,以维持水电平衡。若出现电解质失调现象,患者表现为精神萎靡,四肢无力,腱反射减弱,手足抽搐等症状。

甘露醇为高渗液,若外渗,局部组织出现红肿,严重时变性坏死。故输入时应经常巡视注射部位。若出现红、肿、痛,应更换注射部位,红肿处热敷及行普鲁卡因封闭。

甘露醇有增加红细胞膜的柔韧性,降低血液黏滞度的作用,当大剂量快速应用时可引起反射性血管收缩和减少脑血流量。所以,清醒病人可引起头痛、视物模糊和眩晕等;在使用甘露醇时还应注意其过敏反应。

2)用药禁忌:①已确诊为急性肾小管坏死的无尿患者,包括对试用甘露醇无反应者,因甘露醇积聚引起血容量增多,加重心脏负担;②严重失水者;③颅内活动性出血者,因扩容加重出血,但颅内手术时除外;④急性肺水肿,或严重肺淤血禁用;⑤高血压、肾功能不全、低血压休克的患者应该慎重使用。

3)药物相互作用:可增加洋地黄毒性作用,与低钾血症有关,增加利尿药及碳酸酐酶抑制剂的利尿和降眼压作用,与这些药物合并时应调整剂量。

4)特殊人群用药:甘露醇能透过胎盘屏障,老年人应用本药较易出现肾损害,且随年龄增长,发生肾损害的机会增多。适当控制用量。

2. 其他脱水治疗用药　常用的药有渗透性脱水药和利尿药两类。口服药物:①氢氯噻嗪 25～50mg,每日 3 次;②乙酰唑胺 250mg,每日 3 次;③氨苯蝶啶 50mg,每日 3 次;④呋塞米 20～40mg,每日 3 次;⑤50％甘油盐水溶液 60ml,每日 2～4 次。静脉注射制剂:①30％尿素转化糖或尿素山梨醇溶液 200ml,静脉滴注,每日 2～4 次;②呋塞米 20～40mg,肌内或静脉注射,每日 1～2 次,此外,也可用浓缩 2 倍的血浆 100～200ml 静脉注射;20％人血白蛋白 20～40ml 静脉注射,对消除脑水肿、降低颅内压有一定作用。

甘露醇可配合应用呋塞米,也有推荐甘露醇＋呋塞米＋白蛋白联合应的,需综合考虑。

(二) 镇痛镇静治疗

镇痛镇静是脑损伤患者治疗的重要组成部分之一。镇痛镇静药物是低温治疗的常规辅助用药,镇静药物也是控制癫痫持续状态的常用药物之一(证据级别高、推荐级别强)。大剂量镇静药物,尤其是巴比妥类药物,常作为其他内科和外科治疗手段无效时的挽救性治疗措施,用于难治性颅内压增高的控制(证据级别低,推荐级别弱)。

1. 治疗目的　镇痛镇静在危重患者中应用的目的是多元化的,包括控制焦虑、躁动和疼痛,减轻应激反应,提高机械通气的协调性,减轻医疗护理操作对患者造成的伤害性刺激。这些基本目的也同样适用于重症脑损伤患者。重症脑损伤临床治疗的中心在于维持脑氧供需平衡。疾病和诊疗操作对患者造成的伤害性刺激,无疑均可能导致脑损伤患者脑氧耗水平的升高。在这些情况下应用镇痛镇静药物,其目的不仅在于提高患者舒适度,更重要的是发挥脑保护作用。目前对脑损伤患者镇痛镇静治疗的必要性已经达成共识,现有证据主要来源于镇痛镇静药物对一些生理指标的良性影响,如颅内压、脑氧输送和脑代谢。

2. 重症脑损伤患者在镇痛镇静治疗过程中的监测　重症脑损伤患者的镇痛镇静治疗应遵循危重患者总的原则,即应用镇静剂前应首先控制疼痛、纠正生理学异常(如低氧血症、低血压和低血糖等)。当以控制躁动为主要目的时,应定时监测镇静程度,宜维持较浅的镇静深度。对于脑损伤患者,这些原则尤其重要。

重症脑损伤患者接受镇痛镇静治疗的过程中,应建立多元化监测理念。当患者出现意识变化时,应仔细鉴别原因,尽一切可能发现颅内病情变化(证据级别中、推荐级别强)。

建立重症脑损伤患者定时意识评估常规,其中应包括意识评估量表(如 GCS)、瞳孔观察和神经系统体格检查。应建立神经系统影像学检查的标准(证据级别高、推荐级别强)。

应建立重症脑损伤患者镇静深度监测和疼痛评估常规(证据级别高、推荐级别强)。

针对非脑损伤患者群体的研究提示,信度和效度最好的镇静深度评估工具包括里士满躁动镇静量表(RASS)和镇静躁动量表(SAS)。对于存在主观表达障碍的非脑损伤患者,推荐应用疼痛的行为学评估系统,其中信度和效度最好的包括疼痛行为学量表(BPS)和重症疼痛观察工具(CPOT)。对于脑损伤患者,有研究显示了非语言疼痛量表(NVPS)的可行性。可选择这些镇静和疼痛评估工具应用于重症脑损伤患者(证据级别低,推荐级别弱)。

3. **镇痛镇静药物选择** 脑损伤患者镇痛镇静药物的选择应遵循两个基本原则,即对中枢神经系统无附加损害且药物作用能够快速消除。脑损伤患者常用镇痛镇静药物包括丙泊酚、苯二氮䓬类、巴比妥类和阿片类药物。到目前为止,尚无研究证实任何一种镇痛镇静药物具有绝对的选择优势。目前尚无证据支持何种镇痛镇静药物最适合于脑损伤患者。目前常用于重症脑损伤患者的镇静药物包括丙泊酚、咪达唑仑、芬太尼和吗啡(证据级别低,推荐级别弱)。当预计将于短时间内进行意识评估时,低剂量丙泊酚持续静脉注射可能是合理的选择。而当预计近期无须进行意识评估时,咪达唑仑则可能是合理的选择(证据级别低,推荐级别弱)。

(1)丙泊酚(propofol)

1)优势:丙泊酚的神经保护作用包括降低脑代谢和颅内压,并提高癫痫抽搐阈值。丙泊酚快速起效,持续应用后药物半衰期(时量相关半衰期)无明显延长,药物作用仍然能够快速消除。这一特点使得丙泊酚停药后能够在短时间内评估患者的意识状态。

2)注意事项:丙泊酚的主要不良反应在于大剂量给药时导致血压下降,脑灌注压降低。临床应用需注意丙泊酚输注综合征(PIS),该综合征最初发现于儿童患者,之后有全身麻醉诱导和 ICU 镇静后发生的个案报道。PIS 表现为应用丙泊酚后出现乳酸性酸中毒和心电图改变,之后出现横纹肌溶解、肾衰竭和循环衰竭。危险因素包括剂量>5mg/(kg·h),用药时间>48 小时,以及同时应用儿茶酚胺类和皮质醇类药物。回顾性研究显示,PIS 更易发生于脑损伤患者,可能原因包括丙泊酚的应用剂量较大,时间较长。因此,脑损伤患者应用大剂量丙泊酚时,应密切监测患者磷酸激酶、乳酸、电解质和动脉血气分析。长时间应用时(>48 小时),剂量应<5mg/(kg·h)。当怀疑患者发生 PIS 时,应立即停药。

3)用法用量:作为全身麻醉以辅助区域麻醉技术,所需的剂量较低。麻醉给药:建议应在给药时[一般健康成年人每 10 秒约给药 4ml(40mg)]调节剂量,观察病人反应直至临床体征表明麻醉起效。大多数年龄小于 55 岁的成年病人,需要 2.0～2.5mg/kg 的丙泊酚;超过该年龄需要量一般将减少。

(2)咪达唑仑(midazolam)

1)优势:咪达唑仑起效和消除迅速,同样具有降低颅内压和脑代谢的作用,且能提高癫痫抽搐阈值,持续静脉注射对循环的影响轻微。

2)缺点:咪达唑仑的主要缺点是产生活性代谢产物,长期应用导致蓄积,使苏醒延迟。长期应用后还可能产生耐受现象,骤然停药时,患者可表现戒断症状,如血压升高、抽搐和谵妄,这时需加用长效苯二氮䓬类药物过渡,如地西泮。

3)用法用量:咪达唑仑是一种强效镇静剂,使用时需要缓慢给药,并且剂量个体化。诊断性操作或外科手术前的基础镇静(清醒镇静):缓慢静注。注射剂量必须进行个体化调整,给药速度不能过快,不能单次静脉推注。对 60 岁以下的成年患者,初始剂量为 2.5mg,在操作开始前 5～10 分钟给药。根据需要可以 1mg 的剂量追加给药。总剂量平均为 3.5～7.5mg。总剂量通常不超过 5.0mg。对于 60 岁以上的老年患者、体弱或者患有慢性疾病的患者,初始剂量必须降低至约 1.0mg,在操作开始前 5～10 分钟给药。根据需要可以 0.5～1mg 的剂量追加给药。由于药物在这些患者中达到峰值药效的速度有所减慢,因此追加给药需要缓慢而谨慎。总剂量通常不超过 3.5mg。可以用 0.9%氯化钠、5% 和 10%葡萄糖、5%果糖,林格溶液等进行稀释。混合比例为每 100～1000ml 输注液中含 15mg 咪达唑仑。不能用 6%的葡聚糖溶液稀释或者与碱性注射液混合。

(3)巴比妥(barbital)类药物

1)临床应用:当前在欧美国家重症颅脑创伤救治流程中,多将巴比妥类药物作为去骨瓣减压仍无法缓解颅内压增高时的挽救性治疗措施,并应用脑电图监测以达到爆发性抑制状态。推荐在其他内科和外科降颅内压方法无效时给予大剂量巴比妥类药物,但需维持循环稳定。并且有适当、连续、系统的监护。2007 年美国神经外科医师协会(AANS)颅脑创伤指南Ⅱ级推荐意见指出,不建议预防性应用巴比妥类药物。

2)注意事项:对于大剂量麻醉药,欧美国家多采用巴比妥类药物。2012 年发表的 Cochrane 系统评价,共纳入了 7 项巴比妥类药物用于颅脑创伤的随机对照研究,结果并未显示能够改善患者转归,且应用巴比妥类药物尚存在导致低血压和低脑灌注压的危险。近期在欧洲 5 个国家进行的流行病学研究也显示,虽然大剂量巴比妥类药物可使多数患者颅内压有所降低,但即便在应用升压药物的同时,平均动脉压也明显降低,患者转归无明显改善。目前国内尚未见应用巴比妥类药物治疗难治性颅内压增高的报道。

3)用法用量:大剂量戊巴比妥或硫喷妥钠可降低脑的代谢,减少氧耗及增加脑对缺氧的耐受力,降低颅内压。初次剂量为 3～5mg/kg 静脉滴注,给药期中应作血内药物浓度测定。有效血浓度为 25～35mg/L。发现颅内压有回升时应即增补剂量,可按 2～3mg/kg 计算。

现有证据能够证明巴比妥类药物、丙泊酚和咪达唑仑均能够降低脑代谢和颅内压。尽管现行的重症脑损伤救治目标仍然主要是控制颅内压,但是现有证据并不能证实颅内压的控制一定会获得转归的改善。

大量研究比较了咪达唑仑和丙泊酚在危重患者镇静治疗中的作用,目前尚无确定性证据表明孰优孰劣。内泊酚推荐用于控制颅内压,但是不能改善 6 个月病死率。高剂量异丙酚可产生显著的药物不良反应。

加拿大多伦多大学曾比较甘露醇和巴比妥在治疗 59 例重型颅脑创伤合并高颅压的效果。结果发现甘露醇在改善 CPP、ICP 和病人预后(甘露醇组病死率 41%、巴比妥组病死率 77%)方面明显优于巴比妥。

现有证据不支持重症脑损伤者预防性应用大剂量麻醉镇静药物治疗。当其他内科和外科治疗手段仍不能控制患者的颅内压增高时,可选择大剂量麻醉镇静药物作为挽救性治疗措施(证据级别低,推荐级别弱)。

(4)低温治疗中的镇痛镇静药物的应用:镇痛镇静药物常用于低温治疗过程中,目的在于辅助降温并预防和控制寒战。尽管如此,目前尚无低温治疗期间应用镇痛镇静药物的共识。

2010 年的一项荟萃分析纳入了 44 项心搏骤停后进行低温治疗的临床研究,实施地点包括美国、加拿大、澳大利亚、日本、以色列和 15 个欧洲国家,共 68 个 ICU。44 项研究中有 4 项在实施低温过程中未使用任何镇痛和镇静药物。剩余的 40 项研究中有 27 项(67.5%)应用了咪达唑仑,9 项(22.5%)应用了丙泊酚,2 项同时应用了苯二氮䓬类和丙泊酚,分别各有 1 项研究应用了劳拉西泮或氯胺酮。在应用镇静药物的 40 项研究中有 11 项未使用镇痛药物,应用的镇痛药物中最常选择的是芬太尼(20 项研究)。这些研究中仅有 3 项未使用肌肉松弛剂,最常用的药物是泮库溴铵和顺阿曲库铵。这些基本代表了欧美国家在实施低温治疗过程中的常规用药。

国内低温研究中多采用冬眠合剂用于镇痛镇静治疗。冬眠合剂曾经是低温治疗的标准辅助药物,优点在于降低体温调定阈值,主要缺点在于对循环的影响。

脑损伤患者的低温治疗过程中应辅助镇痛镇静和肌肉松弛药物。临床应用中需注意的是切忌单独以肌肉松弛药物辅助低温治疗(证据级别中,推荐级别高)。

低温治疗常用镇静药物为咪达唑仑和丙泊酚,常用镇痛药物为芬太尼。冬眠合剂可用于低温治疗辅助用药,应注意患者循环状况(证据级别低,推荐级别弱)。

(三) 神经营养类药物

临床应用:超大剂量激素、镁制剂和超大剂量白蛋白存在增加急性颅脑损伤病人病死率的风险,强烈不推荐使用。

钙拮抗剂(尼莫地平)、谷氨酸受体拮抗剂(塞福太,阿替加奈,CP101-606,D-CPP-ene,地塞比诺)、自由基清除剂(替拉扎特,PEG-SOD)、缓激肽拮抗剂(Bradycor)和线粒体功能保护剂(SNX-111)治疗急性颅脑损伤病人无效,不推荐使用。

多种肽类脑神经营养药物在治疗颅脑损伤病人疗效方面,缺乏Ⅰ级临床循证医学证据,建议慎用。

尽管 ATP、CoA、维生素 B$_6$ 和维生素 C 治疗急性颅脑创伤病人也缺乏Ⅰ级临床循证医学证据,但经过长期临床应用实践证明它们无毒副作用、价格便宜、药理作用明确,推荐使用。

用法用量:辅酶 A 50U、三磷酸腺苷 20～40mg、维生素 B$_6$ 50～100mg;维生素 C 1g 静脉滴注,每日 1～2 次,10～15 日为一疗程。

(四) 预防癫痫

1. 用于严重颅脑创伤的临床证据 Ⅰ级,没有足够的数据支持Ⅰ级建议;Ⅱ级,不推荐预防性使用苯妥英钠或丙戊酸钠防止晚期外伤后癫痫发作(PTS)。抗癫痫药物降低早期 PTS(外伤 7 日内)发病率是有指征的,但是早期 PTS 不影响预后。大部分的研究不支持应用预防性的抗癫痫药用于晚期 PTS,大于 1 周的常规预防性抗癫痫药物是不推荐的。如果发生晚期 PTS,应该参照新发癫痫的标准处理。苯妥英钠认为对减少早期 PTS 有效。丙戊酸钠可能与苯妥英钠效果相当,但可能与更高的病死率有关。

2. 用法用量 苯妥英钠 0.2g,每天 3 次,7～10 日;丙戊酸钠 0.4g,每天 3 次,或丙戊酸钠缓释片 1.0g/d,5～7 日。

3. 不良反应

(1)苯妥英钠:过敏反应常见,并有骨髓抑制,肝、肾损伤,因血药浓度范围小,需注意监测血药浓度。

（2）丙戊酸钠：少数病人有肝、肾功能异常，过敏反应，血小板减少。

4. 开颅术后早期癫痫的预防

（1）术前预防

1）一般预防：避免辛辣饮食，禁烟、酒，保持良好心态等。

2）药物预防：择期手术应在术前5～7日口服抗癫痫药物。苯妥英钠0.2g，每天3次，丙戊酸钠0.4g，每天3次，或丙戊酸钠缓释片1.0g/d；急诊手术可在术前静脉推注抗癫痫药物（如丙戊酸钠缓释片15mg/kg）。

（2）术中预防

1）一般预防：避免不必要的脑皮质暴露，注意术中脑皮质保护，减少血管损伤，仔细止血缩短手术时间，控制颅内压。术毕反复冲洗术野，以减少蛛网膜下腔积血。

2）药物预防：在麻醉停止前30分钟，静脉加用抗癫痫药物，可有效减少术后早期癫痫发生。

（3）术后预防

1）一般预防：控制脑水肿和颅内压，保持呼吸道通畅。

2）药物预防：术后静脉用抗癫痫药物，患者清醒且能口服者可改口服抗癫痫药物。

5. 预防后仍出现癫痫的处理

（1）一般处理：保持呼吸道通畅，避免窒息或误吸，控制脑水肿和颅内压。注意抽搐后意识情况，必要时在癫痫控制后复查头颅CT。

（2）药物处理：尽量应用已使用抗癫痫药物，如已用丙戊酸钠预防的应立即再次静脉推注，并急查血药浓度。

如同种药物无效，可改用其他抗癫痫药物，如地西泮、苯巴比妥类等。

仍控制不佳，可用肌松剂，如维库溴铵等药物，并用呼吸机维持患者呼吸。

（3）预防用药停止时间：术后或伤后未发生癫痫者，在术后或伤后7日，可停用预防癫痫药。如果术后脑水肿或颅内感染未控制，可适当延长用药时间，一旦上述情况控制即可停药。如果术后和伤后发生癫痫，则按治疗癫痫处理，不能随意停药。

6. 颅脑损伤后并发外伤后癫痫药物治疗　用以治疗外伤后癫痫的传统药物有苯妥英、卡马西平、丙戊酸钠和苯巴比妥；新药加巴喷丁、托吡酯和拉莫三嗪作为辅助治疗，可以显著控制成人顽固性的局部和全身癫痫发作，应用于伴有外伤后应激反应的外伤后癫痫患者效果良好（表10-1）。在大多数病例中。因为患者尚在脑外伤的恢复期，需要静脉用药，通常选用苯妥英钠或丙戊酸钠静脉用药，它们可有效地使发作停止。但是目前尚没有随机的对照研究证明哪一种药物疗效更好。

表10-1　颅脑损伤后并发外伤后癫痫治疗药物列表

通用名	用法用量	不良反应
苯妥英钠 (phenytoin sodium)	①口服：成人常用量250～300mg/d。开始时100mg，2次/日，1～3周内增加至250～300mg/d，分3次口服。极量为300mg/次，500mg/d。小儿开始时5mg/(kg·d)，分2～3次服用，按需调整，≤250mg/d。②静脉注射：用于癫痫持续状态时，可取本品溶于5%葡萄糖注射液20～40ml中缓慢	眼球震颤、共济失调、厌食、恶心、呕吐、攻击行为、巨幼细胞贫血、痤疮、牙龈增生、面部粗糙、多毛、骨质疏松、小脑及脑干萎缩（长期大量使用）、性欲缺乏、维生素K和叶酸缺乏、皮疹、周

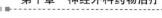

续表

通用名	用法用量	不良反应
	静脉注射。抗惊厥时,成人常用量 150～250mg,注射速度≤50mg/min,注射时间 6～10min,必要时,30 分钟后可再次静脉注射 100～150mg,总量≤500mg/d;小儿常用量按体重 5mg/kg 或按体表面积 250mg/m², 1 次或分 2 次注射	围神经病、Stevens-Johnson 综合征、肝毒性
卡马西平 (carbamazepine)	300～1200mg,分 2～4 次服用。开始时,100mg/次,2 次/日;以后可隔日增加 100～200mg/d,3 次/日,直到起效为止;维持量 400～800mg/d 或最低有效剂量,分次服用	头晕、视物模糊、恶心、困倦、中性粒细胞减少、低钠血症,皮疹、再生障碍性贫血、Stevens-John-son 综合征、肝损害
丙戊酸钠 (sodium valproate)	口服成人 1 次 200～400mg,一日 400～1200mg。儿童每日 20～30mg/kg,分 2～3 次服用。一般宜从低剂量开始。如原服用其他抗癫痫药者,可合并应用,也可渐减少原药量,视情况而定。静脉注射:成人,癫痫持续状态时静注 400mg,每日 2 次	震颤、厌食、恶心、呕吐、困倦,体重增加、脱发、月经失调或闭经、多囊卵巢综合征,肝毒性(尤其在 2 岁以下儿童)、血小板减少、急性胰腺炎(罕见)、丙戊酸钠脑病
苯巴比妥 (phenobarbital)	每次 0.015～0.03g,1 日 3 次。癫痫持续状态肌注 1 次 0.1～0.2g	疲劳、嗜睡、抑郁、注意力涣散、多动、易激惹(儿童)、攻击行为、记忆力下降,少见皮肤粗糙、性欲下降,突然停药可出现戒断症状,如焦虑、失眠等,皮疹、中毒性表皮溶解症、肝损害
加巴喷丁 (gabapentin)	第一天可采用每日 1 次,每次 300mg;第二天为每日 2 次,每次 300mg,第三天为每日 3 次,每次 300mg,维持量为 900～1800mg。停药或新治疗方案的加入均需逐渐进行,时间最少为 1 周。依据患者肾功能情况进行的加巴喷丁用药剂量调节	嗜睡、头晕、疲劳、复视、感觉异常、健忘
拉莫三嗪 (lamotrigine)	(1)单独使用:初始剂量 25mg,每日一次。两周后可增至 50mg,一日一次,两周后可酌情增加剂量,最大增加量为 50～100mg,此后,每隔 1～2 周可增加剂量一次,直至达到最佳疗效,一般须经 6～8 周。通常有效维持量为 100～200mg/d,一次或分两次服用 (2)与丙戊酸合用:成人和 12 岁以上儿童,初始剂量 25mg,隔日一次,第 3、4 周开始改为 25mg,一日 2 次。此后每 1～2 周可增加 25～50mg,直至达到维持剂量为 100～150mg/d。与具酶诱导作用的抗癫痫药合用:初始剂量 50mg,每日一次,服药两	复视、头晕、头痛、恶心、呕吐、困倦、共济失调、嗜睡、攻击行为、易激惹,皮疹、Stevens-Johnson 综合征、中毒性表皮溶解症、肝衰竭、再生障碍性贫血

通用名	用法用量	不良反应
	周后可增至 100mg/d,分两次服,两周后酌情增加剂量,最大增加量为 100mg,此后每隔 1～2 周可增加剂量一次,直至达到最佳疗效。通常最佳维持量为 200～400mg/d,分两次服用 (3)2～12 岁儿童:与丙戊酸合用:初始剂量为 0.2mg/(kg·d),每日一次,两周后增至 0.5mg/(kg·d),每日一次,再两周后酌情增加剂量,最大增加量为 0.5～1mg/kg,此后每隔 1～2 周可增加剂量一次,直至达到最佳疗效,通常维持量为 1～2mg/(kg·d),一次或分两次服。与具酶诱导作用的抗癫痫药合用:初始剂量为 2mg/(kg·d),分两次服,两周后增至 5mg/(kg·d),分两次服。再两周后酌情增加剂量,最大增加量为 2～3mg/kg。此后每隔 1～2 周可增加剂量一次,直至达到最佳疗效。通常有效维持量为 10mg/(kg·d),分两次服,最大剂量为 400mg/d	
托吡酯 (topiramate)	成人:初始剂量为每晚 25～50mg,然后每周增加剂量 25mg,直至症状控制为止。通常有效剂量为每日 200～300mg,bid。2 岁以上儿童:初始剂量为每晚 12.5～25mg,逐渐加量至 5～9mg/(kg·d),维持剂量为 100mg/d,bid	厌食、注意力障碍、语言障碍、记忆障碍、感觉异常、无汗,肾结石、体重下降,急性闭角型青光眼(罕见)
奥卡西平 (oxcarbazepine)	单独或与其他的抗癫痫药联合使用。在单药治疗和联合用药中,可从临床有效剂量开始用药,一天内分为两次给药根据病人的临床反应增加剂量:当代替其他抗癫痫药治疗时,在治疗开始后应逐渐减少其他抗癫痫药的剂量。如果与其他抗癫痫药联合使用,由于病人总体的抗癫痫药物剂量的增加,需要减少其他抗癫痫药的剂量或/和更加缓慢地增加奥卡西平剂量。可以空腹或与食物一起服用。奥卡西平不需要监测血药浓度。成人-单药治疗:起始剂量可以以一天 600mg[8～10mg/(kg/d)],分 2 次给药。为了获得理想的效果,可以每隔 1 个星期增加每天的剂量,每次增加剂量不要超过 600mg。每日维持剂量范围在 600～2400mg 之间,绝大多数病人对每日 900mg 的剂量即有效果。对于有轻到中度肝功能损害的病人,不必进行药物剂量调整。有肾功能损害的病人(肌酐清除率<30ml/分),起始剂量应该是常规剂量的一半(300mg/d),并且增加剂量时间间隔不得少于 1 周,直到获得满意的临床疗效。有肾功能损害的病人在增加剂量时,必须进行仔细的监测。应避免突然停药,逐渐地减少剂量。以避免诱发痫性发作	疲劳、困倦、复视、头晕、共济失调、恶心,低钠血症,皮疹

选药主要依据癫痫发作类型局灶性发作首选卡马西平,次选苯妥英钠、苯巴比妥和丙戊酸;强直-阵挛性发作首选丙戊酸,次选卡马西平、苯妥英钠;强直性发作首选卡马西平,次选苯巴比妥、苯妥英钠。

药物的剂量:小剂量开始,逐渐增加,达到既能有效控制发作,又没有明显不良反应为止。如不能达到此目的,宁可满足部分控制。不要出现不良反应是癫痫药物剂量原则的核心。

可用血药浓度监测指导用药。由于抗癫痫药代谢的个体间差异极大,创伤期影响因素较多,不同个体之间或同一个体的不同时间维持血药治疗浓度所需的剂量都有较大的差异。在 Temkin 等的研究中,在首剂静脉注射 20mg/kg 苯妥英钠后,维持血药治疗浓度所需的苯妥英钠静注或口服剂量为 120～200mg/d 不等,其中半数以上患者的药物剂量调整次数超过 7 次,超过 15 次的也并不少见。

坚持长期规律治疗,掌握停药时机及方法。癫痫被控制 3～5 年后才考虑撤药,失神发作停止半年后可考虑停药。逐渐减少药量,停药时间不得少于 1～1.5 年。

Shinnar 等报道在非复杂性癫痫的患者中,包括患儿,长期进行抗癫痫药物并不能改善患者的远期后果。此外,严重颅脑损伤的患者通常都会存在一定的认知功能障碍,长期抗癫痫药物治疗可能会恶化患者的认知功能。因此,给外伤后癫痫患者,特别是患儿,进行长期的抗癫痫药物治疗应权衡利弊。

(五) 颅内感染的治疗

可采取引流、穿刺和手术等方法进行治疗,同时进行药物治疗。

1. 药物治疗 采取控制感染和对症及支持治疗。

对症及支持治疗包括颅内压力增高时给予脱水剂如 20％甘露醇,每次 0.25～0.5g/kg;肾上腺皮质激素的应用有抗炎、降低颅内压、减轻脑膜粘连等作用,急性期可给予地塞米松 0.2～0.5mg/(kg·d),一般疗程 3～5 日;保证营养和能量的供应,维持水、电解质平衡;处理高热、惊厥和感染性休克等。

2. 抗菌药物与血-脑脊液屏障 抗菌药物通过血脑脊液屏障进入脑脊液的能力受多种因素影响,正常脑膜条件下,大多数抗菌药物不能通过血脑屏障;脑膜炎尤其是化脓性脑膜炎时,由于细菌酸性代谢产物积蓄,导致脑脊液 pH 下降,引起血、脑脊液的 pH 梯度升高,而有利于抗菌药物向脑脊液中移动,故脑膜炎越严重,血、脑脊液 pH 梯度越大,越有利于抗菌药物通过血脑脊液屏障。

根据通过血脑屏障的能力,抗菌药物分三类:①能通过正常血脑屏障的抗菌药物:氯霉素,磺胺嘧啶,复方磺胺异噁唑,甲硝唑;②大剂量时能部分通过血脑屏障或能通过炎症脑膜的抗菌药物:青霉素类,头孢菌素类,氨曲南,美罗培南,万古霉素,磷霉素,氟喹诺酮类;③不能通过血脑屏障抗菌药物:氨基糖苷类,多黏菌素,大环内酯类,四环素类和克林霉素。

经腰椎穿刺鞘内注射将抗菌药物注入蛛网膜下腔不易均匀分布于脑室系统,毒性反应大,疗效欠理想,剂量过大可引起脑膜或神经根刺激症状和蛛网膜下腔粘连,甚至惊厥、昏迷、死亡,故不主张鞘内注射。但特殊情况下,如革兰阴性肠道杆菌或金葡菌脑膜炎,鞘内注射(尤其是脑室内注射)仍有其适应证。

3. 颅内感染抗菌药物选择原则 ①药物能通过血脑屏障进入脑脊液;②药物应对所怀疑或经临床证实的细菌有良好的杀菌活性;③所用药物在脑脊液中的浓度,应比该药物的最小杀菌浓度至少高出数倍,因此剂量须够大;④若联合用药,应选择互相有协同作用的配伍,如β-内酰胺类与氟喹诺酮类。

在开放性脑外伤或开颅术后引起的脑膜炎,多由葡萄球菌、链球菌引起,也可见肠道杆菌和铜绿假单胞菌;闭合性脑外伤或伴有颅骨骨折、脑脊液漏常见肺炎球菌和嗜血流感杆菌;分流术后则常由表皮葡萄球菌和肠道杆菌引起。

病原未明的化脓性脑膜炎:治疗上首选氨苄西林加头孢曲松或头孢噻肟;再加万古霉素。青霉素过敏者可用氯霉素加复方磺胺甲基异噁唑,或用万古霉素代替氯霉素。疗程视病情而定。

肺炎链球菌脑膜炎:鉴于对青霉素耐药菌日趋增多,宜用头孢3代(头孢曲松或头孢噻肟)加万古霉素,疗程2周。青霉素过敏者可用利福平。

革兰阴性杆菌脑膜炎(流感杆菌、肠道杆菌):首选头孢第三代(头孢噻肟或头孢曲松),青霉素过敏者可用氨曲南或环丙沙星。疗程常长达3周。

葡萄球菌脑膜炎(表皮葡萄球菌和金葡菌):对甲氧西林敏感金黄色葡萄球菌,可用苯唑西林。对甲氧西林耐药(MRSA)及表皮葡萄球菌,需用万古霉素。

铜绿假单胞菌脑膜炎:可用头孢他啶或头孢哌酮,并与一种氨基糖苷类联用。如效果不好,可用美罗培南。

厌氧菌脑膜炎:常伴有脑脓肿,脑脊液培养大多阴性,多见于中耳炎、颅脑外伤和开颅术后。甲硝唑对革兰阳性和阴性厌氧菌都有强大的抗菌活性,可作为首选。由于甲硝唑对各类需氧菌都不具有杀菌活性,因此必须针对可能存在的需氧菌加用相应的抗菌药物。

4. 神经外科手术抗菌药物预防性应用 主要以革兰阳性菌为主,可用头孢曲松1～2g或头孢呋辛1.5g加入葡萄糖注射液50～100ml静脉滴注,30分钟内滴完。应于术前30～60分钟,麻醉诱导期给药。如果使用半衰期短于2小时的抗生素而手术时间较长,应在3～4小时后重复给药一次。头孢曲松半衰期长达7～8小时,则无须追加剂量。若手术前已有污染发生(如开放性创伤)或患者有感染高危因素(如高龄,免疫功能低下,糖尿病),可将用药时间延长到24～48小时或按感染治疗。

5. 神经外科手术部位感染(neurosurgical site infection,SSI)抗菌药物应用 经验性治疗:根据细菌流行病学分析,神经外科术后颅内感染主要致病菌中革兰阳性菌以葡萄球菌属为主,革兰阴性菌以不动杆菌、铜绿假单胞菌、肺炎克雷伯菌等为主。耐药性革兰阳性菌对万古霉素、替考拉宁和利奈唑胺高度敏感。革兰阴性菌对三代、四代头孢菌素,头孢哌酮/舒巴坦、哌拉西林/他唑巴坦敏感率高,肠杆菌科对碳青霉烯类高度敏感。经验治疗应联合使用覆盖革兰阳性菌和革兰阴性菌的药物。

病原菌目标治疗:一旦病原学检查明确,应该根据不同病原菌及药敏选择抗菌药物。①葡萄球菌属:对于耐甲氧西林金黄色葡萄球菌(MRSA)和凝固酶阴性葡萄球菌(CNS)感染,推荐万古霉素或利奈唑胺单用或联合利福平。在非炎性状态下,利奈唑胺透过血脑屏障能力优于万古霉素。利奈唑胺的药物脑脊液浓度/血浆浓度在非炎症性脑膜炎时为66%～70%,炎症性脑膜炎时可达1.2～2.3倍。利奈唑胺对MRSA和CNS有高度活性(100%)。对甲氧西林敏感金黄色葡萄球菌可选苯唑西林,如敏感,可考虑替莫西林(TMPC)。②肠球菌属:对氨苄西林敏感的肠球菌属,选用氨苄西林单用或联合庆大霉素;若对氨苄西林耐药,选用万古霉素联合利福平;对万古霉素耐药菌株(VRE),选用利奈唑胺或替考拉宁。③肠杆菌科细菌:对于产超广谱 β-内酰胺酶(ESBL)的大肠埃希菌和肺炎克雷伯菌感染,参考药敏可选用碳青霉烯类或 β-内酰胺类/内酰胺酶抑制剂复合制剂如头孢哌酮/舒巴坦和哌拉西林/他唑巴坦,非产 ESBL 菌株,参考药敏可选用第三、四代头孢菌素,也可选用氨曲南。④铜绿假单胞菌:可用环丙沙星、头孢哌酮/舒巴坦、哌拉西林/他唑巴坦、头孢吡肟、头孢他啶或碳青霉烯类。⑤不动杆菌属:不动杆菌属对头孢哌酮/舒巴坦、米诺环素等耐药率低,治疗可以选用头孢哌酮/舒巴坦、米诺环素等。碳青霉烯依然可选,尤其对于多重耐药菌(MDR)或者泛耐药细菌(PDR)菌株。

6. 注意事项

(1)考虑到用药的安全性,一般不采用鞘内,脑室内给药,曾用过的药物及用量仅供参考。文献报道的局部给药方法:

1)鞘内给药:常规治疗基础上置换脑脊液并配合鞘内注射抗生素治疗化脓性脑膜炎患者:重症置换 1 次/日,轻症时隔日置换 1 次,生理盐水 250ml+庆大霉素 8000U+地塞米松 5mg 配成置换液,自第 2 次置换起,置换液中庆大霉素换用相应敏感抗生素(头孢菌素、磺胺类、青霉素类、氨苄西林、庆大霉素、氯霉素等,剂量为每日总量的 20%),置换时鞘内注入敏感抗生素(剂量为每日总量的 10%),病情重者加用地塞米松 5mg,待脑脊液中白细胞降至 10 个/mm³ 以下时停止置换术,根据病情共置换 3～10 次。

2)脑室内给药:行双侧脑室置管后给予脑室持续抗生素溶液等灌洗局部治疗化脓性脑室炎患者:灌洗液为头孢哌酮 0.5 g 或万古霉素 0.1g,加入 0.9% 生理盐水溶液 500ml 配制而成,开放冲洗管冲洗时保持引流管开放,控制滴速 10～30 滴/分,缓慢滴入,持续 24 小时冲洗,灌洗不超过 2 周。

3)古霉素治疗脑积水脑室腹腔分流术后发生脑室炎患者:经脑室外引流管向脑室内注入万古霉素 25～50mg/d,用蒸馏水或生理盐水将药物溶解稀释至 8～9ml,缓慢注入脑室内保留 2～3 小时,治疗 16～36 日。

(2)亚胺培南、环丙沙星、甲硝唑等有中枢兴奋作用,可能诱导癫痫,应慎用或尽量不用。

(3)当青霉素 G 剂量大于每日 1000 万 U 会出现青霉素脑病,引起腱反射增强,肌痉挛,抽搐甚至昏迷,使用过程中应密切观察。

(4)用药剂量大,疗程长时,有些抗菌药物的特殊体内代谢途径会影响机体功能变化,应密切观察用药后的反应,如肝、肾功能,血常规,因胆道排泄引发肠道微生态平衡失调而导致抗菌药物假膜性腹泻。

(5)不能全部指望抗菌药物的作用,应强调无菌操作原则和手术的技巧。治疗颅内感染抗菌药物见表 10-2。

表 10-2 治疗颅内感染抗菌药物列表

通用名	用法用量	疗程	注意事项
注射用青霉素钠(benzylpeni- cillin sodium)	成人 1000 万 U/d,儿童 20 万 U/(kg·d),qid,静脉滴注。静脉滴注速度不能超过 50 万 U/min,青霉素水溶液在室温不稳定,须新鲜配制	2 周	应用前需详细询问药物过敏史并进行青霉素皮肤试验,静脉滴注可出现血钠测定值增高

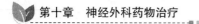

续表

通用名	用法用量	疗程	注意事项
氨苄西林 （ampicillin）	成人 2g，q4～6h；儿童每次 50mg，q4～6h；静脉滴注。氨苄西林钠静脉滴注液的浓度不宜超过 30mg/ml，须新鲜配制	视病情而定	应用前需详细询问药物过敏史并进行青霉素皮肤试验。传染性单核细胞增多症、巨细胞病毒感染、淋巴细胞白血病、淋巴瘤患者应用本品时易发生皮疹，宜避免使用氨苄西林钠溶液浓度愈高，稳定性愈差。浓度为 30mg/ml 的氨苄西林钠静脉滴注液在室温放置 2～8 小时仍能至少保持其 90％ 的效价，放置冰箱内则可保持其 90％ 的效价至 72 小时。稳定性可因葡萄糖、果糖和乳酸的存在而降低，亦随温度升高而降低
苯唑西林 （oxacillin）	2～3g，q6h，静脉滴注	视病情而定	应用前需详细询问药物过敏史并进行青霉素皮肤试验。 有哮喘、湿疹、枯草热、荨麻疹等过敏性疾病及肝病患者应慎用本品
氨曲南 （aztreonam）	成人每次 2g，q6～8h；儿童 30mg/(kg·d)，q6h。每 1g 氨曲南至少用注射用水 3ml 溶解，再用适当输液（0.9％ 氯化钠注射液、5％ 或 10％ 葡萄糖注射液或林格注射液）稀释，氨曲南浓度不得超过 2％，滴注时间 20～60 分钟	3 周	过敏体质及对其他 β-内酰胺类抗生素（如青霉素、头孢菌素）有过敏反应者慎用
头孢曲松 （ceftriaxone）	成人 1～2g，q12h，静脉滴注；儿童每次 50mg/kg，q12h，静脉滴注。静脉滴注时间至少要 30 分钟，头孢曲松 2 克溶于 40ml 以下其中一种无钙静脉注射液中如：氯化钠溶液，0.45％ 氯化钠＋2.5％ 葡萄糖注射液，5％ 葡萄糖，10％ 葡萄糖，5％ 葡萄糖中加 6％ 葡聚糖，6～10％ 羟乙基淀粉静脉注射液，灭菌注射用水等	2～3 周	由于可能会产生药物间的不相容性，故不能将头孢曲松混合或加入含有其他抗菌药物之溶液中。不排除过敏性休克之可能性，过敏性休克需要紧急处理。头孢曲松曾有发生假膜性结肠炎的报道，对使用头孢曲松的腹泻病人应考虑这一诊断。使用超过所推荐的标准剂量之后，可能由于头孢曲松钙盐沉积出现胆囊超声图阴影，这些会随着治疗的结束或中止用药而消失。慎用于治疗高胆红素血症的新生儿。不应用于可能发展为脑黄疸的新生儿（尤其是早产儿）。不能加入哈特曼以及林格等含有钙的溶液中使用。配制溶液可在室温下保持其理化稳定性 6 小时。或在 2～8℃ 条件下保持 24 小时

续表

通用名	用法用量	疗程	注意事项
头孢噻肟 (cefotaxime)	成人每次 2g, q6h；儿童每次 50mg/kg, q6h, 静脉滴注	2～3 周	对青霉素过敏及严重肾功能不全者慎用。长期用药可致二重感染，如假丝酵母菌病、假膜性结肠炎等，应予以警惕
美罗培南 (meropenem)	成人每次 2g, q8h；儿童每次 40mg/kg, q8h, 静脉滴注。以适宜溶液稀释后在 15～30 分钟内静脉滴注	视病情而定	对 β-内酰胺抗生素过敏患者慎用。严重肝、肾功能障碍者慎用。支气管哮喘、皮疹、荨麻疹等过敏体质患者慎用。癫痫、潜在神经疾患患者慎用。长期用药时应注意监测肝、肾功能和血象
环丙沙星 (ciprofloxacin)	成人每次 0.2g, q12h, 静脉滴注（青少年及以下不用）	3 周	大剂量应用或尿 pH 在 7 以上时可发生结晶尿。为避免结晶尿的发生，宜多饮水，保持 24 小时排尿量在 1200ml 以上。可发生中、重度光敏反应，应避免过度暴露于阳光，如发生光敏反应需停药。肾功能减退者，需根据肾功能调整给药剂量。肝功能减退时，可减少药物清除，使血药浓度增高，肝、肾功能均减退者尤为明显，均需权衡利弊后应用，并调整剂量。原有中枢神经系统疾患者，例如患癫痫及有癫痫病史者均应避免应用，有指征时需仔细权衡利弊后应用
头孢他啶 (ceftazidime)	成人每次 2g，q8h；儿童 50mg/(kg·d)，静脉滴注。以生理盐水、5％葡萄糖注射液或乳酸钠稀释成的静脉注射液(20mg/ml)在室温存放不宜超过 24 小时	视病情而定	对头孢菌素类高敏的病人禁用，有青霉素过敏史的病人慎用。与肾毒性抗生素或强效利尿剂联合应用可能加重肾损害。有胃肠道疾病史者，特别是溃疡性结肠炎、局限性肠炎或抗生素相关性结肠炎(头孢菌素类很少产生假膜性结肠炎)者应慎用。肾功能明显减退者应用本品时，需根据肾功能损害程度减量
阿米卡星 (amikacin)	首剂 10mg/kg, 继以 7.5mg/kg, q12h, 静脉滴注。配制静脉用药时，每 500mg 加入氯化钠注射液或 5％葡萄糖注射液或其他灭菌稀释液 100～200ml。成人应在 30～60 分钟内缓慢滴注，婴儿患者稀释的液量相应减少。肾功能减退患者 肌酐清除率＞50～90ml/min 者每 12 小时给予正常剂量（7.5mg/kg）的 60％～90％；肌酐清除率 10～50ml/min 者每 24～48 小时用 7.5mg/kg 的 20％～30％	视病情而定	有交叉过敏。氨基糖苷类与 β-内酰胺类(头孢菌素类与青霉素类)混合时可导致相互失活，与上述抗生素联合应用时必须分瓶滴注。阿米卡星亦不宜与其他药物同瓶滴注。应给予患者足够的水分，以减少肾小管损害。重症肌无力或帕金森病患者慎用，因阿米卡星可引起神经肌肉阻滞作用。在用药过程中应注意进行下列检查：①尿常规和肾功能测定，以防止出现严重肾毒性反应。②听力检查或听电图检查，尤其注意高频听力损害，这对老年患者尤为重要

211

通用名	用法用量	疗程	注意事项
甲硝唑 (metronidazole)	成人 0.5g,q8～12h,静脉滴注,或每次 0.2～0.6g,tid,口服;儿童慎用,若用,15～20mg/(kg·d),bid,静脉滴注	视病情而定	本品的代谢产物可使尿液呈深红色。原有肝脏疾患者,剂量应减少。出现运动失调或其他中枢神经系统症状时应停药。重复一个疗程之前,应做白细胞计数。厌氧菌感染合并肾衰竭者,给药间隔时间应由 8 小时延长至 12 小时。用药期间应戒酒,饮酒后可能出现腹痛、呕吐、头痛等症状
氯霉素 (chloramphenicol)	1g,bid,静脉滴注	视病情而定	由于可能发生不可逆性骨髓抑制,本品应避免重复疗程使用。肝、肾功能损害患者宜避免使用,如必须使用时须减量应用,有条件时进行血药浓度监测,使其峰浓度在 25mg/L 以下,谷浓度在 5mg/L 以下。如血药浓度超过此范围,可增加引起骨髓抑制的危险。在治疗过程中应定期检查周围血象,长程治疗者尚须查网织细胞计数,必要时作骨髓检查,以便及时发现与剂量有关的可逆性骨髓抑制,但全血象检查不能预测通常在治疗完成后发生的再生障碍性贫血
万古霉素 (vancomycin)	成人 0.5～0.75g,儿童每次 15mg/kg,q6h,静脉滴注。使用时加入 10ml 注射用蒸馏水于 500mg 万古霉素无菌干粉小瓶内。配成 50mg/ml 溶液,配制后的溶液应贮存于冰箱内,且必须再稀释。含有 500mg 万古霉素的溶液,必须以至少 100ml 的稀释剂稀释。经此法稀释后,所需的静注剂量,至少用 60 分钟时间滴注给药 滴注引起的不良反应与药物浓度及输液速度有关,成人建议用量 5mg/ml,给药速度不高于 10mg/min,对某些需要限制液体的病人,可采用最高不超过 10mg/ml	视病情而定	快速给药(例如在数分钟内)可能伴发严重低血压包括休克,罕有心脏停搏现象。应以稀释溶液静脉滴注,滴注时间至少在 60 分钟以上,以防止过快滴注引起的反应。如出现滴注过快引起的反应,停止滴注,该反应会很快消失。病人接受治疗曾发生暂时性或永久性耳毒性。多数发生于用药过量的病人,或原本有失聪现象或正同时接受其他耳毒性药物治疗时,例如氨基糖苷抗生素。肾功能不全的病人使用本药须谨慎,当治疗的病人有肾功能不全或病人正同时接受氨基糖苷类药治疗,为了减少肾毒性的危险,应进行连续的肾功能检测,并给予剂量调整。静脉滴注时尽量避免药液外漏,以免引起疼痛或组织坏死,且应经常更换注射部位,滴速不宜过快,可使血栓性静脉炎发生的频率及严重程度减至最少。在治疗过程中应监测血药浓度,尤

通用名	用法用量	疗程	注意事项
	的浓度,但采用高浓度可能增加相应的不良反应,然而不论采用何种浓度均有可能发生不良反应。 以下的稀释剂其物理性质及化学性质可与之配伍: 5%葡萄糖注射液 5%葡萄糖注射液及0.9%氯化钠注射液 乳酸钠林革氏液 乳酸钠林革氏液及5%葡萄糖注射液 0.9%氯化钠注射液 醋酸钠林革氏液 本品配制前应在室温15～30℃贮存。配制后的溶液pH低,能使与其混合的其他化合物理化性质不稳定,故使用前应仔细注意是否有微粒或变色		其是需延长疗程者或有肾功能、听力减退者和耳聋病史者。血药浓度峰值不应超过 20～40μg/ml,谷浓度不应超过 10μg/ml。血药浓度高于 60μg/ml 为中毒浓度
利福平 (rifampicin)	成人 600mg,儿童 20mg/kg,qd,口服。利福平应于餐前1小时或餐后2小时服用,清晨空腹一次服用吸收最好,因进食影响吸收	2周	酒精中毒、肝功能损害者慎用。婴儿、3个月以上孕妇和哺乳期妇女慎用。血胆红素升高也可能是利福平与胆红素竞争排泄的结果。治疗初期2～3个月应严密监测肝功能变化。利福平可能引起白细胞和血小板减少,并导致牙龈出血和感染、伤口愈合延迟等。此时应避免拔牙等手术,并注意口腔卫生、刷牙及剔牙均需慎重,直至血象恢复正常。用药期间应定期检查周围血象。有发生间质性肾炎的可能。肝功能减退的患者常需减少剂量,每日剂量≤8mg/kg。服药后尿、唾液、汗液等排泄物均可显橘红色

(六) 颅脑损伤后并发应激性溃疡

应激性溃疡(stress ulcer,SU)是重型颅脑损伤(severe head injury,SHI)最常见的并发症之一。颅脑损伤后并发应激性溃疡亦称 Cushing 溃疡,1932 年由 Cushing 首先发现而得名,是重型颅脑损伤后众多并发症中最常见的一项,多在病程的3～7日内发生,发生率高达91%,其中出血发生率为 16%～47%,出血后病死率高达 50%。

1. **应激性溃疡的预防**　美国严重颅脑创伤(TBI)处理指南未提及。国内文献有相关报道。

应激性溃疡重在预防,对高危病人应作为预防的重点,并作胃肠监护。

积极处理原发病,消除应激源;抗感染、抗休克,防治颅内高压,保护心、脑、肾等重要器官功能。

胃肠道监护,插入胃管,可定期定时检测胃液或作胃内检测,并定期检测粪便隐血。

对原有溃疡史者,在重大手术的围术期前可作胃镜检查,以明确有否合并溃疡。

(1)药物预防

1)抑酸药:术前预防:可在手术前一周内应用口服抑酸药或抗酸药,以提高胃内 pH。常用的药物有:质子泵阻滞剂(PPI)奥美拉唑 20mg,1 次/日;H_2 组胺受体阻断剂:法莫替丁 20mg,2 次/日,雷尼替丁 150mg,2 次/日,西咪替丁 400mg,2 次/日。对严重创伤、高危人群的预防:应在疾病发生后静脉滴注 PPI,使胃内 pH 迅速上升至 4 以上,如奥美拉唑(40mg,2 次/日)。

2)抗酸药:氢氧化铝、铝碳酸镁、5%碳酸氢钠溶液等,可从胃管内注入,使胃内 pH≥4。

3)黏膜保护剂:硫糖铝、前列腺素 E 等。

用药时间不少于 2 周。

(2)支持疗法:若病情许可,鼓励早期进食,以中和胃酸,增强胃肠黏膜屏障功能。

若有低蛋白血症、电解质和酸碱平衡失调时,应及时补充与调整。

(3)用药注意事项:奥美拉唑具有酶抑制作用,可延缓经肝脏细胞色素 P450 系统代谢的药物在体内的消除,如地西泮、苯妥英钠、华法林、硝苯地平等,应减少后者的用量。有关临床证据显示合用某些 PPI 会降低氯吡格雷的疗效,增加血栓不良事件,其中奥美拉唑对氯吡格雷的抑制作用最为明显。有研究发现长期应用或高剂量使用 PPI 可引起患者尤其是老年患者髋骨、腕骨、脊骨骨折风险,长期使用 PPI 可能导致低镁血症的风险。

2. **应激性溃疡并发消化道出血的治疗**　一旦发现呕血或黑便等消化道出血症状,提示应激性溃疡已发生,此时除继续治疗原发病外,还必须立即采取各种止血措施及治疗应激性溃疡。

立即输血补液,维持正常的血液循环。

迅速提高胃内 pH,使之≥6,以促进血小板聚集和防止血栓溶解,创造胃内止血必要的条件。

推荐的用药是 PPI(奥美拉唑,首剂 40mg,以后 40mg,q8h,静脉滴注,维持)和 H_2 受体阻断剂,法莫替丁(40mg)、西咪替丁(800mg)静脉滴注,每日 2 次。胃内灌注碱性药物(如氢氧化铝等),使胃液 pH 在 6 以上。

如条件许可,也可考虑使用生长抑素类药物。

对有烧伤等合并有细菌感染者,为防止菌群移位,应加强黏膜保护剂和抗生素的应用。

对合并有凝血机制障碍的病人,可输注血小板悬液、凝血酶原复合物等,以及其他促进凝血的药物。

药物治疗后,仍不能控制病情者,若病情许可,应立即作紧急胃镜检查,以明确诊断,并可在内镜下作止血治疗。

经药物和内镜介入治疗,仍不能有效止血者,为抢救病人的生命,在情况许可下,也可考虑外科手术治疗。

在出血停止后,应继续应用抗溃疡药物,直至溃疡愈合。推荐使用的药物有 PPI、H_2 受体阻断剂等,疗程为 4～6 周。

 案例分析

案例:

姓名:李×　　　　　　　　　　婚姻:已婚

性别:女性　　　　　　　　　　身高:173cm

年龄:35 岁　　　　　　　　　体重:75kg

民族:汉族　　　　　　　　　　入院时间:2013-09-12

主诉:跌倒后意识障碍 5 小时余

现病史:患者 5 小时前于家中卫生间跌倒,头部撞击于大理石桌角,后患者自诉头痛并伴短暂意识障碍持续约 10 分钟,后患者意识逐渐恢复,自觉症状良好,遂未前往就医。未行任何治疗。2 小时前患者突发右侧肢体无力后伴意识障碍,昏迷,遂患者被其家人送往我院神经外科急诊就诊,行头颅 CT 检查:提示左侧颞叶硬膜外血肿。

既往病史:否认糖尿病、先天性心脏病等慢性病史。否认肝炎、结核等传染病史。否认手术外伤史。否认药物或食物过敏史。否认高血压病史。

个人史:原籍出生并长大,否认到过疫区。按时预防接种。否认烟酒等不良嗜好。

婚育史:患者适龄结婚,育有一子。爱人体健。

月经史:初潮 13 岁,行经天数 5 天,月经周期 28～30 天。

家族史:患者母亲患高血压、房颤,否认家族遗传性疾病史。

专科查体:T 36.8℃,P 92 次/分,R 20 次/分,BP 120/70mmHg。意识障碍,双侧瞳孔等大等圆,双眼对光反射减弱,右侧肢体肌张力增高,右侧巴宾斯基征阳性,左侧巴宾斯基征阴性。余查体不配合。

辅助检查:2013 年 09 月 12 日急诊头颅 CT:提示左侧颞叶硬膜外血肿。如图 10-1 所示。急诊查血常规,血生化未见明显异常。血型:B 型,Rh(+)。

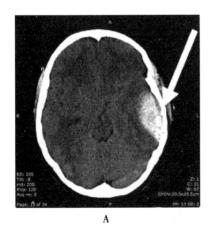
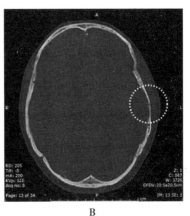

A　　　　　　　　　　　　　　　　B

图 10-1　头颅 CT

入院诊断:硬膜外血肿(左侧,颞叶)。

治疗经过:患者于急诊入院,入院后行血常规,血生化,肝肾功,凝血象能等检查,急诊回报血常规,血生化,凝血象等未见明显异常,并行急诊头颅CT,提示:硬膜外血肿(左侧,颞叶)。患者入院后完善相关检查,给予患者:①补液治疗:氯化钠注射液,氯化钾注射液;②脱水治疗:甘露醇;③抑酸治疗:奥美拉唑注射液;④祛痰治疗:盐酸氨溴索等治疗。后患者急诊行"左颞顶开颅,硬膜外血肿清除术"。术后患者转入ICU,患者术后恢复良好,术后一天复查血生化、凝血象、肝肾功能等未见明显异常。术后给予患者补液、抑酸等治疗(药物同上),术后第二天给予患者口服奥卡西平片预防癫痫。术后6天,患者恢复良好,可下地活动,未述头痛、恶心、呕吐、发热,未见耳漏等特殊不适,考虑出院。出院后给予患者奥卡西平片:0.3g×30片×1盒,0.3g,po,bid;奥拉西坦胶囊0.4g×24片×3盒,0.8g,po,tid。

【临床药师关注点】

1. 对脱水治疗的治疗建议 该患者左侧颞叶硬膜外血肿,意识障碍,双侧瞳孔等大等圆,双眼对光反射减弱,右侧肢体肌张力增高,右侧巴宾斯基征阳性,建议:①积极控制颅内压,甘露醇用于治疗各种原因引起的脑水肿,降低颅内压,防止脑疝。②动态CT扫描判断脑室脑池形态、中线移位来判断颅内压ICP状态,特别是环池形态是反映颅内压状态的可靠指标。当急性脑挫裂伤和血肿导致脑占位效应时,应该使用甘露醇。甘露醇限用于小脑幕切迹疝或神经功能进展性恶化(排除颅外原因)。③低血压(BP<90mmHg)避免使用;患者血压BP 120/70mmHg,;未出现低血压。观察患者有无颅内活动性出血,避免扩容加重出血。④建议给药方法为:20%甘露醇250ml,快速滴注,每日3次;不可过快或过慢,30分钟输完(根据说明书)。对于输注速度各文献说法不一,根据患者情况和临床经验决定。⑤使用甘露醇时应监测血浆渗透压、电解质及血容量。根据中心静脉压监测,及时补充血容量;监测和调整血浆电解质和血浆渗透压,血浆渗透压应该控制在315mOsm/L以下,不能超过320mOsm/L。⑥患者意识障碍,由于挫裂伤脑组织的BBB处于破坏和开放状态,甘露醇使用过程中,需要观察颅内压变化,是否需要剂量减小至0.5g/kg。⑦甘露醇时程长(>3天)会导致其脱水效果逐渐下降。3天后注意观察颅内压情况。应用甘露醇达到患者两眼球张力减低,压之较软,而皮肤弹性仍未降低,血压及血细胞比容基本维持在正常水平,并继续维持此状态直到临床上脑水肿基本缓解为止。⑧甘露醇遇冷易结晶,故应用前应仔细检查,如有结晶,可置热水中或用力振荡待结晶完全溶解后再使用。当甘露醇浓度高于15%时,应使用有过滤器的输液器。结晶甘露醇经加温溶解后应冷至体温温度再用,不可过热。⑨在应用大剂量甘露醇,尤其是血浆渗透压>320mOsm/L时,有发生急性肾衰竭(急性肾小管坏死)的危险,需要严密随访肾功能。甘露醇引起的急性肾衰竭是可逆的,及时处理一般预后良好。首先应停用甘露醇,并应用大剂量的呋塞米以排除残余在肾小管内的甘露醇。⑩在颅内压增高的病人,脱水疗法和限制入液量常是联合应用的。一般限制入液量为正常生理需要量的一半,成人1500~2000ml,并恰当限制钠盐,亦为正常需要量的一半。由于甘露醇的强烈脱水与利尿作用,在脱水过程中应定期测定血清钾、钠、氯、钙,以维持水电平衡。⑪甘露醇为高渗液,若外渗,局部组织出现红肿,严重时变性坏死。故输入时应经常巡视注射部位。若红、肿、痛应更换注射部位,红肿处热敷及行普鲁卡因封闭。

2. 预防癫痫的建议:①用药时机:抗癫痫药物减少早期PTS(外伤7日内)发病率是有指征的,但是早期PTS不影响预后。大部分的研究不支持应用预防性的抗癫痫药用于晚期

PTS,建议该患者及早使用抗癫痫药预防癫痫,7 天后不考虑使用。②抗癫痫药物品种选择:丙戊酸钠 0.4g,每天 3 次,或丙戊酸钠缓释片 1.0g/d,5～7 日。患者使用奥卡西平无临床证据,奥卡西平不良反应较轻微。③开颅术后早期癫痫的预防:建议术中静脉推注抗癫痫药物丙戊酸钠缓释片,术后可改用口服药物。④用药时间:建议术后用药在 7 天左右。如果术后脑水肿或颅内感染未控制,可适当延长用药时间。

3. 应激性溃疡的预防 建议质子泵阻滞剂(PPI)奥美拉唑 20mg,1 次/日,静脉滴注;质子泵阻滞剂有较好的抑酸效果,可使胃内 pH 迅速上升至 4 以上,用药一周。应激性溃疡的预防并无临床证据。

4. 手术预防用抗菌药物 建议用头孢曲松 1～2g 或头孢呋辛 1.5g 加入葡萄糖注射液 50～100ml 静脉滴注,30 分钟内滴完。应于术前 30～60 分钟,麻醉诱导期给药。因手术前已有污染发生,可将用药时间延长到 24～48 小时。

思 考 题

1. 若患者考虑急诊手术治疗,术前应用何种药物保守治疗?
2. 患者口服华法林对手术是否有影响?
3. 华法林对其他药物代谢是否存在影响?
4. 患者使用奥美拉唑进行抑酸治疗会对同时使用的其他药物产生何种影响?

第二节 脑血管疾病

一、临床特点

(一) 颅内动脉瘤

颅内动脉瘤是指脑动脉内腔的局限性异常扩大造成动脉壁的一种瘤状突出,颅内动脉瘤多因脑动脉管壁局部的先天性缺陷和腔内压力增高的基础上引起囊性膨出,是造成蛛网膜下腔出血的首位病因。

1. 病因 动脉瘤发病原因尚不十分清楚。动脉瘤形成的病因,概括有以下几种:先天性因素,动脉硬化,感染,创伤。此外,还有一些少见的原因如肿瘤等也能引起动脉瘤,颅底异常血管网症,脑动静脉畸形,颅内血管发育异常及脑动脉闭塞等也可伴发动脉瘤。

2. 临床症状以及体征
(1)出血症状:动脉瘤一旦破裂出血,临床表现为严重的蛛网膜下腔出血,发病急剧,患者剧烈头痛,形容如"头要炸开"。频繁呕吐,大汗淋漓,体温可升高。也可能出现意识障碍,甚至昏迷。部分患者出血前有劳累,情绪激动等诱因,也有的无明显诱因或在睡眠中发病。
(2)局部占位症状:取决于动脉瘤的部位、毗邻解剖结构及动脉瘤大小。动眼神经麻痹常见于颈内动脉-后交通动脉瘤和大脑后动脉的动脉瘤,表现为单侧眼睑下垂,瞳孔散大,内收、上、下视不能,直、间接对光反应消失。有时局灶症状出现在蛛网膜下腔出血之前,被视为动脉瘤出血的前兆症状,如轻微偏头痛、眼眶痛,继之出现动眼神经麻痹,此时应警惕随之而来的蛛网膜下腔出血。大脑中动脉的动脉瘤出血如形成血肿;或其他部位动脉瘤出血后,脑血管痉挛脑梗死，患者可出现偏瘫，运动性或感觉性失语。巨大动脉瘤影响到视路，患者可有视力视野障碍。

（3）癫痫发作：患者可出现各种类型的癫痫发作，但多为癫痫大发作。

（4）部分或者无临床表现，仅其他原因做 CT、MRI 等体检发现。

3. 辅助检查

（1）CT：可以确定蛛网膜下腔出血，血肿部位大小，脑积水和脑梗死，多发动脉瘤中的破裂出血的动脉瘤。虽然在确定动脉瘤的存在，大小或位置等方面不如脑血管造影，但是却安全、迅速，患者无痛苦，不影响颅内压，可以随时采用。

（2）MRI：MRI 较之 CT，动脉瘤可见流空影。MRA 和 CTA 可提示不同部位动脉瘤。

（3）数字减影血管造影（DSA）：为确诊颅内动脉瘤的金标准，对判断动脉瘤的位置、数目、形态、内径、有无血管痉挛以及确定手术方案十分重要。凡患者有蛛网膜下腔出血，自发的第Ⅲ、Ⅳ对脑神经麻痹或后组脑神经障碍等，均应行脑血管造影检查。

4. 治疗

（1）手术治疗：颅内动脉瘤患者发生了蛛网膜下腔出血应早期手术（夹闭瘤蒂或栓塞动脉瘤），术中采取保护脑的措施（甘露醇，巴比妥类药，异氟烷），术后扩容治疗。采用的手术方式有：翼点入路微骨窗动脉瘤夹闭术，眉弓入路动脉瘤夹闭术等。

（2）非手术治疗：主要目的在于防止再出血和控制动脉痉挛等，包括：绝对卧床休息，预防和治疗脑动脉痉挛，根据病情退热，预防感染，加强营养，维持水盐电解质平衡，心电监测。降低血压，应用尼莫地平，减少脑血管痉挛。适用于下述情况：①患者病情不适合手术或全身情况不能耐受开颅；②诊断不明确需进一步检查；③患者拒绝手术或手术失败；④作为手术前后的辅助治疗手段。

5. 一般药物治疗和监护

（1）体格管理：为了避免那些增高颅内压的情况，患者应卧床休息，并在闭塞动脉瘤前考虑使用止吐药、缓泻药和止痛药（GCP 标准）。

止痛药：开始时使用对乙酰氨基酚 500mg，3～4 小时一次；在闭塞动脉瘤前避免使用阿司匹林，因为其抗凝作用对于可能需要脑室外引流的患者有害，且会影响到随后可能进行的外科干预。对于疼痛严重的患者，可使用可待因、曲马多（栓剂或静脉滴注），或者将哌腈米特（肌注或静脉滴注）作为最后的手段。在动脉瘤性蛛网膜下腔出血治疗中，疼痛通常非常严重，可能需要使用可待因，甚至合成的阿片制剂。

（2）液体和电解质：必须建立静脉通道，一开始的输液量为 3L/d（9％的等张盐水），并根据经口摄入量调整输液量，对于低钠血症患者以及弥补发热造成的水分丢失的患者，治疗目标同样是等血容量，每天至少监测电解质、血糖和白细胞计数 1 次。

（3）血压：停用患者正在使用的抗高血压药，除非极度增高，否则不应治疗高血压；血压的极限值应在个体化基础上设置，兼顾患者年龄、发病前的基础血压和心脏病史；在破裂动脉瘤栓塞或夹闭之前，收缩压应控制在 180mmHg（1mmHg＝Q 133kPa）以下，以降低再出血风险。

在动脉瘤栓塞或夹闭之前，收缩压应维持在 180mmHg 以下；使用止痛药和尼莫地平就有可能实现这一目标（GCP 标准）。

如果在应用这些治疗方法后收缩压依然很高，应考虑进一步降低血压（Ⅳ级证据，C 级推荐）。如果收缩压高于 180mmHg 应该考虑降压治疗，可使用艾司洛尔或拉贝洛尔；适当降低平均动脉压(如降低25%)似乎是合理的。

神经科急症尽量避免使用硝普钠,因为它的缺点是增高颅内压和长期输注时会产生毒性反应。

如果血压降低,平均动脉压应维持在至少90mmHg以上。

(4)血栓预防:需要预防深静脉血栓形成的患者,低分子量肝素应在动脉瘤夹闭术12小时后使用,如果采用弹簧圈栓塞治疗,则术后可立即使用(Ⅱ级证据,B级推荐)。可给予依诺肝素皮下注射40mg,1次/日。由于使用低分子量肝素进行血栓预防会增高颅内出血风险,因此在动脉瘤性蛛网膜下腔出血患者中使用弹力袜或间歇性充气加压装置似乎更为合适。

(5)对于伴有临床明显性癫痫发作的患者,应给予抗癫痫治疗(GCP标准)。没有证据支持预防性使用抗癫痫药物(Ⅳ级证据,C级推荐)。

6. 迟发性缺血性神经功能缺损的预防 对于动脉瘤性蛛网膜下腔出血患者,临床建议使用的标准治疗是尼莫地平临床试验的方案(口服60mg每4小时1次,持续3周)。如果患者吞咽困难,应该使用生理盐水将碾碎的尼莫地平经胃管在几分钟内喂入。制药商建议使用静脉输注,但该方法更昂贵,且没有证据支持这种方法。此外,静脉输注尼卡地平不能改善预后。

应口服尼莫地平(60mg/4h)以预防迟发性缺血事件(Ⅰ级证据,A级推荐)。对于无法口服尼莫地平的患者,可采用静脉给药(GCP标准)。

7. 其他 没有证据表明类固醇对SAH患者有效(Ⅳ级证据,C级推荐)。

(二)颈内动脉闭塞

颈内动脉闭塞(internal carotid artery occlusion)是指由动脉粥样硬化、心源性栓子和动脉夹层等各种原因所致的急慢性颈内动脉阻塞。临床表现多样,30%～40%可无症状,无症状者预后相对良好;有症状者可表现为小卒中甚至致残性卒中。

1. 病因

(1)动脉粥样硬化是颈内动脉闭塞最主要的原因。动脉粥样硬化主要累及大、中动脉内膜,导致血管狭窄,可呈进行性加重,最终导致完全闭塞,也可发生动脉粥样硬化斑块内出血导致急性颈内动脉闭塞。

(2)心源性栓塞通常引起急性颈内动脉闭塞,最常见的原因是心房颤动、心脏瓣膜病、心肌梗死,少见的原因包括先天性心脏病、心肌病、心房黏液瘤、病窦综合征等。

(3)其他原因:包括恶性肿瘤、垂体卒中、巨细胞动脉炎、烟雾综合征、颈动脉夹层、外伤、放射或辐射和颈动脉手术等。

2. 临床症状以及体征

(1)单纯或反复短暂性脑缺血发作:视觉障碍;运动或者感觉异常。

(2)脑梗死的症状:对侧肢体偏瘫,偏身感觉障碍,面部感觉障碍,面瘫,感觉性失语,运动性失语等。

(3)急性单眼失明。

(4)其他少见症状:认知障碍,昏厥昏迷,动眼神经麻痹等。

3. 辅助检查

(1)CT灌注(CTP):脑血流量在患侧明显下降,病变和梗死的脑组织区域看见放射性信号减低或者缺失。

(2)数字减影血管造影(DSA):脑血管造影可以明确颈内动脉狭窄的程度、范围、性质。

4. 治疗

(1)手术治疗:当患者境内动脉狭窄大于75%时或狭窄程度小于75%但有明显的缺血性脑卒中的临床症状者应考虑外科积极治疗,其主要的手术方式有:颈动脉内膜剥脱术,颈动脉支架植入术,颅内外血管旁路移植术,紧急开放手术取栓等。

(2)非手术治疗:药物治疗主要包括溶栓和阿司匹林抗栓治疗。重组组织型纤溶酶原激活剂(rt-PA)溶栓是急性颈内动脉闭塞所致缺血性卒中的有效治疗,发病4.5小时内给予rt-PA溶栓治疗可显著减少颈内动脉闭塞卒中患者日常活动依赖的比例。

二、药物治疗

1. 抗血小板聚集　抗血小板聚集是非手术治疗的核心内容,对没有禁忌证的病人,无论手术与否都应给予抗血小板聚集药物。目前常用的抗血小板聚集药物包括阿司匹林和氯吡格雷。阿司匹林和氯吡格雷都可以作为初始治疗。与单用阿司匹林相比,阿司匹林联合氯吡格雷虽能更有效地抗血小板聚集,但有增加出血的风险。可根据病人的经济状态、耐受能力等情况酌情选择。推荐用法用量:阿司匹林50~325mg/d,使用肠溶阿司匹林可以降低胃十二指肠溃疡的发生率,缓释剂型阿司匹林100mg/d口服增加病人依从性;氯吡格雷75mg/d,急诊手术时可给予负荷量氯吡格雷。

对于症状性颅内动脉粥样硬化性狭窄(SLCAS)患者,应该在发病后尽早启动抗血小板治疗,并长期使用。可供选择的抗血小板药物有阿司匹林、氯吡格雷和西洛他唑。

颅内动脉粥样硬化性狭窄患者发病早期,病情稳定者在发病1周内推荐氯吡格雷(75mg/d)+阿司匹林(75~150mg/d)以减少血栓栓塞导致的早期卒中复发风险,1周后重新评估风险,决定是否继续联合治疗,联用时间不宜超过发病后3个月。单一抗血小板治疗时,氯吡格雷较阿司匹林可能获益更多,二级预防不推荐使用常规抗凝治疗。

2. 他汀类药物　他汀类药物能起到降低血脂水平、恢复内皮功能和稳定斑块的作用。对无禁忌证病人应给予他汀类药物,无脂质代谢紊乱的病人亦能获得益处,应常规给予。常用药物:阿托伐他汀:初始剂量10~20mg/d,剂量范围10~80mg/d。普伐他汀:初始剂量40mg/d,剂量范围10~80mg/d。辛伐他汀:初始剂量10~40mg/d,剂量范围5~80mg/d。血脂目标水平是LDL-C<2.6mmol/L,当病人为高甘油三酯血症时,可考虑给予烟酸类或者贝特类降脂药。

3. 血压控制　推荐对伴有血压升高病人进行降压治疗,血压降低10/5mmHg即能获得益处。应根据病人的具体情况确定目标降压值和选择降压药物。

颅内动脉粥样硬化性狭窄合并高血压的患者应积极控制血压,降压启动时机及目标个体化,原则为逐步平稳降压;血压降低10/5mmHg即能获得益处。降压药物选择应基于充分考虑患者全身靶器官损害、患者耐受性等情况,可优先考虑长效CCB、ARB等药物。

4. 血糖控制　颅内动脉粥样硬化性狭窄伴糖尿病的患者,血糖控制的靶目标治疗期间糖化血红蛋白(HbA_1c)<7%是合理的。

5. 抗凝　文献报道可用低分子量肝素4000IU(40mg)皮下注射,每12小时1次抗凝治疗,建议以下患者不应立即抗凝:严重卒中,神经功能缺损程度(NIHSS)评分≥15分;尚未行头颅影像学检查排除颅内出血;伴发颅内动脉夹层;仅表现为局部压迫症状而无脑缺血表现;存在其他可能增加出血风险的疾病;颅内侧支循环不充分。颅内大面积梗死产生占位效应或广泛水肿、伴颅内动脉瘤也应慎用抗凝血药。

建议立即采用抗凝治疗的患者包括夹层血管闭塞或接近闭塞,多发 TIA 或梗死,发现漂浮血栓存在。

不存在上述抗凝禁忌者,Schievink 推荐使用肝素继以华法林治疗 3 个月,维持凝血酶原时间国际标准化比值(international normalized ratio,INR)在 2.0~3.0,3 个月后行 MRA 或造影复查,血管恢复正常停用抗凝治疗,若存在持续性血管异常,再以华法林治疗 3 个月,复查正常者停药,异常者停用华法林改为终生抗血小板治疗。对于有抗凝禁忌的患者,采用抗血小板治疗 3 个月,复查正常者停药,异常者继续抗血小板治疗 3 个月,再次复查正常者停药,异常者终生抗血小板治疗。

6. 颈动脉狭窄血管成形和支架植入术用药

(1)术前:颈内动脉的血管内支架成形术前应用抗血小板聚集药物,氯吡格雷(75mg/d)+阿司匹林(75~150mg/d)治疗 1 周以上。

(2)术中并发症:心率、血压下降,明显者给予升压药和阿托品治疗;术中遇到血管痉挛时给予罂粟碱等解痉药物;斑块脱落,应用脑保护装置(EPD);血栓形成,术中全身肝素化,一旦形成给予溶栓治疗。

(3)术后并发症 低血压和心率降低:术后可给予多巴胺等药物升高血压、阿托品等药物维持心率;脑卒中:术后可选择性抗凝,口服抗血小板聚集药物;高灌注综合征:术后注意控制血压,应用脱水药物减轻脑水肿;支架内急性血栓形成:可行溶栓治疗;支架内再狭窄:术后口服抗血小板聚集等药物;术后需口服氯吡格雷至少 1 个月,没有特殊情况终身服用阿司匹林。

7. 溶栓治疗 静脉溶栓是治疗急性脑梗死最重要的方法之一,重组组织型纤溶酶原激活剂(rt-PA)是目前被证实的治疗超早期缺血性卒中最有效的药物:循证医学证据表明,符合适应证的急性缺血性卒中患者起病 3 小时内静脉应用 rt-PA 溶栓治疗效果优于抗血小板治疗、抗凝治疗等药物(Ⅰ级证据)。

(1)影响 rt-PA 静脉溶栓治疗效果的重要因素

1)血糖:对早期卒中治疗的联合分析发现,血糖每增加 0.5mmol/L 则良好预后(改良 Rankin 量表评分为 0~1 分)的优势比减少 0.98、不良预后(改良 Rankin 量表评分为 5~6 分)的优势比增加 1.04(Ⅱ级证据)。开放性研究也揭示溶栓治疗患者的入院血糖与预后的类似关系。因此,积极控制血糖与静脉溶栓的疗效密切相关。

2)血压:6 项 rt-PA 随机对照试验(RCT)和 NINDS rt-PA 试验的再分析均提示了评估血压或控制血压措施的重要性,但过于积极的降压将可能减少缺血半暗区的整体灌注,减少良好预后的机会。SITS 系统登记研究和今后的随机对照试验将给予答案。建议溶栓前及溶栓后血压应控制在 180/105mmHg 以下。

(2)用法用量:rt-PA 使用剂量为 0.9mg/kg,最大剂量为 90mg。将总剂量的 10%,在注射器内混匀,1 分钟内推注。将剩余的 90%加入液体,以输液泵静脉滴注,持续 1 小时以上。

前循环急性缺血性卒中患者发病 3 小时内,推荐静脉应用 rt-PA 溶栓治疗(Ⅰ级证据,A 级推荐)。

前循环急性缺血性卒中患者发病 3.0～4.5 小时,严格按照溶栓的适应证,推荐静脉应用 rt-PA 溶栓治疗(Ⅰ级证据,B级推荐)。

后循环急性缺血性卒中患者,治疗时间窗可适当延长,推荐谨慎静脉应用 rt-PA 溶栓治疗(Ⅳ级证据,C级推荐)。

rt-PA 应在有经验的医院、由经过特殊培训的医师操作。

(3)注意事项:rt-PA 治疗后可能并发症状性颅内出血:循证医学证据表明,在发病 3～6 小时内用药,静脉 rt-PA 溶栓在 7～10 日内发生症状性(包括致死性)颅内出血的可能性显著高于安慰剂(rt-PA 组 153/1496;安慰剂组 46/1459;比值比为 3.13,95%CI 为 2.34～4.19;$P<0.00001$)。然而在 rt-PA 溶栓组与安慰剂组的死亡结局差异并无统计学意义(rt-PA 组 221/1496;安慰剂组 189/1459;比值比为 1.17,95%CI 为 0.95～1.45;$P=0.0443$)。且应用 rt-PA 可显著降低发生死亡和残疾结局的比例(rt-PA 组 729/1431;安慰剂组 789/1399;比值比为 0.80,95%CI 为 0.69～0.93;$P=0.0214$)(Ⅰ级证据)。

椎-基底动脉系统缺血性卒中溶栓:鉴于椎-基底动脉系统缺血性卒中病程凶险,预后不佳,对于临床诊断明确、有影像学证据支持的患者,适当延长 rt-PA 静脉溶栓时间窗可能使更多患者获益(Ⅳ级证据)。

特殊人群患者的溶栓治疗:尽管病例对照研究提示<18 岁、>80 岁有颈动脉夹层等患者的溶栓治疗有效,但仍需进一步的临床试验证实,考虑到溶栓的异质性,除研究外,目前不建议常规对以上特殊人群的患者进行 rt-PA 溶栓治疗(Ⅳ级证据)。

关于合并应用抗血小板和抗凝治疗:溶栓前应用抗血小板治疗不是禁忌证,是否应用与发生症状性出血风险的关系尚需在今后进一步研究。现有的数据未提示增加症状性出血的风险(Ⅱ级证据)。建议溶栓治疗后 24 小时内不应用抗血小板治疗和抗凝治疗。

 案例分析

案例:

姓名:张×　　　　　　　　　　　　婚姻:已婚

性别:男性　　　　　　　　　　　　身高:183cm

年龄:42 岁　　　　　　　　　　　　体重:85kg

民族:汉族　　　　　　　　　　　　入院时间:2012-09-12

主诉:剧烈头痛 3 小时余

现病史:患者今日无明显诱因突发剧烈头痛,伴有恶心,呕吐,呕吐物为胃内容物,无四肢活动障碍,无四肢抽搐,无视力视野障碍,后患者来我院神经外科急诊就诊,行头颅 CT 提示"蛛网膜下腔出血",后进一步行 CTA,DSA 提示"颅内动脉瘤",急诊以"颅内动脉瘤"收治入院。

既往病史:高血压史 15 年,不规律服降压药卡托普利 10 年,既往偏头痛病史 5 年,不规律服用舒马普坦 3 年。否认糖尿病、先天性心脏病等慢性病史。否认肝炎、结核等传染病史。否认手术外伤史。否认药物或食物过敏史。

个人史:原籍出生并长大,否认到过疫区。按时预防接种。吸烟 20 余年,每日 10 支;无酒等不良嗜好。

婚育史:患者适龄结婚,育有两子。爱人体健。

月经史：男性患者无月经病史。

家族史：患者父亲患高血压，否认家族遗传性疾病史。

专科查体：T 37.2℃，P 92 次/分，R 20 次/分，BP 142/79mmHg。神志清楚，言语流利，意识正常，右眼眼睑下垂，右眼眼球向外向下偏斜，右侧瞳孔固定散大，双眼对光反射存在。双侧面纹对称，伸舌居中。四肢肌张力正常，左侧肢体肌力Ⅲ级，右侧肢体肌力Ⅴ级。余查体未见明显异常。

辅助检查：2012 年 9 月 12 日急诊头颅 CT：提示蛛网膜下腔出血。DSA：右侧大脑后交通动脉动脉瘤。如图 10-2 所示。急诊查血常规，血生化未见明显异常。血型：A 型，Rh(＋)。

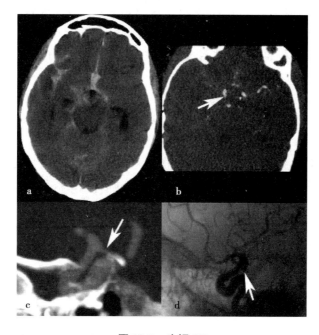

图 10-2　头颅 CT

入院诊断：蛛网膜下腔出血；颅内动脉瘤（大脑后交通动脉，右侧）；高血压，Ⅲ级，极高危；偏头痛。

治疗经过：患者急诊入院后，完善相关检查，行血常规，血生化，凝血象，肝肾功能等检查，未见明显异常。患者于急诊行头颅 CT 提示：蛛网膜下腔出血；急诊下行 CTA，DSA 提示：颅内动脉瘤（大脑后交通动脉，右侧）。患者入院后给予患者：①补液氯化钠，氯化钾溶液；②抗痉挛（钙通道阻滞剂）：尼莫地平；③抑酸：奥美拉唑；④激素治疗：地塞米松磷酸钠注射液。后患者于入院当天在急诊下行"右额颞开颅＋颅内动脉瘤探查术＋颅内动脉瘤夹闭术"。术后患者返回中心 ICU，并于术后第一天给予患者复查血生化，凝血象，血常规等检查。并给予患者：①抗凝治疗：注射凝血酶；②祛痰：注射盐酸氨溴索；③抑酸治疗：奥美拉唑注射液；④抗癫痫：注射用丙戊酸钠；⑤抗脑血管痉挛：注射用尼莫地平；⑥补液治疗：氯化钠注射液，氯化钾注射液。术后第三日，停用抗凝血酶治疗，并将静脉注射丙戊酸钠，改为口服。术后第二天复查血生化，血常规等检查未见明显异常。术后第三天复查头颅 CTA 可见颅内动脉瘤夹闭良好。术后第四天，患者可下地活动，术后第六天患者未述特殊不适，查体未见明显异常,考虑出院。出院建议患者继续口服丙戊酸钠,并定期检测血常规,凝血象,肝肾功能。并建议患者于神经内科,心内科进一步规范高血压用药,抗偏头痛用药。

CT、CTA 见图 10-2。

【临床药师关注点】

1. 对控制血压的建议　患者高血压史 15 年,不规律服药降压药卡托普利 10 年,查体:BP142/79mmHg,根据患者年龄、发病前的基础血压和心脏病史,建议在破裂动脉瘤栓塞或夹闭之前,收缩压控制在 180mmHg 以下,以降低再出血风险。故建议停用卡托普利。除非极度增高,否则不必治疗高血压。术后再考虑高血压控制药物,对患者进行用药教育,提高依从性。

2. 对迟发性缺血性神经功能缺损的预防用药建议　对于动脉瘤性蛛网膜下腔出血患者,建议使用的标准治疗是尼莫地平临床试验的方案(口服 60mg 每 4 小时 1 次,持续 3 周)。如果患者吞咽困难,应该使用生理盐水将碾碎的尼莫地平经胃管在几分钟内喂入。

3. 应激性溃疡的预防　应激性溃疡的预防并无临床证据。按照相关文献建议质子泵阻滞剂(PPI)奥美拉唑 20mg,1 次/日,静脉滴注;质子泵阻滞剂有较好的抑酸效果,可使胃内 pH 迅速上升至 4 以上,用药一周。

4. 开颅术后早期癫痫的预防　建议术前、术中静脉推注抗癫痫药物丙戊酸钠缓释片15mg/kg,术后可改用口服药物丙戊酸钠 0.4g,每天 3 次,或丙戊酸钠缓释片 1.0g/d。建议术后用药在 7 天左右。

5. 血栓预防　预防深静脉血栓形成,低分子量肝素在动脉瘤夹闭术 12 小时后使用。可给予依诺肝素皮下注射 40mg,1 次/日,给药 5 天。由于使用低分子量肝素进行血栓预防会增高颅内出血风险,因此在动脉瘤性蛛网膜下腔出血患者中使用弹力袜或间歇性充气加压装置似乎更为合适。

6. 激素的使用　没有证据表明类固醇对 SAH 患者有效(Ⅳ级证据,C 级推荐)。

7. 手术预防用抗菌药物　建议用头孢曲松 1~2g 或头孢呋辛 1.5g 加入葡萄糖注射液50~100ml 静脉滴注,30 分钟内滴完。应于术前 30~60 分钟,麻醉诱导期给药。手术时间超过 3~4 小时,头孢呋辛后重复给药一次。头孢曲松半衰期长达 7~8 小时,则无须追加剂量。

思　考　题

1. 请问该患者考虑什么诊断?
2. 既往病史用药是否与本次发病有关?
3. 在明确诊断后确定需要急诊手术术前应考虑何种治疗? 应使用何种药物?

第三节　颅脑肿瘤

一、神经胶质瘤

神经胶质瘤简称胶质瘤,也称为胶质细胞瘤,是最常见的原发性中枢神经系统肿瘤,约占所有颅内原发肿瘤的一半,广义是指所有神经上皮来源的肿瘤,狭义是指源于各类胶质细胞的肿瘤。根据世界卫生组织(WHO)1999年的分类方案分为星形细胞瘤、少突胶质瘤、室管膜瘤、混合性胶质瘤、脉络丛瘤、来源不肯定的神经上皮组织瘤、神经元及神经元神经胶质混合瘤、松果体实质肿瘤、胚胎性肿瘤、神经母细胞瘤肿瘤等。

1. 病因 神经肿瘤发病原因并不明确。胶质瘤可由多种因素导致,包括环境因素如离子射线、化学因素、感染因素等。神经胶质瘤遗传易感性如结节性硬化,神经纤维瘤病Ⅰ型以及Ⅱ型等。

2. 临床症状以及体征

(1)头痛:颅内高压或者肿瘤压迫引起,牵拉颅内痛敏结构时会引起头痛,表现为发作性头痛,可因用力、喷嚏、咳嗽等活动加重。

(2)呕吐:颅内肿瘤导致呕吐可因肿瘤导致颅内压增大,脑积水和脑水肿直接刺激第四脑室底部的呕吐中枢。

(3)视力障碍:主要表现为视盘水肿和视力减退。视盘水肿早期往往无视力减退或为一过性视力下降。

(4)头晕,眩晕,癫痫,复视,精神以及意识障碍,生命体征改变。

(5)定位体征:患者可因肿瘤位于颅内部位不同产生特异性的占位性症状。如额叶的神经胶质瘤可以产生运动性失语,精神意识障碍,大脑中央前回受损可产生对侧肢体偏瘫,中枢性面瘫和锥体束征。颞叶肿瘤可产生感觉性失语、颞叶性癫痫、幻听、幻视等。丘脑区的神经胶质瘤可以产生对侧肢体痉挛性瘫痪、对侧感觉障碍等。

3. 辅助检查

(1)CT:多表现为边界不清楚的混杂密度;钙化不常见,肿瘤内可见出血坏死,病灶周围可伴有水肿以及占位效应;绝大多数病例可见部分对比增强,但一般不均匀,有时为不规则的强化环。

(2)MRI:在T1WI为等信号至低信号的混杂信号,可见出血灶;T2WI为中心高信号,周围环绕等信号,并伴有高信号水肿带;肿瘤具有中度占位效应;对比增强后可出现部分或者环化不规则强化。

4. 治疗

(1)手术治疗:手术治疗基于胶质瘤的生长特点,理论上手术不可能完全切除,所以手术的治疗目的只能局限于以下5个方面:①明确病理诊断;②减少肿瘤体积降低肿瘤细胞数量;③改善症状缓解高颅压症状;④延长生命并为随后的其他综合治疗创造时机;⑤获得肿瘤细胞动力学资料,为寻找有效治疗提供依据。依据生长位置及生长特点,大部分胶质瘤无法全切,为了避免手术后功能损害,即使为全切术,在原发部位仍会有肿瘤残存,所以很难根治,复发率很高。

(2)非手术治疗:目前非手术治疗包括肿瘤分子靶向治疗、基因治疗、免疫治疗等治疗方案。

5. 化疗

(1)胶质母细胞瘤的化疗:目前治疗脑胶质瘤的药物主要包括:①亚硝脲类药物,如卡莫司汀(BCNU)、洛莫司汀(CCNU);②其他烷化剂,如丙卡巴肼、替莫唑胺(temozolomide,TMZ);③挽救性药物,如铂类、伊立替康。TMZ是目前治疗脑胶质瘤最有效的药物,属于第二代烷化剂,口服给药,迅速完全吸收,约1.1~2.5小时达最大药物浓度,生物利用率高,能通过血脑屏障,在脑脊液中血药浓度能稳定地达到血浆中浓度的40%。欧洲癌症研究与治疗组织(EORTC)和加拿大国家癌症研究所(NCIC)进行了一项多中心随机Ⅲ期临床试验,在新诊断胶质母细胞瘤患者中比较单纯放疗和放疗联合替莫唑胺化疗的疗效,两组放疗总剂量均为60Gy/6周,联合组放疗期间加用TMZ同步化疗:75mg/(m^2·d),共6周,放疗后进行TMZ辅助治疗150~200mg/(m^2·d),共5日,28日为1个疗程,共6个疗程。联合放疗和替莫唑胺化疗时,不良反应在可接受的范围内,而且与单纯放疗相比,联合治疗可增加患者的中位生存期(14.6个月对12.1个月)($P<0.0001$)。且联合治疗组2年生存率显著高于单纯放疗组(26.5%对10.4%)($P<0.001$)。该项研究结果首次证明,放射治疗联合替莫唑胺化疗可使胶质母细胞瘤患者生存获益。

(2)间变型胶质瘤的化疗:间变型少突神经胶质瘤和间变型少突星形细胞瘤均为恶性胶质瘤的重要亚型,它们对治疗的反应通常比单纯星型细胞瘤好。在61%~89%的间变型少突神经胶质瘤患者和14%~20%的间变型少突星形细胞瘤患者中,存在染色体1p和19q共缺失。此类患者对PCV化疗方案特别敏感(丙卡巴肼、洛莫司汀及长春新碱),疗效反应率可达100%,而没有染色体1p和19q共缺失者反应率为23%~31%。两项大型Ⅲ期试验在新诊断的间变型少突神经胶质瘤或间变型少突星形细胞瘤患者中,比较了PCV方案加放疗与单纯放疗的疗效。在放疗的基础上加用化疗,可使肿瘤进展时间推迟10~12个月,但不延长患者的总生存期(中位生存期分别为3.4年和4.9年)。化疗未延长生存期,部分原因是最初参加单纯放疗的患者,在肿瘤复发后接受了化疗。

(3)复发性胶质瘤的化疗:即使采用了最佳治疗方法,几乎所有恶性胶质瘤也均会复发,对胶质母细胞瘤而言,患者接受放疗和TMZ治疗后的中位疾病进展时间为6.9个月。放射治疗在复发性胶质瘤患者中的有效性尚存争议,常规化疗对复发性胶质瘤有一定价值,一般而言,化疗对间变型神经胶质瘤的疗效优于胶质母细胞瘤。一项Ⅱ期研究纳入既往接受亚硝脲治疗的复发性间变型神经胶质瘤患者,评估TMZ的疗效,结果显示有效率为35%,6个月无进展生存率46%。相反,在复发性胶质母细胞瘤患者中,TMZ的治疗活性有限,有效率5.4%,6个月无进展生存率21%。

由于低分级胶质瘤经过手术及放疗后,大部分病例可获较长期生存,因此目前,化疗仅用于低分级胶质瘤复发后的挽救治疗。Kaloshi等对149例复发性低级别胶质瘤患者进行替莫唑胺化疗,客观有效率为53.02%,中位无进展生存期为28个月(95%CI:23.40~32.60个月)。

近年来的研究表明,脑胶质瘤术后同步放化疗能提高生存率,尤其在高分级胶质瘤患者的治疗中。术后放疗剂量大多主张在60Gy左右。PCV化疗方案对含少枝胶质细胞成分的肿瘤疗效肯定,而TMZ的应用明显提高胶质母细胞瘤患者的生存率。

6. 颅内肿瘤周围水肿(PTBE)药物治疗 意义及目标:

(1)创造颅内手术有利时机:颅内肿瘤是导致PTBE的根本原因,切除肿瘤是治疗PTBE的根本方法。伴发PTBE的患者,因为水肿组织不利于肿瘤在术中手术视野内的显露,手术切除肿瘤的难度增加;同时伴有PTBE的患者住院时间明显延长。因此术前对PTBE有效控制会为手术创造更为有利的时机,提高手术的成功率。

(2)减轻患者术后并发症,提高患者手术存活率:PTBE患者中4%~23%于术后死亡,术后颅内血肿及颅内高压的发生率也显著增高。有研究显示,伴发PTBE患者术后复发率较高,且水肿越严重,患者复发的可能越大。

（3）降低颅内压：中重度 PTBE 患者出现头痛、呕吐、眼底水肿等颅内压增高的比率较无 FTBE 患者更高，因此加强对 PTBE 的治疗有利于降低患者出现颅内压增高的风险。

（4）减轻患者神经缺失的症状体征：中重度 PTBE 患者癫痫及肢体感觉运动障碍发生率显著高于无 PTBE 患者；Vignes 等的研究表明，伴发 PTBE 的脑膜瘤患者神经系统症状更加严重，约 30％的患者发生癫痫，减少 PTBE 有助于降低癫痫的发生率。

糖皮质激素治疗 PTBE：早在 1960 年糖皮质激素就被用于治疗 PTBE。因为糖皮质激素对血脑屏障破坏区域的水肿治疗效果较好，2003 年《欧洲神经肿瘤学会（EANO）PTBE 治疗指南》将糖皮质激素推荐为唯一的一线治疗 PTBE 的药物。根据以往临床研究及国外权威指南，我们建议具有以下情况之一的患者即可使用糖皮质激素治疗 PTBE：①PTBE 患者围术期应用；②有严重神经功能缺失症状体征的 PTBE 患者；③伴发颅内高压的 PTBE 患者；④其他有影像学证据明确显示存在 PTBE 的患者。

同时具有以下疾病的患者，糖皮质激素应该慎用或禁用：①肾上腺皮质功能亢进症（Cushing 综合征）：垂体或肿瘤分泌过多 ACTH 导致血浆皮质醇生成过多；②活动性结核，药物难以控制的感染如水痘、麻疹、流行性腮腺炎等，对这类患者在没有有效地控制感染的情况下不宜采用激素治疗；③活动性消化道溃疡：激素可以导致溃疡面积扩大、加深，严重者发生出血、穿孔；④糖尿病血糖难以控制者。

常用的糖皮质激素有：甲泼尼龙、地塞米松、泼尼松、氢化可的松。甲泼尼龙与地塞米松相对于其他糖皮质激素具有较小的钠潴留等盐皮质激素样作用，因此更适合作为 PTBE 的治疗药物。不同种类糖皮质激素的受体亲和力不同，受体亲和力高的激素起效更快，更易达到治疗目的。一项研究显示：甲泼尼龙与地塞米松治疗 PTBE 有效率差异无统计学意义，但显效率比较则甲泼尼龙优于地塞米松（$P<0.05$）。另外，甲泼尼龙具有更高的亲脂性，能更快通过血脑屏障。在静脉注射 1～10 分钟后，即可穿透血脑屏障进入脑组织；而地塞米松穿透血脑屏障，进入脑组织的时间明显比甲泼尼龙长。因此，对于严重的 PTBE 患者，需要快速减轻水肿时，我们建议使用甲泼尼龙。此外，由于地塞米松的氟基在增加抗炎疗效的同时，也增加了对下丘脑-垂体-肾上腺皮质（HPA）轴的抑制（时间长达 48 小时），因此，在停药时应警惕 HPA 抑制所带来的不良反应。甲泼尼龙则对 HPA 抑制作用弱，不易出现戒断综合征。因此在需要大剂量应用激素时，倾向于推荐甲泼尼龙。

应用方案：目前尚没有一项被广泛接受的糖皮质激素在神经肿瘤领域应用的原则。我们认为糖皮质激素治疗 PTBE 的原则应该是：兼顾疗效与安全，在达到并维持满意疗效的同时，尽可能缩短应用时间。目前常用的治疗 PTBE 的一线药物为：甲泼尼龙和地塞米松。具体方案如下：①由于地塞米松及甲泼尼龙的盐皮质激素样作用较小，应优先选用。当患者存在离子紊乱或水肿较重需要大剂量应用时，推荐应用甲泼尼龙。②从低剂量开始，根据需要逐步调整。建议：A. 地塞米松静脉使用的起始剂量是 15mg/d，当常规剂量无效时，可以增加到 25mg/d，14 日后停药。每天的剂量可以分 2～4 次给予。当剂量超过 25mg/d 时，激素毒性开始增加。普通水肿患者，不推荐超过 25mg/d 的剂量。B. 甲泼尼龙的初始剂量是 80mg/d，治疗 48 小时；如果症状体征不缓解，可增加到 160mg/d（80mg，2 次/日）静脉滴注。如症状严重，伴大面积水肿（PTBE 指数为中度或重度），可以直接应用 160mg/d（80mg，2 次/日）静脉滴注。由于激素的不良反应，应用剂量超过 160mg/d 时应该慎重。虽有报道应用达 500mg/d（冲击剂量），但疗程应尽可能缩短，一般不超过 3 日，并严密监控激素的不良反应。③如果 7 日治疗后效果满意,应减少激素用量。A. 对肿瘤大部分切除,水肿较局限,无症状体征的患者,糖皮质激素应在 2～3 周内停药。用药<21 日的患者。戒断症状较少见。每 3～4 天减量 50%。如临床症状恶化,可以恢复到以前的剂量。B. 对肿瘤部分切除、未切除并伴 PTBE 的患者,糖皮质激素需更缓慢的减量,每 8 天减量 25%。C. 手术后患者症状体征缓解时,可以逐步停止糖皮质激素治疗;如果术后 PTBE 症状体征复发或不缓解则可以持续用药,但应在治疗有效的情况下,保持最低剂量。

不良反应及处理:糖皮质激素治疗可能出现一些不良反应(表 10-3),通常为剂量依赖性。在治疗期间应常规监测患者的血浆蛋白、血糖、血钾等,并注意控制糖皮质激素的剂量和疗程。尤其当患者血清蛋白低于 25g/L 时,应高度警惕不良事件的发生。此外,较长时间应用地塞米松可能抑制 HPA 轴,导致患者肾上腺皮质功能衰退,出现应激反应不良,对于此类患者应根据病情采取适当的预防和治疗措施。

激素的减量和停药:糖皮质激素停药可以产生激素戒断综合征,是 HPA 轴抑制导致肾七腺功能不足所引起的一系列症状,主要表现为头痛、嗜睡、低热、肌肉疼痛等,有时可以导致关节疼痛,而影响行走;严重者可能出现低血压等生命体征的紊乱。戒断综合征一般见于激素应用后快速停药时,尤其是长期大剂量应用者。HPA 轴抑制与用药的剂量和疗程有关,肾上腺功能的恢复期因患者个体差异而不同,从几天到 1 年不等。

短期激素治疗的患者可迅速停药。长期使用激素患者,为避免出现戒断综合征,应逐步停药,通常每 4 天减少 50% 的剂量。对严重脑水肿的患者,快速停药可能使症状加重,通常每 8 天减少 25%,并可以长期应用小剂量地塞米松(1～2mg/d)维持。持续应用高剂量(如甲泼尼龙 500mg/d)的激素对患者既无必要也不安全,一般这种高剂量治疗不宜超过 3 日;持续 3 日高剂量治疗如果无效,激素可以直接停用。对于起始剂量较大的患者,可缩短激素减量的间隔时间,当减至接近生理水平(相当于可的松 30mg/d)时,需减缓减量速度。停药后病情持续恶化的患者,可以长期应用激素。

表 10-3 糖皮质激素不良反应及处理方法

病症	主要表现	发生情况	高危因素	处理
精神行为异常	焦虑,失眠,欣快症	常见	多见于天然糖皮质激素	停药后对症治疗
	抑郁等精神症状,癫痫发作	少见	长时间治疗	抗抑郁药,抗癫痫药
肌无力	Ⅱ型纤维萎缩,呼吸困难	20%	长时间大剂量治疗	物理治疗 高蛋白饮食
脂肪堆积	向心性肥胖,体重增加	常见	长时间治疗	无特殊治疗
消化道疾病	胃、十二指肠溃疡	少见	长时间治疗	应用抑酸剂和胃黏膜保护剂
	胃肠道穿孔	≤3%	溃疡病史	手术治疗
高血糖症	严重者出现神志不清	1%～5%(平均)	葡萄糖耐受不良,糖尿病	饮食控制,降糖药或胰岛素使用

续表

病症	主要表现	发生情况	高危因素	处理
骨病变	骨质疏松:导致骨折或疼痛	低剂量少见	年龄,绝经后妇女	补充磷盐,维生素D_3和钙剂
	股骨头缺血性坏死	罕见	长时间治疗	必要时骨关节置换
感染	体温升高等感染症状		免疫功能缺陷或低下	抗生素治疗
	结核病复发症状		既往结核病史	抗结核药物治疗
低钾血症	肠麻痹,心律失常	少见	长时间治疗	加强监测及时补钾

7. 预防性抗癫药物的应用　对以前没有癫发作的肿瘤病人不应用预防性抗癫药物。

8. 静脉血栓栓塞的预防　恶性胶质瘤病人存在着静脉血栓栓塞的高危险性包括深静脉血栓形成和肺栓塞,不仅发生在围术期而且在整个病程中均有可能发生。胶质瘤病人存活期间发生率平均为每个月 1.5% 围术期发生率高达 3%～60%。第一年随访发生率 16%～28%。组织因子在的病因学和胶质瘤生物学中起主要作用。围术期病人应常规接受预防性抗凝治疗,低分子量肝素 4000IU(40mg)皮下注射,每 12 小时 1 次,但长期抗凝的疗效和不良反应尚不清楚。

二、脑膜瘤

脑膜瘤分为颅内脑膜瘤和异位脑膜瘤,前者由颅内蛛网膜细胞形成,后者指无脑膜覆盖的组织器官发生的脑膜瘤,主要由胚胎期残留的蛛网膜组织演变而成。好发部位有头皮、颅骨、眼眶、鼻窦、三叉神经半月节、硬脑膜外层等。在颅内肿瘤中,脑膜瘤的发病率仅次于胶质瘤,为颅内良性肿瘤中最常见者。

1. 病因　脑膜瘤的病因迄今不完全清楚。临床发现,颅脑外伤、病毒感染、放射照射、遗传因素或者内源性因素如激素、生长因子等均可能是形成脑膜瘤的因素之一。脑膜瘤可见于颅内任何部位,但幕上较幕下多见,好发部位依次为大脑凸面、矢状窦旁、大脑镰旁和颅底(包括蝶骨嵴、嗅沟、岩斜区、桥小脑角等)。

2. 临床症状及体征　良性脑膜瘤生长慢,病程长,因肿瘤的膨胀性生长,患者往往以头痛和癫痫为首发症状,依肿瘤部位不同,可以出现突眼、视力、视野、嗅觉或听觉障碍及肢体运动障碍等。患者可以癫痫为首发症状。上矢状窦旁脑膜瘤运动障碍表现为从足部开始,渐至下肢,继而上肢肌力障碍,最后波及头面部,如肿瘤向两侧生长,可出现双侧肢体肌力弱并伴有排尿障碍,癫痫,颅内压增高症状等。

3. 辅助检查

(1)X线检查:①肿瘤钙化,见于砂粒型。钙化较密集,可显示整个肿瘤块影。②局部颅骨增生或破坏。③板障静脉增粗和增多,脑膜动脉沟增粗,棘孔可扩大。

(2)头部CT:瘤呈圆形或分叶状或扁平状,边界清晰。密度均匀呈等或偏高密度,少数可不均匀和呈低密度,为伴瘤内囊变或坏死。增强后密度均匀增高。瘤内钙化多均匀,但可不规则。局部颅骨可增生或破坏。半数患者在肿瘤附近有不增强的低密度带,提示瘤周水肿。

(3)MRI：在 T1 加权像上约脑膜瘤为等信号或低信号；在 T2 加权像上，肿瘤呈低至高信号。T2 加权像可清晰显示瘤周水肿，瘤周水肿常见于额叶脑膜瘤、蝶骨嵴脑膜瘤，以及脑膜内皮型、过渡型、接受软脑膜动脉供血的脑膜瘤。脑膜尾征，肿瘤附着的硬膜和邻近硬膜可增强(CT 也可有)，反映该处硬脑膜的通透性增大，并不是肿瘤浸润。

4. 治疗

(1)手术治疗：脑膜瘤是一种潜在可治愈性肿瘤，外科手术可治愈大多数脑膜瘤。影响手术类型的因素包括部位、术前脑神经损伤情况(颅后窝脑膜瘤)、血管结构、侵袭静脉窦和包裹动脉情况。如患者无症状且全部肿瘤切除有产生难以接受的功能丧失的危险，应选择部分切除。对大脑凸面的脑膜瘤，力争全切肿瘤并要切除受累硬膜以减少复发机会。

(2)非手术治疗：栓塞疗法，立体定位放射治疗，伽马刀治疗。

5. 脑膜瘤手术用药

(1)术前用药

1)糖皮质激素：可选择用药方案(根据术前颅内肿瘤周围水肿情况定)：①地塞米松静脉使用的起始剂量是 15mg/d，当常规剂量无效时，可以增加到 25mg/d，14 日后停药。每天的剂量可以分 2~4 次给予。②甲泼尼龙的初始剂量是 80mg/d，治疗 48 小时；如果症状体征不缓解，可增加到 160mg/d(80mg，2 次/日)静脉滴注。如果 7 日治疗后效果满意，应减少激素用量。对肿瘤大部分切除，水肿较局限，无症状体征的患者，糖皮质激素应在 2~3 周内停药。

可根据患者情况进行个体化治疗，具体内容及用药相关注意事项、不良反应详见本节神经胶质瘤部分。

2)抗癫痫药物：可选择用药方案(有颅内肿瘤周围水肿症状者)：丙戊酸钠 0.4g，每天 3 次，或丙戊酸钠缓释片 1.0g/d。术中、术后静脉用抗癫痫药物(末次口服 4~6 小时后，20~30mg/(kg·d)，分 4 次静脉滴注，每次超过 1 小时)，患者清醒且能口服者可改口服抗癫痫药物。在术后或伤后 7 日，可停用预防癫痫药。如果术后脑水肿或颅内感染未控制，可适当延长用药时间，一旦上述情况控制，即可停药。如果术后和伤后发生癫痫，则按治疗癫痫处理，不能随意停药。

可根据患者情况进行个体化治疗，具体内容及用药相关注意事项、不良反应详见第一节。

3)预防使用抗菌药物：按照《抗菌药物临床应用指导原则》(卫医发〔2004〕285 号)选择用药。建议使用第一、二代头孢菌素，头孢曲松等；预防性用抗菌药物，时间为术前 30 分钟。

(2)术中用药：抑酸药物。可选择方案：奥美拉唑 40mg，2 次/日，静脉滴注。用药时间 2 周。术后可口服给药。

可根据患者情况及药物经济学要求进行个体化治疗，具体内容详见第一节。

(3)术后用药

1)预防血管痉挛治疗：脑血管痉挛即"颅内动脉的持续性收缩状态"。脑血管痉挛的诊断主要根据病人的临床症状体征及脑血管造影的影像，如果仅在血管造影时发现血管处于痉挛状态，病人没有相应的神经功能缺损症状，称为无症状性血管痉挛；如果病人出现神经功能缺损症状，则称为症状性血管痉挛，又称迟发性缺血性神经功能障碍(delayed ischemic neurological deficit,DIND)。神经外科开颅手术,术后也可能出现脑血管痉挛,发生率在22%～49%之间,如果未能及时诊断和治疗,可能导致迟发性脑缺血,严重影响手术疗效。

对于存在脑血管痉挛高危因素的病人,尽管病人暂时没有临床症状,仍需加强病情监测,并给予预防性治疗。具体治疗措施的原则包括改善血流动力学参数、恢复脑血管自动调节机制、维持有效血容量、保持有效脑灌注、控制颅内压,预防脑水肿等。一般性防治措施的两个核心环节是血压和液体(血容量以及电解质平衡)的管理。

药物治疗:钙拮抗剂通过阻止血管平滑肌细胞的钙异常内流来降低脑血管痉挛的发生率和严重程度,是临床防治脑血管痉挛的最常用的方法。目前临床推荐使用的主要是尼莫地平。这是一种具有颅内血管高度选择性的第二代二氢吡啶类钙拮抗剂,对于颅内血管以外的其他血管扩张作用较弱。

尼莫地平静脉输注体重低于70kg或血压不稳的病人:起始剂量为0.5mg/h,如耐受良好,2小时后可增加至1mg/h;体重＞70kg的病人:起始剂量为1mg/h,如耐受良好,2小时后可增加至2mg/h。每天静脉给药剂量为24～48mg。尼莫地平半衰期约1.5小时,静脉给药建议采用输液泵持续给药,以便保持稳定的血药浓度。口服推荐剂量为60mg,每4小时1次。

硫酸镁对脑血管痉挛有一定的防治作用,起始剂量为10mg/kg体重静脉滴注,维持剂量为30mg/(kg·d)。目前镁剂防治脑血管痉挛尚未得到指南推荐。

0.3%罂粟碱溶液100ml以0.1ml/s速度动脉内灌注。罂粟碱是一种血管扩张剂者,局部应用可高选择性作用于痉挛动脉,缺点为作用时间短暂,对老年病人的血管舒张作用下降。可用于血管内介入治疗时动脉内灌注或开颅手术中局部灌洗。

法舒地尔的推荐用法为每日2～3次,每次30mg静脉滴注30分钟。日本一项随机临床试验证实法舒地尔能减少脑血管痉挛发生。

2)降颅压治疗:可选择方案(颅内压增高,有用药指征时):甘露醇20%甘露醇250ml,快速滴注,每日2～4次;严密随访肾功能。应用甘露醇必须达到患者两眼球张力减低,压之较软,而皮肤弹性仍未降低,血压及血细胞比容基本维持在正常水平,并继续维持此状态直到临床上脑水肿基本缓解为止。

可根据患者情况进行个体化治疗,具体内容及用药相关注意事项、不良反应详见第一节。

3)预防深静脉血栓形成:目前深静脉血栓形成预防方法主要分为机械性预防和药物性预防,机械性预防方法主要包括压力梯度长袜、间歇充气加压装置和静脉足泵等;药物性预防主要包括普通肝素(UFH)、低分子量肝素(LMWH)或维生素K拮抗剂(VKA)等。

药物安全性及监测:有出血风险患者应权衡降低DVT的发生率与药物性预防增加出血危险的关系。

低剂量普通肝素可以降低深静脉血栓形成的发生率,但应高度重视以下问题:肝素会延长活化部分凝血酶原时间(APTT),增加出血并发症和严重出血的危险;需要监测以调整剂量;肝素会造成血小板计数减少,甚至会导致血小板减少症(HIT);长期应用肝素会导致骨质疏松。

低分子量肝素较少与血浆蛋白结合,生物利用度接近90%,结果预测性更好;严重出血并发症较少,较安全;无须常规监测。

维生素 K 拮抗剂用于深静脉血栓形成的长期预防存在一些缺点,一般情况下,服药数天才能够达到一定的抗凝效果;很难控制,为保证剂量不过高或过低,需要常规监测国际标准化比值(international normalized ratio,INR),控制 INR 在 2.0~3.0;INR>3.0 会增加出血并发症危险;易受许多药物及富含维生素 K 食物的影响。目前临床上最常使用的产品为华法林。

预防深静脉血栓形成的危险因素:包括原发性和继发性两类。原发性危险因素由遗传变异引起,包括 V 因子突变、蛋白 C 缺乏、蛋白 S 缺乏和抗凝血酶缺乏等,临床上常以反复静脉血栓栓塞为主要临床表现。继发性危险因素是指后天获得的易发生 DVT 的多种病理生理异常,包括骨折、创伤、手术、恶性肿瘤、口服避孕药等。上述危险因素可单独存在,亦可同时存在、协同作用。

药物预防的绝对禁忌证:药物预防的绝对禁忌证:被证实的活动性大出血或致命性出血;药物预防的相对禁忌证:临床可疑但无法证实的出血——引起血红蛋白明显变化或需要输血。

药物选择:由于缺少脑膜瘤应用相关指导意见,参考 ICU 患者深静脉血栓形成预防指南,推荐对存在中度深静脉血栓形成风险并除外高出血风险的 ICU 患者,应采用 LMWH 或 UFH 预防,对存在深静脉血栓形成高风险的 ICU 患者,宜采用 LMWH。华法林是目前国内外最常用的长效抗凝血药,亦是目前唯一在临床上使用的 VKA,是 DVT 长期抗凝治疗的主要药物。但因患者使用该药后疗效的个体差异大,需根据凝血指标指导用药,且其起效慢,从开始使用至达到良好而稳定的凝血状态约需 2 周,故华法林不适用于 ICU 患者急性期深静脉血栓形成的预防。

可选择方案:低分子量肝素钙 2850IU(0.3ml)皮下注射,每日 1 次。使用时间小于10 天。

6. 化疗

(1)羟基脲(hydroxycarbamide):羟基脲为水溶性周期特异性药物,它作用于 S 期,并能使部分细胞阻滞在 G1/S 期的边缘,正常机体内二磷酸核苷酸还原酶可催化核苷酸还原成脱氧核苷酸,进而合成 DNA,羟基脲与铁离子螯合,抑制二磷酸核苷酸还原酶,使核苷酸不能还原为脱氧核苷酸,干扰嘌呤及嘧啶碱基生物合成,从而抑制 DNA 合成,同时抑制胸腺嘧啶核苷酸渗入 DNA,并直接损伤 DNA,但对 RNA 及蛋白质的合成并无抑制作用。

1)药动学:羟基脲片剂口服吸收较快,2 小时后血清浓度已达高峰,6 小时后消失,半衰期 $t_{1/2}$ 为 3~4 小时,可透过血脑屏障,3 小时后在脑脊液中浓度达到高峰,羟基脲主要在肝内代谢,由尿中排泄,4 小时内排出 60%,12 小时内排出 80%。

2)作用机制:羟基脲抑制脑膜瘤细胞增生的作用机制可能是诱导了脑膜瘤细胞的凋亡。

3)临床证据:目前数据有限,仅对部分复发的脑膜瘤有一定的作用。Schrell MD 等对 4 例复发性脑膜瘤病人(包括 1 例恶性脑膜瘤)进行临床治疗,口服羟基脲(20mg/(kg·d))5~10个月后肿瘤缩小 15%~74%,一例恶性脑膜瘤随访 24 个月肿瘤未复发,认为长期应用羟基脲可有效控制脑膜瘤的生长,对于复发和难以手术治疗的脑膜瘤是有效的药物治疗方法,可以代替肿瘤部分切除术和放射治疗。Newton HB 以羟基脲治疗了 17 例难治性脑膜瘤,14 例患者随访 20~144 周病情稳定,2 例治疗 10 周后肿瘤进一步发展,认为羟基脲对脑膜瘤有治疗作用,对于手术不能切除或手术后肿瘤残留的病人可考虑应用羟基脲治疗。

4)不良反应:羟基脲属于不良反应小并可长期连续应用的化疗药物,不良反应主要表现在造血系统,较常见的有白细胞减少、贫血或红细胞形态的异常、血清铁血清除率迟缓、红细胞对铁利用率减少,较少的有血小板减少;其他有消化系统症状如胃纳减退、恶心、呕吐、便秘,以及皮疹、红斑、瘙痒等皮肤反应,长期服用者可发生口腔黏膜炎、口腔溃疡等,偶尔由于大量白细胞迅速崩溃而引起的血尿酸增高或尿酸性肾病,偶然可见到头痛、嗜睡、头晕、幻觉、惊厥等神经毒性表现。

羟基脲过量应用引起的不良反应是可逆的。骨髓抑制为剂量限制性毒性,可致白细胞并血小板板减少,但在停药后1~2周即可恢复。羟基脲长期连续口服主要引起外周血白细胞数量的下降,调整药物剂量后外周血白细胞数量可望回升,一般无须特殊处理,亦不必因此停药。

5)用药方案:待患者手术恢复后开始进行长期连续的羟基脲口服治疗,剂量为20mg/(kg·d)。如用药后一周发现患者外周血白细胞降至$2.5 \times 10^3/\mu l$以下则羟基脲剂量减半,为10mg/(kg·d),如羟基脲剂量减少后患者外周血白细胞未见回升或进一步下降则停用羟基脲。羟基脲长期连续治疗时间为1年。

(2)其他药物:研究较多的有激素受体阻断剂、免疫制剂、细胞毒性药物等。α干扰素和生长抑素类似物仅在特异性的靶向治疗时显示出部分疗效,其他药物均未显示肯定疗效。

 案例分析

案例:

姓名:王×   婚姻:已婚

性别:男性   身高:175cm

年龄:82岁   体重:70kg

民族:汉族   入院时间:2013-10-12

主诉:左侧上肢震颤半年余,伴嗜睡2月余,加重1月余。

现病史:患者半年前无明显诱因出现左侧肢体不自主颤动,为发作性,每天4~5次,否认发作时伴意识丧失、视物模糊、头痛、恶心、呕吐等症状,2个月前出现嗜睡,1个月前所有症状加重,表现为左侧肢体活动障碍加重,发作频率增加,嗜睡时间加长。患者1个月前就诊于当地医院,MRI提示"颅内占位性病变(丘脑,右侧)"。并考虑为右侧丘脑胶质瘤,在当地医院口服莫唑胺胶囊100mg/d。现患者为求进一步诊断来我院神经外科,门诊以"胶质母细胞瘤(WHO Ⅳ级)"。患者自发病以来神志欠清晰,精神弱,睡眠可,食欲欠佳,大小便如常,体重未见明显改变。

既往病史:前列腺增生,否认糖尿病、先天性心脏病等慢性病史。否认肝炎、结核等传染病史。否认手术外伤史。否认药物或食物过敏史。否认高血压病史。

个人史:原籍出生并长大,否认到过疫区。按时预防接种。吸烟15余年,每日20支;无酒等不良嗜好。

婚育史:患者适龄结婚,育有一子一女。爱人体健。

月经史:男性患者无月经病史。

家族史:否认家族遗传性疾病史。

专科查体:T 36.8℃,P 82 次/分,R 21 次/分,BP 132/69mmHg。神志清楚,言语流利,嗜睡,言语对答流利,双侧瞳孔等大等圆,$D=3mm$,直接、间接对光反射灵敏,各方向动眼基本正常,面纹对称,伸舌居中,颈软无抵抗,四肢肌张力正常,左上肢定向性震颤。左侧肢体偏身轻瘫,左侧肢体肌张力障碍左侧肢体肌力Ⅳ级,右侧肢体肌张力正常,右侧肢体肌力Ⅴ级,病理反射(一)。

辅助检查:MRI 检查见图 10-3:右侧丘脑占位性病变。

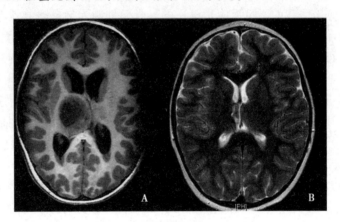

图 10-3　MRI 检查

入院诊断:颅内占位性病变(丘脑,右侧),良性前列腺增生。

治疗经过:患者入院后完善相关检查,血常规,血生化,肝肾功能,凝血象未见明显异常。并给予患者 MRI 检查。同时给予患者:①脱水治疗:甘露醇注射液;②抗前列腺增生:非那雄胺片;③补液,神经营养:甲钴胺片;④激素治疗:地塞米松磷酸钠注射液。后患者于入院后第五天在麻醉下行"右额颞开颅肿瘤切除术"。术后患者转入中心 ICU。术后给予患者:①补液治疗:氯化钠、氯化钾注射液;②抑酸治疗:奥美拉唑;③脱水治疗:甘露醇注射液;④抗癫痫:左乙拉西坦片;⑤化痰治疗:盐酸氨溴索;⑥激素治疗:地塞米松磷酸钠注射液;⑦加强营养:复方氨基酸注射液,胰岛素注射液,葡萄糖注射液;⑧神经营养:长春西汀注射液。术后第五天患者病情稳定,由 ICU 转回病房,后复查头颅 CT、MRI 显示患者肿瘤完整切除,影像学检查未见明显异常,同时术后给予患者加强气道护理,脑保护护理。术后第十天患者各项生命指标正常,血常规,肝肾功能未见明显异常,考虑给予患者出院,并进行进一步化疗。

MRI 检查见图 10-3B。

【临床药师关注点】

1. 对脱水治疗的治疗建议　该患者高龄,颅内占位性病变导致视物模糊、头痛、恶心、呕吐等症状,考虑颅内压增高,BP 132/69mmHg,建议:①20%甘露醇 250ml,快速滴注,每日 3 次;不可过快或过慢,30 分钟输完(根据说明书)。使用甘露醇时应监测血浆渗透压、电解质及血容量。根据中心静脉压监测,及时补充血容量;监测和调整血浆电解质和血浆渗透压,血浆渗透压应该控制在 315mOsm/L 以下,不能超过 320mOsm/L。应用甘露醇达到患者两眼球张力减低,压之较软,而皮肤弹性仍未降低,血压及血细胞比容基本维持在正常水平,并继续维持此状态直到临床上脑水肿基本缓解为止。②甘露醇遇冷易结晶,故应用前应仔细检查,如有结晶,可置热水中或用力振荡待结晶完全溶解后再使用。当甘露醇浓度高于15%时,应使用有过滤器的输液器。结晶甘露醇经加温溶解后应冷至体温温度再用,不可过热。③应用大剂量甘露醇,尤其是血浆渗透压>320mOsm/L时,有发生急性肾衰竭(急性肾小管坏死)的危险,需要严密随访肾功能。甘露醇引起的急性肾衰竭是可逆的,及时处理一般预后良好。首先应停用甘露醇,并应用大剂量的呋塞米以排除残余在肾小管内的甘露醇。④在颅内压增高的病人,脱水疗法和限制入液量常是联合应用的。一般限制入液量为正常生理需要量的一半,成人约1500~2000ml,并恰当限制钠盐,亦为正常需要量的一半。由于甘露醇的强烈脱水与利尿作用,在脱水过程中应定期测定血清K、Na、Cl、Ca,以维持水电平衡。⑤甘露醇为高渗液,若外渗,局部组织出现红肿,严重时变性坏死。故输入时应经常巡视注射部位。若红、肿、痛应更换注射部位,红肿处热敷及行普鲁卡因封闭。

2. 激素的使用 该患者为PTBE围术期,有严重神经功能缺失症状体征,伴发颅内高压,建议:①给予地塞米松,静脉使用的起始剂量是15mg/d,当常规剂量无效时,可以增加到25mg/d,14天后停药。每天的剂量可以分2~4次给予。当剂量超过25mg/d时,激素毒性开始增加。不推荐超过25mg/d的剂量。如果7日治疗后效果满意,应减少激素用量。对肿瘤大部分切除,水肿较局限,无症状体征的患者,糖皮质激素应在2~3周内停药,每3~4天减量50%。②不良反应及处理:糖皮质激素治疗出现一些不良反应通常为剂量依赖性。在治疗期间应常规监测患者的血浆蛋白、血糖、血钾等,并注意控制糖皮质激素的剂量和疗程。尤其当患者血清蛋白低于25g/L时,应高度警惕不良事件的发生。较长时间应用地塞米松可能抑制HPA轴,导致患者肾上腺皮质功能衰退,出现应激反应不良,对于此类患者应根据病情采取适当的预防和治疗措施。

3. 应激性溃疡的预防预防 应激性溃疡的预防并无临床证据。按照相关文献建议质子泵阻滞剂(PPI)奥美拉唑20mg,1次/日,静脉滴注;质子泵阻滞剂有较好的抑酸效果,可使胃内pH迅速上升至4以上,用药一周。

4. 开颅术后早期癫痫的预防 建议术前口服药物丙戊酸钠0.4g,每天3次,或丙戊酸钠缓释片1.0g/d。术中、术后静脉用抗癫痫药物(末次口服4~6小时后,20~30mg/(kg·d),分四次静脉滴注,每次超过1小时),术后可口服药物时,可改用口服药物丙戊酸钠0.4g,每天3次,或丙戊酸钠缓释片1.0g/d。建议术后用药在7天左右。

5. 手术预防用抗菌药物 建议用头孢曲松1~2g或头孢呋辛1.5g加入葡萄糖注射液50~100ml静脉滴注,30分钟内滴完。应于术前30~60分钟,麻醉诱导期给药。手术时间超过3~4小时,头孢呋辛后重复给药一次。头孢曲松半衰期长达7~8小时,则无须追加剂量。因患者高龄,使用激素治疗,可将用药时间延长到24~48小时。

6. 神经营养药物 建议给予辅酶A50U、三磷酸腺苷20~40mg、维生素B₆50~100mg,维生素C 1g静脉滴注,每日1~2次,10~15日为一疗程。

7. 静脉血栓栓塞的预防 建议给予低分子量肝素钙2850IU(0.3ml)皮下注射,每日一次。使用时间小于10天。患者合用糖皮质激素,可增加出血倾向,可监测凝血时间和凝血酶原时间。

思　考　题

1. 请问患者术后如需化疗应选用何种化疗药物？
2. 其化疗药物的主要不良反应是什么？

（高　晨　张　岩）

参考文献

[1] 中国医师协会神经外科医师分会神经重症专家委员会. 重症脑损伤患者镇痛镇静治疗专家共识. 中国脑血管病杂志,2014,11(1):48-55
[2] 中国医师协会神经外科分会,中国神经创伤专家委员会. 中国颅脑创伤脑保护药物指南. 中华神经外科杂志,2008,24(10):723-724
[3] 刘长文,王剑荣. 严重颅脑创伤处理指南解读(ICU 部分). 现代实用医学,2012,24(1):5-7
[4] 江基尧. 甘露醇在颅脑创伤中的规范应用. 中华神经外科杂,2008,24(2):86.
[5] 《应用抗菌药物防治外科感染的指导意见》撰写协作组. 应用抗菌药物防治外科感染的指导意见(草案) Ⅻ——神经外科感染的防治. 中华外科杂志,2004,42(13):823-825
[6] 全国神经外科癫痫防治协助组. 神经外科围手术期和外伤后癫痫的预防及治疗指南(草案). 中华神经医学杂志,2006,5(12):1189-1190
[7] 中华医学杂志编辑委员会. 应激性溃疡防治建议. 中华医学杂志,2002,82(14):1000-1001
[8] 姜睿璇,张娟,边立衡. 2013 年欧洲卒中组织关于颅内动脉瘤及蛛网膜下腔出血的管理指南(第二部分). 中国卒中杂志,2014,9(7):605-612
[9] 姜睿璇,张娟,边立衡. 2013 年欧洲卒中组织关于颅内动脉瘤及蛛网膜下腔出血的管理指南(第一部分). 中国卒中杂志,2014,9(6):508-515
[10] 王彬彬,卢旺盛. 动脉瘤性蛛网膜下腔出血的治疗指南重点介绍. 海军总医院学报,2010,23(3):153-159
[11] 张芹,张拥波,王洪坤. 颈内动脉闭塞. 中华临床医师杂志,2013,7(9):3699-3702
[12] 杨勇,许森,潘小平,等. 重组组织型纤溶酶原激活剂静脉溶栓治疗颈内动脉系统急性脑梗死的疗效安全性与分层研究. 中国实用医药,2010,5(12):4-6
[13] 重组组织型纤溶酶原激活剂治疗缺血性卒中共识专家组. 临床应用重组组织型纤溶酶原激活剂静脉溶栓治疗缺血性卒中专家共识. 中华内科杂志,2006,45(7):613-614
[14] 覃浩强,曾光. 症状性颈内动脉闭塞临床特征及诊治进展. 广西医科大学学报,2014,31(1):156-158
[15] 张小军,王守森,王如密. 症状性颈内动脉闭塞的血管内支架重建治疗. 中国临床神经外科杂志,2012,17(2):65-68
[16] 张东,赵继宗. 颅内囊性动脉瘤的发病率、自然史和破裂的危险因素. 国外医学(脑血管疾病分册),2001,9(6):377-379
[17] 张东,赵继宗. 积极开展血运重建手术治疗缺血性脑血管病. 中国卒中杂志,2011,06(2):103-106
[18] 陈孝平,汪建平. 外科学. 第 8 版. 北京:人民卫生出版社,2013
[19] 赵继宗. 神经外科学. 第 2 版. 北京:人民卫生出版社,2012
[20] 赵继宗. 神经外科手册. 第 7 版. 江苏:江苏科技出版社,2013
[21] Lee MJ, Lin EL. The use of the three-pronged Mayfield head clamp resulting in an intracranial epidural hematoma in an adult patient. Eur Spine J,2010,19(Suppl 2):S187-S189
[22] Marc K, Philippe M, Stefano B. Cerebral aneurysm exclusion by CT angiography based on subarachnoid

hemorrhage pattern:a retrospective study. BMC Neurology,2011,11(1):8

[23] Brown RDJr,Broderick JP. Unruptured intracranial aneurysms:epidemiology,natural history,management options,and familial screening. The Lancet Neurology,2014,13(4):393-404

[24] 黄冠又,冯洁,郝淑煜,等.脑膜瘤的病理学、分子生物学及遗传学研究进展.中国临床医学,2011,18(5):726-728

[25] 肖锋,王洪林.脑胶质瘤放化疗研究进展.中国医药指南,2012,10(2):54-55

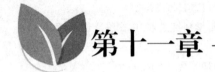

第十一章

颈部疾病的药物治疗

第一节　甲状腺功能亢进

甲状腺功能亢进(hyperthyroidism)简称甲亢,是由各种原因引起循环中甲状腺素异常增多而出现以全身代谢亢进为主要特征的疾病总称。按引起甲亢的原因可分为:原发性、继发性和高功能腺瘤三类。①原发性甲亢:最常见,患者多为青年女性,甲状腺肿大和功能亢进同时出现,腺体肿大为弥漫性,双侧对称。有的患者伴有眼球突出,故亦称"突眼性甲状腺肿"。有时伴有颈前黏液水肿。②继发性甲亢:由结节性甲状腺肿等疾病转变而来。患者先有结节性甲状腺肿多年,之后才出现功能亢进症状。腺体呈结节状肿大,双侧多不对称,容易发生心肌损害,患者多无眼球突出,也无胫前黏液水肿。③高功能腺瘤:是继发性甲亢的一种特殊类型,腺体内有单个的自主性高功能腺瘤,腺瘤周围的甲状腺组织呈萎缩改变,放射性碘扫描检查显示"热结节"。患者无眼球突出,也无胫前黏液水肿。

一、临床表现及诊断

甲状腺功能亢进的诊断主要依靠典型的临床表现、体格检查及一些辅助检查。

(一)临床表现

原发性甲亢患者,近70%为20～40岁;继发性甲亢和高功能腺瘤的患者,年龄较大,多在40岁以上。女性患者较多,男女比约为1∶4～1∶6。典型的临床表现包括:甲状腺肿大、性情急躁、多言、失眠(交感神经功能过度兴奋)、双手颤动、怕热、多汗、皮肤潮湿(血管舒缩功能异常兴奋)、食欲亢进、消瘦、心悸(休息及睡眠时仍存在)、突眼、视力减退、眼部胀痛(原发性甲亢)、内分泌紊乱(女性月经量减少甚至闭经)、腹泻(肠蠕动增加)、无力、易疲劳、出现肢体近端肌萎缩等。

(二)体格检查

1. 甲状腺腺体增大,尤以原发性甲亢明显,常为Ⅲ度肿大,但一般不引起压迫症状。由于腺体血管扩张和血流加速,触诊时可有震颤,听诊时可有杂音,尤其在甲状腺上动脉进入上极处更为明显。

2. 患者两手常有细而快速的颤动,病情严重者,舌和足亦有颤动。

3. 原发性甲亢患者常见双侧眼球突出、眼裂增宽和瞳孔散大。但突眼的严重程度与甲亢的严重程度并无关系。

4. 心动过速、脉快有力,脉率常在 100 次/分以上,在休息和睡眠时仍快。病情严重者(多为继发性甲亢)出现心律失常,以心房颤动最常见,最后发生心力衰竭。由于心排血量增多,收缩期血压升高;而由于周围血管舒张,舒张期血压降低,故脉压增大。脉率增快及脉压增大常可作为判断病情程度和治疗效果的标志。

(三) 辅助检查

测定甲状腺功能状态常用三种方法,即放射免疫法测定血清中 T_4、T_3 的含量,甲状腺摄[131]I 率以及基础代谢率测定。

1. 甲状腺功能的测定　临床上常检查患者血中 FT_3、FT_4 和 TSH,典型甲亢患者的促甲状腺素 TSH 降低而 FT_3、FT_4 升高。①目前国内普遍采用的监测方法测定的是敏感 TSH(sensitive TSH,sTSH)。sTSH 是国际上公认的诊断甲亢的首选指标,可作为单一指标进行甲亢筛查。甲状腺功能改变时,TSH 的波动较 T_3、T_4 迅速而显著,因此 TSH 是反映下丘脑-垂体-甲状腺轴功能的一线指标。一般甲亢患者 $TSH < 0.1mIU/L$。②血清游离 T_4(FT_4)和游离 T_3(FT_3)水平不受甲状腺激素结合蛋白的影响,较总 T_4(TT_4)、总 T_3(TT_3)测定能更准确地反映甲状腺的功能状态。

2. 甲状腺摄碘率测定　正常人口服[131]I 后,24 小时内能被甲状腺摄取 $30\% \sim 40\%$,剩余的 $60\% \sim 70\%$ 在 48 小时内随尿排出。甲状腺功能亢进患者的甲状腺能摄取 $70\% \sim 80\%$ 的[131]I。如果在口服后 2 小时甲状腺所摄取的碘为总量的 25% 以上,或在 24 小时为总量的 50% 以上,且摄碘高峰提前出现,都表示甲状腺功能亢进。但摄取的速度和积累的程度并不能反映甲亢的严重程度。

3. 基础代谢率　甲亢患者基础代谢率显著增高,其程度与临床症状的严重程度平行。基础代谢率可根据脉压和脉率计算,或用基础代谢率测定器测定。测定基础代谢率需在完全安静、空腹时进行。

4. 促甲状腺激素释放激素兴奋试验　在诊断甲亢有困难时,可进行促甲状腺激素释放激素(TRH)兴奋试验。

二、外科治疗

甲亢的治疗包括抗甲状腺药物(antithyroid drugs,ATD)、[131]I 放射治疗、手术治疗。对中度以上的甲亢,甲状腺大部切除术仍是目前最常用且有效的疗法。术后除突眼症状外,其他症状都能消失或减轻。术后 $90\% \sim 95\%$ 的病人获得痊愈,手术病死率低于 1%。手术治疗的缺点是有的患者出现并发症或术后甲亢复发(约 $4\% \sim 5\%$),也有少数病人术后发生甲状腺功能减退。

手术指征包括:①继发性甲亢或高功能腺瘤;②中度以上的原发性甲亢;③腺体较大,伴有压迫症状,或胸骨后甲状腺肿等类型甲亢;④抗甲状腺药物或[131]I 治疗后复发者或坚持长期用药有困难者。鉴于甲状腺功能亢进对妊娠可造成不良影响,在妊娠 4~6 个月,仍应考虑手术治疗。手术禁忌证包括:①青少年患者;②病情较轻者;③伴有其他严重疾患不能耐受手术者。

三、术前药物治疗及监测指标

(一) 术前准备

为了避免术后甲亢危象的发生,术前应采取充分而完善的准备以保证手术顺利进行和预防术后并发症的发生。在使用抗甲状腺药物将甲状腺功能控制在正常水平的前提下,进行术前碘准备(高功能腺瘤和多结节性甲状腺肿伴甲亢患者不需碘准备)。术前患者安静状态下心率应小于 90 次/分,心率较快者需口服药物控制。

1. 单用碘准备

(1)目的:口服复方碘溶液(卢戈液)用于术前准备和甲状腺危象。其作用为减少甲状腺充血,抑制碘的有机化和甲状腺素合成,也可抑制甲状腺素释放和外周 T_4 向 T_3 转化,但属暂时性的给药。

(2)给药方法:一日 3 次,每次 5~7 滴或饱和碘化钾溶液一日 3 次,每次 1~2 滴。口服10~14 日后,待症状减轻,腺体缩小、变硬时进行手术治疗。如继续使用可使甲亢症状加重,并延长 ATD 的治疗时间。

(3)缺点:控制甲亢不可靠,只能用于轻度患者,手术后发生甲状腺危象的概率较大,目前此种方法已较少使用。

2. 使用 β 肾上腺素受体阻断药进行准备

(1)目的:这种准备方法适用于使用硫脲类药物有不良反应,或是若术前无法维持甲状腺功能正常而需紧急手术的患者。有少数患者使用 β 肾上腺素受体阻断剂无效。原理是利用 β 肾上腺素受体阻断剂来降低周围组织对甲状腺激素的反应,以控制症状。此时甲状腺激素的分泌量仍高,因此在手术前后都需要用药,一直到原来体内过多的甲状腺激素被逐渐清除为止。

(2)给药方法:可使用普萘洛尔片,每次 40~80mg,每 6 小时口服一次,直到手术日清晨,还需服用 1 次。手术后需继续口服。一般在数日后症状可得到控制,心率降至 85 次/分以下。

(3)优点:以 β 肾上腺素受体阻断药作为甲亢手术前的准备,较硫脲类药物的准备更为迅速。

(4)注意事项:甲状腺充血、肿大者可合用复方碘溶液数日。如患者无法口服药物,应使用 β 肾上腺素受体阻断药静脉制剂。手术后如不能口服,当日有可能出现甲状腺危象。手术后数日,普萘洛尔剂量可逐渐减少。如情况稳定,可在一周后逐渐停药。麻醉前用药不宜使用阿托品,以免发生心动过速。手术前应密切观察患者的病情,做好抢救甲亢危象的一切准备。

(5)β 肾上腺素受体阻断药:现在有多个品种可供选择,如酒石酸美托洛尔(metoprolol)片、富马酸比索洛尔(bisoprolol)片等(表 11-1)。其中普萘洛尔(propranolol)片可拮抗 β 肾上腺素受体,解除儿茶酚胺效应,抑制 T_4 向 T_3 的转化,可作为甲亢治疗的辅助治疗。也可与碘剂合用于术前准备或甲状腺危象。哮喘和慢性阻塞性肺疾病禁用;甲亢妊娠女性患者慎用;心脏传导阻滞(Ⅱ~Ⅲ度房室传导阻滞)和充血性心力衰竭禁用。

表 11-1　β 受体阻断药的药动学特点

药物	口服吸收率(%)	生物利用度(%)	血浆蛋白结合率(%)	血浆半衰期(小时)	主要清除途径	经肾排泄(%)	有无活性代谢物
醋丁洛尔	70	20~60	11~25	1~4	肝	40	有
阿替洛尔	50	50~60	<5	6~10	肾	>95	无

续表

药物	口服吸收率(%)	生物利用度(%)	血浆蛋白结合率(%)	血浆半衰期(小时)	主要清除途径	经肾排泄(%)	有无活性代谢物
倍他洛尔	>90	80～89	50	14～22	肝	10	无
比索洛尔	30	>90	30	15～20	肝	10～15	无/有
拉贝洛尔	>90	30～40	50	3～6	肝	<90	无
美托洛尔	>95	50～75	12	3～4	肝	>5	有
普萘洛尔	>90	30	93	2～5	肝	>90	有
索他洛尔	>90	<90	～	5～13	肾	>90	无
噻马洛尔	>90	55	10	2～5	肝、肾	65	有

3. 使用硫脲类药物进行准备,手术前加用碘剂

(1)目的:尽可能在术前服用甲巯咪唑使甲状腺功能维持正常。ATD 可以预防手术、麻醉和甲状腺按压促发的甲亢危象。

(2)给药方法:为了使供应甲状腺血液减少,腺体缩小,可在术前 2 周加用复方碘溶液,每日 3 次,每次 3～5 滴。硫脲类药物应用至甲亢症状控制,心率降至 80 次/分左右,血清 T_3、T_4 正常,才可以加用碘剂。

(3)特点:此法比较可靠。不足之处是需要较长的时间才能使患者的病情稳定,常常需要 6～8 周,或更长时间。

(4)注意事项:不可在甲亢症状尚未控制即加用碘剂。硫脲类药物必须一直用到手术前,不可停用硫脲类药物而仅使用碘剂。因为这样做可以导致服用碘剂后 2～3 周甲亢复发。若出现这种情况再用硫脲类药物控制,需要治疗的时间会更长。

(5)药物简介:抗甲状腺药物用于甲亢治疗已有 60 多年的历史了。目前主要药物有甲巯咪唑(MMI)、丙硫氧嘧啶(PTU)。ATD 治疗 Graves 病的缓解率 30～70% 不等,平均为 50%。ATD 适应于所有甲亢患者的初始治疗。尤其适用于:①病情较轻,甲状腺轻至中度肿大患者;②青少年及儿童、老年患者;③甲状腺手术后复发,又不适于用放射性[131]I 治疗者;④手术前准备;⑤作为[131]I 放疗的辅助治疗。抗甲状腺药物治疗可以保留甲状腺产生激素的功能,但疗程长,治愈率低,复发率高。

MMI 可用于几乎所有选择 ATD 治疗的 Graves 病患者,但妊娠第一阶段、甲亢危象和对 MMI 反应较差且拒绝[131]I 或手术治疗的患者建议选择 PTU。

使用 ATD 时需要考虑的几个问题:

1)药物的药动学特征:MMI 起效时间至少 3～4 周,对使用过含碘药物或甲状腺肿大明显者,可能需要 12 周才能发挥作用。吸收后广泛分布于全身,但浓集于甲状腺,易透过胎盘,也能经乳汁分泌。本药 $t_{1/2}$ 约 3 小时(也有报道为 4～14 小时)。其生物学效应能持续相当长时间。每日服药一次即可。

PTU 口服后经胃肠道迅速吸收,分布到全身各组织,主要在甲状腺中聚集,肾上腺及骨髓中浓度亦较高。在血中 $t_{1/2}$ 很短,约 1～2 小时,每日需要服用 2～3 次。但由于在甲状腺中的聚集作用,其生物作用可持续较长时间。当肾功能不全时,半衰期可长达 8.5 小时。

2)及时调整药物剂量与疗程：甲状腺功能亢进的长程治疗方案(疗程大于1年半)分为初治期、减量期及维持期，按病情轻重决定剂量。

初治期：MMI 30~45mg/d 或 PTU 300~45mg/d，分三次口服。当症状消失，血中甲状腺激素水平接近正常后逐渐减量。由于 T_4 的血浆半衰期7日，加之甲状腺内储存的甲状腺激素释放约需要两周时间，所以 ATD 开始发挥作用多在4周以后。

减量期：每2~4周减药一次，MMI 每次减量5~10mg/d(PTU 50~100mg/d)，减至最低有效剂量时维持治疗。

维持期：MMI 为5~10mg/d，PTU 为50~100mg/d，总疗程一般为1~1.5年。起始剂量、减量速度、维持剂量和总疗程均有个体差异，需要根据临床实际掌握。

如甲亢患者进行外科手术的准备，使用本品治疗可在择期手术前3~4个星期开始(个别病例可能需更早)，在手术前一日停药。

3)正确对待药品不良反应：ATD 的不良反应有皮疹、皮肤瘙痒、白细胞减少症、粒细胞减少症、中毒性肝病和血管炎等。MMI 的不良反应是剂量依赖性的；PTU 的不良反应则是非剂量依赖性的。两药的交叉反应发生率为50%。疗程中除非出现严重的药品不良反应，一般不宜中断治疗，并应教育患者定期随访。

皮疹和过敏性皮肤病：发生率为10%，用抗组胺药多可控制，不必停药，但应严密观察。如皮疹加重应立即停药，以免发生剥脱性皮炎。

关节疼痛：出现关节疼痛者应当停药，否则会发展为"ATD 关节炎综合征"，即严重的一过性游走性多关节炎。

白细胞减少：服用 ATD 期间，患者发生白细胞减少($<4.0\times10^9/L$)，通常不需要停药，减少 ATD 剂量，加用升白细胞药物，如维生素 B_4、鲨肝醇等。注意甲亢在病情还未被控制时也可以引起白细胞减少，所以应当在使用 ATD 前常规检查白细胞数目作为对照。

粒细胞缺乏症(外周血中性粒细胞绝对计数$<0.5\times10^9/L$)：是 ATD 的严重并发症。服用 MMI 和 PTU 发生的概率相等，在0.3%左右。患者的主要临床表现是发热、咽痛、全身不适等，严重者出现败血症，病死率较高。治疗中出现发热、咽痛均要立即检查白细胞，以及时发现粒细胞缺乏的发生。建议在治疗中定期检查白细胞，若中性粒细胞少于$1.5\times10^9/L$应当立即停药，并每日皮下注射重组人粒细胞集落刺激因子注射液(G-CSF)可以促进骨髓恢复，但是对骨髓造血功能损伤严重的病例效果不佳。PTU 和 MMI 都可以引起本症，两者有交叉反应。所以如果使用一种 ATD 药物引起本症，不要换用另外一种药物继续治疗。

中毒性肝病：发生率为0.1%~0.2%。多在用药后3周发生。表现为变态反应性肝炎，转氨酶显著上升，肝脏穿刺可见片状肝细胞坏死。病死率高达25%~30%。发生中毒性肝病应立即停用 ATD。PTU 引起的中毒性肝病与 PTU 引起的转氨酶升高很难鉴别。另外，甲亢本身也可导致转氨酶增高。在用药前检查基础的肝功能，以区别是否是药物的不良反应。还有一种罕见的 MMI 导致的胆汁淤积性肝病。停药后本症可以完全恢复。

抗中性粒细胞胞质抗体阳性血管炎：抗中性粒细胞胞质抗体(antineutrophil cytoplasmic antibodies，ANCA)阳性的血管炎主要发生在亚洲患者，与服用 PTU 有关。ANCA 阳性的血管炎多见于中年女性，临床表现为急性肾功能异常、关节炎、皮肤溃疡、血管炎性皮疹、鼻窦炎、咯血等。停药后多数病例可以恢复。故有条件者在使用 PTU 治疗前应检查

ANCA，对长期使用 PTU 治疗者定期监测尿常规和 ANCA。

4）注意药物相互作用：目前尚没有发现甲巯咪唑与其他药物的直接相互作用。但是，应注意的是在甲状腺功能亢进的情况下，其他药物的分解和排泄可被加速，随着甲状腺功能逐渐恢复正常时，这些反应也可恢复正常。需要时，医生应调整合并药物的剂量。

甲状腺激素可抑制药物的吸收并可抑制自身激素的合成。因此，使用丙硫氧嘧啶时合用甲状腺激素，需要加大药物剂量。含碘造影剂，会降低丙硫氧嘧啶的甲状腺抑制作用，明显延迟甲状腺功能的恢复。丙硫氧嘧啶可能会改变血液中普萘洛尔和香豆素衍生物的有效量。

5）关注特殊人群

A. 老年人：在老年患者中，虽然预期不会出现 ATD 的蓄积，但仍推荐在严密监测下小心地对剂量进行个体化调整。对于肾功能减退的老年人，用量应减少。

B. 孕妇与哺乳期妇女：孕妇应选用最低有效剂量的 ATD，否则可能导致新生儿甲状腺功能亢进和甲状腺肿。MMI 可以通过胎盘屏障，胎儿血液中的浓度与母亲血清中的浓度相等。如果给药剂量不恰当，这可以导致胎儿甲状腺肿形成和甲状腺功能减退，也可以降低胎儿出生体重。由于胚胎毒性效应不能被完全排除，所以在妊娠期间，仅在对收益性-危险性进行严格评估之后，才能应用 MMI。在哺乳期间，如必须用抗甲状腺药物，可选择应用 PTU 治疗。因为母乳中 PTU 药物浓度最多只有母体内血清药物浓度的 1/10。但因个别病例有甲状腺功能亢进的报道，故应对婴儿进行特别监视。甲巯咪唑可以分泌到乳汁中，乳汁中的浓度相当于母亲血清中的浓度，因此，婴儿存在着出现甲状腺功能减退的危险。在 MMI 治疗期间，可以进行哺乳；但是，MMI 的每日剂量最高为 10mg，而且不能额外给予甲状腺激素。必须定期监测新生儿的甲状腺功能。

C. 儿童：儿童使用甲巯咪唑的初始剂量根据疾病的严重程度决定：按体重每日 0.3～0.5mg/kg。维持剂量：按体重每日 0.2～0.3mg/kg，可能需要加用甲状腺激素治疗。儿童使用丙硫氧嘧啶的初始剂量初服剂量：每日 50～150mg。维持剂量：每日 25～50mg。

知识问答：甲状腺手术围术期是否使用抗感染药物？

围术期抗感染药物的给药方法要遵照《抗菌药物临床应用指导原则》有关规定执行。根据卫生部办公厅关于抗菌药物临床应用管理有关问题的通知［卫办医政发〔2009〕38 号］，应严格控制Ⅰ类切口手术预防用药。

甲状腺手术为清洁手术，术前不使用抗感染药物；手术时间超过 3 小时或失血量大于 1500ml，术中可给予抗感染药物；总预防用药时间一般不超过 24 小时，个别情况可延长至 48 小时。

甲状腺手术可能污染的病原体为金黄色葡萄球菌，建议使用的抗菌药物为头孢唑林（1～2g）。

（二）术前检查监测指标

术前监测以甲状腺功能为主。术前准备需甲状腺功能正常，还要检查血清钙、磷代谢情况。假如在手术后患者出现手足搐搦，可以检查上述指标以做对比。

术前检查除全面的体格检查和必要的化验检查外，还需包括心电图、气管相及喉镜检查。有条件和必要时可做甲状腺扫描，以协助医生鉴别弥漫性甲状腺肿和毒性结节性甲状腺肿，并确定有无不正常位置的甲状腺组织，如锥体叶、舌根、舌骨、上纵隔等部位。做喉镜检查以了解声带有无位置和功能上的异常。甲状腺肿大严重者需了解气管被压的状况。

术前晨起监测心率，作为基础代谢率的参考，安静状态心率应小于 90 次/分。

四、术后药物治疗及监测指标

（一）术后药物治疗

1. β 肾上腺素受体阻断药　以 β 肾上腺素受体阻断药作为甲亢手术前的准备，较硫脲类药物的准备更为迅速。此时甲状腺激素的分泌量仍高，因此在手术前后都需要用药，一直到原来体内过多的甲状腺激素被逐渐清除为止。术后应缓慢减少 β 受体阻断药用量。

2. 左甲状腺素替代治疗　根据患者体重，口服左甲状腺素（levothyroxine）$1.7\mu g/kg$，每 6~8 周检测 1 次血清 TSH 水平。TSH 水平正常且稳定后，每年至少复查 1 次。

3. 甲状腺危象的治疗　甲状腺功能亢进是临床常见的内分泌疾病，但是甲状腺危象（thyroid storm，thyroid crisis）作为内分泌急症之一很少见，病死率高达 20% 以上。甲状腺危象常见于甲状腺功能亢进长期没有得到治疗或良好控制、突然停用抗甲状腺药物或不适当地治疗甲状腺功能亢进的患者，或突然发生的一些与甲状腺疾病无关的疾病如感染、创伤、外科手术等常常诱发甲状腺危象。

手术引起甲状腺危象的原因如下：①甲亢未被控制而行手术：甲亢患者术前未使用 ATD 准备，或准备不充分，或虽用 ATD 但停药过久，手术时甲状腺功能仍处于亢进状态，或是使用碘剂做术前准备时，用药时间过长，作用逸脱，甲状腺又能合成及释放甲状腺激素了。②术中释放甲状腺激素：手术本身的应激、手术挤压甲状腺，使大量甲状腺激素释放入血中。另外，使用乙醚麻醉时也可使组织内的甲状腺激素进入末梢血中。

任何甲亢患者，当病情突然加重，就应想到有甲亢危象的可能。北京协和医院通过多年的临床实践，将甲亢危象大体分为两个阶段：将体温低于 39℃，脉率 160 次/分以下，多汗、烦躁、嗜睡、食欲减退、恶心以及大便次数增多定为甲亢危象前期；体温超过 39℃，脉率大于 160 次/分，大汗淋漓、躁动、谵妄、昏睡或昏迷、呕吐及腹泻等，定为甲亢危象。当病情处于危象前期时，如未得到及时处理，会迅速发展为危象。

确诊为甲亢危象前期或甲亢危象时，无须等待化验结果，应尽早开始治疗。治疗的目的是纠正严重的甲状腺毒症和诱发疾病，其中占很重要地位的是保护重要脏器，加强支持治疗，防止功能衰竭。

(1)迅速抑制新的甲状腺激素合成：首选 PTU，因 PTU 可抑制甲状腺激素的合成，同时大剂量时能抑制外周组织 T_4 转化为生物活性强的 T_3。PTU 每日剂量 1200~1500mg。首次 PTU 600mg，以后每 6~8 小时使用 200~250mg。可以通过口服、经胃管注入或直肠给药，待症状缓解后减至一般治疗剂量。如果没有 PTU 或患者对 PTU 过敏，也可以使用 MMI，每日 120mg，每 4 小时服用 20mg，MMI 没有抑制 T_4 向 T_3 转化的作用。

(2)阻止甲状腺激素的释放：每次 PTU 应用 1 小时后方可应用碘化物。这种延迟使用碘剂主要是因为允许 ATD 有时间抑制甲状腺激素合成，否则可能因为碘的增加而增强甲状腺激素的合成，可能加重危象。另外，在足量给予 PTU 后服用碘剂，4~5 日可看到血清 T_4 水平明显下降。每 6~8 小时使用复方无机碘溶液（或饱和的碘化钾溶液）5 滴，口服、经胃管注入,或碘化钠 1.0g 加入 10％葡萄糖盐水注射液中静脉滴注 24 小时,以后视病情逐渐减量,一般应用 3～7 日。如对碘剂过敏,可选用碳酸锂治疗,每日 0.5～1.5g,分 3 次口服,如能测定血清锂浓度,调整剂量使得血清锂浓度在 1.0～1.2mmol/L。用抗甲状腺药物与无机碘联合治疗可迅速控制 Graves 病患者的甲状腺功能亢进症状。

(3)抑制甲状腺激素的外周作用:使用 β 受体阻断药后能使兴奋、易激惹、震颤、腹泻、发热和大汗等症状得到改善。临床常选择普萘洛尔片,每 6～8 小时给予 20～40mg,口服或经胃管注入。充血性心力衰竭患者要在监测中心静脉压的情况下慎重使用。静脉给药 1mg 稀释后缓慢静脉注射,静脉用药时建议使用心电监护。也可使用艾司洛尔注射液,50～100μg/(kg·min),静脉泵控,建议在重症监护病房使用。

(4)治疗伴发病:如果有感染,建议使用广谱抗生素,待细菌培养结果回报再选择针对性的抗生素。

(5)糖皮质激素治疗:甲亢危象时肾上腺糖皮质激素的需要量增加,对有高热或休克的患者应加用肾上腺皮质激素,可以纠正相对的肾上腺皮质功能不足,抑制免疫反应,也可以阻断 T_4 向 T_3 的转化,这种作用相对较弱。氢化可的松注射液 50～100mg 加入 5％～10％葡萄糖溶液静脉滴注,每 6～8 小时用药 1 次。也可以选用地塞米松磷酸钠注射液,2mg 加入 5％～10％葡萄糖溶液静脉滴注,每 6 小时给予 1 次。

(6)补液、对症、支持治疗:由于发热、大汗、呕吐、腹泻可能导致血容量不足,需补充水分及注意纠正电解质紊乱。如果补液不能使血压升高,则需要暂时使用升压药物。

发热可以采用药物降温或物理降温,药物最好选择对乙酰氨基酚片而不是水杨酸盐类药物。因为大剂量水杨酸盐可进一步增高患者的代谢率,它还可与 T_3 及 T_4 竞争结合甲状腺结合球蛋白及甲状腺运载蛋白,增加游离甲状腺激素水平,可能加重危象。必要时也可以行人工冬眠(哌替啶 100mg,氯丙嗪及异丙嗪 50mg,混合后静脉持续泵入)。因患者代谢增高,给氧是必要的。必要时患者可转入重症监护室进行监护。

(7)腹膜透析或血浆置换:降低和清除血浆中甲状腺激素 常规治疗效果不佳时,可试着采用腹膜透析或血浆置换来降低高水平的血液中的 T_4 和 T_3。

经过以上的处理多数甲状腺危象患者会在 12～24 小时病情得到明显改善。

(二)术后监测指标

术后监测以心率为主,同时观察是否有高热,或神经、循环、消化系统症状,如烦躁、谵妄、大汗、呕吐等,警惕甲状腺危象的发生。术后还需观察患者呼吸情况、发音情况以及是否出现低钙症状,如手脚及口周麻木。

术后也应常规检测血清钙或甲状旁腺激素水平,并根据检测结果补充钙剂和骨化三醇。术后无不适、血清总钙≥1.95mmol/L 且无下降趋势者可予出院;PTH ＜10～15pg/ml 者需补充钙剂和骨化三醇。

 案例分析

姓名:李××	婚姻:已婚
性别:女	身高:166cm
年龄:66 岁	体重:70kg
民族:汉族	入院时间:2013-1-1

　　主诉:心悸、多食、消瘦2年余。

　　现病史:患者2009年无明显诱因出现心悸、食欲亢进,偶有入睡困难、多梦,并逐渐出现颈部增粗,遂到当地医院就诊,诊断为"甲亢",予甲巯咪唑片、普萘洛尔片治疗(具体剂量不详)。2010年10月复查甲状腺功能正常,逐渐减少甲巯咪唑片用量至停用。2012年11月,该患者的甲亢功能检查 TSH_3 0.000μIU/ml↓(0.38~4.34),FT_4 0.683ng/dl↓(0.81~1.89),FT_3 9.97pg/ml↑(1.80~4.10),并出现心悸、恶心、呕吐,心电图检查提示为急性房颤,再次每日口服甲巯咪唑片40mg,并加用普萘洛尔片10mg qid。患者上述症状无明显改善。2012年12月6日,就诊于我院内分泌科门诊,停服甲巯咪唑片,改为丙硫氧嘧啶片150mg,每日3次。同时停用普萘洛尔,换用富马酸比索洛尔片5mg,每日2次,控制心率。12月18日,WBC $3.04×10^9$/L,RBC $2.89×10^9$/L,中性粒细胞计数(NEUT#)$1.38×10^9$/L。予利可君升高白细胞治疗。2012年12月30日查TRAb>40IU/L↑(参考值<2.5),甲状腺功能:TSH_3 0.000μIU/ml,FT_4 0.663ng/dl,FT_3 8.97pg/ml,T_4 1.97μg/dl,T_3 3.704ng/ml。血常规WBC $1.51×10^9$/L,中性粒细胞计数NEUT#$0.07×10^9$/L。遵医嘱将PTU减至每日300mg,继续服用利可君。2013年1月1日患者因粒细胞缺乏伴发热,并有咳嗽、咳痰,最高体温上升至39.6℃,入院治疗。近日无多饮多食,大小便正常,体重无明显改变。

　　既往史:高血压史10年,血压最高达180/100mmHg,目前每日口服硝苯地平控释片30mg治疗,血压控制在140/90mmHg。否认糖尿病、先天性心脏病等慢性病史。否认肝炎、结核等传染病史。否认手术外伤史。否认药物或食物过敏史。

　　个人史:原籍出生并长大,否认到过疫区。按时预防接种。否认烟酒等不良嗜好。

　　婚育史:患者适龄结婚,育有一子一女,爱人体健。

　　月经史:初潮12岁,行经天数6天,月经周期28~30天,绝经年龄52岁。

　　家族史:患者父亲患高血压、甲亢,否认家族遗传性疾病史。

　　专科查体:T 36.8℃,P 92次/分,R 20次/分,BP 120/70mmHg。双眼轻度突出,可闭合,双手平举无震颤。颈软、无抵抗。双侧甲状腺Ⅲ度肿大,无压痛,质地较韧。颈部未触及明显肿大淋巴结。气管右偏。可闻及血管杂音,可触及血管震颤。

　　辅助检查:2012年12月22日颈部B超:甲状腺右叶7.5cm×4.6cm×3.6cm,左叶7.6cm×4.6cm×3.6cm,峡部1.6cm。甲状腺腺体回声减低,不均匀,未见明确的囊实性结节,CDFI:腺体内血流信号未见明显异常。气管右偏。双侧颈部未见异常肿大淋巴结。

　　入院诊断:弥漫性毒性甲状腺肿;粒细胞缺乏症;发热原因待查,呼吸道感染可能性大;高血压,3级,高危。

　　诊治经过:入院后完善检查,血常规:WBC $0.77×10^9$/L,NEUT#$0.03×10^9$/L。肝肾全无明显异常。入院后停用PTU,给予升白细胞、抗感染和对症治疗:①给予利可君、小檗胺及重组人粒细胞集落刺激因子升白细胞治疗;②先后使用阿莫西林克拉维酸钾、美罗培南、头孢克洛缓释片、氟康唑等抗感染治疗;③同时给予补液、祛痰等对症治疗。患者体温升至39.6℃,物理降温体温不退,吲哚美辛栓33mg塞肛后,体温降至36.5℃。2013年1月8~14日,患者体温波动在37.5~39.6℃。1月12日心率波动在112~136次/分。给予富马酸比索洛尔片早5mg,晚5mg口服。1月13日患者体温正常,心率控制在60~70次/分。1月15日患者病情平稳,未发热。1月16日血常规:WBC $4.01×10^9$/L,NEUT#$1.75×$

$10^9/L$,粒细胞恢复至正常水平,故停用重组人粒细胞集落刺激因子。1月19日,患者体温已正常5日,白细胞恢复正常水平,临床药师建议停用美罗培南及氟康唑,改用阿莫西林克拉维酸钾。患者由1月11日起口服复方碘溶液进行术前准备,逐渐增至16滴,每日3次。1月20日复查甲状腺功能:T_3 2.512ng/ml↑、FT_3 5.91pg/ml↑,TSH_3 0.000μIU/ml。组织多科会诊:患者甲亢诊断明确,停用口服抗甲状腺药物后甲亢复发,换用丙硫氧嘧啶后出现严重药品不良反应,不宜继续使用口服抗甲状腺药物,且甲状腺增生压迫气管,有手术指征。但因术前甲状腺功能未能控制至正常水平,手术风险较大。后请内分泌科会诊,建议口服复方碘溶液17滴,每日3次进行术前准备,一直服药到术前一日,手术当日早晨服用比索洛尔片5mg,术后口服富马酸比索洛尔片5mg 2～3次/日。于2013-1-31全麻下行双侧甲状腺大部切除术。手术难度大,术后带气管插管安返ICU病房。由于手术时间超过4小时且出血量大,术后使用注射用头孢唑林钠1g bid,共使用2日。在ICU住院期间给予控制心率、维持循环稳定治疗,于2013年2月2日拔除气管插管,自主呼吸平稳,心率80次/分左右,血红蛋白稳定,内环境稳定。后转回普通病房,术后恢复顺利,术后6日出院。患者住院期间甲状腺功能、白细胞变化情况以及用药情况分别见表11-2～表11-4。

表11-2 患者甲状腺功能变化情况

	2012-12-30	2013-1-11	2013-1-20	2013-1-28	2013-2-1	参考范围
FT_3 (pg/ml)	8.97	9.40	5.91	6.71	1.64	1.80～4.10
FT_4 (ng/dl)	0.663	0.776	0.640	0.705	0.580	0.81～1.89
T_3 (ng/ml)	3.704	4.120	2.512	2.545	0.380	0.66～1.92
T_4 (μg/dl)	1.97	4.82	3.04	4.01	3.20	4.30～12.50
TSH_3 (μIU/ml)	0.000	0.000	0.000	0.000	0.013	0.38～4.34

表11-3 患者白细胞变化情况

	2013-1-22	2013-1-31	2013-2-1	2013-2-2	2013-2-3	单位	项目范围
WBC	5.84	8.05	8.84	10.24	9.44	$\times10^9/L$	4.00～10.00
NEUT%	46.7	78.3	64.5	76.8	76	%	50.0～75.0
NEUT#	2.72	6.31	5.7	7.86	7.17	$\times10^9/L$	2.00～7.50

表11-4 患者住院期间用药情况

	药名	剂量	频次	开始时间	停止时间	备注
术前	富马酸比索洛尔片	5mg	bid	2012-12-6	2013-1-31	术前停用
	复方碘溶液	10drip	tid	2013-1-11	2013-1-21	术前准备(逐渐增至16drip,tid)
	复方碘溶液	17drip	tid	2013-1-21	2013-1-25	增加剂量
	复方碘溶液	18drip	tid	2013-1-25	2013-1-30	术前停用
术后	富马酸比索洛尔片	5mg	bid	2013-1-31	2013-2-1	心率控制后减量

续表

药名	剂量	频次	开始时间	停止时间	备注
富马酸比索洛尔片	5mg	qd	2013-2-1	2013-2-2	心率控制后停药
注射用头孢唑林钠	1g	bid	2013-1-31	2013-2-1	手术时间超过4小时,出血量大,预防使用抗生素
氢化可的松琥珀酸钠粉针	100mg	qd	2013-1-31	2013-2-2	减轻声带水肿,预防甲状腺危象
卡波姆滴眼液	滴眼	tid	2013-1-31	2013-2-3	保护结膜
出院带药 左甲状腺素钠片	50μg	qd			补充甲状腺激素

【临床药师关注点】

1. 对粒细胞缺乏患者的治疗建议 中性粒细胞缺乏患者是感染的高危人群,主要的感染部位为呼吸道、消化道及黏膜软组织,常见的病原菌为革兰阳性菌、革兰阴性杆菌及真菌,经验性选择抗生素应遵循"广谱、高效、足量"的原则。该患者在用药前先后做了咽拭子、血液、尿液等细菌培养,最高体温39.6℃,并伴有咳嗽、咳痰,阵发性房颤,病情危重,使用注射用阿莫西林克拉维酸钾3日体温无明显降低。经会诊,建议:①进行X线胸部检查、血培养、痰培养明确病灶及病原菌。②加强抗感染治疗,首选碳青霉烯类抗生素,将注射用阿莫西林克拉维酸钾换为美罗培南静脉滴注。在细菌培养和药物敏感试验回报前,先经验性使用抗感染药物,特别兼顾针对G^+球菌和G^-杆菌的感染。待明确病原和药物敏感情况后,再有针对性地选择敏感抗感染药物。③考虑粒细胞缺乏患者长期使用广谱抗菌药物,有合并真菌感染的风险,在用药第六日加用氟康唑预防真菌感染。④抗感染药物用药时间不宜过短,待体温正常,感染控制,粒细胞开始上升1周后,方可停药,同时应避免菌群失调。⑤防止患者出现新的感染:如病人应在单人病房,做好消毒隔离,谢绝探视,避免交叉感染,并对患者进行口腔、肛门、外阴等易感部位的局部清洗。⑥使用促白细胞生成药,必要时使用G-CSF,刺激粒细胞生成。⑦对甲亢患者进行全身支持治疗,加强营养,补充液体,保证足够热量。

2. 促白细胞治疗中G-CSF的剂量选择 患者治疗过程中出现粒细胞减少,近半月连续使用利可君升白细胞治疗,白细胞计数及中性粒细胞比率仍呈下降趋势。此次出现粒细胞缺乏伴发热,考虑利可君效果不佳,建议使用G-CSF。G-CSF具有促进骨髓粒细胞前体细胞分化、增殖和释放作用,并能增强成熟中性粒细胞的功能。有学者认为G-CSF应用时间越早效果越明显,注射G-CSF 4~24小时复查中性粒细胞计数是观察G-CSF是否有效的标志。G-CSF治疗粒细胞缺乏症应用剂量目前尚不统一。据重组人粒细胞刺激因子注射液(惠尔血)说明书记载:中性粒细胞计数低于$1×10^9$/L的成人与儿童患者,给予本品静脉滴注,每日1次,剂量因病而异。如果中性粒细胞计数超过$5×10^9$/L,应减少剂量或终止给药,并观察病情。老年患者的生理功能比较低下,在本药应用过程中,需观察患者的状态,注意用量及间隔,慎重给药。本例患者建议给予G-CSF 300μg,每日1次,并进行血液检查,防止中性粒细胞(白细胞)过度增加。1月16日,患者粒细胞恢复至正常水平,故停用G-CSF。1月19日白细胞和中性粒细胞值在参考值范围内。

3. 甲亢患者体温升高处理 本患者发热时使用物理方法降体温无显著效果,吲哚美辛栓塞肛后体温降至36.5℃。该药可以避免胃肠道刺激及肝脏代谢,但其对造血系统有抑制作用,需慎用。甲亢患者体温过高时应从调节体温中枢和周围降温采取措施。首选周围降温,如酒精擦浴、冰袋降温;必要时,可用中枢性解热药,如对乙酰氨基酚等,但应避免使用水杨酸盐类药物,因为水杨酸盐能置换蛋白质结合的甲状腺激素,使血中游离甲状腺激素浓度升高而加重甲亢危象。

4. 手术前药学监护计划

(1)术前监测以甲状腺功能为主。还要检查血常规(白细胞、中性粒细胞)及血清钙、磷代谢情况。

(2)甲亢症状治疗:监测患者心率,嘱患者如有心慌等不适及时通知医生。术前晨起监测心率,作为基础代谢率的参考,安静状态心率应小于90次/分。

(3)预防感染:监测患者体温,如有体温升高等感染迹象及时查血沉、C反应蛋白、降钙素原等指标,如有感染指征及时给予广谱抗生素抗感染治疗。

5. 手术后药学监护计划

(1)术后监测以呼吸、心率为主,同时观察是否有高热,或神经、循环、消化系统症状,如烦躁、谵妄、大汗、呕吐等,警惕甲状腺危象的发生。

(2)常规检测血清钙或甲状旁腺激素水平,并根据检测结果及以及是否出现低钙症状,如手脚及口周麻木。假如在手术后患者出现手足搐搦,可以术前检查的相应指标进行对比。术后无不适、血清总钙≥1.95mmol/L且无下降趋势者可予出院;PTH<10~15pg/ml者需补充钙剂和骨化三醇。

(3)术后应缓慢减少β受体阻断药用量。

(4)根据患者体重,口服左甲状腺素1.7μg/kg,每6~8周检测1次血清TSH水平。

思 考 题

1. 该甲亢患者出现白细胞减少时是否需要立即停用抗甲状腺药物?

2. 该甲亢患者出现粒细胞缺乏时应如何治疗?治疗时应进行哪些监护?

3. 粒细胞缺乏是否需要使用抗感染药物?

4. 在甲状腺切除术前后药师如何进行患者教育?

第二节 甲 状 腺 炎

常见的甲状腺炎包括急性化脓性甲状腺炎、亚急性甲状腺炎和慢性淋巴细胞性甲状腺炎。

一、急性化脓性甲状腺炎

急性化脓性甲状腺炎(acute suppurative thyroiditis,AST)多由口腔或颈部化脓性感染而引起。感染常局限在甲状腺内形成脓肿。

甲状腺有良好的被膜,不直接与邻近组织接触,从而不易受到其他部位的感染蔓延;再者甲状腺内有丰富的血液供应和淋巴循环,血流量为100~150ml/min;局部高浓度的碘离子使其也很难发生化脓性感染。年老体弱、糖尿病、白血病、急性呼吸窘迫综合征(ARDS)

等免疫力低下时易患 AST。AST 发病原因除机体免疫功能低下外,多与下列因素有关:①甲状腺存在某些病变的基础上继发感染,如结节性甲状腺肿、甲状腺囊肿、甲状腺腺瘤囊性变等病变,因局部循环血供不良,含碘浓度降低,较易并发感染。②医源性感染,主要见于甲状腺穿刺或注射药物时消毒不严格,个别见于甲状腺手术后线结反应诱发感染。③先天性梨状窝瘘,属于鳃源性瘘继发感染,是儿童 AST 的主要原因。在胚胎发育过程中,第三或第四鳃裂未完全退化,残留鳃囊或瘘管,90%发生在左侧,这可能与左侧后鳃体退化消失较晚有关。瘘管自梨状窝经由甲状软骨下缘外侧斜行从咽下缩肌穿出,终止于甲状腺上极。当咽部或上呼吸道感染时,化脓菌可由此瘘管进入甲状腺内。④感染源可由血行或甲状腺附近的炎症直接蔓延所致。有的继发于上呼吸道感染、咽喉炎和颈部软组织炎症等。

(一) 临床表现

急性化脓性甲状腺炎临床上常表现为发热,甲状腺肿胀,伴压痛,可放射至耳、枕部,局部皮温升高。严重的可引起压迫症状:气促、声音嘶哑、甚至吞咽困难等。腺体组织坏死和脓肿形成可引起甲状腺功能减退。

(二) 诊断

AST 早期临床症状不典型,症状多种多样,原发灶有时十分隐蔽,若无全身感染征象时诊断非常困难,缺乏特异性检查方法很难做出正确诊断。部分病例感染途径不清,无明显感染灶,故早期很难想到 AST 的可能。本病首次就诊误诊率高达 90%以上。早期的颈咽部疼痛,多以扁桃体炎、咽喉炎、淋巴炎治疗。该病引起的放射痛,易误诊为中耳炎等,下颌疼痛误诊为下颌骨骨髓炎。AST 早期应特别注意与亚急性甲状腺炎区别。这两种疾病的病原和治疗完全不同。有些病例有典型的症状和体征,血白细胞、中性粒细胞比例升高,尤其在脓肿形成时即可建立诊断。

(三) 治疗

AST 的治疗应强调早期诊断、早期治疗,尽量避免形成脓肿。①发病初期明确诊断及时采取有效抗感染治疗,多数不致发展成为脓肿。早期抗感染治疗,包括局部理疗和全身使用足量、广谱抗生素和抗厌氧菌药物,并以静脉途径给药为宜。脓肿形成后除加强抗感染治疗外,应及时排脓。脓肿较小,局限在甲状腺被膜内,未侵蚀颈前肌、皮下及周围组织,无明显全身中毒症状者,可在 B 超引导下穿刺抽吸脓液,简单,安全,有效,并可根据脓液培养、药敏试验结果调整抗生素。一般经穿刺抽脓 2~4 次多可获得痊愈。但若反复穿刺效果不满意,则应行切开引流。②急性炎症发展快,全身中毒症状重,脓肿较大或侵及胸骨后纵隔等周围组织,出现压迫症状者应及时切开排脓,放置引流管,以免脓肿破入气管、食管或纵隔内,并取脓液做细菌培养及药敏试验,指导药物治疗。AST 的致病菌多为金黄色葡萄球菌、链球菌、肺炎球菌,少数可见大肠埃希菌、布鲁菌或真菌。可为单一病原菌感染,也可发生混合感染。③原有甲状腺结节、囊肿等病变继发感染脓肿。原则上以切开引流为主,待脓肿痊愈 3 个月后择期处理原有甲状腺病变比较安全。给予抗感染治疗不正规,疗程不够,剂量不足,导致病程迁延或错误治疗,如服用醋酸泼尼松片等。有的患者病情在 1 日内突然加重,颈部弥漫红肿热痛,出现吞咽困难、胸闷、呼吸困难、窒息甚至死亡,据报道病死率为 3.7%~12.1%。

亚急性甲状腺炎用激素治疗有效,而 AST 则忌用糖皮质激素治疗。有报道记载,因 AST 误为亚急性甲状腺炎给予激素治疗导致病情恶化,脓肿迅速发展增大出现严重压迫症状者。对于两者的鉴别诊断有疑问时可行穿刺针吸,将吸出物活检则可准确区别。

患有 AST 时,如甲状腺滤泡被破坏,T_3、T_4 外溢,可表现为一过性甲亢,不需要用甲状腺药物治疗。若病情严重也可表现为甲减,需用甲状腺激素替代,这点又与治疗亚急性甲状腺炎相似。

二、亚急性甲状腺炎

亚急性甲状腺炎(subacute thyroiditis),又称肉芽肿性甲状腺炎、巨细胞性甲状腺炎、de Quervain 甲状腺炎,是一种与病毒感染有关的自限性疾病,常继发于上呼吸道感染或流行性腮腺炎。病毒感染破坏了部分甲状腺滤泡,释放出胶体,引起甲状腺组织内的异物反应,在病变滤泡周围形成特征性的巨细胞性肉芽肿。

(一)临床表现

患者起病前 1~3 周常有病毒性咽炎、腮腺炎或其他病毒感染症状。甲状腺区有明显疼痛,疼痛可放射至耳部,在吞咽时加重。可伴有全身不适、食欲减退、肌肉疼痛、发热、心动过速、多汗等症状。体格检查发现甲状腺轻至中度肿大,有时单侧肿大明显,质地较硬,有明显的触痛,少数患者伴有颈部淋巴结肿大。实验室检查可分为三期:①甲状腺毒症期:此期有本病特征性的血清甲状腺激素水平和甲状腺摄碘能力的"分离现象",即血 T_3、T_4 升高,TSH 减低,^{131}I 摄取率降低。此期血沉明显增速,可 >100mm/h。②甲减期:当储存的甲状腺激素消耗殆尽,血 T_3、T_4 逐渐下降至正常水平以下,TSH 回升至高于正常值,^{131}I 摄取率逐渐恢复。③恢复期:血 T_3、T_4、TSH 以及 ^{131}I 摄取率恢复至正常。病程一般为 3 个月左右,愈后甲状腺功能多不减退。

(二)诊断

典型的症状、体征以及实验室检查结果即可得出诊断。由于患者的就诊时间和病程的差异,实验室检查结果各异。诊断有困难时,可考虑用醋酸泼尼松片进行试验性治疗。

(三)治疗

1. 一般治疗 症状较轻者无须特殊处理,可适当休息,发热者需采用物理或药物降温。

2. 药物治疗 非甾体抗炎药适用于轻症患者。全身症状较重,甲状腺肿大,压痛明显者,可用糖皮质激素治疗。首选醋酸地塞米松(dexamethasone acetate)片 20~40mg/d,分次服用。用药后数小时至数日可降低体温,缓解疼痛,甲状腺肿缩小;用药 1~2 周后逐渐减量,疗程一般为 2~3 个月。停药后部分患者出现病情反复,仍需足量适用糖皮质激素用药仍然有效。也可同时使用非甾体抗炎药。注意治疗时不可频繁改变激素的剂量或长期使用糖皮质激素,以防药品不良反应。

3. 针对甲亢的治疗 当甲状腺滤泡组织遭受破坏后,释放大量甲状腺素,可出现一过性甲亢的表现。患者伴甲亢时,在应用上述治疗的同时,必要时可给予小剂量 β 受体阻断药,如盐酸普萘洛尔片 10~40mg,每日 3 次;或酒石酸美托洛尔片 12.5~10mg,每日 2 次。由于甲亢是一过性的,临床治疗中不需服用 ATD,放射性治疗或手术治疗。一般 1 周甲亢的症状消失。

4. 针对甲减的治疗 有的患者甲亢的症状消失,又会出现甲状腺激素减少的甲低期症状。此时 TSH 分泌增加,而且还加剧甲状腺的急性炎症过程。如患者病程较长且伴有甲状腺功能减退者,可加服左甲状腺素钠片 100~150μg/d,直到甲状腺功能恢复正常(一般为

3～6 个月)。也可应用甲状腺素片,每日用 40～120mg。使用甲状腺素类药物可抑制 TSH 分泌,从而减轻甲状腺急性炎症过程,缓解症状及缩短疗程,以防亚急性甲状腺炎复发。

因本病为非感染性、自限性疾病,抗菌治疗无效也无益。本病一般预后良好。如患者临床症状消失,甲状腺功能无异常,血沉正常,可判定为痊愈。

三、慢性淋巴细胞性甲状腺炎

慢性淋巴细胞性甲状腺炎(chronic lymphocytic thyroiditis),又称桥本甲状腺炎(Hashimoto thyroiditis),临床较常见,多见于 30～50 岁女性,是最常见的自身免疫性甲状腺疾病,也是甲状腺功能减退的常见原因之一。患者血中甲状腺过氧化物酶抗体(TPOAb)、甲状腺球蛋白抗体(TgAb)滴度显著增高。

(一) 临床表现与查体

甲状腺功能根据病程的不同时间可示甲状腺功能亢进、甲状腺功能正常或甲状腺功能减退;病程早期,免疫因素致甲状腺滤泡破坏,甲状腺素释放入血,可出现甲亢症状;病程晚期,90% 的甲状腺滤泡被破坏,致甲状腺功能减退。该病发展缓慢,多数病人早期甲亢症状不明显,以甲状腺肿或甲减症状首次就诊。查体示甲状腺无痛性弥漫性肿大,质地坚硬,腺体较大时可有压迫症状。

(二) 辅助检查

甲状腺抗体 TPOAb 和 TgAb 升高;B 超示甲状腺弥漫性病变,多伴有颈部淋巴结肿大;^{131}I 摄取率减低;甲状腺扫描核素分布不均。

(三) 诊断

确诊依据有:①甲状腺肿而质地坚韧或伴结节;②血清 TPOAb、TgAb 长期显著升高;③伴甲亢表现者。上述高滴度的抗体持续半年以上。

(四) 治疗

患者甲状腺较小,又无明显压迫症状,可随诊观察。甲状腺肿明显或有甲减者视病情严重程度适当补充左甲状腺素钠片进行替代治疗。伴甲亢者给予 β 受体阻断药对症处理,一般不用放射治疗和手术治疗。若甲状腺肿大明显,出现压迫症状时,可考虑手术治疗。术后如出现甲减情况,应视病情严重程度适当补充左甲状腺素钠片治疗。

 案例分析

姓名:赵× 　　　　　　性别:女

年龄:19 岁 　　　　　　身高:160cm

民族:汉族 　　　　　　体重:50kg

婚姻:未婚 　　　　　　入院时间:2014-1-10

主诉:颈部肿大伴疼痛 2 月。

现病史:患者 2 个月前感冒后出现颈部肿大,直径约 3cm 大小,伴轻度疼痛,可视疼痛评分(VAS)4 分,无发热,予某种"三代头孢"(具体药品名称及剂量不详)口服后,疼痛缓解,颈部肿大无明显改变。2013 年 12 月 8 日,就诊于当地医院,查甲状腺功能示 FT$_4$ 7.96pmol/L↓(11.5～22.7pmol/L),FT$_3$ 3.74pmol/L(3.5～6.5pmol/L),TSH 0.08μIU/ml↓(0.55～4.78μIU/ml);甲状腺 B 超:甲状腺右叶多发胶样囊肿,甲状腺左叶低回声团块,诊断为"亚急性肉芽肿性甲状腺炎",予醋酸泼尼松片 10mg,每日 3 次治疗。1 周后,上述症状明显加重,有持续性疼痛,呈刀割样,VAS 8～9 分,可晨间痛醒。伴发音、吞咽困难,声音变细,稍嘶哑。颈部肿大渐明显,直径约 8cm,有明显压迫感,睡眠需侧卧,无憋气及呼吸困难,遂于2013 年 12 月 19 日至上级医院就诊。查血沉 60mm/h↑;血常规 PLT 368×10⁹/L,WBC9.55×10⁹/L,NEUT% 63.1%,Hb 128g/L;甲状腺功能:TSH_3 3.970μIU/L(0.27～4.2μIU/L),FT_4 12.70pmol/L(12～22pmol/L),FT_3 3.86pmol/L(3.1～6.8pmol/L),TPOAb＜5IU/ml(0～34IU/ml),TgAb 24.64IU/ml(0～115IU/ml);TSAb 0.32IU/L(0～1.58IU/L);肝肾功能(一);2013 年 12 月 20 日甲状腺 B 超提示,亚急性甲状腺炎(左叶)并周围淋巴结肿大,甲状腺右叶滤泡囊肿;甲状腺左叶穿刺活检:见大量淋巴细胞、浆细胞、中性粒细胞、泡沫细胞浸润,未见明显甲状腺滤泡上皮及肉芽肿炎性改变,不除外亚急性肉芽肿性甲状腺炎愈合期或纤维性桥本甲状腺炎。予醋酸泼尼松片 20mg,每日 3 次治疗 4日后,调整为醋酸泼尼松片 10mg,每日 3 次,上述症状未见明显好转。遂于 2014-1-8 就诊于我院门诊,查甲状腺功能:TSH_3 8.736μIU/ml↑(0.38～4.34μIU/ml),FT_4 1.210ng/dl(0.81～1.89ng/dl),FT_3 2.19pg/ml(1.80～4.10pg/ml),T_3 0.910ng/ml(0.66～1.92ng/dl),T_4 8.00μg/dl(4.30～12.50μg/dl),TPOAb 9.46IU/ml(0～34IU/ml),TgAb25.02IU/ml(0～115IU/ml),Tg 19.2ng/ml;T_3 摄取率(TUp):1.01(0.73～1.09);血沉72mm/h↑(0～20mm/h);血常规:PLT 349×10⁹/L,WBC 11.82×10⁹/L↑,NEUT%87.4%↑,Hb 137g/L;肝功:AST 78U/L↑(5～37U/L),hsCRP 24.23mg/L↑(0～3.00mg/L),ALT 439U/L↑(5～40U/L)。为求进一步诊治收入我院。患者近 2 日劳累后出现发热,最高 37.7℃,无畏寒、寒战,伴咳嗽,无痰。病程中,患者无怕热、多食、易饥,无怕冷、便秘、反应变慢,无心悸、多汗,无尿频、尿急、尿痛,无腹痛、腹泻,精神、食欲可,大小便正常,体重无明显改变。

既往史:否认高血压、糖尿病、冠心病等慢性病史。否认肝炎、结核等传染病史。否认手术外伤史。否认药物或食物过敏史。

个人史:生于原籍,否认到过外地,否认到过疫区。否认明确毒物接触史。预防接种史不详。否认吸烟、饮酒嗜好。

婚育史:患者未婚未育。

月经史:初潮 11 岁,行经天数 4～5 天,月经周期 28 天,末次月经 2013-12-13。

家族史:否认家族中遗传病病史及类似病史。

专科查体:T 37.7℃,P 120 次/分,R 22 次/分,BP 115/75mmHg。BMI 19.53kg/m²。发育正常,营养中等,急性病容,步入病室,神志清晰,查体合作。咽后壁红肿,无脓苔,扁桃体无肿大。颈软、无抵抗,未见红肿,颈静脉无怒张。气管稍右偏。甲状腺Ⅱ度肿大,左颈前可触及一个大小约 8cm×5cm 大小包块,触痛明显,质硬,不可活动,未闻及血管杂音。右颈前可触及一个大小约 1cm×1cm 淋巴结,质软,可活动。双肺呼吸音清,未闻及干湿啰音及胸膜摩擦音。心前区无隆起及凹陷,心律齐,心率 120 次/分,各瓣膜听诊区未闻及杂音。腹部平坦,未见胃肠型及蠕动波,Murphy 征(一),双肾区无叩痛。肠鸣音 3 次/分。四肢关节未见明显肿胀,双下肢无水肿。

入院诊断:甲状腺肿大待查,化脓性甲状腺炎? 亚急性肉芽肿性甲状腺炎? 甲状腺淋巴瘤? 肝功异常。

诊治经过:入院后完善检查,予快速撤停激素,并予抗生素、保肝药物治疗,积极寻找感染证据。2014年1月11日气管相示气管轻度受压移位。2014年1月13日甲状腺及颈部淋巴结B超示:甲状腺左叶显示欠清。甲状腺右叶4.3cm×1.2cm×1.3cm,峡部0.2cm。甲状腺右叶内可见多个无回声,内可见点状强回声,较大者0.3cm×0.2cm。左颈部可见囊实性回声,范围约为5.4cm×3.6cm×3.1cm,内部回声欠均,散在可移动的点状回声,CDFI:内部及周边可见丰富血流信号。其累及甲状腺左叶,左叶正常轮廓消失。其周边颈部未见异常肿大淋巴结。诊断意见:甲状腺右叶多发囊实性结节;左颈部混合回声,考虑脓肿,累及甲状腺左叶。2014年1月13日,患者诉头晕、肌肉和肌肉疼痛、乏力。甲状腺核素扫描提示,甲状腺左叶所见异常,结合临床,考虑为炎症所致可能性大;右叶未见明显异常。2014年1月15日外院穿刺活检我院病理会诊:小条穿刺组织,纤维组织及胶原增生,见多量泡沫细胞聚集,并有多量浆细胞浸润;部分泡沫细胞内有吞噬;未见明确甲状腺滤泡上皮。病变符合炎性病变。2014年1月15日肿物穿刺液细菌涂片示:革兰阳性球菌少量,可见成对成链排列。真菌涂片:未见菌丝及孢子。抗酸染色(一)。患者反复高热,病情较重,于2014年1月17日行颈部脓肿切开引流术。术后带气管插管返ICU病房。术后继续抗生素、保肝药物治疗。2014年1月20日穿刺液培养结果:血链球菌。根据药敏结果调整抗感染治疗方案。术后患者气管周围组织水肿,考虑拔除气管插管存在危险,于2014年1月23日行气管切开术。术后继续抗生素治疗。后患者病情平稳,转入普通病房,于2014年2月10日拔除气管套管。患者恢复良好,顺利出院。患者血常规、体温和心率、肝肾功能、甲状腺功能的变化情况以及住院期间用药情况见表11-5～表11-9。

表11-5 患者血常规变化情况

	2014-1-11	2014-1-17	2014-1-20	2014-1-23	2014-2-7	单位	项目范围
WBC	10.77	8.59	9.25	8.18	4.68	$×10^9/L$	4.00～10.00
NEUT%	75.8	88.3	81.3	81.8	58.2	%	50.0～75.0
NEUT#	8.16	7.59	7.52	6.69	2.72	$×10^9/L$	2.00～7.50
RBC	4.43	3.54	3.46	3.59	3.62	$×10^{12}/L$	3.50～5.00
Hb	132	108	104	106	112	g/L	110～150
PLT	268	242	260	303	306	$×10^9/L$	100～300

表11-6 患者体温和心率变化情况

	2014-1-10	2014-1-12	2014-1-16	2014-1-17	2014-1-20	2014-1-25	2014-2-10
体温(℃)	39.0	37.8	39.0	37.4	38.0	37.0	36.8
心率(次/分)	100	84	100	80	96	78	70

表11-7 患者肝肾功能变化情况

	2014-1-10	2014-1-13	2014-1-17	2014-1-21	2014-1-28	单位	项目范围
K^+	4.1	4.6	3.9	3.4	4.1	mmol/L	3.5～5.5
ALT	317	213	152	33	25	U/L	5～40
Cr	50	50	40	51	50	μmol/L	45～84

表 11-8　患者甲状腺功能变化情况

	2014-1-10	2014-1-14	2014-2-7	参考范围
FT_3(pg/ml)	2.19	2.25	3.11	1.80～4.10
FT_4(ng/dl)	1.21	1.11	1.028	0.81～1.89
T_3(ng/ml)	0.91	—	0.962	0.66～1.92
T_4(μg/dl)	8	—	8.07	4.30～12.50
TSH_3(μIU/ml)	8.736	10.84	13.995	0.38～4.34
TgAb(IU/ml)	25.02	21	<10.00	<115
TPOAb(IU/ml)	9.46	7.67	5.59	<34

表 11-9　患者住院期间用药情况

	药名	剂量	频次	开始时间	停止时间	备注
术前	醋酸泼尼松龙片	10mg(早) 10mg(中) 5mg(晚)		2014-1-10	2014-1-13	入院后快速撤停糖皮质激素
	醋酸泼尼松龙片	5mg	tid	2014-1-13	2014-1-15	
	醋酸泼尼松龙片	5mg	qd	2014-1-15	2014-1-16	
	注射用头孢哌酮舒巴坦钠	3g 静脉滴注	q12h	2014-1-12	2014-1-17	发热,血象升高
	注射用甲硝唑磷酸二钠	0.915g 静脉滴注	qd	2014-1-12	2014-1-17	
	多烯磷脂酰胆碱胶囊	456mg po	bid	2014-1-11	2014-1-14	保肝治疗
	多烯磷脂酰胆碱注射液	465mg 静脉滴注	qd	2014-1-12	2014-1-17	
	肝泰乐	100mg	tid	2014-1-14	2014-1-17	
术后	注射用甲硝唑磷酸二钠	0.915g 静脉滴注	q12h	2014-1-17	2014-1-25	
	注射用头孢哌酮舒巴坦钠	3g 静脉滴注	q12h	2014-1-17	2014-1-25	
	多烯磷脂酰胆碱注射液	232.5mg 静脉滴注	q12h	2014-1-17	2014-1-25	保肝治疗

【临床药师关注点】

1. 手术前药学监护计划

(1)术前监测以体温、心率及血常规(白细胞、中性粒细胞)为主。还要检查甲状腺功能及血清钙、磷代谢情况。

(2)如有条件,建议对抗感染治疗效果差的患者留取细菌学标本。必要时可在 B 超引导下，进行甲状腺肿物穿刺。将穿刺得到的液体进行涂片，以指导后续抗菌药物品种的调整。

（3）关注糖皮质激素使用及减量过程中的不良反应。该患者在院外每日使用醋酸泼尼松片 30mg，超过人体的糖皮质激素的生理剂量。临床出现的相关不良反应多发生在应用糖皮质激素药理剂量时，而且与疗程、剂量、用药种类、用法及给药途径等有密切关系。停药时应逐渐减量，不宜骤停，以免出现肾上腺皮质功能不足的症状。该患者因治疗需要，入院后需要迅速减少醋酸泼尼松片每日用药剂量。在住院减药过程中，该患者出现糖皮质激素撤药综合征，如恶心、头晕、肌肉或关节疼痛、乏力等。出现上述情况，需要观察及对症处理，一般不需要进行特殊治疗。

（4）伴甲亢患者的治疗：监测患者心率，嘱咐患者如有心慌等不适及时通知医生。术前晨起监测心率，作为基础代谢率的参考，安静状态心率应小于 90 次/分。

2. 手术后药学监护计划

（1）术后监测以呼吸、心率为主，同时观察是否有高热或神经、循环、消化系统症状，如烦躁、谵妄、大汗、呕吐等，警惕甲状腺危象的发生。

（2）常规检测血清钙或甲状旁腺激素水平，并根据检测结果及以及是否出现低钙症状，如手脚及口周麻木。假如在手术后患者出现手足搐搦，可以术前检查的相应指标进行对比。术后无不适、血清总钙≥1.95mmol/L 且无下降趋势者可予出院；PTH<10～15pg/ml 者需补充钙剂和骨化三醇。

（3）根据患者甲减的严重情况，可以口服左甲状腺素 1.7μg/kg，每 6～8 周检测 1 次血清 TSH 水平。

思 考 题

1. 该甲亢患者使用抗感染药物是否有效？
2. 该患者术前是否需要预防使用抗感染药物？
3. 当患者主诉疼痛不能耐受时，可以给予何种药物？
4. 患者出院后应随访哪些指标？

第三节 原发性甲状旁腺功能亢进症

甲状旁腺功能亢进症（hyperparathyroidism）简称甲旁亢，是常见的内分泌疾病之一，可分为原发性、继发性和三发性甲旁亢三种。原发性甲旁亢（primary hyperparathyroidism，PHPT）是由于甲状旁腺本身病变引起的甲状旁腺激素（parathyroid hormon，PTH）合成与分泌过多，致骨的破坏和重构，肾过量重吸收钙，尿磷排泄和 1,25-二羟维生素 D_3 合成，导致血钙增高和血磷降低。主要临床表现为泌尿系结石、骨质疏松、消化道症状等。继发性甲旁亢是由于各种原因所致的低钙血症刺激甲状旁腺，使之代偿性分泌过多的 PTH，常见于肾功能不全、骨质软化症和小肠吸收不良等。三发性甲旁亢是在继发性甲旁亢的基础上，由于腺体受到持久和强烈的刺激，部分增生组织转变为腺瘤伴功能亢进，自主地分泌过多的 PTH，主要见于肾移植术后患者。

一、临床表现及诊断

1. 临床表现　本病常见于中年以上妇女,发病高峰在 50～60 岁左右,女性多于男性,比例为 2∶1～4∶1。主要临床表现归纳如下:

(1)高钙血症:血钙升高是原发性甲旁亢最主要的临床表现。按血钙升高水平可将高钙血症分为轻、中和重度,轻度高血钙为血总钙值小于 3.0mmol/L 而高于正常值,中度为血总钙值 3.0～3.5mmol/L,重度为血总钙值＞3.5mmol/L,同时可导致一系列严重的临床征象,即称高钙危象,可危及生命,多数病人病情迅速恶化,如不及时抢救,患者可死于肾衰竭或循环衰竭。高钙血症是内科急症之一。高血钙症状涉及多个系统,常见有:①消化道症状:如恶心、呕吐、便秘、腹痛、消化不良、食欲减退,部分患者可有反复消化性溃疡、急慢性胰腺炎;②神经精神症状:如乏力、嗜睡、失眠、记忆力减退、幻觉、躁狂、反射减弱或消失;③心血管系统方面:可致心律失常、心电图 Q-T 间期缩短、高血压。

(2)泌尿系统:长期高血钙可影响肾小管的浓缩功能,出现多尿、夜尿、口渴等症状,还可出现肾结石与肾实质钙化,反复发作的肾绞痛和血尿。

(3)运动系统:患者常诉全身多处骨痛,主要发生于腰背部、髋部、肋骨及四肢,局部有压痛。四肢肌肉无力,以近端肌为主,严重时可出现肌肉萎缩。后期主要表现为纤维囊性骨炎(又称棕色瘤),可出现骨骼畸形与病理性骨折,患者身高变矮,行走困难。

2. 体格检查　由于甲状旁腺通常较小且在甲状腺深面,通过颈部触诊常难以触及甲状旁腺。

3. 辅助检查

(1)实验室检查:典型的原发性甲旁亢实验室检查有"四高一低"(血钙升高、PTH 升高、尿钙升高、碱性磷酸酶升高和血磷降低)。

(2)颈部 B 超:B 超是原发性甲旁亢最有效的形态学检查手段,具有无创、无放射性、廉价且可重复的优势。

(3)^{99m}Tc-MIBI 显像:放射性核素^{99m}Tc 甲氧基异丁基异腈显像是原发性甲旁亢的功能显像,联合 B 超能增加术前检查的敏感度,增加手术成功率。

(4)其他检查:对于异位的甲状旁腺,需结合 CT 等检查综合判断。

4. 诊断　首先确定高血钙是否真正存在。需要多次重复测定血钙以除外实验室误差及止血带绑扎时间过长等人为因素造成的高血钙,还需注意患者有无脱水及血浆蛋白浓度升高。可用以下公式计算校正钙:经白蛋白校正后的血清钙浓度(mmol/L)＝血清钙浓度(mmol/L)－[0.02×白蛋白浓度(g/L)]＋0.8 或经白蛋白校正后的血清钙浓度(mg/ml)＝血清钙浓度(mg/ml)＋0.8×[4－白蛋白浓度(g/ml)]。上述公式有助于排除假性高钙血症。另外,离子钙的测定也有助于假性高钙血症的鉴别。

原发性甲旁亢的诊断分为定性诊断和定位诊断。

定性诊断:典型的症状,血钙、PTH 升高时,即可诊断甲状旁腺功能亢进,诊断原发性甲旁亢需除外继发性、三发性、多发性内分泌腺瘤病(MEN)等其他引起高血钙的情况。

定位诊断:通常依靠颈部 B 超和放射性核素显像综合判断,必要时需结合 CT 等检查。

高钙血症最常见的原因为 PHPT 和恶性肿瘤,上述两种原因占总致病因素的 90% 以上。

二、外科治疗

外科手术治疗效果确切,是治疗原发性甲旁亢的最佳方法。对术前定位诊断明确的患者,采取颈丛麻醉下微创小切口(2~4cm)进行甲状旁腺摘除,能达到很好的治疗效果。

对定位诊断不明确或不能耐受手术者,可尝试药物治疗。药物治疗的主要目的是降低血钙。

甲状旁腺术后主要的并发症有呼吸困难、神经损伤、低钙抽搐和肺部感染等。其中呼吸困难和窒息多发生在术后 48 小时内。

低钙为甲状旁腺术后较常见的并发症。主要表现为患者皮肤干燥,色素沉着,毛发稀疏,脱落,四肢麻木,手足搐搦,Chvostek 征、Trousseau 征阳性。上述表现与低血钙有关。有的患者术后血钙水平可降到 1.8~1.9mmol/L(8~9mg/dl)。低钙可分为暂时性低钙及永久性低钙。暂时性低钙原因有:①骨饥饿和骨修复。②暂时性甲状旁腺功能减退。多数病人低血钙症是暂时性的,术后检测血钙逐渐降低,一般术后 4~5 日降到最低,然后回升,不需处理。术后低血钙可刺激甲状旁腺的分泌,促进正常甲状旁腺功能的恢复,故多数不主张长期补钙。

三、术前药物治疗及监测指标

结合临床表现及高血钙的检查结果,如提示出现了高钙危象,需要及时有效地降低血钙水平,使血钙维持在相对安全的范围。对于 PHPT 患者有效的治疗可以争取时间明确定位诊断以尽早手术达到根治。

具体治疗措施介绍如下:

1. 补液　高血钙危象者因厌食、恶心、呕吐常伴有脱水,加重高血钙及肾功能不全,故迅速扩充血容量至关重要。开始 24~48 小时每日持续静脉滴注 0.9%氯化钠注射液 3000~4000ml。0.9%氯化钠注射液有助于恢复血容量,增加尿量,增加肾脏钙的滤过率及降低肾脏近端小管、远端小管对钠和钙的重吸收,使尿钙排泄增多。小儿、老年人及心肾肺功能衰竭者应慎用,可将部分 0.9%氯化钠注射液用 5%葡萄糖氯化钠注射液代替。心功能减退的患者可同时从胃肠道补充盐水。

2. 利尿　容量补足后可使用呋塞米(furosemide)注射液。呋塞米注射液可作用于肾小管髓袢升支粗段,抑制钠和钙的重吸收,促进尿钙排泄,同时防止容量补充过多发生心力衰竭、肺水肿。呋塞米注射液应用剂量为 20~40mg,3~4 次/日;当给予大剂量呋塞米注射液加强治疗(每 2~3 小时 80~120mg)时,需注意水和电解质补充,最好能监测中心静脉压、血及尿电解质,以防止发生水、电解质紊乱。亦可选用其他利尿剂,如依他尼酸钠(sodium etacrynate)50~200mg 静脉推注等,血清钙过高患者每 1~2 小时可以重复注射。目前,利尿方法常与抑制骨吸收药物一同使用,一般仅用 1~3 日,在抑制骨吸收药物起效后即可停用。由于噻嗪类利尿药可减少肾脏钙的排泄,加重高血钙,因此应避免使用。

3. 补充电解质　每日监测血、尿电解质,以决定钠、钾、镁的补充量。治疗期间应每 4~6 小时测定血钙、镁、钠、钾,注意维持电解质平衡。一般情况下,每排尿 1000ml 须补充 20mmol 氯化钾和 500mmol 氯化钠。

4. 应用抑制骨吸收药物　破骨细胞骨吸收的增加是绝大多数高钙血症患者最常见和

重要的发病机制。因此,目前经常使用阻断破骨细胞骨吸收的药物降低血钙。此类药物的早期使用还可避免长期大量使用 0.9% 氯化钠注射液和呋塞米注射液造成的水及电解质紊乱。

(1)双膦酸盐:双膦酸盐具有与钙离子及骨骼的亲和力。目前是已知或怀疑主要由破骨细胞骨吸收导致严重高钙血症治疗中的首选药物,通常使用第 2、3 代双膦酸盐的静脉制剂,包括帕米膦酸(pamidronic acid)盐、伊班膦酸(ibandronic acid)盐和唑来膦酸(zoledronic acid)。双膦酸盐起效需 2～4 日,达到最大效果需 4～7 日,60%～70% 的患者血钙能降至正常水平,效果可持续 1～3 周。国外研究显示,对于恶性肿瘤引起的高钙血症,唑来膦酸注射液疗效要优于注射用帕米膦酸二钠,且与其他双膦酸盐相比使用方便。①唑来膦酸注射液(规格 4mg)在 15 分钟内静脉滴注。②注射用帕米膦酸二钠 90mg 稀释于 500ml 不含钙离子的注射液(如 0.9% 氯化钠注射液或 5% 葡萄糖注射液)中,应静脉滴注 4 小时。③对于大多数严重高钙血症(白蛋白校正后的血清钙浓度≥3mmol/L 或≥12mg/dl)患者,注射用伊班膦酸钠单次 4mg 的剂量是足够的。对中度高血钙(白蛋白校正后的血清钙浓度<3mmol/L或<12mg/dl)患者,注射用伊班膦酸钠单次 2mg 的剂量有效。注射用伊班膦酸钠 4mg 稀释于 500ml 不含钙离子的注射液(如 0.9% 氯化钠注射液或 5% 葡萄糖注射液)中,静脉滴注时间不小于 4 小时。应用双膦酸盐前需要进行水化,用药后要监测血钙、磷和肾功能,防止低钙血症的发生。

双膦酸类药物的不良反应见表 11-10。

表 11-10 双膦酸类药物的不良反应

	注射用帕米膦酸二钠	唑来膦酸注射液	注射用伊班膦酸钠
全身性损害	发热、流感样症状、寒战、乏力及面部发红	发热、流感样症状、寒战	发热、流感样症状、寒战、乏力
肌肉骨骼系统损害	骨痛、关节痛、肌肉痛、肢体疼痛	骨痛、肌肉痛、关节痛	骨痛、肌肉痛、背痛、肢体疼痛
代谢和营养障碍	低钙血症、低磷血症、低镁血症、高钾血症、低钾血症、高钠血症		低钙血症
中枢及外周神经系统损害	头痛、失眠、嗜睡	头痛、头晕	
呼吸系统损害		咳嗽	
胃肠系统损害	恶心、呕吐、厌食、腹痛、腹泻、便秘	恶心、呕吐、腹泻	
注射部位反应	疼痛、红、肿、硬结、静脉炎		

注:表中仅列出这三种药物非常常见(≥10%)、常见(≥1%和<10%)的一些不良反应

韩桂艳等观察 3 种静脉用双膦酸盐在 PHPT 并高钙危象中的降血钙作用及其不良反应。收集 PHPT 并高钙危象病例 14 例,其中甲状旁腺腺瘤 6 例,增生 1 例,腺癌 7 例。14 例患者在高钙危象抢救中静脉应用双膦酸盐 29 例次。应用双膦酸盐前血总钙水平为(3.85±0.50)mmol/L,应用双膦酸盐后血钙最低值可降至(2.86±0.39)mmol/L,降至安全范围的时间(1.4±0.6)日,维持时间(10.14±8.54)日。注射用帕米膦酸二钠、注射用伊

班膦酸钠、唑来膦酸注射液 3 种药物之间血钙降低值及维持时间差异无统计学意义,血钙降低幅度与患者用药前血总钙水平相关。研究者认为,在 PHPT 并高钙危象的抢救中,静脉应用双膦酸盐可显著降低血钙水平,有利于纠正高钙危象。患者未出现严重不良反应。

(2)降钙素(calcitonin):可作用于破骨细胞上的降钙素受体,抑制破骨细胞骨吸收,同时能减少肾小管钙的重吸收,增加尿钙排泄。降钙素起效快,但效果不如双膦酸盐的效果显著。降钙素应用的剂量和时间应根据患者病情、经济情况及药品品种综合考虑,也要结合输液和利尿药的治疗反应。使用降钙素 2~6 小时内血钙可平均下降 0.5mmol/L,但不能使大多数患者的血钙水平降至正常。以鲑鱼降钙素为例,对紧急状况或严重病例,静脉滴注是最有效的方法。每日每千克体重 5~10U 溶于 0.9% 氯化钠注射液 500ml 中,静脉滴注至少6 小时以上或每日剂量分 2~4 次缓慢静脉注射。必要时给患者补充液体。

重复注射同一剂量的降钙素不能达到首次注射的降血钙效果,即多次注射,作用渐弱,不适于长期用药。这种降钙素逸脱现象可能与破骨细胞上降钙素受体的快速降调节作用有关,据报道同时使用糖皮质激素可减弱这种现象。

5. 其他　高钙血症易导致严重的心律失常,除采用有效措施降低血钙外,还应根据病情和心律失常的性质给予相应治疗。

四、术后药物治疗及监测指标

对于术后低血钙的治疗可以口服碳酸钙(calcium carbonate)片或乳酸钙(calcium lactate)片一日 3~4 次,每次 4g。如反复手足搐搦,可静脉注射 10% 葡萄糖酸钙注射液 10ml,每日 2~3 次,有时每日需要量可多至 100ml 或 30~50ml 溶于 5% 葡萄糖注射液 500~1000ml 内静脉滴注,3~5 可改善症状。如补钙后血钙正常但仍有搐搦尚需考虑补镁。出现这种情况多与术者经验有关。低钙血症口服维生素 D_2 制剂效果不确定。有文献推荐,对于严重低钙血症的患者口服 1,25-二羟维生素 D_3 制剂,即骨化三醇胶丸,每天 1~2g,补钙效果比补充维生素 D_2 制剂要好些。

一般一侧甲状旁腺切除,可能会发生暂时性功能减退表现。2~3 个月后对侧可代偿其功能,或手术结扎下动脉后甲状旁腺暂时性供血不足引起症状,日久也可能恢复。如治疗2~3 个月后仍有低血钙表现,提示可能有永久性甲状旁腺功能减退,需长期补充钙剂及维生素 D 制剂。该情况多见于双侧甲状旁腺全切除后。

高血钙是 PHPT 本身的主要表现,完整切除病灶是防止术后高血钙的关键。如手术切除后仍无法控制高血钙和 PTH 于一周后仍未能纠正,或无法确定复发病灶位置时,需采用辅助治疗措施控制高钙血症,缓解症状。常用药物有降钙素、磷酸盐等。这些药物通过抑制甲状旁腺分泌和功能,促进尿中钙离子的排泄,减少溶骨脱钙作用。

 案例分析

姓名:刘××

性别:男

年龄:43 岁

民族:汉族

婚姻:已婚

身高：175cm

体重：83kg

入院时间：2014-4-18

主诉：肾结石10年余，全身多发骨痛4年余，多饮多尿2年余。

现病史：患者10年前因腹痛、尿中排石，就诊于当地医院，查腹部超声提示"双侧肾结石"，给予体外超声波碎石治疗后症状缓解，未再诉腹痛、尿中排石，未复查腹部超声。4年前无明显诱因出现左膝关节疼痛，上下楼梯时加重，休息时缓解，左右季肋部疼痛，咳嗽、翻身时加重，不伴行走困难及全身无力。患者就诊于外院，予中药治疗，疼痛无明显缓解。2年前无明显诱因出现口干、多饮，每日饮水量约5000ml，尿量约4000ml，夜尿5次/晚，未诊治。2014年2月就诊于我院门诊，检查骨代谢三项：ALP 1487U/L↑（30～120U/L），Ca 3.25mmol/L↑（2.13～2.70mmol/L），P 0.66mmol/L↓（0.81～1.45mmol/L）；PTH 2182.0pg/ml↑（12.0～65.0pg/ml）；24小时尿3400ml，24小时尿钙16.22mmol/24h，24小时尿磷32.64mmol/24h。甲状旁腺超声：甲状腺右叶中、下部后方实性占位，考虑甲状旁腺来源可能性大。甲状旁腺MIBI显像：相当于甲状腺右叶下极水平异常放射性增高灶，考虑为功能亢进之甲状旁腺组织可能性大。双肾输尿管B超：左肾实髓质间多发钙化灶，前列腺增大伴钙化。全身骨显像：全身骨显像异常所见，不除外为代谢性骨病，建议进一步检查，除外甲状旁腺功能亢进。双手放大相：双手骨质疏松，符合甲状旁腺功能亢进。骨盆正位：骨盆骨质疏松，符合甲状旁腺功能亢进。2014年3月31日，患者PTH 2182pg/ml。现为求手术治疗收入我科。患者自发病以来，精神、食欲可，睡眠欠佳，身高由177cm变为174cm，大便正常，黄褐色软便，1次/日，小便如前所述。体重下降约5kg。病程中否认感觉异常、视力障碍等，无骨折史。否认脸变圆红、皮肤紫纹，否认面容改变、手足胀大，否认阵发性头痛、心悸。

既往史：否认高血压、糖尿病、冠心病等慢性病史。否认肝炎、结核等传染病史。否认手术外伤史。否认食物过敏史，使用磺胺出现皮疹。

个人史：生于原籍，否认到过外地，否认到过疫区。否认明确毒物接触史。预防接种史不详。吸烟史20年，每日10支。饮酒史30年，啤酒每日1瓶。

婚育史：患者已婚，育有1子，爱人及子女身体健康。

家族史：否认家族中类似病史。

查体：T 36.2℃，P 82次/分，R 18次/分，BP 143/79mmHg。颈软，无抵抗。颈部未触及明显肿物。颈枕部未触及明显肿大淋巴结。鸡胸，双肺呼吸动度及语颤对称，胸骨压痛及胸廓挤压痛（－）。双肺呼吸音清，未闻及干湿啰音及胸膜摩擦音。心前区无隆起及凹陷，心律齐，各瓣膜听诊区未闻及杂音。腹部平坦，未见胃肠型及蠕动波，Murphy征（－），双肾区无叩痛。肠鸣音3次/分。双侧肋髂距4指。脊柱后凸，无压痛。骨盆挤压痛（－）。四肢关节未见明显肿胀，双下肢无水肿。

入院诊断：高钙血症；原发性甲状旁腺功能亢进症，右甲状旁腺腺瘤可能性大；肾结石；骨质疏松。

治疗经过：入院后完善检查，于2014-4-22在颈丛阻滞麻醉下行右侧甲状旁腺切除术，手术过程顺利。术后第一日，血钙由术前3.31mmol/L降至2.65mmol/L，但血Cr由术前114μmol/L升至187μmol/L（45～84μmol/L），后血Cr进行性升高，最高（2014-4-25）

344μmol/L,在内科会诊医师指导下严密监测并调整补液,患者肾功能逐渐好转。4月24日PTH为4.9pg/ml,顺利出院。患者肝肾功能变化情况及用药情况见表11-11及表11-12。

表 11-11　患者肝肾功能变化情况

	2014-4-19	2014-4-23	2014-4-25	2014-4-28	单位	项目范围
K	2.8	3.7	3.1	3.7	mmol/L	3.5～5.5
Ca	3.2	2.65	2.21	1.93	mmol/L	2.13～2.70
Urea	4.76	6.98	12.47	8.92	mmol/L	1.07～7.14
Cr	109	187	344	292	μmol/L	59～104

表 11-12　患者用药情况

	药名	剂量	频次	开始时间	停止时间	备注
术前	枸橼酸钾口服溶液	20ml	tid	2014-4-19	2014-4-22	口服补钾
术后	碳酸钙片	1000mg	tid	2014-4-23	2014-4-28	术后补钙
	骨化三醇胶囊	0.25μg	bid	2014-4-26	2014-4-28	术后补钙
	复方α酮酸片	3片	tid	2014-4-24	2014-4-28	内科会诊指导用药
	枸橼酸钾口服溶液	20ml	tid	2014-4-26	2014-4-28	口服补钾
出院带药	碳酸钙片	1000mg	tid			
	骨化三醇胶囊	0.25μg	bid			
	复方α酮酸片	3片	tid			

【临床药师关注点】

1. 碳酸钙的使用时间　临床曾经用碳酸钙作为抗酸剂,但现在更多作为钙补充剂。无论是食物中的钙还是补充制剂中的钙,都必须在小肠内形成可溶性的钙离子才能被人体吸收,而促进钙在小肠溶解吸收最理想的pH范围是5～7。这正好是饭后酸性的胃内容物从胃来到小肠上段(即十二指肠)这段时间。因此,服用钙补充剂的时间一般建议在饭后1～2小时,以有利于钙的吸收。对于缺乏胃酸或胃酸少的患者,钙制剂在餐中比在饭后服用效果好,食物中少量的酸有助于钙的吸收。

2. 与碳酸钙有关的相互作用　由于许多药物,尤其是含金属离子(如钙、镁、铝、钾等)的药物和多种食物(如牛奶、酒精、咖啡因、富含草酸或纤维素的食物)能影响钙制剂中钙的吸收甚至引起不良反应,因此建议含钙制剂与其他药物分开服用,至少间隔0.5小时。

3. 手术前药学监护计划　术前监测以血清钙及血常规(白细胞、中性粒细胞)情况为主。

4. 手术后药学监护计划　术后监测以呼吸、心率为主。病人手术后最显著的变化是高钙血症的逆转,有时血钙浓度的迅速下降,可能造成意外,因而监测血清钙水平变化是围术期的重要内容。

假如在手术后患者出现皮肤干燥、色素沉着、毛发稀疏、脱落、四肢麻木、手足搐搦,要结合检测结果判断是否出现低血钙。术后无不适、血清钙≥1.95mmol/L且无下降趋势者可予出院。

思 考 题

1. 该患者术前出现高钙血症应该如何处理？
2. 该患者术后出现长时间的低血钙应该如何处理？
3. 对于术后出现低血钙需服用含钙制剂的患者应如何进行教育？

（纪立伟 廖 泉 王梦一）

参 考 文 献

[1] 中华医学会内分泌学分会《中国甲状腺疾病诊治指南》编写组.《中国甲状腺疾病诊治指南—甲状腺功能亢进症》.中华内科杂志,2007,46:876-882

[2] 卫生部,国家中医药管理局,总后卫生部.抗菌药物应用指导原则.卫医发[2004]285号

[3] Bahn Chair RS,Burch HB,Cooper DS,et al. Hyperthyroidism and other causes of thyrotoxicosis:management guidelines of the American Thyroid Association and American Association of Clinical Endocrinologists. Thyroid,2011,21(6):593-646

[4] 王炳煌.甲状腺炎症性疾病 急性化脓性甲状腺炎.医师进修杂志,2005,28(3):1-2

[5] 杨维良,张东伟.亚急性甲状腺炎的诊断与治疗.医师进修杂志,2005,28(3):3-4

[6] 陈家伦.临床内分泌学.上海:上海科学技术出版社,2011

[7] 陈新谦,金有豫,汤光.新编药物学.北京:人民卫生出版社,2011:611

[8] 徐少明,崔龙.原发性甲状旁腺功能亢进症治疗进展.中国实用外科杂志,2002,22(2):17

[9] 邢小平,孔晶,王鸥.高钙危象的诊治.临床内科杂志,2012,29(9):590-592

[10] 廖二元.高钙血症危象.国外医学:内分泌学分册,2005,25(4):286-288

[11] 韩桂艳,邢小平,孔晶,等.静脉用双膦酸盐在原发性甲状旁腺功能亢进症并高钙危象中的作用.中华内科杂志,2009,48(9):729-733

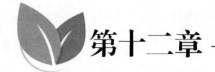

第十二章

胸部疾病的药物治疗

第一节　常见胸部创伤特征和处理原则

一、肋骨骨折

（一）概述

直接或间接暴力作用于胸壁可以导致肋骨骨折。如果肋骨骨质脆性增加，更易于导致骨折。直接暴力在肋骨受到打击处引起骨折，此时骨折断端多向胸内凹陷而损伤肋间血管、胸膜和肺，继发产生血胸、气胸或血气胸。间接暴力多为胸部遭受前后严重挤压，常在肋骨中段或肋骨角处发生折断，骨折端向外戳破胸壁，容易继发感染和产生肋骨骨髓炎。枪弹或爆炸伤产生的骨折多为粉碎性，多伴有胸内脏器损伤。另外，恶性肿瘤的肋骨转移可以导致病理性肋骨骨折。

（二）临床表现及诊断

1. 第 1～3 肋骨较短，周围有锁骨、肩胛骨和较厚的肌肉软组织支撑保护，不容易发生骨折。第 8～10 肋软骨连于肋弓，有较大弹性缓冲作用，较少骨折。第 11 和 12 肋为浮肋，活动度大，骨折更少见。第 4～7 肋骨较长，前后固定，受冲击后最容易发生骨折。单处肋骨骨折时骨折处可有疼痛、压痛，深呼吸或咳嗽时症状加重，检查局部无明显异常，或有轻度皮下组织淤血肿胀，但骨折处有压痛，偶可有骨擦音。胸廓挤压试验阳性（用手前后挤压胸廓可引起骨折部位剧痛）有助于诊断。单处肋骨骨折，依据患者主诉和胸廓挤压实验，骨折断端压痛，可以做出诊断，经胸部 X 线片检查可证实诊断。CT 肋骨三维重建可较清晰地显示骨折情况。

2. 多根多处肋骨骨折，称为连枷胸。可出现胸壁浮动或胸壁软化的表现，即吸气时局部胸壁凹陷；呼气时局部胸壁膨出，这与正常呼吸时胸壁运动相反，即为反常呼吸运动。严重连枷胸多合并肺挫伤，可导致气短、发绀和呼吸困难，甚至可能出现纵隔摆动，影响静脉血液回流，最终引起循环功能衰竭，是胸外伤死亡原因之一。

3. 并发广泛肺挫伤时（也称创伤性湿肺），发生肺间质出血、水肿，肺顺应性下降，肺泡萎缩，通气/灌注比例失调，临床上出现低氧血症，呼吸窘迫，气促、发绀和急性呼吸衰竭。听诊可发现呼吸音减弱，双肺布满湿啰音，心率频促。X 线胸片上两肺呈现散在斑片状或弥漫性肺部浸润阴影。若存在肺裂伤，则有咯血、气胸、血胸和皮下气肿。下胸部肋骨骨折时特别要注意有无合并腹腔脏器损伤,如肝、脾破裂或肾脏损伤。

（三）治疗措施

1. 治疗单处肋骨骨折主要是镇痛,可口服止痛药,也可行骨折痛点封闭、肋间神经阻滞治疗。单纯肋骨骨折无须整复及固定。

2. 连枷胸的治疗原则为尽快消除浮动胸壁造成的反常呼吸运动,阻断恶性循环,纠正其产生的呼吸循环功能不全。

连枷胸合并肺挫伤病例应进行紧急处理。

（1）首先纠正呼吸功能紊乱,可立即气管插管或气管切开,呼吸机辅助呼吸。临床上常应用间歇正压通气或呼气末正压通气治疗,如此能保证呼吸道通畅及足够的肺泡通气量,有效地改善气体交换。机械通气-呼吸内固定:机械通气能够对胸廓提供支撑,稳定胸壁,是消除反常呼吸、纠正呼吸循环功能障碍最有效的方法。

（2）注意补充血容量,维持循环稳定,防治休克。限制晶体液体入量,晶体与胶体输入比例为2:1,总入量为1500~2000ml/d,并注意出入量平衡,避免入量大于出量造成肺水肿。

3. 雾化祛痰及呼吸物理治疗,并应用抗生素预防感染,可以早期短程应用大剂量激素。

4. 处理反常呼吸,加压包扎固定胸壁软化区,并以多头胸带固定胸部。若胸壁软化范围较大,可采用牵引固定术:病人卧床,局麻下用消毒巾钳钳夹肋骨并悬吊牵引。如果病人有胸内出血或脏器挫伤需要手术时,可以在开胸手术处理胸内脏器损伤的同时行肋间神经阻滞或冷冻,并行手术固定多根多处的肋骨骨折。

5. 若胸膜破损,或开胸手术后,均应放置胸腔闭式引流。

（四）药物治疗

1. **药物分类** 直接或间接暴力作用于胸壁可以导致肋骨骨折。骨折断端多向胸内凹陷而损伤肋间血管、胸膜和肺,继发产生血胸、气胸或血气胸。间接暴力多为胸部遭受前后严重挤压,常在肋骨中段或肋骨角处发生折断,骨折端向外戳破胸壁,容易继发感染和产生肋骨骨髓炎。治疗单处肋骨骨折主要是镇痛,可口服止痛药,也可行骨折痛点封闭、肋间神经阻滞治疗。当造成连枷胸的治疗原则为注意补充血容量,维持循环稳定,防治休克,并应用抗生素预防感染。

因此,肋骨骨折后的药物治疗原则主要是药物镇痛以及预防性使用抗感染药物预防肺部感染。因此主要包括两类药物。

镇痛治疗药物:疼痛的治疗是极其复杂的,临床治疗的方法主要有物理治疗、中医针灸、外科手术、神经刺激疗法、介入治疗、心身医学治疗、药物治疗等,其中以药物治疗作为疼痛治疗的主要手段。镇痛药主要包括非甾体抗炎药、阿片类镇痛药和辅助治疗药物三大类。

目前临床上常根据 NSAIDs 对环氧化酶（cyclooxygenase,COX）的选择性不同进行分类。通常分为:①COX 非特异性抑制剂,代表药物包括阿司匹林、布洛芬、萘普生、吲哚美辛;②COX-2 选择抑制剂包括吡罗昔康、美洛昔康及选择性更高的塞来昔布等。

塞来昔布（celecoxib）口服吸收迅速且完全,约 3 小时达血药峰浓度。食物可延缓其吸收。药物吸收后广泛分布于全身各组织。稳态分布容积约为 400L,血浆蛋白结合率为97%,本药主要在肝脏经细胞色素 P450 2C9（CYP2C9）代谢,已证实血浆中有 3 种代谢产物（醇、相应的羧基酸和其葡萄糖苷酸结合物）肝脏经 CYP2C9 代谢,代谢产物对 COX-1、COX-2 无抑制活性。服用单剂放射性核素标记的药物后,57% 随粪便排出,27% 随尿液排泄,粪便及尿液中的绝大多数代谢产物为羧基酸(给药剂量的73%),少量葡萄糖苷酸随尿液排泄,仅有少于3%给药量的药物以原形随粪便及尿液排泄。多次给药无蓄积作用。血液透析不能有效清除药物。目前临床主要适用于缓解骨关节炎、类风湿关节炎、强直性脊柱炎的肿痛症状,也用于缓解手术前后、软组织创伤等的急性疼痛。

阿片类镇痛药又称麻醉性镇痛药(narcotic analgesics),是一类能消除或减轻疼痛并改变对疼痛情绪反应的药物。阿片类药物的镇痛作用机制是多平面的:与外周神经阿片受体结合,阿片类药物又可与位于脊髓背角胶状质(第二层)感觉神经元上的阿片受体结合,抑制P物质的释放,从而阻止疼痛传入脑内;阿片物质也可作用于大脑和脑干的疼痛中枢,发挥下行性疼痛抑制作用。临床上常用的阿片类药物主要有吗啡、芬太尼、哌替啶、舒芬太尼和瑞芬太尼等,主要用于轻至中度急、慢性疼痛和癌痛的治疗。

大多数阿片类药物被用作镇痛药,吗啡是标准药物,所有其他阿片类药物都与吗啡进行比较。阿片类药如可待因用于不太剧烈的疼痛的治疗,并且常与非阿片类镇痛药(如阿司匹林、其他NSAIDs或对乙酰氨基酚)联合使用。更有效的阿片类药物(如吗啡)用于严重急性与慢性疼痛,包括癌症疼痛。某些阿片类药物(如可待因、吗啡和二醋吗啡)也用作镇咳药,尽管后两种通常保留用于晚期肺病。某些阿片类镇痛药(如芬太尼及其同源物)主要用作麻醉辅助药,其中某些也可作为单独的麻醉药以更高的剂量使用。

以曲马多为代表的非阿片类中枢性镇痛药,虽也可与阿片受体结合,但其亲和力很弱,对μ受体的亲和力相当于吗啡的1/6000,对κ和δ受体的亲和力仅为μ受体的1/25。该药是人工合成的,作用于μ-阿片类受体以及去甲肾上腺素和血清张力素系统。曲马多作用广,对急慢性疼痛有效,作为唯一一种中枢性镇痛药,由于其镇痛效果强大而成瘾性低故而在临床上得到广泛使用。多见用于各种术后止痛、癌痛、分娩痛等的治疗,随着对其研究的深入,在抗寒战、止咳及其他一些治疗方面,曲马多均发挥了极大的作用。

抗感染治疗药物:主要针对呼吸道感染的对症治疗,一般以第二代如头孢菌素类为主,第二代头孢菌素对革兰阳性球菌的活性与第一代头孢菌素相近或略差,但对革兰阴性菌作用更强,主要表现在:①耐酶性能较第一代头孢菌素强:第二代头孢菌素对某些耐第一代头孢菌素的一些革兰阴性菌(如大肠埃希菌、肺炎克雷伯菌、奇异变形杆菌等)有效;②抗菌谱广:第二代头孢菌素的抗菌谱较第一代头孢菌素有所扩大,对奈瑟菌、部分吲哚阳性变形杆菌、部分枸橼酸杆菌、部分肠杆菌均具有抗菌作用。

第二代头孢菌素对不动杆菌、假单胞菌属(铜绿假单胞菌)、沙雷杆菌、粪链球菌等无效。临床应用的第二代头孢菌素主要品种有头孢呋辛、头孢克洛、头孢替安、头孢孟多、头孢丙烯等。第二代头孢菌素临床主要用于治疗甲氧西林敏感葡萄球菌、链球菌属、肺炎链球菌属等革兰阳性球菌,以及流感嗜血杆菌、大肠埃希菌、奇异变形杆菌等中度敏感株所致的呼吸道感染、尿路感染、皮肤软组织感染、败血症、骨和关节感染、腹腔和盆腔感染。用于腹腔感染和盆腔感染时,需与抗厌氧菌药物如硝基咪唑类合用。头孢呋辛也可用于治疗对磺胺药、青霉素或氨苄西林耐药的脑膜炎奈瑟球菌、流感嗜血杆菌所致的脑膜炎,还可作为手术前预防用药。头孢克洛、头孢呋辛酯、头孢丙烯等口服药,主要适用于上述感染中的轻症病例。头孢呋辛酯口服可用于淋病奈瑟球菌包括产青霉素酶及非产青霉素酶菌株所致单纯性淋菌性尿道炎、宫颈炎、直肠肛门感染。

2. 肋骨骨折常用药物相互作用与不良反应以及注意事项　见表12-1。

表 12-1　肋骨骨折常用药物不良反应与相互作用以及注意事项

药物	不良反应	相互作用	使用注意事项
头孢克洛 （cefaclor）	1. 该药物不良反应较少，发生率约为 3.4%，常见者为软便、腹泻、胃部不适、食欲不振、嗳气等胃肠道反应，约占 2.3% 2. 长期使用可引起肾损害，引起尿素氮或血清肌酐水平稍微升高 3. 偶有瘙痒、皮疹等过敏反应发生。血清转氨酶升高者约 0.3%	1. 呋塞米、依他尼酸、布美他尼等强利尿药，卡莫司汀、链佐星等抗肿瘤药及氨基糖苷类抗生素等肾毒性药物与该品合用有增加肾毒性的可能 2. 克拉维酸可增强药物对因产生 β-内酰胺酶而耐药的革兰阴性杆菌的抗菌活性 3. 口服丙磺舒可使头孢克洛的血药浓度水平升高并延迟药物的排泄	1. 交叉过敏反应：对青霉素类、青霉素衍生物或青霉胺过敏者也可能对头孢菌素或头霉素过敏 2. 本品能引起假膜性结肠炎，应警惕 3. 使用本品时，应注意监测肾功能，特别是对接受高剂量的重症患者。肾功能不全者，应减少每日剂量 4. 有胃肠道疾病史者，特别是溃疡性结肠炎、局限性肠炎或抗生素相关性结肠炎者，和有肾功能减退者应慎用 5. 有报道少数患儿使用本品时出现轻、中度听力受损 6. 应用本品期间饮酒可出现双硫仑样反应，故在应用本品期间和以后数天内，应避免饮酒和含酒精饮料
头孢呋辛 （cefuroxime）	1. 局部反应：如血栓性静脉炎等 2. 胃肠道反应：如腹泻、恶心、假膜性结肠炎等 3. 过敏反应：常见为皮疹、瘙痒、荨麻疹等。偶见过敏症、药物热 4. 血液：可见血红蛋白和血细胞比容减少、白细胞减少等，偶见血小板减少 5. 肝功能：可见 ALT、AST、碱性磷酸酶、乳酸脱氢酶及血清胆红素一过性升高 6. 其他：尚见呕吐、腹痛、结膜炎，肝功能异常（包括胆汁郁积），再生障碍性贫血，溶血性贫血等	1. 与多种抗感染药物存在配伍禁忌，不可在同一注射容器中给药 2. 不能以碳酸氢钠溶液溶解 3. 与强利尿药合用可引起肾毒性 4. 与下列药物有配伍禁忌：氨茶碱、氯化钙、葡庚糖酸钙、盐酸苯海拉明和其他抗组胺药、利多卡因、去甲肾上腺素、间羟胺、哌甲酯、琥珀胆碱等	同头孢克洛

药物	不良反应	相互作用	使用注意事项
头孢孟多 (cefamandole)	1. 胃肠道：可能引起假膜性结肠炎，偶有恶心及呕吐 2. 过敏性反应：斑丘疹状红疹、荨麻疹、嗜酸性粒细胞增多和药物热等 3. 血液：血小板减少，中性粒细胞减少比较罕见 4. 肝脏：暂时性 ALT、AST 及碱性磷酸值升高 5. 肾脏：偶有尿氮素(BUN)值短暂升高或轻微血清肌酐值的升高 6. 与其他广谱抗生素相同，会引起出血性或无出血性的凝血酶原过少症 7. 局部反应：有时在肌内注射部位出现疼痛，静脉炎罕见发生	1. 本品制剂中含有碳酸钠，因而与含有钙或镁的溶液有配伍禁忌 2. 与氨基糖苷类、多黏菌素类、呋塞米、依他尼酸合用，可增加肾毒性的可能 3. 丙磺舒可抑制头孢菌素类的肾小管分泌，两者同时应用将增加头孢菌素类的血药浓度和延长其半衰期 4. 红霉素可增加本品对脆弱拟杆菌的体外抗菌活性；与庆大霉素或阿米卡星合用，在体外对某些革兰阴性杆菌有协同作用	同头孢克洛
塞来昔布 (celecoxib)	1. 心血管系统，可使严重心血管血栓事件、心肌梗死、脑卒中的发生风险增加，甚至可能致死。还可见高血压或加重高血压、体液潴留、水肿、充血性心力衰竭 2. 胃肠道 NSAIDs 可使严重胃肠道不良反应(胃或肠道出血、溃疡、穿孔)发生的风险增加 3. 可引起头痛、头晕、失眠等，还可见腹痛、腹泻、消化不良、胃肠胀气、恶心等消化系统反应 4. 可引起上呼吸道感染、咽炎、鼻炎等 5. 可引起肾功能不全，长期使用可致肾乳头坏死，以及血尿素氮升高 6. 可见 ALT 及 AST 升高	1. 与氟康唑同服，本药的血药浓度升高 2 倍 2. 与锂剂合用时，可使血浆锂浓度升高，锂中毒的危险增加 3. 与阿司匹林合用时，可增加胃肠道出血的危险 4. 与华法林或其同类药合用时，有增加出血的危险，需监测抗凝活性 5. 与含铝和镁的抗酸药合用时，本药血药峰浓度降低37%，曲线下面积减少10% 6. 与血管紧张素转化酶抑制药、袢利尿药、噻嗪类利尿药合用时，可使以上药物的降压及利尿作用降低	1. 长期使用本品可能引起严重心血管血栓性不良事件，心肌梗死和脑卒中的风险增加，其风险可能是致命的 2. 和所有非甾体抗炎药一样，本品可导致新发高血压或使已有的高血压加重 3. 服用非甾体抗炎药包括本品，患者可能出现液体潴留和水肿，因此应慎用于有体液潴留或心衰的患者 4. 长期使用非甾体抗炎药包括本药物会导致肾乳头坏死和其他的肾脏损害 5. 使用本品治疗的患者中有时会出现贫血

续表

药物	不良反应	相互作用	使用注意事项
曲马多（tramadol）	1. 常见的不良反应主要为出汗，眩晕，恶心，呕吐，口干，疲劳 2. 心血管调节方面（心悸，心律不齐，直立性低血压或心源性虚脱），尤其在患者精神紧张或静脉给药时可能出现。还可能出现血压升高等 3. 明显超过推荐剂量或同时服用其他中枢抑制药物，可能发生呼吸抑制。癫痫样惊厥主要发生在曲马多大剂量用药时 4. 尚有视物模糊、运动无力、一过性转氨酶升高的报道	1. 本品与选择性 5-羟色胺再摄取抑制剂、三环类抗抑郁剂、单胺氧化酶抑制剂、抗精神病药物合用时能增加癫痫发作的危险性 2. 与乙醇、镇静剂、镇痛药或其他精神药物合用会引起急性中毒 3. 已证明本品不能与下列注射剂配伍使用：双氯芬酸、吲哚美辛、保泰松、地西泮、氟硝西泮和硝酸甘油 4. 与巴比妥类药合用时可延长本品的作用时间 5. 同时使用或用药前使用卡马西平会导致镇痛效果及药物有效作用时间的降低 6. 不建议与曲马多激动剂/拮抗剂（如丁丙诺啡、纳布啡、喷他佐辛）同时使用 7. 曲马多与香豆素衍生物（如华法林）一起使用要小心，因为有报道有些患者 INR 和瘀斑会增多	1. 用于脑损伤，代谢性疾病，酒精或药物戒断，中枢神经系统感染患者使用应考虑可能增加癫痫发作的危险性 2. 肝、肾功能不全者，心脏疾患酌情减量或慎用 3. 当使用超过推荐的日使用剂量的上限时有出现惊厥的危险 4. 与中枢神经系统抑制剂（如酒精，麻醉药品，吩噻嗪类药，镇静催眠药物等）合用时需减量 5. 长期使用不能排除产生耐药性或药物依赖性的可能 6. 有可能影响病人的驾驶和机械操作能力，尤其是与酒精同时服用时更为严重 7. 突然撤药可能导致戒断症状（如焦虑、出汗、失眠、寒战、疼痛、恶心、震颤、腹泻、上呼吸道症状、立毛、幻觉等）建议缓慢减药
吗啡（morphine）	1. 心血管系统：可使外周血管扩张，引起直立性低血压 2. 呼吸系统：直接抑制呼吸中枢、抑制咳嗽反射、严重呼吸抑制可致呼吸停止 3. 肠道：恶心、呕吐、便秘、腹部不适、腹痛、胆绞痛 4. 泌尿系统：少尿、尿频、尿急、排尿困难、尿潴留 5. 皮肤：荨麻疹、瘙痒和皮肤水肿 6. 内分泌系统：长期用药可致男性第二性征退化，女性闭经、泌乳抑制	1. 与吩噻嗪类、镇静催眠药、单胺氧化酶抑制剂、三环抗抑郁药、抗组胺药等合用，可加剧及延长吗啡的抑制作用 2. 本品可增强香豆素类药物的抗凝血作用 3. 与西咪替丁合用，可能引起呼吸暂停、精神错乱、肌肉抽搐等	1. 儿童、老人体内清除缓慢、半衰期长，易引起呼吸抑制 2. 本药能透过胎盘屏障影响胎儿，并可造成胎儿药物依赖，新生儿出生后立即出现戒断症状 3. 用于内脏绞痛如胆、肾绞痛时，应与解痉药阿托品联合使用，疗程宜短 4. 停用单胺氧化酶抑制剂 2～3 周后，才可应用本药 5. 缓释片和控释片服用时必须整片吞服，不可掰开或嚼碎

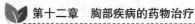

续表

药物	不良反应	相互作用	使用注意事项
	7. 戒断反应:对本药有依赖或成瘾者,突然停用或给予阿片受体拮抗药可出现戒断综合征,表现为流泪、流涕、出汗、瞳孔散大、血压升高、心率加快、体温升高、呕吐、腹痛、腹泻、肌肉关节疼痛及神经、精神兴奋性增高,表现为惊恐、不安、打呵欠、震颤和失眠		6. 本药注射液不得与氯丙嗪、异丙嗪、氨茶碱、巴比妥类、苯妥英钠、碳酸氢钠、肝素钠、哌替啶、磺胺嘧啶等药物混合注射 7. 硬膜外和鞘内注射本药时,应严密监测呼吸和循环功能

二、外伤性气胸

(一) 概述

外伤穿透胸壁造成胸壁部分缺损,胸膜腔与外界持续相通,称为开放性气胸。由于患侧胸膜腔与外界大气相通,胸膜腔内负压消失,造成伤侧肺萎缩,两侧肺内残气发生对流,影响气体交换,造成肺通气量减少,可造成呼吸衰竭。由于两侧胸膜腔压力不平衡,吸气时纵隔向健侧移位,呼气时纵隔又移向患侧,产生呼吸运动时纵隔摆动,可使大静脉随呼吸发生扭曲,影响静脉血回流,致心排血量减少,最终导致循环衰竭。此外,胸壁存在伤口,容易引起胸膜腔感染,并发脓胸。

(二) 临床表现及诊断

患者有明确的胸部外伤史;患者可有心慌,气急,呼吸困难,甚至休克等症状;体查发现胸部有开放性伤口,呼吸时空气经伤口进出胸膜腔,发出吸吮样声音;胸部 X 线检查用于发现有无胸内异物及是否存在合并其他脏器损伤。根据以上 4 项诊断并不困难。

(三) 治疗措施

1. 现场紧急治疗原则为迅速封闭伤口,变开放性气胸为后再按闭合性气胸处理。

2. 现场可以用多层纱布或任何可用材料封盖伤口,棉垫加压,胶布绷带固定。

3. 氧气吸入。

4. 补液纠正休克。

5. 在呼吸循环稳定后于气管内插管全身麻醉下行清创术,酌情进行相应处理。

(四) 药物治疗

1. 药物分类　外伤性气胸的药物治疗治疗主要包括补液预防休克和预防抗感染治疗,纠正呼吸和循环功能紊乱。

临床补液药物主要包括:①输血:特别失血性休克。输血前应该估计失血量。血红蛋白在 60g/L 以下,要尽可能迅速充分输血。②补充晶体溶液:提倡用生理盐水、复方氯化钠溶液或平衡液。补液时注意合并以下情况:高热 39 度以上持续 24 小时无汗者:水分从肺丧失达 2000ml,因为没有电解质丧失,可以补充 5% 葡萄糖注射液即可。患者出大汗时:24 小时盐类损失约相当 500ml 生理盐水，另外应该加 10% KCl 5ml。患者呕吐：平均呕吐 1000ml 需要补充 5%葡萄糖注射液 500ml＋生理盐水 500ml，另外加 10% KCl 20ml。患者腹泻：平均每排出 1000ml，补充生理盐水 1000ml，另外 5%碳酸氢钠 100ml，另外 10% KCl 20ml。③补充多糖类血浆代用品：一般常用白蛋白、血浆等生理胶体液，在紧急情况下，暂无血源，可采用代血浆。④补充电解质及纠正代谢谢酸中毒：多数根据实验室结果补充。

　　预防抗感染治疗主要选用第一、二代头孢菌素。第一代头孢菌素常用的是头孢唑林、头孢拉定等；第二代头孢菌素常用的是头孢克洛、头孢呋辛、头孢孟多等。其中第二代头孢菌素的特点见"一、肋骨骨折"。

　　第一代头孢菌素于 20 世纪 60 年代初开始上市，主要作用于需氧革兰阳性球菌，抗菌谱包括葡萄球菌、化脓性链球菌、草绿色链球菌、D 组链球菌、β 溶血性链球菌、流感嗜血杆菌；对大肠埃希菌、肺炎克雷伯菌、奇异变形杆菌(吲哚阴性)等革兰阴性杆菌亦有一定的抗菌活性；对口腔厌氧菌具有抗菌活性；对青霉素酶稳定，但可被大部分革兰阴性菌产生的 β-内酰胺酶破坏；其注射剂有轻度肾毒性。常用品种有头孢唑林、头孢硫脒、头孢氨苄、头孢羟氨苄、头孢替唑、头孢匹林、头孢噻吩、头孢拉定等。临床主要适用于甲氧西林敏感葡萄球菌、溶血性链球菌和肺炎链球菌所致的呼吸道感染、皮肤软组织感染、尿路感染、败血症、心内膜炎等；还可用于一些革兰阴性杆菌所致的尿路感染及肺炎等。头孢唑林常作为围术期预防用药，防范手术切口感染。头孢氨苄与头孢拉定等口服制剂主要用于治疗敏感菌所致的轻症感染病例。

　　2. 外伤性气胸常用药物不良反应与相互作用以及注意事项　见表 12-2。

表 12-2　外伤性气胸常用药物不良反应与相互作用以及注意事项

药物	不良反应	相互作用	使用注意事项
头孢唑林 （cefazolin）	1. 静脉注射发生的血栓性静脉炎和肌内注射区疼痛均较头孢噻吩少而轻 2. 药疹发生率为 1.1%，嗜酸粒细胞增高的发生率为 1.7%，偶有药物热 3. 个别病人可出现暂时性血清氨基转移酶、碱性磷酸酶升高 4. 肾功能减退病人应用高剂量时可出现脑病反应 5. 白假丝酵母菌二重感染偶见	1. 该品与下列药物有配伍禁忌，不可同瓶滴注：硫酸阿米卡星、硫酸卡那霉素、盐酸金霉素、盐酸土霉素、盐酸四环素、葡萄糖酸红霉素、硫酸多粘菌素 B、多黏菌素 E 甲磺酸钠、戊巴比妥、葡萄糖酸钙、葡萄糖酸钙 2. 该品与庆大霉素或阿米卡星联合应用，在体外能增强抗菌作用 3. 该品与强利尿药合用有增加肾毒性的可能，与氨基糖苷抗生素合用可能增加后者的肾毒性 4. 丙磺舒可使该品血药浓度提高，血半衰期延长	同头孢克洛

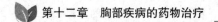

续表

药物	不良反应	相互作用	使用注意事项
头孢拉定 （cefradine）	1. 胃肠道功能紊乱：如恶心、呕吐、腹泻。长期应用可致菌群失调，二重感染和维生素缺乏 2. 过敏反应：和青霉素有部分交叉过敏性，偶见接触性严重过敏反应 3. 偶见嗜酸性粒细胞增多、中性粒细胞减少 4. 肝肾损害：可出现血清转氨酶、尿素氮升高。可致成人及小儿严重血尿。致急性肾衰竭 5. 神经系统：致头孢菌素脑病，表现为烦躁不安，神志恍惚，继而抽搐，神志不清，尿失禁	1. 头孢菌素类可延缓苯妥英钠在肾小管的排泄 2. 保泰松与头孢菌素类抗生素合用可增加肾毒性 3. 与强利尿药合用，可增加肾毒性 4. 与美西林联合应用，对大肠埃希菌、沙门菌属等革兰阴性杆菌具协同作用 5. 丙磺舒可延迟本品肾排泄	同头孢克洛

三、外伤性血胸

（一）概述

1. 胸膜腔内积存血液称为血胸。胸部创伤中 70％有不同程度的血胸。胸壁或胸内器官创伤，伤口与胸膜腔相通者，均能产生血胸或血气胸。依据胸腔内积血量多少可分为：

（1）少量血胸：胸内积血量少于 500ml，胸部 X 线片显示肋膈角消失，液面不高过膈顶。

（2）中量血胸：胸内积血量在 500～1500ml，在胸部 X 线片上可见胸内积血的上界达肺门平面。

（3）大量血胸：胸内积血量超过 1500ml，肺严重受压，胸内积血液面可达上肺野。

2. 病理生理　血胸的病理生理改变主要是大量失血影响循环稳定和胸腔内积血对呼吸的影响。大量出血可引起失血性休克，和循环功能衰竭，严重时可导致死亡。丢失的血液积聚在胸膜腔内，大量血液压迫肺脏致肺萎陷，气体交换减少，致呼吸功能障碍。此外，大量血胸将纵隔推移向健侧，影响静脉回流，加重循环功能不全。急性大量出血在胸内可以凝成血块，以后纤维蛋白附着于肺表面，限制肺膨胀，产生"凝固性血胸"。凝固性血胸以后机化致纤维胸，机化过程中继发感染可形成脓胸。

（二）临床表现及诊断

1. 少量血胸常缺乏临床症状。

2. 中等量以上血胸可产生呼吸困难，脉搏增快、面色苍白、血压降低，烦躁不安，甚至休克。

3. 体查发现伤侧胸部肋间隙饱满，气管向健侧移位，叩诊实音，呼吸音减弱或消失。

4. 胸部 X 线像发现胸腔积液,血气胸时可见胸内气液平面。

5. 胸腔穿刺抽出血液,即可确诊,这也是诊断血胸最有效的方法。

迟发性血胸:指外伤后病人并无血胸症状,检查也未发现胸内积液。但在数天后证实存在血胸,甚至存在大量血胸。原因可能为肋骨骨折当时无出血,以后因活动或姿势等造成骨折断端刺破肋间血管,或血管破口被凝血块暂时封闭,以后血凝块脱落等。胸部外伤后短期内应观察患者生命体征及重复胸部 X 线检查。

(三) 治疗

1. 少量血胸,积血大多自行吸收,不需特殊处理。也可以通过多次胸腔穿刺抽出血液而治愈。

2. 大多数外伤性血胸患者需要施行胸腔闭式引流术,闭式引流需采用第 5 或第 6 肋间插管,注意勿伤及膈肌或其他脏器。

3. 如出现下列征象提示胸内有活跃性出血,应紧急开胸探查手术止血:

(1)胸腔闭式引流出的血量每小时超过 200ml,连续 2～3 小时。

(2)引流出的血液很快凝固,经积极抗休克治疗和补充全血后,患者脉搏、血压和呼吸无明显改善,或暂时好转又迅速恶化。

(3)胸腔引流出的积血色鲜红,其血红蛋白测定及红细胞计数与周围血液相近似。

开胸探查术前应积极治疗失血性休克,备足血源,必要时收集自体血回输。

4. 开胸探查止血术后,应严密观察病情变化,防止发生再出血。同时应用大量抗生素预防感染。保持胸腔引流通畅。鼓励和协助病人咳嗽,排出呼吸道内分泌物,促进肺脏充分膨胀,以消灭残腔。

(四) 药物治疗

1. 药物分类 外伤性血胸在急性大量出血在胸内可以凝成血块,以后纤维蛋白附着于肺表面,限制肺膨胀,产生"凝固性血胸",凝固性血胸以后机化致纤维胸,机化过程中继发感染可形成脓胸。因此临床可适当给予抗栓药物进行抗栓治疗;胸内有活跃性出血,应紧急开胸探查手术止血,开胸探查止血术后,应严密观察病情变化,防止发生再出血,同时应用大量抗生素预防感染。因此本疾病的常用药物分为两类:

(1)抗栓治疗:主要包括抗凝和溶栓药物,常用的抗凝血药临床应用特点:①普通肝素(heparin):需监测 APTT,通常要维持在正常值的 1.5～2.5 倍水平。APTT 监测频率为首次给药后 6 小时,当 APTT 达标并稳定后,可每 24 小时监测一次。注意并发症:出血、肝素诱导的血小板减少症(可选择达那肝素或阿加曲班替代肝素)及长期应用导致的骨质疏松。②低分子量肝素:推荐剂量 100U/kg,2 次/天,合并肾功能不全者需慎用。无须监测APTT。③维生素 K 拮抗剂(华法林):一般与普通肝素/低分子量肝素进行桥联抗凝。建议普通肝素/低分子量肝素抗凝当天即开始口服华法林,至少重叠 5 天,当连续 24 小时国际标准化比值(INR)达到 2.0 时,可停用普通肝素/低分子量肝素。④直接Ⅱa 因子抑制剂(如阿加曲班):更适合肝素诱导的血小板减少症患者。⑤直接Ⅹa 因子抑制剂[如利伐沙班(rivaroxaban)]:无须监测凝血功能。⑥间接Ⅹa 因子抑制剂[磺达肝癸钠(fondaparinux sodium)]:无须监测凝血功能。常用的溶栓药物主要有:①尿激酶(urokinase):一般首剂量为 4000U/kg,30 分钟内静推;维持剂量 60 万～120 万 U/d,可持续 5～7 天;②阿替普酶(rt-PA):溶栓效果好,出血发生率低。溶栓同时应给予肝素抗凝,APTT 维持于正常值的

1.5～2.5倍水平。

（2）抗感染治疗：主要为强效抗感染治疗，常用的为第二代头孢菌素如头孢呋辛、头孢孟多等，病情较重时可适当选择级别较高的抗菌药物如三代头孢菌素如头孢曲松、头孢哌酮舒巴坦等。其中第二代头孢菌素的特点见"第一节 肋骨骨折"。

第三代头孢菌素对革兰阳性菌的抗菌活性普遍低于第一代和第二代头孢菌素，对革兰阴性菌的作用较第一代、第二代头孢菌素更为强大。对第一代、第二代头孢菌素耐药菌敏感，使用第三代头孢菌素通常可获得较好的治疗效果。临床应用的第三代头孢菌素主要品种有头孢地尼、头孢他啶、头孢曲松、头孢哌酮、头孢匹胺、头孢噻肟钠、头孢克肟、头孢特仑新戊酯等。多数第三代头孢菌素抗菌药物对革兰阴性杆菌产生的广谱 β-内酰胺酶稳定，但可被 ESBL 和 AmpC 酶水解。

第三代头孢菌素适用于敏感肠杆菌科细菌等革兰阴性杆菌所致严重感染，如下呼吸道感染、败血症、腹腔感染、肾盂肾炎和复杂性尿路感染、盆腔炎性疾病、骨关节感染、复杂性皮肤软组织感染、中枢性神经系统感染等。治疗腹腔、盆腔感染时需要与抗厌氧菌如硝基咪唑类药物联用。本类药物对化脓性链球菌、肺炎链球菌、甲氧西林敏感葡萄球菌所致的各种感染亦有效。头孢他啶、头孢哌酮对铜绿假单胞菌具有较高的抗菌活性，故可以用于铜绿假单胞菌所致的各种感染。口服制剂主要用于治疗敏感菌所致轻、中度感染，也可用于第三代头孢菌素注射剂治疗病情已基本好转后的病例，但第三代口服头孢菌素均不宜用于铜绿假单胞菌和其他非发酵菌所致的感染。

2. 外伤性血胸常用药物不良反应与相互作用以及注意事项 见表12-3。

表 12-3 外伤性血胸常用药物不良反应与相互作用以及注意事项

药物	不良反应	相互作用	使用注意事项
头孢曲松（ceftriaxone）	1. 不良反应与治疗的剂量、疗程有关。静脉用药后，局部反应有静脉炎，可通过减慢静脉注射速度以减少此现象发生 2. 此外可有皮疹、瘙痒、发热、支气管痉挛和血清病等过敏反应，头痛或头晕，腹泻、恶心、呕吐、腹痛、结肠炎、黄疸、胀气、味觉障碍和消化不良等消化道反应。血液学检查异常包括嗜酸性粒细胞增多，血小板增多或减少和白细胞减少 3. 其他罕见不良反应，头痛或眩晕，症状性头孢曲松钙盐之胆囊沉淀，肝脏转氨酶增高，少尿，血肌酐增加，生殖道真菌病，发热，寒战，以及过敏性或过敏样反应	1. 目前为止尚未发现大剂量本品和利尿剂（如呋塞米）同时使用所导致的肾功能不全 2. 尚未发现本品增加氨基糖苷类抗菌药物的肾脏毒性作用 3. 尚未发现酒后使用本品者发生类戒酒硫样不良反应。头孢曲松不含有可能不耐乙醇和某些头孢类抗菌药物的出血症状有关的N-甲硫四唑成分 4. 本品的清除不受丙磺舒的影响 5. 体外试验发现氯霉素与头孢曲松合用会产生拮抗作用	1. 交叉过敏反应：对一种头孢菌素或头霉素过敏者对其他头孢菌素或头霉素也可能过敏 2. 对青霉素过敏病人应用该药时应根据病人情况充分权衡利弊后决定。有青霉素过敏性休克或即刻反应者不宜再选用头孢菌素类 3. 有胃肠道疾病史者，特别是溃疡性结肠炎、局限性肠炎或抗生素相关性结肠炎（头孢菌素类很少产生假膜性结肠炎）者应慎用 4. 由于头孢菌素类毒性低，所以有慢性肝病患者应用该药时不需调整剂量。病人有严重肝肾损害或肝硬化者应调整剂量

续表

药物	不良反应	相互作用	使用注意事项
			5. 肾功能不全患者肌酐清除大于 5ml/min，每日应用该药剂量少于 2g 时，不需作剂量调整。血液透析清除该药的量不多，透析后无须增补剂量 6. 该药严禁与钙剂同时使用，特别是儿童在使用过程中，应注意询问同时在使用钙制剂
头孢哌酮舒巴坦（cefoperazone and sulbactam）	1. 胃肠道反应：与其他抗生素一样，本品最常见的不良反应为胃肠道反应。腹泻/稀便最为常见，其次为恶心和呕吐 2. 皮肤反应：过敏反应表现为斑丘疹和荨麻疹。这些过敏反应易发生在有过敏史，特别是对青霉素过敏的患者中 3. 血液系统：与其他β-内酰胺类抗生素一样，长期使用本品可发生可逆性中性粒细胞减少症，降低血红蛋白和血细胞比容。一过性嗜酸性粒细胞增多和血小板减少症 4. 其他：头痛、发热、注射部位疼痛和寒战 5. 实验室检查异常：AST、ALT 一过性升高以及碱性磷酸酶和胆红素升高	1. 本药与氨基糖苷类药（如庆大霉素和妥布霉素）联用时对肠杆菌属细菌和铜绿假单胞菌的某些敏感菌株有协同抗菌作用 2. 本药与氨基糖苷类或其他头孢菌素药同用可增加肾毒性。 3. 本药与呋塞米等强利尿剂同用可增加肾毒性 4. 本药与抗凝血药肝素、香豆素或茚满二酮衍生物及溶栓剂同用时可干扰维生素 K 代谢，导致低凝血酶原血症 5. 本药与非甾体抗炎药，特别是阿司匹林或其他水杨酸制剂、血小板聚集抑制剂、磺吡酮等同用时对血小板有累加抑制作用，从而增加出血的危险性	1. 交叉过敏反应：对一种头孢菌素或头霉素过敏者对其他头孢菌素或头霉素也可能过敏 2. 对青霉素过敏病人应用该药时应根据病人情况充分权衡利弊后决定。有青霉素过敏性休克或即刻反应者，不宜再选用头孢菌素类 3. 肝功障碍患者的用药：头孢哌酮主要经胆汁排泄。当患者有肝脏疾病和/或胆道梗阻时，头孢哌酮的血清半衰期通常延长并且由尿中排出的药量会增加 4. 一般注意事项：与其他抗生素一样，使用头孢哌酮治疗后可出现维生素 K 缺乏，需要时应另外补充维生素 K 5. 几乎所有抗菌药物的应用都有难辨梭菌相关性腹泻的报告，其中包括头孢哌酮钠/舒巴坦钠 6. 本品不会降低患者驾驶和操作机器的能力 7. 配伍禁忌：与氨基糖苷类抗生素之间有物理性配伍禁忌，因此两种药液不能直接混合。与乳酸钠林格注射液混合后有配伍禁忌，因此应避免在最初溶解时使用该溶液

第二节 常见的肺、胸膜良性病变外科治疗

一、急性化脓性胸膜炎脓胸

(一) 概述

急性化脓性脓胸是化脓菌引起的胸腔感染。

病因及发病机制：

1. 多继发于化脓性肺部感染。

2. 开放性胸外伤、胸内手术、食管损伤、脓血症是其他常见致病原因。

3. 致病菌一般经破损的胸壁、肺、食管侵入胸腔，有时经淋巴或血液循环入侵。致病菌多为葡萄球菌和革兰阴性杆菌。

4. 腐败性脓胸常继发于肺脓肿、膈下脓肿和食管穿孔，坏死组织多、脓液恶臭、中毒症状严重，多为化脓性球菌与肠杆菌、肠球菌的混合感染。

(二) 临床表现及诊断

1. 有急性肺部感染病史。当肺炎症状逐渐好转时，病人再次高热、胸痛、大汗。检查可发现胸腔积液。

2. 肺脓肿破溃或食管穿孔时，常突发胸痛、高热和呼吸困难，有时发绀、休克。

3. 听诊患侧呼吸音减低，纵隔可向健侧移位。

4. X线可见胸部大片模糊阴影。直立时可见下胸部 S 形线。有时脓腔内可见气液平。局限性脓胸可包裹在肺叶间裂、膈肌上或纵隔面。

5. 病人高热，胸片提示积液阴影，就要怀疑急性脓胸，行胸腔穿刺抽出脓液可明确诊断。

(三) 治疗

1. 控制感染，根据脓液培养和药敏试验给予相应抗菌治疗，同时给予全身支持疗法。

2. 引流脓液。

3. 促使受压的肺组织尽早复张。

4. 手术要点及术后处理

(1)穿刺排脓术：如果穿刺 1～2 次后症状无好转，肺扩张不佳，渗出量不减少，应改用更有效的引流措施。

(2)肋间插管闭式引流术：可行持续性负 10～15cmH$_2$O 压力引流。

(3)部分肋骨切除闭式引流术：亦称开胸纤维素清除术，适用于纤维素性脓胸。

(4)胸腔镜脓胸清除引流术：适用于纤维素性脓胸、包裹性脓胸。

经积极治疗渗出期和纤维素脓性期脓胸，绝大多数患者(＞90％)1 个月左右病愈。慢性脓胸很少见。

(四) 药物治疗

1. 药物分类　急性化脓性脓胸的致病菌一般经破损的胸壁、肺、食管侵入胸腔，有时经淋巴或血液循环入侵。致病菌多为葡萄球菌和革兰阴性杆菌。其中腐败性脓胸常继发于肺

脓肿、膈下脓肿和食管穿孔,坏死组织多、脓液恶臭、中毒症状严重,多为化脓性球菌与肠杆菌、肠球菌的混合感染。因此急性化脓性脓胸的药物治疗主要是根据胸腔液或血培养结果和药敏试验结果,选择有效的抗菌药物,一般应覆盖常见的革兰阳性球菌以及革兰阴性杆菌,临床常用的抗菌药物主要有万古霉素、三代头孢菌素以及碳青霉烯类药物如美罗培南等。其中第三代头孢菌素的药学特点见"外伤性血胸"。

万古霉素是大分子糖肽类抗生素,通过抑制细胞壁合成而发挥抗菌作用。万古霉素主要抗革兰阳性菌,如葡萄球菌(包括耐甲氧西林的金黄色葡萄球菌、表皮葡萄球菌)、链球菌、肠球菌,包括炭疽杆菌在内的杆菌。而所有革兰阴性菌、分枝杆菌对万古霉素耐药。仅用于严重革兰阳性菌感染,特别是甲氧西林耐药葡萄球菌、肠球菌感染。口服后很难吸收,用于甲硝唑治疗无效的假膜性结肠炎。静脉给药滴注时间至少 60 分钟以上,血清谷浓度推荐为 $5\sim15\mu g/ml$(严重感染如心内膜炎、脑膜炎 $10\sim20\mu g/ml$),对肾功能受损的病人,应调整用药剂量。本药血清消除半衰期约为 6 小时,血浆蛋白结合率约 30%。万古霉素可引起皮疹、过敏反应,也可发生寒战、发热。静脉滴注过快能引起红斑、荨麻疹、面部潮红、心动过速、低血压。面部极度潮红可发生"红颈(red neck)""红人(red man)"综合征。血浆药物浓度过高($60\sim100\mu g/ml$),可造成听觉损伤。与耳毒性、肾毒性的药物(如氨基糖苷类)同服应谨慎。

碳青霉烯类包含一个碳原子取代硫原子的 β-内酰胺五元环体系,具有比其他 β-内酰胺更广谱的活性。亚胺培南常与西司他丁(抑制肾小管对亚胺培南排泄)配伍,它可以抑制细胞壁合成,不易被 β-内酰胺酶水解。抗菌谱:①链球菌(包括耐青霉素的肺炎链球菌)、甲氧西林敏感葡萄球菌、肠球菌(包括屎肠球菌和不产 β-内酰胺酶的耐青霉素的菌种)、李斯特菌对其敏感;②肠杆菌、假单胞菌、不动杆菌、嗜血杆菌;③厌氧菌(包括脆弱拟杆菌、普雷沃菌);④对 ESBL、AmpC 在内的 β-内酰胺酶稳定;⑤仅对一部分耐甲氧西林的葡萄球菌有效,嗜麦芽黄单胞菌对其耐药。用于多重耐药而对亚胺培南敏感的需氧革兰阴性杆菌(肺炎克雷伯菌、大肠埃希菌、阴沟肠杆菌等肠杆菌及不动杆菌;铜绿假单胞菌应监测药敏)所致严重感染、脆弱拟杆菌等厌氧菌与需氧菌混合感染的重症患者、病原菌未查明的严重感染、免疫缺陷患者感染的经验治疗。口服不吸收,在肾小管近端被二肽酶水解,西司他丁可增加本药在尿中的浓度。半衰期约为 1 小时,肾功能异常时应调整剂量。不良反应常见恶心、呕吐、中枢不良反应(癫痫),与其他 β-内酰胺或有交叉过敏。美洛培南与之相比不易被二肽酶水解,不易引起中枢不良反应。对铜绿假单胞菌等革兰阳性杆菌活性强于亚胺培南,但革兰阳性球菌活性稍弱。厄他培南半衰期长,可一日给药一次,对铜绿假单胞菌和不动杆菌活性略弱,但对革兰阳性菌、革兰阴性杆菌(肠杆菌)、厌氧菌都有不错的活性,适用于腹腔和盆腔感染。

2. 急性化脓性脓胸常用药物不良反应与相互作用以及注意事项 见表 12-4。

表 12-4 急性化脓性脓胸常用药物不良反应与相互作用以及注意事项

药物	不良反应	相互作用	使用注意事项
万古霉素 (vancomycin)	1. 可出现急性肾功能不全,间质性肾炎等重要的肾功能损害,所以有必要进行定期检查	1. 与氨基糖苷类、两性霉素B、阿司匹林及其他水杨酸盐类、注射用杆菌肽及布美他尼、卷曲霉素、卡莫司汀、	1. 药品的结构特殊,与其他抗生素无交叉耐药性 2. 通常不作为一线药物应用。作为一种第三线药物,

续表

药物	不良反应	相互作用	使用注意事项
	2. 可出现再障、无粒细胞血症、血小板减少，若发现异常则停止给药，采取适当处理措施 3. 可罕见皮肤黏膜综合征、中毒性表皮坏死症、脱落性皮炎所以应留心观察，若出现此种症状则停止给药，采取适当处理措施 4. 可出现眩晕、耳鸣、听力低下等第8脑神经损伤症状 5. 可出现伴有血便的假膜性结肠炎等严重的肠炎，所以在出现腹痛、腹泻症状时停止给药，采取适当处理措施 6. 用药后可出现 AST、ALT、ALP 的上升，黄疸	顺铂、环孢素、依他尼酸、巴龙霉素及多黏菌素类药物等合用或先后应用，可增加耳毒性及肾毒性。如必须合用，应监测听力及肾功能并给予剂量调整 2. 抗组胺药、布克力嗪、赛克力嗪、吩噻嗪类、噻吨类及曲美苄胺等与本品合用时，可能掩盖耳鸣、头昏、眩晕等耳毒性症状 3. 同时使用万古霉素和麻醉药可能出现红斑、类组胺样潮红和过敏反应 4. 本品与碱性溶液有配伍禁忌，遇重金属可发生沉淀	在常用抗菌药物无效或不能应用时（如假膜性结肠炎时）应用 3. 输入速度过快，可引起红斑样或荨麻疹样反应，皮肤发红（称为红人综合征），尤以躯干上部为甚。输入药液过浓，可致血栓性静脉炎，应适当控制药液浓度和滴注速度 4. 不可肌注，因可致剧烈疼痛 5. 可引起口麻、刺痛感、皮肤瘙痒、嗜酸性粒细胞增多、药物热、感冒样反应以及血压剧降、过敏性休克反应等 6. 可致严重的耳中毒和肾中毒，大剂量和长时间应用时尤易发生
美罗培南 （meropenem）	1. 主要不良反应：皮疹、腹泻、软便、恶心、呕吐。另外，实验室检查值主要异常有 AST 升高，ALT 升高，ALP 升高，嗜酸性粒细胞增多 2. 在应用美罗培南的患者中出现的严重不良反应：急性肾衰竭等严重肾功能障碍，间质性肺炎、中毒性表皮坏死症，Stevens-Johnson 综合征，全血细胞减少，无粒细胞症，白细胞减少 3. 过敏反应：荨麻疹、发热感、红斑、瘙痒、发热、发红 4. 血液系统：粒细胞减少，血小板增多或减少，淋巴细胞增多，嗜酸性粒细胞增多，红细胞、白红蛋白和血细胞比容降低等 5. 消化系统：腹痛，食欲不振，口内炎，假丝酵母菌感染，维生素 K 缺乏症状，维生素 B 族缺乏症状	1. 丙磺舒和美罗培南合用可竞争性激活肾小管分泌，抑制肾脏排泄，导致美罗培南清除半衰期延长，血药浓度增加，因此不推荐美罗培南和丙磺舒联用 2. 本品与丙戊酸同时应用时，会使丙戊酸的血药浓度降低，而导致癫痫再发作 3. 美罗培南不能与戊酸甘油酯等同时应用 4. 美罗培南不能与其他药物混合使用	1. 对青霉素类或其他 β-内酰胺类抗生素过敏感染患者也可对本品呈现过敏，应慎用 2. 对严重肝、肾功能障碍的病人慎用 3. 有癫痫史或中枢神经系统功能障碍的病人慎用 4. 使用本品时同其他抗生素一样，可能引起不敏感菌过度生长，因此有必要对每个病人进行定期检查 5. 本品不推荐用于耐甲氧西林葡萄球菌引起的感染 6. 在抗生素的使用过程中，可以导致轻微至危及生命的假膜性结肠炎，对使用美罗培南后引起腹泻或腹痛加剧的病人，应确诊其是否为艰难梭菌引起的假膜性结肠炎，同时也应认真考虑其他因素 7. 治疗铜绿假单胞菌等假单胞菌感染时，应常规进行药物敏感试验

二、肺曲菌病

(一) 病因和发病机制

肺曲霉菌病是一种机会性感染。随着抗生素、激素和免疫抑制剂使用的增加,致使人体内菌群失调。近年来曲霉菌所致感染的发生率呈逐渐增加的趋势。肺曲霉菌病是肺部曲霉感染的一种类型,是因真菌感染所引起的局限性孤立性肿瘤样病变,系菌丝块、多种细胞和孢子在体内繁殖形成的肉芽肿和炎症性脓肿。肺曲霉菌病多发生在肺组织有空腔的病变内,如支气管囊状扩张、肺结核空洞、肺脓肿等,曲霉菌在此腔内繁殖、储积,与纤维蛋白和黏膜细胞聚集形成曲霉菌球。

(二) 临床表现及诊断

1. 常有长期使用抗生素、激素、免疫抑制剂病史,或常继发于肺结核、支气管扩张、肺癌或肺脓肿有空洞形成的疾病病程中。

2. 可无明显临床症状,也可出现刺激性咳嗽、咳痰、咯血等表现。其中咯血为最常见的症状。

3. 痰培养有阳性曲霉菌则提示曲霉病的可能诊断。

4. 经支气管或直接肺穿刺获得阳性曲霉菌则有确定的诊断价值,特别对于患肺曲霉菌感染的免疫抑制患者,可以避免诊断性开胸手术。

5. 曲霉菌球胸部 X 线平片上表现为肺内孤立结节影,直径 2~7cm,边界多光滑,可有分叶,在薄壁空洞中可见到移动性真菌球。

6. 胸部 CT 片上主要显示球状块影,伴空洞和肺门淋巴结肿大,环绕肿块周围的较低密度环形带称为"新月征",另外可见位于薄壁囊腔或空洞内的游离曲霉菌球,其位置随重力、体位而变更。

7. 血清内有烟曲霉菌抗体沉淀、曲霉菌抗原皮肤试验阳性,都是确定诊断的有力证据。

(三) 治疗

1. 肺曲霉菌病多继发于其他肺部疾病,若治愈了相关疾病,小的曲霉菌球也可经内科治疗痊愈。

2. 只要肺曲霉菌病诊断成立,患者全身情况允许,即应进行手术切除,以免发生大咯血。此外肺曲霉菌病症状明显,如反复大量咯血、合并感染,亦应手术切除。

3. 诊断不明确,不能除外肺癌和其他不能恢复的外科病变;或者有益于治疗原有基础病变,也应手术切除。

4. 手术禁忌证 出现大咯血尚未控制,无明显临床症状,病变范围较小。

5. 手术要点 手术范围视病变大小和病情而定,通常需做包含曲霉菌球所在肺叶的肺叶切除术,偶尔病变范围较小可作肺段或楔形切除术,尽量避免全肺切除以保留较多的正常肺组织。目前,胸腔镜外科手术是唯一有效的手术选择。

6. 术后处理同肺部手术。严密监测基本生命体征,保证呼吸道畅通,观察胸腔引流情况并适时拔管,注意补液、抗感染及止疼处理。术后斟酌抗真菌药物的合理使用。合并糖尿病的患者要严格控制血糖。

(四) 药物治疗

1. 药物分类 肺曲霉菌病是一种机会性感染。患者常有长期使用抗生素、激素、免疫抑制剂病史，或常继发于肺结核、支气管扩张、肺癌或肺脓肿有空洞形成的疾病病程中。只要肺曲霉菌病诊断成立，患者全身情况允许，即应进行手术切除，以免发生大咯血。本疾病的药物治疗主要为针对曲霉菌的抗真菌治疗以及术后的预防抗感染。临床曲霉菌病的抗真菌治疗首选伏立康唑，其次为伊曲康唑。术后抗感染预防可选择第一代、第二代头孢菌素。其中第一代、第二代头孢菌素的药物特点见"肋骨骨折"以及"外伤性气胸"。

唑类抗真菌药包括咪唑类和三唑类，通过抑制真菌 P450 酶，抑制真菌细胞膜麦角固醇合成，使细胞膜通透性增加。三唑类抗真菌药包括氟康唑、伊曲康唑、伏立康唑等。伊曲康唑对芽生菌、组织胞浆菌、黄曲霉、烟曲霉、白假丝酵母菌和新型隐球菌均具有抗菌活性。对孢子丝菌、毛癣菌、克鲁斯假丝酵母菌和其他假丝酵母菌作用敏感和耐药变异较大。伏立康唑除对伊曲康唑敏感的菌种外，对非白假丝酵母菌、赛多孢子菌属和镰孢霉、粗球孢子菌均具有抗菌活性。用于侵袭性曲霉菌病、食管假丝酵母菌病，不能耐受其他药物、其他药物无效的赛多孢子菌和镰孢菌感染、非粒细胞缺乏患者假丝酵母菌血症、假丝酵母菌所致播散性皮肤感染、腹腔及伤口感染。伊曲康唑主要通过 CYP3A4 代谢，伏立康唑主要通过 CYP2C19 代谢，药物相互作用多。本类药常见呕吐、腹泻、周围性水肿和腹痛，会引起 Q-T 间期延长，肝硬化患者需调整剂量；因静脉辅料安全性未知，不可静脉用于肾衰竭的患者。伊曲康唑不可用于充血性心力衰竭患者，因可减弱心肌收缩力。

2. 肺曲霉菌病常用药物不良反应与相互作用以及注意事项　见表 12-5。

表 12-5　肺曲霉菌病常用药物不良反应与相互作用以及注意事项

药物	不良反应	相互作用	使用注意事项
伏立康唑 （voriconazole）	1. 最为常见的不良反应为视觉障碍、发热、恶心、皮疹、呕吐、寒战、头痛、心动过速、幻觉 2. 少见的不良反应包括：腹痛、过敏反应、类过敏反应、房性心律失常、房颤、完全性房室传导阻滞、厌食、便秘、粒细胞缺乏症、贫血、嗜酸性粒细胞增多等 3. 服用药物后出现有临床意义的转氨酶异常较为常见。肝功能检查异常可能与血药浓度较高和（或）剂量较高有关。大多数肝功能异常在治疗中不需调整剂量即可恢复，或者在调整剂量后恢复，有的停药后恢复 4. 重症患者应用本品时可发生急性肾衰竭。本品与具有肾毒性的药物合用以	1. 与 CYP3A4 底物特非那定、阿司咪唑、西沙必利、匹莫齐特或奎尼丁合用，可使上述药物的血浓度增高，从而导致 Q-T 间期延长，并且偶见尖端扭转型室性心动过速 2. 与利福平、卡马西平和苯巴比妥合用，后者可以显著降低本品的血浓度 3. 与麦角生物碱类药物（麦角胺，二氢麦角胺）合用。麦角类药物的血药浓度增高可导致麦角中毒 4. 西罗莫司与伏立康唑合用时，前者的血浓度可能显著增高，因此这两种药物不可同时应用 5. 与利托那韦合用，可使伏立康唑的血药浓度显著降低	1. 伏立康唑禁止与其他药物，包括肠道外营养剂在同一静脉通路中滴注。两者在 4℃储存 24 小时后可产生不溶性微粒 2. 伏立康唑不宜与血制品或任何电解质补充剂同时滴注 3. 碳酸氢钠静脉注射液与伏立康唑存在配伍禁忌，该稀释剂的弱碱性可使伏立康唑在室温储存 24 小时后轻微降解

续表

药物	不良反应	相互作用	使用注意事项
	及当患者合并其他基础疾病时,可能会发生肾功能减退。因此,应用本品时需要监测肾功能,包括实验室检查,特别是血肌酐值	6. 与依非韦伦同时应用时,伏立康唑血药浓度显著降低,依非韦伦的血药浓度则显著增高 7. 与利福布汀两者合用,伏立康唑血药浓度显著降低,利福布汀的血药浓度则显著增高	
伊曲康唑 (itraconazole)	1. 肝脏影响:本品极罕见出现严重肝毒性的病例,包括肝衰竭和死亡 2. 心律失常:曾在使用西沙必利、匹莫齐特、奎尼丁同时应用伊曲康唑的病人中出现致命性的心律失常和(或)猝死 3. 心脏疾患:不能用于心室功能不良的病人,除非益处显然大于风险 4. 对肝脏的影响:伊曲康唑主要在肝脏代谢。肝硬化患者用药后,伊曲康唑的半衰期会相应延长,应考虑调整剂量。极罕见出现可致命性的急性肝脏衰竭 5. 肾损害:羟丙基-β-环糊精是伊曲康唑注射液的辅料之一,其通过肾小球滤过清除。因此重度肾损害的患者(肌酐清除率<30ml/min)禁用本品。轻、中度肾损害的患者应慎用本品,并应密切监测肌酐水平	1. 可引起 Q-T 间期延长的 CYP3A4 代谢底物,例如特非那定、阿司咪唑、咪唑斯汀、西沙必利、多非利特、左醋美沙多(左美沙酮)、奎尼丁,上述药物与本品合用时,可能会使这些底物的血浆浓度升高,导致 Q-T 间期延长及尖端扭转型室速的罕见发生 2. 抑制阿托伐他汀、洛伐他汀、辛伐他汀的代谢,从而增加出现骨骼肌毒性包括横纹肌溶解的风险 3. 与三唑仑和咪达唑仑合用可增加血药浓度,导致加强和延长镇静催眠效果 4. 与通过 CYP3A4 代谢的蛋白酶抑制剂如茚地那韦、利托那韦、沙奎那韦合用时,可增加这些蛋白酶抑制剂的血药浓度 5. 与地高辛合用会升高地高辛的血药浓度 6. 与苯妥英、利福布汀或利福平合用时,伊曲康唑的血药浓度会降低	1. 尚无有关伊曲康唑和其他唑类抗真菌药之间交叉过敏的资料,因此对其他唑类过敏的患者在使用本品时应慎重 2. 本品只能用随包装提供的 50ml 0.9% 注射用生理盐水稀释 3. 未发现本品对驾驶及使用机器能力的影响

三、支气管扩张症

(一)病因和发病机制

支气管扩张是反复肺实质感染或支气管感染,引起支气管壁破坏及管壁持久性扩张,是最常见的慢性肺实质化脓性疾病。支气管扩张为多因素致病,分为先天性和后天性两类。先天性支气管扩张为支气管壁发育缺陷所致,最严重者见于囊性纤维化。后天性发病因素主要是感染和阻塞,两者互为因果,其中细菌感染是主要病因。

(二) 临床表现及诊断

1. 主要症状是反复发作慢性咳嗽、咳脓臭痰或咯血。慢性咳嗽最常见,改变体位尤为明显,病侧卧位咳嗽减轻,反之加重。咳嗽与感染严重程度有关,咳痰与病变部位、严重程度及支气管引流是否通畅有关。支气管阻塞时,痰量减少,全身感染症状加重;阻塞解除后,痰量增加而全身症状减轻。咯血因支气管黏膜扩张的小血管破裂而产生,严重者一次咯血量可达数百毫升。典型体征是病变部位可闻及细湿性啰音。

2. 胸片上可见肺纹理增多、增粗、聚拢,或呈蜂窝状或环状阴影,或发现肺叶或肺段不张。胸膜增厚或粘连,纵隔向患侧移位。

3. 支气管造影已经被 CT 取代,CT 像上可发现典型的囊状或柱状支气管扩张影像。

(三) 治疗

1. 支气管扩张需综合治疗,包括内科治疗、中医中药治疗和外科手术治疗,其中内科治疗占主导地位,包括抗感染、保持肺部卫生等。

2. 外科手术是严重支气管扩张的根治方法。其适应证:

(1) 临床症状明显,无心肺肝肾功能障碍,病变局限于一侧,非手术治疗无效。

(2) 病变累及双侧,年龄较轻,全身情况良好,余肺足够代偿,可作双侧同期手术,或计划性分期手术,先切除病变较重的一侧,以后根据症状和心肺功能代偿情况,决定另一侧病肺切除。

(3) 急性大咯血危及生命,经非手术治疗无效,尽快明确出血部位后可作急症抢救性手术。

3. 手术禁忌证

(1) 病变累及双侧,心肺肝肾功能中度减退。

(2) 一侧毁损肺,对侧肺功能重度减退。

(3) 高龄支气管扩张症患者手术应该慎重考虑。

(4) 肺和支气管有严重急性感染,需感染有效控制后再考虑手术处理。

4. 采用双腔气管插管麻醉,便于术中吸痰及防止病肺感染分泌物和血液流入健侧肺。

5. 根据病变范围及大小可采用肺段、肺叶甚至全肺切除。

6. 术后处理:保持呼吸道通畅,加强咳嗽排痰,必要时支气管镜吸痰。雾化吸入,便于痰液或分泌物排出。尽快使余肺扩张,消灭残腔。预防感染,术前可留取痰培养以利术后选用敏感抗生素。术中术后渗血较多,术后应严密观察并应用止血药物。

(四) 药物治疗

1. 药物分类　支气管扩张症是最常见的慢性肺实质化脓性疾病,其中细菌感染是主要病因,主要症状包括反复发作慢性咳嗽、咳脓臭痰或咯血。咳嗽与感染严重程度有关。支气管扩张需综合治疗,包括药物治疗、外科手术治疗,其中药物治疗占主导地位,主要是抗感染治疗以及肺部雾化、化痰等。考虑到支气管扩张患者感染的病原菌多为革兰阴性杆菌,常见流感嗜血杆菌、肺炎克雷伯杆菌、铜绿假单胞菌等,抗感染治疗选择药物主要为大环内酯类(如阿奇霉素)、喹诺酮类(如左氧氟沙星)以及具有抗铜绿假单胞菌活性的 β-内酰胺类(如头孢哌酮舒巴坦)等。肺部雾化、化痰治疗的药物主要包括氨溴索、标准桃金娘油等。

大环内酯类抗生素是抑菌剂,通过与敏感菌株 50S 核糖体亚基可逆结合,抑制细菌蛋白质合成。大环内酯类抗菌谱均与红霉素相似,对链球菌、甲氧西林敏感的葡萄球菌、淋球菌具良好的抗菌活性,对百日咳博德特菌敏感,对除脆弱拟杆菌外的厌氧菌具有良好的抗菌作用,对军团菌属、胎儿弯曲菌、某些螺旋体、支原体属、衣原体属及立克次体属具良好作用。与红霉素相比,阿奇霉素对革兰阴性菌(流感嗜血杆菌、卡他莫拉菌、淋病奈瑟菌)作用更强,对革兰阳性菌活性稍差,对肺炎支原体的作用强;克拉霉素对革兰阳性菌作用略强,对嗜肺军团菌、肺炎衣原体、溶脲脲原体的作用最强,对鸟分枝杆菌亦具有抑制作用。大环内酯类可用于社区获得性肺炎的经验治疗(单用或与青霉素或头孢类联用)和病原治疗,以及百日咳、白喉、回归热(红霉素)、沙眼衣原体感染(结膜炎、尿路感染)、淋病奈瑟菌(泌尿生殖感染)的病原治疗;阿奇霉素可用于旅游者腹泻的经验治疗,细菌性痢疾、霍乱、空肠弯曲菌肠炎、猫抓病、软下疳的病原治疗,克拉霉素还可用于非结核分枝杆菌感染、胃幽门螺杆菌感染的联合治疗。大环内酯类作用于胃动素受体从而促进胃肠的运动,可引起胃肠道不良反应。延长心脏 Q-T 间期,与 H_1 受体阻断剂合用增加心脏毒性,还会引起肝功异常。红霉素和克拉霉素抑制 CYP3A4,而阿奇霉素则无此作用。

喹诺酮类抗菌药通过抑制 DNA 回旋酶(革兰阴性菌)和拓扑异构酶Ⅳ发挥杀菌作用。临床常用氟喹诺酮类,对肠杆菌科、铜绿假单胞菌、不动杆菌等革兰阴性菌均良好的抗菌活性,对葡萄球菌、肺炎链球菌、化脓性链球菌等革兰阳性球菌有作用,对衣原体属、支原体属、军团菌等细胞内病原敏感。但近年大肠埃希菌对氟喹诺酮耐药率高(50%~60%),且存在交叉耐药。适应证主要为敏感菌所致泌尿生殖系感染、肺炎、慢支急性细菌感染、腹腔感染、胆道感染、肠道感染、皮肤软组织感染、骨关节感染等,可作为首选药用于成人患者的伤寒沙门菌感染。左氧氟沙星、莫西沙星对肺炎链球菌作用较强,亦可用于社区获得性肺炎、中耳炎、鼻窦炎等的经验治疗。莫西沙星还对厌氧菌敏感,可用于复杂腹腔感染。本类药物18 岁以下未成年人禁用,左氧氟沙星、环丙沙星经肾排泄,肾功能异常者应调整剂量,莫西沙星经肝代谢,肾功能异常者不需调量,但会引起肝损害的不良反应;本类药物会引起心脏 Q-T 间期延长,有中枢不良反应,加替沙星等会引起血糖变化。

肺部雾化、化痰治疗的药物有氨溴索和标准桃金娘油等。其中氨溴索具有黏痰排除及溶解分泌物的特性,它可促进呼吸道内黏稠分泌物的排出及减少黏液的滞留,因而显著促进排痰,改善呼吸状况。应用氨溴索治疗时,病人黏液的分泌可恢复至正常状况。咳嗽及痰量通常显著减少,呼吸道黏膜上的表面活性物质因而能发挥其正常的保护功能。标准桃金娘油可重建上、下呼吸道的黏液纤毛清除系统的清除功能,从而稀化和碱化黏液,增强黏液纤毛运动,黏液移动速度显著增加,促进痰液排出。此外,标准桃金娘油具有抗炎作用,能通过减轻支气管黏膜肿胀而起到舒张支气管的作用。标准桃金娘油对细菌和真菌亦具有杀菌作用。本品能消除呼吸时的恶臭气味,令呼吸有清新感受。经持久用药后,呼吸道的慢性炎症可被改善或治愈。

2. 支气管扩张症常用药物不良反应与相互作用以及注意事项　见表 12-6。

表 12-6　支气管扩张症常用药物不良反应与相互作用以及注意事项

药物	不良反应	相互作用	使用注意事项
阿奇霉素（azithromycin）	1. 本品常见不良反应有：胃肠道反应：腹泻、腹痛、稀便、恶心、呕吐等；局部反应：注射部位疼痛、局部炎症等；皮肤反应：皮疹、瘙痒 2. 本品也可引起下列反应：消化系统：消化不良、胃肠胀气、黏膜炎、口腔假丝酵母菌病、胃炎等。神经系统：头痛、嗜睡等。过敏反应：支气管痉挛等 3. 引起实验室检查异常：血清氨基转移酶、肌酐、乳酸脱氢酶、胆红素及碱性磷酸酶升高，白细胞、中性粒细胞及血小板计数减少	1. 与茶碱合用时能提高后者在血浆中的浓度，应注意检测血浆茶碱水平 2. 与华法林合用时应注意检查凝血酶原时间 3. 与地高辛合用可使地高辛水平升高 4. 与麦角胺或二氢麦角胺合用，可能造成急性麦角中毒 5. 与三唑仑合用，可减少三唑仑的降解，使三唑仑的药理作用增强 6. 与利福布汀合用会增加后者的毒性	1. 轻度肾功能不全患者（肌酐清除率＞40ml/min）不需作剂量调整，但阿奇霉素对较严重肾功能不全患者中的使用尚无资料 2. 由于肝胆系统是阿奇霉素排泄的主要途径，肝功能不全者慎用，严重肝病患者不应使用 3. 若患者出现腹泻症状，应考虑假膜性结肠炎发生
左氧氟沙星（levofloxacin）	1. 用药期间可能出现恶心、呕吐、腹部不适、腹泻、食欲不振、腹痛、腹胀消化症状，失眠、头晕、头痛等神经系统症状，皮疹、瘙痒、红斑及注射部位发红、发痒或静脉炎等症状 2. 亦可出现一过性肝功能异常，如血转氨酶增高、血清总胆红质增加等 3. 偶见血中尿素氮上升、倦怠、发热、心悸、味觉异常及注射后血管痛等，一般均能耐受	1. 本品不能与多价金属离子如镁、钙等溶液在同一输液管中使用 2. 避免与茶碱同时使用，如需同时应用，应监测茶碱的血药浓度 3. 与华法林或其衍生物同时应用时，应监测凝血酶原时间或其他凝血试验 4. 与非甾体抗炎药同时应用，有引发抽搐的可能 5. 与口服降血糖药物同时使用时可能引起低血糖，因此用药过程中应注意监测血糖浓度	1. 药物滴注时间至少 60 分钟。不宜与其他药物同瓶混合静脉滴注，或在同一根静脉输液管内进行静脉滴注 2. 肾功能减退者应减量或慎用 3. 有中枢神经系统疾病及癫痫史患者应慎用 4. 喹诺酮类药物尚可引起少见的光毒性反应。接受本品治疗时应避免过度阳光暴晒和人工紫外线
氨溴索（ambroxol）	本品耐受性较好，偶有轻微的上部胃肠道不良反应报道，主要为胃部灼热、消化不良和偶尔出现恶心、呕吐。过敏反应极少出现，主要为皮疹	与抗生素如阿莫西林、头孢呋辛、红霉素、多西环素同时使用，可导致抗生素在肺组织浓度升高	1. 孕妇及哺乳期妇女慎用 2. 应避免同时服强力镇咳药

续表

药物	不良反应	相互作用	使用注意事项
标准桃金娘油（myrtol standardized）	本品即使在使用大剂量时亦极少发生不良反应。极个别有胃肠道不适及原有的肾结石和胆结石的移动。偶有过敏反应，如皮疹、面部水肿、呼吸困难和循环障碍	目前未发现有临床意义的药物相互作用	即使无意中服用了该药，标准桃金娘油的不良反应也极少，高剂量的中毒反应有：头晕、恶心、腹痛，严重时可出现昏迷和呼吸障碍。严重中毒后罕见有心血管并发症。解救措施：使用液状石蜡3ml/kg 体重；5％碳酸氢钠溶液洗胃，并吸氧

第三节　重症肌无力

一、病因和发病机制

重症肌无力是一种自身免疫性疾病，因神经肌肉接头处的乙酰胆碱受体数目减少而引起。临床分为三型：眼肌型、躯干型、延髓型。发病原因可能是因胸腺受某种刺激发生突变，不能控制某些禁忌细胞株而任其疯狂增殖，对自身成分（横纹肌）发生免疫反应，出现肌无力。据统计胸腺瘤合并重症肌无力为 10％～50％，而重症肌无力患者中有 8％～15％合并胸腺瘤。

二、临床表现及诊断

1. 重症肌无力的症状和体征根本原因是神经肌肉传导障碍，从而引起骨骼肌无力。任何横纹肌均可累及，并且常累及多个肌群，重复活动可加重，休息后缓解。病程进展中，脑神经支配的肌肉首先受累，如上睑下垂、复视、面部缺乏表情、构音障碍、咀嚼无力等。颈背部肌肉无力产生背部疼痛，四肢无力严重时妨碍梳头或上楼。呼吸肌无力是最严重和最危险的症状，严重时导致二氧化碳潴留，氧饱和度下降，气管分泌物潴积，肺部感染，以至死亡。90％患者发病始于成年期，常在 35 岁前。

2. 抗胆碱酯酶药物试验、电生理和免疫生物学检查可帮助诊断重症肌无力。

3. 所有诊断为重症肌无力的病人，均应定期进行胸部 X 线和 CT 检查，以确定是否存在胸腺瘤或胸腺增生。

三、治疗

1. 保守治疗　主要是应用抗胆碱酯酶药物、激素、人免疫球蛋白、血浆置换。

2. 若内科治疗无效，病情不稳定且对药物耐受，以及合并胸腺瘤者均应进行胸腺切除手术。

3. 手术适应证　合并胸腺瘤；年轻、病程短、肌无力严重、药物治疗不易控制；药物剂量逐渐增加而症状无改善。

4. 手术禁忌证　药物治疗效果好,病情稳定;存在肌无力危象;全身情况差,不能耐受手术。

5. 手术要点　手术径路可选择颈部横切口和胸骨正中切口。胸腺广泛切除需切除上至颈部、下至心膈角,两侧膈神经之间的前纵隔内所有脂肪组织。目前,可采用电视辅助胸腔镜外科手术(VATS)进行小的胸腺瘤和胸腺切除,或单纯胸腺切除。

6. 术后处理　术毕多需要呼吸机辅助通气,严密监测呼吸情况,根据呼吸状况和血气分析结果决定何时拔除气管插管。术后继续使用术前相同剂量的抗胆碱酯酶药物。

四、药物治疗

1. 药物分类　重症肌无力是一种自身免疫性疾病,因神经肌肉接头处的乙酰胆碱受体数目减少而引起。呼吸肌无力是最严重和最危险的症状,严重时导致二氧化碳潴留,氧饱和度下降,气管分泌物潴积,肺部感染,以至死亡。药物保守治疗主要是应用抗胆碱酯酶药物、糖皮质激素以及使用人免疫球蛋白增强免疫力等。临床常用的药物有胆碱酯酶抑制剂,常用的有甲硫酸新斯的明、溴吡斯的明、免疫抑制剂如糖皮质激素类的泼尼松以及硫唑嘌呤等。

胆碱酯酶(AChE)作用于各种胆碱能神经末梢-效应器官接头处和节后位点终止乙酰胆碱(ACh)的作用。胆碱酯酶抑制剂,可抑制胆碱酯酶活性,使胆碱能神经末梢释放的 ACh 破坏减少,突触间隙中 ACh 积聚,出现毒蕈碱样(M)和烟碱样(N)胆碱受体兴奋作用,产生类似于中枢和外周神经系统 ACh 受体过度激活的效应:①阻断神经肌肉接头的 AChE,兴奋骨骼肌。②抗 AChE 药可引起结膜充血、围绕瞳孔周边的虹膜瞳孔括约肌收缩及睫状肌收缩。③小剂量抗 AChE 药增强由神经节后胆碱能纤维所支配的分泌腺(包括支气管、泪、汗、唾液、胃、小肠和胰腺腺泡等腺体)的分泌反应,而较大剂量则增加其静息分泌速率。抗ChE 药增加支气管和输尿管平滑肌纤维收缩,并增强输尿管的蠕动。④抗 ChE 药对心血管的作用复杂,堆积的 ACh 的外周作用对心脏的主要效应为心动过缓,导致心排血量降低。较大剂量经常引起血压下降,严重胆碱酯酶抑制剂中毒时低血氧引起心率增加。用大量抗AChE 药后,出现的中枢神经系统的抑制,其主要因素是低血氧。不可逆的胆碱酯酶抑制剂包括有机磷酸酯类化合物。可逆的胆碱酯酶抑制剂包括甲硫酸新斯的明(静脉)、溴吡斯的明(口服),不易透过血脑屏障,除可阻断神经肌肉接头的 AChE 外,还能直接激动骨骼肌运动终板上烟碱样受体(N_2 受体),促进运动神经元释放 ACh,后者作用较弱但更为持久。对腺体、眼、心血管及支气管平滑肌作用较弱,对胃肠道平滑肌能促进胃收缩和增加胃酸分泌,并促进小、大肠,尤其是结肠的蠕动,从而防止肠道弛缓,促进肠内容物向下推进;对骨骼肌兴奋作用较强,但对中枢作用较弱。两者皆可用于重症肌无力,手术后功能性肠胀气及尿潴留,甲硫酸新斯的明可用于手术结束时拮抗非去极化肌肉松弛药的残留肌松作用,但对去极化肌松药无效。其他的胆碱酯酶抑制剂包括毒扁豆碱可缩瞳、降低眼压;多奈哌齐、卡巴拉汀、他克林易于通过血脑屏障,抑制中枢 AChE,可治疗阿尔茨海默病。

硫唑嘌呤是巯嘌呤的咪唑衍生物,可抑制核酸的生物合成,防止细胞的增生,并可引起DNA 的损害。主要抑制 T 淋巴细胞而影响免疫,所以可抑制迟发过敏反应,器官移植的排斥反应。但需要注意的是药物疗效于治疗数周或数月后才出现。

2. 重症肌无力常用药物相互作用与不良反应以及注意事项 见表 12-7。

表 12-7 重症肌无力常用药物不良反应与相互作用以及注意事项

药物	不良反应	相互作用	使用注意事项
溴吡斯的明（pyridostigmine bromide）	1. 常见的有腹泻、恶心、呕吐、胃痉挛、汗及唾液增多等。较少见的有尿频、缩瞳等 2. 接受大剂量治疗的重症肌无力病人，常出现精神异常	尚不明确	1. 心律失常、房室传导阻滞、术后肺不张或肺炎及孕妇慎用 2. 本品吸收、代谢、排泄存在明显的个体差异，其药量和用药时间应根据服药后效应而定
甲硫酸新斯的明（neostigmine methylsulfate）	可致药疹，大剂量时可引起恶心、呕吐、腹泻、流泪、流涎等，严重时可出现共济失调、惊厥、昏迷、言语不清、焦虑不安、恐惧甚至心脏停搏	1. 不宜与去极化型肌松药合用 2. 某些能干扰肌肉传递的药物如奎尼丁，能使本品作用减弱，不宜合用	1. 当药物使用过量时，常规给予阿托品拮抗 2. 甲亢和帕金森病等患者慎用
泼尼松（prednisone）	1. 长程用药可引起以下不良反应：医源性库欣综合征面容和体态、体重增加、下肢水肿、紫纹、易出血倾向、创口愈合不良、痤疮、月经紊乱、肱或股骨头缺血性坏死、骨质疏松或骨折、肌无力、肌萎缩、低钾血症、胃肠道刺激（恶心、呕吐）、消化性溃疡或肠穿孔、糖耐量减退和糖尿病加重 2. 精神症状：欣快感、激动、不安、谵妄、定向力障碍，也可表现为抑制。精神症状尤易发生于患慢性消耗性疾病的人及以往有过精神不正常者 3. 并发感染为糖皮质激素的主要不良反应之一。以真菌、结核菌、葡萄球菌、变形杆菌和各种疱疹病毒感染为主。多发生在中程或长程疗法时，但亦可在短期用大剂量后出现	1. 非甾体抗炎药可加强其致溃疡作用 2. 可增强对乙酰氨基酚的肝毒性 3. 与两性霉素 B 或碳酸酐酶抑制剂合用，可加重低钾血症，长期与碳酸酐酶抑制剂合用，易发生低血钙和骨质疏松 4. 与蛋白质同化激素合用，可增加水肿的发生率，使痤疮加重 5. 与抗胆碱能药（如阿托品）长期合用，可致眼压增高 6. 三环类抗抑郁药可使其引起的精神症状加重	1. 结核病、急性细菌性或病毒性感染患者慎用。必要应用时，必须给予适当的抗感染治疗 2. 长期服药后，停药前应逐渐减量 3. 糖尿病、骨质疏松症、肾功能不良、甲状腺功能减退患者慎用 4. 对有细菌、真菌、病毒感染者，应在应用足量敏感抗生素的同时谨慎使用 5. 需经肝脏代谢活化为氢化泼尼松或氢化可的松才有效，故肝功能不良不宜应用

续表

药物	不良反应	相互作用	使用注意事项
硫唑嘌呤 （azathioprine）	1. 过敏反应：如全身不适、头晕、恶心、呕吐、腹泻、发热、寒战、肌痛、关节痛、肝功能异常和低血压 2. 造血功能：可能产生剂量相关性、可逆性骨髓抑制，常见白细胞减少症，偶见贫血及血小板减少性紫癜 3. 胃肠道反应：偶有恶心	1. 别嘌呤醇可抑制巯基嘌呤（后者是硫唑嘌呤的活性代谢物）代谢成无活性产物，结果使巯基嘌呤的毒性增加，当两者必须同时服用时，硫唑嘌呤的剂量应大大减低 2. 硫唑嘌呤能可加强西咪替丁及吲哚美辛的骨髓抑制作用	1. 在治疗的首 8 周内，至少每周检查 1 次全血象，包括血小板。如使用大剂量或病人有肝和（或）肾功能不全时，血象检查的次数应该更多 2. 对肾和（或）肝功能不全者，应使用推荐剂量的低限值及小心地监测血液学及肝肾功能

 案例分析

年龄：42 岁　　　　　　身高：166cm

民族：汉族　　　　　　体重：64kg

婚姻：已婚　　　　　　入院时间：2012 年 12 月 14 日

主诉：咳嗽、胸闷、气喘并发热 5 天。

现病史：患者于 5 天前无明显诱因出现发热，体温最高可达 39.0℃，伴畏寒，周身乏力，痰不易咳出。于当地医院静脉滴注药物治疗（具体用药不详）后症状无明显缓解，12 月 14 日转往我院急诊科静脉滴注"莫西沙星联合美罗培南"药物治疗后便进行入院治疗。

既往史：慢性乙型肝炎 13 年、既往体健，否认高血压、糖尿病、结核等病史。否认手术、外伤史。否认药物或食物过敏史。

个人史：原籍出生并长大，否认到过疫区。按时预防接种。否认烟酒等不良嗜好。

婚育史：患者适龄结婚，育有一子一女，爱人体健。

月经史：初潮 13 岁，行经天数 6 天，月经周期 28～30 天。

家族史：患者父亲患高血压、甲亢，否认家族遗传性疾病史。

专科查体：T 38.6℃，P 90 次/分，BP 90/60mmHg，消瘦，右侧胸廓饱满，呼吸运动明显减弱，叩诊实音，未闻及呼吸音，左侧肺功能正常。血常规：WBC $1.9×10^9$/L，N 89.8%，CRP 25mg/dl。ALT 64U/L，AST 56U/L。

入院诊断：化脓性胸膜炎；败血症。

治疗过程：入院后即行呼吸机治疗、对症支持治疗、抗感染治疗。入院后出现高热，体温最高达 39.8℃，考虑到感染严重，病原菌不明确，抗感染治疗采取降阶梯治疗的方法，经验性应用美罗培南联合万古霉素并采用闭式引流治疗，用药 2 天后患者的体温有所降低。17日痰标本和 18 日胸腔积液标本培养均显示铜绿假单胞菌感染，随后药敏结果显示该菌株对哌拉西林、头孢他啶、哌拉西林/他唑巴坦、头孢哌酮/舒巴坦、亚胺培南、氨曲南、美罗培南敏感。根据药敏结果，抗感染治疗药物选择基本正确，停用万古霉素。抗感染治疗 10 天后，给予双歧杆菌制剂，改善肠道微生态环境，防止出现二重感染。患者共住院 17 天，痊愈出院。

【临床药师关注点】

1. 对重症感染性疾病患者的治疗 在选择治疗方案时,既要考虑患者的肝肾功能情况,又要达到较好的疗效,要求临床药师具备药物治疗学、药动学、药效学等相关知识与实践经验,既能选择有效的抗菌药物,又能加强其他综合治疗,设计安全、有效的治疗方案。根据抗菌谱,选肺部感染的病原菌主要是肺炎链球菌、流感嗜血杆菌、金黄色葡萄球菌、表皮葡萄球菌、肺炎克雷伯杆菌、不动杆菌、枸橼酸杆菌及肠道杆菌等。本例患者入院早期病原菌不明确,有其他医院治疗史,不能排除院内细菌感染,如耐甲氧西林葡萄球菌和产 ESBL 等细菌感染。考虑患者的肝脏功能受损,因此在入院后的初始治疗方案中选择了美罗培南联合万古霉素。

2. 微生态药物的选用 患者入院后采用了美罗培南联合万古霉素抗感染,基本覆盖了所有 G+ 和 G− 细菌。长期应用广谱抗菌药物可能引起二重感染,药师及时提醒医师加用菌群调节药——双歧杆菌制剂,使肠道微生态环境维持正常,维持肠道健康以预防抗生素相关性腹泻的发生。

3. 对于万古霉素的药学监护 患者肝功能受损,因此药师非常关注其肾功能状况。采用万古霉素治疗后,药师告诉护士静脉滴注时一定要控制给液速度,防止因给药过快出现"红人综合征"。并建议医生在万古霉素达到稳态浓度后测定其血药浓度,以便调整剂量。

4. 对于美罗培南的药学监护 美罗培南有引起 AST、ALT 升高,急性肾衰竭等严重肾功能障碍的不良反应报道,因此药师在整个治疗过程中密切关注了患者的肝肾功能变化趋势,防止出现肝肾功能的恶化。

思 考 题

1. 铜绿假单胞菌主要的耐药机制包括哪些?临床治疗策略是什么?
2. 如何评价本患者的初始抗感染方案?

(郭代红 裴 斐 李单青 韩志军)

参 考 文 献

[1] 李单青. 北京协和医院医疗诊疗常规:胸外科诊疗常规. 第 2 版. 北京:人民卫生出版社,2012

[2] 陈孝平. 外科学(八年制). 第 2 版. 北京:人民卫生出版社,2010

[3] 李剑锋,崔健,杨帆,等. 合并胸腺瘤对胸腺切除治疗重症肌无力效果的影响. 中华胸心血管外科杂志, 2012,28(8):470-472

[4] 张云峰,马山,李建业,等. 电视胸腔镜胸腺切除术与开放性手术的对比分析. 中华外科杂志,2009,47 (5):366-368

[5] Mineo TC, Ambrogi V. Video-Assisted Thoracoscopic Thymectomy Surgery:Tor Vergata Experience. Thorac Cardiovasc Surg,2015,63(3):187-193

Yu L,Zhang XJ,Ma S,et al. Thoracoscopic thymectomy for myasthenia gravis with and without thymoma:a single-center experience. Ann Thorac Surg. 2012,93(1):240-244

[6] Huang CS,Cheng CY,Hsu HS,et al. Video-assisted thoracoscopic surgery versus sternotomy in treating myasthenia gravis:comparison by a case-matched study. Surg Today,2011,41(3):338-345

[7] 中国免疫学会神经免疫分会. 2012 中国重症肌无力诊断和治疗专家共识. 中国神经免疫学和神经病学杂志,2012,19(6):1-6

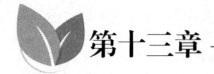

第十三章

心脏疾病的药物治疗

第一节　先天性心脏病

先天性心脏病(简称先心病)是指在人胚胎发育时期(怀孕初期2～3个月内),由于心脏及大血管的形成障碍而引起的局部解剖结构异常,或出生后应自动关闭的通道未能闭合(在胎儿属正常)所导致的一大类疾病。在中国,每年新出生的先心病患者约有12万。

先心病发病原因很多,受遗传、环境以及妇女妊娠期风险因素暴露等诸多因素影响。根据血流动力学结合病理生理变化,先心病可分为发绀型或者非发绀型。我国先心病疾病谱的特点是:以非发绀型的室间隔缺损、房间隔缺损和动脉导管未闭为主要病种,占所有先心病的50%～70%。而在发绀型先心病中,法洛四联症、大动脉错位、肺动脉狭窄所占比率较高。

一、临床表现及诊断

先心病的临床表现主要取决于畸形的大小和复杂程度。一部分严重的畸形在出生后不久即可出现症状,另一部分随着生长发育逐渐表现症状。一般通过症状、体征、心电图、X线和超声心动图可作出诊断。

1. **临床表现**　主要的临床表现有:①易感冒、反复呼吸道感染、肺炎。②生长发育差、消瘦、多汗。③吸吮无力、喂奶困难、婴儿拒食、呛咳、呼吸急促。④易疲乏、体力差。⑤口唇、指甲青紫或者哭闹或活动后青紫,杵状指(趾)。⑥喜蹲踞、晕厥、咯血。

2. **体格检查**　心脏查体可发现有典型的器质性心脏杂音,一些患者会有明显的口唇、指甲青紫、杵状指(趾)(甲床如锤子一样隆起)。病情严重的患者还可合并肝大、水肿等。

3. **辅助检查**

(1)心电图:能反映心房、心室有无肥厚及心脏传导系统情况。

(2)X线:肺纹理增加或减少,心脏增大。

(3)超声心动图:测定心脏各腔室的形态和大小、心脏瓣膜的反流和大血管发育情况,是目前最常用的先天性心脏病的诊断方法之一。

(4)CT或者MRI:有利于明确心脏解剖畸形,了解肺血管发育以及体肺侧支动脉形成等。

(5)心脏导管及心血管造影:明确分流的方向以及分流量的大小,并计算肺阻力,判断是否有手术指征。另外,心脏导管检查可检测肺动脉对血管扩张剂的反应,如吸氧试验,是判断手术适应证的重要依据。

二、先天性心脏病的治疗概述

少数先心病患者可自愈,大多数患者需外科治疗矫正畸形。目前先心病畸形矫治的手段有手术治疗、介入治疗以及上述两者相结合的杂交手术。

介入治疗是指用球囊扩张的方法解除狭窄,如肺动脉瓣狭窄、主动脉瓣狭窄等;或者利用各种记忆金属材质的封堵器堵闭不应有的缺损,如房间隔缺损、室间隔缺损等。介入治疗创伤小,住院时间短,恢复快,但尚不能完全替代外科开胸手术,该技术有严格的适应证。

外科手术治疗是先心病矫治的主要手段。不同先心病的手术治疗类型虽然千变万化,但都分属于根治手术、姑息手术、心脏移植三类。

1. 根治手术 将畸形发育的心脏矫治成正常心脏的结构状态,亦被称为“解剖矫治”或“双心室矫治”,包括常见的法洛四联症根治术、完全大动脉错位的动脉调转术等。

2. 姑息手术 部分患者由于某些心脏结构发育不完善而无法在解剖形态上恢复正常,只能通过手术治疗使其在生理上尽可能接近正常心脏循环的效果,从而减轻患者症状、改善生活质量,亦被称为“生理矫治”,如为单心室类患者实施的 Glenn、Fontan 或全腔静脉肺动脉连接术等。

另有一些患者,通过姑息治疗促使原来未发育完善的结构生长发育,为后期根治手术创造条件。如为促进肺动脉发育而实施的体-肺分流术,或为矫正型大动脉错位患者进行解剖左心室训练而实施的肺动脉环缩术等。

3. 心脏移植 主要用于终末性心脏病及无法用目前的手术方法治疗的复杂先心病。

杂交技术由于结合了外科治疗和介入治疗的优点,在一些特定类型的病例治疗中具有独特优势,并能适当拓展介入治疗的适用范围。

三、药物治疗

先心病的药物治疗以改善患者症状,使患者身体状况术前适应手术需要,术后针对性治疗,恢复心脏功能为主。

1. 药物选用原则 一般而言,患者术前用药以改善心功能、利尿、补钾、降低心脏后负荷、控制患者心率、对有肺动脉高压的患者进行针对性治疗等,主要目的是调节患者的身体状态,使之能够承受接下来的手术。

先心病手术治疗的患者多为未成年人,改善患者的心功能多采取强心、利尿、降低患者心脏后负荷、补钾、抗心律失常等综合措施。强心治疗,如果患者身体状况许可,多采取口服地高辛等洋地黄制剂,如果情况较为紧急,可采取静脉注射多巴胺、多巴酚丁胺、米力农等制剂。利尿药,多用排钾利尿药(呋塞米,氢氯噻嗪)和保钾利尿药(螺内酯)同时使用,尽量降低患者血钾紊乱的风险。降低患者心脏后负荷,多选用血管紧张素转化酶抑制药(ACEI)。需要说明的是,对于未成年患者 ACEI 仅卡托普利有相关用药经验,其他 ACEI 缺乏使用经验。对于肺动脉高压患者,根据《肺动脉高压筛查诊断与治疗专家共识》,除了采用利尿药和洋地黄类药物、多巴胺外,还可对急性血管反应阳性,对长期钙离子拮抗剂(CCB)治疗能保持反应的患者给予 CCB 治疗,常用药物是硝苯地平和地尔硫䓬;还可给予合成前列环素及其类似物(伊洛前列素,贝前列素钠片等)、内皮素1受体拮抗剂(波生坦)等治疗。对无禁忌证的肺栓塞患者应用华法林进行抗凝治疗,国际标准化比值(intenational normalized ratio, INR)保持在2.0～3.0。2005年美国国家食品与药品管理局(FDA)批准西地那非用于治疗肺动脉高压,但是我国尚未批准此适应证,临床应用需慎重并在有经验的医师指导下使用。对于心律失常,可选用异丙肾上腺素注射液、利多卡因注射液、盐酸普罗帕酮注射液,普萘洛尔片可用于术前改善法洛四联症缺氧发作的预防。补钾多选用口服补钾溶液。

2. 给药方法

(1)地高辛(digoxin):为洋地黄类强心药,用于高血压、瓣膜性心脏病、先天性心脏病等急性和慢性心功能不全,尤其适用于伴有快速心室率的心房颤动的心功能不全,控制伴有快速心室率的心房颤动、心房扑动患者的心室率及室上性心动过速。口服,起始小剂量0.125mg,每日1次,一般每日用量不超过0.25mg,每日1次。地高辛常见的不良反应包括促心律失常作用、恶心、呕吐(刺激延髓中枢)、下腹痛、异常的无力、软弱。少见视物模糊或"色视"(如黄视、绿视)、腹泻、中枢神经系统反应(如精神抑郁或错乱)。在洋地黄的中毒表现中,促心律失常最重要,最常见者为室性期前收缩,约占促心律失常不良反应的33%。其次为房室传导阻滞、阵发性或加速性交界性心动过速、阵发性房性心动过速伴房室传导阻滞、室性心动过速、窦性停搏、心室颤动等。儿童中心律失常比其他反应多见,但室性心律失常比成人少见。新生儿可有P-R间期延长。

(2)多巴胺(dopamine)注射液:静脉注射,开始时每分钟按体重1～5μg/kg,10分钟内以每分钟1～4μg/kg速度递增,以达到最大疗效。

(3)多巴酚丁胺注射液:将多巴酚丁胺加于5%葡萄糖注射液或0.9%氯化钠注射液中稀释后,以滴速每分钟2.5～10μg/kg给予,在每分钟15μg/kg以下的剂量时,心率和外周血管阻力基本无变化;偶用每分钟>15μg/kg,但需注意过大剂量仍然有可能加速心率并引起心律失常。

(4)米力农(milrinone)注射液:负荷量25～75μg/kg,5～10分钟缓慢静脉注射,以后每分钟0.25～1.0μg/kg维持。每日最大剂量不超过1.13mg/kg。

(5)呋塞米(furosemide)片:用于利尿、降压、降低心脏的后负荷。起始每日40～80mg,分2次服用,并酌情调整剂量。大剂量或长期应用时,注意直立性低血压、休克、低钾血症、低氯血症、低氯性碱中毒、低钠血症、低钙血症以及与此有关的口渴、乏力、肌肉酸痛、心律失常等不良反应。呋塞米可致血糖升高、尿糖阳性,过度脱水可使血尿酸和尿素氮水平暂时性升高。血 Na^+、Cl^-、K^+、Ca^{2+} 和 Mg^{2+} 浓度下降。糖尿病患者、高尿酸血症或有痛风病史者需谨慎。对于合并使用洋地黄类药物者(地高辛)需格外小心,因为呋塞米可能引起患者低钾血症而导致或加重患者的心律失常。

(6)氢氯噻嗪(hydrochlorothiazide)片:每日25～100mg,分1～2次服用,并按降压效果调整剂量。氢氯噻嗪片与呋塞米均为排钾利尿药,但是作用弱于前者,不良反应与注意事项与呋塞米类。

(7)螺内酯(spironolactone)片:起始每日40～80mg(2～4片),分次服用,以后酌情调整剂量。螺内酯的不良反应中高钾血症最为常见,尤其是单独用药、进食高钾饮食、与钾剂或含钾药物如青霉素钾等以及存在肾功能损害、少尿、无尿时;即使与噻嗪类利尿药合用,高钾血症的发生率仍可达8.6%～26%,且常以心律失常为首发表现,故用药期间必须密切随访血钾和心电图。

（8）卡托普利（captopril）：对于小儿降压或治疗心力衰竭，按体重 0.3mg/kg，每日 3 次，必要时每隔 8～24 小时增加 0.3mg/kg，求得最低有效量。卡托普利应用中较常见干咳、皮疹、心悸、心动过速等不良反应。食物影响卡托普利的吸收，建议餐前 1 小时服用。

（9）硝苯地平（nifedipine）片：目前多用缓控释制剂，缓释片每日 2 次，每次 20～40mg。控释片一般每日 1 次，每次 30mg。常见服药后不良反应为出现外周水肿、头晕、头痛、恶心、乏力和面部潮红、一过性低血压，多不需要停药。

（10）地尔硫䓬（diltiazem）片：口服，每次 50～100mg，每日 3～4 次，餐前或睡前服药，每 1～2 天增加一次剂量，如需增加剂量，每日剂量不超过 360mg，但需在医生指导下服用。可能出现的不良反应有水肿、头痛、恶心、眩晕、皮疹、无力。地尔硫䓬在肝代谢，由肾和胆汁排泄，长期给药应定期监测肝肾功能。肝肾功能受损者应用本品应谨慎。

（11）贝前列素钠（beraprost sodium）片：本品与前列环素一样，通过血小板和血管平滑肌的前列环素受体，激活腺苷酸环化酶，使细胞内 cAMP 浓度升高，抑制 Ca^{2+} 流入及血栓素 A_2 生成等，从而有抗血小板和扩张血管的作用。通常，成人饭后口服贝前列素钠一日 3 次，一次 40μg。

（12）吸入性伊洛前列素溶液：一个剂量为 2.5μg 或 5μg 伊洛前列素的雾化时间为 4～10 分钟。每次吸入应从 2.5μg 开始（吸入装置中口含器所提供的剂量）。可根据不同患者的需要和耐受性逐渐增加伊洛前列素剂量至 5.0μg。根据不同患者的需要和耐受性，每天应吸入伊洛前列素 6～9 次。根据口含器与雾化器所需的药物剂量，每次吸入时间应为 5～10 分钟。

（13）波生坦（bosentan）：是一种双重内皮素受体拮抗剂，具有对 ETA 和 ETB 受体的亲和作用。波生坦可降低肺和全身血管阻力，从而在不增加心率的情况下增加心排血量。初始剂量为一天 2 次，每次 62.5mg，持续 4 周，随后增加至维持剂量 125mg，一天 2 次。高于一天 2 次、一次 125mg 的剂量不会带来足以抵消肝损伤风险的益处。可在进食前或后，早、晚服用本品。

（14）西地那非（sildenafil）：按照指南推荐，用于肺动脉高压治疗常用量为口服，一次 20mg，每日 3 次。

（15）伐地那非（vardenafil）：按照指南推荐，用于肺动脉高压治疗常用量为口服，一次 5mg，每日 1 次持续 2～4 周后加量为一次 5mg，每日 2 次。

（16）异丙肾上腺素（isoprenaline）注射液：用于三度房室传导阻滞，心率每分钟不及 40 次时，可以本品 0.5～1mg 加在 5％葡萄糖注射液 200～300ml 内缓慢静脉滴注。心绞痛、心肌梗死、甲状腺功能亢进及嗜铬细胞瘤患者禁用。

（17）利多卡因（lidocaine）注射液：用于抗心律失常，可用于急性心肌梗死后室性期前收缩和室性心动过速，亦可用于洋地黄类中毒、心脏外科手术及心导管引起的室性心律失常。常用量：①静脉注射：1～1.5mg/kg（一般用 50～100mg）作首次负荷量静脉注射 2～3 分钟，必要时每 5 分钟后重复静脉注射 1～2 次，但 1 小时之内的总量不得超过 300mg。②静脉滴注：一般以 5％葡萄糖注射液配成 1～4mg/ml 药液滴注或用输液泵给药。在用负荷量后可继续以每分钟 1～4mg 速度静脉滴注维持，或以每分钟 0.015～0.03mg/kg 静脉滴注。老年人、心力衰竭、心源性休克、肝血流量减少、肝或肾功能障碍时应减少用量，以每分钟

0.5～1mg 静脉滴注,即可用本品 0.1‰溶液静脉滴注,每小时不超过 100mg。极量:静脉注射 1 小时内最大负荷量 4.5mg/kg(或 300mg),最大维持量为每分钟 4mg。

(18)盐酸普罗帕酮(propafenone)注射液:属于Ⅰc 类(即直接作用于细胞膜)的抗心律失常药。它既作用于心房、心室(主要影响浦肯野纤维,对心肌的影响较小),也作用于兴奋的形成及传导。普罗帕酮的药动学曲线为非线性。可以增加血清地高辛浓度,并呈剂量依赖型。用于阵发性室性心动过速、阵发性室上性心动过速及预激综合征伴室上性心动过速、心房扑动或心房颤动的预防。也可用于各种期前收缩的治疗。成人常用量 11.5mg/kg 或以 70mg 加 5%葡萄糖液稀释,于 10 分钟内缓慢注射,必要时 10～20 分钟重复一次,总量不超过 210mg。静脉注射起效后改为静脉滴注,滴速 0.5～1.0mg/min。

(19)普萘洛尔(propranolol)片:为非选择性肾上腺素 β 受体阻断药。阻断心脏上的 $β_1$、$β_2$ 受体,拮抗交感神经兴奋和儿茶酚胺作用,降低心脏的收缩力与收缩速度,同时抑制血管平滑肌收缩,降低心肌耗氧量,使缺血心肌的氧供需关系在低水平上恢复平衡,可用于高血压,心绞痛,心律失常,心肌梗死等的治疗。每日 10～30mg,日服 3～4 次。饭前、睡前服用。由于普萘洛尔是非选择性的 β 受体阻断药,因此支气管哮喘禁用,心脏传导阻滞(二至三度房室传导阻滞)、重度或急性心力衰竭、窦性心动过缓禁用。

3. 药学监护点

(1)对于这类疾病患者,需随时密切关注他们的血钾监测水平,需保证血钾在正常范围内(3.5～5.5mmol/L)。因为患者血钾水平与患者的心功能状态密切相关,血钾过高可能或导致心肌兴奋性降低,反之可能导致心肌兴奋性过高。两者均可引起心脏危险性事件,如猝死、心室颤动、室性心动过速、房室传导阻滞发生率也明显增高。这对患者都是非常严重的威胁,因此必须引起医生和临床药师的高度关注。

(2)地高辛:目前临床应用较少,它的代谢半衰期较长(平均约为 36 小时),大约需 7 天血药浓度达稳态。因为其有效治疗窗狭窄,应用时需进行血药浓度监测。按照目前的研究结果,患者的稳态血药浓度建议控制在 0.5～1.2μg/L 之间。地高辛与多种药物之间存在相互作用需引起药师的重视:与两性霉素 B、皮质激素或失钾利尿药如布美他尼、依他尼酸等同用时,可引起低血钾而致洋地黄中毒。与抗心律失常药、钙盐注射剂、可卡因、泮库溴胺、萝芙木碱、琥珀胆碱或拟肾上腺素类药同用时,可因作用相加而导致心律失常。β 受体阻断药与本品同用,有导致房室传导阻滞发生严重心动过缓的可能,应重视。但并不排除 β 受体阻断药用于洋地黄不能控制心室率的室上性快速心律失常。奎尼丁、维拉帕米、胺碘酮、地尔硫䓬、螺内酯、吲哚美辛可提高地高辛的血药浓度,可能导致严重的心动过缓。洋地黄化时静脉用硫酸镁应极其谨慎,尤其是也静脉注射钙盐时,可发生心脏传导阻滞。

(3)多巴胺注射液:在滴注前必须稀释,稀释液的浓度取决于剂量及个体需要的液量,若不需要扩容,可用 0.8mg/ml 溶液,如有液体潴留,可用 1.6～3.2mg/ml 溶液。中、小剂量对周围血管阻力无作用,用于处理低心排血量引起的低血压;较大剂量则用于提高周围血管阻力以纠正低血压。选用粗大的静脉作静脉注射或静脉滴注,以防药液外溢,及产生组织坏死;如确已发生液体外溢,可用 5～10mg 酚妥拉明稀释溶液在注射部位作浸润。静脉滴注时应控制每分钟滴速,滴注的速度和时间需根据血压、心率、尿量、外周血管灌流情况、异位搏动出现与否等而定,可能时应做心排血量测定。突然停药可引起严重低血压,故停用时应逐渐递减。

(4)利多卡因:用药期间应注意检查血压、监测心电图,并备有抢救设备;心电图 P-R 间期延长或 QRS 波增宽,出现其他心律失常或原有心律失常加重者应立即停药。

(5)吸入性伊洛前列素溶液:最常见的不良反应包括血管扩张,头痛以及咳嗽加重。伊洛前列素的应用禁忌证包括出血危险性增加的疾病(如活动性消化性溃疡,外伤,颅内出血或者其他出血)。患有心脏病的患者,如严重心律失常、严重冠状动脉性心脏病、不稳定型心绞痛,发病 6 个月内的心肌梗死,未予控制和治疗的或未在严密检测下的非代偿性心力衰竭,先天性或获得性心脏瓣膜疾病伴非肺动脉高压所致的有临床意义的心肌功能异常,明显的肺水肿伴呼吸困难,主要由于肺静脉阻塞或者狭窄,而不是动脉阻塞或者狭窄引起的肺动脉高压,近 3 个月发生过脑血管事件(如短暂性脑缺血发作、脑卒中)或其他脑供血障碍,妊娠,哺乳。

(6)西地那非、伐地那非:由于在我国尚未批准用于治疗肺动脉高压的适应证,如果临床使用建议对患者充分告之,并签署相关知情同意书。稳态剂量的西地那非(80mg,每日 3 次)引起波生坦(125mg,每日 2 次)的 AUC 增加 50%,C_{max} 提高 42%,如果两药合用需密切监控,必要时调整剂量。

(7)米力农注射液:目前临床较少用,对房扑、房颤患者,因可增加房室传导作用导致心室率增快,宜先用洋地黄制剂控制心室率。

(8)需密切关注患者肝肾功能水平,如遇患者肝肾功能中重度损害,需及时提醒医生调整相关药物的给药剂量及给药间隔。

 案例分析————————————————————————————

男性患者,19 岁。发现心脏杂音 2 周。患者自幼生长发育可,小时曾怀疑心脏杂音,未予重视。2 周前医院查体发现心脏杂音。超声心动图检查:膜周及肌部室间隔缺损,缺损直径约 3cm,存在动脉导管未闭,直径约 3mm。室间隔缺损处血流为双向分流,动脉导管处血流以左向右分流为主的双向分流;肺动脉压力重度升高。查体:T 36.8℃,P 80 次/分,R 21 次/分,BP 130/70mmHg,胸骨左缘第 2~4 肋间 Ⅱ 级收缩期吹风样杂音,P₂ 亢进,唇色偏暗,无明显发绀,无杵状指(趾)。

思路:室间隔缺损及动脉导管未闭诊断明确,但从体检及超声资料显示患者肺动脉压力已明显升高,需进一步检查明确肺血管阻力变化情况,以确定治疗方案。

处理:①预约右心导管检查;②强心、利尿、补钾治疗;③降低肺动脉压力药物治疗,ACEI 类,钙离子拮抗剂治疗,以及磷酸二酯酶选择性抑制剂(西地那非)治疗。

患者右心导管显示:未吸氧状态,BP 121/68(87)mmHg,PAP 100/68(60)mmHg,股动脉血氧饱和度 94.5%,Qp/Qs=2.6,肺血管阻力 208.04Dyn・s・cm⁻⁵(2.6 Wood)

思路:肺动脉高压是左向右分流性先天性心脏病最常见和严重的合并症之一,直接影响患者围术期安全和远期预后。伴随着左向右分流病情的进展,患者肺血管数量逐渐减少,血管变细,导致肺循环阻力不断增加,最终进入艾森门格综合征阶段,而失去常规手术治疗的机会。若肺血管较正常减少一半以上(严重三期),肺血管阻力就将明显增加。一般而言,当右心导管检查,患者估测肺血管阻力>1000 Dyn・s・cm⁻⁵(10~12Wood,80 Dyn・s・cm⁻⁵=1 Wood)时,则被视为常规手术的禁忌。该患者导管测压的结果提示肺动脉压已重度升高(肺动脉收缩压＞70mmHg),但肺血管阻力测算结果仍提示是动力性肺动脉高压为主,还有常规手术治疗的指征,应积极手术治疗。

处理:①备血,完善检查,准备手术;②向直系家属交代病情,告知治疗方案,并签署手术知情同意书;③体外循环辅助下实施手术。

患者顺利完成室间隔缺损修补及动脉导管直视闭合术。术毕返回监护室。

思路:维持循环稳定,防治并发症,顺利渡过术后危险期。

处理:①监测动脉血压(有创或无创)、中心静脉压、心率、心律、经皮氧饱和度、动脉血气分析以及每小时尿量、每小时胸管引流量等;②呼吸机管理;可加用一氧化氮(NO)吸入来降低肺循环阻力;③减小呼吸道刺激,避免诱发肺动脉高压危象,可采用吸入伊洛前列素来减低呼吸道刺激带来的肺动脉压升高;④血管活性药物运用调整循环:根据情况静脉泵入硝酸甘油、多巴胺等药物;⑤常规应用抗生素预防感染。

患者术后16小时完全清醒,充分吸痰后拔除气管插管,血流动力学保持平稳。术后第2天从监护室转回普通病房,流质饮食逐渐过渡到普通低盐低脂饮食。胸管引流液为血性液体,颜色逐渐变淡,引流量逐渐减少,术后24小时予以拔除。术后1周复查心电图、胸片、心脏彩超,予以拆线出院。

思路:促进术后康复,防治并发症。

处理:①建议全休3个月以上,建议佩戴胸带3~6个月,直至胸骨完全愈合。②强心、利尿、补钾治疗3~6个月。③降低肺动脉压力的药物治疗,ACEI类。④钙离子拮抗剂治疗,或者磷酸二酯酶选择性抑制剂(西地那非)治疗3~6个月。⑤建议手术后3~6个月时复查胸片、超声、心电图,以后每年至少门诊复查一次。

【临床药师关注点】

1. 患者住院治疗期间全程需密切关注患者的血钾水平,使之保持在3.5~5.5mmol/L范围间。

2. 患者在术前、术后强心、利尿用药过程中需注意地高辛的用药剂量,建议从0.125mg/d的小剂量开始,注意观察患者体征反应,是否出现恶心、胃纳不佳等地高辛中毒的早期症状。5~7天达稳态后及时监测血药浓度,对于其间合并用药需仔细权衡,尽量不要用对地高辛血药浓度影响较大的药物。

3. 应用5型磷酸二酯酶峰抑制剂治疗肺动脉高压,虽然已有指南证据,但是目前并未被我国列入其法定适应证,需提醒医生对患者进行充分告之,并签订知情同意书。如果合用波生坦,需密切观察患者体征,如出现头痛、肝功异常、面部潮红等症状,需考虑是否是因为两者之间出现相互作用导致体内波生坦药物浓度过高所致。

4. 根据患者的病理生理指标,计算患者关键用药:多巴胺、抗菌药等剂量。

5. 患者出院时可能会给予地高辛治疗,需提醒定期门诊复查地高辛血药浓度,每个月需定期复查血钾浓度。如果遇到心慌、憋气等不适症状,应尽快就诊。

思　考　题

1. 患者服用地高辛有何注意事项?

2. 对于先心病术后患者的长期用药护理,临床药师需注意哪些事项?

第二节　心脏瓣膜病

　　心脏瓣膜病是指各种原因导致的心脏瓣膜功能受损,影响血流的正常流动,从而造成心脏功能异常,最终导致心力衰竭的单个或多个瓣膜病变。主要的病理生理改变是心脏瓣膜的开合出现障碍,导致"瓣膜狭窄"或"瓣膜关闭不全"。

　　一般根据病损瓣膜的位置而分类:如二尖瓣疾病、主动脉瓣疾病、三尖瓣疾病、联合瓣膜病。每个瓣膜都可以单独出现瓣膜狭窄或瓣膜关闭不全,亦可两者同时存在。联合瓣膜病变中,二尖瓣与主动脉瓣的联合病变常见,如二尖瓣狭窄合并主动脉关闭不全等。

　　心脏瓣膜病是我国一种常见的心脏病,其中以风湿热导致的瓣膜损害最为多见。随着人口老龄化,老年性瓣膜病以及冠心病、心肌梗死后引起的瓣膜病变快速增加。

一、临床表现及诊断

　　心脏瓣膜病多呈慢性发展的过程,在瓣膜病变早期可无临床症状,当出现心律失常、心力衰竭或发生血栓栓塞事件时出现相应的临床症状。少数心脏瓣膜病也可因急性缺血坏死、急性感染性心内膜炎等而急性发作,表现为急性心力衰竭症状。

　　1. 临床表现　患者常表现为活动后心慌、气短、疲乏和倦怠,活动耐力减低,稍作运动便出现呼吸困难(即劳力性呼吸困难),严重者出现夜间阵发性呼吸困难甚至无法平卧休息。

　　部分患者,如二尖瓣狭窄患者可出现咯血;轻者痰中伴有血丝,重者一次性咯出大量鲜血。在急性左心衰竭时可咳出大量粉红色泡沫痰。此外,长时间的肺部淤血可导致患者频繁发生支气管炎或肺炎。

　　某些患者,如主动脉瓣狭窄患者,会在活动后出现头晕、黑蒙甚至晕厥。主动脉瓣狭窄和主动脉瓣关闭不全患者都可出现心前区不适或心绞痛症状。

　　2. 体格检查　心脏瓣膜病患者在查体时可以发现心脏扩大,以及特征性心脏杂音,患者还可以有心律失常的表现,在急性心力衰竭时可出现肺部湿性啰音或哮鸣音;以及长期慢性心功能不全导致的肝大、腹胀、双下肢压凹性水肿等。

　　3. 辅助检查

　　(1)心电图:可有心房颤动等各种心律失常,以及心房和心室肥大的表现。

　　(2)X线:心脏扩大,肺部淤血,胸腔积液等。

　　(3)超声心动图:是诊断和评价心脏瓣膜病的重要方法,可以确定心脏瓣膜病变的性质,如风湿性、退行性、先天性瓣膜病变等,也可以测定瓣膜狭窄或关闭不全的程度、各房室的大小、心室壁的厚度、左心室的收缩功能、肺动脉压力等,对指导手术、介入和药物治疗有重要价值。

二、心脏瓣膜病的治疗概述

　　尚没有药物能逆转已经毁损的瓣膜,目前心脏瓣膜病变矫治手段有手术治疗和介入治疗两种。

　　介入治疗大致分为三大类:①对狭窄瓣膜的球囊扩张术。②介入技术置入二尖瓣关闭不全矫治装置,如 Mitraclip 系统等,目前这些装置仍处于临床试验阶段。③经导管主动脉瓣置换术(TAVI),目前主要试用于常规手术风险过大的主动脉瓣狭窄患者。

手术治疗是心脏瓣膜病治疗的主要手段,疗效确切,患者术后生活质量改善明显。可分为两大类。

1. 心脏瓣膜成形修复术　通过使用人工瓣环、人工腱索、扩大瓣叶、交界切开等多种技术,对病损瓣膜进行修复,恢复瓣膜正常生理功能。由于尽可能地保留了患者自体的瓣叶组织,对维持患者正常的生活质量能产生积极的影响。

2. 心脏瓣膜替换术　用人工制造或处理过的瓣膜材料替换有功能障碍自体的瓣膜,叫心脏瓣膜替换术,是治疗心脏瓣膜疾病的主要方法。根据瓣膜制作材料的不同分为两大类:机械瓣膜和生物瓣膜。

生物瓣膜置换术后,不必终身抗凝,但患者有可能面临二次手术的风险。机械瓣膜持久耐用,但需要长期接受抗凝治疗,预防血栓形成。目前一般使用华法林进行抗凝治疗,必须定期检测凝血指标。

三、药物治疗

1. 药物选用原则　术前患者用药以营养心肌、强心、扩张血管、利尿、抗心律失常、补钾为主,调整机体状态有利于手术。术后以降低患者心脏负荷、调整心率及心律、增强心肌收缩力为主。

营养心肌及补充钾盐可考虑应用极化液。正性肌力作用多用口服地高辛、静脉注射多巴胺,注射用多巴酚丁胺、米力农注射液、肾上腺素注射液、异丙肾上腺素注射液目前应用较少。降低患者心脏后负荷多选用 ACEI、血管紧张素受体拮抗剂(ARB)类药物、CCB(硝苯地平,氨氯地平)等。遇到患者血压较高,需紧急降压的情况可选用乌拉地尔注射液、硝普钠注射液。利尿药多用排钾利尿药(呋塞米,托拉塞米,布美他尼,氢氯噻嗪)和保钾利尿药(螺内酯)联合使用,降低体液容量的同时尽量降低患者血钾紊乱的风险。心律失常心房颤动可选用胺碘酮,如有应用禁忌可选毛花苷 C 注射液、利多卡因注射液、β_1 受体阻断药(美托洛尔,阿替洛尔等)。心动过缓术后较为常见,尤其是房颤外科射频消融术后。常用药物为异丙肾上腺素、氨茶碱。如药物效果不好,可安装临时或永久起搏器。补钾多选用口服补钾制剂。患者心脏换瓣术后根据所换瓣膜不同(生物瓣,机械瓣)需要服用 3～6 个月或者终生服用抗凝血药华法林。

2. 给药方法

(1)极化液:主要成分是高糖(一般是 10% 的葡萄糖 250ml)、胰岛素(一般是按 3～4g 葡萄糖加 1U 胰岛素)、钾盐(从外周静脉给药可配成 0.3% 浓度,若从中心静脉给药可配成 0.6%、0.9% 等浓度,但最高不要超过 1.5% 浓度)和维生素 C(一般是 3g)。

(2)地高辛片、多巴胺注射液、米力农注射液、呋塞米片、氢氯噻嗪片、螺内酯片的用法用量见第一节"先天性心脏病"中"药物治疗"相关章节。

(3)布美他尼(bumetanide)注射液:为强效排钾利尿药,成人静脉或肌内注射,起始 0.5～1mg,必要时每隔 2～3 小时重复,最大剂量为每日 10mg。小儿肌内或静脉注射一次按体重 0.01～0.02mg/kg,必要时 4～6 小时一次。

(4)托拉塞米(torasemide)注射液:为强效排钾利尿药,一般初始剂量为 5mg 或 10mg,每日 1 次,缓慢静脉注射,也可以用 5% 葡萄糖溶液或生理盐水稀释后进行静脉输注;如疗效不满意可增加剂量至 20mg,每日 1 次,每日最大剂量为 40mg,疗程不超过 1 周。

(5)盐酸乌拉地尔(urapidil)注射液:是一种选择性 α_1 受体阻断药,且有外周和中枢双重降压作用。本品对静脉血管的舒张作用大于对动脉血管的作用,并能降低肾血管阻力,对血压正常者没有降压效果,对心率无明显影响。用于治疗高血压危象(如血压急剧升高),重度和极重度高血压,以及难治性高血压。用于控制围术期高血压。常用给药方法:①静脉注射:缓慢静脉注射 10~50mg 乌拉地尔,监测血压变化,降压效果通常在 5 分钟内显示。若效果不够满意,可重复用药。②持续静脉滴注或使用输液泵:本品在静脉注射后,为了维持其降压效果,可持续静脉滴注,通常将 250mg 乌拉地尔(相当于 10 支 25mg 盐酸乌拉地尔注射液)加入到静脉输液中,如生理盐水、5%或 10%的葡萄糖、5%的果糖或含 0.9%氯化钠的右旋糖酐 40。如果使用输液泵,可将 20ml 注射液(=100mg 乌拉地尔)稀释到 50ml,根据需要静脉泵入。静脉输液的最大药物浓度为每毫升 4mg 乌拉地尔。输入速度根据病人的血压酌情调整,初始输入速度可达 2mg/min,维持给药的速度为 9mg/h(若将 250mg 乌拉地尔溶解在 500ml 液体中,则 1mg 乌拉地尔相当于 44 滴或 2.2ml 输入液)。

(6)硝普钠(sodium nitroprusside)粉针:为一种速效和短时作用的血管扩张药。通过血管内皮细胞产生 NO,对动脉和静脉平滑肌均有直接扩张作用,但不影响子宫、十二指肠或心肌的收缩。能使心脏前、后负荷均减低,心排血量改善。后负荷减低可减少瓣膜关闭不全时主动脉和左心室的阻抗而减轻反流。用于高血压急症与急性心力衰竭,包括急性肺水肿。常用给药方法:用前将本品 50mg 溶解于 5ml 5%葡萄糖溶液中,再稀释于 250~1000ml 5%葡萄糖液中,在避光输液瓶中静脉滴注。①成人常用量:静脉滴注,开始每分钟按体重 0.5μg/kg。根据治疗反应以每分钟 0.5μg/kg 递增,逐渐调整剂量,常用剂量为每分钟按体重 3μg/kg,极量为每分钟按体重 10μg/kg。总量为按体重 3.5mg/kg。②小儿常用量:静脉滴注,每分钟按体重 1.4μg/kg,按效应逐渐调整用量。

(7)美托洛尔(metoprolol)片:是一种选择性的 β_1 受体阻断药,其对心脏 β_1 受体产生作用所需剂量低于其对外周血管和支气管上的 β_2 受体产生作用所需剂量。随剂量增加,β_1 受体选择性可能降低。其无 β 受体激动作用,几乎无膜激活作用。β 受体阻断药有负性变力和变时作用。美托洛尔可减弱与生理和心理负荷有关的儿茶酚胺的作用,降低心率、心排血量及血压。使用剂量应个体化,以避免心动过缓的发生。应空腹服药,进餐时服药可使美托洛尔的生物利用度增加 40%。

(8)阿替洛尔(atenolol)片:为选择性 β_1 肾上腺素受体阻断药,不具有膜稳定作用和内源性拟交感活性。其降血压与减少心肌耗氧量的机制与普萘洛尔相同。成人常用量:开始每次 6.25~12.5mg,一日两次,按需要及耐受量渐增至 50~200mg。肾功能损害时,肌酐清除率小于 15ml/(min·1.73m²)者,每日 25mg;15~35ml/(min·1.73m²)者,每日最多 50mg。

(9)胺碘酮(amiodarone)片:属Ⅲ类抗心律失常药。负荷剂量通常一日 600mg,连续应用 8~10 日。维持量:宜应用最小有效剂量。根据个体反应,可给予一日 100~400mg。由于胺碘酮的延长治疗作用,可给予隔日 200mg 或一日 100mg。已有推荐每周停药两日的间歇性治疗方法。

(10)胺碘酮注射液:出于药物稳定性的考虑,500ml 溶液中胺碘酮的量不宜少于 0.3g,应用 5%葡萄糖溶液配制。不建议向输液中加入任何其他制剂。胺碘酮应尽量通过中心静脉途径给药。胺碘酮个体差异较大,需要给予负荷剂量来抑制危及生命的心律失常,同时进行精确的剂量调整。通常初始剂量为 24 小时内给予 1000mg,可以按照表 13-1 的用法给药。

表 13-1　胺碘酮注射液推荐剂量(第一个 24 小时)

负荷滴注	先快:头 10 分钟给药 150mg(15mg/min),150mg 胺碘酮溶于 100ml 5%葡萄糖溶液中(1.5mg/ml)滴注 10 分钟
	后慢:随后 6 小时给药 360mg(1mg/min),900mg 胺碘酮溶于 500ml 5%葡萄糖溶液中(1.8mg/ml)
维持滴注	剩余 18 小时给药 540mg,滴注速度减至 0.5mg/min

一个 24 小时后,维持滴注速度 0.5mg/min(720mg/24h),浓度在 1~6mg/ml(胺碘酮注射液浓度超过 2mg/ml,需通过中央静脉导管给药),需持续滴注。

(11)毛花苷 C(lanatoside C)注射液,与地高辛同属洋地黄类制剂,作用也类似,有强心、负性心率作用。为一种速效强心苷,其作用较洋地黄、地高辛快,但比毒毛化苷 K 稍慢。静脉注射可迅速分布到各组织,10~30 分钟起效,1~3 小时作用达高峰,作用持续时间 2~5 小时。成人常用量用 5%葡萄糖注射液稀释后缓慢注射,首剂 0.4~0.6mg,以后每 2~4 小时可再给 0.2~0.4mg,总量 1~1.6mg。小儿常用量:按下列剂量分 2~3 次间隔 3~4 小时给予;早产儿和足月新生儿或肾功能减退、心肌炎患儿,肌内或静脉注射按体重 0.022mg/kg,2 周~3 岁,按体重 0.025mg/kg。

(12)华法林:为香豆素类抗凝血药,通过抑制维生素 K 依赖的凝血因子Ⅱ、Ⅶ、Ⅸ及Ⅹ的合成发挥作用。患者心脏换瓣术后预防血栓抗凝用药,根据 2012 年美国胸科医师学院(ACCP)第 9 版《抗栓治疗和血栓预防指南》:机械瓣膜置换术后长期抗凝治疗建议选用华法林,主动脉瓣强度为 INR 2.5(2.0~3.0),二尖瓣强度为 INR 3.0(2.5~3.5)。二尖瓣生物瓣膜置换术后 3 个月建议华法林抗凝,长期治疗建议阿司匹林(aspirin)。

3. 药学监护点

(1)对于这类疾病患者,需随时密切关注他们的血钾监测水平,需保证血钾在正常范围内(3.5~5.5mmol/L)。

(2)胺碘酮与较多药物有相互作用,需注意:禁止与Ⅰa 类抗心律失常药物(奎尼丁、双氢奎尼丁、丙吡胺)、Ⅲ类抗心律失常药物(多非利特、伊布利特、索他洛尔)、苄普地尔、西沙必利、二苯美伦、红霉素(静脉内给药)、咪唑斯汀、长春胺(静脉内给药)、莫西沙星、螺旋霉素(静脉内给药)、舒托必利联合用药,因为容易导致尖端扭转型室性心动过速。患者合用地高辛、毛花苷 C 时需及时调整剂量,防止中毒。胺碘酮和美托洛尔有可能发生明显的窦性心动过缓。胺碘酮的半衰期很长(约 50 天),这意味着在胺碘酮治疗停止后较长的一段时间内,使用美托洛尔仍有可能发生两药的相互作用。

(3)阿替洛尔的临床效应与血药浓度可不完全平行,剂量调节以临床效应为准;肾功能损害时需减量。

(4)乌拉地尔注射液静脉给药时患者应取卧位。从毒理学方面考虑治疗时间一般不超过 7 天。应用时需随时注意监控患者血压,避免患者血压降低过快出现不良反应。如果输注乌拉地尔过量发生严重低血压,可抬高下肢,补充血容量。如果无效,可缓慢静脉注射缩血管药物,不断监测血压变化。个别病例需使用常规剂量及稀释度的肾上腺素(100～1000μg)。

(5)硝普钠对光敏感,溶液稳定性较差,滴注溶液应新鲜配制并迅速将输液瓶用黑纸或铝箔包裹避光。新配溶液为淡棕色,如变为暗棕色、橙色或蓝色,应弃去。溶液的保存与应用不应超过24小时。溶液内不宜加入其他药品。

(6)华法林代谢受多种食物、药物影响,同时也可影响多种药物在体内的代谢,具体见表13-2。对于服用华法林的患者,INR调整始终不理想的患者建议测定其代谢基因,根据其基因型再次调整用药剂量。近年来,随着华法林的药物基因组学研究的深入,人们发现某些基因的遗传变异,特别是华法林的药代学途径和药效学通路上的变异,可能是造成个体间华法林剂量差异的主要原因之一。在药动学方面,华法林是由 R-和 S-对映体组成的外消旋混合物,在肝中经细胞色素 P450 代谢为非活性产物,S-对映体经细胞色素 P450 2C9 (CYP2C9)代谢,而 R-对映体则由 CYP1A1、CYP1A2 和 CYP3A4 代谢。其中 S-华法林拮抗维生素 K 的能力是 R-华法林的 3～5 倍,在稳定状态下,S-华法林能够发挥 60%～70% 的抗凝作用,并主要经 CYP2C9 代谢。CYP2C9 是许多药物的重要代谢酶,其基因多态性可使酶活性降低,从而影响药动学。在药效学方面,在维生素 K 环氧化物还原酶复合物 (VKOR)的作用下,维生素 K 由环氧化转化成氢醌(KH2),VKOR 由多个亚单位组成,其中亚单位 1(VKORC1)具有激活 VKOR 的作用,也是华法林的作用靶点,华法林通过抑制 VKORC1 的活性,阻碍维生素 K 由环氧化物转化成氢醌,从而阻断凝血因子 Ⅱ、Ⅶ、Ⅸ、Ⅹ 及抗凝蛋白 C 和 S 的活化达到抗凝的目的。当 VKORC1 基因突变后转录活性下降,抗华法林的能力降低,从而在药效学方面影响华法林的作用。

表 13-2　影响华法林常见药物

增加华法林作用的药物	降低华法林作用的药物
阿司匹林、阿嘌呤醇、胺碘酮、阿扎丙宗、阿奇霉素、苯扎贝特、羧基尿苷、克拉霉素、水合氯醛、头孢孟多、头孢氨苄、头孢甲肟、头孢美唑、头孢哌酮、头孢呋辛酯、西咪替丁、左氧氟沙星、氯贝丁酯、可待因、环磷酰胺、右丙氧芬、右甲状腺素、地高辛、双硫仑、红霉素、依托泊苷、非诺贝特、非普拉宗、氟康唑、氟尿嘧啶、氟他胺、氟伐他汀、吉非贝齐、吲哚美辛、流感疫苗、α 及 β 干扰素、异环磷酰胺、伊曲康唑、酮康唑、洛伐他汀、美托拉宗、甲氨蝶呤、甲硝唑、咪康唑(及其口服凝胶剂)、拉氧头孢、萘啶酸、诺氟沙星、氧氟沙星、奥美拉唑、羟布宗、吡罗昔康、对乙酰氨基酚(连续用 1～2 周后作用会显示)、保泰松、氯胍、普罗帕酮、普萘洛尔、奎宁、奎尼丁、罗红霉素、辛伐他汀、磺胺异噁唑、磺胺甲二唑、复方磺胺甲噁唑、磺胺喹沙啉、磺吡酮、磺氯苯脲、舒林酸、(促蛋白质合成及促雄激素)甾体类激素、他莫昔芬、替加氟、四环素、替尼酸、托美丁、曲格列酮、扎鲁司特、维生素 A、维生素 E。部分草药可增加华法林钠效果:例如银杏(银杏叶)、大蒜(作用机制不清楚),当归(含香豆素),木瓜(作用机制不清楚)	硫唑嘌呤、巴比妥类、卡马西平、氯氮䓬、氯噻酮、氯唑西林、环孢素、双氯西林、丙吡胺、灰黄霉素、异烟肼、萘夫西林、巯嘌呤、美沙拉秦、米托坦、苯巴比胺、扑米酮、利福平、罗福克西、丙戊酸钠、螺内酯、曲唑酮、维生素 C。有的草药可能降低华法林钠作用,例如人参、贯叶连翘

华法林系间接作用抗凝血药,半衰期长,给药 5～7 日后疗效才可稳定,因此,维持量足够与否务必观察 5～7 天后方能定论。华法林钠治疗期间进食含维生素 K 食物应尽量稳定,最多维生素 K 来源为绿色蔬菜及叶子,如红叶、鳄梨、椰菜、芽菜、包心菜、油菜籽油、佛手瓜、叶虾夷葱、黄瓜皮(脱皮黄瓜不是)、苣荬菜、芥蓝叶、奇异果、莴苣叶、薄荷叶、绿芥菜、橄榄油、香芹、豆、开心果、菠菜叶、黄豆、黄豆油、茶叶(茶不是)、绿芜菁或水芹。

对于吸烟患者,可能需要较大的用药量才能达到治疗目标。

(7)需密切关注患者肝肾功能水平,如遇患者肝肾功能中重度损害,需及时提醒医生调整相关药物的给药剂量及给药间隔。

(8)其他同类药物应用注意点见第一节"先天性心脏病"中"药物治疗"相关章节。

 案例分析

54 岁,女性患者。有风湿病史,活动后心慌气短 3 年,1 月前因感冒后并发肺炎,夜间不能平卧。经强心、利尿药物治疗后有所好转,但仍需高枕卧位。听诊:心率 90 次/分,房颤心律,心尖部可闻及舒张期隆隆样杂音,双下肢压凹性水肿。超声提示:二尖瓣瓣叶增厚、钙化,活动明显受限,二尖瓣瓣口面积 1.0cm²,伴少量反流,左房 55mm,左室舒张末径 41mm,EF 40%。三尖瓣小至中量反流。肺动脉压增高。

思路:二尖瓣瓣口面积 1.0cm²,已属重度二尖瓣狭窄,手术治疗指征。但患者近期心功能不全,尚未完全调整满意。应在完善手术检查的同时,加强心功能调整。

处理:①住院静养,限制活动量;②在原有治疗方案上,强化利尿治疗;③可留置深静脉,静脉泵入多巴胺和硝普钠治疗,改善心功能;④营养支持,为手术准备;⑤预约冠状动脉造影检查,排除冠状动脉病变。

患者经 1 周时间调整后,尿量明显增加,胸闷、气短改善,可平卧休息。完成冠状动脉造影检查,未发现异常。

思路:患者已完成术前准备,心功能不全较前改善,积极安排手术治疗。风湿性二尖瓣狭窄病变,目前仍首先考虑选人工瓣膜置换。根据三尖瓣探查情况,可能需要同期行三尖瓣成形术。瓣膜选择有生物瓣膜和机械瓣膜两类。根据患者年龄,且已并发房颤,建议考虑置换机械瓣膜。

处理:①备血,完善检查,准备手术;②向直系家属交代病情,告知治疗方案,并签署手术知情同意书;③体外循环辅助下实施瓣膜手术。

患者顺利完成二尖瓣机械瓣膜置换和三尖瓣成形术。术毕返回监护室。

思路:维持循环稳定,防治并发症,顺利渡过术后危险期。

处理:①监测动脉血压(有创或无创)、中心静脉压、心率、心律、经皮氧饱和度、动脉血气分析以及每小时尿量、每小时胸管引流量等;②呼吸机管理;③血管活性药物运用调整循环:根据情况静脉泵入硝酸甘油、多巴胺等药物;④一般在术后 24 小时后开始给予口服华法林抗凝治疗;⑤常规应用抗生素预防感染。

患者术后 6 小时完全清醒,充分吸痰后拔除气管插管。血流动力学保持平稳,术后第 2 天从监护室转回普通病房,流质饮食逐渐过渡到普通低盐低脂饮食。胸管引流液为血性液体,颜色逐渐变淡,引流量逐渐减少,术后 24 小时予以拔除。术后 1 周复查心电图、胸片、心脏彩超,予以拆线出院。

思路:促进术后康复,防治并发症。

处理:①建议全休3个月以上,建议佩戴胸带3～6个月,直至胸骨完全愈合;②强心、利尿、补钾治疗,根据心功能恢复情况调整用药;③华法林抗凝治疗,及时监测凝血酶原时间和活动度;④建议手术后3～6个月时复查胸片、超声、心电图,以后每年至少门诊复查一次。

【临床药师关注点】

1. 临床药师全程需密切关注患者血钾水平,使之保持在正常水平:3.5～5.5μmol/L。钾离子可以调节细胞内适宜的渗透压和体液的酸碱平衡,参与细胞内糖和蛋白质的代谢,有助于维持神经健康、心搏规律。低血钾可引起心搏不规律和心动过速、心电图异常、肌肉衰弱和烦躁,严重者可导致心脏停搏。低血钾时心肌自律性增加,可出现多种快速性异位心律失常。高钾血症可引起心脏多部位传导障碍,导致多种心律失常。

2. 硝普钠降压作用迅速而短暂,应按效应逐渐调整用量。硝普钠毒性反应来自其代谢产物氰化物和硫氰酸盐。氰化物是中间代谢物,硫氰酸盐为最终代谢产物。如氰化物不能正常转化为硫氰酸盐,则造成氰化物血浓度升高,此时硫氰酸盐血浓度虽正常也可发生中毒。硝普钠水溶液放置不稳定,光照射下加速分解。患者在应用硝普钠过程中注意输液全程避光。

3. 术后患者开始服用华法林,药师全程参与用药管理,使之INR尽快达标:主动脉瓣强度为INR 2.5(2.0～3.0),二尖瓣强度为INR 3.0(2.5～3.5)。尤其在老年人,华法林钠肝代谢率及凝血因子合成均有所下降,这容易导致INR过高。与华法林有相互作用,影响华法林代谢的药物种类较多,药师需考虑这部分相互作用。华法林半衰期长,疗效达到稳态需5～7天时间,对于患者INR不达标调整剂量时,需小剂量逐步调整,否则很容易出现INR过高或过低情况反复出现。对于经多次调整仍不能达标患者,考虑测定患者基因型,根据结果再调整剂量。

4. 注意预防用药的时机与剂量合理性,如果术后应用抗菌药,需有明确的用药指征,注意剂量与疗程的合理性。

5. 患者术后应用美托洛尔缓释剂可以根据情况调整剂量,可掰开服用,但是不能咀嚼或压碎服用。

6. 患者由于更换机械瓣,需终生抗凝治疗,临床药师需做华法林安全用药教育,最好定期回访,指导患者安全使用。

7. 患者术后需终身服用控制心率、血压、血糖、血脂等的药物,使之保持在安全合理范围。需对之进行安全、合理用药教育,教育患者按时服用相关药物,定期体检,最好能在家及时自查血糖、血压,如发现波动范围超出正常值范围及时就诊。患者服用地高辛等洋地黄类药物需定期进行血药浓度监测。保持合理、健康的生活方式。

思　考　题

1. 药师如何对患者进行华法林安全用药教育?

2. 对患者进行术后用药教育应包括哪些内容?

第三节　冠状动脉粥样硬化性心脏病

冠状动脉是供应人体心肌的血管,包括前降支、旋支以及右冠状动脉。冠状动脉粥样硬化性心脏病是冠状动脉发生动脉粥样硬化病变而引起血管腔狭窄或阻塞,造成心肌缺血、缺氧或坏死而导致的心脏病,常被称为"冠心病"。临床中常分为稳定性冠心病和急性冠状动脉综合征。

冠心病的危险因素包括可改变因素和不可改变因素。可改变的危险因素有高血压、血脂异常、超重/肥胖、高血糖/糖尿病,不良生活方式包括吸烟、不合理膳食、缺少体力活动、过量饮酒,以及社会心理因素。不可改变的危险因素有性别、年龄、家族史。此外,还与感染有关,如巨细胞病毒、肺炎衣原体、幽门螺杆菌等感染。

一、临床表现及诊断

冠心病的诊断主要依赖典型的临床症状,再结合辅助检查以及心肌损伤标志物判定是否有心肌坏死。

1. 临床表现

(1)典型胸痛:因体力活动、情绪激动等诱发,突感心前区疼痛,多为发作性绞痛或压榨痛,也可为憋闷感。疼痛从胸骨后或心前区开始,向上放射至左肩、臂,甚至小指和无名指,休息或含服硝酸甘油可缓解。

发生心肌梗死时胸痛剧烈,持续时间长(常常超过半小时),硝酸甘油不能缓解,并可有恶心、呕吐、出汗、发热,甚至发绀、血压下降、休克、心力衰竭。

(2)不典型胸痛:部分患者的症状并不典型,仅仅表现为心前区不适、心悸或乏力,或以胃肠道症状为主要表现。

(3)猝死:约有 1/3 的患者首次发作冠心病即表现为猝死。

(4)其他:可伴有全身症状,如发热、出汗、惊恐、恶心、呕吐等。

2. 体格检查　心绞痛患者未发作时无特殊阳性发现。患者可出现心音减弱、心包摩擦音。因心肌梗死并发室间隔穿孔、乳头肌功能不全者,可于相应部位听到杂音。

3. 辅助检查

(1)心电图:心电图是诊断冠心病最简便、常用的方法。不发作时多数无特异性。心绞痛发作时 ST 段异常压低,变异型心绞痛患者出现一过性 ST 段抬高。不稳定型心绞痛多有明显的 ST 段压低和 T 波倒置。心肌梗死时的心电图可表现为异常 Q 波、ST 段抬高、T 波倒置等。

(2)心电图负荷试验:通过运动或药物增加心脏的负荷而诱发心肌缺血,通过心电图记录到 ST-T 的变化而证实心肌缺血的存在。

(3)超声心动图:可以对心脏形态、结构、室壁运动以及左心室功能进行检查,是目前最常用的检查手段之一。对室壁瘤、心腔内血栓、心脏破裂、乳头肌功能等有重要的诊断价值。

(4)核素心肌显像:核素心肌显像可以显示缺血区,明确缺血的部位和范围大小。结合运动负荷试验,则可提高检出率。

(5)血液学检查:心肌损伤标志物是急性心肌梗死诊断和鉴别诊断的重要手段之一,目前临床中以心肌肌钙蛋白为主。

(6)冠状动脉CT:多层螺旋CT心脏和冠状动脉成像已逐渐成为一种重要的冠心病早期筛查和随访手段。

(7)冠状动脉造影:是目前冠心病诊断的"金标准",可以明确冠状动脉有无狭窄,狭窄的部位、程度、范围等,并可据此指导进一步治疗。

二、冠状动脉粥样硬化性心脏病的治疗概述

冠心病的治疗包括:①生活习惯改变:戒烟限酒,低脂低盐饮食,适当体育锻炼,控制体重等;②药物治疗:抗血栓,减轻心肌氧耗,缓解心绞痛,调脂稳定斑块;③血运重建治疗:包括介入治疗(经皮腔内冠状动脉成形术和支架植入术)和外科冠状动脉旁路移植术。

冠状动脉旁路移植术即冠状动脉搭桥术,是国际上公认的治疗冠心病最有效的方法。一般而言,冠心病患者药物治疗和介入治疗无效,或不合适治疗、治疗效果明显不佳或治疗风险极大,都可选择外科冠状动脉旁路移植术治疗。

药物治疗是冠心病治疗的基础,介入和外科手术治疗后也要坚持长期的标准药物治疗。对同一病人来说,处于疾病的某一个阶段时可用药物理想地控制,而在另一阶段时单用药物治疗效果往往不佳,需要将药物与介入治疗或外科手术合用。

三、药物治疗

1. 药物选用原则 冠心病是终身性疾病,需要综合治疗:无论是否做过旁路移植或支架的冠心病人,都需要终身用药,同时养成良好的生活习惯,控制饮食,适量的运动。对于手术患者无论术前术后均需严格控制血压、血糖、血脂水平,预防和纠正代谢综合征。

2. 给药方法 按照2010《慢性稳定性冠心病管理中国共识》的推荐常用药物有:

(1)阿司匹林:随机对照研究证实,慢性稳定型心绞痛患者服用阿司匹林可降低心肌梗死、脑卒中或心血管性死亡危险。除非有禁忌证,建议每天服用阿司匹林75~150mg。不能耐受阿司匹林的患者可改用氯吡格雷(clopidogrel)。

(2)β受体阻断药:研究显示,β受体阻断药能降低病死率,适用于所有心肌梗死后患者。它也可作为减少冠心病患者改善心绞痛症状的一线治疗。需要指出的是,目前广泛使用的阿替洛尔,尚无明确证据表明能降低患者的病死率。β受体阻断药的使用剂量应个体化,以能缓解症状,心率不低于50次/分为宜。β受体阻断药能抑制心脏β肾上腺素能受体,从而减慢心率,减弱心肌收缩力,降低血压以减少心肌耗氧量,可以减少心绞痛发作和增加运动耐量。用药后要求静息心率降至55~60次/分,严重心绞痛患者如无心动过缓症状,可降至50次/分。只要没有禁忌证,β受体阻断药应作为稳定型心绞痛的初始治疗药物。β受体阻断药能降低心肌梗死后稳定型心绞痛患者死亡和再梗死风险。常用的药物有选择性β_1受体阻断药美托洛尔、索他洛尔片以及α、β受体阻断药卡维地洛等。药物应从小剂量开始应用,逐步加到最大剂量,并且不宜突然撤药,以防出现心律反跳。

(3)调脂治疗:冠心病患者LDL-C的目标值应低于2.6mmol/L(100mg/dl),对于极高危患者(确认冠心病合并糖尿病),LDL-C的目标值应低于2.07mmol/L(80mg/dl),高危或者中危患者接受降LDL-C药物治疗时,应使LDL-C水平降低30%~40%。高TG或低HDL-C的高危患者可考虑联合使用他汀类药物和贝特类药物或烟酸,以达到靶目标:

HDL≥1.03mmol/L(40mg/dl)、TG<1.69mmol/L(150mg/dl)。对于不能耐受常规剂量的患者,应鼓励试用小剂量他汀类药物。目前临床常用的他汀类药物有洛伐他汀、辛伐他汀、氟伐他汀、阿托伐他汀钙、普伐他汀、瑞舒伐他汀等。常用的烟酸类调脂药有烟酸、阿昔莫司等。贝特类调脂药有苯扎贝特、非诺贝特、吉非贝齐、氯贝丁酯等。

(4)ACEI 类药物:多项大型临床试验研究证明,在稳定型心绞痛的患者治疗中,ACEI 有益于治疗心肌梗死后左室功能不全、高血压、2 型糖尿病或慢性心脏病患者,左室功能正常也应使用 ACEI。不能耐受 ACEI 者,应用血管紧张素 Ⅱ 受体拮抗剂替代。目前临床常用的药物有贝那普利、福辛普利、卡托普利、赖诺普利、雷米普利、培哚普利、西拉普利、依那普利等。常用的血管紧张素 Ⅱ 受体拮抗剂有氯沙坦、缬沙坦、替米沙坦、厄贝沙坦等。这些药物的应用应个体化,建议从小剂量开始,优先使用长效制剂。

(5)硝酸酯类药物:硝酸酯类药物为内皮依赖性血管扩张剂,能减少心肌需氧和改善心肌灌注,从而改善心绞痛症状。硝酸酯类药物会反射性增加交感神经张力使心率加快,因此常联合负性心率药如 β 受体阻断药或非二氢吡啶类钙拮抗剂治疗慢性稳定型心绞痛。对于无心绞痛的患者,不需应用硝酸酯类药物。舌下含服或喷雾用硝酸甘油仅作为心绞痛发作时缓解症状用药,也可在运动前数分钟使用,以减少或避免心绞痛的发作。长效硝酸酯制剂(单硝酸异山梨酯缓释制剂、戊四硝酯等)用于减低心绞痛发作的频率和程度,并可能增加运动耐量。长效硝酸酯类不适宜用于心绞痛急性发作的治疗,适用于慢性长期治疗。每日用药时建议偏时给药,以减少耐药发生。

(6)钙拮抗剂:钙拮抗剂通过改善冠状动脉血流和减少心肌耗氧起着缓解心绞痛作用,对变异型心绞痛或以冠状动脉痉挛为主的心绞痛,钙拮抗剂是一线药物,长效钙拮抗剂能减少心绞痛的发作。目前临床常用的钙拮抗剂有二氢吡啶类(硝苯地平、氨氯地平、非洛地平、贝尼地平、拉西地平、尼卡地平、尼莫地平、尼群地平等),地尔硫䓬和维拉帕米能减缓房室传导,常用于合并心房颤动或心房扑动时,这两种药物不应用于有严重心动过缓、高度房室传导阻滞和病态窦房结综合征的患者。

(7)在部分冠心病患者中需要联合用药。联合应用 β 受体阻断药和长效硝酸盐是首选;β 受体阻断药和长效二氢吡啶类钙拮抗剂联合应用也是常用组合,提高疗效;钙拮抗剂、地尔硫䓬或维拉帕米可作为对 β 受体阻断药有禁忌证患者的替代治疗。但 β 受体阻断药加用维拉帕米和地尔硫䓬通常不会增强疗效,并可能造成心动过缓症状。

(8)其他药物

1)曲美他嗪(trimetazidine):通过保护细胞在缺氧或缺血情况下的能量代谢,阻止细胞内 ATP 水平的下降,从而保证了离子泵的正常功能和透膜钠-钾流的正常运转,维持细胞内环境的稳定。起到保护心肌细胞作用,缓解心肌缺血和心绞痛。可与 β 受体阻断药等抗心肌缺血药联用。每 24 小时 60mg;每日 3 次,每次 1 片,三餐时服用。

2)尼可地尔(nicorandil):是一种钾通道开放剂,与硝酸酯类制剂有类似的药理特性,对稳定型心绞痛可能有效。通常成人一次 5mg,一日 3 次。

3. 药学监护点

(1)随时密切关注他们的血钾监测水平,需保证血钾在正常范围内(3.5~5.5mmol/L)。

(2)阿司匹林主要用于抑制血小板聚集,减少动脉粥样硬化患者的心肌梗死、短暂性脑缺血发作或脑卒中发生。应用禁忌证有:阿司匹林过敏;活动性胃肠道出血和需要积极治疗的消化性溃疡;在过去 6 周内颅内出血;妊娠后 3 个月;严重的肝肾衰竭。

(3)β受体阻断药应避免与具有内在拟交感活性的药物同时服用,同时避免突然停药。还应注意这类制剂对糖代谢的影响或对低血糖症状的掩盖。

(4)应用他汀类药物应定期检查患者肝肾功能,防止发生严重的肝损害。

(5)ACEI 类药物常见的不良反应为干咳,对单侧肾动脉狭窄的患者慎用。应用 ACEI、ABR 类药物需考虑到可能引起患者血钾升高。这两类药对高钾血症、妊娠妇女及双侧肾动脉狭窄患者禁用。

(6)硝酸酯类药物的不良反应包括头痛、面部潮红、心率反射性加快和低血压,尤其以短效硝酸甘油最为明显。第一次含服硝酸甘油时,应注意防止发生直立性低血压。使用西地那非者 24 小时内不能用硝酸甘油等硝酸酯类制剂,以免引起低血压甚至危及生命。对由严重主动脉瓣狭窄或梗阻性肥厚型心肌病引起的心绞痛,不宜使用硝酸酯类制剂,因为硝酸酯类制剂降低心脏前负荷,减少左室容量,能进一步增加左室流出道梗阻程度,而严重主动脉瓣狭窄患者应用硝酸酯类制剂也能因前负荷降低进一步减少心搏出量而有造成晕厥的危险。

(7)外周水肿、便秘、心悸、面部潮红是钙离子拮抗剂常见的不良反应,低血压也时有发生,其他不良反应还包括头痛、头晕、虚弱无力等。当稳定型心绞痛合并心力衰竭必须应用长效钙拮抗剂时,可选择氨氯地平或非洛地平。

 案例分析

男性,64 岁,主因"心前区反复不适 2 年,突发心前区压迫感及疼痛 1 小时"急诊入院。患者曾在外院临床诊断"冠心病",另有"高血压"病史 6 年,最高血压 170/100mmHg,"高脂血症"病史 5 年,一直服用"阿司匹林、单硝酸异山梨酯缓释片"及"硝苯地平"等降血压药治疗。近 2 个月来心前区压榨感、隐痛不适发作趋于频繁,休息及夜间睡眠时也有发作,含服"硝酸甘油"可缓解,但近来所需"硝酸甘油"剂量需加大。此次发作程度较重,伴有出汗、窒息感,含服"硝酸甘油"后症状缓解不满意。既往吸烟 30 年,每日一包。其兄长因"冠心病"3 年前行经皮冠状动脉支架植入术。体查:T 36.8℃,P85 次/分,R22 次/分,BP 140/60mmHg,意识清楚,痛苦面容,面色苍白,心律齐,心音正常,呼吸音清,腹部、四肢无异常。

思路:中老年男性,有"冠心病""高血压""高脂血症"病史,有吸烟史,"冠心病"家族史,近 2 个月来心前区不适趋于频繁,休息及睡眠时也有发作,符合劳力性心绞痛逐步发展为不稳定型心绞痛的表现。此次发作症状重、持续时间长,首先考虑"急性冠状动脉综合征"可能性大。

急性冠状动脉综合征(acute coronary syndrome)可视为冠心病的严重类型,是不稳定型心绞痛、非 ST 段抬高型心肌梗死和 ST 段抬高型心肌梗死的统称,其发病的共同病理基础是不稳定的动脉粥样硬化斑块,三种类型分别代表不稳定斑块破裂导致的不同程度的继发病理改变。不稳定型心绞痛、非 ST 段抬高型心肌梗死又称为非 ST 段抬高型急性冠状动脉综合征,多为冠状动脉不完全阻塞所致,ST 段抬高型心肌梗死则为冠状动脉完全阻塞所致。在临床实践中,患者发病之初,无法预测其结果是不稳定型心绞痛,还是进展为非 ST 段抬高型心肌梗死或 ST 段抬高型心肌梗死,因此统称为急性冠状动脉综合征有助于引起对此类患者的重视,进而予以严格的医学观察,以便及时采取有效措施。

处理：第一时间的一般处理包括：①卧床休息，吸氧，严重低氧血症者可予面罩加压给氧或机械通气，全面心电监护，建立静脉通道。②含服硝酸甘油片，每隔 5 分钟一次，可连续服用三次；美托洛尔片 25mg，并嚼服阿司匹林 150～300mg。③若心绞痛持续不缓解，可静脉泵入单硝酸异山梨酯或者地尔硫䓬。④紧急实施心肌酶学检查、床旁心电图、床旁心彩超。⑤诊断初步明确后，必要时镇静止痛处理。

急诊检查结果回报：血清肌钙蛋白浓度（ELISA 法）：cTnT 0.52μg/L，cTnI 1.2μg/L；心电图检查显示 V_1～V_5 导联 ST 段上抬 2～3mm，未见 Q 波；彩超显示左室前壁运动幅度减弱，EF 40%。符合"冠状动脉粥样硬化性心脏病，急性前壁心肌梗死"。

思路：患者起病到目前已经 2 小时，考虑急性心肌梗死。需紧急明确致病血管情况。

处理：①安排急诊冠状动脉造影，必要时行经皮冠状动脉成形术（percutaneous coronary intervention，PCI）。②与患者直系亲属谈话，介绍病情危险性和急诊介入手术必要性，签手术同意书。③紧急完善术前常规检查：血常规、生化全套、凝血功能、肝炎、梅毒、艾滋病筛查，禁食、禁饮、备皮、合血等。

冠状动脉造影显示：左主干近分叉处狭窄 60%，前降支全程多发性狭窄，其中中段 99% 狭窄，旋支中段 80%～90% 多发性狭窄，右冠状动脉近段 70% 狭窄。术中予以紧急经导管溶栓，前降支中段新鲜血栓溶解，残余狭窄约 90%。鉴于左主干病变＋三支病变，程度重，PCI 术中血压有下降趋势，予以紧急实施主动脉内球囊反搏术（IABP），并转急诊外科手术治疗。

思路：至此，患者已经起病 3.5 小时，患者确诊为"冠状动脉粥样硬化性心脏病，左主干＋三支病变，急性前壁心肌梗死，心功能Ⅳ级，高血压 3 级（极高危），高脂血症"。准备实施"急诊冠状动脉旁路移植术（emergency coronary artery bypass grafting，eCABG）"。

冠状动脉是为心脏供血的动脉，分为左、右两支，分别起始于主动脉根部的左冠状动脉窦和右冠状动脉窦，因而分别命名为左冠状动脉和右冠状动脉。它们行走于心表，并沿其走行方向，左冠状动脉主干相继发出前降支、旋支、对角支等，右冠状动脉发出缘支、后降支等。临床上习惯将累及前降支、旋支和右冠状动脉的冠心病称为"三支病变"，将累计其中两支或一支的冠心病分别称为"双支病变"或"单支病变"。左主干病变相当于前降支和旋支同时病变，由于其支配供血的心肌面积广，左主干急性闭塞可导致猝死的严重后果。

广义的急诊冠状动脉旁路移植术包括两类。一是抢救性的急症冠状动脉旁路移植术（emergency CABG），如急性心肌梗死合并血流动力学不稳定的患者，可伴有心源性休克，须尽可能于心肌梗死起病 6 小时内施行冠状动脉旁路移植术，以挽救生命。二是紧急冠状动脉旁路移植术（urgent CABG），如严重的左主干和（或）三支病变患者，须尽快接受冠状动脉旁路移植术，以避免随时可能发生的致命性心肌梗死。

处理：急诊手术治疗。胸骨正中切口，使用左侧带蒂内乳动脉和大隐静脉实施冠状动脉旁路移植术。

患者在体外循环辅助下顺利完成 CABG 术，建立 3 支旁路血管，术毕返回监护室。

思路：维持循环稳定，保持旁路血管通畅，顺利渡过术后危险期。

处理：①监测动脉血压（有创或无创）、中心静脉压、心率、心律、经皮氧饱和度、动脉血气分析以及每小时尿量、每小时胸管引流量等。②呼吸机管理，IABP 常规管理。③血管活性药物运用调整循环：根据情况静脉泵入硝酸甘油、多巴胺、去甲肾上腺素、肾上腺素等药物。

④进监护室后立即开始记录每小时胸腔引流量，一般在术后24小时内开始给予口服抗血小板药物治疗。在开始抗血小板药物治疗前，可临时使用肝素抗凝治疗。⑤常规应用抗生素预防感染。

患者术后8小时完全清醒，充分吸痰后拔除气管插管。血流动力学保持平稳，术后第2天床旁彩超显示左室前壁运动改善，EF值47%，遂拔除IABP，从监护室转回普通病房，流质饮食逐渐过渡到普通低盐低脂饮食。胸管引流液为血性液体，颜色逐渐变淡，引流量逐渐减少，术后48小时予以拔除。术后1周复查：胸片提示术后改变，左侧胸腔少量积液，余无异常。超声心动图示：左室前壁运动幅度较前改善，EF值53%，心包腔无积液。予以拆线出院。

思路：促进术后康复，坚持冠心病药物治疗及冠心病危险因素的控制。

处理：①建议全休3个月以上，建议佩戴胸带3～6个月，直至胸骨完全愈合。②戒烟戒酒，低盐低脂饮食。③坚持服用抗血小板药物，若无禁忌证，建议终身服用阿司匹林肠溶片（100mg/d），服用氯吡格雷6～12个月（75mg/d）。④将血压、血脂、血糖控制在正常水平。⑤建议手术后3～6个月复查胸片、超声、心电图及血液生化检查，以后每年至少门诊复查一次。

【临床药师关注点】

1. 临床药师全程需密切关注患者血钾水平，使之保持在正常水平：3.5～5.5μmol/L。钾离子可以调节细胞内适宜的渗透压和体液的酸碱平衡，参与细胞内糖和蛋白质的代谢，有助于维持神经健康、心搏规律。低血钾可引起心搏不规律和心动过速、心电图异常、肌肉衰弱和烦躁，严重可导致心脏停搏。低血钾时心肌自律性增加，可出现多种快速性异位心律失常。高钾血症可引起心脏多部位传导障碍，导致多种心律失常。

2. 单硝酸异山梨酯用于冠心病的长期治疗；心绞痛的预防；心肌梗死后持续心绞痛的治疗；与洋地黄和（或）利尿药联合应用，治疗慢性充血性心力衰竭。用5%葡萄糖注射液稀释后从1～2mg/h开始静脉滴注，根据患者的反应调整剂量，最大剂量为8～10mg，用药期间须密切观察患者的心率及血压。由于个体反应不同，需个体化调整剂量。盐酸地尔硫草用于治疗不稳定型心绞痛，通常成人以1～5μg/(kg·min)速度静脉滴注盐酸地尔硫草，应先从小剂量开始，然后可根据病情适当增减，最大用量为5μg/(kg·min)。应用时必须密切监察脉搏及血压，以便及时调整剂量。在应用硝酸甘油，硝酸酯类及地尔硫草注射液时宜保持卧位，站起时应缓慢，以防突发直立性低血压。

3. 患者服用氯吡格雷，主要目的是抗凝，预防患者出现动脉粥样硬化血栓事件。波利维成人常规用法是每日75mg，可与或者不与食物同服，不影响其吸收。氯吡格雷总体安全性较高，不良反应多见皮疹、胃部不适等较轻微反应，但是应注意其出血的不良反应，根据说明书研究报道，此反应在患者用药第一个月内最常见，与阿司匹林类似，其出血症状多表现为皮下出血，皮肤表面的紫癜、瘀斑、血肿、牙龈、鼻出血等症状，注意观察。患者如果长期应用氯吡格雷，比如是心脏内支架术后需用药1年左右的患者需注意"氯吡格雷抵抗"问题。氯吡格雷抵抗的发生机制尚不完全清楚。Nguyen等将其大致分为外部因素和内部因素。外部因素包括某些患者依从性差、氯吡格雷的生物利用度低、使用剂量过低、药物-药物相互作用（与质子泵抑制剂奥美拉唑）使CYP450对氯吡格雷的代谢减慢等。药物-药物相互作用是引起氯吡格雷抵抗外在原因中最重要的因素。氯吡格雷抵抗的内部因素包括基因的多态性、血小板激活途径的变异导致血小板高反应性等,其中 CYP2C19 基因多态性是引起氯吡格雷抵抗最重要的内部因素。如果出现氯吡格雷抵抗现象,可采取增加氯吡格雷负荷、维持剂量,联用其他抗血小板药物 GPⅡb/Ⅲa 受体拮抗剂,换用新型 P2Y12 受体拮抗剂,如普拉格雷和替格瑞洛等药物。

4. 其他相关药物监护注意点见前第一节"先天性心脏病",第二节"心脏瓣膜病"中"药物治疗"相关章节。

5. 对冠心病旁路移植术后患者需终生服用降压、调脂、降血糖药物,控制好患者血压、血糖、血脂水平。根据相关指南需对患者进行健康生活方式及安全用药教育,指导患者正确应用药品及注意事项,良好的生活方式,定期随诊。

思 考 题

如何对冠心病患者进行健康教育?

第四节 主动脉疾病

主动脉疾病是指各种原因导致主动脉及其主要分支的血管壁损害,引起管腔狭窄、闭塞(动脉炎)或扩张(动脉瘤),主动脉壁部分撕裂(夹层、壁间血肿、穿通性溃疡)或破裂。

引发主动脉疾病的原因主要有动脉粥样硬化、高血压、高龄、基因变异(如 Marfan 综合征)、结缔组织病(如 Ehler-Danlos 综合征等)、炎性疾病(巨细胞动脉炎、梅毒性动脉炎)和外伤等。

主动脉夹层、壁间血肿、穿通性溃疡以及有症状的主动脉瘤都被归入"急性主动脉综合征",因可能引发主动脉破裂的恶性后果,需密切观察病情,及时治疗,其中又以主动脉夹层最为凶险。

一、临床表现及诊断

主动脉疾病往往在很长时间内无症状而难以察觉,直至出现急性或恶性并发症事件。影像学检查是诊断主动脉疾病的主要依据,即使在临床症状出现之前也可据此作出诊断。

1. 临床表现及体征 急性主动脉夹层患者常表现为:①突发剧烈疼痛,呈撕裂样、刀割样,疼痛可随剥离径路相应转移。②呈现皮肤苍白、出汗、周围性发绀等休克征象。③夹层剥离累及主动脉瓣时,可出现主动脉瓣区的舒张期或收缩期杂音。急性主动脉瓣关闭不全可导致急性左心衰竭,出现心率快、呼吸困难等症状。④夹层累及主动脉弓部头臂动脉,可引起脑供血不足,甚至昏迷、偏瘫等;降主动脉的夹层累及肋间动脉可影响脊髓供血引起截瘫。⑤累及锁骨下动脉、颈总动脉和髂、股动脉者可出现局部血管杂音,同侧脉搏和血压减弱或消失。⑥累及腹腔脏器分支则可引起肝供血不足、肝功受损、类急腹症表现或消化道出血、肾功损害和肾性高血压等。

主动脉瘤的临床表现与增大的主动脉对邻近组织的压迫或侵蚀有关,可有咳嗽、哮喘、吞咽困难、声音嘶哑、Horner 综合征、上腹饱胀不适,气管牵拉、异位以及异常的胸壁搏动亦可为胸主动脉瘤的体征。腹主动脉瘤患者可于脐周或中上腹扪及膨胀性搏动的肿块,有轻压痛,半数患者伴有血管杂音。

2. 辅助检查

(1)心电图:一般无异常征象,但可排除心肌梗死的诊断。

(2)X线:胸部X线检查是诊断胸主动脉瘤简便可靠的方法。在胸部X线平片上可显示升主动脉与主动脉弓扩大、变形,纵隔阴影向右侧增宽;累及降主动脉者则向左侧增宽。腹部X线片若发现有典型的卵壳形钙化阴影,则腹主动脉瘤的诊断多可确立。

(3)彩色多普勒超声检查:是诊断和评价主动脉疾病的重要方法。经胸超声检查对升主动脉瘤能精确测量其大小,但对降主动脉效果不佳。

(4)CT和MRI检查:能精确测量肿瘤的范围及大小,清晰地显示主动脉瘤的全貌及其与周围组织结构的关系。

(5)血管造影检查:作为诊断手段已相对少用,主要作为主动脉腔内修复术中的评估手段。

(6)其他实验室检查:如对梅毒性动脉瘤行血清试验检查,特别是荧光密螺旋体抗体吸附试验和苍白密螺旋体(梅毒螺旋体)免疫试验,多呈阳性。

二、主动脉疾病的治疗概述

主动脉疾病药物治疗主要是为减慢动脉管径扩张的进程,降低破裂的风险。通过控制血压、降低血脂减轻主动脉壁薄弱处所受压力,稳定主动脉壁斑块。

主动脉疾病的外科治疗包括传统的开放式手术、主动脉腔内修复术(EVAR手术)以及结合两特点的杂交手术(hybrid手术)。

1. 开放式手术 根据病变累积的范围和部位,选择常温、体外循环辅助或者是升低温停循环的状态下,实施病变血管的切除和人工血管的植入术。是传统有效的治疗手段,可以很好治疗主动脉各个节段的病变,但创伤偏大。

2. 主动脉腔内修复术 通过介入技术,植入覆膜支架血管,在主动脉腔内隔绝病变的主动脉节段,完成修复。随着带分支支架血管、开窗技术、烟囱技术等手段的不断引入,主动脉腔内修复技术的适应范围正在不断扩张。

3. 杂交手术 结合上述两种治疗方式的优点治疗特殊类型的患者,尤其是在主动脉弓部病变的治疗中,杂交手术的优势明显。

三、药物治疗

1. 给药原则 主动脉疾病的治疗主要以手术治疗为主,目前尚无针对这类疾病的特效药物。这类患者多伴有高血压,高脂血症,血糖紊乱,冠心病等症状,用药的目的在于减慢动脉管径扩张的进程,降低破裂的风险。通过控制血压、降低血脂;减轻主动脉壁薄弱处所受压力,稳定主动脉壁斑块。

2. 给药方法

(1)降压药:按照《中国高血压防治指南2010版》的说明,可选用钙离子拮抗剂(目前临床常用的钙拮抗剂有二氢吡啶类:硝苯地平、氨氯地平、非洛地平、贝尼地平、拉西地平、尼卡地平、尼莫地平、尼群地平等,地尔硫䓬和维拉帕米),ACEI类(贝那普利,福辛普利,卡托普利,赖诺普利,雷米普利,培哚普利,西拉普利,依那普利等),ARB类(氯沙坦,缬沙坦,替米沙坦,厄贝沙坦等),β受体阻断药(选择性 β_1 受体阻断药美托洛尔、索他洛尔片以及 α、β 受体阻断药卡维地洛等),利尿药(强效排钾利尿药呋塞米、布美他尼、托拉塞米、依他尼酸等,中效排钾利尿药氢氯噻嗪,弱效保钾利尿药螺内酯、氨苯蝶啶、阿米洛利等)五类降压药作为降压起始用药和维持用药。根据患者的危险因素、亚临床靶器官损害以及合并临床疾患情况,合理使用药物,使血压控制到目标值。降压药给药应遵循以下四条基本原则:①小剂量:初始治疗时应采取较小的有效剂量,并根据需要逐步增加剂量。②优先使用长效制剂:尽可能使用给药 1 次/日而有持续 24 小时降压作用的长效药物,以有效控制夜间血压和晨峰血压,更有效预防心脑血管并发症的发生。如使用中、短效制剂,则需给药 2~3 次/日,以达到平稳控制血压。③联合用药:可增加降压效果而又不增加不良反应,在低剂量单药治疗疗效不满意时,可采用 2 种或多种降血压药联合治疗。④个体化:根据患者具体情况和耐受性及个人意愿或长期承受能力,选择适合的降压药。

(2)调血脂药:按照《中国成人血脂异常防治指南 2007 版》的意见与建议,根据患者不同的危险因素,选用他汀类、烟酸类、树脂类、贝特类、胆固醇吸收抑制剂(依折麦布)及其他(普罗布考,ω-3 脂肪酸)等。当前认为,使用他汀类药物应使 LDL-C 至少降低 30%~40%。要达到这个目标,所需各种他汀药物剂量见表 13-3。

表 13-3　现有他汀类药物降低 LDL-C 水平 30%~40%所需剂量(标准剂量)

药物名称	剂量(mg/d)	LDL-C 降低(%)
阿托伐他汀	10	39
洛伐他汀	40	31
普伐他汀	40	34
辛伐他汀	20~40	35~41
氟伐他汀	40~80	25~35
瑞舒伐他汀	5~10	39~45

需注意,他汀类药物降低 TC、LDL-C 作用虽与药物剂量有相关性,但不呈直线相关关系。他汀类药物的剂量增大 1 倍时,其降低 TC 的幅度仅增加约 5%,降低 LDL-C 的幅度约增加 7%。他汀类与贝特类联用适用于混合型血脂异常患者,合用时不良反应可能增大,应高度重视其安全性。开始合用时宜用小剂量,晨服贝特类药物,晚用他汀类药物。密切监测有无肌痛,肌无力等症状和肝酶学及肌酶变化,如无不良反应可逐步增大剂量。

(3)降血糖药:按照《中国 2 型糖尿病防治指南 2010 版》的建议,患者血糖空腹应控制在 3.9~7.2mmol/L,非空腹时应小于 10.0mmol/L;糖化血红蛋白控制在 7.0%以内。2 型糖尿病的药物治疗首选二甲双胍,如果没有禁忌证,此治疗应一直保留在糖尿病的治疗方案中。对于不适合二甲双胍治疗的患者可选用胰岛素促分泌剂(吡格列酮,格列美脲,格列齐特,格列喹酮等)或糖苷酶抑制剂(阿卡波糖,伏格列波糖等),单用二甲双胍血糖不能达标,则可加用胰岛素促分泌剂或糖苷酶抑制剂。对于不适于使用胰岛素促分泌剂或糖苷酶抑制剂者,可选用噻唑烷二酮类(TZDs)药物(罗格列酮或吡格列酮)或IV型二肽基肽酶(DPP_IV)抑制剂(西格列汀,沙格列汀,维格列汀)。不适合二甲双胍者可采用其他口服药物的联合治疗。两种口服药物联合治疗控制血糖不达标时,可加用胰岛素治疗(每日一次基础胰岛素或每日 1~2 次预混胰岛素),或采用三种口服药物的联合治疗。胰高血糖素样肽

1(GLP-1)受体激动剂(艾塞那肽,利拉鲁肽)也可以被用于三线治疗。当基础胰岛素或预混胰岛素与口服药物联合治疗控制血糖不达标时,则应当将治疗方案调整为多次胰岛素治疗。多次胰岛素治疗时应停用胰岛素促分泌剂。

(4)抗血小板药:《高血压防治指南 2010 版》《中国成人血脂异常防治指南 2007 版》《中国 2 型糖尿病防治指南 2010 版》均建议进行抗血小板治疗。首选阿司匹林,建议使用日剂量 75~150mg。对于高血压患者需在血压控制稳定后(小于 150/90mmHg)再开始应用。阿司匹林不能耐受者可以氯吡格雷 75mg/d 替代。

3. 药学监护点

(1)二氢吡啶类钙拮抗剂没有绝对禁忌证,但是心动过速与心力衰竭患者慎用,急性冠状动脉综合征患者一般不推荐短效硝苯地平。常见不良反应包括反射性交感神经激活导致心搏加快、面部潮红、脚踝部水肿、牙龈增生等。临床上常用的非二氢吡啶类钙拮抗剂也可用于降压治疗(维拉帕米,地尔硫䓬),常见不良反应包括抑制心脏收缩功能和传导功能,有时也会出现牙龈增生。二至三度房室传导阻滞、心力衰竭患者禁用。

(2)ACEI 类药物常见的不良反应为干咳,对单侧肾动脉狭窄的患者慎用。应用 ACEI、ABR 类药物需考虑到可能引起患者血钾升高。这两类药对高钾血症、妊娠妇女及双侧肾动脉狭窄患者禁用。

(3)小剂量噻嗪类利尿药(如氢氯噻嗪 6.25~25mg)对代谢影响很小,故通常采用小剂量降压。噻嗪类利尿药有可能引起低血钾,长期应用应定期监测血钾。痛风者禁用,对高尿酸血症及明显肾功能不全者慎用。如后者需用利尿药,应用祥利尿药。

(4)糖脂代谢异常患者降压通常不首选 β 受体阻断药,必要时慎重选用高选择性 β 受体阻断药(美托洛尔、阿替洛尔等)。

(5)在老年、女性、肝肾疾病、甲状腺功能减退的患者慎用他汀类和贝特类药物联合治疗,尽量避免与大环内酯类抗生素、抗真菌药、环孢素、HIV 蛋白酶抑制剂、地尔硫䓬、胺碘酮等药物合用。与他汀类药物合用时吉非贝齐比其他贝特类药物发生肌病的危险性要高。

(6)药物调脂治疗开始后,4~8 周复查血脂及转氨酶(AST,ALT)和 CK;血脂如能达到目标值,逐步改为每 6~12 个月复查一次;若仍未达标,则调整药物种类、剂量或联合治疗,长期坚持服药并保持生活方式改善。调脂药治疗需要个体化,治疗期间要监测安全性。如转氨酶(AST 和 ALT)检测超过 3 倍正常上限,应暂停给药。停药后仍需每周复查肝功,直至恢复正常。在用药过程中应询问患者有无肌痛、肌压痛、肌无力、乏力及发热等症状,血 CK 检测升高超过 5 倍正常上限应停药。用药期间如伴有可能引起肌溶解的其他情况,如败血症、创伤、大手术、低血压及抽搐等,应暂停给药。

(7)噻唑烷二酮类药物:单独使用时不导致低血糖,但与胰岛素或促胰岛素分泌剂联合使用时增加低血糖发生风险。体重增加和水肿是这类药常见不良反应,这种不良反应在与胰岛素合用时更加明显。噻唑烷二酮类药的使用还与骨折、心力衰竭风险增加相关。有心力衰竭(纽约心脏学会心功能分级Ⅱ级以上)、活动性肝病或转氨酶超过正常值上限 2.5 倍及严重骨质疏松和骨折病史患者禁用。

 案例分析

男性患者,49 岁。高血压病史 8 年,血压控制不满意。1 天前,于朋友聚会后突发前胸剧烈疼痛,刀割样,伴大汗,被送至急诊室。查体:T 36.8℃,P 90 次/分,R 22 次/分,BP 180/100mmHg,神智清楚,应答切题,四肢活动可;痛苦面容。胸骨左缘 3、4 肋间舒张期泼水样杂音。

思路:"急性胸痛"为心血管急诊最常见主诉,多种疾病可有此症状,须重点掌握以下三种危重疾患:①急性心肌梗死:疼痛部位与心绞痛相同,但程度较重,持续时间往往长于 30 分钟,可达数小时,含服硝酸甘油难以缓解,可伴有心律失常、心源性休克等。心电图显示相应导联 ST 段抬高,Q 波出现,心肌坏死血清标志物升高。②急性肺动脉栓塞:表现为胸痛、呼吸困难、咯血等,体查可见发绀以及颈静脉充盈、肝大等右心负荷急剧增加的表现,常继发于外周静脉血栓栓塞性疾病,下肢深静脉血栓病史最为多见,肺动脉 CT 可明确诊断。③急性主动脉夹层:表现为突发剧烈胸痛,常为撕裂样,发病时疼痛程度即达顶峰,可放射至腰腹及四肢,可因累及不同部位的主动脉分支血管而产生不同症状,如心肌梗死、意识模糊、截瘫、内脏和肢体急性缺血坏死等。超声、CT、MRI 及主动脉造影均可确诊。

处理:①立即控制血压和心率,可静脉泵入硝普钠,给予口服 β 受体阻断药和钙离子拮抗剂;②镇静止痛,缓解患者紧张情绪,可给予吗啡肌内注射;③紧急实施心电图、超声心动图、胸部 X 线片和造影剂强化的主动脉 CT 检查以明确诊断。

患者超声心动图显示:主动脉瓣中量反流;主动脉窦扩张,直径 3.2~3.4cm;升主动脉内有内膜片影。放射影像学检查回报:主动脉夹层,升主动脉及弓部受累,向下直至髂总动脉分叉处,主动脉内膜破口位于降主动脉起始部位,左锁骨下动脉下方 2cm 处。真腔受压变小,左肾动脉一半起自假腔,余重要分支血管均发自真腔;头臂动脉正常。

思路:①该患者为急性主动脉 A 型夹层,应考虑急诊手术治疗。②因患者主动脉内膜破口位于降主动脉起始部,升主动脉及主动脉弓部均受累,故考虑需实施升主动脉及全主动脉弓人工血管置换术,同时加行术中支架象鼻手术(frozen elephant trunk),用支架血管封闭降主动脉起始部的破口。③患者合并主动脉瓣中度反流,但窦部扩张不严重,因此可以根据术中情况考虑实施常规的主动脉根部替换术(Bentall 手术)或者保留主动脉瓣叶的根部替换术(David 手术)。

处理:①紧急备血,完善检查,通知手术室;②向直系家属交代病情,告知治疗方案,并签署手术知情同意书;③在深低温停循环下,经胸骨正中切口实施急诊手术。

患者顺利完成 Bentall+升主动脉及全主动脉弓置换术+支架象鼻术。使用了机械瓣带瓣管道及四分支人工血管。术毕返回监护室。

思路:维持循环稳定,防治并发症,顺利渡过术后危险期。

处理:①监测动脉血压(有创或无创)、中心静脉压、心率、心律、经皮氧饱和度、动脉血气分析以及每小时尿量、每小时胸管引流量等;②呼吸机管理;③深低温停循环术后神经保护治疗,甲泼尼龙等;④血管活性药物运用调整循环:根据情况静脉泵入硝普钠、多巴胺、多巴酚丁胺、去甲肾上腺素、肾上腺素等药物;⑤进监护室后立即开始记录每小时胸腔引流量,适当的止血治疗;⑥一般在术后 24 小时后开始给予口服华法林抗凝治疗;⑦常规应用抗生素预防感染。

患者术后 12 小时完全清醒,充分吸痰后拔除气管插管。血流动力学保持平稳,术后第 2 天从监护室转回普通病房,流质饮食逐渐过渡到普通低盐低脂饮食。胸管引流液为血性液体,颜色逐渐变淡,引流量逐渐减少,术后 72 小时予以拔除。术后 1 周复查胸片、心脏彩超及主动脉CT,予以拆线出院。

思路:促进术后康复,正规抗凝治疗,控制患病危险因素。密切观察主动脉残余夹层的变化情况。

处理:①建议全休3个月以上,建议佩戴胸带3～6个月,直至胸骨完全愈合;②戒烟戒酒,低盐低脂饮食;③坚持服用抗凝血药,监测凝血酶原时间及活动度,指导使用华法林的剂量;④将血压控制在正常水平;⑤建议手术后3～6个月复查胸片、超声、心电图及主动脉CT,以后每年至少门诊复查一次。

【临床药师关注点】

1. 临床药师全程需密切关注患者血钾水平,使之保持在正常水平:3.5～5.5μmol/L。钾离子可以调节细胞内适宜的渗透压和体液的酸碱平衡,参与细胞内糖和蛋白质的代谢,有助于维持神经健康、心搏规律。低血钾可引起心搏不规律和心动过速、心电图异常、肌肉衰弱和烦躁,严重可导致心脏停搏。低血钾时心肌自律性增加,可出现多种快速性异位心律失常。高钾血症可引起心脏多部位传导障碍,导致多种心律失常。

2. 对患者进行华法林抗凝教育。告诉患者正确应用华法林的方法及常见影响其抗凝作用的药物、食物等,指导患者定期监测INR。具体内容见"心脏瓣膜病"章节相关内容。

3. 指导患者正确使用降血压药,定期监控血压。

4. 指导患者正确使用调脂药,定期监控肝肾功能。

5. 指导患者正确使用降血糖药,定期血糖。

6. 对患者进行健康生活方式宣教。

思 考 题

需对主动脉疾病术后患者进行哪些方面的安全用药宣教? 监护要点有哪些?

(白玉国　罗新锦)

参 考 文 献

Nguyen TA,Diodati JG,Pharand C. Resistance to clopidogrel:a review of the evidence. J Am Coll Cardiol,2005,45(8):1157-1164.

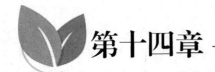

第十四章

腹部疾病的药物治疗

第一节 常见内脏损伤的特征和处理原则

一、肝、胰、脾损伤破裂

1. 概述 腹部损伤可分为闭合伤和开放伤两大类。闭合伤可仅累及腹壁,也可累及腹腔内脏器。在急诊就诊的腹部损伤患者中,闭合伤占约 80%,其中腹腔内损伤可达 13%。从诊断和治疗的角度上,本书将腹部脏器的损伤分实质脏器损伤和空腔脏器损伤,腹腔脏器损伤的危险主要来自两个方面,实质脏器损伤多引起大出血,以及空腔脏器破裂造成的腹腔感染。

肝、脾、胰等实质器官和大血管的损伤主要表现为腹腔内或腹膜后出血,病人表现为面色苍白,脉搏增快、细弱,脉压变小,收缩压下降。病人可有持续性腹痛,腹部压痛,腹肌紧张,但不如空腔脏器破裂时严重。

2. 肝损伤 在腹部闭合伤中,肝是最易损伤的脏器,在腹部开放伤中,肝损伤也可排到第二位。肝体积大,质地脆,虽有胸廓保护,仍容易受损。且肝血运丰富,结构和功能复杂,伤情往往较重,易发生失血性休克和胆汁性腹膜炎,病死率和并发症发生率都较高。单纯性肝外伤病死率约为 9%,其中刺伤 3%,火器伤 18%,交通事故钝性伤为 30%;合并多个脏器损伤和复杂性肝外伤的病死率可高达 50%。按致伤原因肝损伤一般分为开放性损伤和闭合性损伤。肝破裂的原因,战时多为火器伤,平时以刺伤和交通或工业事故造成的钝性伤为多。复苏时粗暴的胸外按压,新生儿分娩时受狭窄产道挤压,或助产、人工呼吸手法不当,偶尔也引起肝破裂。开放性肝损伤较易作出诊断,但需同时注意是否合并有胸腹联合伤。闭合性损伤伴有典型的失血性休克及腹膜刺激征者结合外伤病史易作出诊断。但对一些有合并伤的肝外伤患者,如脑外伤神志不清,多发性骨折伴休克,年老体弱反应迟钝者要提高警惕,以免漏诊。肝火器伤和累及空腔脏器的非火器伤均应手术治疗,其他刺伤和钝性伤应根据患者全身情况决定治疗方案。

治疗原则:钝性肝损伤或表浅裂伤可试行保守治疗,包括卧床休息、控制饮食、止痛、应用抗生素等,借助 B 超、CT 对局部伤情进行动态观察。肝火器伤和累及空腔脏器的非火器伤都应手术治疗,清创,去除坏死组织。常用方法如下:

(1)缝合,同时用吸收性明胶海绵和止血药物填塞或喷涂,适于单纯肝损伤无肝坏死者。

（2）肝动脉结扎，适于深在而复杂的肝裂伤经缝扎创面血管仍不能控制出血时。

（3）肝切除术，适于肝组织严重碎裂，伤及肝内主要血管和（或）胆管，创伤造成大片失活组织，无法控制的出血。

（4）碘仿纱布压迫填塞。

（5）术后引流，应用广谱强效抗生素，支持治疗，保肝治疗。

3. 肝外胆管损伤　肝外胆管位置深在，损伤机会不大，占腹部创伤的 3%～5%，多由穿透伤引起（占 85%）。绝大多数伴有邻近脏器如十二指肠、胰腺、大血管等损伤，手术前难以确诊，往往术中探查见到肝下胆汁淤积始发现。如探查不够细致而漏诊，后果极为严重。因此，处理上腹部创伤时必须仔细探查肝外胆道。医源性胆管损伤是胆管损伤的重要类型，一般病人有腹腔镜胆囊切除术、胃次全切除术、经内镜行十二指肠乳头切开术等手术史。胆管损伤需手术治疗，可以行胆管修补、胆管两端无张力吻合术；不能修补的胆总管断裂时作胆总管空肠 Roux-en-Y 吻合；病情严重或技术尚做不到，无法完成一期修复时，可置"T"管进行引流 3～4 个月后再作修复性手术。

4. 脾损伤　脾是一个血供丰富而质脆的实质性器官，被与其被膜相连的诸韧带固定在左上腹的后方，有下胸壁、腹壁和膈肌的保护。外伤暴力很容易使其破裂引起内出血。脾是腹部内脏中最容易受损伤的器官，发生率几乎占各种腹部损伤的 20%～40%，已有病理改变（门脉高压症、血吸虫病、疟疾、淋巴瘤等）的脾更容易损伤破裂。脾破裂分为创伤性、医源性和自发性破裂三种。临床表现以内出血及血液对腹膜引起的刺激为主，病情与出血量和出血速度密切相关。根据外伤史和内出血的临床表现，诊断并不困难。治疗原则：

（1）中央型破裂、被膜下破裂，可于严密观察下行保守治疗。

（2）手术治疗

1）观察过程中，发现继续出血（48 小时需输血大于 1200ml），或伴有其他脏器损伤。

2）脾中心破裂，脾门撕裂或有大量失活组织，合并其他脏器破裂致腹腔严重污染，高龄及多发伤，情况严重需迅速结束手术者，行全脾切除术。

3）裂口边缘整齐，破裂局限于脾上极或下极大较小裂口可行保脾手术，可行单纯缝合或部分脾切除术。

4）有条件的医院可用选择性动脉造影，继而用栓塞剂止住脾破裂的出血。

5. 胰腺损伤　胰腺位于上腹部腹膜后深处，受伤机会较少，但近年来其发生率有增多的趋势。损伤的原因主要由交通事故所致。国外资料穿透伤占 2/3 左右，国内则钝性伤占 3/4 以上。如暴力直接作用于上腹中线，损伤常在胰的颈、体部；如暴力作用于脊柱左侧，则多伤在胰尾。腹部开放性火器贯通伤和锐器刺伤多伴有胰腺和其他脏器的合并伤。病死率主要取决于合并伤的多少和程度，总病死率约 20%。胰腺损伤较重者，可很快出现局部或弥漫性腹膜炎，而单纯胰腺损伤，临床表现可能不明显，因而往往延误诊断，甚至直到形成假性囊肿时才被发现。因此凡上腹部创伤均应想到胰腺损伤的可能。

治疗原则，行剖腹探查手术的病人，在麻醉的同时就应预防性应用抗生素，怀疑发生胰腺损伤时，必须进行仔细检查，包括切断胃结肠韧带打开后腹膜，按 Kocher 方法探查胰头及十二指肠。胰腺表面及周围的血肿必须切开检查，重点探查胰管有无破损、断裂。被膜完整的胰腺损伤，仅做局部引流，不伴主胰管损伤的一般裂伤，试行缝合修补；胰腺近端缝合、远端切除术，适于胰颈、体、尾部严重挫伤或横断伤；胰头严重损伤，应行主胰管吻合或胰头断面缝闭或远端胰腺空肠 Roux-en-Y 吻合,合并有十二指肠损伤严重者可行胰十二指肠切除术。术后充分有效的腹腔引流和胰管引流,监测有无出血和胰瘘的发生,术后应用抑制胰腺及胃肠消化液分泌的药物。术后应加强营养支持治疗。

二、胃、十二指肠、小肠、结直肠损伤破裂

1. **概述**　胃肠道胆道等空腔脏器破裂主要表现为弥漫性腹膜炎。上消化道损伤时由于胃液胆汁对腹膜的化学刺激,腹痛发生较早,疼痛剧烈有典型的腹膜炎的表现。下消化道损伤时,腹膜炎出现较晚,渐进加重,造成的细菌感染远较上消化道破裂时重。

2. **胃损伤**　胃损伤分为机械性损伤和化学性损伤。胃由于有肋弓保护,胃壁柔软、较厚、活动度大,钝性闭合性损伤很少伤及到,只有胃膨胀时偶有发生。上腹部和下胸部穿透伤常伤及胃,同时可伴有肝、脾、胰腺和膈肌等的损伤。治疗原则是彻底探查,特别注意胃后壁,大、小网膜附着处。缝合适合边缘整齐的裂口和边缘失活组织修剪后的裂口,胃部分切除适用于广泛胃损伤。

3. **十二指肠损伤**　十二指肠破裂绝大多数由创伤引起,也包括医源性损伤、异物损伤、化学性损伤和放射性损伤。十二指肠损伤多为上腹穿透伤,闭合伤是由于暴力引起处于关闭的幽门和屈氏韧带间的十二指肠闭袢内压力急剧升高而发生胀裂。十二指肠损伤属腹腔内严重伤,由于诊断和处理较困难病死率和并发症发生率相当高。

治疗原则上全身抗休克和及时、得当的手术处理是成功治疗的关键。

(1)单纯修补术:适于裂口不大,边缘整齐,对合良好无张力者。裂口旁放置腹腔引流,胃管超过裂口缝合处术后减压。有人主张胃空肠造瘘。

(2)带蒂肠修补术:适合裂口较大,不能直接缝合者,可选取一小截带蒂肠管,经修剪后镶嵌缝合损处。

(3)损伤肠管切除吻合术:十二指肠第三、四段严重损伤,不能缝合修补时,可将该肠管切除行端端吻合。

(4)十二指肠憩室化:适用于十二指肠第一、二段严重损伤或同时伴有胰腺损伤。手术包括损伤修复加幽门旷置术。经上述修复方法或切除吻合无法修复损伤时,加做幽门荷包缝闭及胃空肠吻合。

(5)胰十二指肠切除术:只宜用于十二指肠第二段严重破裂累及胰头,无法修复者。

(6)保守治疗:适于单纯十二指肠壁内血肿,包括胃肠减压、静脉营养支持。

(7)腹腔放置引流管于破裂及吻合处。

(8)应用广谱抗生素和营养支持。

4. **小肠损伤**　各种外力的作用所致的小肠穿孔称为小肠破裂。小肠在腹腔中分布广,容积大,相对表浅,又无骨骼保护,损伤机会多,且常同时有多处破损。小肠破裂是由直接暴力和间接暴力所致,主要见于腹部钝器伤、由高处坠落,或突然减速等造成的空回肠破裂。一般认为破裂好发部位在近段空肠距屈氏韧带(Treitz 韧带)50cm 以内,和末段回肠距回盲部 50cm 以内。临床表现主要有腹痛、腹胀、腹膜炎,严重者可伴有休克。由于小肠壁厚,血运丰富,故无论是穿孔修补,还是肠段切除吻合术,其成功率均较高,发生肠瘘的机会少。

5. **结肠损伤**　结肠损伤绝大多数为开放伤,闭合伤极少;大多伴有其他脏器损伤。穿透伤可发生于任何部位,钝性伤中,外力来自前方,易发生横结肠和乙状结肠损伤,胁腹部及

腰部遭受的暴力可伤及升或降结肠。因挤压造成肠腔内压突然上升所致的胀裂,最易发生在内径最大的盲肠段。主要表现为细菌性腹膜炎,但临床症状和体征发展缓慢,往往得不到及时的诊断和治疗,值得警惕,直肠和肛管创伤少见,但若处理不当,可引起腹腔、盆腔或直肠旁间隙严重感染甚至死亡,以及难处理的内瘘或外瘘、肛管狭窄、肛门失禁等。

凡可疑结肠损伤或已确诊者,应行剖腹探查,直肠和肛管损伤一旦确诊,尽早手术。决定行开腹探查手术后,应尽快经静脉给予广谱抗生素,抗菌谱应包括肠道革兰阴性菌和厌养菌。视病人全身状况及局部污染程度和发病时间决定是否能行一期修复或一期切除吻合术,选择一期修复手术须格外慎重,但并非绝对禁忌。否则应选用外置、造口等二期手术。腹膜返折以下直肠损伤,应行乙状结肠造口,污染不重,创伤不大可行修补加直肠周围引流。损伤大而深及括约肌和直肠者,应行乙状结肠造口,清创时注意保护括约肌,伤口愈合后应注意定期扩肛。术中彻底清除漏出的结肠内容物,大量盐水冲洗。盆腔放置引流,应用广谱抗生素、补液、营养支持。

三、常见内脏损伤的药物治疗

腹部损伤药物治疗总的原则是一旦诊断成立,应立即快速输血、补液、防治休克,补液时应注意胶体液和晶体液交替输入,输液量和速度根据患者的年龄、体重、伤情、血压情况、尿量情况等,适时调整,并注意纠正酸中毒。其次,对于可能存在的腹内感染,应用抗微生物药物治疗。再者,加强营养支持,纠正水电解质紊乱。

(一) 补液治疗

腹部围术期的补液治疗应根据疾病、机体代谢和手术创伤等因素全面分析。腹部损伤初期,机体存在伤后过度应激反应,主要表现为高代谢、高消耗,分解大于合成,所以术前补液治疗,主要是补充腹部多脏器伤引发的严重的体液内或体外丢失,为手术顺利进行奠定基础。例如急腹症合并休克的患者,根据临床经验,其体液丧失量相当于体重的 $10\% \sim 15\%$,补液时可先按此量的一半作为冲击治疗,快速输入,然后根据血流动力学指标和尿量变化等再安排另一半液体的输入。术中输液主要是维持患者生命体征,预防术后细胞外液减少。术后液体补充,除正常每日代谢需要量外,应特别注意额外的体液丧失,包括原发伤、病和手术创伤在手术后继续内丧失、胃肠减压及胆道引流等外丧失的液体,同时根据病人的生命体征反应判断手术中补液是否充足。

总的补液原则可以概括为:先快后慢,先盐后糖,先浓后淡,先晶体液后胶体液,尽量恢复循环功能和正常渗透压。电解质的补充需量出为入,丢多少补多少。24 小时补液总量为生理需要量和总丢失液体量之和。

用于补液的液体包括晶体液和胶体液,常用的晶体液有生理盐水、复方乳酸钠林格液和复方电解质葡萄糖注射液,常用的胶体液包括血液制品(白蛋白或血浆蛋白成分)和人工胶体(右旋糖酐、琥珀酰明胶和羟乙基淀粉)。由于 5% 葡萄糖溶液很快分布到细胞内间隙,因此不推荐用于液体复苏治疗。

1. **晶体液** 补液初期,应先输入一定量的晶体液进行扩容,改善血液浓缩,纠正组织灌注,有利于微循环。用量可为胶体液的 $2 \sim 3$ 倍。

(1)0.9%氯化钠(sodium chloride)注射液:0.9%氯化钠注射液为等渗溶液,可用于高渗性、等渗性及低渗性失水的补液治疗,目的是补充血容量,恢复血压、心率和尿量,改善组织灌注。

1)补液量的计算：对于高渗性失水，补液总量可参考下列公式：

$$所需补液量(L)=\frac{[血钠浓度(mmol/L)-142]}{血钠浓度(mmol/L)}\times0.6\times体重(kg)$$

一般第一日补给半量，余量在以后 2～3 日内补给，并根据心肺肾功能酌情调节。对于等渗性失水，原则上给予等渗溶液，如 0.9%氯化钠注射液或复方氯化钠注射液，但上述溶液氯浓度明显高于血浆，单独大量使用可致高氯血症，故可将 0.9%氯化钠注射液和 1.25%碳酸氢钠或 1.86%(1/6M)乳酸钠以 7∶3 的比例配制后补给。后者氯浓度为 107mmol/L，并可纠正代谢性酸中毒。补给量可按体重或血细胞比容计算，作为参考。

A. 按体重计算：补液量(L)＝体重下降(kg)×142/154。

B. 按血细胞比容计算：补液量(L)＝(实际血细胞比容－正常血细胞比容)×体重(kg)×0.2/正常血细胞比容。正常血细胞比容男性为 48%，女性为 42%。

低渗性失水，当血钠低于 120mmol/L 时或出现中枢神经系统症状时，可给予 3%～5%氯化钠注射液缓慢滴注。一般要求在 6 小时内将血钠浓度提高至 120mmol/L 以上。补钠量(mmol/L)＝[142－实际血钠浓度(mmol/L)]×体重(kg)×0.2。待血钠回升至 120～125mmol/L 以上，可改用等渗溶液或等渗溶液中酌情加入高渗葡萄糖注射液或 10%氯化钠注射液。

2)注意事项：高渗性失水时患者脑细胞和脑脊液渗透浓度升高，若治疗使血浆和细胞外液钠浓度和渗透浓度过快下降，可致脑水肿。故一般认为，在治疗开始的 48 小时内，血浆钠浓度每小时下降不超过 0.5mmol/L。严重低渗性失水时，脑细胞内溶质减少以维持细胞容积。若治疗使血浆和细胞外液钠浓度和渗透浓度迅速回升，可致脑细胞损伤。一般认为，当血钠低于 120mmol/L 时，治疗使血钠上升速度在每小时 0.5mmol/L，不超过每小时 1.5mmol/L。充血性心力衰竭慎用。注意监测血清中钠、钾、氯离子浓度，血液酸碱浓度平衡指标，肾功能以及血压等。生理盐水含钠、氯离子各 154mmol，比血浆氯离子浓度高出 50%，对已有酸中毒者如大量应用，可引起高氯性酸中毒。故可采用碳酸氢钠生理盐水或乳酸钠生理盐水。

(2)乳酸钠林格注射液(sodium lactate Ringer's injection)：乳酸钠林格注射液可代替生理盐水，特别适用于伴有代谢性酸中毒的患者的补液治疗，其组成成分为每 100ml 含氯化钙(CaCl·2H_2O)0.02g、氯化钾 0.03g、氯化钠 0.6g、乳酸钠 0.31g，成人常规用法为静脉滴注一次 500～1000ml，按年龄体重及症状不同可适当增减。注意与大环内酯类抗生素、生物碱、磺胺类等药物合用时，可能因 pH 及离子强度变化而产生配伍禁忌，故应单独输注，且中间以可配伍溶液冲管。由于本品含有钙离子，与含有枸橼酸钠的血液混合时也会产生沉淀。双胍类药物阻碍肝对乳酸的利用，故服用该类药物的糖尿病患者使用本品时，更易引起乳酸中毒，应注意监测血 pH 及(或)二氧化碳结合力等相关指标。肝功能不全时乳酸降解速度减慢，以致延缓酸中毒的纠正速度，重症肝功能不全、严重肾衰竭患者禁用。

(3)复方电解质葡萄糖注射液(electrolytes and glucose composition injection)：复方电解质葡萄糖注射液除了补充并维持水分和电解质外，还可补充机体所需的热量。目前常用的有复方电解质葡萄糖注射液 M3A、M3B 等，它们含有不同量的氯化钠、氯化钾、乳酸钠及葡萄糖，用于在经口摄取不可能或不充分时，补充并维持水分和电解质，根据患者的肾功能、血钾等情况调整用量,成人一般一次 500～1000ml 静脉滴注,给药速度为每小时 300～500ml,小儿每小时 50～100ml,并按年龄、体重、症状适当增减。高乳酸血症、高钾血症、少尿患者禁用。给药速度不宜过快。

2. 胶体液 腹部损伤时,单独使用晶体液对改善血流动力学效果差,且维持的时间短,故必要时需要补充一定量的胶体液,用量为晶体液的 1/3～1/2。理想的胶体液要有稳定的理化性质,能够快速补充血容量,增加组织灌注并在血管中有足够的停留时间,同时对凝血功能和肾功能无明显的影响,无过敏反应和组织毒性,能改善氧供和器官功能并在体内容易代谢和排除。目前,临床上常用的胶体液有人血白蛋白、明胶及羟乙基淀粉等。

(1)人血白蛋白(human albumin):白蛋白是人血浆的重要组成部分,占血浆胶体渗透压的 80%,主要调节组织与血管之间水分的动态平衡,从而起到增加循环血容量和维持血浆胶体渗透压的作用。每 5g 白蛋白保留循环内水分的能力约相当于 100ml 血浆或 200ml 全血的功能。

一般采用静脉滴注的方式给药。输注速度过快,可引发循环血容量过多,导致头痛、呼吸困难、血压升高及肺水肿等,故通常推荐的输注速度为最快 5ml/min(5%溶液)或 1～2ml/min(20%溶液),特别是在开始 15 分钟内,应格外注意速度缓慢,根据患者反应逐渐加速至上述速度。也可采用 5%葡萄糖注射液或 0.9%氯化钠注射液适当稀释作静脉滴注,输注时宜用备有滤网装置的输血器。成人常用剂量为一次 5～10g,可以隔 4～6 小时重复注射一次,婴幼儿为 0.6～1g/kg。输注速度应根据患者症状和患者对治疗的反应进行调整,但部分患者可能发生过敏反应,比较常见的为皮肤变红、荨麻疹、血压升高、血压降低、心搏加快或减慢、发热、恶心、呕吐、发冷等轻微反应,一般在输液终止以后会很快消退,也可以酌情给予肾上腺皮质激素或抗组胺药物。严重的过敏反应如过敏性休克,一旦发生必须立即终止输液,立即缓慢静脉注射肾上腺素及皮质类固醇。

对白蛋白严重过敏者、高血压患者、心力衰竭患者、严重贫血患者及肾功能不全患者禁用。有明显脱水患者应注意同时补液。

人血白蛋白是由人类血浆提取的一类血液制剂,在当今血源紧张的背景下,应注意严格限制使用适应证,合理使用人血白蛋白。目前,国内尚缺乏公认统一的指南来指导临床规范使用人血白蛋白,各项临床试验对人血白蛋白与其他常用于扩充血容量的胶体液和晶体液进行比较,其有效性、安全性也有较大争议。有学者认为人血白蛋白在改善危重病患者生存率方面并不优于晶体液,但是对某些特定疾病如脓毒症仍可有较好疗效,欧洲危重病医学会建议严重脓毒症患者可使用人血白蛋白进行复苏治疗。1995 年,美国医院联合会(UHC)即制定了《关于人血白蛋白、非蛋白胶体及晶体溶液使用指南》,规范了人血白蛋白的临床应用指征,规定人血白蛋白仅用于血清白蛋白水平极低(<15g/L)的危重患者,若血清白蛋白水平在 15～20g/L 则应视患者具体情况而定,人血白蛋白不应作为首选。因为对于血清白蛋白处于正常水平的患者,输注人血白蛋白反而可使自身白蛋白合成受到抑制,并使其分解代谢加速,对健康无益。

(2)羟乙基淀粉:羟乙基淀粉(hetastarch,HES)是以玉米或土豆淀粉中的支链淀粉为原料,经过适度的水解、糊化、羟乙基化而成。羟乙基淀粉的第一代产品是高相对分子质量、高摩尔取代度的 HES480/0.7,其平均作用时间是 24 小时,因为对凝血系统的影响和在体内的蓄积作用限制了它的应用。目前,临床上应用较多的是中等摩尔质量、低摩尔取代度的第二代(HES 200/0.5)和第三代(HES 130/0.4)羟乙基淀粉产品。

羟乙基淀粉溶液的生物化学性质取决于其平均摩尔质量、摩尔取代度、C2/C6 的摩尔比。淀粉中葡萄糖单位 C2、C3、C6 三个位置上的羟基均被羟乙基取代的程度称为取代度。摩尔取代度的取代方式常常用 C2/C6 的摩尔比来衡量,它是葡萄糖 C2 和 C6 位上羟乙基基团的摩尔比率。羟乙基淀粉的后缀有两组数字,斜线前一组数字代表羟乙基淀粉的平均摩尔质量,斜线后一组数字代表摩尔取代度。例如,HES130/0.4,130 代表羟乙基淀粉的平均摩尔质量是 130 000g/mol,0.4 代表摩尔取代度。

平均摩尔质量决定羟乙基淀粉的扩容效力,摩尔取代度决定羟乙基淀粉在体内的消除半衰期,C2/C6 的摩尔比则决定羟乙基淀粉在体内的代谢速度,C2 位上的羟乙基基团较 C6 位对血清淀粉酶有较强的抵抗力。羟乙基淀粉平均摩尔质量越大、摩尔取代度越大、C2/C6 的摩尔比越大,则在血管中驻留时间越长,但是相应的也就越容易在体内蓄积,对血液流变学和肾功能影响也越严重。目前多采用第二代羟乙基淀粉(HES 200/0.5)和第三代羟乙基淀粉(HES 130/0.4),第二代羟乙基淀粉(HES 200/0.5)的平均摩尔质量是 200 000g/mol,摩尔取代度 0.5,C2/C6 为 5:1,快速输注 10%本品后,第 1、4、10 小时,扩容效应分别为输注量的 145%、100%、75%,其中高分子量的成分被 α 淀粉酶持续裂解为低分子成分,平均摩尔质量降到 70 000 以下,即可从肾排出,$t_{1/2\alpha}$3.35 小时,$t_{1/2\beta}$大于 12 小时,可使扩容效力维持一个 3~4 小时的高平台期。给药 24 小时后,尿中排泄量为给药量的 54%,血清中药量为给药量的 10%。体内降解速度和经肾排泄速度相对较慢,使用时每日最大剂量 33ml/kg(6%)。第三代羟乙基淀粉(HES 130/0.4)在第二代的基础上作了进一步改良处理,适当减少平均摩尔质量 130 000g/mol,降低了摩尔取代度 0.4,改变了取代方式,C2/C6 为 9:1,分子量分布更加集中,减少了对血液流变学和凝血有不利影响的大分子比例,也减少了分子量低于肾阈值而快速排出小分子的比例。这些改进使安全性、耐受性、提高胶体渗透压的作用均有所增加。半衰期缩短,$t_{1/2\alpha}$1.4 小时,$t_{1/2\beta}$12 小时,100%扩容效果能持续 6 小时。第三代大幅度提高了安全性、减少了对凝血和肾功能的影响,每日的最大剂量也提高到 50ml/kg(6%)。羟乙基淀粉的每日用量和滴注速度取决于患者失血量、血液浓缩程度及血液稀释效果。开始时,应缓慢输入,同时密切观察患者反应,如无异常,可逐渐增大滴速,最大滴注速度不超过每小时 20ml/kg。

羟乙基淀粉的主要不良反应为过敏反应,表现为皮疹、恶心、眩晕、血压下降、心动过缓、支气管痉挛及非心源性肺水肿。在输液过程中,如患者发生不可耐受的过敏反应,应立即终止给药,轻症给予抗组胺药,重者加用肾上腺皮质激素及肾上腺素并给予适当的治疗处理。长期大剂量使用时,易出现难治性瘙痒,即使停药数周后,仍可能发生该症状,并可能持续数月,该瘙痒可能与使用剂量有关,主要处理措施为降低每天最大使用剂量,缩短给药周期,同时应给患者补充足够的液体,以减少瘙痒症的发生。另外,由于稀释效应,还可能引起血液成分如凝血因子、血浆蛋白的稀释,以及血细胞比容的下降。

需要注意的是,羟乙基淀粉为葡萄糖聚合物,在体内可被血液中的 α 淀粉酶迅速催化水解而通过肾排泄,羟乙基化的程度越高,则水解速度会越慢,在体内的驻留时间越长。连续使用可在体内积蓄,阻塞肾小管而引起肾小管内渗透压增高,致使肾小管坏死,从而导致少尿、无尿、蛋白尿等,出现急性肾衰竭。

所以,即使肾功能正常的患者,在使用羟乙基淀粉时,也应注意监测血清肌酐值,代偿期肾功能不全(血清肌酐值为 1.2~2.0mg/dl 或 106~177μmol/L)时,应每日监测液体平衡,肾衰竭患者禁用。

近年,文献资料提示在严重脓毒血症患者中使用含羟乙基淀粉类药品,可以增加死亡风险;伴有肾功能损害、肝功能损害、凝血机制障碍等高危因素患者使用本品的风险会增加;在接受心肺分流术的开胸手术患者可导致过量出血;因此在使用此类产品时,应根据患者的健康条件,权衡利弊后谨慎使用,在严重脓毒症和脓毒症休克患者中,不推荐使用羟乙基淀粉进行容量治疗。2014 年,我国、欧盟、美国、加拿大等药品管理部门就含羟乙基淀粉类药品对特定健康条件患者的肾损伤及病死率升高风险已陆续发布了多项风险控制措施。

(3)琥珀酰明胶(succinylated gelatin)注射液:为含 4% 琥珀酰明胶的血浆代用品,由牛胶原经水解和琥珀酰化而成,血浆 $t_{1/2}$ 为 4 小时,峰值扩容效应为 70%~100%,维持血容量的有效时间为 3~4 小时,剂量的大部分在 24 小时内经肾排泄。

优点:与血浆等渗,相对黏稠度也与血浆相似,所产生的血液稀释作用可降低血液相对黏稠度,使静脉回流量、动脉血压和外周灌注增加,其产生的渗透性利尿作用有助于维持休克病人的肾功能。对肝肾功能影响小。

缺点:易发生过敏反应,轻者出现皮疹,给予抗组胺药物及钙剂可以缓解。重者可引起过敏性休克,发生率在 1/6000 和 1/13 000 之间,如患者已处于过敏状态,如哮喘,则出现反应的机会增加,程度也会加重,应慎用。一旦出现过敏反应,应立即停止输注,并根据患者情况做相应处理:吸氧,监测电解质,给予肾上腺素及大剂量肾上腺皮质激素(如泼尼松龙250~1000mg),必要时可用利尿药加快液体排出。

用法用量:静脉输入的剂量和速度取决于患者的实际情况,如脉搏、血压、外周组织灌注量、尿量等,必要时可加压输注。快速输注时应加温液体,但不超过 37℃。如果血液或血浆丢失不严重,或术前或术中预防性治疗,一般 1~3 小时内输注 500~1000ml;低血容量休克,容量补充和维持时,可在 24 小时内输注 10~15L(但血细胞比容不应低于 25%,年龄大者不应低于 30% 同时避免血液稀释引起的凝血异常);严重急性失血致生命垂危时,可在5~10 分钟内加压输注 500ml,进一步输注量视缺乏程度而定。严重失血时可在 5~10 分钟内输入 500ml,直至低血容量症状缓解。大量输入时应确保维持血细胞比容不低于 25%,成人少量出血,可在 1~3 小时内输入 500~1000ml。

注意事项:心力衰竭可能伴有循环超负荷者,此时输液时应缓慢进行。水分过多、肾衰、有出血倾向、肺水肿、钠或钾缺乏以及对输液成分过敏等患者要慎用。输注本品期间血糖、血沉、尿液比重、蛋白、双缩脲、脂肪酸、胆固醇、果糖、山梨醇脱氢酶等化验指标可能不稳定。

综上所述,胶体液因具有较大的分子量,在血管内存留的时间长,理论上应该比晶体液具有更好的复苏效果,特别是在初期紧急的液体复苏过程中仍然有一定的作用,但同时胶体液也具有比晶体液昂贵的价格。没有随机临床试验证明,与晶体液比较,胶体液可以降低病死率。人工胶体中的羟乙基淀粉在脓毒症患者中可能会造成更多的急性肾损伤,因此,在重症患者特别是严重脓毒症者的初始液体复苏中,应选择以晶体液为主,辅以白蛋白的复苏策略。而在目前白蛋白制品极其缺乏的条件下,人工胶体仍然可发挥一定的作用,但人工胶体不宜长期大量使用,同时需注意其对肾功能或凝血功能的影响。

(二)抗感染治疗

腹部损伤需要手术治疗时,面临的一个重要问题就是预防术后伤口感染。腹部损伤手术性质主要为清洁-污染或污染手术,如手术前已有感染,如腹膜炎、腹腔脓肿等,抗菌药物的使用主要为治疗用药,将在以后相关章节中阐述。由于胃酸的存在及胃蠕动等原因,胃、十二指肠手术感染的发生率较低,故预防用药仅适用于高危患者,包括肥胖、幽门梗阻、胃酸分泌少、胃蠕动缓慢者,可选的药物为第一、二代头孢菌素。肝胆系统手术常见污染菌为革兰阴性杆菌和厌氧菌等,可选择第二代头孢菌素作为手术预防用药,有反复感染史者可选头孢曲松或头孢哌酮或头孢哌酮/舒巴坦。结、直肠手术及阑尾手术手术预防用药可选择第二代头孢菌素或头孢曲松或头孢噻肟,可加用甲硝唑。对 β-内酰胺类抗菌药物过敏者,可选用氨曲南预防革兰阴性杆菌感染。手术预防用药时间一般为 24 小时,必要时延长至 48 小时,一般在术前 0.5～2 小时内给药,或麻醉开始时给药,如果手术时间超过 3 小时,或失血量＞1500ml,可术中给予第 2 剂。术后根据患者状况及化验指标情况,判断是否存在感染,决定是否继续使用抗微生物药物治疗,或根据标本培养结果选择抗微生物药物治疗方案。

1. 第一代头孢菌素　常用的注射剂有头孢唑林(cefazolin)、头孢拉定(cefradine)等,主要作用于需氧的革兰阳性球菌。头孢唑林单次使用剂量 1～2g,给药间隔 6～8 小时,儿童一日 50～100mg/kg,分 2～3 次给药,所有不同程度肾功能不全者的首次剂量为 0.5g,肌酐清除率大于 50ml/min 的肾功能不全者,仍可按正常剂量给药,肌酐清除率为 20～50ml/min 时,每 8 小时 0.5g,肌酐清除率为 11～34ml/min 时,每 12 小时 0.25g,肌酐清除率小于 10ml/min 时,每 18～24 小时 0.25g。头孢拉定单次使用剂量 1～2g,每 6 小时一次,儿童(1 周岁以上)按体重一次 12.5～25mg/kg,每 6 小时一次,肌酐清除率大于 20ml/min 的肾功能不全患者,给药剂量为每 6 小时 0.5g,肌酐清除率为 5～20ml/min 或小于 5ml/min 时,剂量宜调整为每 6 小时 0.5g、0.25g 和每 12 小时 0.25g。第一代头孢菌素主要的不良反应为过敏反应,以药疹居多。用药前进行皮试是预防过敏反应的重要措施,皮试液的配制是将原药以生理盐水稀释成 300μg/ml 的溶液。其次也有药物热的发生,如患者表现为持续的高热,常 39℃,甚至 40℃以上,发热时间与用药时间密切相关,停药后不采取任何措施体温也能自行下降,且患者的一般情况尚好,则可疑发生药物热,主要的处理措施为立即停药,可以不配合抗过敏药物治疗。第一代头孢菌素为头孢菌素类抗微生物药物中肾毒性最大的,对肾功能不全的老年患者用药应谨慎,注意监测血肌酐等指标,与可能增加肾毒性的药物如强利尿药等合用时应注意监测肾功能。

2. 第二代头孢菌素　常用的注射剂有头孢呋辛(cefuroxime)、头孢替安(cefotiam),对于革兰阳性球菌的活性与第一代相仿或略差,对部分革兰阴性杆菌亦具有抗菌活性。头孢呋辛成人单次使用剂量 1.5g,婴儿与儿童每日剂量为按体重 30～100mg/kg,给药间隔 8 小时,几乎所有的头孢呋辛以原形从尿中排出,对于肾功能受损患者,肌酐清除率在 20ml/min 以上时,无须减少剂量,肌酐清除率为 10～20ml/min,推荐剂量为每次 750mg,给药间隔 12 小时,而对于肌酐清除率小于 10ml/min 的患者,适宜用量为每日一次,每次 750mg。头孢替安成人单次使用剂量 1g,小儿一日 40～80mg/kg,给药间隔 8～12 小时。头孢替安 60%～70% 以原形经肾排泄,其次为胆汁排泄,严重肾功能不全患者应降低给药剂量和延长给药时间,并注意监测血肌酐等相关指标。第二代头孢菌素常见的不良反应主要有过敏反应,用药前进行皮试是预防过敏反应的重要措施,皮试液的配制同第一代头孢菌素,是将原药以生理盐水稀释成 300μg/ml 的溶液。其他如中性粒细胞减少症、嗜酸性粒细胞增多等不良反应也较常见,使用时应注意监测相关指标。第二代头孢菌素的肾毒性较第一代头孢菌素低。

3. 第三代头孢菌素　常用的注射品种为头孢噻肟(cefotaxime)、头孢曲松(ceftriaxone)、头孢他啶(ceftazidime)、头孢哌酮(cefoperazone)等,对肠杆菌科细菌等革兰阴性杆菌具有强大抗菌作用,头孢他啶和头孢哌酮除肠杆菌科细菌外,对铜绿假单胞菌亦具有高度抗菌活性。

(1)头孢噻肟:$t_{1/2}$约为 1 小时,约 50% 原形经肾排泄。成人一日 2～6g,儿童一日 50mg/kg,分 2～3 次静脉滴注。主要不良反应为皮疹、药物热、白细胞减少等。可经乳汁排出,用药期间应暂停哺乳。妊娠分类 B 级。

(2)头孢曲松:$t1/2$ 约为 8 小时,约 50% 原形经肾排泄,余下以原形分泌于胆汁中。成人及 12 岁以上儿童,1～2g,每日 1 次,15 天～12 岁儿童,20～80mg/kg,肌酐清除率 < 10ml/min 者,每日用量不超过 2g,肾功能不全但肝功能正常者,无须减量,肝功能受损肾功能正常者也无须减少剂量。主要不良反应为皮疹、腹泻、恶心等胃肠道反应、白细胞减少血液学改变等。禁用于高胆红素血症的新生儿和早产儿的治疗,禁与含钙制剂合用。除了新生儿,其他病人可与含钙输液序贯给药,在两次输液之间用相容液体充分冲洗输液管。未见静脉头孢曲松与口服含钙制剂之间相互作用的报道。妊娠分类 B 级。

(3)头孢他啶:$t_{1/2}$约为 2 小时,80%～90% 原形经肾排泄。成人 1～2g,q8h 或 q12h,儿童每天 30～l00mg/kg,q8h 或 q12h。肌酐清除率>50ml/min,无须调整剂量;肌酐清除率 31～50ml/min,1g,q12h,肌酐清除率 30～16ml/min,1g,q24h,肌酐清除率 6～15ml/min,0.5g,q24h,肌酐清除率<5ml/min,0.5g,q48h。主要不良反应为皮疹等过敏反应、白细胞减少等血液学改变、腹泻、恶心等胃肠道反应。可经乳汁排出,哺乳期用药时应谨慎。妊娠分类 B 级。

(4)头孢哌酮/舒巴坦(2:1):舒巴坦的 $t_{1/2}$约为 1 小时,头孢哌酮 $t_{1/2}$约为 1.7 小时,约 84% 的舒巴坦和 25% 的头孢哌酮经肾排泄,其余头孢哌酮经胆汁排泄。常规剂量:头孢哌酮/舒巴坦 1.5g,q12h。舒巴坦每日推荐最大剂量为 4g。肌酐清除率 30ml/min 以上无须调整剂量,肌酐清除率为 15～30ml/min 者,每日舒巴坦的最高剂量为 2g。肌酐清除率< 15ml/min 者,每日舒巴坦的最高剂量为 1g。主要不良反应为腹泻、稀便、皮疹、白细胞减少等、凝血酶原时间延长等。严重胆道梗阻、严重肝疾病或同时合并肾功能障碍时,需要调整用药剂量,头孢哌酮每日不应超过 2g。营养不良和长期静脉输注高营养制剂的患者存在维生素 K 缺乏,较易引发凝血酶原时间延长,应注意监测相关指标。妊娠分类 B 级。

4. 甲硝唑(metronidazole)　对拟杆菌属、梭菌属、消化球菌和消化链球菌等有较好抗菌作用,$t_{1/2}$约为 8 小时,主要经肾排出 60%～80%,约 10% 随粪便排出。成人常用剂量 500mg,q8h。合并肾衰竭者,给药间隔时间应由 8 小时延长至 12 小时,肝功能不全患者应减量。主要的不良反应以消化道反应最为常见,包括恶心、呕吐、食欲不振、腹部绞痛,一般不影响治疗;神经系统症状有头痛、眩晕,偶有感觉异常、肢体麻木、共济失调、多发性神经炎等,大剂量可致抽搐。少数病例发生荨麻疹、潮红、瘙痒、膀胱炎、排尿困难、口中金属味及白细胞减少等,均属可逆性,停药后自行恢复。有活动性中枢神经系统疾患和血液病患者禁用。妊娠期妇女及哺乳期妇女禁用。甲硝唑可抑制乙醛脱氢酶,加强乙醇的作用,导致双硫仑反应。在用药期间和停药后 1 周内,禁用含乙醇饮料或药品。

(三)营养治疗

由于腹部创伤患者,都具有不同程度的肠功能障碍,故肠内营养通常难以实施,肠外营养成为营养支持的主要途径。中华医学会肠外肠内营养学分会在证据医学基础上推荐住院患者肠外营养支持的适应证,有 A 类证据的是:营养风险筛查(nutritional risk screening, NRS)2002 评分标准 3 分者即有营养不良风险需要进行营养支持;连续 5～10 天无法从经口进食达到营养需要量的重症患者应当给予营养支持。肠外营养配方:总的热量为 63.7～125.5kJ/(kg·d)[20～30kcal/(kg·d)],其中 30%～40% 由脂肪供能,氮摄入 0.15～0.2g/(kg·d),热氮比为 100∶1～150∶1。脂溶性维生素体内有一定量的储备,短期禁食者可暂不给予,水溶性维生素因体内无储备,应每天常规给予,接受肠外营养 4 周以上的患者应供给微量元素,电解质的每天补给量应权衡患者每天正常的需要量和估计的额外丢失量以及疾病状况随时调整。

第二节　急性弥漫性腹膜炎

一、病因、病理生理

腹膜炎是腹腔脏腹膜和壁腹膜的炎症,可由细菌感染、化学性或物理性损伤等引起。按累及范围可分为弥漫性和局限性。由于急性化脓性腹膜炎常累及整个腹腔,所以称之为急性弥漫性腹膜炎。

(一)常见病因

1. 腹内脏器穿孔　以急性阑尾炎穿孔最为常见,其次是胃十二指肠溃疡穿孔,其他还有胃癌、结肠癌穿孔、胆囊穿孔、炎症性肠病和伤寒溃疡穿孔等。

2. 肠道和腹内脏器炎症　如阑尾炎、憩室炎、坏死性肠炎、Crohn 病、胆囊炎、胰腺炎和女性生殖器官的化脓性炎症等。

3. 腹部钝性或穿透性损伤致腹内脏器破裂或穿孔。

4. 手术后腹腔污染或吻合口瘘。

5. 机械性绞窄性肠梗阻和血运性肠梗阻　如肠扭转、肠套叠、闭袢性肠梗阻肠坏死,肠系膜血管栓塞或血栓形成等。

6. 医源性损伤　如结肠镜检查时结肠穿孔、肝活检或经皮肝穿刺胆管造影的胆汁瘘,腹腔穿刺后小肠损伤等。

(二)病理生理

腹膜受细菌侵犯或消化液(胃液、肠液、胆汁、胰液)刺激后,腹膜充血,由肥大细胞释放组胺和其他渗透因子,使血管通透性增加,渗出富于中性粒细胞、补体、调理素和蛋白质的液体。细菌和补体及调理素结合后被吞噬细胞在局部吞噬,或进入区域淋巴管。间皮细胞受损可释放凝血活酶,使纤维蛋白原变成纤维素。纤维素在炎症病症的周围沉积,使病灶与游离腹腔隔开,阻碍细菌和毒素的吸收。如果感染程度轻,机体抵抗力强和治疗及时,腹膜炎可以局限化,甚至完全吸收消退。反之,亦可发展为弥漫性腹膜炎。由于大量白细胞的死亡、组织坏死、细菌和纤维蛋白凝固,渗出液逐渐由清变浊,呈脓性。肠曲浸泡在脓液中,可发生肠麻痹。肠腔内积液、腹腔内大量炎性渗液、腹膜和肠壁以及肠系膜水肿,使水、电解质和蛋白质丢失在第三间隙,细胞外液体量锐减,加上细菌和毒素吸收入血,导致低血容量和感染中毒性休克,引起内分泌、肾、肺、心、脑代谢等一系列改变。最常发生的是代谢性酸中毒、急性肾衰竭和成人呼吸窘迫综合征,最终导致休克和死亡。

二、临床表现

由于致病原因的不同,腹膜炎可以突然发生,也可以逐渐发生。急性腹膜炎早期主要表现为腹膜刺激症状,后期由于感染和毒素吸收,主要表现为全身感染中毒症状。

(一) 腹痛

腹痛是腹膜炎最主要的症状。疼痛程度随炎症程度而异。一般都很剧烈,不能忍受,且呈持续性。深呼吸、咳嗽,转动身体时都可加剧疼痛。故病人多固定体位,疼痛多自原发灶开始,炎症扩散后蔓延及全腹,但仍以原发病变部位较为显著。

(二) 恶心、呕吐

此为早期出现的常见症状。开始时因腹膜受刺激引起反射性的恶心、呕吐,呕吐物为胃内容物。后期出现麻痹性肠梗阻时,呕吐物转为黄绿色之含胆汁液,甚至为棕褐色粪样肠内容物。由于呕吐频繁,可呈现严重脱水和电解质紊乱。

(三) 发热

突然发病的腹膜炎,开始时体温可以正常,之后逐渐升高。老年衰弱的病人,体温不一定随病情加重而升高。脉搏通常随体温的升高而加快。如果脉搏增快而体温反而下降,多为病情恶化的征象,必须及早采取有效措施。

(四) 感染中毒

腹膜炎进入严重阶段时,常出现高热、大汗、口干、脉快、呼吸浅促等全身中毒表现。后期由于大量毒素吸收,病人则表情淡漠,面容憔悴,眼窝凹陷,口唇发绀,肢体冰冷,皮肤干燥,呼吸急促,脉搏细弱,体温剧升或下降,血压下降,休克,酸中毒。若病情继续恶化,终因肝肾功能衰竭及呼吸循环衰竭而死亡。

(五) 腹部体征

表现为腹式呼吸减弱或消失,并伴有明显腹胀。腹胀加重常是判断病情发展的一个重要标志。压痛、反跳痛是腹膜炎的主要体征,始终存在,通常是遍及全腹而以原发病灶部位最为显著。腹肌紧张程度则随病因和病人全身情况的不同而有轻重不一。突发而剧烈的刺激可引起强烈的腹肌紧张,甚至呈"木板样"强直,临床称"板状腹"。而老年人、幼儿或极度虚弱的病人,腹肌紧张可以很轻微而被忽视。胃肠道穿孔时,因腹腔内有大量游离气体,平卧位叩诊常发现肝浊音界缩小或消失。腹腔内积液多时,可以叩出移动性浊音,也可用于腹腔穿刺定位。听诊常发现肠鸣音减弱或消失。直肠指检时,如直肠前窝饱满及触痛,则提示有盆腔感染存在。

三、诊断

根据病史和腹部阳性体征及白细胞计数升高,诊断一般并不困难。根据压痛和腹肌紧张范围也较易判断腹膜炎为局限性或弥漫性。应进一步诊断导致腹膜炎的病因和原发病灶。

腹腔穿刺是诊断急性腹膜炎的一种重要方法,适于诊断不明而又有腹腔积液的病人,根据穿刺吸出液体的性状、实验室常规、生化及细菌学检查可获得有价值的诊断资料。

实验室检查白细胞计数一般升高,炎症范围广泛,感染严重者,白细胞计数升高越明显。

腹部影像学检查,立位腹部平片、超声和腹部 CT 检查有利于诊断。

四、药物治疗

(一)迅速输注晶体液以纠正低血容量

纠正酸中毒及电解质紊乱。必要时输注全血或红细胞。一般给予生理盐水、乳酸钠林格液及羟乙基淀粉等进行扩容。急性弥漫性腹膜炎患者的输入液体量,应该是累积损失量加上正在损失量再加上生理需要量。有酸中毒时,可快速输入 5% 碳酸氢钠注射液,首次用量可按 5mg/kg 计算,再根据血清二氧化碳结合力测定值,决定进一步纠正时所需的量,注意监测血钾、血钠及血氯的变化,随时调整碳酸氢钠用量,以防纠酸过度。扩容输液过程中,应注意检查血细胞比容,如果小于 30%,应输全血或浓缩红细胞,使血细胞比容保持在 35% 左右。

(二)全胃肠外营养

急性弥漫性腹膜炎患者代谢率约为正常人的 140%,每日需要热量达 12 552~16 736kJ(3000~4000kcal)。热量补充不足,将消耗体内大量的蛋白质,使患者的伤口愈合缓慢,抵抗力降低,所以对不能经口进食的患者及早考虑启用肠外营养治疗,可以改善患者的营养状况,提高对手术的耐受能力,减少术后并发症、提高康复率和缩短住院时间。肠外营养液的组成包括氨基酸、葡萄糖、脂肪乳、电解质、维生素及微量元素等,注意控制渗透压、糖脂比及热氮比等指标在合理范围内。

(三)抗感染治疗

急性弥漫性腹膜炎的常见致病菌为需氧革兰阴性杆菌,以大肠埃希菌为主,其次为肺炎克雷伯菌,革兰阳性球菌中,链球菌属感染率最高,厌氧菌也为常见致病菌。在开始抗生素治疗之前应尽可能收集脓液、穿刺液等标本做细菌涂片染色、培养和药物敏感试验,然后尽早开始抗感染药物的经验治疗,经验治疗应考虑覆盖革兰阴性需氧菌、革兰阳性球菌和厌氧菌,首选第三代头孢菌素+甲硝唑。其他可选的药物见表 14-1。

表 14-1 腹腔感染的病原治疗

病原	宜选药物	可选药物
大肠埃希菌、变形杆菌属	哌拉西林/舒巴坦、氨苄西林/舒巴坦,阿莫西林/克拉维酸	第二代或三代头孢菌素,氟喹诺酮类,氨基糖苷类
克雷伯菌属	第三代头孢菌素	氟喹诺酮类,氨基糖苷类 β-内酰胺类/β-内酰胺酶抑制剂
肠杆菌属	头孢吡肟或氟喹诺酮类	氨基糖苷类,碳青霉烯类 β-内酰胺类/β-内酰胺酶抑制剂
肠球菌属	氨苄西林或青霉素+氨基糖苷类	万古霉素或去甲万古霉素
拟杆菌属等厌氧菌	甲硝唑	克林霉素,头霉素类,β-内酰胺类/β-内酰胺酶抑制剂,碳青霉烯类

抗生素治疗 48 小时后,应第二次取腹腔穿刺液培养来评估疗效,如治疗前腹腔穿刺液培养阳性,治疗后腹腔穿刺液中性粒细胞<250/mm³ 或培养转阴,证明治疗有效,治疗后症状和体征恶化,腹水中性粒细胞数增多或减少不明显,提示经验抗感染治疗失败,应根据腹

腔穿刺液涂片或细菌培养的结果调整抗生素的种类,直至患者临床症状改善、腹水细菌培养转阴、腹水多形核白细胞(PMN)计数小于 0.25×10^9/L 则可停用抗生素。

1. β-内酰胺类/β-内酰胺酶抑制剂 目前临床常用的有阿莫西林/克拉维酸(amoxicillin/clavulanate)、氨苄西林/舒巴坦(ampicillin/sulbactam)、头孢哌酮/舒巴坦(cefoperazone/sulbactam)和哌拉西林/他唑巴坦(piperacillin/tazobactam)。该类药物适用于产β-内酰胺酶的大肠埃希菌、肺炎克雷伯菌等肠杆菌科细菌,铜绿假单胞菌和拟杆菌属等厌氧菌所致的各种感染。特别是对于产超广谱β-内酰胺酶(ESBLs)的肠杆菌,主要是克雷伯菌属和大肠埃希菌属,通常它们对一个或多个三代头孢菌素耐药,并常伴有氨基糖苷类、喹诺酮类的协同耐药,但对酶抑制剂仍部分敏感。因替卡西林/克拉维酸、氨苄西林/舒巴坦和哌拉西林/他唑巴坦为青霉素类,溶于葡萄糖液中可有一定程度的分解,故溶媒应选择 0.9%氯化钠注射液,且在用药前应询问药物过敏史并进行青霉素皮肤试验,对青霉素类药物过敏者或青霉素皮试阳性患者禁用。有头孢菌素或舒巴坦过敏史者禁用头孢哌酮/舒巴坦,有青霉素过敏性休克史的患者,也不能选择该药。该类药物主要的不良反应为过敏反应,一旦发生过敏性休克,应就地抢救,并给予吸氧及注射肾上腺素、肾上腺皮质激素等抗休克治疗。中度以上肾功能不全患者应根据肾功能减退程度调整剂量。

2. 阿莫西林/克拉维酸钾 注射剂一般为 5:1 比例,0.6g/支或 1.2g/支。阿莫西林血消除半衰期($t_{1/2\beta}$)为 1.08 小时,60%以上以原形自尿中排出,约 24%药物在肝内代谢,尚有少量经胆道排泄。克拉维酸钾药动学参数与阿莫西林相似。成人及 12 岁以上儿童常用剂量 1.2g,q8h,严重感染者可增至 1.2g,q6h;3 个月~12 岁儿童,常用剂量为 30mg/kg,q8h,严重感染者可增至 30mg/kg,q6h。对于肌酐清除率>30ml/min 的肾功能不全的患者,可以不必调整用量,肌酐清除率 10~30ml/min 的患者,可采用首剂 1.2g,以后 0.6g,q12h 的给药方案,肌酐清除率<10ml/min 的患者,可采用首剂 1.2g,以后 0.6g,q24h 的给药方案。肝功能不全患者应定期监测肝功能。妊娠分类 B 级。

3. 氨苄西林钠/舒巴坦钠 氨苄西林钠和舒巴坦钠以 2:1 的比例联合应用,两者的半衰期均为 1 小时左右,且主要以原形随尿液排出。根据感染的严重程度,每日剂量 1.5~12g,每日舒巴坦的最大剂量为 4 g,分等量每 6 或 8 小时静脉滴注一次,治疗轻、中度感染时,可每 12 小时注射一次。肾功能不全者的患者,肌酐清除率为 10~50ml/min 时,给药间隔应延长至 6~12 小时,肌酐清除率小于 10ml/min 时,给药间隔延长至 12~24 小时。妊娠分类 B 级。

4. 哌拉西林/他唑巴坦 哌拉西林和他唑巴坦通常以 8:1 的比例配伍,两者的血浆半衰期范围为 0.7~1.2 小时,哌拉西林给药剂量的 68%以原形药通过尿液快速排出,他唑巴坦给药剂量的 80%以原形经肾排出,哌拉西林及其代谢产物亦从胆汁排泄。肾功能正常的成人和及体重超过 40kg 的儿童常用剂量为每 8 小时给予 4.5g 哌拉西林/他唑巴坦。每日的用药总剂量根据感染的严重程度和部位增减,剂量范围可每 6、8 或 12 小时一次,从一次 2.25g 至 4.5g 哌拉西林/他唑巴坦。肌酐清除率>40ml/min 肾功能不全的患者,无须调整剂量,肌酐清除率 20~40ml/min 的患者,4.5g,q8h,肌酐清除率<20ml/min 的患者,4.5g,q12h。哌拉西林在人乳中低浓度分泌,应当慎用于哺乳期母亲。妊娠分类 B 级。

5. 碳青霉烯类 目前常用的有亚胺培南/西司他丁(imipenem/cilastatin)、美罗培南

（meropenem）、比阿培南（biapenem）和帕尼培南/倍他米隆（panipenem/betamipron）。碳青霉烯类抗菌药物对各种革兰阳性球菌、革兰阴性杆菌和多数厌氧菌具强大抗菌活性,对超广谱 β-内酰胺酶（ESBLs）高度稳定,但可被金属 β-内酰胺酶水解,对甲氧西林耐药金黄色葡萄球菌（MRSA）、屎肠球菌和嗜麦芽窄食单胞菌等无效。大样本体外抗菌活性试验表明,亚胺培南对肺炎链球菌、肠球菌等革兰阳性菌的抗菌活性高于其他碳青霉烯类抗生素,对铜绿假单胞菌、鲍曼不动杆菌活性低于美罗培南,亚胺培南中枢系统不良反应较大,尤其是对合并肾功能减退及中枢神经系统基础病变的患者,易引发癫痫。帕尼培南抗菌谱及适应证与亚胺培南类似,对铜绿假单胞菌抗菌活性低于亚胺培南,但是诱发癫痫的发生率低于亚胺培南。美罗培南在 C_2 位引入吡咯烷环,对铜绿假单胞菌的抗菌活性增强,且癫痫的发生率低于亚胺培南。比阿培南对革兰阴性菌抗菌活性强于亚胺培南,对革兰阳性菌活性较亚胺培南弱。比阿培南耐受性较好,肾毒性极低,中枢神经系统不良反应低,极少诱发癫痫。

（1）亚胺培南/西司他丁:$t_{1/2}$ 约为 1 小时,约 70% 原形药物经肾排泄。用法用量（以亚胺培南计）静脉滴注或肌内注射:0.5g,q6h～q8h,最高 4g/d。肌酐清除率＞70ml/min,正常剂量;肌酐清除率 31～70ml/min,0.5g,q8h,最高 2.25g;肌酐清除率 21～30ml/min,0.5g,q6h～q8h,最高 2.25g;肌酐清除率 6～20ml/min,0.25～0.5g,q12h,最高 1g;肌酐清除率≤5ml/min,禁用。儿童体重≥40kg 按成人剂量,体重＜40kg 者每次 15mg/kg,q6h,最高 2g/d。肝功能异常者无须减量。妊娠用药分级:C 级。与更昔洛韦合用可诱发癫痫发作,与丙戊酸钠合用可降低丙戊酸血清浓度。常见的不良反应有过敏反应、腹泻、假膜性结肠炎、血液学改变、神经系统症状如精神障碍、肌痉挛等。

（2）帕尼培南/倍他米隆:$t_{1/2}$ 约为 1 小时,约 30% 原形药物经肾排泄。用法用量（以帕尼培南计）静脉滴注:根据感染严重程度,成人 0.5～1g,q12h。儿童,每日 30～60mg/kg,q8h～q12h。与丙戊酸钠合用可降低丙戊酸血清浓度。主要不良反应有过敏反应、腹泻、假膜性结肠炎、血液学改变、肝功能损坏及抽搐等。

（3）美罗培南:$t_{1/2}$ 约为 1 小时,给药 12 小时内约 60% 药物以原形经尿排泄。用法用量,静脉滴注:0.5～1g,q8h。肌酐清除率＞50ml/min,正常剂量;肌酐清除率 26～50ml/min,1g,q12h;肌酐清除率 11～25ml/min,0.5g,q12h;肌酐清除率≤10ml/min,0.5g,q24h。儿童体重≥50kg 按成人剂量,3 个月以上患儿普通感染 10～20mg/kg,q8h。肝功能异常者无须减量。妊娠用药分级:B 级。与丙戊酸钠合用可降低丙戊酸血清浓度。常见的不良反应有过敏反应、腹泻、假膜性结肠炎、血液学改变、神经系统症状等。

（4）比阿培南:$t_{1/2}$ 约为 1 小时,代谢物中有 9.7%～23.4% 经尿排泄。用法用量:静脉滴注,每次 0.3g,q12h,可根据病情增加剂量,但每日的最大给药量不能超过 1.2g。常见的不良反应有过敏反应、腹泻等胃肠道反应等。

6. **氟喹诺酮类**　该类药物对大多数肠杆菌科细菌,如大肠埃希菌、克雷伯菌属、沙雷菌属、变形杆菌属、志贺菌属、沙门菌属、枸橼酸杆菌、不动杆菌属以及铜绿假单胞菌等具有较强的抗菌作用,对革兰阳性菌如甲氧西林敏感的葡萄球菌、肺炎链球菌等也有良好的抗菌作用,左氧氟沙星、莫西沙星等对衣原体、支原体及军团菌也有效。常用于腹膜炎治疗的有左氧氟沙星（levofloxacin）和环丙沙星（ciprofloxacin）,由于近年来我国大肠埃希菌、铜绿假单胞菌、肺炎克雷伯菌和不动杆菌对氟喹诺酮类药的耐药率普遍较高,故不作为一线用药,选择抗生素时,应尽可能参考药敏结果。为减少耐药性的产生,增强抗菌效果,通常与其他抗生素联合使用。

(1)左氧氟沙星:$t_{1/2}$约为 1 小时,主要以原形由尿中排出,粪便中的排出药量少于给药量的 4%。通常 0.5g,qd,静脉滴注。肾功能不全的患者根据肌酐清除率调整用药剂量:肌酐清除率>50ml/min,正常剂量;肌酐清除率 20～50ml/min,首剂 0.5g,以后 0.25g,q24h;肌酐清除率 10～19ml/min,首剂 0.5g,以后 0.125g,q24h;肌酐清除率<10ml/min,首剂 0.5g,以后 0.125g,q24h。妊娠分类 C 级。

(2)环丙沙星:$t_{1/2}$约为 5 小时,约 60% 经尿排泄,成人常用量一日 0.2g,每 12 小时静脉滴注一次,滴注时间不少于 30 分钟。严重感染或铜绿假单胞菌感染可加大剂量至一日 0.8g,分 2 次静脉滴注。肾功能减退者,需根据肾功能调整给药剂量,血肌酐清除率小于 30ml/min,一次 0.2g,每 18～24 小时一次。肝功能减退时,如属重度(肝硬化腹水)可减少药物清除,血药浓度增高,肝、肾功能均减退者尤为明显,均需权衡利弊后应用,并调整剂量。妊娠分类 C 级。

喹诺酮类药物注意事项:18 岁以下儿童禁用。制酸剂和含钙、铝、镁等金属离子的药物可减少本类药物的吸收,应间隔 2 小时以上服用。本类药物偶可引起抽搐、癫痫、神志改变、感觉异常、视力损害等严重中枢神经系统不良反应,在肾功能减退或有中枢神经系统基础疾病的患者中易发生,因此本类药物不宜用于有癫痫或其他中枢神经系统基础疾病的患者。与茶碱类合用时,可能导致茶碱血药浓度增高,出现茶碱中毒症状。妊娠期和哺乳期患者应避免使用。2013 年 11 月,国家食品药品监督管理总局(CFDA)公布了氟喹诺酮类药品需密切注意的严重不良反应,包括有神经肌肉阻断活性并可能加剧重症肌无力患者肌无力症状,可能发生不可逆转的周围神经病变,影响糖尿病患者的血糖控制水平等。

7. 氨基糖苷类 对肠杆菌科细菌和铜绿假单胞菌等革兰阴性菌抗菌作用强大,临床常用的有奈替米星(netilmicin)、阿米卡星(amikacin)、异帕米星(isepamicin)、依替米星(etimicin)等。该类药物对葡萄球菌属也有良好作用,在铜绿假单胞菌感染的腹膜炎治疗中,常与头孢哌酮等有抗铜绿假单胞菌作用的 β-内酰胺类或其他抗菌药物联合应用。主要不良反应包括听力受损、平衡障碍等耳毒性和肾毒性、神经肌肉阻滞作用,过敏反应等。新生儿、婴幼儿、老年患者应避免使用本类药物。妊娠期和哺乳期患者也应避免使用。为避免加重不良反应,本类药物不应与其他肾毒性药物、耳毒性药物、神经肌肉阻滞剂或强利尿药合用。

(1)阿米卡星:在体内不代谢,血消除半衰期($t_{1/2\beta}$)为 2～2.5 小时,可透过胎盘进入胎儿组织,给药后 24 小时内经肾排出 90% 以上。肾功能正常成人,肌内注射或静脉滴注,7.5mg/kg,q12h,或 15mg/kg,q24h,一日不超过 1.5g,疗程不超过 10 天。小儿,肌内注射或静脉滴注,首剂 10mg/kg,以后 7.5mg/kg,q12h,或 15mg/kg,q24h。肾功能减退患者:肌酐清除率>50～90ml/min,每 12 小时给予 7.5mg/kg 的 60%～90%;肌酐清除率 10～50ml/min 者,每 24～48 小时用 7.5mg/kg 的 20%～30%。孕妇用药 D 类。

(2)依替米星:血消除半衰期($t_{1/2\beta}$)约为 1.5 小时,24 小时内原形在尿中的排泄量约为 80% 左右。肾功能正常成人,静脉滴注,0.1～0.15g,q12h,或 0.2～0.3g,q24h,稀释于 100ml 或 250ml0.9%氯化钠注射液或 5%葡萄糖注射液中,疗程为 5～10 日。肾功能减退患者:调整剂量的方案:①剂量不变,给药间隔延长(h)=血清肌酐(mg/100ml)×8;②首剂给予常规剂量,以后每 8 小时给予维持剂量,维持剂量＝患者肌酐清除率÷正常肌酐清除率×常规维持剂量。孕妇用药 D 类。

第三节　腹 腔 脓 肿

一、病因、病理生理

腹腔脓肿是指腹腔内某一间隙或部位因组织坏死液化,被肠曲、内脏、腹壁、网膜或肠系膜等包裹,形成局限性脓液积聚,包括膈下脓肿、盆腔脓肿和肠间脓肿。引起继发性腹膜炎的各种疾病、腹部手术和外伤后均可引起本病。

感染是造成腹腔脓肿的主要原因。病原菌多来自胃肠道,以大肠埃希菌为主,常有厌氧菌和其他革兰阴性杆菌的混合感染。

腹腔感染性液体进入膈下等间隙后,如病人抵抗力差,致病菌毒力强,病人因衰弱或腹痛呼吸变浅,加以体位不当,积存液体不能排出,间隙腹膜炎症继续发展,若治疗不当,则易形成脓肿。脓肿形状复杂,随占据空间被纤维包裹,与周围脏器紧密相连。脓液性质因致病菌不同而异,一般为大肠埃希菌为主的混合感染,有铜绿假单胞菌时,脓液呈淡绿色,有特殊臭味,如混有产气杆菌,则脓腔中存在气体。

二、临床表现

(一) 膈下脓肿

1. 毒血症　早期为细菌性毒血症的表现,即在康复过程中突然发生间歇或弛张型高热,有时是寒战、高热、食欲减退、脉率快或弱而无力乃至血压下降。

2. 疼痛　上腹痛,在深呼吸和转动体位时加重,有持续性钝痛,向肩背部放散,脓肿大时可有胀痛、气急、咳嗽或打嗝。

3. 膈下和季肋区有叩击痛、压痛　若脓肿表浅,该处皮肤有压凹性水肿。

4. 患侧之呼吸动度变小,肋间隙不如健侧明显。

5. 肝浊音界升高。

6. 约 25％的病例脓腔中含有气体　可叩击出四层不同之音响区,最下层为肝浊音或脓腔的浊音,上层为气体之鼓音,再上层为反应性胸腔积液或萎缩肺的浊音,最上层为肺之清音。

7. 患侧肺底部呼吸音减弱或消失。

8. 白细胞计数升高,中性粒细胞比例增加。

(二) 盆腔脓肿

盆腔脓肿的全身症状较轻而局部症状却相对明显。在腹膜炎过程中,或盆腔手术后,弛张发热不退,或下降后又复升高,并出现直肠和膀胱刺激征。表现为下腹部坠胀不适、里急后重、便意频数、粪便带有黏液;尿频、尿急,甚至排尿困难。直肠指检可发现肛管括约肌松弛,直肠前壁膨隆、触痛。

(三) 肠间脓肿

腹膜炎后,脓液被肠管、肠系膜、网膜包裹,可形成单个或多个大小不等的脓肿。表现为低热,腹部隐痛。较大的脓肿可扪及痛性包块,并可伴有全身中毒症状。

三、诊断

根据原发病或近期腹部手术史,病人出现全身感染中毒症状或直肠刺激表现又找不到明显原因,血象白细胞计数显著升高或分类出现核左移,参考腹部及直肠检查表现,应考虑腹腔脓肿可能,可进一步行 X 线、B 超及脓肿穿刺等,如抽出脓液即可确诊。

四、药物治疗

引起继发性腹膜炎的各种疾病、腹部手术和外伤后均可引起腹腔脓肿,感染是主要原因。致病菌主要来自胃肠道,以脆弱拟杆菌等厌氧菌为主,其他常见的致病菌为大肠埃希菌、克雷伯菌属、肠杆菌属、变形菌属、铜绿假单胞菌、金黄色葡萄球菌和肠球菌。

(一) 非手术治疗

散在的小脓肿通常不必手术治疗,可选择抗感染治疗观察脓腔体积变化,如无好转可行手术治疗。在脓肿形成的初期,尽早合理选用抗生素,可使部分腹腔脓肿消退治愈。腹腔脓肿患者多有一较长病程,营养状况较差,在抗感染治疗的同时加强营养支持,纠正贫血及低蛋白血症,可增强机体免疫力,使非手术治疗获得明显的效果。

1. 抗感染治疗 在腹腔脓肿形成初期,分泌物细菌培养及药敏结果未知时,应可结合原发病情况,及以往分泌物细菌培养及药敏结果、曾使用过的抗生素治疗效果,尽早选择抗感染治疗方案,常用的有第三代头孢菌素＋甲硝唑或广谱青霉素/酶抑制剂＋甲硝唑。如以往治疗中选择该类抗生素治疗感染情况无好转,可在开始治疗时就选择或及时换用碳青霉烯类等联合甲硝唑治疗,待脓液细菌培养及药敏结果回报后,及时评估原药物治疗方案,根据药敏结果选择合适的抗菌药物。抗生素用法详见第二节急性弥漫性腹膜炎。

2. 营养支持治疗 腹腔脓肿患者多先有原发病灶,在诊断明确之前有较长的腹部感染病史,营养消耗较大,在抗感染治疗的同时应配合营养支持。如患者无胃肠道损伤、肠梗阻、消化液分泌障碍等胃肠道功能限制,营养支持应优先选择胃肠道营养,包括口服、管饲营养等,这是最符合生理的有效营养支持方法,具有简单、并发症少、促进肠道功能、防止肠黏膜萎缩和细菌易位等优点。但是,腹腔脓肿患者多数存在胃肠道功能障碍,肠外营养是主要的营养补充途径。肠外营养液的组成包括氨基酸、葡萄糖和脂肪乳。根据患者电解质情况适当补充钾、钙等电解质,因水溶性维生素在机体内无贮备,行肠外营养的患者应每天常规给予。脂溶性维生素在机体内有储备,短期行肠外营养的患者可暂时不给予,对接受全胃肠外营养 4 周以上的患者必须供给微量元素。另外,磷与能量代谢和蛋白质合成密切相关,为避免低磷血症,应注意补磷。同时应注意控制渗透压、糖脂比及热氮比等指标在合理范围内。

(二) 手术治疗

大的腹腔脓肿或经抗感染治疗数周后效果欠佳者,需行手术切开引流。注意术中留取脓液做细菌培养和药敏试验,以便指导术后抗生素选择。

1. 术前药物治疗

(1)术前即给予抗菌药物。抗菌药物的选择应参考分泌物细菌培养和药敏试验结果,如既往未获得脓液细菌培养及药敏结果,可选择能覆盖大肠埃希菌等革兰阴性杆菌的抗生素加甲硝唑等抗厌氧菌的药物治疗,抗菌药物的选择参见第二节急性弥漫性腹膜炎。

(2)补液,加强营养支持。术前应根据病情及液体丢失情况进行补液,液体的选择及补液方法参考第一节"三、常见内脏损伤的药物治疗"。根据中心静脉压、尿量、血液酸碱情况调整补液速度和补液量。腹腔脓肿患者多存在原发病灶,之前可有较长时间的体质消耗,故术前应监测血红蛋白、血白蛋白、前白蛋白等指标,必要时给予输血纠正贫血,选择肠内或肠外营养治疗提高机体抵抗力。

(3)注意患者合并疾病的治疗,避免术前及术后并发症。糖尿病患者应对血糖控制以及可能影响手术预后的糖尿病并发症进行全面评估,对于接受口服降血糖药治疗的患者,术前3天停用口服降血糖药,改为胰岛素治疗,术前空腹血糖水平应控制在7.8mmol/L以下,餐后血糖控制在10mmol/L以下。高血压患者应选择合适的降压药将血压降到150/90mmHg以下。

2. 术后药物治疗

(1)继续抗菌药物治疗,根据术中脓液细菌培养及药敏结果,及时评估抗菌药物治疗效果,选择敏感的抗菌药物。停药指征为腹腔脓肿体征完全消除,体温、白细胞计数等感染指标恢复正常3天以上。

(2)根据术中失血量及体液丢失情况加强输血及补液治疗,注意监测血白蛋白及前白蛋白等营养指标,给予营养支持治疗。

(3)加强合并疾病的监测管理。糖尿病患者在恢复正常饮食以前仍予胰岛素静脉滴注,恢复正常饮食后可给予胰岛素皮下注射,对于术后需重症监护的患者,可采取持续静脉胰岛素输注,血糖控制的目标为空腹血糖<7.8mmol/L,随机血糖<10.0mmol/L。

 案例分析

患者女性,身高160cm,体重50kg,年龄40岁。主因"腹部撞击伤7小时"于2012年2月24日急诊入院。患者7小时前骑自行车不慎与护栏相撞,当时即感腹部疼痛,后症状逐渐加重,弥漫至全腹。

既往体健,否认高血压、冠心病、糖尿病等慢性病史。否认肝炎等传染病史。否认输血史。否认药物过敏史。

专科查体:腹部平坦,肌紧张明显,板状腹,全腹压痛及反跳痛阳性,腹部叩诊呈浊音,肠鸣音弱,未闻及气过水声。

辅助检查:腹部B超,腹腔积液。腹部CT,大量腹水,肝、脾、双肾轮廓清晰,密度均匀,肠管扩张,中下腹部肠管壁增厚,外壁不光滑。T 37℃,P 80次/分,BP 120/80mmHg,WBC 6.94×10^9/L,NEU 86.1%,ALT 33U/L,AST 76U/L,Hb 83g/L。血气分析:pH 7.32,二氧化碳分压38.7mmHg,氧分压130.0mmHg,氧饱和度97.3%。

入院诊断:腹部闭合性损伤,急性弥漫性腹膜炎,肠破裂?腹腔积液。

诊治经过:入院后即行剖腹探查,肠破裂修补术,术中见腹腔内污染较重,留取分泌物培养,留置腹腔引流及切口引流,术后予禁食水,给予保肝、抗感染、补液、抑酸、营养支持等治疗。初始治疗方案如下:

注射用亚胺培南/西司他丁钠 1g,q8h,ivgtt。

羟乙基淀粉 130/0.4 氯化钠注射液,500ml,ivgtt。

葡萄糖氯化钠注射液 500ml,维生素 C 注射液 2g,门冬氨酸钾镁注射液 50ml,ivgtt。

5% 人血白蛋白 12.5g qd,ivgtt。

注射用奥美拉唑钠 40mg q12h,ivgtt。

注射用还原型谷胱甘肽 1.2g,qd,ivgtt。

复方氨基酸注射液 750ml,结构脂肪乳注射液(20%)500ml,50% 葡萄糖注射液 400ml,注射用水溶性维生素 10ml,氯化钾注射液 10ml,多种微量元素注射液 10ml,甘油磷酸钠注射液 10ml,脂溶性维生素注射液 10ml,丙氨酰谷氨酰胺注射液 100ml,qd,泵入,ivgtt。

入院后第 3 天,T 37.1℃,WBC $6.68×10^9$/L,NEU 81.0%,ALT 33U/L,AST 56U/L,Hb 117g/L,TP 27.9g/L,ALB 21.5g/L。分泌物细菌培养结果为肺炎克雷伯菌,对碳青霉烯类均敏感,厌氧菌未生长。患者腹部平坦,肠鸣音无,伤口干净无渗出,引流通畅,约 315ml。入院后第 5 天,T 38.9℃,WBC $8.41×10^9$/L,NEU 83.9%,Hb 93g/L,TP 39g/L,ALB 25g/L。肠鸣音弱,伤口引流通畅,量约 400ml,引流液淡血性。患者不能进食,仍给予肠外营养静脉输入。入院后第 6 天,T 39.1℃,WBC $12.40×10^9$/L,NEU 82.3%,晚幼粒细胞2%,杆状核粒细胞7%,提示感染加重,腹部 B 超提示少量腹腔积液。除外肠穿孔。患者其余生命体征均平稳,腹软,肠鸣音弱,2 次/分,给予肠内营养乳剂 500ml,鼻饲,并谷氨酰胺散 4 袋,tid,口服。入院后第 7 天,T 38.7℃,在全麻下行开腹探查术,右下腹有约 100ml 较稠灰白色脓性液,取脓液送细菌培养,探查小肠结肠无明显破口,考虑腹腔残余感染,生理盐水冲洗腹腔,术后安返病房。入院后第 8 天,T 37.1℃,WBC $16.37×10^9$/L,NEU 88.7%,Hb 100g/L,腹部平软,肠鸣音 2 次/分,伤口引流管通畅,引流液血性。给予 200ml 生理盐水腹腔冲洗。入院后第 10 天晚,患者出现幻觉,自觉屋内有陌生人闯入,并与之搏斗,次日晨症状略减轻,T 36.5℃,WBC $8.17×10^9$/L,NEU 70.7%,分泌物细菌培养结果为肺炎克雷伯菌肺炎亚种,停用注射用亚胺培南/西司他丁钠,改为头孢哌酮/舒巴坦 3g,q12h,ivgtt。入院后第 12 天,T 36.6℃,患者精神症状消失,肠外营养改为复方氨基酸注射液 250ml,结构脂肪乳注射液(20%)250ml,继续肠内营养乳剂 500ml,鼻饲,并谷氨酰胺散 4 袋,tid,继续生理盐水腹腔冲洗,肠鸣音较弱,2 次/分,胃管引流通畅,腹腔引流通畅,引流液 40ml,颜色淡黄色。入院后第 15 天,T 36.1℃,WBC $6.17×10^9$/L,NEU 60.7%,肠鸣音 3 次/分,腹腔引流管通畅,量 25ml,继续生理盐水腹腔冲洗。已自主进食数日,拔除胃管,停止肠外营养治疗,继续肠内营养乳剂 500ml,qd,口服。入院第 20 天,T 36.5℃,WBC $7.17×10^9$/L,NEU 59.7%,腹部平坦,腹肌不紧张,肠鸣音 4 次/分,腹腔引流管通畅,引流出 5ml 淡黄色液体,拔除腹腔引流管。入院第 22 天,患者一般状况好,准予出院。

【临床药师关注点】

1. 抗感染治疗 患者腹部闭合性损伤,急性弥漫性腹膜炎入院,可选的抗生素为第三代头孢菌素、氟喹诺酮类、氨基糖苷类或 β-内酰胺类/β-内酰胺酶抑制剂联合甲硝唑,严重感染的治疗首选亚胺培南或美罗培南。根据分泌物细菌培养及药敏结果及患者症状重新评估抗生素选择合理性。特别需要强调的是,手术清创、分泌物引流及腹腔灌洗等外科手段对于感染的治疗有着重要的作用。患者入院后即行剖腹探查,肠破裂修补术,术中见腹腔内污染较重,选择亚胺培南/西司他丁钠抗感染治疗,该药对肺炎克雷伯菌、大肠埃希菌、铜绿假单胞菌等常见的革兰阴性杆菌及厌氧菌均能覆盖。入院后第 3 天,分泌物细菌培养结果为肺炎克雷伯菌,厌氧菌未生长,药敏结果对亚胺培南敏感,继续原方案治疗。患者体温仍 38℃以上,血象偏高,提示感染加重,入院后第 7 天,再次行开腹探查术,清除脓性分泌物,大量生理盐水冲洗腹腔。术后第 2 天,患者体温恢复正常,继续加强腹腔冲洗及腹腔引流,配合亚胺培南/西司他丁钠治疗。入院后第 10 天晚,患者出现幻觉,怀疑为亚胺培南/西司他丁钠不良反应,且患者感染控制较好,WBC $8.17×10^9$/L,NEU 70.7%,参考分泌物细菌培养药敏结果改为头孢哌酮/舒巴坦治疗。

2. 注射用亚胺培南/西司他丁钠精神系统不良反应的判断及处理　患者入院后第 10 天,出现幻觉等精神症状,在排除疾病原因之后,认为亚胺培南/西司他丁钠最容易产生该不良反应。文献报道碳青霉烯类抗生素神经毒性的发生率为 0.01%~3%,其中高剂量亚胺培南(>2g/d)的发生率约为 3%。患者体温恢复正常已 4 天,WBC $8.17×10^9$/L,NEU 70.7%,感染指标接近正常,故考虑停用亚胺培南/西司他丁钠,改用对肺炎克雷伯菌敏感的头孢哌酮/舒巴坦治疗。之后患者未再产生幻觉。

3. 肠外营养方案的合理性　患者术前 Hb 83g/L,入院后血浆总蛋白和白蛋白均较低,营养状况较差,特别是低蛋白血症,将导致血浆渗透压下降,引起术后切口水肿,影响伤口愈合,如果肠吻合口发生水肿,可导致吻合口发生梗阻,吻合口愈合延缓,严重时发生瘘。另外,低蛋白状态还可导致免疫功能低下和肝功能障碍。所以该患者除了输血外,还应补充氨基酸和白蛋白。对于肠破裂修补术患者,肠道功能恢复较慢,营养的初始摄入主要依赖于肠外营养。患者肠外营养总能量按以下公式计算:基础能量的消耗(BEE),男性 BEE=66.47+13.75W+5H-6.67A,其中 W=体重(kg),H=身长(cm),A=年龄(a)。肠外营养能量=BEE×活动系数×应激系数。活动系数:卧床为 1.2,应激系数:外科大手术中度感染为 1.2。按公式计算该患者需要的总热量约为 7531kJ(1800kcal)。糖和脂肪乳提供的热量分配约为 1:1。患者低蛋白血症,氨基酸的供给量较高,为 64g/d。热:氮比为 175:1。维生素有利于术后伤口的愈合,特别是维生素 C,是合成胶原蛋白的原料,为伤口愈合所必需。该患者营养状况较差,术后每天 10ml 水溶性维生素和脂溶性维生素为必需。多种微量元素是维持正常生理功能和代谢必不可少的物质,创伤术后某些元素排泄量增加,应补充一定量的多种微量元素和矿物质。该患者营养不良状态且胃肠液丢失,易导致低钾,所以应结合每日血钾情况适当补钾。ESPEN 指南推荐(证据级别 A)结直肠手术术后 6~8 小时即可开始经口进食或肠内营养,需要管饲者,术后 24 小时内即可开始。该患者术后第 2 天经胃管给予少量葡萄糖溶液,术后第 6 天,肠鸣音恢复,给予肠内营养乳剂经胃管缓慢泵入,速度 20ml/h,给予谷氨酰胺散保护并修复肠黏膜损伤。入院后第 15 天,患者胃肠道功能恢复,可自主进食,停用肠外营养。

思　考　题

1. 腹腔感染的常见致病菌是什么?如何选择抗菌药物?

2. 腹腔感染的治疗中,抗菌药物可否作为唯一治疗方案?腹腔冲洗的地位如何?

(甄健存　郑　策　刘子文)

参 考 文 献

Delaney AP,Dan A,McCaffrey J,et al. The role of albumin as a resuscitation fluid for patients with sepsis: a systematic review and metaanalysis. Crit Care Med,2011,39(10):386-391.

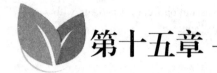

第十五章

消化系统疾病的药物治疗

第一节 肠 梗 阻

一、概述

任何原因引起肠内容物通过障碍,并伴有腹胀、腹痛等临床表现时,统称肠梗阻,是外科急腹症的常见原因之一。肠梗阻的病因和类型很多,发病后,不仅肠管的形态功能发生改变,更可导致一系列全身性病理变化,严重时可危及生命。

二、病因

1. 机械性肠梗阻　为机械性原因引起肠腔狭小或不通,致使肠内容物不能通过,是临床上最多见的类型。常见原因包括肠外因素(如粘连及束带压迫、疝嵌顿、肿瘤压迫等)、肠壁因素(如肠套叠、肠扭转、先天畸形等)、肠腔内因素(如蛔虫梗阻、异物、粪块、胆石阻塞等)。

2. 动力性肠梗阻　又分为麻痹性与痉挛性两类,是由于神经抑制或毒素刺激导致肠壁肌肉运动紊乱,无器质性肠腔狭小。麻痹性肠梗阻较为常见,多发生于腹腔手术后、腹部创伤及弥漫性腹膜炎病人,由严重的神经、体液、代谢紊乱(如低钾血症)等改变所致。痉挛性肠梗阻较少见,可在急性肠炎、肠道功能紊乱、慢性铅中毒病人中发生。

3. 血运性肠梗阻　由于肠系膜血管栓塞或血栓形成,使肠管血运障碍,肠失去蠕动能力,肠腔虽无阻碍,但肠内容物停止运行,并会迅速继发肠坏死。按肠壁血运有无障碍的分类如下:

(1)单纯性肠梗阻:仅有肠内容物通过受阻,而肠管无血运障碍。

(2)绞窄性肠梗阻:因肠系膜血管或肠壁小血管受压,血管腔栓塞或血栓形成,使相应肠段急性缺血,引起肠坏死、穿孔。

4. 假性肠梗阻　原因不明,属慢性疾病,也可能与遗传因素相关。表现为反复发作的肠梗阻症状,肠蠕动正常或障碍,腹痛、呕吐、腹胀、腹泻甚至脂肪痢等,肠鸣音正常或减弱,腹平片无肠胀气或气液平。假性肠梗阻的治疗多为非手术治疗,如肠外营养等,仅在并发肠穿孔、坏死等情况下才进行手术处理。

5. 其他　按梗阻部位,可分为高位小肠(空肠)梗阻、低位小肠(结肠)梗阻,后者因回盲瓣的作用,肠内容物质只能从小肠进入结肠,不能反流,故又称"闭祥性肠梗阻"。任何一段肠祥两端完全闭塞,如肠扭转等,均属于闭祥性肠梗阻。

按梗阻程度,可分为完全性肠梗阻和不完全性肠梗阻。按病程发展速度,又可分为急性肠梗阻和慢性肠梗阻。其中,前者多为绞窄性肠梗阻,后者多为单纯性肠梗阻。

三、病理生理

1. 局部变化 机械性肠梗阻发生后,一方面,梗阻以上肠蠕动增强,以克服肠内容物通过障碍;另一方面,肠腔内因气体和液体积聚而膨胀。液体主要为胃肠道分泌液,气体则为咽下的空气或肠道内容物经细菌分解发酵产生。肠梗阻部位越低,时间越长,肠膨胀越明显。梗阻以下肠管塌陷、空虚或积存少量粪便。扩张肠管和塌陷肠管交界处即为梗阻部位。同时,肠腔压力增高,可使肠壁静脉回流受阻,毛细血管及淋巴管淤积,肠壁充血、水肿、液体外渗。由于缺氧,细胞能量代谢障碍,肠壁及毛细血管通透性增加,肠壁上出现出血点,并有血性物质渗入肠腔和腹腔。上述情况在闭祥性肠梗阻中更严重,出现肠壁充血、水肿,呈暗红色,继而出现动脉血运受阻,血栓形成,肠壁失去活力,肠管变紫变黑。肠壁变薄、缺血、通透性增加,肠内容物和大量细菌深入腹腔,引起腹膜炎。肠管因缺血、坏死而破溃、穿孔。

2. 全身变化

(1)水、电解质紊乱和酸碱平衡失调:肠梗阻时,吸收功能障碍,胃肠道分泌的液体不能被吸收会全身循环而积存于肠腔,同时肠壁继续有液体向肠腔内渗出,导致液体在第三间隙丢失。高危肠梗阻如出现呕吐,更易脱水,同时丢失大量胃酸及 Cl^-,出现代谢性碱中毒;低位肠梗阻丢失大量碱性消化液,组织灌注不良,酸性代谢产物剧增,可出现严重的代谢性酸中毒。

(2)血容量下降:肠膨胀可影响肠壁血运,渗出大量血浆至肠腔和腹腔内,如有肠较窄则丢失大量血浆和血液。此外,肠梗阻时蛋白质分解增多,肝合成蛋白的能力下降等,都可加重血浆蛋白的减少和血容量的下降。

(3)休克:严重缺水、血液浓缩、血容量减少、电解质紊乱、酸碱平衡失调、细菌感染、中毒等,都可引起休克。当肠坏死、穿孔、腹膜炎发生时,全身中毒尤为严重。最后可引起严重的低血容量休克及中毒性休克。

(4)呼吸和心脏功能障碍:肠膨胀时腹压增高,横膈上升,影响肺内气交换;腹痛、腹胀可使腹式呼吸减弱;腹压增高和血容量不足可使下腔静脉回流量减少,心排血量减少。

四、临床表现

1. 症状

(1)腹痛:机械性肠梗阻发生时,梗阻部位以上剧烈肠蠕动,因而发生腹痛。发生剧烈蠕动之后,由于肠管肌肉过度疲劳而呈暂时迟缓状态,腹痛暂时消失,故机械性肠梗阻的腹痛为阵发性肠绞痛。腹痛同时伴有高亢的肠鸣音,当肠腔有积气、积液时,肠鸣音呈气过水声或高调金属音,有时可见肠型和蠕动波。如果腹痛间歇期不断缩短,成为剧烈的持续性腹痛时,应警惕绞窄性肠梗阻。

麻痹性肠梗阻的肠壁肌肉呈瘫痪状,没有收缩蠕动,因而无腹痛,只有持续的胀痛或不适,肠鸣音减弱或消失。

(2)呕吐:是机械性肠梗阻的主要症状之一。高位梗阻的呕吐出现较早呕吐频繁,呕吐物主要为胃、十二指肠内容物。低位小肠梗阻的呕吐出现较晚,初为胃内容物,静止期较长,之后为积存在肠内并经发酵、腐败呈粪样的肠内容物。结肠梗阻的呕吐到晚期才出现,呕吐物呈棕褐色或血性,是肠管血运障碍的表现。麻痹性肠梗阻时,呕吐多成溢出性。

(3)腹胀:发生于腹痛之后,程度与梗阻部位相关。高位梗阻的腹胀显,有时可见胃型。低位梗阻及麻痹性肠梗阻的腹胀明显,遍及全腹。腹壁较薄的病人,可出现梗阻以上肠管膨胀,出现肠型。结肠梗阻时,如果回盲瓣关闭良好,梗阻以上肠袢可成为闭袢,则腹周膨胀明显。腹部隆起不均匀对称,是肠扭转等闭袢性肠梗阻的特点。

(4)便闭:完全性肠梗阻,肠内容物不能通过梗阻部位,梗阻以下的肠于空虚状态,临床表现为停止排气排便。但在梗阻初期,尤其对于高位梗阻,其下积存的气体和粪便仍可排出。某些绞窄性肠梗阻,如肠套叠等,可出现出血性黏液便。

2. 体征

(1)一般情况:单纯性肠梗阻早期无明显变化,晚期则因呕吐、脱水、电解质紊乱等出现唇舌干燥、眼窝内陷、皮肤弹性减退、脉搏细弱等。绞窄性肠梗阻可出现全身中毒症状及休克。

(2)视诊:机械性肠梗阻常可见肠型和蠕动波;肠扭转时腹胀多不对称痹性肠梗阻则腹胀均匀。

(3)听诊:机械性肠梗阻可出现肠鸣音亢进、气过水声或金属音;麻痹梗阻的肠鸣音减弱或消失。

(4)叩诊:绞窄性肠梗阻由于腹腔有渗液,移动性浊音可为阳性。

(5)触诊:单纯性肠梗阻因肠管膨胀,可有轻度压痛,但无腹膜刺激征;绞窄性肠梗阻可有固定压痛和腹膜刺激征,压痛的包块常为有绞窄的肠袢。

3. 辅助检查

(1)实验室检查:单纯性肠梗阻早期变化不明显,随着病情进展,由于失水和血液浓缩,血细胞、Hb 等相对增高,尿比重增高。高位肠梗阻的患者如有呕吐频繁,大量胃液丢失,可出现低钾、低氯、代谢性碱中毒;低位肠梗阻则可出现电解质普遍降低和代谢性酸中毒。如呕吐物和粪便中检出红细胞或隐血阳性,考虑肠管有血运障碍。

(2)X 线检查:一般在肠梗阻 4～6 小时后,X 线检查可显示肠腔内有气体。立位或侧卧位透视或摄片,可见气胀肠袢和液平面。空肠黏膜的环状皱襞在肠腔充气时呈鱼骨刺状;回肠扩张的肠袢多,可见阶梯状液平面;结肠胀气位于腹部周边,显示结肠袋形。钡灌肠可用于怀疑结肠梗阻的病人,可显示结肠梗阻的部位与性质,但在小肠梗阻时禁用,以免加重病情。

五、药物治疗措施

肠梗阻的治疗方法取决于肠梗阻的病因、性质、部位、病情和患者的全身情况。不论采取何种治疗方法,均需纠正肠梗阻引起的脱水、电解质紊乱和酸碱平衡失调,行胃肠减压以改善梗阻部位以上肠段的血液循环和控制感染。

1. 概述　绝大多数机械性肠梗阻需作外科手术治疗,手术指征包括:积极非手术治疗无效,临床症状不缓解或有加重者;绞窄性肠梗阻及不能除外绞窄性肠梗阻者也应及时手术处理;有腹膜刺激体征者。

一般单纯性机械性肠梗阻,尤其是早期不完全性肠梗阻,如由蛔虫、粪块堵塞或炎症粘连所致的肠梗阻等,可作非手术治疗。

不论手术治疗或非手术治疗,纠正水、电解质紊乱和酸碱平衡失调是极重要的基础治疗措施。一般成人症状较轻的约需补液 1500ml,有明显呕吐的则需补液 3000ml,而伴周围循环衰竭和低血压时则需补液 4000ml 以上。最基本的溶液是葡萄糖盐水或乳酸钠林格液与5%葡萄糖溶液各半。根据血钾、钠、氯和血气分析结果决定补充量,并应监测尿量及中心静脉压的变化。

在绞窄性肠梗阻和机械性肠梗阻的晚期,可能有血浆和全血的丢失,产生血液浓缩或血容量的不足,应补给全血或血浆、白蛋白等有效纠正循环障碍。

胃肠插管减压可减轻腹胀,有利于肠壁循环的恢复,避免吸入性肺炎的发生。

肠梗阻时间过长或发生绞窄时,肠壁和腹膜常有多种细菌感染(如大肠埃希菌、梭状芽胞杆菌、链球菌等),积极采用以革兰阴性杆菌及厌氧菌为重点的广谱抗生素静脉滴注治疗很重要。动物实验和临床实践证实应用抗生素可以显著降低肠梗阻的病死率。

2. 药物选择 纠正水、电解质紊乱和酸碱平衡失调的最基本的溶液是葡萄糖盐水或乳酸钠林格液与 5%葡萄糖溶液各半。葡萄糖是人体主要的热量来源之一,每 1g 葡萄糖可产生 16.7kJ(4kcal)热量,被用来补充热量,治疗低血糖症。

葡萄糖氯化钠和乳酸钠林格注射液主要用于细胞外液缺乏时的电解质和水分补充,具体见表 15-1。

表 15-1 葡萄糖氯化钠和乳酸钠林格注射液

名称	用途	电解质浓度(mmol/L)					渗透浓度 (mOsm/L)
		Na$^+$	K$^+$	Ca$^+$	Cl$^-$	乳酸盐	
葡萄糖氯化钠注射液	主要用于细胞外液缺乏时电解质和水分补充	154			154		50
乳酸钠林格注射液		130	4	1.5	109	28	272.5

对肠梗阻病人应给予抗生素预防和治疗。一般采用广谱抗生素,必要时作血液、痰液及腹腔液细菌培养和药敏,以利选择用药。进入腹腔的手术,主要感染病原菌是革兰阴性杆菌,首选药物是第二代头孢菌素如头孢呋辛。复杂、易引起感染的大手术建议采用第三代头孢菌素,如头孢曲松、头孢噻肟。因下消化道手术多有厌氧菌感染,须同时覆盖厌氧菌。一般用药方案:第二、第三代头孢菌素的基础上加用针对厌氧菌的甲硝唑或厄他培南。

下消化道手术除术中预防用药外,术前一日要分次口服或少被吸收的肠道抗菌药物(如新霉素、庆大霉素、红霉素),并用口服泻剂(硫酸镁 50% 40ml)或灌肠(甘油灌肠剂 110ml,qd,置肛)清洁肠道。术前不需连用数日。

3. 药物特点 肠梗阻围术期可预防使用厄他培南。仅厄他培南(ertapenem)可用于结肠手术-手术部位感染。常用的碳青霉烯类有亚胺培南/西司他丁、美罗培南和厄他培南。
三种碳青霉烯类的适应证、药动学和药效学特点比较见表 15-2、表 15-3。

表 15-2　FDA 批准的适应证比较

适应证	亚胺培南/西司他丁	美罗培南	厄他培南
菌血症	批准		
女性生殖道感染	批准		
关节和骨感染	批准		
金黄色葡萄球菌导致的感染性心内膜炎	批准		
下呼吸道感染	批准		
混合感染	批准		
复杂性皮肤或软组织感染	批准	批准	批准
复杂性腹腔感染	批准	批准	批准
泌尿道感染	批准		批准
细菌性脑膜炎		批准	
结肠手术-手术部位感染			批准
社区获得性肺炎			批准
糖尿病足感染-无骨髓炎			批准
急性盆腔感染			批准
菌血症	批准		

表 15-3　碳青霉烯类的药动学和药效学比较

	亚胺培南/西司他丁	美罗培南	厄他培南
药动学			
吸收	IV	IV	IM(90%);IV
分布	20%	2%	85%~95%
代谢	肾 广泛代谢	肾外 (20%~25%)	肾 中度代谢
排泄	肾排泄 (50%~70%原形) 胆汁:<1%	肾排泄 (70%原形)	肾排泄 (38%原形和 37%代谢物) 粪便:10%
半衰期	1h	1h	4h
药效学			
	治疗混合感染(如肺部、腹腔或软组织) G⁻耐药菌引起的严重感染		G⁻耐药菌引起的严重感染 (多重耐药的肠杆菌);严重 的混合感染(需氧菌/厌氧 菌),如腹腔感染

续表

亚胺培南/西司他丁	美罗培南	厄他培南
与第三代头孢相比,亚胺培南具有抗肠球菌、脆弱拟杆菌活性,另抗假单胞菌活性强于第三代头孢	对耐亚胺培南/氨基糖苷/喹诺酮/第三代头孢的肠杆菌和假单胞菌有活性	
对 G^+ 特别是肠球菌,活性强于美罗培南	对 G^- 菌,美罗培南活性强于亚胺培南	不用于假单胞菌和肠球菌引起的感染
洋葱霍尔德菌耐药	治疗细菌性脑膜炎	不用于细菌性脑膜炎的治疗

4. 不良反应及注意事项　高浓度葡萄糖注射液外渗时可致局部疼痛。长期单纯补给葡萄糖时易出现低钾、低钠及低磷血症。

乳酸血症患者禁用乳酸盐,高钾血症、少尿、Addison 病、重症烧伤、高氮血症及糖尿病患者应慎用。糖尿病患者服用双胍类药物,阻碍肝对乳酸的利用,易引起乳酸中毒;肾功能不全,容易出现水、钠潴留,增加心血管负荷。快速大量给药时,可能出现水肿、血压升高、心率加快、胸闷、呼吸困难,甚至急性左心衰竭。静脉滴注浓度较高或速度较快时,易刺激静脉内膜引起疼痛。滴注速度较快或原有肾衰竭时,应注意发生高钾血症。

甲硝唑最严重的不良反应为高剂量时引起癫痫发作和周围神经病变,表现为肢端麻木和感觉异常。血液系统的不良反应主要为粒细胞缺乏和血小板减少症。注意监测血常规中血小板和中性粒细胞的变化,中枢神经系统的不良反应头痛、眩晕、晕厥等。

不得将厄他培南与其他药物混合或与其他药物一同输注。不得使用含有葡萄糖(α-D-葡萄糖)的稀释液。预防给药时,一般剂量是 1g,静脉滴注。静脉给药时应以 50ml 以上 0.9%氯化钠注射液稀释,每 1g 滴注时间应大于 30 分钟。厄他培南的肌内注射剂由利多卡因稀释,不得改用于静脉给药,也不得用于利多卡因过敏者或合并严重休克、房室传导阻滞等利多卡因禁忌证患者。因在脑脊液中浓度较低,不建议用于中枢神经系统感染。

第二节　阑　尾　炎

一、概述

急性阑尾炎是外科最常见的疾病,典型症状为转移性右下腹痛、发热、恶心、呕吐等,右下腹有固定压痛点。急性阑尾炎可在各个年龄人群中发病,以 20～30 岁青壮年发病率最高,男性多于女性。诊断原则为早期诊断、早期手术。而对于婴幼儿、老年人、妊娠妇女及 AIDS 患者时,诊断和治疗均相对困难,需加以重视。大多数慢性阑尾炎由急性阑尾炎转变而来,少数也可以一开始即呈慢性过程。主要病变为阑尾壁不同程度的纤维化和慢性炎症细胞浸润。多数慢性阑尾炎患者的阑尾管腔狭窄。

二、病因

1. 阑尾管腔阻塞　是急性阑尾炎的最常见病因。阑尾管壁中的淋巴滤泡明显增生和管腔中的粪石或结石是引起阑尾管腔阻塞的两大常见原因,分别多见于青年人和成年人。异物、炎性狭窄、食物残渣、蛔虫、肿瘤等较少见。阑尾管腔细长、开口狭小、不同程度的卷曲,都造成阑尾管腔易于狭窄。阑尾管腔阻塞后,阑尾仍继续分泌黏液,腔内压力上升,血运障碍,使阑尾炎加剧。

2. 细菌入侵　阑尾与结肠相通,腔内微生物较多,远端为盲端。发生梗阻时,存留于远端死腔中的细菌很容易繁殖,分泌内、外毒素,损伤黏膜上皮形成溃疡,细菌穿过溃疡进入阑尾肌层,阑尾壁间质压力升高,妨碍动脉血流,造成阑尾缺血,最终导致梗死或坏疽。

3. 阑尾结构异常　先天阑尾畸形主要为 3 种:阑尾缺如、阑尾全部或部分重复及多阑尾、阑尾腔节段闭锁。当出现急性阑尾炎症状时,需注意上述三种情况。

4. 其他　如婴幼儿、老年人、AIDS 患者等免疫力低下者。

三、病理生理

1. 急性阑尾炎

(1)急性单纯性阑尾炎:病变多只局限于黏膜和黏膜下层。阑尾外观轻肿胀,浆膜充血并失去正常光泽,表面有少量纤维素性渗出。光镜下,阑尾各层均有水肿和中性粒细胞浸润,黏膜表面有小溃疡和出血点。本型属于轻型阑尾炎或病变早期,症状体征较轻。

(2)急性化脓性阑尾炎:病变已累及阑尾壁全层。阑尾明显肿胀,膜高度充血,表面覆以脓性渗出物。阑尾周围的腹腔内有稀薄脓液,形成局限性腹膜炎。光镜下,阑尾黏膜的溃疡面加大并深达肌层和浆膜层,管壁各层有小脓肿形成,腔内亦有积脓,亦称急性蜂窝织炎性阑尾炎。常由单纯阑尾炎发展而来,临床症状和体征较重。

(3)坏疽性及穿孔性阑尾炎:阑尾管壁坏死或部分坏死,呈暗紫色或黑色。阑尾腔内积脓,压力升高,阑尾壁血液循环障碍。穿孔部位多在阑尾根部或近端的系膜缘对侧。如果阑尾穿孔过程较快,穿孔口未被包裹,阑尾腔内积脓可进入腹腔,引起急性弥漫性腹膜炎。属于重型阑尾炎,在儿童和老人中多见。

(4)阑尾周围脓肿:急性阑尾炎化脓坏疽或穿孔时,如果进展较慢,穿孔的阑尾将被大网膜和临近肠管包裹,形成炎性肿块或阑尾周围脓肿。由于阑尾位置不同,其脓肿部位可在盆腔、脐下或膈下。

2. 特殊阑尾炎

(1)新生儿急性阑尾炎:出生后新生儿的阑尾呈漏斗状,不易发生由淋滤泡增生或粪石所致的阑尾管腔阻塞,因此,新生儿急性阑尾炎相对少见。但由于新生儿不能提供病史,早期临床症状如厌食、恶心、呕吐、腹泻等无特异性,发热、白细胞增多均不明显,因此诊断困难,穿孔率高达 50%～85%。诊断时应仔细检查右下腹压痛及腹胀体征,及早治疗。

(2)小儿急性阑尾炎:小儿大网膜发育不全,不能起到足够保护,患儿无法准确提供病史。其病情发展较快且较重,主诉常为全腹疼痛,早期即出现高热、呕吐等症状;右下腹体征不明显、不典型,偶有局部压痛及肌紧张;穿孔发生较早,穿孔率较高,故需要重视。需仔细查体、早期手术、配合输液、纠正脱水、应用广谱抗生素等。

(3)妊娠期急性阑尾炎:较常见。妊娠中晚期时子宫向右上腹推挤盲肠阑尾,压痛部位升高。腹壁被抬高,炎性阑尾刺激不到壁腹膜,压痛、肌紧张、反跳痛等均不明显;大网膜难以包裹炎性阑尾,腹膜炎不易局限而在上腹部扩散。B超检查可帮助诊断。

(4)老年人急性阑尾炎:老年人对疼痛感觉迟钝、腹肌薄弱、防御功能退,主诉不强烈,体征不典型,临床表现轻而病理改变重,体温和白细胞升高均不明显,不易诊断。且老年人动脉硬化,阑尾动脉亦发生改变,易出现阑尾缺血坏死或穿孔。且老年人手术风险较大,需综合考虑后及时手术,谨慎治疗。

(5)AIDS/HIV:其表现与免疫功能正常者相似,但不典型。B超和CT有助于帮助诊断,强调早期诊断并手术治疗,否则穿孔率较高。

3. **慢性阑尾炎**　主要病变为阑尾壁不同程度的纤维化及慢性炎症细胞浸润。黏膜层和浆肌层以淋巴细胞和嗜酸性粒细胞浸润为主。阑尾纤维增生,脂肪增多,管壁增厚,管腔狭窄不规则,甚至闭塞,妨碍阑尾排空,进而压迫阑尾壁内神经而产生疼痛症状。多数慢性阑尾炎病人的阑尾腔内有粪石,或者阑尾粘连扭曲,淋巴滤泡过度增生,使管腔狭窄。

四、临床表现

1. 症状

(1)转移性右下腹痛:典型的腹痛发作始于上腹部,逐渐移向脐部,最后转移并局限于右下腹。主要特征为:疼痛一旦转移至右下腹,初始腹痛部位(上腹及脐部)的疼痛消失,因此称为“转移性右下腹痛”。其过程长短取决于病变发展程度及阑尾位置,快者约2小时,慢则需要1天或更久。约75%的病人具有这种典型症状,也有部分病人一发病便为右下腹痛。腹痛一般为持续性,病初较轻,易被忽视。不同类型的阑尾炎腹痛也有差异,如单纯性阑尾炎为轻度隐痛,化脓性阑尾炎为阵发胀痛和剧痛,坏疽性阑尾炎为持续性剧烈腹痛,穿孔性阑尾炎因阑尾腔压力骤减,腹痛暂时减轻,但出现腹膜炎后,腹痛又会持续加剧。

不同位置的阑尾炎症,其腹痛部位也有区别。盲肠后位阑尾,疼痛在侧腰部;盆位阑尾,疼痛在耻骨上区;肝下区阑尾,可引起右上腹痛;左下腹部阑尾,疼痛位于左下腹。应予以特别注意。

(2)胃肠道症状:发病早期可有厌食、恶心、呕吐等,程度较轻。腹痛始后数小时内会呕吐一次,不频繁。偶见腹泻。盆位阑尾炎时炎症刺激直肠和膀胱,可引起里急后重症状。弥漫性腹膜炎时可导致麻痹性肠梗阻,表现为腹胀、便闭等。

(3)全身症状:早期乏力。炎症加重时出现中毒症状,心率加快,体温高。阑尾穿孔时体温更高,但不会发生于腹痛之前。出现门静脉炎时可出现寒战、高热、轻度黄疸。

2. 体征

(1)右下腹固定性压痛及反跳痛:是急性阑尾炎最重要的体征,常见压痛部位见于麦氏点、Lanz点或Morris点。但对于一个病人来说,压痛点始终固定在一个位置上。发病早期,腹痛尚未转移至右下腹时,便可出现固定压痛点。压痛程度取决于病变程度,也与病人腹壁厚度、阑尾位置深浅、对疼痛的耐受度相关。当炎症加重,阑尾坏疽穿孔时,压痛程度加重,范围扩大甚至遍及全腹。但此时仍以阑尾所在位置压痛最明显。

(2)腹膜刺激征:包括反跳痛、腹肌紧张、肠鸣音减弱或消失等,是壁腹膜受炎症刺激出现的防御性反应。其程度、范围可反映阑尾炎的程度。急性阑尾炎早期可无腹膜刺激征,右下腹出现腹膜刺激征时提示阑尾炎加重,可能出现化脓、坏疽、穿孔等。腹膜刺激征范围扩大,说明腹腔内有较多渗出或阑尾穿孔已导致弥漫性腹膜炎。但在小儿、老人、孕妇、肥胖患者中,此症状可不明显。

（3）右下腹肿块：如出现右下腹饱满，可及一压痛性肿块，固定，边界清，应考虑阑尾炎性肿块或阑尾周围脓肿。

（4）直肠指检：炎症阑尾所在的压痛方向常在直肠右前方。当阑尾穿孔时，直肠前壁广泛压痛，当形成阑尾周围脓肿时，可触及痛性肿块。

3. 辅助检查

（1）实验室检查：白细胞、中性粒细胞增多，可发生核左移。而单纯性尾炎或老年患者的白细胞可无明显升高。尿检多为正常，如出现尿潜血，则提示炎症累及输尿管或膀胱。血清淀粉酶及脂肪酶测定用以排除急性胰腺炎，β-HCG 测定用以排除异位妊娠。

（2）影像学检查：站立位腹平片可见盲肠及回肠末端扩张、积气或气液平，右侧腰大肌影模糊，有时可见腹腔游离气体；诊断困难时可行 CT 检查，发现阑尾增粗及周围脂肪垂肿胀；B 超有时也可以发现肿大的阑尾或脓肿。腹腔镜或后穹窿镜也可用于检查、确诊及治疗。

（3）腹腔镜检查：是急性阑尾炎诊断手段中能得到最肯定结果的一种方法，可以直接观察阑尾有无炎症，也能分辨与阑尾炎有相似症状的邻近其他疾病，不但对确定诊断起决定作用，还可同时进行治疗。

（4）X 线钡剂灌肠检查：不仅可明确压痛点是否位于阑尾处，还可排除与慢性阑尾炎相混淆的其他疾病，如溃疡病、慢性结肠炎、盲肠结核或癌肿等，对无典型发作史的病人有重要意义。

五、药物治疗措施

1. 概述　急性阑尾炎，没有穿孔、脓肿或局限性腹膜炎依据者，仅需预防性给予窄谱抗菌药，针对需氧菌、兼性厌氧菌和专性厌氧菌，疗程一般 24 小时。

2. 药物选择　成人社区获得性感染见表 15-4。

表 15-4　成人社区获得性感染

方案	轻中度：阑尾炎穿孔、阑尾脓肿形成及其他轻中度感染	高危或重症：严重生理紊乱、高龄或免疫抑制状态
单药治疗	头孢西丁 1～2g iv q6h～q8h 厄他培南 1g iv qd 莫西沙星 0.4g iv qd 替加环素 100mg iv 首剂，之后 50mg iv q12h 替卡西林-克拉维酸 3.1g iv q6h	亚胺培南/西司他丁 500mg iv q6h 美罗培南 1g iv q8h 哌拉西林/他唑巴坦[a] 4.5g iv q8h
联合治疗	甲硝唑（0.5g iv q6h～q8h）联合下述药物之一： 头孢呋辛 0.75～1.5g iv q8h 头孢曲松 2g iv qd 头孢噻肟 2g iv q6h～q8h 环丙沙星 400mg iv q12h 左氧氟沙星 500mg iv qd	甲硝唑（0.5g iv q6h～q8h）联合下述药物之一： 头孢吡肟 2.0g iv q12h 头孢他啶 2.0g iv q8h 环丙沙星 400mg iv q12h 左氧氟沙星[b] 500mg iv qd

a. 哌拉西林/他唑巴坦更适合用于严重腹腔内感染或近期有抗生素应用史的患者。

b. 由于大肠埃希菌对氟喹诺酮类药物耐药持续上升，需结合当时耐药情况，如果可以，参考分离病原菌的药敏结果

3. 用法及疗程　外科手术切除阑尾是根本治疗手段,紧急外科干预是急性阑尾炎(无论是否穿孔或继发腹膜炎)的治疗基础。

抗生素的疗程需按照阑尾炎严重程度(单纯阑尾炎、坏疽性阑尾炎或阑尾穿孔伴腹膜炎)决定。单纯阑尾炎仅需围术期抗生素预防。阑尾手术预防用药方案:头孢呋辛或头孢噻肟联用甲硝唑,48 或 72 小时。坏疽性阑尾炎及阑尾穿孔伴腹膜炎需抗生素治疗,疗程 3～5日,复杂病例的疗程可能需延长。

4. 药物相互作用　碳青霉烯类与丙戊酸钠联合应用可能致后者血药浓度低于治疗浓度,增加癫痫发作风险,加大丙戊酸钠剂量仍无效。不建议碳青霉烯类与丙戊酸钠联合应用。使用丙戊酸钠有效控制癫痫的患者应考虑使用非碳青霉烯类抗生素,必须使用碳青霉烯类抗生素,应考虑加用其他抗癫痫药物。美罗培南、厄他培南与其他药物无临床意义的相互作用。亚胺培南/西司他丁与其他药物包括环孢素、更昔洛韦、缬更昔洛韦、茶碱合用有临床意义的相互作用(表 15-5)。

表 15-5　碳青霉烯类的药物相互作用

	亚胺培南/西司他丁	美罗培南	厄他培南
丙戊酸钠	降低丙戊酸的浓度 减弱抗癫痫效果	降低丙戊酸的浓度 减弱抗癫痫效果	降低丙戊酸的浓度 减弱抗癫痫效果
环孢素	增加肾毒性	—	—
更昔洛韦	中枢神经系统毒性	—	—
缬更昔洛韦	中枢神经系统毒性	—	—
茶碱	增加茶碱毒性		

环丙沙星与茶碱类合用时因对药物代谢酶 CYP1A2 竞争性抑制,使茶碱类自肝清除明显减少,升高血药浓度,出现恶心、呕吐、震颤、不安、激动、抽搐、心悸等不良反应。故两者合用时应监测茶碱类血药浓度和调整剂量。

头孢曲松、甲硝唑用药期间,饮酒或应用含乙醇的药物,可能出现双硫仑样反应。在用药期间和停药后 3 日内,患者不能饮酒或含乙醇饮料。

5. 不良反应及注意事项

(1)环丙沙星注射剂:应缓慢滴注,滴注过快易发生用药部位的不良反应如静脉炎等。每日进水量必须充足,每日尿量保持在 1200～1500ml 以上,避免升高尿 pH,避免结晶尿的出现。因在 18 岁以下青少年、孕妇、哺乳期妇女中应用的安全性和有效性未建立,禁用环丙沙星。

(2)头孢曲松:为避免在肺或肾中沉淀头孢曲松钙盐,造成致命的危害,应避免静脉给药与含钙的药品(包括胃肠外营养液)静脉给药同时进行。如前后使用,之间须有其他静脉输液间隔。一般避免用于新生儿或小于 28 日的婴儿。

第三节　肝　脓　肿

一、概述

临床上常见的肝脓肿为细菌性肝脓肿和阿米巴性肝脓肿,主要表现为发热、肝区疼痛、肝大。但两者病因、病程等均有不同,治疗也不相同。

二、病因

1. 细菌感染　主要由化脓性细菌引起,常见致病菌为大肠埃希菌和金黄色葡萄球菌,其次为链球菌、类杆菌等。胆源性或门脉播散者以大肠埃希菌最为常见,其次为厌氧性链球菌。肝动脉播散或"隐源性"者,以葡萄球菌,尤其是金黄色葡萄球菌最为常见。此外,肝毗邻感染病灶的细菌可经淋巴系统侵入。在开放性肝损伤时,细菌可随致伤异物、破裂的小胆管或创口直接侵入肝而引发脓肿。"隐源性"肝脓肿的原因不明,可能与肝内已存在的隐匿病变有关,在机体抵抗力减低时发病。

2. 肠道阿米巴感染　指肠道阿米巴感染的并发症,绝大多数为单发,首先考虑非手术治疗,以抗阿米巴药物、反复穿刺抽脓、全身支持治疗为主。

三、病理生理

1. 炎症反应　细菌侵入肝后,引起局部炎症反应,形成单个或多个小脓肿。若及时抗感染治疗,小脓肿多能吸收消失。若感染扩散,多个小脓肿可融合成一个或数个大脓肿。

2. 全身变化　肝血运丰富,在脓肿的形成发展过程中,大量毒素吸收可导致严重的毒血症,引起全身反应。而当脓肿进入慢性期后,脓腔周边肉芽组织增生、纤维化,肝脓肿可向膈下、腹腔或胸腔穿破,导致严重的感染并发症。

四、临床表现

1. 症状

(1)寒战、高热:是最常见的症状。体温可高达 39~40℃,弛张热,伴大量出汗、心率加快等感染中毒症状。

(2)肝区痛:呈持续性钝痛或胀痛,因肝大、肝被膜急性膨胀所致。若炎症刺激横膈或向胸部扩散,可出现右肩放射痛或胸痛等。

(3)全身症状:主要表现为恶心、呕吐、乏力、食欲减退等。因肝脓肿机体营养消耗大,病人可在短期出现重病消耗面容。

2. 体征　触诊:肝区压痛和肝大最为常见,右下胸部和肝区可有叩击痛。脓肿巨大时,右季肋部或上腹部饱满,局部皮肤可出现红肿、皮温升高,甚至局限性隆起。严重时可触及肿大的肝及波动性肿块,可出现腹肌紧张。

3. 辅助检查

(1)实验室检查:白细胞、中性粒细胞明显增多,血清转氨酶可升高。

(2)影像学检查:B超为首选检查,可见肝病变内部液性无回声暗区,内见分隔,脓肿壁厚呈强回声,内壁不光滑,病变后方回声增强;超声造影表现为病灶周边及分隔增强,表现为"黑洞征";X线检查可见肝阴影增大、右侧横膈抬高,可伴有反应性胸膜炎或胸腔积液;CT 平扫可见圆形或卵圆形低密度区,脓液密度稍高于水,边缘不清;增强扫描脓肿壁呈环形强化而脓液不强化;MRI 的 T1 加权像可见圆形或卵圆形低信号,T2 加权像呈脓腔高信号。

五、药物治疗措施

1. 药物治疗原则

(1)初始抗微生物治疗时间:一旦患者拟诊为腹腔感染(伴局部和全身炎症反应),立刻开始抗微生物治疗。

(2)介入治疗适用因素:基本上所有腹腔感染患者都建议分流或切除感染灶,保持病灶部位引流通畅,控制腹腔污染。

(3)细菌性肝脓肿常见的病原菌:包括肠道来源的革兰阴性杆菌(肺炎克雷伯菌)、厌氧菌等,血源性感染者亦可出现金黄色葡萄球菌、链球菌等。经验性抗生素应覆盖肠杆菌科、肠球菌、厌氧菌,特殊情况下还需覆盖葡萄球菌和链球菌。稳定的患者可推迟至穿刺或引流后应用抗生素。

1)细菌培养:肺炎克雷伯菌 ESBL(-),覆盖革兰阴性杆菌及厌氧菌为主。

2)药敏试验:腹腔内脓肿的细菌必须有足够的活性。

经验性覆盖可能的病原体,可能需要对革兰阴性需氧菌和厌氧菌有广谱活性药物的多药方案:一线治疗为头孢哌酮/舒巴坦、头孢他啶、头孢曲松、哌拉西林/他唑巴坦＋甲硝唑等;严重感染治疗方案为厄他培南、美罗培南、亚胺培南/西司他丁。经验性治疗需要使用最佳剂量的抗生素,确保最大疗效和最小毒性并减少耐药性。

长疗程的口服用药方案,可序贯治疗降为口服氟喹诺酮类治疗。左氧氟沙星 0.5g 口服,每日 1 次,莫西沙星 0.4g 口服,每日 1 次,联合甲硝唑 0.2~0.4g 口服,每日 3 次。

(4)使用微生物学结果指导抗微生物治疗:轻度腹腔感染患者,若起始治疗疗效好,即使后来报告未被怀疑和治疗的致病菌,不需改变治疗。重度腹腔感染患者,需使用病原学培养和药敏试验结果确定抗微生物治疗。

培养结果有助于将抗生素改为窄谱,但对于细菌性脓肿,由于厌氧菌培养困难,不应停用抗厌氧菌治疗。

(5)肠道阿米巴感染:甲硝唑是组织内杀阿米巴药物,750mg,口服,每天 3 次,共 7~10 天,之后辅以肠内杀阿米巴药物,通常为巴龙霉素(500mg,口服,每天 3 次,共 7 天),根治结肠内的残余阿米巴原虫。

其他组织内杀阿米巴药物包括替硝唑 800mg,每天 3 次,或 2g,每天 1 次,共 3~5 日。

2. 药物特点 脓肿一般含菌量非常大,低的表面积和体积比以及纤维囊的存在都限制了抗生素渗透入脓肿的比例。抗生素必须能以足够的浓度快速渗透入脓肿。

3. 用法及疗程 引流充分的患者,抗生素疗程由体温和白细胞计数的恢复决定(通常14~28 天)。体温正常一周后口服序贯治疗。对于感染症状和体征消失的儿童和成人,不需要任何进一步的抗生素治疗。

引流不佳或单纯药物治疗的患者,需要延长疗程(通常为数月)。

对于正在康复的腹腔感染的成人患者,抗微生物疗程可使用口服莫西沙星或左氧氟沙星加甲硝唑、口服头孢菌素加甲硝唑或阿莫西林/克拉维酸。

4. 药物相互作用 口服氟喹诺酮类药物与口服降血糖药合用时易致血糖失调,引起高血糖或低血糖。若发生低血糖,立即停用氟喹诺酮类并开始治疗。与华法林合用增加出血风险。合用时密切监测 INR 或凝血酶原时间,尤其在加用或停用氟喹诺酮类时。与抑酸药(如氢氧化铝凝胶、硫糖铝)以及含钙、铁、锌、镁的药品合用时可能干扰胃肠道对氟喹诺酮类药的吸收,明显降低该药浓度。应与左氧氟沙星间隔至少2小时服用,与莫西沙星至少间隔4~8小时。

5. 不良反应及注意事项　静脉滴注左氧氟沙星注射液每0.5g/100ml,至少60分钟,避免产生静脉炎。静脉滴注莫西沙星注射液每0.4g/250ml,至少90分钟(中国健康受试者心脏所能耐受的输液效率以及国内Ⅰ、Ⅱ、Ⅲ期临床研究的结果)。因莫西沙星能延长患者心电图的Q-T间期,避免用于Q-T间期延长的患者、患有无法纠正的低钾血症及接受Ⅰa类或Ⅲ类抗心律失常药物治疗的患者。

 案例分析

姓名:李××,性别:女

年龄:30岁,民族:汉族

婚姻:已婚,身高:160cm

体重:50kg,入院时间:2011-12-5

主诉:发热12天,右背部疼痛3天。

现病史:2011-11-3患者无明显诱因出现发热,体温最高39℃,伴明显畏寒、寒战、头晕、乏力及全身酸痛,无胸闷、憋气、咳嗽、咳痰、恶心、呕吐、腹痛、腹泻、尿频、尿急、尿痛。自服尼美舒利1片,体温降至正常。热退后出汗较多,无盗汗。次日再次出现发热,体温最高38℃,后自行退热。

2011-11-9患者再次发热,体温最高40℃,伴胸闷、憋气、呼吸急促、全身不适,无畏寒、寒战,就诊我院急诊,查血常规:WBC 17.43×10⁹/L↑,N 90.2%↑,Hb 121g/L,PLT 75×10⁹/L↓。肝肾功能:ALT 102U/L↑,Alb 28g/L↓,TBil 19.0μmol/L,DBil 12.4μmol/L↑,K⁺ 3.2mmol/L↓。腹部超声:肝右叶可疑中低回声,胆总管稍宽。腹部CT:肝右后叶囊实性占位,肝脓肿可能。

考虑诊断为"肝脓肿",于2011-11-10起予头孢他啶2g q12h,甲硝唑磷酸二钠0.915g q12h及对症、支持治疗。

2011-11-12患者出现右背部搏动性疼痛,平卧加重,坐位可缓解,与呼吸、咳嗽等无明显相关。用药后患者仍有发热,体温波动在38~39℃,今为进一步治疗转入我科。

病程中精神、睡眠、饮食稍差。大便2~3天一次,小便频繁,夜尿4~5次/天。体重无明显改变。

既往史:13岁诊断"先天性胆囊扩张症",行胆囊切除术。22岁诊断阑尾炎,行阑尾切除术。25岁行剖宫产。26岁诊断"肝内胆管结石",行PTCD及左半肝切除术。否认糖尿病、高血压、冠心病史。否认肝炎、结核及其接触史。无外伤史。

个人史:原籍出生并长大,否认到过疫区。按时预防接种。否认烟酒等不良嗜好。

婚育史:患者适龄结婚,育有一子一女,爱人体健。

月经史:初潮12岁,行经天数5天,月经周期28~30天。

家族史:父母体健。有1姐姐,体健。

入院诊断:肝脓肿,左半肝切除术后,胆囊切除术后,剖宫产术后,阑尾切除术后。

诊治经过:

2011年11月15日

患者发热,体温最高 38.2℃,无畏寒寒战。右背部疼痛,与体位相关。半卧位可缓解。

查体同前:右肋下上腹部压痛明显,伴轻度肌紧张。

辅助检查:

血常规:WBC 4.95,N 74.5%,Hb 103g/L,PLT 219×10⁹/L。

尿常规:BLD trace,异型 20%。

肝肾功能:ALT 36U/L,Alb 27g/L,TBil 13.3μmol/L,DBil 7.6μmol/L。GGT 176U/L↑,ALP 236U/L↑,TBA 15.9μmol/L↑。

ESR 75mm/h↑,hsCRP 76.55mg/L↑。

凝血功能:PT 15.4 秒,APTT 33 秒,INR 1.28,Fbg 4.35g/L。

肝脓肿诊断明确。

患者既往胆囊扩张、肝内胆管结石病史,此次发病需警惕有无结石可能。

目前胆红素不高,CT 上无胆管扩张及高密度结石影像表现,故考虑结石可能较小。

患者曾有左半肝切除及胆肠吻合手术史,考虑肠道来源感染可能性较大。

常见的病原体包括肺炎克雷伯菌及大肠埃希菌。继续目前抗生素治疗。

今日行 CT 引导下经皮肝穿刺脓肿置管引流术,送病原学培养。

2011 年 11 月 18 日

患者体温正常,右侧背部疼痛明显缓解,可平卧。今日轻微流涕伴干咳,无余不适主诉。肝脓肿每日引流脓血性液体 5~10ml。

查体同前。

辅助检查:

血常规:WBC 6.58×10⁹/L,Hb 109g/L,PLT 312×10⁹/L。

便常规+OB(−)。

肝肾功能:Alb 28g/L↓,A/G 0.7↓,TBil 10.0μmol/L,DBil 5.3μmol/L。GGT 228U/L↑,ALP 271U/L↑,TBA 8.9μmol/L,Cr 36μmol/L。

病原学培养:肺炎克雷伯杆菌,ESBL(−)。

2011 年 11 月 21 日

患者体温正常,无腹部或背部疼痛及其他不适主诉。肝脓肿每日引流脓血性液体约 5ml。

查体同前。

辅助检查:

病原学培养:肺炎克雷伯菌 ESBL(−),摩根摩根菌。

CXR:双下肺斑片影,双侧胸膜病变。

继续目前治疗,观察病情变化,复查腹部 B 超。

2011 年 11 月 24 日

患者一般状态良好,无发热、腹痛、憋气等不适主诉。

查体同前。

辅助检查:

血常规:WBC 3.73×10⁹/L↓,Hb 134g/L,PLT 266×10⁹/L。

肝肾全:ALT 52U/L,GGT 577U/L↑,ALP 427U/L↑,TBA 16.7μmol/L↑,余未见

明显异常。

肝脓肿穿刺引流:真菌培养(一)。涂片:G⁻杆菌可见

血培养(一)。ECG(一)。

腹部超声:肝右叶低回声区,考虑为局部炎性反应区,约 3.7cm×2.9cm。脾稍大,厚 4.3cm,长 11.1cm。

考虑引起白细胞降低的药物因素:

文献检索,甲硝唑有引起白细胞减少的药物不良反应报道;头孢他啶在临床试验罕见出现白细胞减少;治疗很少出现白细胞减少的报道,如果出现停止用药后白细胞计数能回复正常值。

继续目前治疗,观察病情变化,监测血象及肝肾功能。

2011 年 11 月 25 日

患者一般状态良好,无发热及其他不适主诉。查体同前。11-23 起引流量为 0～1ml/d。

辅助检查:尿常规(一)。

病原学培养:厌氧菌(一),停用甲硝唑。

2011 年 11 月 28 日

辅助检查:

血常规:WBC 2.6×10⁹/L↓,Hb 113g/L,PLT 144×10⁹/L。

肝肾全:ALT 56U/L,GGT 505U/↑L,ALP 351U/L↑,TBA 14.7μmol/L↑,余未见明显异常。

hsCRP 1.28mg/L,ESR23mm/L。

引流液培养:放线菌培养(一)。

腹部超声:肝内低回声考虑肝内炎性反应区(4.1cm×1.2cm),脾稍大。

2011 年 11 月 30 日

患者一般状态良好,无发热及其他不适主诉。

患者目前病情稳定,介入科拔除引流管。

停止静脉输液,换成左氧氟沙星片 0.5g qd 口服治疗。

出院带药:左氧氟沙星片 0.5g qd。

体温日监测表:

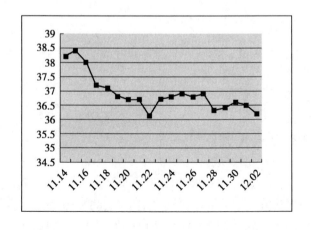

【临床药师关注点】

患者入院后肝脓肿诊断明确,抗生素治疗有效,体温正常未诉不适。11-15 在 CT 引导下行肝脓肿穿刺引流,细菌涂片:G⁻杆菌;细菌培养:肺炎克雷伯菌 ESBL(一)。根据药敏结果继续给予头孢他啶 2g q8h,甲硝唑磷酸二钠 0.915g q12h 治疗。自 11-18 患者未再出现发热及背痛,每日引流量约 5~10ml。11-24 实验室检查:白细胞偏低,11-25 停用甲硝唑。11-28 拔除肝脓肿引流管。11-30 由抗生素静脉治疗改为口服左氧氟沙星 0.5g 每日 1 次治疗,患者情况稳定,准予出院。

1. 关注用药期间患者出现的药物不良反应　患者用药期间出现白细胞降低,药师协助医师分析是否有药物因素,查阅文献,甲硝唑有引起白细胞减少的药物不良反应报道;头孢他啶在临床试验罕见出现白细胞减少;治疗期间很少出现白细胞减少的报道,如果出现停止用药后白细胞计数能回复正常值。

2. 肝脓肿患者抗生素的选择原则

(1)病原体:药物的抗菌谱是否覆盖,是否敏感。

(2)药物:能否到达感染部位,药物不良反应小。

(3)患者:患者的基础病变、年龄、性别和妊娠等情况。

3. 用药期间,头孢他啶和甲硝唑的不良反应及注意事项

(1)头孢他啶

1)对头孢菌素过敏、有青霉素过敏性休克史的患者禁用;对青霉素过敏的患者慎用(交叉过敏率:10%);在用药过程中一旦发生过敏反应,须立即停药;如发生过敏性休克,须立即就地抢救并予以肾上腺素等相关治疗。

2)主要经肾排泄。肾功能不全患者慎用,提高癫痫和脑病的风险。

3)有胃肠病史特别是结肠炎史的患者谨慎使用,警惕假膜性结肠炎的发生。

4)头孢菌素可能与凝血酶原活性下降有关,在肝、肾损害、或营养不良病人和长期接受抗菌治疗的患者存在风险。需要监测凝血时间,必要时给予维生素 K。

(2)甲硝唑:最严重不良反应为高剂量时引起癫痫发作和周围神经病变表现为肢端麻木和感觉异常。血液系统的不良反应主要为粒细胞缺乏和血小板减少症。注意监测血常规中血小板和中性粒细胞的变化和中枢神经系统的不良反应头痛、眩晕、晕厥等。

思 考 题

1. 该肝脓肿患者出现白细胞减少时是否需要立即停用抗生素?
2. 肝脓肿患者药师如何进行患者教育?

第四节　胆　石　病

一、概述

胆石病是指胆道系统,包括胆囊和胆管内,发生的结石疾病,是常见病和多发病。其临床表现取决于结石的部位,以及是否造成胆道梗阻和感染等因素。胆结石按化学成分可分为三类:①胆固醇结石:80%位于胆囊内,呈白黄、灰黄或黄色,形状和大小不一,质硬表面多

光滑,剖面呈放射性条纹状,X 线检查多不显影。其成因一般包括胆汁中胆固醇过饱和,胆汁中胆固醇的成核过程异常以及胆囊功能异常。②胆色素结石:又分两种,一种是无胆汁酸、无细菌、质硬的黑色胆色素结石,几乎均发生在胆囊内;另一种为有胆汁酸、有细菌、质软易碎的棕色胆色素结石,主要发生在胆管。③混合性结石:由胆红素、胆固醇、钙盐等多种成分组成。

胆石可发生在胆管系统的任何部位,根据结石的部位可分为三类:①胆囊结石:胆囊内的结石;②肝外胆管结石:左、右肝管汇合部以下包括肝总管结石和胆总管结石;③肝内胆管结石:左、右肝管汇合部以上的结石。

二、胆囊结石

1. 病因、病理生理　胆囊结石主要为胆固醇结石或以胆固醇结石为主的混合性结石和黑色胆色素结石。主要见于成年人,发病率在 40 岁后随年龄增长而增高,女性多于男性。胆囊结石的成因非常复杂,与多种因素有关。任何影响胆固醇与胆汁酸浓度比例改变和造成胆汁淤滞的因素都能导致结石形成。如某些地区和种族的居民、女性激素、肥胖、妊娠、高脂肪饮食、长期肠外营养、糖尿病、高脂血症、胃切除或胃肠吻合手术后、回肠末段疾病和回肠切除术后、肝硬化、溶血性贫血等。

2. 临床表现　胆囊结石的典型症状为胆绞痛,只有少数病人出现,其他常表现为急性或慢性胆囊炎。主要临床表现包括:

(1)胆绞痛:典型的发作是在饱餐、进食油腻食物后或睡眠中体位改变时,由于胆囊收缩或结石移位加上迷走神经兴奋,结石嵌顿在胆囊壶腹部或颈部,胆囊排空受阻,胆囊内压力升高,胆囊强力收缩而发生绞痛。疼痛位于右上腹或上腹部,呈阵发性,或者持续疼痛阵发性加剧,可向右肩胛部和背部放射,可伴有恶心、呕吐。

(2)上腹隐痛:多数病人仅在进食过多、吃肥腻食物、工作紧张或休息不好时感到上腹部或右上腹隐痛,或者有饱胀不适、嗳气、呃逆等。

(3)Mirizzi 综合征:是特殊类型的胆囊结石,形成的解剖因素是胆囊管与肝总管伴行过长或者胆囊管与肝总管汇合位置过低,持续嵌顿于胆囊颈部的和较大的胆囊管结石压迫肝总管,引起肝总管狭窄;反复的炎症发作更导致胆囊肝总管瘘,胆囊管消失、结石部分或全部堵塞肝总管。临床特点是反复发作胆囊炎及胆管炎,明显的梗阻性黄疸。

(4)辅助检查:B 超检查诊断胆囊结石的准确率接近 100%,检查发现胆囊内有强回声团、随体位改变而移动、其后有声影即可确诊为胆囊结石。仅有 10%~15% 的胆囊结石含有钙,腹部 X 线能确诊,侧位照片可与右肾结石区别。CT、MRI 也可显示胆囊结石,但不作为常规检查。

三、肝外胆管结石

1. 病因、病理生理　肝外胆管结石分为继发性和原发性结石。继发性结石主要是胆囊结石排进胆管并停留在胆管内,故多为胆固醇结石或黑色胆色素结石。原发性结石多为棕色胆色素结石或混合性结石,形成的诱因有:胆道感染、胆道梗阻包括胆总管扩张形成的相对梗阻、胆道异物包括蛔虫残体、虫卵、华支睾吸虫、缝线线结等。结石主要导致:①急性和慢性胆管炎:结石引起胆汁淤滞,容易引起感染,感染造成胆管壁黏膜充血、水肿,加重胆管梗阻；反复的胆管炎症使管壁纤维化并增厚、狭窄，近端胆管扩张。②全身感染：胆管梗阻后，胆道内压增加，感染胆汁可逆向经毛细胆管进入血循环，导致脓毒症。③肝损害：梗阻并感染可引起肝细胞损害，甚至可发生肝细胞坏死及形成胆源性肝脓肿；反复感染和肝损害可致胆汁性肝硬化。④胆源性胰腺炎：结石嵌顿于壶腹时可引起胰腺的急性和（或）慢性炎症。

2. 临床表现　一般平时无症状或仅有上腹不适，当结石造成胆管梗阻时可出现腹痛或黄疸，如继发胆管炎时，可有较典型的 Charcot 三联征：腹痛，寒战、高热，黄疸的临床表现。

（1）症状：①腹痛：发生在剑突下或右上腹，多为绞痛，可向右肩或背部放射，常伴恶心、呕吐。这是结石下移嵌顿于胆总管下端或壶腹部，胆总管平滑肌或 Oddi 括约肌痉挛所致。②寒战高热：病人可在病程中出现寒战、高热，这是由于胆管梗阻继发感染导致胆管炎，细菌及毒素逆行入血引起全身性感染。③黄疸：胆管梗阻后可出现黄疸，其轻重程度、发生和持续时间取决于胆管梗阻的程度、部位和有无并发感染。

（2）体格检查：无发作时可无阳性体征，或仅有剑突下和右上腹深压痛。如合并胆管炎时，可有不同程度的腹膜炎征象，并有肝区叩击痛。胆囊或可触及，有触痛。

（3）辅助检查：当合并胆管炎时，白细胞计数及中性粒细胞升高，血清总胆红素及结合胆红素增高，血清转氨酶和碱性磷酸酶升高，尿中胆红素升高，尿胆原降低或消失，粪中尿胆原减少。除含钙的结石外，B 超检查能发现结石并明确大小和部位，可作为首选的检查方法，如合并梗阻可见肝内、外胆管扩张。X 线平片难以观察到结石。CT 扫描能发现胆管扩张和结石的部位，但不含钙结石的显示不佳。MRCP 观察结石不一定满意，但可以发现胆管梗阻的部位，有助于诊断。

四、肝内胆管结石

1. 病因、病理生理　肝内胆管结石又称肝胆管结石，其病因复杂，主要与胆道感染、胆道寄生虫（蛔虫、华支睾吸虫）、胆汁停滞、胆管解剖变异、营养不良等有关。结石绝大多数为含有细菌的棕色胆色素结石，常呈肝段、肝叶分布，但也有多肝段、肝叶结石，多见于肝左外叶及右后叶，与此两肝叶的肝管与肝总管汇合的解剖关系致胆汁引流不畅有关。肝内胆管结石易进入胆总管并发肝外胆管结石。其病理生理改变有：①肝胆管梗阻：可由结石的阻塞或反复胆管感染引起的炎性狭窄造成，阻塞近段的胆管扩张、充满结石，长时间的梗阻导致梗阻以上的肝段或肝叶纤维化和萎缩，如大面积的胆管梗阻最终引起胆汁性肝硬化及门静脉高压症。②肝内胆管炎：结石导致胆汁引流不畅，容易引起胆管内感染，反复感染加重胆管的炎症狭窄；急性感染可发生化脓性胆管炎、肝脓肿、全身脓毒症、胆道出血。③肝胆管癌：肝胆管长期受结石、炎症及胆汁中致癌物质的刺激，可发生癌变。

2. 临床表现

（1）症状：本病可多年无症状或仅有上腹和胸背部胀痛不适。绝大多数病人以急性胆管炎就诊，主要表现为寒战、高热和腹痛，除合并肝外胆管结石或双侧肝胆管结石外，局限于某肝段、肝叶的可无黄疸。严重者出现急性梗阻性化脓性胆管炎、全身脓毒症或感染性休克。

（2）体格检查：可能仅可触及肿大或不对称的肝，肝区有压痛和叩击痛。

（3）辅助检查：急性胆管炎时白细胞升高，肝功能酶学检查异常。糖链抗原（CA19-9）或

CEA 明显升高应怀疑癌变。B 超检查可显示肝内胆管结石及部位,根据肝胆管扩张部位可判断狭窄的位置,但需要与肝内钙化灶鉴别,后者常无合并相应的胆管扩张。经皮经肝胆管造影(PTC)、内镜逆行胰胆管造影(ERCP)、磁共振胰胆管成像(MRCP)均能直接观察胆管树,可观察到胆管内结石负影、胆管狭窄及近端胆管扩张,或胆管树显示不全、某部分胆管不显影、左右胆管影呈不对称等。CT 或 MRI 对肝硬化和癌变者有重要诊断价值。

五、药物治疗措施

1. 概述　开腹手术和腹腔镜胆囊切除术适用于大部分有症状的胆结石患者,是有并发症患者的首选。药物溶石仅限于无法行腹腔镜或开腹手术的患者。

2. 药物选择　胆酸和胆固醇溶解剂。口服胆酸溶石效果与是否选择合适的患者密切相关。适用于:主要由胆固醇组成的结石,口服胆囊造影显示的漂浮小结石的溶石成功率达90%;表面积大的结石;直径<1.5cm 的结石;口服胆囊造影或肝胆扫描证实胆囊管未闭。口服胆酸溶石的成功率是 60%～70%(包括部分溶解)。

接触性结石溶解剂种类多,最常用的是甲基叔丁醚。

3. 药物特点

(1)口服胆酸溶石:用于溶石的两种胆酸分别为鹅去氧胆酸(3α,7α-dihydroxycholanic acid,CDCA)和熊去氧胆酸(ursodeoxycholic acid,UDCA)。

熊去氧胆酸可促进胆汁分泌,服用后胆汁酸分泌均值由每小时 1.8mmol 增至2.24mmol,长期服用可使胆汁中 UDCA 含量增加,并提高磷脂含量,增加胆固醇在胆汁中的溶解度,防止胆固醇结石的形成。熊去氧胆酸系弱酸,口服后通过被动扩散而迅速吸收。吸收最有效部位是中等碱性环境的回肠。通过肝时被摄取 5%～60%,明显低于鹅去氧胆酸,仅少量药物进入体循环。熊去氧胆酸的作用不取决于血药浓度而与胆汁中的药浓度有关。熊去氧胆酸在肝中与甘氨酸或牛磺酸迅速结合,从胆汁中排入小肠,参加肝肠循环。小肠内结合的熊去氧胆酸一部分水解为游离型,另一部分在细菌作用下转变为石胆酸(litho-cholic acid,LCA),后者进而被硫酸盐化,从而降低其潜在的肝毒性。

(2)接触性结石溶解剂:最常用的是甲基叔丁醚(methyl tert-butyl ether,MTBE),经皮行肝穿刺,将导管插至结石所在部位,注入结石溶解剂 MTBE,数小时内结石将会溶解。成功率是 90%左右。并发症包括穿刺本身引起的并发症及 MTBE 流入十二指肠造成的不良反应(溶血性贫血、腐蚀性或出血性十二指肠炎、吸入性肺炎、嗜睡等)。

4. 用法及疗程　熊去氧胆酸疗程较长,一般 6 个月以上。若 6 个月后超声检查或胆囊造影无改善,应停药。

5. 药物相互作用　熊去氧胆酸不建议与考来烯胺或含氢氧化铝的制剂同时服用,可能阻碍熊去氧胆酸的吸收。熊去氧胆酸增加环孢素在小肠的吸收和摄取,合用时需调整环孢素用量。

6. 不良反应及注意事项　鹅去氧胆酸的不良反应:血清氨基转移酶和胆固醇增高;水样泻,减少剂量后不良反应可缓解或消失。禁忌证为肥胖、高脂血症和肝病。熊去氧胆酸相对安全,比鹅去氧胆酸的毒性和不良反应小,腹泻少见(2%)。可用于肥胖及肝病患者,剂量为 8～12mg/(kg・d)。目前熊去氧胆酸已基本取代鹅去氧胆酸。

第五节　胆道感染

一、急性胆囊炎

1. 病因、病理生理

(1)急性结石性胆囊炎:目前认为急性结石性胆囊炎初期的炎症是由于胆囊结石直接损伤受压部位的黏膜引起,细菌感染是在胆汁淤滞的情况下出现。主要致病原因有:①胆囊管梗阻:胆囊结石移动至胆囊管附近时,可堵塞胆囊管或嵌顿于胆囊颈,嵌顿的结石直接损伤黏膜,以至胆汁排出受阻,胆汁滞留、浓缩。高浓度的胆汁酸盐具有细胞毒性,引起细胞损害,加重黏膜的炎症、水肿甚至坏死。②细菌感染:致病菌多从胆道逆行进入胆囊、或循血循环或淋巴途径进入胆囊,在胆汁流出不畅时造成感染。

(2)急性非结石性胆囊炎:胆囊内并无结石存在,病因仍不清楚,通常在严重创伤、烧伤、腹部非胆道手术后(如腹主动脉瘤手术、脓毒症)等危重病人中发生,约70%的病人伴有动脉粥样硬化;也有认为是长期肠外营养、艾滋病的并发症。致病因素主要是胆汁淤滞和缺血,导致细菌的繁殖且供血减少,更容易出现胆囊坏疽、穿孔。

2. 临床表现

(1)症状:①急性发作,主要是上腹部疼痛,夜间发作常见,饱餐、进食肥腻食物常诱发发作。开始时仅有上腹胀痛不适,逐渐发展至呈阵发性绞痛,疼痛放射到右肩、肩胛和背部。②病人常有轻度至中度发热,通常无寒战,可有畏寒,如出现寒战、高热,表明病变严重,如胆囊坏疽、穿孔或胆囊积脓,或合并急性胆管炎。③部分病人可出现轻度黄疸,可能是胆色素通过受损的胆囊黏膜进入血循环,或邻近炎症引起 Oddi 括约肌痉挛所致。

(2)体格检查:右上腹胆囊区域可有压痛,炎症波及浆膜时可有腹肌紧张及反跳痛,Murphy 征阳性。有些病人可触及肿大胆囊并有触痛。如发生坏疽、穿孔则出现弥漫性腹膜炎表现。

(3)辅助检查:病人白细胞、血清丙氨酸氨基转移酶、碱性磷酸酶常升高,约 1/2 的病人血清胆红素升高,1/3 的病人血清淀粉酶升高。B 超检查可见胆囊增大,囊壁增厚(>4mm),明显水肿时见"双边征",囊内结石显示强回声,其后有声影。

3. 药物治疗措施

(1)药物选择:经验治疗见表 15-6。

表 15-6　成人胆道感染初始抗生素经验治疗方案

感染	方案
轻中度社区获得性急性胆囊炎	头孢唑林、头孢呋辛、头孢曲松
严重生理功能紊乱的社区获得性急性胆囊炎,高龄,免疫抑制状态	亚胺培南/西司他丁、美罗培南、哌拉西林/他唑巴坦、环丙沙星、左氧氟沙星、头孢吡肟,均需联合甲硝唑
胆肠吻合后急性胆管炎	亚胺培南/西司他丁、美罗培南、哌拉西林/他唑巴坦、环丙沙星、左氧氟沙星、头孢吡肟,均需联合甲硝唑
医疗保健相关胆道感染	亚胺培南/西司他丁、美罗培南、哌拉西林/他唑巴坦、环丙沙星、左氧氟沙星、头孢吡肟,均需联合甲硝唑及万古霉素

（2）药物特点：急性胆囊炎考虑抗生素的药动学特征，考虑选用胆汁内浓度高的抗生素（表 15-7）。

表 15-7　抗生素胆汁及血清中的浓度对比

药物	胆汁排泄率*（%）
青霉素 G	500
阿莫西林	100～3000
阿莫西林/克拉维酸钾	100～3000
氨苄西林	100～3000
哌拉西林/他唑巴坦	>100
头孢唑林	29～300
头孢克洛	≥60
头孢西丁	280
头孢克肟	800
头孢呋辛	35～80
头孢噻肟	15～75
头孢他啶	13～54
头孢唑肟	34～82
头孢曲松	200～500
头孢吡肟	10～20
美罗培南	3～300
氨曲南	115～405
氨基糖苷类	10～60
环丙沙星	2800～4500
阿奇霉素	高
克拉霉素	7000
克林霉素	250～300
米诺环素	200～3200
多西环素	200～3200
利福平	10000
TMP-SMX	100～200
替加环素	138

注：* 胆汁峰浓度/血清峰浓度×100

（3）用法及疗程：急性胆囊炎抗菌治疗 3～5 天后，如果急性感染症状、体征消失，体温和白细胞计数正常可以考虑停药。静脉给药剂量见表 15-8 和表 15-9。

不适当地使用或过度使用第三代、第四代头孢菌素以及碳青霉烯类药物可能导致耐药菌株的出现。

表 15-8　中度急性胆囊炎成人静脉给药剂量

药物	成人剂量
含 β-内酰胺酶抑制剂的复合制剂	头孢哌酮/舒巴坦 2.0～8.0g/d(1∶1)或 1.5～6.0g/d(2∶1)
	哌拉西林/他唑巴坦 13.5～18.0g/d
	氨苄西林/舒巴坦 6.0～12.0g/d
第二代头孢菌素	头孢美唑 2.0～8.0g/d

表 15-9　重度急性胆囊炎成人静脉给药剂量

抗生素种类	成人剂量
含 β-内酰胺酶抑制剂的复合制剂	头孢哌酮/舒巴坦 2.0～8.0g/d(1∶1)或 1.5～6.0g/d(2∶1)
	哌拉西林/他唑巴坦 13.5～18.0g/d
第三、四代头孢菌素*	头孢哌酮 2.0～12.0g/d
	头孢曲松 1.0～4.0g/d
	头孢他啶 4.0～6.0g/d
	头孢吡肟 2.0～6.0g/d

注:* 怀疑厌氧菌感染时需合用甲硝唑 1.0～2.0g/d

(4)药物相互作用:哌拉西林/他唑巴坦可能导致半乳甘露聚糖抗原检测(GM 试验)假阳性。

氨苄西林/舒巴坦与别嘌醇合用时增加皮疹的发生率至 14%～22%,单独使用氨苄西林/舒巴坦或别嘌醇时皮疹发生率分别为 6%～8%和 2%。

(5)不良反应及注意事项

1)头孢哌酮/舒巴坦:头孢哌酮侧链可能导致凝血问题,引起维生素 K 缺乏和低凝血酶原症。头孢哌酮含有甲硫四氮唑侧链,用药期间饮酒或饮含乙醇饮料,抑制乙醛脱氢酶的活性,使血中乙醛积聚,出现双硫仑样反应。一般表现是,面部潮红、头痛、眩晕、腹痛、恶心、呕吐、心慌、气急、心率加速、血压降低,以及嗜睡、幻觉等。在用药期间和停药后 3 日内,患者不能饮酒或含乙醇饮料。

2)头孢曲松:超声检查发现继发于胆囊内泥沙样结石的"假胆结石"(50%),有症状者占 9%。对全胃肠外营养且禁食患者,≥2g/d 时更易发生。可能导致胆囊切除和胆源性胰腺炎。肾衰竭患者大剂量应用可能致抽搐。药物性肝损伤、药物热等也是本药需注意的不良反应。和钙剂(包括胃肠外营养液)联合应用时,头孢曲松可沉积在肺、肾组织内,应避免同时进行静脉给药。

3)头孢吡肟(cefepime):较其他头孢菌素穿透性强。治疗超过 14 日会导致中性粒细胞减少症。高剂量和肾衰竭时可能引起惊厥。用药期间出现腹泻时考虑发生假膜性结肠炎的可能性。对轻症肠炎患者,仅停用头孢吡肟即可缓解,中、重度还需给予甲硝唑口服,无效时考虑万古霉素(vancomycin)或去甲万古霉素口服。

4)哌拉西林/他唑巴坦:大多为轻至中度,且为一过性,停药后即可缓解。肾功能减退的患者可出现出血现象,凝血功能降低、凝血酶原时间延长、血小板聚集下降。用药过程中出现出血现象需停药。

二、慢性胆囊炎

1. 病因、病理生理 慢性胆囊炎(chronic cholecystitis)是胆囊持续的、反复发作的炎症过程,超过90%的病人有胆囊结石。随着炎症反复发作,黏膜下和浆膜下的纤维组织增生及单核细胞的浸润,可使胆囊与周围组织粘连、囊壁增厚并逐渐瘢痕化,最终导致胆囊萎缩,完全失去功能。

2. 临床表现

(1)症状体征:临床表现常不典型,多数病人有胆绞痛病史。病人常在饱餐、进食油腻食物后出现腹胀、腹痛。腹痛程度不一,多在上腹部,牵涉到右肩背部,较少出现畏寒、高热和黄疸,可伴有恶心、呕吐。腹部检查可无体征,或仅有右上腹轻度压痛,Murphy 征或呈阳性。

(2)辅助检查:B超检查可显示胆囊壁增厚,胆囊排空障碍或胆囊内结石。口服胆囊造影如提示胆囊显影淡薄或不显影则表明胆囊功能障碍或胆囊管梗阻,有助于慢性胆囊炎的诊断。

三、急性梗阻性化脓性胆管炎

1. 病因、病理生理 病因在我国最常见的原因是肝内胆管结石,其次为胆道寄生虫和胆管狭窄。在国外,恶性肿瘤、胆道良性病变引起狭窄、先天性胆道解剖异常、原发性硬化性胆管炎等较常见。

在梗阻的情况下,细菌经胆汁进入肝后大部分被肝的单核吞噬细胞系统所吞噬,约10%的细菌可逆流入血,成菌血症。带有细菌的胆汁也可直接反流进入血液,称胆血反流。其途径包括经毛细胆管-肝窦瘘进入肝静脉,胆源性肝脓肿穿破到血管,经胆小管黏膜炎症溃烂至相邻的门静脉分支,经肝内淋巴管等。细菌或感染胆汁进入循环,引起全身化脓性感染,大量的细菌毒素引起全身炎症反应、血流动力学改变和器官功能障碍综合征。

2. 临床表现

(1)症状:多数病人有较长胆道感染病史和急诊或择期胆道手术史。本病除有急性胆管炎的 Charcot 三联征外,还有休克、中枢神经系统受抑制表现,称为 Reynolds 五联征。本病发病急骤,病情发展迅速,可分为肝外梗阻和肝内梗阻两种。肝外梗阻腹痛、寒战高热、黄疸均较明显,肝内梗阻则主要表现为寒战高热,可有腹痛,黄疸较轻。常伴有恶心、呕吐等消化道症状。神经系统症状主要表现为神情淡漠、嗜睡、神志不清甚至昏迷,合并休克可表现为烦躁不安、谵妄等。

(2)体格检查:体温常呈弛张热或持续升高达 39~40℃甚至 40℃以上,脉搏快而弱,血压降低。嘴唇发绀,指甲床青紫,全身皮肤可能有出血点和皮下瘀斑。剑突下或右上腹有压痛,或可有腹膜刺激征。肝常肿大并有压痛和叩击痛。肝外梗阻可触及肿大的胆囊。

（3）辅助检查：白细胞计数升高，可超过 $20 \times 10^9/L$，中性粒细胞比例升高，胞质内可出现中毒颗粒。肝功能有不同程度的损害，凝血酶原时间延长。动脉血气分析可有 PaO_2 下降、氧饱和度降低。B超可在床边进行，能及时了解胆道梗阻部位、肝内外胆管扩张情况及病变性质。如病情稳定，可行 CT 或 MRCP 检查。对需要同时行经皮经肝胆管引流（PTCD）或经内镜鼻胆管引流术（ENBD）减压者可行 PTC 或 ERCP 检查。

3. 药物治疗措施

（1）药物选择：在选择经验性治疗的抗生素时需综合考虑所选抗生素抗菌谱、急性胆管炎的严重程度、有无肝肾疾病、患者近期（1 年内）使用抗生素史，当地致病菌及其耐药情况、抗生素在胆汁中的浓度。在明确致病菌后，应根据药敏试验结果选择合适的抗生素进行目标治疗，避免出现双重感染或细菌耐药而导致治疗失败。

轻度急性胆管炎常由单一的肠道致病菌，如大肠埃希菌感染所致，应使用单一抗生素治疗。首选第一、二代头孢菌素或氟喹诺酮类药物。由于大肠埃希菌易产生超广谱 β-内酰胺酶（extended-spectrum β-lactamases，ESBL），对第一、二代头孢菌素耐药。药物选择建议选择 β-内酰胺类/β-内酰胺酶抑制剂复合制剂，如哌拉西林/他唑巴坦、头孢哌酮/舒巴坦、氨苄西林/舒巴坦等。

中度、重度急性胆管炎常为多重耐药菌感染，首选含 β-内酰胺酶抑制剂的复合制剂、第三代和四代头孢菌素、单环类药物，应静脉用药（表 15-10）。如果首选药物无效，可改用碳青霉烯类药物，如美罗培南 $1.0 \sim 3.0g/d$，亚胺培南/西司他丁 $1.5 \sim 3.0g/d$。如果怀疑铜绿假单胞菌感染，建议选择头孢他啶、头孢哌酮/舒巴坦、哌拉西林/他唑巴坦。

表 15-10 中度（Ⅱ）、重度（Ⅲ）急性胆管炎成人静脉给药剂量

抗生素种类	成人剂量
含 β-内酰胺酶抑制剂的复合制剂	头孢哌酮/舒巴坦 $2.0 \sim 8.0g/d(1:1)$ 或 $1.5 \sim 6.0g/d(2:1)$
	哌拉西林/他唑巴坦 $13.5 \sim 18.0g/d$
	氨苄西林/舒巴坦 $6.0 \sim 12.0g/d$
第三、四代头孢菌素*	头孢哌酮 $2.0 \sim 4.0g/d$
	头孢曲松 $1.0 \sim 2.0g/d$
	头孢他啶 $4.0 \sim 6.0g/d$
	头孢吡肟 $2.0 \sim 6.0g/d$
单环类药物*	氨曲南 $2.0 \sim 8.0g/d$

注：* 怀疑厌氧菌感染时需合用甲硝唑 $1.0 \sim 2.0g/d$

（2）药物特点：急性胆管炎考虑抗生素的药动学特征，考虑选用胆汁内浓度高的抗生素。

（3）用法及疗程：轻度急性胆管炎抗生素治疗 2~3 天后可停药。

中度、重度急性胆管炎抗菌治疗应至少持续 5~7 天，之后根据症状、体征以及体温、白细胞、C 反应蛋白来确定停药时间。

（4）药物相互作用：同胆囊炎。

（5）有效预防不良反应的发生/注意事项：同胆囊炎。

第六节　胰　腺　炎

一、急性胰腺炎

1. 病因、病理生理　急性胰腺炎的发病机制比较复杂，至今尚未被完全阐述清楚。其发病过程不能用单因素解析，而且常有新的因素参与而促使病情进一步发展。现将已了解的发病机制归纳如下：

(1)致病危险因素：在正常情况下，胰液中的酶原在十二指肠内被激活方有消化功能。在某些致病因素存在时，各种胰酶将通过不同途径相继提前在胰管或腺泡内被激活，将对机体产生局部和全身损害。在局部对胰腺及其周围组织产生"自身消化"，造成组织细胞坏死，特别是磷脂酶 A 可产生有细胞毒性的溶血卵磷脂，后者可溶解破坏细胞膜和线粒体膜的脂蛋白结构，致细胞死亡。弹力蛋白酶可破坏血管壁和胰腺导管，使胰腺出血和坏死。胰舒血管素可使血管扩张，通透性增加。脂肪酶将脂肪分解成脂肪酸后，与钙离子结合形成脂肪酸钙，可使血钙降低。胰液中的各种酶被激活后发挥作用的共同结果是胰腺和胰周组织广泛充血、水肿甚至出血、坏死，并在腹腔和腹膜后渗出大量的液体。常见的致病危险因素包括：①胆道疾病：胆石结石向下移动可阻塞胆总管末端，此时胆汁可经"共同通道"反流入胰管，其中经细菌作用将结合胆汁酸还原成的游离胆汁酸可损伤胰腺，并能将胰液中的磷脂酶原 A 激活成为磷脂酶 A，从而引起胰腺组织坏死，产生急性胰腺炎。造成胆总管末端阻塞的原因还有胆道蛔虫以及因炎症或手术器械引起的十二指肠乳头水肿或狭窄、Oddi 括约肌痉挛等。②过量饮酒：酒精除了能直接损伤胰腺，尚能刺激胰液分泌，并可引起十二指肠乳头水肿和 Oddi 括约肌痉挛，其结果造成胰管内压力增高，细小胰管破裂，胰液进入腺泡周围组织。此时胰蛋白酶原被胶原酶激活成胰蛋白酶，后者又激活磷脂酶 A、弹力蛋白酶、糜蛋白酶和胰舒血管素等对胰腺进行"自我消化"而发生急性胰腺炎。③十二指肠液反流：当十二指肠内压力增高时，十二指肠液可向胰管内反流，其中的肠激酶可激活胰液中各种分解蛋白的酶和磷脂酶 A，从而导致急性胰腺炎的发生。十二指肠内压力增高的原因有：穿透性十二指肠溃疡、十二指肠憩室、环状胰腺、十二指肠炎性狭窄、胰腺钩突部肿瘤、胃次全切除术后输入袢梗阻以及其他梗阻因素。④创伤因素：上腹部钝器伤、穿通伤、手术操作，特别是经 Vater 壶腹的操作，如内镜逆行胰胆管造影(ERCP)和内镜经 Vater 壶腹胆管取石术等。⑤胰腺血循环障碍：低血压、心肺旁路、动脉栓塞、血管炎以及血液黏滞度增高等因素均可造成胰腺血循环障碍而发生急性胰腺炎。⑥其他因素：胰腺炎的致病危险因素还有很多，如饮食因素、感染因素、药物因素以及与高脂血症、高血钙、妊娠有关的代谢、内分泌和遗传因素等。

(2)加重病变的因素：①细胞因子、炎性介质：急性胰腺炎的全身性反应除了与激活的胰酶释放进入循环有关外，研究表明许多炎症介质的释放在胰腺炎的发生过程中也起了重要作用，特别是白介素-1(IL-1)、IL-6 和 α-肿瘤坏死因子(TNF-α)等炎症介质的快速释放与胰腺炎症的程度密切相关。②感染：到了疾病后期所产生的坏死组织又将因为细菌移位而继发感染，在腹膜后、网膜囊或游离腹腔形成脓肿。大量胰酶及有毒物质被腹膜吸收入血可导致心、脑、肺、肝、肾等器官的损害，引起多器官功能障碍综合征。细菌内毒素入血后还可触发体内的单核巨噬细胞、中性粒细胞和淋巴细胞产生并释放大量内源性介质，这将加重全身损害和多器官功能障碍。③急性胰腺炎时血流动力学发生改变,如血液黏度增高、红细胞聚集增加和红细胞变形能力下降,这些变化将加重胰腺血循环障碍,使病情恶化,可使水肿性胰腺炎向出血坏死性胰腺炎转化。

2. 临床表现

(1)症状:①腹痛:常于饱餐和饮酒后突然发作,腹痛剧烈,多位于左上腹,向左肩及左腰背部放射。②腹胀:腹腔神经丛受刺激产生肠麻痹的结果,早期为反射性,继发感染后则由腹膜后的炎症刺激所致。③恶心、呕吐:该症状早期即可出现,常与腹痛伴发。

(2)体格检查:急性水肿性胰腺炎时压痛多只限于上腹部,常无明显肌紧张。急性出血坏死性胰腺炎压痛明显,并有肌紧张和反跳痛,范围较广或延及全腹。移动性浊音多为阳性。肠鸣音减弱或消失。

(3)其他表现:①合并胆道感染常伴有寒战、高热。胰腺坏死伴感染时,持续性高热为主要症状之一。②若结石嵌顿或胰头肿大压迫胆总管可出现黄疸。③坏死性胰腺炎病人可有脉搏细速、血压下降,乃至休克。④少数严重病人在腰部、季肋部和下腹部皮肤出现大片青紫色瘀斑,称 Grey-Turner 征;若出现在脐周,称 Cullen 征。

(4)辅助检查:血清、尿淀粉酶测定是最常用的诊断方法,淀粉酶值越高诊断正确率也越大。腹部 B 超可发现胰腺肿大和胰周液体积聚。增强 CT 扫描不仅能诊断急性胰腺炎,而且对鉴别水肿性和出血坏死性提供很有价值的依据。在胰腺弥漫性肿大的背景上若出现质地不均、液化和蜂窝状低密度区,则可诊断为胰腺坏死。MRI 可提供与 CT 相同的诊断信息。

二、药物治疗措施

1. 药物选择

(1)抑制胰腺分泌的药物,如抗胆碱能药物、H_2 受体阻滞剂和生长抑素类似物。

(2)预防性抗生素应用:预防和控制感染,防止病情恶化。对于非胆源性急性胰腺炎不推荐预防使用抗生素。对于胆源性急性轻症胰腺炎(MAP)或伴有感染的急性中重症胰腺炎(MSAP)和急性重症胰腺炎(SAP)应常规使用抗生素。胰腺感染的致病菌主要为革兰阴性菌和厌氧菌等肠道常驻菌。药物治疗方案:喹诺酮类＋抗厌氧菌、三代头孢＋抗厌氧菌、碳青霉烯类、青霉素＋β-内酰胺酶抑制剂。

要注意真菌感染的诊断,临床上无法用细菌感染来解释发热等发现时,应考虑到真菌感染的可能,经验性应用抗真菌药,同时进行血液或体液真菌培养。

(3)镇痛药物的治疗:疼痛剧烈时考虑镇痛治疗。严密观察下可肌内注射哌替啶。

(4)胰酶抑制剂:蛋白酶抑制剂(乌司他丁、加贝酯)多在发病早期足量应用,广泛抑制与急性胰腺炎发展有关胰蛋白酶、弹性蛋白酶、磷脂酶 A 等的释放和活性,稳定溶媒体膜,改善胰腺微循环,减少急性胰腺炎并发症,主张早期足量应用。

(5)生长抑素及其类似物(奥曲肽):可通过直接抑制胰腺外分泌而发挥作用,对于预防 ERCP 术后胰腺炎有积极作用。H_2 受体拮抗剂或质子泵抑制剂可通过抑制胃酸分泌而间接抑制胰腺分泌,并预防应激性溃疡发生。

(6)中药:大黄被临床实践证明有效。通过降低血管通透性、抑制巨噬细胞和中性粒细胞活化、清除内毒素达到治疗功效。

2. **药物特点**　抗生素的应用应遵循"降阶梯"策略,包括几点原则:抗菌谱以革兰阴性菌和厌氧菌为主,能有效抑制胰腺感染的常见病原菌;脂溶性强,能充分穿透胰腺组织;能通过血胰屏障,在局部达到有效浓度。

(1)碳青霉烯类,具有较好的胰腺组织穿透能力,但价格偏贵。

(2)喹诺酮类在胰腺坏死组织中能达到稳定的药物浓度,对革兰阴性菌抗菌活性较好,并对铜绿假单胞菌有效。

(3)第三代头孢菌素为广谱抗生素,对包括肠杆菌属、铜绿假单胞菌及厌氧菌均有较强作用,组织穿透能力强,对肾毒性小,长期应用易诱导产超广谱 β-内酰胺酶大肠埃希菌的繁殖。

甲硝唑或替硝唑能较好透过血胰屏障,对厌氧菌有效且脂溶性大,需与喹诺酮或第三代头孢菌素联合应用。

(4)生长抑素及其类似物:减少胰腺的内、外分泌,减少胰酶分泌,对胰腺细胞有保护作用。调节免疫炎症反应的作用。可用于治疗急性胰腺炎,预防和治疗胰腺手术后并发症。

(5)镇痛药物的治疗:不推荐应用吗啡或胆碱能受体拮抗剂,如阿托品、消旋山莨菪碱等,吗啡可能收缩 Oddi 括约肌使压力增高,消旋山莨菪碱会诱发或加重肠麻痹。

3. **用法及疗程**　抗生素治疗疗程一般为 7～14 天,特殊情况下可延长使用时间。一旦确定不再有感染的依据,可停用抗生素。在应用广谱抗生素中应观察有无继发真菌感染。

蛋白酶抑制剂(乌司他丁、加贝酯)多在发病早期足量应用。

生长抑素及其类似物(奥曲肽)具有松弛 Oddi 括约肌、刺激单核吞噬细胞系统、保护细胞功能、调节免疫功能等作用。建议尽早用药,静脉滴注 $250\mu g/h$,连续滴注 5～7 天。为预防手术患者发生外周和手术后的胰腺炎,以及防止内镜逆行胰胆管造影(ERCP)或括约肌成形术所引起的胰腺并发症,应于术前 2～3 小时开始用药,连续静脉滴注 $250\mu g/h$ 至手术后 24 小时。

4. **不良反应及注意事项**　在应用广谱抗生素中应观察有无继发二重感染,尤其继发真菌感染。二重感染也称菌群交替症,是抗生素应用过程中出现的新感染。当较长期应用广谱抗生素后,敏感菌群收到抑制,而未被抑制者则乘机大量繁殖。发生率是 2%～3%,一般出现于用药后 3 周内,多见于长期应用广谱抗生素患者等。

真菌感染的菌株以肠源性条件致病菌为主,绝大多数是假丝酵母菌(依次为白假丝酵母菌、热带假丝酵母菌和光滑假丝酵母菌),其次为毛霉菌。首选氟康唑(fluconazole),如无效再改用两性霉素 B(amphotericin B)或如为毛霉菌感染,直接选用两性霉素 B。

甲硝唑属于妊娠期用药 B 类,孕妇患者有明确指征方可选用,禁用于妊娠期初 3 个月内。不建议哺乳期妇女使用,如必须用药,停止哺乳,在疗程结束后 24～48 小时后重新哺乳。在使用本品期间及停药后至少 3 天内不可饮酒,避免双硫仑样反应。慎用于活动性中枢神经系统疾病患者,用药后出现神经系统反应时应及时停药。

三、慢性胰腺炎

1. **病因、病理生理**　慢性胰腺炎是各种原因所致的胰实质和胰管的不可逆慢性炎症,其特征是反复发作的上腹部疼痛伴不同程度的胰腺内、外分泌功能减退或丧失。主要病因是长期酗酒,在我国则以胆道疾病为主。甲状旁腺功能亢进的高钙血症和胰管内蛋白凝聚沉淀均可形成胰管结石,从而导致本病。此外,高脂血症、营养不良、血管因素、遗传因素、先天性胰腺分离畸形以及急性胰腺炎造成的胰管狭窄等均与本病的发生有关。

2. 临床表现

(1)症状体征:腹痛最常见,疼痛位于上腹部剑突下或偏左,常放射到腰背部,呈束腰带状。可有食欲减退和体重下降。约 1/3 病人有胰岛素依赖性糖尿病,1/4 有脂肪泻。通常将腹痛、体重下降、糖尿病和脂肪泻称之为慢性胰腺炎的四联症。

(2)辅助检查:粪便检查可发现脂肪滴,胰功能检查有功能不足。B 超可见胰腺局限性结节,胰管扩张,囊肿形成,胰肿大或纤维化。腹部 X 线平片可显示胰腺钙化或胰石影。CT 扫描可见胰实质钙化,结节状,密度不均,胰管扩张或囊肿形成等。ERCP 可见胰管扩张或不规则呈串珠状,可见钙化或结石影,也可见囊肿。

3. 药物治疗措施 急性发作期的治疗:治疗原则同急性胰腺炎。发作缓解期保守治疗:着重于消除病因、营养支持、控制腹痛、解除梗阻以及内外分泌功能替代治疗。

(1)药物选择

1)胰腺外分泌功能不全的治疗:主要应用外源性胰酶制剂替代治疗并辅助饮食疗法。胰酶制剂对缓解胰源性疼痛也具有一定作用。首选含高活性脂肪酶的超微微粒胰酶胶囊,餐中服用。

2)合并糖尿病的治疗:合并糖尿病采用强化的常规胰岛素治疗方案,维持慢性胰腺炎患者最佳的代谢状态。由于慢性胰腺炎合并糖尿病患者对胰岛素较敏感,应注意预防低血糖的发生。

3)镇痛药物治疗

A. 一般治疗:轻症患者可经戒酒、控制饮食缓解。

B. 药物治疗:严重疼痛的患者可选用止痛药,尽量选用小剂量非成瘾性止痛药。硫酸镁、H_2 受体阻滞剂、大量胰酶制剂和生长抑素及类似物通过不同机制抑制胰腺分泌,对缓解疼痛均能起到一定作用。

(2)药物特点

1)胰酶制剂:是从牛、猪、或羊等动物的胰脏中得到的多种酶的混合物,主要含胰蛋白酶、胰淀粉酶和胰脂肪酶等。胰蛋白酶使蛋白转化为蛋白胨,胰淀粉酶使淀粉转化为糊精与糖,胰脂肪酶使脂肪分解为甘油和脂肪酸。

在中性或弱碱性条件下活性较强,最佳 pH 为＞6.0。在肠液中可消化淀粉、蛋白质及脂肪,起到促进消化和增进食欲的作用。口服常用肠溶片或胶囊,避免被酸灭活。口服 30 分钟起效,120～300 分钟时达最大效应。胰酶制剂口服后,在胃中溶解,释放出数百颗胰酶超微颗粒。这些微粒有肠溶包衣,可避免在胃酸中失活,并在胃内与食糜充分均匀混合。

2)生长抑素及类似物(奥曲肽):为人工合成的八肽环状化合物,是天然生长抑素的同系物,具有与天然内源性生长抑素类似的作用,但作用持续时间更长。其抑制生长激素(GH)的作用比天然生长抑素强 40 倍,停药后无反跳作用。缓解慢性胰腺炎的症状(疼痛)有很好的疗效。

3)H_2 受体阻滞剂:主要作用于壁细胞上的 H_2 受体,起竞争性抑制组胺作用,从而抑制基础胃酸分泌,也抑制由食物、组胺、五肽促胃液素、咖啡因与胰岛素等刺激诱发的胃酸分泌,使分泌的量及酸度均降低。

（3）药物相互作用：胰酶制剂因在中性或弱碱性条件下活性较强，最佳 pH 为＞6.0。合用质子泵抑制剂、H_2受体阻滞剂抑酸药物可提高疗效。H_2受体阻滞剂能抑制胃酸分泌，增加胃和十二指肠内的 pH，防止胰酶失活，增强口服胰酶的疗效。合用时可能需减少胰酶剂量。

（4）不良反应及注意事项：胰酶制剂在胰腺外分泌功能测定前至少停用 3 天。生长抑素及类似物长期使用时，少数患者有形成胆石的报道。为防止胆石形成，患者在用药前和用药后，应每 6～12 个月进行一次胆囊超声检查。局部反应可表现在注射部位疼痛、针刺感、烧灼感、红肿等。一般持续在 15 分钟以内。建议注射前使药液达到室温，减少用药后的局部不适。避免短期内同一部位重复多次注射。在两餐之间或卧床休息时注射，减少胃肠道不良反应的发生。因本药对 GH、胰高血糖素以及胰岛素的抑制作用，可能造成血糖调节紊乱。由于餐后糖耐量受影响，某些长期使用的患者出现持续的高血糖。较频繁的小剂量给药，可减少血糖浓度的明显波动。

（梅　丹　胡　扬　戴梦华）

参 考 文 献

[1] 陈灏珠，林果为. 实用内科学. 北京：人民卫生出版社，2009.

[2] 卫生部，国家中医药管理局，总后卫生部. 抗生素应用指导原则. 卫医发[2004]285 号.

[3] 美国外科感染学会及美国感染病学会. 美国 2010 年成人及儿童复杂性腹腔内感染的诊断与处理：美国外科感染学会及美国感染病学会指南. 中国感染与化疗杂志，2010,10(4):241-247.

[4] 国家药典委员会. 中华人民共和国药典临床用药须知. 北京：中国医药科技出版社，2015.

[5] 美国外科感染学会及美国感染病学会. 美国 2010 年成人及儿童复杂性腹腔内感染的诊断与处理：美国外科感染学会及美国感染病学会指南. 中国感染与化疗杂志，2010,10(4):241-247.

[6] 马小军，徐英春，刘正印，等. ABX 指南-感染性疾病的诊断与治疗. 北京：科学技术文献出版社，2012.

[7] 中华医学会外科学分会胆道外科学组. 急性胆道系统感染的诊断和治疗指南（2011 版）. 中华消化外科杂志，2011,10(1):9-13.

[8] 中华医学会消化病学分会胰腺病学组. 重症急性胰腺炎内科规范治疗建议. 中华消化杂志，2009,29(2):75-78.

[9] 中华医学会消化病学分会胰腺疾病学组，中华胰腺病杂志编辑委员会，中华消化杂志编辑委员会. 中国急性胰腺炎诊治指南（2013 年，上海）. 中华消化杂志，2013,33(4):217-222.

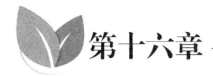

第十六章

周围血管疾病的药物治疗

第一节 动脉系统疾病

一、闭塞性动脉硬化

闭塞性动脉硬化(arteriosclerosis obliterans,ASO)是指动脉粥样硬化累及供应下肢的大、中动脉,导致动脉狭窄或闭塞,肢体出现供血不足表现的慢性动脉疾病。受累的血管主要包括肾下腹主动脉、髂动脉、股动脉、腘动脉及以下动脉,病变可呈多平面、多节段分布的特征。随着国民生活水平的提高、饮食结构的改变以及人均寿命的延长,闭塞性动脉硬化的发病率呈现出上升趋势,目前已经成为血管外科常见病和多发病。闭塞性动脉硬化的主要危险因素包括高龄、男性、糖尿病、吸烟、高脂血症、高血压、高同型半胱氨酸血症、高凝状态、C反应蛋白升高等。

(一)临床表现及诊断

1. 临床表现 闭塞性动脉硬化多见于中老年人,其症状受疾病的严重程度、进展速度、侧支循环的多寡等多种因素影响。根据 Fontaine 分期,临床病程可分为 4 个时期。Ⅰ期:缺乏症状但可客观上诊断的周围动脉疾病,即轻微症状期;Ⅱ期:间歇性跛行期;Ⅲ期:静息痛期;Ⅳ期:溃疡和坏疽期。对于临床表现的严重程度,也可用 Rutherford 分级进行划分,以增加临床评价的客观程度,并使各类临床治疗结果之间具有更强的可比性。目前常用的 Rutherford 分级,由轻至重分为 0~6 共七个等级。

2. 体格检查 主要表现为病变部位远端的动脉搏动减弱或消失,Buerger 试验呈阳性。由于长时间缺血,患肢可见肌肉萎缩、皮肤变薄、汗毛脱落、皮温降低等,严重者表现为患肢缺血性溃疡或坏疽。

3. 辅助检查

(1)下肢节段性测压:测定肢体不同平面的血压,以初步判断动脉狭窄/闭塞的部位和程度。正常人的踝/肱指数(ABI)≥1,ABI<0.6~0.8 时可出现间歇性跛行症状,ABI<0.4 时可能出现静息痛,踝部动脉收缩压<30mmHg 时患者将很快出现溃疡或坏疽。

(2)踏板运动试验:正常人下肢运动后,踝部血压不降低或轻度降低,1~5 分钟后即恢复正常。轻度间歇性跛行患者静息状态时下肢血压可在正常范围,但运动后患肢血压明显降低,且需很长时间才能恢复至运动前水平。因此踏板运动试验能检出潜在病变。

(3)彩色多普勒超声:能显示主动脉至下肢任一节段的动脉形态、内膜斑块厚度、钙化情况、动脉狭窄程度等,可作为闭塞性动脉硬化的筛选检查。

(4)CT 血管造影(CTA):螺旋 CT 进行断层扫描后经过三维重建,可得到动脉的立体图像。因其无创、显影清晰,已成为闭塞性动脉硬化的首选检查方法。

(5)数字减影血管造影(DSA):目前仍是诊断闭塞性动脉硬化的"金标准",其典型的影像学特征为:受累动脉严重钙化,血管伸长、扭曲,管腔弥漫性不规则"虫蚀状"狭窄或节段性闭塞。闭塞性动脉硬化患者需行介入治疗时才进行 DSA 检查。

4. 诊断要点　结合患者相关的危险因素,根据典型的 Fontaine 分期症状,应考虑闭塞性动脉硬化可能,结合辅助检查可明确诊断。

(二) 治疗措施

1. 一般治疗

(1)抗血小板治疗:如果没有用药禁忌证,有症状的闭塞性动脉硬化患者均应接受抗血小板治疗。临床常用的药物主要有阿司匹林、氯吡格雷、西洛他唑、沙格雷酯等。

(2)扩血管治疗:可改善末梢循环。常用药物为前列地尔(前列腺素 E_1)。

(3)溶栓治疗:对于合并急性血栓形成者,局部药物溶栓是有效的治疗手段。常用药物包括尿激酶(UK)、阿替普酶(rt-PA)。

(4)镇痛治疗:肢体严重缺血患者多因剧烈疼痛而影响精神、睡眠和食欲,故镇痛治疗尤为重要。应选择镇痛效果好、作用时间长和不良反应低的药物,具体可参照肿瘤镇痛,按阶梯给药。

(5)控制危险因素:如戒烟、控制血压、降脂、控制血糖等。

(6)功能锻炼,保护患肢。

2. 手术治疗

(1)适应证:严重影响生活质量的间歇性跛行,静息痛、肢体缺血性溃疡或坏疽者。

(2)禁忌证:①缺血肢体已广泛坏死;②患肢严重感染引起败血症;③动脉远、近端无可用于血管重建的流出道;④严重的出、凝血功能障碍;⑤全身情况差,无法耐受手术和麻醉的创伤。

(3)手术方式:主要包括:①动脉旁路手术;②股深动脉成形术;③动脉内膜剥脱术;④截肢术等。

3. 腔内治疗

(1)适应证:同手术治疗,病变适于腔内介入治疗,或预计难以耐受手术的患者。按泛大西洋协作组(TASC)2007 的建议,TASC A、B 级病变更适于腔内治疗,TASC C、D 级病变更适合手术治疗。但随着腔内治疗技术和器械的进步,越来越多的 C、D 级病变也首选了腔内治疗。

(2)禁忌证:同手术治疗。

(3)治疗方式:主要包括:①腔内血管成形术;②机械性斑块旋切术;③射频消融术;④激光辅助血管成形术;⑤冷冻球囊技术等。

（三）药物治疗

1. 药物分类　闭塞性动脉硬化是指动脉粥样硬化累及供应下肢的大、中动脉，导致动脉狭窄或闭塞，肢体出现供血不足表现的慢性动脉疾病。该疾病的药物治疗可分为以下四类：

（1）抗血小板药物：抗血小板药物是指能够阻止血小板的黏附、聚集和释放的药物，主要包括抑制血小板花生四烯酸（AA）代谢的药物、影响环核苷酸代谢、增加血小板内 cAMP 含量的药物、血小板糖蛋白（GP）Ⅱb/Ⅲa 受体拮抗剂、腺苷二磷酸（ADP）受体拮抗剂、凝血酶受体拮抗剂、血小板活化因子（PAF）受体拮抗剂。其中以环氧化酶抑制剂、ADP 受体拮抗剂、GPⅡb/Ⅲa 受体拮抗剂等抗血小板药物最常用，主要为阿司匹林、氯吡格雷、替格瑞洛（ticagrelor）、西洛他唑（cilostazol）、替罗非班（tirofiban）。环氧化酶抑制剂主要通过作用于花生四烯酸代谢途径，使环氧化酶活性中心的丝氨酸发生不可逆乙酰化，阻止血栓素（TXA_2）的合成，从而抑制血小板的聚集、释放，阻止血栓形成。ADP 受体拮抗剂主要抑制 ADP 诱导的血小板聚集，抑制血小板糖蛋白Ⅱb/Ⅲa 受体与纤维蛋白原的结合，同时还抑制花生四烯酸、胶原和凝血酶等引起的血小板聚集。GPⅡb/Ⅲa 受体拮抗剂主要通过阻断纤维蛋白原（Fg）与 GPⅡb/Ⅲa 受体的结合而抑制血小板聚集。除了上述提到的这几类抗血小板药物，鱼油制剂、抗抑郁药 5-羟色胺（5-HT）受体拮抗剂、银杏苦内酯、钙离子拮抗剂、一氧化氮均可以直接或间接阻止血小板的黏附、聚集和释放。

（2）微循环改善药物：常用药物包括前列地尔。前列地尔具有扩张血管、抑制血小板聚集的作用，另外还具有稳定肝细胞膜及改善肝功能的作用。治疗慢性闭塞性动脉硬化引起的四肢溃疡及微小血管循环障碍引起的四肢静息疼痛，改善心脑血管微循环障碍。妊娠或可能妊娠的妇女禁止使用。

（3）溶血栓药：溶血栓药又称为纤维蛋白溶解药，是能够激活纤溶酶，将血凝块上不溶性纤维蛋白降解，主要包括第一代、第二代和第三代溶血栓药。现以第二代溶血栓药最为常用，主要为组织型纤溶酶原激活物（t-PA）、阿替普酶（rt-PA，重组组织型纤溶酶原激活物）、阿尼普酶（anistreplase，APSAC，茴香酰化纤溶酶原-链激酶激活剂复合物）和尿激酶原（pro-UK）。第一代、第二代、第三代溶血栓药作用机制基本相同，都是直接或间接激活纤维蛋白溶酶原（Pg），使其转变为有活性的纤维蛋白溶解酶（Pm），Pm 将血凝块上不溶性纤维蛋白降解为可溶性产物，从而使血栓溶解。其主要的不良反应是各个部位出血，主要是各种药物对血凝块的特异性比较差。利用基因工程技术根据不同的目的构建各种突变体、嵌合体和抗体靶向溶血栓药成为近年来研究的热点，同时新型天然来源的溶栓剂也是新型溶栓剂的一个方向，如重组 PA 嵌合体 K1K2Pu、抗纤维蛋白抗体靶向溶栓剂、水蛭素、从纳豆中分离出的一种纳豆激酶、从金黄色葡萄球菌分泌物中提取的葡激酶（SaK）、从南美吸血蝙蝠唾液中分离的吸血蝙蝠唾液纤溶酶原激活剂（DSPA al）、从蚯蚓体内提取的蚓激酶（LK）、从蛇毒内提取的蛇毒纤溶酶原激活剂（TSV-PA）。尽管如此，目前使用的纤溶药物尚无一种显示其绝对靶纤维蛋白特异性。

（4）镇痛药物：可参照肿瘤镇痛，按阶梯给药。

2. 闭塞性动脉硬化治疗药物药物相互作用与不良反应以及注意事项见表 16-1。

表 16-1　闭塞性动脉硬化常用药物不良反应与相互作用以及注意事项

药物	不良反应	相互作用	使用注意事项
阿司匹林	常见的不良反应为胃肠道反应，如腹痛和胃肠道轻微出血，偶尔出现恶心、呕吐和腹泻。胃出血和胃溃疡以及主要在哮喘患者出现的过敏反应(呼吸困难和皮肤反应)极少见。有报道个别病例出现肝肾功能障碍、低血糖以及特别严重的皮肤病变(多形性渗出性红斑)	阿司匹林增强以下药物的作用：1. 抗凝血药(如香豆素衍生物,肝素) 2. 同时使用含可的松或可的松类似物的药物,或同时饮酒时引起的胃肠道出血危险 3. 某些降血糖药(磺酰脲类) 4. 甲氨蝶呤 5. 地高辛、巴比妥类 6. 某些镇痛药、抗炎药和抗风湿药(非甾体炕炎药)以及一般抗风湿药 7. 某些抗生素(磺胺和磺胺复合物如磺胺甲噁唑/甲氧苄啶) 8. 碘塞罗宁 阿司匹林减弱以下药物的作用：1. 某些利尿药(醛固酮拮抗剂如螺内酯和坎利酸,髓袢利尿药如呋塞米) 2. 降压药 3. 促尿酸排泄的抗痛风药(如丙磺舒、磺吡酮)	患哮喘、花粉性鼻炎、鼻息肉或慢性呼吸道感染(特别是过敏性症状)患者和对所有类型的镇痛药、抗炎药和抗风湿药过敏者,在使用阿司匹林时有引起哮喘发作的危险(即镇痛药不耐受/镇痛药诱发的哮喘)。在用药前应咨询医生。对其他物质有过敏反应如皮肤反应、瘙痒、湿疹的患者同样也应在用药前咨询医生。手术前服用阿司匹林请通知医生和牙科医生 下列情况慎用本品：1. 对其他镇痛剂、抗炎药或抗风湿药过敏,或存在其他过敏反应 2. 同时使用抗凝血药(如香豆素衍生物,肝素,低剂量肝素治疗例外) 3. 支气管哮喘 4. 慢性或复发性胃或十二指肠病变 5. 肾损害 6. 严重的肝功能障碍
氯吡格雷	偶见胃肠道反应(如腹痛、消化不良、便秘或腹泻),皮疹,皮肤黏膜出血。罕见白细胞减少和粒细胞缺乏	1. 华法林：因能增加出血强度,不提倡与华法林合用 2. 糖蛋白Ⅱb/Ⅲa拮抗剂：在外伤、外科或其他有出血倾向并使用糖蛋白Ⅱb/Ⅲa拮抗剂的病人,慎用 3. 阿司匹林：与阿司匹林之间可能存在药效学相互作用,使出血危险性增加 4. 肝素：与肝素之间可能存在药效学相互作用,使出血危险性增加	1. 因创伤、外科手术或其他病理状态使出血危险性增加的病人和接受阿司匹林、非甾体抗炎药、肝素、血小板糖蛋白Ⅱb/Ⅲa(GP Ⅱb/Ⅲa)拮抗剂或溶血栓药治疗病人应慎用氯吡格雷 2. 在需要进行择期手术的患者,如抗血小板治疗并非必需,则应在术前停用氯吡格雷7天以上 3. 应用氯吡格雷后极少出现血栓性血小板减少性紫癜(TTP),有时在用药后短时间内出现
前列地尔	1. 休克：偶见休克 2. 注射部位：有时出现血管痛、血管炎、发红,偶见发硬、瘙痒等 3. 循环系统：有时出现加重心力衰竭、肺水肿、胸部发紧感、血压下降等症状 4. 消化系统：有时出现腹泻、腹胀、不愉快感,偶见腹痛、食欲不	避免与血浆增容剂(右旋糖苷,明胶制剂等)混合	1. 青光眼或眼压增高的患者慎用 2. 既往有胃溃疡合并症的患者、间质性肺炎的患者慎用 3. 由于本药的治疗是对症治疗,停止给药后,有复发的可能性 4. 出现不良反应时,应采取减慢给药速度、停止给药等适当措施 5. 不能使用冻结的药品

续表

药物	不良反应	相互作用	使用注意事项
	振、呕吐、便秘、转氨酶升高等 5. 精神和神经系统:有时头晕、头痛、发热、疲劳感,偶见发麻 6. 血液系统:偶见嗜酸性粒细胞增多、白细胞减少 7. 其他:偶见视力下降、口腔肿胀感、脱发、四肢疼痛、水肿、荨麻疹		
尿激酶	1. 用于冠状动脉再通溶栓时,常伴随血管再通后出现房性或室性心律失常,发生率高达70%以上。需严密进行心电监护 2. 本品抗原性小,过敏反应发生率极低。但有报告,曾用链激酶治疗的病人使用本品后少数人引发支气管痉挛、皮疹和发热 3. 消化道反应:恶心、呕吐、食欲不振 4. ALT升高 5. 其他:头痛、头重感,发热、疲倦等	与其他药物的相互作用尚无报道。鉴于本品为溶栓药,因此,影响血小板功能的药物,如阿司匹林、吲哚美辛、保泰松等不宜合用。肝素和口服抗凝血药不宜与大剂量本品同时使用,以免出血危险增加	1. 用药期间应密切观察病人反应,如脉率、体温、呼吸频率和血压、出血倾向等 2. 在用尿激酶进行溶栓治疗时,应继以肝素抗凝以维持溶栓效果 3. 氨基己酸、氨甲苯酸可对抗本品作用 4. 不得用酸性的输液稀释,以免药效下降 5. 溶解后易失活,应立即使用,不宜存放
阿替普酶	1. 最常见的不良反应是出血,包括内脏出血与浅表或体表出血 2. 过敏反应:极小部分患者会出现过敏反应 3. 其他不良反应包如恶心、呕吐、发热及低血压	在治疗前及治疗后使用肝素、维生素K拮抗剂及抗血小板药(阿司匹林,双嘧达莫等)可能增加出血的危险	1. 由于纤维蛋白被溶解,可能引起新近的注射部位出血,所以溶栓治疗期间,必须仔细观察所有潜在出血点(包括导管插入部位、穿刺点、切开点及肌注部位),如有大血管(如颈静脉或锁骨下静脉)不可压迫的穿刺,应尽量避免 2. 在用药期间,如果必须进行动脉穿刺,最好采用上肢末端的血管,容易压迫止血,穿刺后,至少压迫30分钟,用敷料加压包扎,反复观察有无渗血

 案例分析

姓名:戴××　　　　性别:女

年龄:74岁　　　　　民族:汉族

婚姻:已婚　　　　　身高:165cm

体重:55kg　　　　　　　　　　入院时间:2014-8-22

主诉:双下肢间歇性跛行 5 年,加重伴肢体发凉、疼痛 2 个月。

现病史:患者 5 年前出现行走后双下肢无力,以左侧为重,跛行距离 300～500m,休息 1～2 分钟后可缓解,无右下肢肿胀、疼痛,无明显肌肉萎缩,无夜间静息痛,未行诊治。3 年前症状加重,出现夜间静息痛,于外院行左侧股浅动脉支架植入术,术后左下肢间歇性跛行症状明显缓解,长期口服阿司匹林 100mg qd 治疗,但右下肢间歇性跛行症状逐渐加重,近 2 个月来间歇性跛行缩短至小于 100m。1 个多月前于外院行下肢动脉造影检查提示"左侧股浅动脉支架内闭塞,双侧股动脉多发重度狭窄,其中右侧中段及左侧远段闭塞;右侧腘动脉远段重度狭窄;双侧胫前动脉闭塞,双侧胫后动脉远端重度狭窄或闭塞"。患者现为求进一步治疗来我院就诊,门诊以闭塞性动脉硬化收住入院。

患者自起病以来精神、食欲好,睡眠好,大、小便正常,近 3 个月来体重无明显变化。

既往史:2 型糖尿病史 17 年,皮下注射诺和灵 R 治疗,空腹血糖控制在 5～7mmol/L,餐后血糖控制在 9～10mmol/L;高血压病史 10 年,血压最高 220/100mmHg,口服福辛普利钠 1 片 qd,血压可控制在 120～130/80～90mmHg;否认冠心病、高脂血症、慢性肾衰竭、慢性肝病等慢性病史;否认结核病、乙肝、伤寒、猩红热等传染病史;否认重大外伤史;否认药物及食物过敏史。

个人史:生于原籍,否认外地久居史,否认疫区居住史,否认明确毒物接触史,预防接种史不详。否认吸烟、饮酒嗜好。

婚育史:25 岁结婚,育有 1 子 1 女,丈夫及子女身体健康。

月经史:初潮 13 岁,行经天数 3～4 天,月经周期 28～31 天,末次月经 52 岁。

家族史:否认家族性遗传病、肿瘤病史。

专科查体:T 36.4℃,P 80 次/分,R 17 次/分,BP 159/70mmHg。双下肢皮肤颜色苍白,双侧小腿及足部皮温低,腓肠肌轻度萎缩,双侧踇趾甲床增厚变形,无皮肤溃疡及肢端坏疽。双侧桡动脉有力,双侧股动脉搏动明显减弱,双侧腘、足背、胫后动脉未触及搏动。左上肢血压 137/75mmHg,右上肢 159/70mmHg,左下肢 77/48mmHg,右下肢 86/54mmHg;左下肢 ABI=0.48,右下肢 ABI=0.54。

动脉搏动情况:	股动脉	腘动脉	足背动脉	胫后动脉
左下肢	(＋)	(－)	(－)	(－)
右下肢	(＋)	(－)	(－)	(－)

辅助检查:下肢血管造影(2014-7-31,外院):下肢动脉硬化性病变,多肢动脉血管多发不同程度狭窄,其中左侧股动脉支架术后,支架闭塞,双侧股动脉多发重度狭窄,其中右侧中段及左侧远段闭塞;右侧腘动脉远段重度狭窄;双侧胫前动脉闭塞,双侧胫后动脉远端重度狭窄或闭塞。

入院诊断:闭塞性动脉硬化,双侧股动脉重度狭窄,右腘动脉重度狭窄,双侧胫前动脉闭塞,双侧胫后动脉重度狭窄,左侧股浅动脉支架内闭塞;高血压 2 级,高危;2 型糖尿病。

诊治经过:入院后完善术前检查,给予阿司匹林、沙格雷酯抗血小板,诺和灵 R 控制血糖,福辛普利钠降压治疗。于 2014-8-27 在区域阻滞下行右侧股-腘动脉内膜剥脱术,切开动脉前给予普通肝素(1mg/kg)进行全身肝素化,分段剥除动脉内膜长约 28cm,手术过程顺利,术后触诊右侧股动脉和腘动脉搏动良好,右足皮温明显变暖。术后给予普通肝素静脉泵入抗凝治疗,根据复查 APTT 结果调整肝素的泵入量,APTT 目标值 50～55 秒。但术后第1 天复查 APTT 值仅 38.9 秒,且右侧股动脉搏动明显减弱、胭动脉未触及搏动,右足皮温较术后当日明显降低。复查床旁血管彩超提示:右侧股-胭动脉内血栓形成。遂急诊经右侧腹股沟原切口行股动脉切开取栓术,术前 30 分钟预防性应用头孢呋辛钠 1.5g 静点。术中用 Fogarty 导管取出大量新鲜血栓,经右股动脉造影见股-胭动脉血流通畅,经鞘管向股动脉远端缓慢推注尿激酶 25U。术后继续给予普通肝素静脉泵入抗凝治疗,但肝素用量高达 37 500U/d,患者 APTT 值仍未达标。考虑患者可能存在抗凝血酶Ⅲ缺乏,予输注血浆 200ml 后,APTT 值逐渐达标。肝素持续静脉泵入至术后第 6 天,改服用阿司匹林、沙格雷酯抗血小板治疗。患者术后恢复良好,术后第 12 天拆除伤口缝线后出院。

【临床药师关注点】

1. 围术期预防用药,抗感染药物的选择　本患者因血管彩超提示:右侧股-胭动脉内血栓形成于 8 月 29 日经右侧腹股沟原切口行股动脉切开取栓术,考虑所行的手术为Ⅰ类切口手术,根据《抗菌药物临床应用指导原则》精神,术前 30 分钟预防性应用头孢呋辛钠 1.5g 静脉滴注。药师关注了患者的术后抗感染预防用药。患者术后仍继续给予了一次头孢呋辛钠 1.5g 静脉滴注后便未再用药。抗菌药物品种、疗程等基本符合《抗菌药物临床应用指导原则》要求。

2. 降脂治疗的必要性　患者在入院前外院的下肢血管造影显示多肢动脉血管多发不同程度狭窄,其中左侧股动脉支架术后,支架闭塞,双侧股动脉多发重度狭窄,其中右侧中段及左侧远段闭塞;右侧胭动脉远段重度狭窄;双侧胫前动脉闭塞,双侧胫后动脉远端重度狭窄或闭塞。因此对于此患者是否需要强化降脂治疗与医生进行了沟通。医生表示,考虑到患者入院时血脂水平正常以及患 2 型糖尿病史 17 年,可以适当考虑强化降脂治疗。

3. 抗栓治疗的药学监护　患者在整个治疗过程中因 APTT 结果不达标多次调整肝素的泵入量,但是术后仍因为 APTT 值仅 38.9 秒,床旁血管彩超提示:右侧股-胭动脉内血栓形成。遂急诊经右侧腹股沟原切口行股动脉切开取栓术,术后继续给予普通肝素静脉泵入抗凝治疗,但肝素用量高达 37 500U/d,患者 APTT 值仍未达标。考虑患者可能存在抗凝血酶Ⅲ缺乏,予输注血浆 200ml 后,APTT 值逐渐达标。药师在整个过程中主动与患者沟通,叮嘱患者多观察自身皮肤情况,是否出现皮下瘀斑、牙龈出血等。

思　考　题

1. 患者为高血压合并糖尿病,请问该患者在降压治疗中有何注意事项?
2. 患者在整个治疗前期应用肝素抗凝,请问能否换用低分子量肝素?

二、主动脉夹层

主动脉夹层是指主动脉内膜局部撕裂,导致动脉壁分离,内膜逐步剥离、扩展,在动脉内形成真、假两腔。常见的原因包括高血压、马方综合征、外伤、先天性血管畸形、特发性主动脉中膜退行性变化、主动脉粥样硬化、主动脉炎性疾病等。由于内膜撕裂的部位不同以及累及的内脏动脉不同,其临床表现和预后也不相同。通常将症状出现两周内确诊的称为急性主动脉夹层,症状出现两周以上确诊的称为慢性主动脉夹层。根据主动脉夹层内膜裂口的位置和夹层累及的范围,主动脉夹层有两种分型方法,即 DeBakey 法和 Stanford 法。

DeBakey法：Ⅰ型：破口位于升主动脉，累及范围自升主动脉到降主动脉甚至更远端。Ⅱ型：破口和假腔均限于升主动脉。Ⅲ型：破口位于升主动脉，并向远端撕裂，很少一部分向近端撕裂；夹层仅累及降主动脉者为ⅢA型，向下累及腹主动脉者为ⅢB型。Stanford法：A型：相当于DeBakeyⅠ、Ⅱ型和逆向撕裂的Ⅲ型。B型：相当于DeBakeyⅢ型的大部分情况。

（一）临床表现及诊断

1. 临床表现　典型的急性主动脉夹层表现为突发的、剧烈胸背部撕裂样疼痛，严重者可出现急性心力衰竭、晕厥，甚至突然死亡，患者多同时伴有难以控制的高血压。主动脉分支动脉闭塞可引起相应的脑、肢体、肾、腹腔脏器缺血症状。除以上主要症状外，根据夹层的累积范围不同，其他的症状还有：左侧喉返神经受压时可出现声带麻痹，在夹层穿透气管和食管时可出现咯血和呕血，夹层压迫上腔静脉时出现上腔静脉综合征，压迫气管表现为呼吸困难，压迫颈胸神经节出现Horner综合征，压迫肺动脉出现肺栓塞体征。

2. 体格检查

（1）血压异常：多数表现为异常增高血压，尤其多见于B型夹层。而A型夹层，由于可能累及主动脉瓣、冠状动脉，可能表现为严重的低血压，若夹层破裂则可表现为休克体征。

（2）动脉搏动异常：对于A型夹层，由于锁骨下动脉受累可导致单侧或双侧上肢动脉搏动减弱或消失。对于B型夹层，若腹主动脉下段的真腔完全被假腔压迫，可引起双下肢急性缺血体征。

（3）胸腔积液：也是主动脉夹层的一种常见体征，多出现于左侧。

3. 辅助检查

（1）胸片：胸片是评估急性胸痛的首选影像检查手段，虽然对主动脉夹层的诊断无特异性，无诊断价值，但可发现纵隔增宽，有时也可发现主动脉钙化线外移。

（2）主动脉CTA：是主动脉夹层首选的诊断方式，可以明确破口的位置，相应的分支动脉受累情况，真假腔的关系。但该检查需在患者血流动力学稳定情况下进行，且使用的造影剂有一定的肾毒性。

（3）主动脉MRA：对于慢性主动脉夹层诊断的准确性和敏感性不低于CTA，但对于急性主动脉夹层，MRA的局限在于无法立即进行、检查时间长和不能监测危重患者。

（4）经食管多普勒超声：最适合急诊室进行快速诊断，可明确破口位置、假腔范围，还可显示主动脉瓣反流程度和心包积液等。但经食管超声可能引起恶心、呕吐、心动过速、高血压等，反而加重病情，因此需在麻醉下进行。

（5）数字减影血管造影（DSA）：目前仍是主动脉夹层诊断的"金标准"，在导管室进行的血管造影，可与腔内治疗同期完成，有利于患者得到快速治疗。

4. 诊断要点

（1）对于急性胸背部疼痛合并典型的高血压，都应该考虑到主动脉夹层的可能。

（2）下肢急性骑跨栓，即使患者不合并典型的胸背痛，也应考虑到主动脉夹层的可能。

（3）慢性主动脉夹层可能没有任何症状，其诊断多来源于常规检查。

（二）治疗措施

主动脉夹层的病因、分型、分类和分期是决定治疗策略的重要依据。通常主动脉夹层的治疗原则首先是降低患者血压和心率，以延缓夹层的进一步发展，降低破裂的风险。然后根据影像学分型和累及范围以确定进一步的治疗方案。

1. 一般治疗

(1)控制血压:应将收缩压控制在 105～120mmHg,或平均动脉压控制在 60～70mmHg。药物首选硝普钠,其次的选择包括钙离子拮抗剂或 α 受体阻断药,通常单用硝普钠可能增加左心室收缩力,因此最好联用 β 受体阻断药。

(2)降低心率:首选 β 受体阻断药,该药可降低左心室收缩力和心率,减轻血流对动脉壁的冲击。

(3)镇痛及镇静:对于疼痛剧烈者,可用吗啡或哌替啶镇痛,镇静药可用咪达唑仑等。

2. 手术治疗　Stanford A 型夹层患者药物治疗的病死率为 60%,因此紧急外科修复术是治疗的必需选择,除非夹层引起重要神经功能缺陷或外周血管并发症造成的总体风险比近端破裂造成的总体风险更大。"孙氏"手术仍是目前治疗 Stanford A 型夹层的主要方法。

3. 腔内治疗　腔内治疗目前已称为 Stanford B 型夹层的首选治疗方式。通常要求主动脉上至少有 1.5cm 的锚定区,以防止近端封堵不完全。但随着腔内修复器材和技术的进步,其指征也逐渐放宽,可通过"烟囱"技术、"开窗"技术以及分支支架来完成第一破口距左锁骨下动脉开口 1.5cm 以内的 Stanford B 型夹层。

(1)急诊腔内治疗的指征:①已经破裂或有破裂风险者;②难以控制血压者;③累及内脏动脉并伴有相应器官缺血症状时;④虽经积极控制血压、心率,仍有持续疼痛或夹层仍持续扩展者。

(2)慢性主动脉夹层腔内治疗指征:①无急诊手术必要的夹层可在发病后 1～2 周再行手术;②慢性主动脉夹层发展为夹层动脉瘤,主动脉直径>5cm 者;③夹层破裂出血者;④夹层主动脉直径快速增大者(>10mm/年);⑤主动脉重要分支缺血。

(三)药物治疗

1. 药物分类　由于典型的急性主动脉夹层表现为突发的、剧烈胸背部撕裂样疼痛,严重者可出现急性心力衰竭、晕厥,甚至突然死亡,多同时伴有难以控制的高血压。因此本类疾病的主要治疗药物包括以下三类药物:

(1)降血压药:应将收缩压控制在 105～120mmHg,或平均动脉压控制在 60～70mmHg。药物首选硝普钠,其次的选择包括 α 受体阻断药乌拉地尔。

硝普钠(sodium nitroprusside)用于高血压急症,如高血压危象、高血压脑病、恶性高血压、嗜铬细胞瘤手术前后阵发性高血压等的紧急降压,也可用于外科麻醉期间进行控制性降压以及急性心力衰竭。硝普钠是一种速效和短时作用的血管扩张药,通过血管内皮细胞产生 NO,对动脉和静脉平滑肌均有直接扩张作用,血管扩张使周围血管阻力减低,因而有降压作用,而起血管扩张使心脏前、后负荷均减低,心排血量改善,故对心力衰竭也有益。主要不良反应是血压降低过快过剧和氰化物中毒。

乌拉地尔(urapidil)用于治疗高血压危象、重度和极重度高血压、难治性高血压以及控制围术期高血压。乌拉地尔是一种选择性 α_1 受体阻断药,具有外周和中枢双重降压作用。外周扩张血管作用主要通过阻断突触后 α_1 受体,使外周阻力显著下降。中枢作用则通过激活 5-羟色胺-1A 受体,降低延髓心血管调节中枢的交感反馈而起降压作用并对心率无明显影响。不良反应较少,主要为血压降低过快。

(2)降低心率药物:首选 β 受体阻断药,该药可降低左心室收缩力和心率,减轻血流对动脉壁的冲击。如艾司洛尔(esmolol)是一种起效迅速、作用时间短暂、选择性的 β_1 肾上腺素受体阻断药,主要作用于心肌的 β_1 肾上腺素受体,可降低正常人运动及静息时的心率,对抗异丙肾上腺素引起的心率增快,降血压作用程度与β肾上腺素受体阻滞程度呈相关性。不良反应轻微,主要为低血压。

(3)镇痛及镇静药物:对于疼痛剧烈者,可用吗啡或哌替啶镇痛,镇静药可用咪达唑仑等。由于镇痛及镇静药物为临时给予药物,因此未列入以下药物特点比较表格中。

2. 主动脉夹层治疗药物药物相互作用与不良反应以及注意事项见表 16-2。

表 16-2　主动脉夹层常用药物不良反应与相互作用以及注意事项

药物	不良反应	相互作用	使用注意事项
硝普钠	1. 本品毒性反应来自其代谢产物氰化物和硫氰酸盐,氰化物是中间代谢物,硫氰酸盐为最终代谢产物。硫氰酸盐中毒或逾量时,可出现运动失调、视物模糊、谵妄、眩晕、头痛、意识丧失、恶心、呕吐、耳鸣、气短。氰化物中毒或超量时,可出现反射消失、昏迷、心音遥远、低血压、脉搏消失、皮肤粉红色、呼吸浅、瞳孔散大 2. 麻醉中降压时突然停用,尤其血药浓度较高而突然停药时,可能发生反跳性血压升高 3. 皮肤:光敏感与疗程及剂量有关,皮肤石板蓝样色素沉着,停药后经较长时间(1~2 年)才渐退。其他过敏性皮疹,停药后消退较快	1. 与拟交感胺类同用,降压作用减弱 2. 与多巴酚丁胺同用,可使心排血量增多而肺毛细血管嵌压降低	1. 本品对光敏感,溶液稳定性较差,滴注溶液应新鲜配制并注意避光。溶液的保存不应超过 24 小时。溶液内不宜加入其他药品 2. 用本品时血 $PaCO_2$、pH、HCO_3 浓度可能降低 3. 应用过程中,应经常测血压,最好在监护室内进行;肾功能不全而应用超过 48~72 小时者,警惕血浆中氰化物或硫氰酸盐中毒 4. 药液有局部刺激性,谨防外渗
乌拉地尔	1. 使用乌拉地尔后可能出现头痛、头晕、恶心、呕吐、出汗或呼吸困难等症状 2. 过敏反应少见(如瘙痒、皮肤发红、皮疹等) 3. 极个别病例在用药时出现血小板计数减少	1. 乌拉地尔针剂不能与碱性液体混合,因其酸性性质可能引起溶液混浊或絮状物形成 2. 与降压药同用或饮酒可增强本品降压作用 3. 与西咪替丁同用可增加本品血药浓度 15%	1. 老年人及肝功能受损者可增强本品作用,应予注意 2. 血压骤然下降可能引起心动过缓甚至心脏停搏。治疗期限一般不超过 7 天 3. 开车或操纵机器者应谨慎,可能影响其驾驶或操纵能力
艾司洛尔	大多数不良反应为轻度的和一过性的。最重要的不良反应是低血压。12% 的患者出现有症状的低血压(发汗、头昏眼花),25% 患者出现无症状性低血压。少于 1% 的患者有报道出现苍白、面色潮红、心动过缓(心率<50 次/分)、胸痛、昏厥、肺水肿和心脏传导阻滞	1. 耗竭儿茶酚胺的药物,如利血平,与β受体阻断药合用时有叠加的作用 2. 合用本品和华法林不改变华法林的血药水平,本品的血药浓度似会升高,但临床意义不大 3. 同时给予本品和吗啡,对吗啡的血药浓度无明显影响,但本品的稳态血药浓度会升高 46%	1. 低血压:20%~25% 患者出现低血压(收缩压<90mmHg,舒张压<50mmHg)。12% 患者出现症状(主要是出汗和头昏眼花)。任何剂量下均可能出现低血压 2. 心力衰竭:β受体阻断药可能引起心肌收缩功能的进一步抑制而导致更严重的心力衰竭

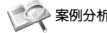 案例分析

姓名:阮××	性别:男
年龄:43 岁	民族:汉族
婚姻:已婚	身高:171cm
体重:70kg	入院时间:2014-7-17

主诉:突发胸背部撕裂样疼痛 9 小时。

现病史:患者 9 小时前在进食早饭过程中突发前胸、后背剧烈撕裂样剧痛,疼痛持续部不缓解,无发热,无头晕、心悸,无呼吸困难,无恶心、呕吐,无四肢乏力等伴随症状,就诊于当地医院,予"哌替啶"镇痛治疗疼痛无明显缓解,行主动脉 CTA 检查提示"急性主动脉夹层",予以控制血压、心率,镇痛等对症处理后,急诊转至我院。现为求进一步治疗急诊收入院。

患者自起病以来患者精神差,未进食及排便,小便量少,近 3 个月来体重无明显变化。

既往史:高血压病史 4 年,最高血压 170/110mmHg,间断口服硝苯地平缓释片治疗,血压控制不佳。否认冠心病、糖尿病、高脂血症、慢性肾衰竭、慢性肝病等慢性病史;否认结核病、乙肝、伤寒、猩红热等传染病史;否认重大外伤史;否认药物及食物过敏史。

个人史:生于原籍,否认外地久居史,否认疫区居住史,否认明确毒物接触史,预防接种史不详。有吸烟史 20 余年,约 20 支/日,否认饮酒嗜好。

婚育史:22 岁结婚,育有 3 子,妻子及儿子体健。

家族史:否认家族性遗传病、肿瘤病病史。

专科查体:T 36.8℃,P 114 次/分,R 30 次/分,BP 179/90mmHg。右下肢皮肤颜色无明显变化,右侧下肢皮温低,无明显肌肉萎缩,无皮肤溃疡及肢端坏疽。双侧桡动脉有力,右侧股动脉、腘动脉及足背动脉未触及搏动,左侧股动脉、腘动脉、足背动脉未搏动正常。左上肢血压 171/85mmHg,右上肢 179/90mmHg,左下肢 157/78mmHg,右下肢 98/53mmHg。

辅助检查:主动脉 CTA(2014-7-16,外院):主动脉自左侧锁骨下动脉开口以远处向远端撕裂至右侧髂总动脉,左锁骨下动脉受累、右肾动脉受累。

入院诊断:急性主动脉夹层(DeBakey Ⅲ型);高血压 3 级,极高危。

诊治经过:患者入院后完善术前检查,予心电监护、吸氧,艾司洛尔控制心率,硝普钠降压,哌替啶镇痛治疗,积极术前准备。入院后当日急诊在全麻下行主动脉夹层腔内修复术。手术过程顺利,术后触诊右侧股动脉和腘动脉搏动良好,右足皮温明显变暖,患者胸痛症状消失。术后给予硝苯地平缓释片 20mg qd、厄贝沙坦 0.15g qd、美托洛尔 25mg qd、氢氯噻嗪 12.5mg qd 降压治疗,给予辛伐他汀 20mg qn 降脂治疗。患者术后血压控制在 115～130/70～85mmHg 之间,术后恢复良好,于术后第 7 天顺利出院。

【临床药师关注点】

1. 硝普钠临床给药的药学监护 硝普钠主要用于高血压急症的药物控制,临床应用时应注意:①本药物常用 5% 葡萄糖进行溶解,并在给药时要注意避光静脉滴注。②关注患者的肾功能变化情况,若出现肾功能异常,应注意测定血浆中氰化物的浓度,防止出现中毒。

2. 降压治疗方案的选择 高血压与主动脉夹层的发生发展有密切关系,迅速、有效地控制血压是防止病情恶化的一项重要措施。主动脉夹层患者单纯使用血管扩张剂可能引起

心肌收缩力和收缩速率增加,使夹层恶化,因此急性期常加用 β 受体阻断药。静脉使用药物使血压得到控制后,若患者病情允许,开始口服降血压药如硝苯地平缓释片、噻嗪类利尿药等,若肾功能正常,还可加用 ACEI/ARB 类药物。

思 考 题

1. 患者在降压治疗中的主要药学监护点包括哪些?
2. 出院后的患者用药教育应该包括哪些?

第二节　下肢静脉系统疾病

一、深静脉血栓形成

深静脉血栓形成(deep venous thrombosis,DVT)是指血液在深静脉内不正常凝集引起的静脉回流障碍性疾病,多发生于下肢。血栓脱落可引起肺动脉栓塞(pulmonary embolism,PE),两者合称静脉血栓栓塞症(venous thromboembolism,VTE)。高凝状态、血流淤滞、血管内皮损伤是导致静脉血栓形成的三大因素,称为 Virchow 三联征。

(一) 临床表现及诊断

1. 临床表现　深静脉血栓形成以下肢最为常见,也可发生于上肢深静脉、上腔静脉、下腔静脉等。根据血栓部位、时间、侧支循环代偿情况、血栓进展程度、治疗手段等不同,其临床表现可从无症状到肢体肿胀,甚至肢体坏疽。最常见的表现为患肢突然肿胀、疼痛,软组织张力增高,活动后加重,抬高患肢可减轻,静脉血栓形成部位常有压痛。

2. 体格检查　患肢呈压凹性水肿,触诊张力增高,Homans 征阳性(患足背屈时引起腓肠肌牵拉痛)、Neuhof 征阳性(压迫小腿后方时引起腓肠肌挤压痛)。皮肤多呈紫红色,皮温略升高。当出现股青肿、股白肿时皮肤可出现颜色苍白、发绀、水疱,同时伴皮温降低、足背动脉搏动消失、深静脉回流受阻,可导致浅静脉怒张。血栓脱落可致肺动脉栓塞的临床表现。

3. 辅助检查

(1)D-二聚体(D-dimer):D-二聚体是纤维蛋白降解产物,其灵敏度较高(>99%),但特异性较低(35%)。主要用于急性静脉血栓栓塞症筛查、特殊情况下深静脉血栓形成诊断、疗效评估、静脉血栓栓塞症复发的危险程度评估。

(2)彩色多普勒超声:灵敏度、准确性均较高,是深静脉血栓形成首选的诊断方法,可用于深静脉血栓形成的筛查和监测。

(3)CT 静脉成像(CTV):能准确显示下肢静脉和下腔静脉的情况,准确率较高。

(4)磁共振静脉成像(MRV):能准确显示髂、股、腘静脉血栓,但不能满意显示小腿静脉血栓。通过静脉壁强化程度还可鉴别急、慢性血栓。

(5)静脉造影:准确性高,可准确判断有无血栓,血栓部位、范围,侧支循环情况。但为有创检查,不作为常规检查手段。

4. 诊断要点　深静脉血栓形成的诊断首先要根症状、体征和危险因素进行临床可能性评估(Wells 评分,表 16-3),结合辅助检查,最终做出诊断。

表 16-3　深静脉血栓形成诊断的临床特征评分（Wells 评分）

病史及临床表现	评分
活动性肿瘤（治疗中或近 6 个月内的姑息疗法）	1
下肢瘫痪或石膏固定	1
4 周内卧床＞3 天或近 4 周内大手术史	1
沿深静脉系统走行的局部压痛	1
下肢肿胀	1
与健侧相比，小腿周径增大＞3cm（胫骨粗隆下 10cm 处）	1
凹陷性水肿（症状侧重）	1
浅静脉侧支（非静脉曲张）	1
与下肢深静脉血栓形成相近或类似的诊断	—2

　　临床可能性评价：0～1 分为低危；2～6 分为中危；≥7 分为高危，其中≥4 分深静脉血栓形成的可能性较大。若双下肢均有症状，则以症状严重一侧为准。

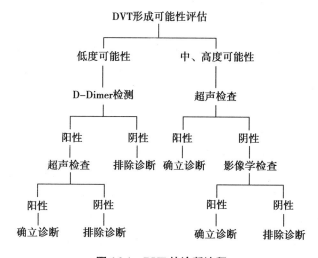

图 16-1　DVT 的诊断流程

（二）治疗措施

　　深静脉血栓形成治疗的主要目的是预防致死性肺动脉栓塞，防止复发性静脉血栓栓塞症以及防止血栓后综合征。

　　1. 一般治疗　早期卧床和抬高患肢有助于缓解疼痛和肿胀等症状。新的研究证实，早期下床活动并不增加肺栓塞的发生率，建议给予正规抗凝治疗后，穿弹力袜下地活动。

　　2. 抗凝治疗　抗凝是深静脉血栓形成的基本治疗，可抑制血栓蔓延，有利于血栓自溶，从而减轻症状，降低肺动脉栓塞发生率。但是单纯抗凝不能有效消除血栓和降低血栓后综合征的发生率。对于确诊急性深静脉血栓形成的患者，除禁忌证外，应即刻开始抗凝治疗。抗凝的主要禁忌证包括：①大手术 2 周内患者；②合并出血倾向（血友病、血小板功能不全、血小板减少症）；③3 个月内发生的脑梗死或脑出血；④10 天内消化道出血史、心肺复苏史、重大创伤史等；⑤3 个月内神经系统手术史，颅内创伤性疾病史；⑥合并颅内肿瘤、活动性溃疡病、活动性肺结核、先兆流产等；⑦严重高血压（收缩压≥180mmHg，舒张压≥110mmHg）；⑧严重肝、肾功能不全。

3. 溶栓治疗　对于急性近段性深静脉血栓形成，症状不超过14天者，身体状况良好，预计出血风险小者，可考虑进行溶栓治疗。不推荐全身静脉溶栓，而建议导管接触溶栓，目前认为可降低血栓后综合征的发生率。如果有条件，可结合血栓破碎、抽吸等方法以缩短溶栓时间并减少溶血栓药用量，溶栓后可采用球囊扩张或支架来处理残存病变。

4. 取栓治疗　手术取栓是消除血栓的有效方法，可迅速解除静脉梗阻。常用Fogarty导管经股静脉取出髂静脉血栓，用挤压驱栓或顺行取栓清除股-腘静脉血栓。出现股青肿、股白肿时应立即手术取栓；对于发病7天内的中央型或混合型深静脉血栓形成，若患者全身情况良好，也可手术取栓。

5. 下腔静脉滤器　下腔静脉滤器可以预防和减少肺动脉栓塞的发生，但对于多数深静脉血栓形成患者不建议常规放置下腔静脉滤器。对于有抗凝治疗禁忌证或有并发症，或在充分抗凝治疗的情况下仍发生肺动脉栓塞者，建议置入下腔静脉滤器。以下情况可考虑置入下腔静脉滤器：①髂、股静脉或下腔静脉内有漂浮血栓；②急性深静脉血栓形成，拟行导管溶栓或手术取栓者；③具有肺动脉栓塞高危因素的患者行腹部、盆腔或下肢手术。

（三）药物治疗

1. 药物分类　深静脉血栓形成的药物治疗的主要目的是预防致死性肺动脉栓塞，防止复发性静脉血栓栓塞症以及防止血栓后综合征。本类疾病的药物治疗主要包括两大类：抗凝血药以及溶血栓药。

（1）抗凝血药：抗凝血药是一类通过影响凝血过程的不同环节，抑制血液凝固的药物，主要用于血栓栓塞性疾病的预防与治疗，主要包括传统的抗凝血药肝素、维生素K拮抗剂、凝血酶抑制剂（DTI）、Xa因子（FXa）抑制剂，主要为肝素、低分子量肝素、华法林、阿加曲班、利伐沙班等。每个药物的作用机制都不太相同，肝素与低分子量肝素主要是通过结合赖氨酸残基使抗凝血酶（AT）-Ⅲ变构，使其失去使纤维蛋白原变成纤维蛋白的功能，变构后的AT-Ⅲ可与凝血因子Ⅱa、Ⅸa、Xa、Ⅺa、Ⅻa结合成复合物使其失去活性，它们的主要不良反应是出血。维生素K拮抗剂主要是通过抑制还原型二硫苏糖醇与氧化型二硫苏糖醇的相互转变，阻碍了依赖维生素K凝血因子对维生素K的利用，抑制了凝血因子Ⅱ、因子Ⅶ、因子Ⅸ和因子Ⅹ的生理合成，引起凝血酶原时间延长。凝血酶抑制剂（DTI）主要通过抑制游离凝血酶以及与凝血块结合的凝血酶，并可抑制凝血酶诱导的血小板聚集反应。FXa抑制剂能够高度选择性和竞争性与Xa因子的活性位点结合，竞争性抑制游离和结合的Xa因子以及凝血酶原活性。

常用的抗凝血药临床应用特点：①普通肝素：需监测APTT，通常要维持在正常值的1.5~2.5倍水平。APTT监测频率为首次给药后6小时，当APTT达标并稳定后，可每24小时监测一次。注意并发症：出血、肝素诱导的血小板减少症（可选择达那肝素或阿加曲班替代肝素）及长期应用导致的骨质疏松。②低分子量肝素：推荐剂量100U/kg，2次/天，合并肾功能不全者需慎用。无须监测APTT。③维生素K拮抗剂（华法林）：一般与普通肝素/低分子量肝素进行桥联抗凝。建议普通肝素/低分子量肝素抗凝当天即开始口服华法林，至少重叠5天，当连续24小时INR达到2.0时，可停用普通肝素/低分子量肝素。④直接Ⅱa因子抑制剂（如阿加曲班）：更适合肝素诱导的血小板减少症患者。⑤直接Xa因子抑制剂(如利伐沙班):无须监测凝血功能。⑥间接 Ⅹa 因子抑制剂(磺达肝癸钠):无须监测凝血功能。

(2)溶血栓药:常用的溶血栓药主要有:①尿激酶:一般首剂量为 4000U/kg,30 分钟内静脉注射;维持剂量 60 万～120 万 U/d,可持续 5～7 天;②阿替普酶(rt-PA):溶栓效果好,出血发生率低。溶栓同时应给予肝素抗凝,APTT 维持于正常值的 1.5～2.5 倍水平。

尿激酶、阿替普酶(rt-PA)具体药物特点见闭塞性动脉硬化章节。

2. 深静脉血栓形成治疗药物药物相互作用与不良反应以及注意事项见表 16-4。

表 16-4　深静脉血栓形成常用药物不良反应与相互作用以及注意事项

药物	不良反应	相互作用	使用注意事项
普通肝素 (heparin)	1. 毒性较低,主要不良反应是用药过多可致自发性出血,故每次注射前应测凝血时间。如注射后引起严重出血,可静脉注射硫酸鱼精蛋白进行急救 2. 偶可引起过敏反应及血小板减少,常发生在用药初 5～9 天,故开始治疗 1 个月内应定期监测血小板计数 3. 长期用药可致脱发和短暂的可逆性秃头症、骨质疏松和自发性骨折。尚见短暂的血小板减少症	1. 与下列药物合用,可加重出血危险:香豆素及其衍生物;阿司匹林及非甾体抗炎药;双嘧达莫、右旋糖酐等;肾上腺皮质激素、促肾上腺皮质激素;组织纤溶酶原激活物、尿激酶、链激酶等 2. 肝素并用碳酸氢钠、乳酸钠等纠正酸中毒的药物可促进肝素的抗凝作用 3. 肝素与透明质酸酶混合注射,肝素可抑制透明质酸酶活性 4. 肝素可与胰岛素受体作用,从而改变胰岛素的结合和作用。已有肝素致低血糖的报道 5. 下列药物与肝素有配伍禁忌:卡那霉素、阿米卡星、柔红霉素、乳糖酸红霉素、硫酸庆大霉素、氢化可的松琥珀酸钠、多黏菌素 B、多柔比星、妥布霉素、万古霉素、头孢孟多、头孢哌酮、头孢噻吩钠、氯喹、氯丙嗪、异丙嗪、麻醉性镇痛药	1. 下列情况慎用:有过敏性疾病及哮喘病史;口腔手术等易致出血的操作;已口服足量的抗凝血药者;月经量过多者 2. 用药过量可致自发性出血,故用药期间应测定凝血时间或部分凝血活酶时间,凝血时间要求保持在治疗前的 1.5～3 倍,部分凝血活酶时间为治疗前的 1.5～2.5 倍,随时调整肝素用量及给药间隔时间
低分子量肝素 (low molecular heparin)	1. 偶有血小板减少症,偶有血栓形成报道 2. 低分子量肝素治疗时,极少数患者出现皮肤坏死 3. 偶有注射部位小血肿 4. 全身性过敏反应,包括血管神经性水肿 5. 一过性转氨酶增高	1. 与阿司匹林以解热镇痛剂量同用时增加出血危险 2. 右旋糖酐 40(胃肠外途径)增加出血危险 3. 皮质类固醇增加出血危险,尤其是在大剂量或治疗时间超过 10 天以上	1. 由于存在发生肝素诱发血小板减少症的可能,在使用低分子量肝素的治疗过程中,应全程监测血小板计数 2. 低分子量肝素主要通过肾排泄,故肾功能损害的患者其出血风险增加,应谨慎治疗 3. 在有肝、肾功能不全,胃溃疡或其他任何易出血的器质性病变时应小心使用

药物	不良反应	相互作用	使用注意事项
			4. 当患者存在肝衰竭、严重动脉性高血压、消化性溃疡史或者其他可能引起出血的器质性损伤情况时应特别注意,因为它们可能增加出血风险
华法林 （warfarin）	1. 口服过量易致出血。早期可有瘀斑、紫癜、牙龈出血、鼻出血、伤口出血经久不愈、月经过多等。出血可发生在任何部位,特别是泌尿道和消化道 2. 不常见的不良反应有恶心、呕吐、腹泻、瘙痒性皮疹、过敏反应和皮肤坏死 3. 大量口服甚至有双侧乳房坏死、微血管病或溶血性贫血以及大范围皮肤坏疽等报道	1. 与本品合用能增强抗凝作用的药物有:与血浆蛋白结合率高的药物,如阿司匹林、保泰松、羟布宗、水合氯醛、氯贝丁酯、磺胺类药、丙磺舒等;抑制肝微粒体酶,使本品代谢降低而增效,如氯霉素、别嘌醇、单胺氧化酶抑制药、甲硝唑、西咪替丁等;减少维生素 K 的吸收和影响凝血酶原合成的药物,如各种广谱抗生素等;能促使本品与受体结合的药物,如奎尼丁、甲状腺素、同化激素、苯乙双胍等;干扰血小板功能,促使抗凝作用更明显的药物,如大剂量阿司匹林、水杨酸类等 2. 与本品合用能减弱抗凝作用的药物:抑制口服抗凝血药的吸收,包括制酸药、利福平、维生素 K、口服避孕药和雌激素等	1. 若需要快速抗凝,可先用肝素抗凝。之后,开始华法林钠及同时继续使用肝素治疗最少 5~7 日直至 INR 在目标范围内 2 日以上 2. 甲状腺功能亢进,发热及非代偿性心力衰竭会增加华法林钠效果 3. 甲状腺功能减退症会减少华法林钠效果 4. 在中度肝功能不足、肾功能不足及肾病综合征时华法林钠效果会增加
阿加曲班 （argatroban）	1. 有时会出现脑梗死、脑出血、消化道出血的症状,所以要进行密切观察 2. 凝血时间延长、出血、血尿、贫血（红细胞、血红蛋白、血细胞比容的减少）、白细胞增多、白细胞减少、血小板减少 3. 过敏反应:皮疹（红斑性皮疹等）瘙痒、荨麻疹 4. 肝肝功能障碍,AST、ALT、LDP 和总胆红素升高 5. 肾 BUN、肌酐升高 6. 消化系统:呕吐、食欲不振、腹痛、腹泻等	阿加曲班注射液与以下药物合并使用时,可引起出血倾向增加,应注意减量: 1. 抗凝剂如肝素、华法林等 2. 抑制血小板聚集作用的药物如阿司匹林、奥扎格雷钠等 3. 血栓溶解剂如尿激酶、链激酶等 4. 降低纤维蛋白原作用的去纤酶等	1. 有出血可能的患者慎用,包括消化道溃疡、内脏肿瘤、亚急性感染性心内膜炎、有脑出血既往史的患者,血小板减少的患者,重症高血压和严重糖尿病患者 2. 正在使用抗凝剂,具有抑制血小板聚集作用的抑制剂、溶栓剂或有降低血纤维蛋白原作用的酶抑制剂的患者慎用 3. 严重肝功能障碍患者慎用 4. 应用本品过程中,应严格进行出凝血功能的监测

续表

药物	不良反应	相互作用	使用注意事项
利伐沙班 (rivaroxaban)	1. 常见 γ-谷氨酰转肽酶升高，转氨酶升高（包括 ALT、AST 升高）；少见脂肪酶升高、淀粉酶升高、血清胆红素升高、乳酸脱氢酶升高、碱性磷酸酶升高；罕见结合胆红素升高（伴或不伴 ALT 升高） 2. 常见贫血，少见血小板增多 3. 常见恶心，少见便秘、腹泻、消化不良 4. 少见肾损害，包括血肌酐升高、血尿素升高 5. 血管异常：少见局部水肿、外周性水肿、感觉不适（包括疲乏、无力）、发热	1. CYP3A4 和 P-gp 抑制剂：例如酮康唑、伊曲康唑、伏立康唑和泊沙康唑、克拉霉素、红霉素可以使利伐沙班血药浓度升高 2. CYP3A4 诱导剂：如与苯妥英、卡马西平、苯巴比妥或圣约翰草合用，可使利伐沙班血药浓度降低 3. 将利伐沙班与咪达唑仑、地高辛或阿托伐他汀合用时，未观察到有临床显著性的药动学或药效动力学相互作用 4. 与其他抗凝剂合用，不影响利伐沙班的药动学	1. 在重度肾损害（肌酐清除率＜30ml/min）患者中，利伐沙班的血药浓度可能显著升高，进而导致出血风险升高。不建议将利伐沙班用于肌酐清除率＜15ml/min 的患者 2. 当合并使用可以升高利伐沙班血药浓度的其他药物时，中度肾损害（肌酐清除率 30～49ml/min）患者应该慎用利伐沙班 3. 在中度肝损害（Child Pugh B类）的肝硬化患者中，利伐沙班血药浓度可能显著升高，进而导致出血风险升高。利伐沙班禁用于伴有凝血异常和临床相关出血风险的肝病患者。对于中度肝损害（Child Pugh B类）的肝硬化患者，如果不伴有凝血异常，可以谨慎使用利伐沙班 4. 利伐沙班片内含有乳糖。有罕见的遗传性半乳糖不耐受、Lapp 乳糖酶缺乏或葡萄糖-半乳糖吸收不良问题的患者不能服用该药物
磺达肝癸钠 (fondaparinux sodium)	1. 常见的不良反应为手术后出血，贫血。少见血小板减少症、紫癜、血小板增生症、血小板异常、凝血异常 2. 罕见过敏反应、低钾血症 3. 胃肠道异常少见，包括恶心、呕吐；肝胆系统异常少见，包括肝酶升高，肝功能异常 4. 神经系统异常可见焦虑、嗜睡、眩晕、头昏、头痛和谵妄等 5. 全身异常以及给药部位情况可见水肿、外周水肿、发热、伤口溢液	本品与那些可增加出血危险性的药物联合使用时，出血的风险会增加。口服抗凝血药（华法林）、血小板抑制剂（阿司匹林）、非甾体抗炎药（吡罗昔康）以及地高辛不影响本品的药动学	1. 出血风险增加的患者如先天性或获得性出血异常、胃肠道活动性溃疡病以及近期颅内出血或脑、脊髓或眼科手术后不久的患者，应谨慎使用 2. 对于静脉血栓栓塞的防治，任何能增加出血风险的药物不应与磺达肝癸钠合并使用。包括地西芦定、溶血栓药、GPⅡb/Ⅲa受体拮抗剂、肝素、肝素类似物或低分子量肝素 3. 使用磺达肝癸钠不需要进行剂量调整。然而，由于严重肝功能受损的患者存在凝血因子的缺乏而使出血风险的增加，因此应谨慎使用磺达肝癸钠 4. 磺达肝癸钠的疗效和安全性没有在Ⅱ型肝素诱导血小板减少症患者中进行过正式的研究

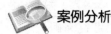

案例分析

姓名：高××　　　　　　　　　性别：男
年龄：38 岁　　　　　　　　　民族：汉族
婚姻：已婚　　　　　　　　　身高：168cm
体重：60kg　　　　　　　　　入院时间：2013-12-28

主诉：双下肢广泛肿胀、疼痛 6 天。

现病史：患者于 2012 年 12 月份因车祸导致双下肢多处骨折，分别于 2012 年 12 月、2013 年 3 月、2013 年 7 月于当地医院行 3 次手术治疗。6 天前逐渐出现双侧小腿肿胀、疼痛，当时未予重视。此后下肢肿胀逐渐加重，扩展至双侧腹股沟处，伴皮温增高。无发热，无胸闷、胸痛等。1 天前于我院行双下肢 CTV 检查提示"双侧髂总静脉至腘静脉以下血栓形成"。患者现为求进一步治疗急诊以"下肢深静脉血栓形成"收入我科。

患者平素体健，无口腔溃疡，无口干、眼干、脱发、光过敏、皮肤皮疹等。自起病以来患者精神、食欲及睡眠差，大小便基本正常，近 3 个月来体重无明显变化。

既往史：1 年前因车祸致左侧股骨干、胫腓骨骨折和右侧股骨颈骨折，于当地医院行切开复位内固定术。否认冠心病、高血压、糖尿病、高脂血症、慢性肾衰竭、慢性肝病等慢性病史；否认结核、乙肝、伤寒、猩红热等传染病史；否认药物及食物过敏史。

个人史：生于原籍，否认外地久居史，否认疫区居住史，否认明确毒物接触史，预防接种史不详。否认吸烟、饮酒嗜好。

婚育史：22 岁结婚，育有 2 子 2 女，妻子及子女体健。

家族史：否认家族性遗传病、肿瘤病史。

专科查体：T 36.6℃，P 105 次/分，R 17 次/分，BP 130/82mmHg。双下肢广泛性肿胀，以足踝部明显，皮肤呈暗红，皮温明显升高，触诊皮肤张力高，压痛明显，双侧 Homans 征（＋）、Neuhof 征（＋）。双侧股动脉搏动好，双侧腘动脉及足背动脉触诊不清。

辅助检查：双下肢 CTV(2013-12-27)：双侧髂总静脉至腘静脉以下管腔内低密度影，考虑为血栓形成。

入院诊断：急性下肢深静脉血栓形成，左侧股骨干、胫腓骨骨折术后，右侧股骨颈骨折术后。

诊治经过：患者入院后完善术前检查，立即予低分子量肝素（100U/kg，2 次/日）抗凝治疗，同时积极完善术前检查。于入院后第 2 日急诊在局麻下行下腔静脉滤器植入＋双侧股静脉切开取栓＋置管溶栓术。手术过程顺利，术后经溶栓导管泵入尿激酶（60 万 U/d×3 天）以溶解腘静脉远端的血栓，溶栓的同时经外周静脉持续泵入普通肝素抗凝治疗，APTT 值维持于 50～60 秒。同时予口服迈之灵 300mg bid，术后第 7 天开始口服华法林 3mg qd，根据 INR 调整华法林用量，维持 INR 于 2.0～3.0 之间。患者术后双下肢肿胀逐渐消退，于术后第 15 天顺利出院。

【临床药师关注点】

抗凝治疗的药学监护：患者入院后先后使用了低分子量肝素、普通肝素以及华法林进行抗凝治疗。由于存在发生肝素诱发血小板减少症的可能，在使用低分子量肝素以及普通肝素的治疗过程中，应全程监测血小板计数。而华法林在临床给药中应监测 INR，并留意患者的其他药物应用,防止出现潜在的药物相互作用。

思 考 题

1. 患者术后抗凝治疗为何先用普通肝素然后加用华法林?

2. 若患者 INR 出现波动,如何确定 INR 监测频次?

(郭代红　裴　斐　刘昌伟　李拥军　刁永鹏)

参 考 文 献

[1] 刘昌伟.下肢动脉硬化闭塞症的外科治疗.临床外科杂志,2006,14(5):265-266.

[2] 刁永鹏,李拥军.下肢动脉硬化闭塞症介入治疗的现状和思考.国际外科学杂志,2012,39(12):796-798.

[3] Jack L. Cronenwett,K. Wayne Johnston 原著.郭伟,符伟国,陈忠,主译.卢瑟福血管外科学.第7版.北京:北京大学医学出版社,2013.

[4] 刘昌伟.血管外科临床手册.北京:人民军医出版社,2012.

[5] 刘昌伟,倪冷.B型主动脉夹层腔内治疗的现状与展望.中国血管外科杂志(电子版),2011,3(3):132-134.

[6] 中华医学会外科学分会血管外科学组.深静脉血栓形成的诊断和治疗指南(第2版).中华外科杂志,2012,50(7):611-614.

[7] 刘昌伟.急性下肢深静脉血栓的微创介入治疗.中国实用外科杂志,2003,23(4):205-207.

[8] 陈跃鑫,刘昌伟,叶炜,等.静脉血栓栓塞疾病诊疗之再认识.中华外科杂志,2011,49(6):486-490.

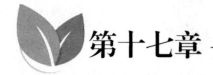

第十七章

泌尿、男生殖系统药物治疗

第一节 泌尿、男生殖系统感染

一、定义及分类

(一) 定义

泌尿系感染又称尿路感染(urinary tract infection),是尿路上皮细胞对侵入细菌所产生的炎症反应,多伴有菌尿和脓尿,临床上常有发热、尿频、尿急等症状,解剖上包括肾、输尿管、膀胱和尿道等泌尿系统各个部位。男性生殖系统感染包括前列腺炎、附睾炎、睾丸炎、精囊炎等。

(二) 尿路感染的分类

1. 根据感染部位可分为上尿路感染和下尿路感染,前者包括肾、输尿管感染,后者包括膀胱和尿道感染。

2. 根据两次感染之间的关系可以分为散发性感染和复发性感染。

3. 根据感染时的尿路状态可分为单纯性尿路感染和复杂性尿路感染。

严重的尿路感染可导致尿脓毒血症,即由于尿路感染而引起的脓毒血症,表现为全身炎症反应症状:高热或体温降低、白细胞升高或降低、心动过速、呼吸急促等。

二、常见病原菌

泌尿、男生殖系统感染的致病病原微生物包括病毒、细菌、真菌和寄生虫四类,其中细菌最常见,可分为革兰阳性球菌、革兰阳性杆菌、革兰阴性球菌和革兰阴性杆菌四大类。常见的革兰阳性球菌主要包括金黄色葡萄球菌、溶血性链球菌、粪肠球菌等;革兰阳性杆菌主要包括需氧的白喉棒状杆菌、结核分枝杆菌以及厌氧的破伤风杆菌等;革兰阴性球菌主要有淋病奈瑟菌和脑膜炎奈瑟菌;革兰阴性杆菌主要有大肠埃希菌、铜绿假单胞菌及肺炎克雷伯杆菌等。另外还包括螺旋体、支原体、衣原体等。尿路感染最常见的细菌为大肠埃希菌。

三、诊断

(一) 临床表现

下尿路感染的症状主要表现为尿频、尿急、尿痛、耻骨上区不适和腰骶部疼痛等;上尿路感染患者除了排尿症状外,多伴有寒战、高热、腰痛、恶心、呕吐等全身症状。

（二）体格检查

体格检查包括全身体检和泌尿系专科体检。肾盂肾炎多有体温升高及肾区压痛、叩痛，膀胱炎可有耻骨上区压痛。男性患者应行外生殖器检查和直肠指检，女性慢性、复发性、难治性尿路感染应行盆腔检查。

（三）实验室检查

1. 尿常规　尿液外观混浊、亚硝酸盐阳性、白细胞酯酶阳性、蛋白尿阳性、离心尿尿沉渣中 WBC 数>5 个/HP 对尿路感染诊断有帮助。

2. 尿培养　治疗前的中段尿标本培养是诊断尿路感染最可靠的指标。美国感染疾病学会（IDSA）和欧洲临床微生物学和感染疾病学会（ESCMID）规定的尿路感染细菌培养标准为：急性非复杂性膀胱炎中段尿培养≥10^3 CFU/ml；急性非复杂性肾盂肾炎中段尿培养≥10^4 CFU/ml；女性中段尿培养≥10^5 CFU/ml，男性中段尿培养或女性复杂性尿路感染导尿标本≥10^4 CFU/ml。

3. 影像学检查　反复发作的泌尿、男生殖系统感染，应进一步行影像学检查，明确有无合并泌尿系结石或梗阻等疾病，泌尿系超声为首选，CT 是进一步明确病变的有效检查。

4. 侵入性检查　膀胱镜等相关检查可以观察膀胱内有无结石、小梁、憩室、畸形、输尿管开口狭窄、反流等能够引起或促进泌尿系感染的病变。

四、药物治疗原则

（一）抗菌药物选择

根据感染的部位、患者的病程及有无合并症等因素，将尿路感染分为急性单纯性下尿路感染（尿道炎、膀胱炎）、急性单纯性上尿路感染（肾盂肾炎）、复杂性尿路感染（包括男性尿路感染）、反复发作性尿路感染以及无症状性细菌尿。急性单纯性上、下尿路感染多见于门、急诊患者，病原菌 80％以上为大肠埃希菌；而复杂性尿路感染的病原菌除大肠埃希菌（30％～50％）外，亦可为肠球菌属、克雷伯菌属、变形杆菌属、铜绿假单胞菌属等。

各类尿路感染及男性生殖系统的抗菌药物选择及疗程应根据感染的部位，患者生理、病理情况以及免疫的状态，可能的病原菌及其对抗菌药物的敏感性，按照抗菌药物的抗病原微生物特点及其体内过程选择药物，详见表 17-1。

（二）抗菌药物应用注意事项

1. β-内酰胺类　β-内酰胺类药物对最常见的不良反应为变态反应。以皮肤过敏（荨麻疹、药疹）最多见。最严重的为过敏性休克，一旦发生可危及生命，应立即皮下或肌内注射肾上腺素。青霉素类的发生率为 0.7％～10％，患者接触青霉素后，可能发生有 IgE 介导的速发型超敏反应，荨麻疹、血管性水肿、喉头水肿、支气管痉挛、低血压等，均在 4 小时内出现。因此应用此类药物前务必询问患者是否有过敏史。

交叉过敏反应：一项针对有青霉素过敏史但未能经皮肤试验证实的患者的研究中，头孢菌素过敏反应发生率为 0～11％。另一项研究中，青霉素皮试阳性的患者使用碳青霉稀类，99％没有发生过敏反应。

鉴于头孢菌素类抗生素可引起过敏性反应或过敏性休克，同时与青霉素类抗生素存在有交叉过敏，但目前头孢菌素应用前是否做皮试的临床意义存在极大的争议。应用头孢菌素类前应仔细询问患者是否有青霉素类和其他 β-内酰胺类药物过敏史，有上述药物过敏史

表 17-1　泌尿系统与男性生殖系统的感染经验治疗

感染	病原体	症状/伴随情况	首选治疗	备选治疗	备注
急性单纯性下尿路感染（膀胱炎、尿道炎）	肠杆菌科（大肠埃希菌）、腐生葡萄球菌、肠球菌	多见于女性，无并发症，初次发病	呋喃妥因 100mg po bid 3～7 天；磷霉素 3g po 单次。均联用非那吡啶	环丙沙星 250mg po bid 3 天或环丙沙星缓释片 500mg po qd 3 天；左氧氟沙星 500mg po qd 3 天；SMZ/TMP 960mg po bid 3 天；口服头孢菌素（2 代或 3 代）tid 3 天	1. 国内对于住院患者的细菌耐药监测资料显示，大肠埃希菌对于氟喹诺酮类、SMZ/TMP 药物的耐药性＞50%（2012 CHINET），应根据药敏结果选用 2. 磷霉素 3g 单次给药对大肠埃希菌疗效不如 SMZ/TMP 和氟喹诺酮多次给药 3. 联用非那吡啶可缓解膀胱尿道刺激症状，G6PD 缺乏者可出现溶血
急性单纯性上尿路感染（急性肾盂肾炎）	肠杆菌（大肠埃希菌最多见）、肠球菌	门诊患者（病情中度）：低热、白细胞程度升高、无恶心、呕吐等症状	氟喹诺酮口服 5～7 天：环丙沙星 0.5g bid 或环丙沙星缓释片 1g qd，左氧氟沙星 0.5g 或 0.75g qd	阿莫西林/克拉维酸 500mg/125mg po tid 或 875mg/125mg po bid，口服头孢菌素（第 2 或 3 代）tid；口服 SMZ/TMP 疗程 14 天	1. 女性应用环丙沙星 500mg bid 7 天的疗效与 14 天相当，由于 7 天疗法有效，估计其他氟喹诺酮类 7 天疗程也有效 2. 左氧氟沙星 750mg 的 5 天方案已获 FDA 批准 3. 虽然有一些证据提示莫西沙星和吉米沙星对于尿路感染可能有效，但尚未获得适应证批准，且两者在泌尿系浓度较低，故原则上不推荐使用 4. β-内酰胺类疗效不如氟喹诺酮类

续表

感染	症状/伴随情况	病原体	首选治疗	备选治疗	备注
	住院患者：高热、白细胞增高，呕吐，脱水或有脓毒症表现		环丙沙星 400mg IV q12h，左氧氟沙星 500~750mg IV qd；头孢呋辛 1.5~2g IV q8h，头孢曲松 1~2g IV qd，头孢噻肟 2g IV q12h（重症 2g IV q4h）。疗程14天	哌拉西林/他唑巴坦 3.375g IV q4~6h(耐药菌 4.5g IV q6~8h)；替卡西林/克拉维酸 3.2g IV q6~8h；厄他培南 1~2g q24h；多立培南 500mg IV q8h。疗程14天	1. 头孢菌素类可选择联合氨基糖苷类治疗，出于氨基糖苷类肾毒性的考虑，如有细菌药敏试验结果支持可联合用药 2. 如怀疑或证实为肠球菌属感染，不宜使用头孢菌素和厄他培南治疗 3. 患者在退热后 24~48h 抗菌药物可改为口服序贯治疗，完成2周疗程 4. 多立培南 10 天疗程已获 FDA 批准
复杂性尿路感染	合并泌尿道结构异常，长期留置导尿管或有肾功能损害等	肠杆菌科，铜绿假单胞菌，肠球菌	哌拉西林/他唑巴坦 3.375g IV q4~6h(耐药菌 4.5g IV q6~8h)；替卡西林/克拉维酸 3.2g IV q6~8h；多立培南 500mg IV q8h；亚胺培南/西司他丁 500mg IV q6~8h（日最大剂量 4g）；美罗培南 1g IV q8h。疗程 2~3 周	环丙沙星 400mg IV q12h，左氧氟沙星 500~750mg IV qd；头孢他啶 2g IV q8h，头孢吡肟 2g IV q12h。疗程 2~3 周	1. 所列出的药物并非都对肠球菌和铜绿假单胞菌有效 2. 导管相关的感染症状若很快消失则治疗 7 天，否则 10~14 天 3. 应优先解决尿道梗阻问题，如留置导尿管应尽快拔管，否则感染不易控制
反复发作尿路感染	1 年内有≥3 次尿路感染病史	大肠埃希菌，其他肠杆菌科细菌，肠球菌	治疗同急性单纯性上尿路感染或急性单纯性下尿路感染，疗程为 14 天		积极检查诱因，如尿路梗阻、先天尿路畸形等，尽可能加以纠正

续表

感染	症状/伴随情况	病原体	首选治疗	备选治疗	备注
无症状性细菌尿	学龄前儿童		根据培养和药敏结果制订方案,不做经验性治疗		
	孕妇	需氧革兰阴性杆菌和葡萄球菌属	妊娠头3个月筛查,如阳性,可用阿莫西林,呋喃妥因,口服头孢菌素治疗3~7天		国内常见分离菌株对SMZ/TMP耐药严重
	尿道侵入性操作前后	需氧革兰阴性杆菌	送尿培养后SMZ/TMP bid,疗程3天,预防尿路感染;72小时后拔除导尿管		
肾周脓肿	伴有葡萄球菌血症	金黄色葡萄球菌	MSSA:萘夫西林/苯唑西林 2g IV q4h;头孢唑林 2g IV q8h(最大剂量12g/d)	MRSA:万古霉素 1g IV q12h;达托霉素 6mg/kg IV qd	抗感染治疗同时需穿刺、引流
	伴有肾盂肾炎	肠杆菌科	见肾盂肾炎、复杂性尿路感染		抗感染治疗同时需穿刺、引流
前列腺炎	急性非复杂性(有STD的风险;年龄<35岁)	淋球菌,沙眼衣原体	头孢曲松 250mg IM 一次,或头孢克肟 400mg po 一次,然后多西环素 100mg bid po 10天		氟喹诺酮类不再推荐用于治疗淋球菌感染。需检测HIV,艾滋病患者致病原可能为新型隐球菌
	非复杂性,低STD风险	肠杆菌科	左氧氟沙星 500mg po bid 或 400mg IV bid,或环丙沙星 500mg po bid,疗程10~14天	左氧氟沙星 500~750mg IV 或 po qd,环丙沙星 500mg po qd,或 SMZ/TMP(800mg/160mg) po bid	如果是耐药的肠杆菌感染,可用厄他培南 1g IV qd。如果是耐药的铜绿假单胞菌感染,亚胺培南(500mg IV q6h)或美罗培南(500mg IV q8h)
	慢性细菌性	肠杆菌科 80%,肠球菌 15%,铜绿假单胞菌	环丙沙星 500mg po bid,疗程4~6周;左氧氟沙星 500~750mg po qd,疗程4周	SMZ/TMP(800mg/160mg) po bid,疗程1~3个月	治疗效果不佳应考虑患者是否存在前列腺结石

者有明确应用头孢菌素类指征时慎用,有青霉素过敏性休克史者避免应用头孢菌素类。用药前是否进行过敏试验,请遵照该产品说明书。

头孢菌素 3 位侧链含有硫甲基四氮唑的品种,可导致低凝血酶原血症或出血,合用维生素 K 可预防出血;本类药亦可引起双硫仑样反应。用药期间及治疗结束后 72 小时内应避免摄入含乙醇的饮料及药物。本类药物包括头孢哌酮、头孢美唑、头孢替坦和头孢米诺等。其他 3 位侧链不含有硫甲基四氮唑的品种也有双硫仑样反应的报道,如头孢曲松。

本类药物多数主要经肾排泄,中度以上肾功能不全患者应根据肾功能适当调整剂量,具体方案见表 11-2。与氨基糖苷类联用可能会增加肾毒性。

广谱的抗生素使用后都可能诱发二重感染、抗生素相关性腹泻或假膜性结肠炎。前瞻性资料提示使用头孢菌素(特别是第三代头孢)可增加艰难梭菌引起腹泻的风险。

2. 氟喹诺酮类 氟喹诺酮类药物最常见的不良反应为恶心、呕吐、腹泻等胃肠道反应,同时本类药物的使用也是引起艰难梭菌腹泻的常见诱因。本类药物偶可引起抽搐、癫痫等严重中枢神经系统不良反应,在肾功能减退或有中枢神经系统基础疾病的患者中易发生,因此本类药物不宜用于有癫痫或其他中枢神经系统基础疾病的患者。

本类药物可能引起皮肤光敏反应、关节病变、肌腱断裂等,并偶可引起心电图 Q-T 间期延长等,用药期间应注意观察。任何一种喹诺酮类药物都可能引起 Q-T 间期延长(Q-T 间期延长可导致尖端扭转型室性心动过速),目前上市的药物危险性相对较低,女性、低钾、低镁和心动过缓患者的风险较高,需要避免与其他可能延长 Q-T 间期的药物(如胺碘酮、索他洛尔、尼卡地平、舍曲林、三环类抗抑郁药、文拉法辛等)。

最新病例报告和研究表明,氟喹诺酮类药品的几个品种可能影响糖尿病患者的血糖控制水平。2013 年 8 月发表的一项大样本研究分析了台湾 78 433 例接受过抗生素治疗的糖尿病患者的病历资料,对比了在服用氟喹诺酮类药品或大环内酯类药品 30 天内由于低血糖症和高血糖症在急诊就诊或住院的风险。研究发现,与使用大环内酯类药物相比,使用氟喹诺酮类药品的糖尿病患者出现低血糖症和高血糖症的比例更高。加替沙星可引起血糖异常,已经在美国停止使用。

美国 FDA 对其不良事件病例报告数据库(AERS)以及文献进行了回顾分析,重症肌无力患者使用氟喹诺酮类药品时可导致重症肌无力加重。

服用本类药物口服制剂时应注意,制酸剂和含钙、铝、镁等金属离子的药物可减少吸收,应避免同用。

3. 肾功能受损患者抗菌药物剂量调整 因上文推荐用于治疗泌尿、男性生殖系统感染的常用药物多为经肾排泄药物,故给出肾功能受损患者抗菌药物推荐剂量,见表 17-2。

表 17-2 肾功能受损患者抗菌药物剂量调整

抗菌药物	肾功能正常剂量	调整方法		肾功能不全药物剂量调整:肌酐清除率(Ccr,ml/min):调整剂量
		减量	延长间隔	
阿莫西林/克拉维酸钾	IV:500/125mg q8h	＋	＋	＞50～90:500/125mg q8h 10～50:250～500mg(阿莫西林)q12h ＜10:250～500mg(阿莫西林)qd

续表

| 抗菌药物 | 肾功能正常剂量 | 调整方法 | | 肾功能不全药物剂量调整:肌酐清除率(Ccr,ml/min):调整剂量 |
		减量	延长间隔	
替卡西林克拉维酸(ticarcillin sodium/clavu-lanate)	IV:3.2g q8h 或 q6h	+	+	>30:1.6~3.2g q6~8h 10~30:1.6g q8h <10:1.6g q12h
哌拉西林/他唑巴坦	IV:3.375~4.5g q6~8h	+	+	>40:100% 20~40:13.5g/d,4.5g q8h <20:9g/d 4.5g q12h
头孢唑林	IV:0.5~1g q8h	+	+	>50~90:100% 10~50:0.5g q12~24h <10:0.5g q24~48h
头孢呋辛	IV:0.75~1.5g q8h	+	+	>20:100% 10~20:0.75g q12h <10:0.75g q24h
头孢噻肟	IV:1~2g q6~8h	+	+	>50~90:100% 10~50:1~2g q12~24h <10:1~2g q24h
头孢曲松	IV:1~2g q24h	+	—	>10:100%肾功能不全肝功能正常不用减量 <10:1~2g q24h 日剂量不超过2g
头孢他啶	IV:1~2g q8~12h	+	+	>50~90:100% 31~50:1g q12h 16~30:1g q24h 6~15:0.5g q24h <5:0.5g q48h
头孢吡肟	IV:1~2g q12h	+	+	>60:100% 30~60:1~2g q8~12h 11~29:0.25~1g q24h
厄他培南	IV:1~2g q24h	+	—	>30:100% <30:0.5g q24h
美罗培南	IV:1~2g q8h	+	+	>50~90:1g q8h 10~50:1g q12h <10:0.5g q24h
亚胺培南/西司他丁	IV:1~2g q8~12h	+	+	>70:1~2g q8~12h 41~70:0.5~0.75g q8h 21~40:0.25~0.5g q8~12h

续表

抗菌药物	肾功能正常剂量	调整方法		肾功能不全药物剂量调整：肌酐清除率(Ccr,ml/min)：调整剂量
		减量	延长间隔	
				5～21：0.25～0.5g q12h(Ccr<20ml/min 的患者若用超过推荐量,癫痫发作的可能性增加,特别是体重<70kg 的患者)
多立培南 (doripenem)	IV：0.5g q8h	+	+	>50：100% 30～50：0.25g q8h 10～30：0.25g q12h <10：无相关资料,不推荐使用
环丙沙星	0.5～0.75g po 或 0.4g IV q12h	+	—	>50～90：100% 10～50：50%～75% <10：50%
左氧氟沙星	0.5～0.75g po 或 IV	+	+	>49：100% 20～49：0.75g q48h；如果首剂 0.5g,此后 0.25g q24h 10～19：首剂 0.75g,此后 0.5g q48h；如果首剂 0.5g 此后 0.25g q48h
万古霉素	IV：1g q12h	+	+	>50～90：1g q12h 10～50：1g q24～96h <10：1g q4～7d 注：按说明书中患者体重及肌酐清除率调整更为准确
达托霉素(dap-tomycin)	IV：6mg/kg q24h	—	+	>30：100% <30：6mg/kg q48h
SMZ/TMP 剂量按 TMP 计算	5～20mg/(kg·d) 分次 q6～12h	+	—	>30：100% 10～29：减量 50% <10 不推荐使用,若使用,5～10mg/kg qd

 案例分析

姓名：季×× 　　　　婚姻：已婚

性别：女 　　　　身高：162cm

年龄：57 岁 　　　　体重：65kg

民族：汉族 　　　　入院时间：2014-4-9

主诉：间断发热伴腰酸、尿频、尿急、尿痛 2 年。

现病史：患者 2 年前无明显诱因出现发热,体温最高 39℃,伴畏寒、寒战,伴有尿频、尿急、尿痛,伴有腰酸,右侧为著,无尿色加深、尿中泡沫增多,无尿量增多或减少,曾就诊于急诊,尿培养阴性,考虑泌尿系感染,予左氧氟沙星抗感染治疗,感染症状好转。随后多次于多家医院门诊就诊,尿常规白细胞计数异常(具体不详),尿培养提示大肠埃希菌(药敏结果不详),泌尿系 B 超提示左肾囊肿,尿道膀胱镜提示膀胱出口梗阻,尿道外口狭窄;间断不规律口服头孢类及喹诺酮类抗生素以及中药治疗,患者尿常规及尿培养未转阴。1 天前于我院门诊就诊,复查尿常规:镜下 WBC 8~9 个/HP,潜血(一);血常规:WBC $6.91×10^9$/L,N 83.9%↑。现为进一步诊治收入院。

既往史:10 余年前诊断为高血压,血压最高达 160/110mmHg,坚持口服替米沙坦 80mg qd,苯磺酸氨氯地平片 5mg qd,血压波动于 105~120/70~80mmHg。2 型糖尿病病史 10 年,目前口服二甲双胍 250mg 三餐前,空腹血糖 5~6mmol/L,餐后 2 小时血糖控制在 7~8mmol/L。

个人史:生于并长期居住于北京,偶有外地旅游史,否认疫区、疫水接触史。否认吸烟及饮酒嗜好。

婚育史:25 岁结婚,育有一子,爱人患有高血压。

月经史:13 岁,4~6 天/28~30 天,经期规律,无痛经史,53 岁绝经。

家族史:患者父亲患高血压,兄弟姐妹均体健,否认家族遗传性疾病史。

入院查体:T 38.0℃,P 88 次/分,R 20 次/分,BP 135/96mmHg。余无明显异常。

辅助检查:WBC $7.21×10^9$/L,N 80.2%↑,RBC $3.82×10^{12}$/L↓,Hb 113g/L↓,PLT $321×10^9$/L↑。余正常。

入院诊断:泌尿系感染,高血压 2 级;糖尿病。

诊治经过:完善检查血常规:WBC $7.56×10^9$/L,N 82.2%↑,RBC $3.67×10^{12}$/L↓,Hb 110g/L↓,PLT $309×10^9$/L↑;CRP 6mg/L;ESR 58mm/1h↑。尿常规:镜下白细胞 10~12/HP,白细胞 1+,余大致正常。阿迪斯计数:可见红白细胞,红细胞 710 500.0/12h↑,白细胞 2 498 500.0/12h↑;尿结核杆菌 PCR:阴性。便常规+潜血:阴性。考虑"泌尿系感染"诊断明确,给予左氧氟沙星抗感染。4 月 11 日,血常规提示 WBC $6.97×10^9$/L,N 71.0%,尿常规 WBC+,患者仍发热,体温最高 37.2℃。4 月 12 日患者 9 日送的尿培养结果提示大肠埃希菌、ESBLs(+),对左氧氟沙星耐药,调整抗感染方案为哌拉西林/他唑巴坦,4 月 13 日复查血常规 WBC $5.2×10$/L,N 67.7%,同时 4 月 11 日送的尿培养结果仍提示大肠埃希菌、ESBLs(+),加用依替米星抗感染治疗。此后复查尿常规、阿迪斯计数无明显异常,4 月 16 日尿培养转阴,于 4 月 20 日好转出院(表 17-3)。一周后就诊泌尿外科。

表 17-3 患者住院期间主要治疗药物

起止时间	药品名称	用法用量
4.9~4.13	左氧氟沙星注射液	0.5g ivgtt qd
4.13~4.20	哌拉西林/他唑巴坦	4.5g ivgtt q8h
4.14~4.20	硫酸依替米星注射液	300mg ivgtt qd
4.9~4.20	替米沙坦片	80mg po qd
4.9~4.20	苯磺酸氨氯地平	5mg po qd
4.9~4.20	二甲双胍	250mg po tid

【临床药师关注点】

1. 监测抗感染治疗的有效性,根据药敏结果调整质量方案。

2. 监测抗菌药不良反应,及患者肾功能状况,调整治疗药物剂量。

3. 血压、血糖监测与控制。

思 考 题

1. 该患者是否属于复杂性尿路感染,有哪些临床和实验室检查结果支持?

2. 哪些因素会提高尿路感染的风险?

3. 试评价初始抗感染治疗的合理性?

4. 你认为患者出院带药应该有哪些? 试列出治疗复杂尿路感染时由静脉给药换为口服给药的方案。

第二节 良性前列腺增生

一、概述

良性前列腺增生(benign prostatic hyperplasia,BPH)主要是由于前列腺间质细胞和腺体细胞在雄性激素刺激下增生而导致前列腺体积增大,从而引起以下尿路症状为主的症候群,主要表现为中老年男性的进行性排尿困难及夜尿增多,且会随着年龄的增长而随之加重。良性前列腺增生能够增加尿道阻力,引起膀胱逼尿肌代偿性肥厚、逼尿肌不稳定、膀胱过度活动症、排尿困难、尿潴留等储尿期和排尿期症状,甚至造成肾积水及肾功能损害。良性前列腺增生的发生必须具备年龄的增长及有功能的睾丸两个重要条件。

解剖学上,前列腺分为外周带、中央带、移行带和尿道周围腺体区,良性前列腺增生主要发生于移行带和尿道周围腺体区。早期的尿道周围腺体区为间质成分,其中的平滑肌也是构成前列腺的重要成分,这些平滑肌以及前列腺尿道周围组织受肾上腺素能神经、胆碱能神经或其他酶类递质神经支配,其中以肾上腺素能神经起主要作用。而在前列腺和膀胱颈部有丰富的 α 受体,尤其是 α_1 受体。这些皆是临床药物治疗的基础。

二、治疗措施

良性前列腺增生的治疗主要包括观察等待、药物治疗及手术治疗,治疗目的是为改善患者的生活质量同时保护肾功能。

(一) 观察等待

观察等待包括患者教育、生活方式指导、随访等。轻度下尿路症状(国际前列腺症状评分(IPSS)≤7),以及中度以上症状(IPSS 评分≥8)同时生活质量尚未受到明显影响的患者可以考虑进行观察等待。

1. 患者教育 主要是让患者了解良性前列腺增生相关知识。

2. 生活方式指导 建议患者适当限制饮水及酒精类和含咖啡因类饮料的摄入,尤其是睡前及出席公共社交场合时,但每日水的摄入不应少于 1500ml。指导排空膀胱的技巧、精神放松训练、膀胱训练等。

3. 随访 观察等待开始后第 6 个月进行第一次随访,以后每年进行一次随访。随访的目的主要是了解患者的病情发展,评估后决定是否需要调整治疗方案。

(二) 药物治疗

良性前列腺增生患者药物治疗的短期目标是缓解患者的下尿路症状,长期目标是延缓疾病的临床进展,预防合并症的发生。常用药物主要包括 α 受体阻断药、5α-还原酶抑制剂及植物制剂等,详见下述。

(三) 手术治疗

1. 手术方式 主要包括经尿道前列腺切除术(transurethral resection of prostate,TURP)、经尿道前列腺切开术(transurethral incision of prostate,TUIP)、经尿道的前列腺电子蒸汽疗法(transurethral electrovaporization of prostate,TUVP)和经尿道前列腺等离子双极电切术(bipolar transurethral plasmakinetic prostatectomy,TUPKP)以及开放性前列腺切除术。

2. 激光治疗 激光在良性前列腺增生治疗中的应用逐渐增多。目前常用的激光类型有钬激光(Ho:YAG)、绿激光(KTP:YAG 或 LBO:YAG)、铥激光(Tm:YAG)。

3. 其他治疗 经尿道微波热疗及前列腺支架。

外科治疗适应证:①重度良性前列腺增生的下尿路症状已明显影响患者生活质量,药物治疗效果不佳或拒绝接受药物治疗的患者;②反复尿潴留(至少在一次拔管后不能排尿或两次尿潴留);③反复血尿,5α-还原酶抑制剂治疗无效;④反复泌尿系感染;⑤膀胱结石;⑥继发性上尿路积水(伴或不伴肾功能损害);⑦良性前列腺增生患者合并膀胱大憩室、腹股沟疝、严重的痔疮或脱肛,临床判断不解除下尿路梗阻难以达到治疗效果者。

三、药物治疗原则

良性前列腺增生患者药物治疗的短期目标是缓解患者的下尿路症状,提高生活质量。长期目标是延缓疾病的临床进展,预防并发症的发生。在减少药物治疗不良反应的同时保持患者较高的生活质量是良性前列腺增生药物治疗的总体目标。常用药物主要包括 α 受体阻断药、5α-还原酶抑制剂及植物制剂等。

(一) α 受体阻断药

1. α 受体阻断药的作用机制 α 受体阻断药主要是通过阻滞分布在前列腺和膀胱颈部平滑肌表面的肾上腺素能受体,松弛平滑肌,达到缓解膀胱出口动力性梗阻的作用。根据尿路选择性可将 α 受体阻断药分为非选择性 α 受体阻断药(酚苄明)、选择性 α_1 受体阻断药(多沙唑嗪、阿夫唑嗪、特拉唑嗪)和高选择性 α_1 受体阻断药(坦索罗辛 $\alpha_{1A}>\alpha_{1D}>\alpha_{1B}$,萘哌地尔 $\alpha_{1D}>\alpha_{1A}>\alpha_{1B}$)。西洛多新是一种新的高选择性 α_1 受体阻断药,其对 α_{1A} 受体的亲和性显著高于 α_{1D} 受体和 α_{1B} 受体($\alpha_{1A}>\alpha_{1D}>\alpha_{1B}$)。α 受体阻断药临床用于治疗良性前列腺增生引起的下尿路症状始于 20 世纪 70 年代,最初采用的非选择性 α 受体阻断药(酚苄明)具有明显的不良反应,因而难以被患者接受。目前临床应用的药物主要为 α_1 受体阻断药。

2. 临床应用及疗效 α_1 受体阻断药治疗后数小时至数天即可改善症状,但采用 IPSS 评估症状改善应在用药 4~6 周后进行。连续使用 α_1 受体阻断药 1 个月无明显症状改善则不应继续使用。一项关于坦索罗辛(tamsulosin)治疗良性前列腺增生长达 6 年的临床研究结果表明,α_1 受体阻断药长期使用能够维持稳定的疗效。同时也有多项研究证实了单独使

用 α_1 受体阻断药的长期疗效。

α_1 受体阻断药不影响前列腺体积和血清 PSA 水平,不能减少急性尿潴留的发生。但是急性尿潴留良性前列腺增生患者接受 α_1 受体阻断药治疗后成功拔除尿管的机会明显高于安慰剂治疗。

各种 α_1 受体阻断药的临床疗效相近,不良反应有一定的不同。与非高选择性 α_1 受体阻断药相比,坦索罗辛引起心血管系统不良反应的发生率较低,但是异常射精的发生率相对较高。

临床应用:α_1 受体阻断药适用于有中-重度下尿路症状的良性前列腺增生患者。

3. 不良反应及注意事项　α_1 受体亚型的选择性和药动学等因素影响药物的不良反应发生率。常见不良反应包括头晕、头痛、乏力、困倦、直立性低血压、异常射精等。直立性低血压更容易发生在老年、合并心血管疾病或同时服用血管活性药物的患者中。服用 α_1 受体阻断药的患者接受白内障手术时可能出现术中虹膜松弛综合征(intraoperative floppy iris syndrome)。因此建议在白内障手术前停用 α_1 受体阻断药,但是术前多久停药尚无明确标准。

(二) 5α-还原酶抑制剂

1. 作用机制　5α-还原酶抑制剂通过抑制体内睾酮向双氢睾酮(DHT)的转变,进而降低前列腺内双氢睾酮的含量,达到缩小前列腺体积、改善下尿路症状的治疗目的。

5α-还原酶有两类同工酶:①Ⅰ型 5α-还原酶:主要分布在前列腺以外的组织中(例如:皮肤或肝);②Ⅱ型 5α-还原酶:前列腺内的主要的 5α-还原酶类型,起主要作用。

非那雄胺(finasteride)抑制Ⅱ型 5α-还原酶,而度他雄胺可抑制Ⅰ型和Ⅱ型 5α-还原酶(双重阻滞剂)。非那雄胺可以降低血清 DHT 水平 70%,度他雄胺可以降低血清 DHT 水平 95%。两者对于前列腺内的 DHT 水平的降低幅度为 85%~90%。

2. 临床应用及疗效　非那雄胺可以缩小前列腺体积 20%~30%,降低 IPSS 15%,提高最大尿流率 1.3~1.6ml/s,并能将良性前列腺增生患者发生急性尿潴留和需要手术治疗的风险降低 50% 左右,同时还能显著减少低级别前列腺癌的发生率。

度他雄胺缩小前列腺体积 20%~30%,降低 IPSS 20%~30%,提高最大尿流率 2.2~2.7ml/s,良性前列腺增生患者急性尿潴留和需要手术干预的风险分别降低 57% 和 48%,同时能显著减少低级别前列腺癌的发生率。

目前研究认为,非那雄胺和度他雄胺在临床疗效方面相似。有研究显示,前列腺体积越大,基线 PSA 水平越高,度他雄胺起效越快。

5α-还原酶抑制剂对前列腺体积较大和(或)血清 PSA 水平较高的患者治疗效果更好。5α-还原酶抑制剂的起效时间相对较慢,随机对照试验的结果显示使用 6~12 个月后获得最大疗效。其长期疗效已得到证实,连续药物治疗 6 年疗效持续稳定。5α-还原酶抑制剂能减少良性前列腺增生患者血尿的发生率。

临床应用:5α-还原酶抑制剂适用于治疗前列腺体积增大同时伴中-重度下尿路症状的良性前列腺增生患者。对于具有良性前列腺增生高临床进展风险的患者,5α-还原酶抑制剂可用于防止良性前列腺增生的临床进展,包括减少急性尿潴留或良性前列腺增生需要接受手术治疗的风险。

3. 不良反应及注意事项　5α-还原酶抑制剂最常见的不良反应包括勃起功能障碍、射精异常、性欲低下和其他如男性乳房女性化、乳腺痛等。

（三）M 受体拮抗剂

M 受体拮抗剂通过阻断膀胱毒蕈碱（M）受体（主要是 M2 和 M3 亚型），缓解逼尿肌过度收缩，降低膀胱敏感性，从而改善良性前列腺增生患者的储尿期症状。托特罗定、索利那新是目前临床常用药物，其他药物还有奥昔布宁等。

良性前列腺增生患者以储尿期症状为主时，M 受体拮抗剂可以单独应用。治疗过程中，应严密随访残余尿量的变化。M 受体拮抗剂可以改善良性前列腺增生手术后的储尿期症状，但是目前缺乏大样本研究的支持。

M 受体拮抗剂的不良反应包括口干、头晕、便秘、排尿困难和视物模糊等，多发生在用药 2 周内和年龄＞66 岁的患者。欧美多数研究显示残余尿＞200ml 时 M 受体拮抗剂应慎重应用；逼尿肌收缩无力时不能应用。尿潴留、胃潴留、窄角性青光眼以及对 M 受体拮抗剂过敏者禁用。

（四）植物制剂及植物类药物

植物制剂（phytotherapeutic agents）如普适泰等适用于良性前列腺增生及相关下尿路症状的治疗。有研究结果提示其疗效和 5α-还原酶抑制剂及 α1 受体阻断药相当，且没有明显不良反应（花粉过敏者禁用普适泰）。但是植物制剂的作用机制复杂，难以判断具体成分的生物活性和疗效的相关性。

美国泌尿外科学会指南并不推荐植物类药物治疗作为标准治疗方式，一般认为可改善症状。应用最广泛的植物类药物是锯棕榈，但其并不能明显改变 PSA 水平，植物类药物的作用机制尚不明确。常用的药物见表 17-4。

表 17-4　常用植物类药物

通用名称	种类
锯棕榈，美国棕榈	塞雷阿诺白三叶，萨尔瓦石楠
非洲李子树	非洲臀果木
荨麻	异株荨麻子，欧荨麻
南瓜子	西葫芦
非洲星草	尖小金梅草
黑麦花粉	黑麦

（五）中药

目前应用于良性前列腺增生临床治疗的中药种类很多，取得了一定的临床疗效，具体请参照中医或中西医结合学会的推荐意见，此处不再冗述。

（六）联合治疗

1. α1 受体阻断药联合 5α-还原酶抑制剂　α1 受体阻断药联合 5α-还原酶抑制剂联合治疗适用于有中、重度下尿路症状并且有前列腺增生进展风险的良性前列腺增生患者。多项关于 α1 受体阻断药与 5α-还原酶抑制剂联合治疗的前瞻性随机对照研究（MTOPS 研究和 CombAT 研究）提示，联合治疗在降低前列腺增生临床进展风险方面优于任何一种单独药物治疗，在下尿路症状以及最大尿流率的改善方面有更好的疗效，而且与 α1 受体阻断药相比,联合治疗可以降低患者急性尿潴留或良性前列腺增生需要接受手术治疗的风险。在缩小前列腺体积方面,联合治疗与5α-还原酶抑制剂效果相似。联合治疗时患者可能面临α₁受体阻断药和5α-还原酶抑制剂所造成的不良反应,总的不良反应发生率高于单独药物治疗。

2. α₁受体阻断药联合 M 受体拮抗剂　α₁受体阻断药和 M 受体拮抗剂联合治疗良性前列腺增生的下尿路症状,既改善排尿期症状,又缓解储尿期症状,从而提高治疗效果。联合治疗方案有两种:先应用α₁受体阻断药,如果储尿期症状改善不明显,再加用 M 受体拮抗剂,或者同时应用α₁受体阻断药和 M 受体拮抗剂。联合治疗前后必须监测残余尿量的变化。

有多项研究显示,α₁受体阻断药与 M 受体拮抗剂联合治疗的疗效明显优于α₁受体阻断药单独应用。TIMES 研究表明,托特罗定联合坦索罗辛治疗男性良性前列腺增生患者12周,可以显著改善 IPSS,降低尿急次数、夜尿次数和急迫性尿失禁次数等。尤其是前列腺体积>29ml 和血清 PSA>1.3ng/ml 的良性前列腺增生患者,联合治疗相比单独药物治疗更有优势。

α₁受体阻断药与 M 受体拮抗剂联合治疗时,可能出现两类药物各自的不良反应,但是不会导致有临床意义的残余尿量增加(6～24ml)。对于有急性尿潴留史、残余尿量>200ml 的良性前列腺增生患者,M 受体拮抗剂应谨慎联合使用。

(七) 重要提示

良性前列腺增生患者日常用药时需高度注意,某些药物可能会加重排尿困难,甚至引起急性尿潴留,前列腺增生患者服用后,也有可能引起或者加重尿路梗阻症状。

1. 抗精神病药如氯丙嗪、奋乃静、氟哌啶醇、氯氮平等可引起排尿困难。

2. 抗抑郁药如丙米嗪、多塞平、阿米替林、氯米帕明等,会诱发尿潴留。

3. 平喘药如氨茶碱、茶碱、麻黄碱、奥西那林等,均可导致排尿困难。

4. 心血管药如普萘洛尔、硝苯地平以及维拉帕米等,皆会抑制膀胱肌的收缩而发生尿潴留。

5. 强效利尿药如呋塞米、依他尼酸等,可使电解质失去平衡,进而导致尿潴留。故有前列腺增生的患者须改用中效利尿药,如氢氯噻嗪等,或低效利尿药,如螺内酯等进行治疗。

6. 最需要注意的是氯苯那敏、异丙嗪、苯海拉明等药物,这类药具有一定的抗胆碱作用,可以使内脏平滑肌松弛,前列腺增生患者用药后会使膀胱逼尿肌的肌张力显著下降,加重排尿困难的症状。

7. 氯苯那敏常与其他药物配伍制成复方感冒药,如氯芬黄敏、氨咖黄敏胶囊、维 C 银翘片等,前列腺增生患者服用,可加重尿路梗阻的症状。复方感冒药中多含有盐酸伪麻黄碱,该药为α受体激动剂,可增加排尿阻力。

8. 常用于治疗内脏绞痛及眼科散瞳的药物,包括阿托品、复方颠茄片、贝那替秦等,前列腺增生患者服用后,也有可能引起或者加重尿路梗阻症状。

9. 外用药阿托品滴眼液和麻黄碱滴鼻液也应慎用。

10. 其他如苯二氮䓬类药物、异烟肼、曲克芦丁及中药华山参、枳实等,均可导致尿潴留,也应慎用。

案例分析

姓名:张××

性别:男

年龄:68 岁

民族:汉族

婚姻:已婚

身高:175cm

体重:78kg

日期:2014-5-10

主诉:皮疹,尿频,排尿困难 5 天。

现病史:患者 5 天前无明显诱因出现四肢散在皮疹,压之不退,伴有瘙痒,无破溃、无掉屑,下肢皮疹部分融合成片。就诊于皮肤科门诊,给予口服氯雷他定,糠酸莫米松乳膏外用。1 天前患者出现尿频,不易憋尿,并且有排尿困难,有排尿等待,自觉尿不尽,尿道内稍不适。无畏寒、发热,无肉眼血尿,无恶心、呕吐。

既往史:患者良性前列腺增生病史 5 年,近半年来尿频、尿急伴排尿困难症状有所加重,尿线变细,尿程变短,需分段排尿。2 周前就诊泌尿科门诊,调整治疗药物,增加普适泰。

高血压病史 15 年,服用缬沙坦胶囊,血压控制在 $105\sim115/70\sim80$ mmHg。

个人史:生于并长期居住于北京,否认疫区、疫水接触史。否认吸烟及饮酒嗜好。

家族史:患者父母患高血压,否认家族遗传性疾病史。

过敏史:无已知药物过敏史,对猫皮屑、尘螨、花粉过敏。

患者近期服用的药物见表 17-5。

表 17-5　患者近期服用的主要治疗药物

起止时间	药品名称	用法用量		
常规	缬沙坦胶囊	80mg	po	qd
常规	盐酸坦索罗辛缓释胶囊	80mg	po	qd
4.21～5.10	普适泰片	74mg	po	bid
5.5～5.10	氯雷他定片	10mg	po	qd
5.5～5.10	糠酸莫米松乳膏	外用		

【临床药师关注点】

患者用药教育:对良性前列腺增生患者除了给予相应的用药指导、注意监测与其他药物相互作用及不良反应之外,更应对患者生活方式进行相应的指导:①改变生活习惯:避免或减少咖啡因、乙醇、辛辣摄入。乙醇和咖啡因具有利尿和刺激作用,可以引起尿量增多、尿频、尿急等症状。②合理的液体摄入:适当限制饮水可以缓解尿频症状,注意液体摄入时间,例如夜间和出席公共社交场合前限水。但每日水的摄入不应少于 1500ml。③优化排尿习惯:伴有尿不尽症状的患者可以采用放松排尿、二次排尿和尿后尿道挤压等。④精神放松训练:伴有尿急症状的患者可以采用分散尿意感觉,把注意力从排尿的欲望中转移开,如挤捏阴茎、呼吸练习和会阴加压等。⑤膀胱训练:伴有尿频症状的患者可以鼓励患者适当憋尿,以增加膀胱容量和排尿间歇时间。

⑥加强生活护理:对肢体或智力有缺陷的患者提供必要的生活辅助。⑦伴有便秘者应同时治疗。

<h2 style="text-align:center">思 考 题</h2>

1. 作为临床药师应如何调整患者治疗方案?

2. 患者服用的治疗良性前列腺增生药物是否对患者血压有影响?是否与服用的降血压药存在相互作用?

3. 哪些患者可以采取 α_1 受体阻断药联合 M 受体拮抗剂治疗良性前列腺增生的方案?

【患者教育提示】

对良性前列腺增生患者除了给予相应的用药指导、注意监测与其他药物相互作用及不良反应之外,更应对患者生活方式进行相应的指导:①改变生活习惯:避免或减少咖啡因、乙醇,辛辣摄入。乙醇和咖啡具有利尿和刺激作用,可以引起尿量增多、尿频、尿急等症状。②合理的液体摄入:适当限制饮水可以缓解尿频症状,注意液体摄入时间,例如夜间和出席公共社交场合前限水。但每日水的摄入不应少于 1500ml。③优化排尿习惯:伴有尿不尽症状的患者可以采用放松排尿、二次排尿和尿后尿道挤压等。④精神放松训练:伴有尿急症状的患者可以采用分散尿意感觉,把注意力从排尿的欲望中转移开,如挤捏阴茎、呼吸练习和会阴加压等。⑤膀胱训练:伴有尿频症状的患者可以鼓励患者适当憋尿,以增加膀胱容量和排尿间歇时间。⑥加强生活护理:对肢体或智力有缺陷的患者提供必要的生活辅助。⑦伴有便秘者应同时治疗。

<h1 style="text-align:center">第三节　尿 石 症</h1>

一、定义及分类

1. **泌尿系结石**　是指由于代谢异常、感染、梗阻、异物及药物等原因造成尿液中有形成分析出凝结而成的肉眼可见的结石,是泌尿外科的常见疾病之一。影响结石形成的因素很多,主要包括年龄、性别、种族、遗传、环境因素、饮食习惯和职业等。

2. **泌尿系结石分类**　根据病因可分为代谢性结石、感染性结石、药物性结石及特发性结石;根据解剖部位可分为上尿路结石(肾结石、输尿管结石)和下尿路结石(膀胱结石、尿道结石);根据结石成分分为含钙结石(草酸钙、磷酸钙/碳酸磷灰石、碳酸钙)和非含钙结石(胱氨酸结石、黄嘌呤结石、尿酸/尿酸盐结石、磷酸镁铵结石);根据能否透过 X 线分为 X 线阳性结石和 X 线阴性结石。

二、诊断

(一) 临床表现

不同结石的大小和部位可使临床症状和体征有很大差异,如肾结石、输尿管结石可造成肾绞痛、肾积水,膀胱结石可有排尿中断现象等,而有些患者则无明显临床症状。

(二) 影像学检查

1. **超声检查**　简便、经济,可以发现 2mm 以上 X 线阳性及阴性结石,还可以了解结石以上尿路的扩张程度,间接了解肾实质和集合系统的情况。超声可作为泌尿系结石的首选检查方法。

2. **尿路平片(KUB平片)**　可以发现 90% 左右 X 线阳性结石,能够大致地确定结石的位置、形态、大小和数量,并且初步地提示结石的化学性质。

3. 排泄性尿路造影(IVU) 能够了解尿路的解剖,确定结石在尿路的位置,发现尿路平片上不能显示的 X 线阴性结石,还可以了解分侧肾的功能,确定肾积水程度,但现在已逐渐被泌尿系统 CT 成像(CTU)所取代。

4. CT 扫描 CT 检查不受结石成分、肾功能和呼吸运动的影响,能够检出其他常规影像学检查中不易发现的小结石,敏感性比尿路平片及排泄性尿路造影高。

5. 逆行造影 不作为常规检查手段,仅在肾功能不好、排泄性尿路造影不显影或显影不良以及怀疑是 X 线阴性结石,需要作进一步的鉴别诊断时应用。

6. 磁共振水成像(MRU) 能够了解上尿路梗阻的情况,不受肾功能改变的影响。

7. 放射性核素 不能直接显示泌尿系结石,但可以提供肾血流灌注、肾功能及尿路梗阻情况等信息,对手术方案的选择以及手术疗效的评价具有一定价值。

(三)结石成分分析

结石成分分析是确诊结石性质的方法,也是制定结石预防措施和选用溶石疗法的重要依据。

三、治疗措施

1. 内科治疗 主要是解痉镇痛及排石治疗。常用解痉药有 M 型胆碱受体阻断剂、黄体酮、钙离子阻滞剂、α 受体阻断药,常用镇痛药物主有非甾体抗炎药、阿片类镇痛药。临床上有少数比较小的尿路结石可以选择药物排石。

2. 外科治疗 当疼痛不能被药物缓解、上尿路结石直径大于 6mm 或上尿路积水时,应考虑采取外科治疗,主要包括体外冲击波碎石治疗、输尿管内放置支架、经皮肾造瘘引流术、经皮肾镜、输尿管镜、膀胱镜碎石。

四、药物治疗原则

(一)肾绞痛的药物治疗

肾绞痛是泌尿外科的常见急症,需紧急处理,应用药物前应注意与其他急腹症仔细鉴别。目前缓解肾绞痛的药物较多,各地可以根据自身条件和经验灵活地应用药物。

1. 非甾体抗炎药 常用药物有双氯芬酸钠(diclofenac sodium)和吲哚美辛(indometacin)等,它们能够抑制体内前列腺素的生物合成,降低痛觉神经末梢对致痛物质的敏感性,具有中等程度的镇痛作用。双氯芬酸钠还能够减轻输尿管水肿,降低疼痛复发率,常用方法为 50mg,肌内注射。吲哚美辛也可以直接作用于输尿管,用法为 25mg,口服,或者吲哚美辛栓剂 100mg,肛塞。双氯芬酸钠会影响肾功能不良患者肾小球滤过率,但对肾功能正常者不会产生影响。

2. 阿片类镇痛药 为阿片受体激动剂,作用于中枢神经系统的阿片受体,能缓解疼痛感,具有较强的镇痛和镇静作用。常用药物有氢吗啡酮(hydromorphone)(5～10mg,肌内注射)、哌替啶(pethidine)(50～100mg,肌内注射)、布桂嗪(bucinnazine)(50～100mg,肌内注射)和曲马多(tramadol)(100mg,肌内注射)等。阿片类药物在治疗肾绞痛时不应单独使用,一般需要配合阿托品、山莨菪碱等解痉类药物一起使用。

3. 解痉药

(1)M 型胆碱受体阻断剂:常用药物有硫酸阿托品和山莨菪碱,可以松弛输尿管平滑肌,缓解痉挛。通常剂量为 20mg,肌内注射。

(2)黄体酮:可以抑制平滑肌的收缩而缓解痉挛,对止痛和排石有一定的疗效。

(3)钙离子阻滞剂:硝苯地平 10mg 口服或舌下含化,对缓解肾绞痛有一定的作用。

(4)α 受体阻断药(坦索罗辛):近期国内外的一些临床报道显示,α 受体阻断药在缓解输尿管平滑肌痉挛,治疗肾绞痛中具有肯定的效果。但是,其确切的疗效还有待于更多的临床观察。

对首次发作的肾绞痛治疗应该从非甾体抗炎药开始,如果疼痛持续,可换用其他药物。吗啡和其他阿片类药物应该与阿托品等解痉药一起联合使用。

当预计输尿管结石有自行排出的可能时,可给予双氯芬酸钠片剂或栓剂 50mg,2～3 次/日,3～10 天。

(二) 排石治疗

临床上绝大多数尿路结石可以通过微创的治疗方法将结石粉碎并排出体外,只有少数比较小的尿路结石可以选择药物排石。

1. 排石治疗的适应证

(1)结石直径 0.5～1.0cm,其中以 0.6cm 为适宜。

(2)结石表面光滑。

(3)结石以下尿路无梗阻。

(4)结石未引起尿路完全梗阻,停留少于 2 周。

(5)特殊成分的结石,对尿酸结石和胱氨酸结石推荐采用排石疗法。

(6)经皮肾镜、输尿管镜碎石及体外震波碎石(ESWL)术后的辅助治疗。

2. 排石方法　包括一般方法、中医中药、溶石疗法和中西医结合等方法。建议排石治疗 1～2 个月。

(1)每日饮水 2000～3000ml,昼夜均匀。

(2)双氯芬酸钠栓剂肛塞:双氯芬酸钠能够减轻输尿管水肿,减少疼痛发作风险,促进结石排出,推荐应用于输尿管结石(推荐级别 A)。

(3)口服 α 受体阻断药(坦索罗辛):坦索罗辛是一种高选择性肾上腺素能受体阻滞剂,使输尿管下段平滑肌松弛,促进输尿管结石排出(推荐级别 B)。

(4)中医中药:治疗以清热利湿,通淋排石为主,佐以理气活血、软坚散结。常用的成药有尿石通等。

(5)溶石疗法:推荐应用于尿酸结石和胱氨酸结石。

1)尿酸结石:口服别嘌醇,根据血、尿的尿酸值调整药量;口服枸橼酸氢钾钠或碳酸氢钠片,以碱化尿液维持尿液 pH 在 6.5～6.8。

2)胱氨酸结石:口服枸橼酸氢钾钠或碳酸氢钠片,以碱化尿液,维持尿液 pH 在 7.0 以上。治疗无效者,应用青霉胺,注意药物不良反应。

(6)适度运动:根据结石部位的不同选择体位排石。

第四节　肾上腺肿瘤

一、概述

肾上腺位于肾内上方的肾周脂肪囊内,左、右各一,单侧重 4～5g。从组织学上,从外向内分为肾上腺皮质及肾上腺髓质,其中,肾上腺皮质又包含三层结构,即球状带、束状带和网状带。肾上腺为内分泌腺体,各层结构可分泌不同激素。

（一）肾上腺皮质激素

1. 球状带　分泌盐皮质激素,以醛固酮为代表。

2. 束状带　分泌糖皮质激素,以皮质醇为代表。

3. 网状带　分泌性激素,以脱氢表雄酮和雄烯二酮为代表。肾上腺皮质还可以生成很多中间产物及少量睾酮和雌激素。

（二）肾上腺髓质激素

肾上腺髓质分泌儿茶酚胺(catecholamine,CA),包括去甲肾上腺素(norepinephrine,NE)、肾上腺素(epinephrine,E)、多巴胺(dopamine,DA)。

不同的激素能够与细胞膜或细胞内的特异性受体结合,从而产生不同的生理效应。如:醛固酮能够作用于肾远端小管和集合小管的上皮细胞,促进 Na^+-K^+、Na^+-H^+ 交换,从而发生钠水潴留、低血钾和碱中毒;皮质醇的主要作用是促进三大物质代谢:糖异生、脂肪合成及蛋白分解;成人肾上腺直接和间接产生的睾酮占女性雄性激素日分泌量的 50%,男性日分泌量的 2%,对青春期的发动有重要意义;而儿茶酚胺类物质能够作用于 α 及 β 受体,α 受体的激活主要使动脉收缩;$β_1$ 受体的激活主要使心率增快;$β_2$ 受体的激活使动脉扩张,支气管平滑肌扩张,胃肠蠕动加快。

当肾上腺皮质或髓质发生病变时,能够导致激素的正常分泌及调控障碍,从而产生一系列的临床症状和体征。最常见的病变为肾上腺肿瘤,临床上除了需要外科手术治疗外,多数病变需要围术期药物处理。

二、分类

（一）肾上腺皮质肿瘤

1. 原发性醛固酮增多症　是肾上腺皮质球状带病变产生过多的醛固酮所致,常见肿瘤有醛固酮腺瘤及肾上腺皮质增生。血浆醛固酮水平增加能够引起高血压、低血钾、乏力、手足麻木等,高血压严重者可致脑出血,低血钾严重者可致心律失常、呼吸困难。醛固酮受体拮抗剂(螺内酯)可用于术前血压及血钾的控制,同时能够起到诊断性治疗的目的。

2. 皮质醇增多症　肾上腺皮质醇腺瘤最常见,肾上腺皮质癌次之,大结节性肾上腺增生及原发性色素结节性肾上腺病罕见。这些肿瘤能够引起体内皮质醇水平增高,造成三大物质代谢异常、高血压、糖尿病、皮肤紫纹、水牛背、毛发浓密、月经紊乱、骨质疏松、精神异常等。长期的高水平血浆皮质醇能够负反馈抑制垂体促肾上腺皮质激素(ACTH)的分泌,术后会发生肾上腺糖皮质激素不足。围术期应注意糖皮质激素的补充与调节。

3. 肾上腺皮质癌　是肾上腺皮质细胞发生的恶性肿瘤,多数具有内分泌功能,能够分泌皮质醇及雄激素,从而产生库欣体征及第二性征改变等,如皮肤变薄、紫纹、痤疮、男性女性化(睾丸萎缩、乳房增大、性功能异常等)、女性男性化(多毛、月经异常、乳房萎缩、声音低沉等)。早期肿瘤以手术治疗为主,晚期肿瘤及有术后残余者需以药物治疗,常用药物为米托坦。

（二）肾上腺髓质肿瘤

嗜铬细胞瘤(pheochromocytoma,PHEO)起源于肾上腺髓质的嗜铬细胞,能够合成和分泌儿茶酚胺(NE、E、DA),入血后能够引起一系列的临床症状,如持续性或发作性高血压,伴或不伴头痛、心悸、大汗等,部分患者可发生糖尿病。病史较长的患者可发生儿茶酚胺心肌病,临床表现为左心室肥厚、充血性心力衰竭以及急性心肌梗死发作等。临床治疗主要靠外科手术切除,但术前需以 α 受体阻断药(酚苄明等)行充分的术前药物准备,必要时辅以 β 受体阻断药或钙离子拮抗剂,将卧立位血压、心率控制在正常水平,手足温暖,体重增加。

三、药物治疗原则

(一) 原发性醛固酮增多症

1. 围术期的药物使用

(1)术前准备:注意心脏、肾、脑及循环系统的评估。纠正高血压、低血钾。肾功能正常者,推荐螺内酯术前准备,剂量 100~400mg,每天 2~4 次。如果低血钾严重,应口服或静脉补钾。一般准备 1~2 周,在此期间,注意监控病人血压和血钾的变化。肾功能不全者,螺内酯酌减,以防止高血钾。血压控制不理想者,加用其他降血压药。

(2)术后处理:术后需监测血醛固酮、血钾,术前肾功能不全患者术后需监测肾功能。术后第 1 天即停钾盐、螺内酯和降血压药,如血压波动可据实调整药物。静脉补液应有适量生理盐水,无须氯化钾(除非血钾<3mmol/L)。术后最初几周推荐钠盐丰富的饮食,以免对侧肾上腺被长期抑制、醛固酮分泌不足导致高血钾。罕见情况可能需要糖皮质激素的补充。

2. 药物治疗 主要是盐皮质激素受体拮抗剂,钙离子通道阻断剂、血管紧张素转化酶抑制药(ACEI)等也具一定疗效。醛固酮合成抑制剂虽处研究阶段,但可能是将来的方向。

(1)治疗指征:①特发性醛固酮增多症(idiopathic hyperaldosteronism,IHA);②糖皮质激素可抑制性醛固酮增多症(glucocorticoid-remediable aldosteronism,GRA);③不能耐受手术或不愿手术的醛固酮腺瘤(aldosterone-producing adenomas,APA)患者。

(2)药物选择

1)螺内酯(spironolactone):推荐首选。结合盐皮质激素受体,拮抗醛固酮。初始剂量 20~40mg/d,渐递增,最大<400mg/d,2~4 次/日,以维持血钾在正常值上限内为度。可使 48% 的患者血压<140/90mmHg,其中 50% 可单药控制。如血压控制欠佳,联用其他降血压药如噻嗪类。主要不良反应多因其与孕激素受体、雄激素受体结合有关,痛性男性乳腺发育、阳痿、性欲减退、女性月经不调等,发生率为剂量依赖性,<50mg,6.9%;>150mg,52%。

2)依普利酮(eplerenone):推荐于不耐受螺内酯者。高选择性醛固酮受体拮抗剂。与雄激素受体和黄体酮受体的亲和力分别为螺内酯的 0.1% 和 1%,性相关不良反应的发生率显著降低。但拮抗活性约为螺内酯的 60%。50~200mg/d,分 2 次,初始剂量 25mg/d。

3)钠通道阻滞剂阿米洛利:为保钾排钠利尿药,初始剂量为每天 10~40mg,分次口服,能较好控制血压和血钾。没有螺内酯的不良反应。

4)钙离子通道阻滞剂:抑制醛固酮分泌和血管平滑肌收缩,如硝苯地平、氨氯地平、尼卡地平等。

5)ACEI 和血管紧张素受体阻滞剂:减少 IHA 醛固酮的产生。常用卡托普利、依那普利等。

6）糖皮质激素：推荐用于 GRA。初始剂量，地塞米松（dexamethasone）0.125～0.25mg/d，或醋酸泼尼松（prednisone acetate）2.5～5mg/d，睡前服，以维持正常血压、血钾和 ACTH 水平的最小剂量为佳，通常小于生理替代剂量。血压控制不满意者可加用依普利酮，特别是儿童。

（3）注意事项：药物治疗需监测血压、血钾、肾功能。

螺内酯和依普利酮在肾功能受损者（GFR<60ml/(min·1.73m²)）慎用，肾功能不全者禁用，以免高血钾。

（4）预后：服用螺内酯等药物的 IHA 患者 19%～71% 血压能够控制，87% 的血压有所改善。

（二）皮质醇增多症

围术期的药物使用

（1）术前准备

1）尽可能将血压控制在正常范围，血糖控制在 10mmol/L 以下，纠正电解质紊乱和酸碱平衡失调，改善心脏功能。

2）术前应用抗菌药物预防感染。

（2）糖皮质激素替代治疗和肾上腺危象的处理

1）皮质激素治疗

A. 指征：所有分泌皮质醇的病因肿瘤的切除；库欣病、AIMAH、PPNAD 行双侧肾上腺全切或一侧肾上腺全切、对侧次全切者；亚临床 CS，肾上腺偶发瘤术后肾上腺皮质功能减退者。

B. 给药原则：糖皮质激素的替代治疗目前尚无统一方案，不同医疗单位在用药习惯和经验方面可能存在差异，但应遵循下列基本原则：①术中、手术当日静脉给予氢化可的松；②术前酌情予地塞米松或醋酸可的松肌内注射；③术后禁食期间可选择静脉或肌内给予氢化可的松、地塞米松或醋酸可的松，进食后改为泼尼松口服；④皮质激素剂量逐渐递减至停药。遇疾病和生理应激因素或出现肾上腺皮质功能减退症状时应及时增加剂 1/2～1 倍，症状明显者静脉给予氢化可的松。

C. 给药方案举例：①术前 1 天地塞米松 2mg 肌内注射，手术日术前地塞米松 2mg 肌内注射；②术中氢化可的松 100～200mg 静脉滴注；③术后当日再静脉滴注氢化可的松 100～200mg；④术后第 1 天开始地塞米松 2mg 肌内注射每 6 小时一次，逐日递减至 2mg 肌内注射每 12 小时一次，然后改为醋酸泼尼松口服，20～25mg/d 开始，据病情渐减量至 10～15mg/d 出院，此后每 4 周减 2.5mg，监测血浆皮质醇和 ACTH，证实肾上腺皮质分泌功能恢复正常，方可减究停药，一般需 6～8 个月。

2）肾上腺危象的处理：术后病人可能出现肾上腺危象，表现为厌食、腹胀、恶心、呕吐、精神不振、疲乏、嗜睡、肌肉僵痛、血压下降和体温上升。最初 1～2 小时内迅速静脉滴注氢化可的松 100～200mg，5～6 小时内达 500～600mg，第 2～3 天可予氢化可的松 300mg，然后每日减少 100mg；病人可能有血压下降和离子紊乱，应予以补液、应用血管活性药物病纠正离子紊乱。

（三）肾上腺皮质癌

肾上腺皮质癌（adrenal cortical carcinoma，ACC）为肾上腺皮质细胞的恶性上皮性肿瘤。

手术仍然是 ACC 的主要治疗手段。肾上腺皮质癌的药物治疗介绍如下。

1. 米托坦(国外推荐首选) 目前最有效的药物,主要作用于肾上腺皮质束状带和网状带细胞线粒体,诱导其变性坏死。适用于晚期肿瘤或术后有残留病灶的患者(Ⅱ~Ⅳ期)。有效率约 35%,多为短暂的部分缓解,但偶有完全缓解长期生存者,体内米托坦有效浓度维持时间越长的患者治疗效果越好。治疗可致肾上腺皮质功能不足,需监测皮质醇等。

注意事项:开始剂量为 2g/d,渐增量至血药浓度 14~20μg/dl(4~6g/d);监测临床症状及 ACTH/UFC/电解质调整皮质激素替代治疗的激素剂量;监测并根据需要纠正甲状腺功能、血浆睾酮及血脂水平;提供强力镇吐药及其他支持治疗。

2. 细胞毒药物 EDP/M 方案(顺铂、依托泊苷、多柔比星、米托坦)和 Sz/M 方案(链佐星、米托坦)治疗晚期 ACC,部分缓解率约 50%。EDP/M 方案的治疗有效率和疾病无进展生存率优于 Sz/M 方案,两个方案的不良反应类似。

(四)嗜铬细胞瘤

1. 术前药物准备 PHEO/副神经节肿瘤(paraganglioma,PGL)术前充分的准备是手术成功的关键,未常规予 α 受体阻断药以前 PHEO 手术病死率达 24%~50%。术前药物准备的目标在于阻断过量 CA 的作用,维持正常血压、心率/心律,改善心脏和其他脏器的功能;纠正有效血容量不足;防止手术、麻醉诱发 CA 的大量释放所致的血压剧烈波动,减少急性心力衰竭、肺水肿等严重并发症的发生。对于无明显血压升高或者缺乏典型症状的PHEO/PGL 患者仍然推荐术前进行 CA 的阻断处理。术前的扩容在充血性心力衰竭或肾功能不全的患者中需要谨慎使用,同时无证据表明术前输血扩容能降低术中术后的风险。

(1)控制高血压

1)α 受体阻断药(推荐):最常用的是长效非选择性 α 受体阻断药酚苄明,初始剂量 10mg,1 次/日或 2 次/日,据血压调整剂量,每 2~3 日递增 10~20mg;发作性症状控制、血压正常或略低、直立性低血压或鼻塞出现等提示药物剂量恰当,一般每日 30~60mg 或 1mg/kg,分 3~4 次口服,不超过 2mg/(kg·d)。小儿初始剂量 0.2mg/kg(<10mg),每日 4 次,以 0.2mg/kg 递增。也可选用 α_1 受体阻断药如哌唑嗪(2~5mg,2~3 次/日)、特拉唑嗪(2~5mg/d)、多沙唑嗪(2~16mg/d)等,但需要注意这类药物存在 α 受体的不完全阻滞作用。乌拉地尔具有中枢和外周双重作用,每日 30~90mg,分次给药。给药期间饮食中增加含盐液体的摄入,以减少直立性低血压的发生,并有助扩容。

2)钙离子通道阻滞剂:钙拮抗剂能够阻断 NE 介导的钙离子内流入血管平滑肌细胞内,达到控制血压和心律失常的目的,它还能防止 CA 相关的冠状动脉痉挛,有利于改善心功能,且不会引起直立性低血压。由于钙拮抗剂的药理作用,它的单独使用并不能改善PHEO/PGL 所带来的所有血流动力学改变,因此仅以下 3 种情况联合或替代 α 受体阻断药:①单用 α 受体阻断药血压控制不满意者,联合应用以提高疗效,并可减少前者剂量;②α 受体阻断药严重不良反应不能耐受者,需替代治疗的;③血压正常或仅间歇升高,替代 α 受体阻断药,以免后者引起低血压或直立性低血压。

(2)控制心律失常:对于 CA 或 α 受体阻断药介导的心动过速(>100~120 次/分)或室上性心律失常等需加用 β 受体阻断药,使心率控制在<90 次/分。但 β 受体阻断药必须在 α 受体阻断药使用 2~3 日后,因单用前者可阻断肾上腺素兴奋 β_2 受体扩张血管的作用而可

能诱发高血压危象、心肌梗死、肺水肿等致命的并发症。推荐有心脏选择性的 β_1 受体阻断药如阿替洛尔、美托洛尔等。

（3）高血压危象的处理：推荐硝普钠、酚妥拉明或尼卡地平静脉泵入。

（4）术前药物准备的时间和标准：推荐 7～10 天，发作频繁者需 4～6 周。以下几点提示术前药物充分：①血压稳定在 120/80mmHg 左右，心率<80～90 次/分；②无阵发性血压升高、心悸、多汗等现象；③体重呈增加趋势，血细胞比容<45%；④轻度鼻塞，四肢末端发凉感消失或有温暖感，甲床红润等表明微循环灌注良好。

2. 术后处理 ICU 监护 24～48 小时，持续的心电图、动脉压、中心静脉压等监测，及时发现并处理可能的心血管和代谢相关并发症。术后高血压、低血压、低血糖较常见，应常规适量扩容和 5% 葡萄糖液补充，维持正平衡。

3. 恶性 PHEO/PGL 的药物治疗 多种病理学指标用于预测 PHEO/PGL 的恶性行为，但迄今最具预测价值的是定位于肾上腺外（36%）、肿瘤的大小（>5cm 者 76%，≤5cm 者 24%）和 *SDHB* 基因突变（66%～83%）。血、尿多巴胺和去甲肾上腺素水平显著升高亦提示恶性可能。

（1）放射性核素治疗：用于无法手术或多发转移、MIBG 或奥曲肽显像阳性者。最常用的药物是[131]I-MIBG，其治疗效应与每克肿瘤组织吸收剂量和肿瘤体积密切相关，肿瘤直径应小于 2cm 以保证[131]I-MIBG 的良好摄取。大剂量[131]I-MIBG 治疗能延长生存，缓解症状；短期内效果良好，症状有效率 75%，激素有效率 45%，肿瘤体积部分缓解率 30%，完全缓解率 5%。但长期疗效欠佳，2 年内几乎均有复发或转移。主要不良反应是骨髓抑制。核素标记的奥曲肽可用于 MIBG 阴性者，但疗效尚难评价。

（2）放疗和化疗：放射治疗推荐于无法手术切除的肿瘤和缓解骨转移所致疼痛，但可能加重高血压。化疗推荐 CVD 方案（环磷酰胺、长春新碱、达卡巴嗪），有效率约 50%，但多在 2 年内复发。联合 MIBG 可能提高疗效。抗血管生成靶向药物治疗可能有效。

（3）处理儿茶酚胺增多症：对于恶性或因故不能手术者推荐 α 受体阻断药、β 受体阻断药控制高血压。

4. 妊娠合并 PHEO/PGL 的治疗 妊娠合并 PHEO 可以引起胎儿和孕妇的死亡。此时的生化诊断方式与非妊娠的 PHEO 患者一致。MRI（不伴轧造影剂增强）是优先选择的影像诊断方式，[123]I-MIBG 则属于禁忌。除了禁用硝酸盐类外，高血压危象的处理与非妊娠患者一致。建议在妊娠早中期的 PHEO 患者应尽早手术治疗，术前的处理亦与非妊娠患者一致。妊娠晚期的患者建议在剖宫产时行肿瘤切除。要尽量避免自发性分娩。妊娠合并 PGL 则需要根据肿瘤部位来决定围术期的处理。

（史丽敏　罗　晓　李汉忠　张玉石）

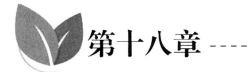

第十八章

骨质疏松症药物治疗

第一节　骨质疏松症概述

骨质疏松症(osteoporosis,OP)是临床常见的代谢性骨病。随着全球人口的老龄化,老年人的常见病——骨质疏松及其严重后果骨折已成为越来越重要的公众健康问题。目前,全球约有 2 亿骨质疏松患者,50 岁以上的妇女有 50％将在余生发生骨质疏松性骨折。据 WHO 预计,在未来的 50 年,约半数的髋部骨折将发生在亚洲,因此,骨质疏松症逐渐成为人口保健的重点。

一、定义及诊断

(一) 骨质疏松症的定义和分类

骨质疏松症是一种以骨量低下,骨微结构损坏,导致骨脆性增加,易发生骨折为特征的全身性骨病(世界卫生组织,WHO)。2001 年美国国立卫生研究院(NIH)提出骨质疏松症是以骨强度下降、骨折风险性增加为特征的骨骼系统疾病,骨强度反映骨骼的两个主要方面,即骨密度和骨质量。骨质疏松症可发生于不同性别和年龄,多见于绝经后妇女和老年人。

原发性骨质疏松症分为绝经后骨质疏松症(Ⅰ型),妇女绝经后 5 至 10 年内发生;老年性骨质疏松症(Ⅱ型),老年人 70 岁后发生;特发性骨质疏松症,主要发生在青少年,病因尚不明。而继发性骨质疏松症可由于内分泌疾病、糖皮质激素应用、营养性疾病及自身免疫疾病等多种原因引起。

(二) 骨质疏松症的临床表现和诊断

1. 骨质疏松症的临床表现　疼痛、脊柱变形和发生脆性骨折是骨质疏松症最典型的临床表现。骨质疏松症起病比较隐匿,病情进展缓慢,因此患者早期常无明显的自觉症状,很多是在发生骨折后经 X 线或骨密度检查时才发现已有骨质疏松改变。

(1)疼痛:患者可有腰背酸痛或周身疼痛,负重时疼痛加重或活动受限,严重时翻身、坐起及行走困难。

(2)脊柱变形:骨质疏松严重者可有身高缩短和驼背,脊柱压缩性骨折可导致胸廓畸形、腹部受压、影响心肺功能。

(3)脆性骨折:脆性骨折是指轻度外伤或日常活动后发生骨折,如从等于或低于身高的高度摔倒所发生的骨折。发生脆性骨折的常见部位为胸、腰椎,髋部,桡、尺骨远端和肱骨近端。其他部位也可以发生骨折。发生一次脆性骨折后,再次发生骨折的风险明显增加。

2. 骨质疏松症的诊断　临床上通用的骨质疏松症诊断标准是:发生了脆性骨折及(或)骨密度低下。

(1)脆性骨折:脆性骨折是骨强度下降的最终体现,一旦发生脆性骨折,临床上即可以诊断骨质疏松症。

(2)骨密度测定:由于骨强度无法直接测量,骨密度检测是目前诊断骨质疏松症的定量指标。双能 X 线吸收法(DXA)是国际学术界公认的骨密度测量方法,参照世界卫生组织(WHO)推荐的诊断标准,骨密度值低于同性别、同种族、健康成人的骨峰值不足 1 个标准差为正常;降低 1.0～2.5 个标准差为骨量减少;降低≥2.5 个标准差为骨质疏松;降低≥2.5 个标准差且伴有一处或多处脆性骨折史时为严重骨质疏松。

骨密度通常采用 T 值来表示,T 值＝(测定值－同性别、同种族、健康成人的骨峰值)/骨峰值的标准差。T 值≥－1.0 为正常,－2.5＜T 值＜－1.0 为骨量减少,T 值≤－2.5 为骨质疏松。T 值用于表示绝经后妇女和大于 50 岁以上男性的骨密度水平。对于儿童、绝经前妇女和 50 岁以前的男性,建议采用 Z 值,Z 值＝(测定值－同性别、同种族、同龄人的骨密度均值)/同龄人的骨密度标准差。

(3)鉴别诊断:尤其需要强调的是,在诊断骨质疏松症之前,一定要注意排查其他影响骨代谢的疾病,如内分泌疾病、恶性肿瘤、肾疾病及其他骨代谢疾病等,以免发生漏诊或误诊。

二、病因学

骨质疏松的发生与青年时期获得的峰值骨量的高低,以及绝经或老年时期骨量丢失的速度快慢有关,遗传因素、环境因素等多方面因素影响上述过程。骨质疏松症的危险因素包括以下内容。

(一) 不可控制因素

1. 人种　白种人和黄种人患骨质疏松症的风险高于黑人。

2. 老龄　骨质疏松症是一种老年退化性疾病。正常人从出生到 30～35 岁骨量逐渐增加,是骨量积累阶段;50 岁以后,女性由于绝经,会出现骨量快速丢失;男女在 65～70 岁以后出现因年老引起的退化性骨丢失。

3. 女性绝经　女性绝经后由于雌激素缺乏,使破骨细胞活跃,骨吸收增加,骨转换加快,导致骨量快速丢失。因此,雌激素缺乏是绝经后妇女发生骨质疏松的主要病因。

4. 骨折家族史　遗传因素对骨质疏松的影响已经大量研究证实。人群间骨密度的变异 50%～80% 由遗传因素决定,有髋部骨折家族史的妇女和无髋部骨折家族史的妇女比较,发生骨折的风险增加 3～4 倍。所以,骨折家族史是发生骨折的独立危险因素。

(二) 可控制因素

1. 低体重　重力和肌肉收缩可影响骨细胞的功能和代谢。体重增加使骨骼负重增加,骨骼所受机械应力增大,刺激负重骨形成和延缓骨量丢失。而体重过轻可发生骨质疏松。

2. 性激素低下　各种原因所致女性低雌激素闭经、产后哺乳等会增加骨质疏松风险,男性出现雄激素缺乏性疾病也与男性骨质疏松关系密切。

3. 吸烟和过度饮酒　吸烟者,肠钙吸收减少,且容易出现早绝经,多项研究表明,与不吸烟者相比,吸烟者骨丢失更加明显,容易发生骨折。过度饮酒者,成骨细胞受抑制,骨形成减少,发生肝损害时,影响25(OH)维生素D在肝的合成,降低维生素D的活性,从而减少肠钙吸收,容易出现骨质疏松。

4. 咖啡和碳酸饮料 过多摄入咖啡和碳酸饮料增加钙质从尿液和粪便中排出,引起钙丢失。

5. 缺乏体力活动 体力活动不足,骨骼缺少肌肉的牵拉和收缩刺激,可导致骨量丢失。长期卧床、宇航员在失重状态可以出现明显的骨量丢失。另外,缺乏运动使机体的平衡能力下降,容易跌倒,从而增加骨折风险。

6. 饮食中钙和维生素D不足 钙是骨骼的重要组成成分,全身99%的钙存于骨骼和牙齿中,充足的钙摄入是维持骨量的基础。维生素D不足使肠钙吸收减少,老年人由于光照少,肝、肾功能减退,维生素D的活化过程减弱,均可导致骨质疏松。

7. 影响骨代谢的疾病和应用影响骨代谢的药物 多种疾病与骨质疏松的发生有关,内分泌疾病如甲亢、库欣综合征、糖尿病等,自身免疫疾病如类风湿关节炎、系统性红斑狼疮等,胃肠道疾病如慢性肝病、炎性肠病等。长期使用糖皮质激素、免疫抑制剂、肝素、抗癫痫药物等都与骨质疏松症的发病有关。

第二节 骨质疏松药物治疗

骨质疏松的预防和治疗策略包括基础措施、药物干预及康复治疗。治疗骨质疏松的药物大致分为促进骨形成的药物(雄激素、甲状旁腺激素)、抑制骨吸收的药物(雌激素、雷洛昔芬、双膦酸盐、降钙素)和骨健康基本补充剂(钙、维生素D)。

绝经后骨质疏松症,骨吸收过快,属高转换型,应用骨吸收抑制剂效果明显;老年性骨质疏松症,尽管骨吸收大于骨形成,但两者均较缓慢,属低转换型,适合使用骨合成促进剂及活性维生素D代谢物治疗。

在不同骨代谢时期,选择药物不同。钙剂＋维生素D属于骨健康基本补充剂,应该在预防和治疗骨质疏松中贯穿始终应用。其他药物均属于抗骨质疏松药物,只有确诊骨质疏松时才考虑应用。现对国内已批准上市的骨质疏松药物的介绍如下:

一、钙剂

(一)补钙的重要性

钙补充剂和维生素D是防治骨质疏松症的"基础措施",它对骨骼健康有益,但对降低骨折危险的作用微弱,因此单纯补钙不是防治骨质疏松症的唯一和全部措施,而是基础措施之一,同时还应当注重营养、锻炼、接触阳光等健康的生活方式。对于有明确危险因素的骨质疏松症高危人群或已经是骨质疏松症的患者,除补钙外,需要与其他抗骨质疏松症的药物及治疗措施联合应用。

(二)日常钙摄入量

我国营养学会制定成人每日钙摄入推荐量800mg(元素钙),绝经后妇女和老年人每日钙摄入推荐量为1000mg。目前膳食营养调查显示我国老年人平均每日从饮食中获得钙为400mg,如果饮食中钙供不足,可选用钙剂补充。单一钙剂常规用量为800～1500mg/d,对于严重钙缺乏者可用至 2g,但在和维生素 D 制剂联合应用时应在 800mg/d 以下。

（三）常用药物特点比较

钙制剂是防治钙缺乏症的重要药物。目前市场上的口服补钙制剂种类繁多,为临床医生和患者提供了更多的选择机会。根据成盐的性质分成三类即无机钙制剂类、有机钙制剂类、天然生物钙制剂类。

1. 无机钙 碳酸钙、碳酸氢钙、磷酸氢钙、氯化钙。其中碳酸钙含钙量最高,吸收率为39%,但水溶性小。为了增加钙吸收,钙加维生素 D 的制剂相继问世。如钙尔奇 D、凯思立 D 片,是目前市场上较为常见的产品。

2. 有机钙 醋酸钙、枸橼酸钙(柠檬酸钙)、乳酸钙、苏氨酸钙和葡萄糖酸钙、磷酸钙等,其中氨基酸螯合钙,药物肠道吸收率高,同时在体内有较长的释钙周期,故能提高组织对钙的利用度。胃肠刺激小,安全性高,可用于孕、产妇(表 18-1)。

表 18-1 常见有机钙特点

品名	钙含量(%)	经肠吸收率(%)	溶解性能	半衰期(h)
葡萄糖酸钙(calcium gluconate)	9	27	+	2.66
枸橼酸钙(calcium citrate)	21.1	30	++	
醋酸钙(calcium acetate)	24.1	32	+	0.3
乳酸钙(calcium lactate)	13	32	+	
苏氨酸钙(calcium threonine)	13	>30		4.45

3. 天然钙 是将天然贝壳经高温煅烧制成,有的另辅以中药,除含钙外,还含有人体所需的磷、锌、锶、锰等微量元素,如牡蛎碳酸钙、龙牡壮骨冲剂等。但活性钙碱性较大,钙含量较低,容易对胃肠黏膜产生刺激。另外,由于海水污染而含有铅、砷、镉等元素,长期服用会产生潜在的重金属中毒的可能。

由于制剂技术的进展,出现超微粉化碳酸钙制剂和氨基酸钙制剂,如纳米钙、门冬氨酸钙等,其特点是溶解性好,吸收度好(其吸收率一般为 60%～80%,也有达 90% 以上者),生物利用度高,对胃肠道刺激小。

二、维生素 D

（一）维生素 D 的需要量和摄入量

维生素 D 的药理作用为促进钙的吸收,对骨骼健康、保持肌力、改善身体稳定性、降低骨折风险有益,每日摄入维生素 D 量见表 18-2。

表 18-2 每日摄入维生素 D 量

	充足维生素 D 摄入量(IU)
婴儿	
出生～6 个月	200
6 个月～1 岁	200

	充足维生素 D 摄入量(IU)
儿童	
1～3 岁	200
4～8 岁	200
9～13 岁	200
青少年	
14～18 岁	200
成人	
19～50 岁	200
51～70 岁	400
大于等于 71 岁	600

(二) 常用药物介绍

维生素 D(vitamin D)

【适应证】

预防和治疗营养性佝偻病、骨质疏松症。治疗代谢性佝偻病与骨软化症。

【用法用量】

成人推荐剂量 200IU(5μg)/d。

老年人,推荐剂量 400～800IU(10～20μg)/d。

治疗骨质疏松症时,800～1200IU(20～30μg)/d。

建议酌情测定血清 25-羟维生素 D(25OHD)浓度。国际骨质疏松基金会建议:老年人血清 25OHD≥30ng/ml(75nmol/L)。

【不良反应】

长期过量服用,可出现中毒,早期表现与高血钙有关,包括衰弱、疲劳、乏力、头痛、恶心、呕吐与腹泻。高血钙早期肾功能的损害表现为多尿、烦渴、尿浓缩能力降低及蛋白尿。长期高血钙则有可能使钙沉积在软组织中,肾组织中的沉积最为明显,导致产生肾石病、弥漫性肾钙质沉着或两者兼有。其他部位的钙可能包括血管、心肺和皮肤。

【药物相互作用】

1. 含镁的抗酸制剂与维生素 D 通用,可引起高镁血症。

2. 巴比妥、苯妥英钠、抗惊厥药等可降低维生素 D 的效应。

3. 降钙素与维生素 D 同用可抵消前者对高钙血症的疗效。

4. 大量钙剂或利尿药与常用量维生素 D 并用,有发生高血钙的危险。

5. 考来烯胺、考来替泊、矿物油、硫糖铝等均能减少小肠对维生素 D 的吸收。

6. 洋地黄与维生素 D 同用时应谨慎,因维生素 D 可引起高钙血症,容易诱发心律不齐。

7. 含磷药物与维生素 D 同用、可诱发高磷血症。

三、双膦酸盐

(一) 双膦酸盐类药物分类及特点

双膦酸盐是人工合成的非生物降解性焦磷酸盐的稳定类似物,其特征为含有 P-C-P 基团。双膦酸盐与骨骼羟磷灰石有高亲和力的结合,特异性结合到骨转换活跃的骨表面上,抑制破骨细胞的功能,抑制骨细胞的合成,不同的双膦酸盐抑制骨吸收的效力不同,因此使用时剂量及用法也有不同。

迄今,双膦酸盐类药物已开发出十几种产品,按其分子结构可分为三代,第一代分子结构中的侧链为直烃,如氯膦酸钠、依替膦酸钠,其中,依替膦酸钠治疗剂量会引起骨矿化障碍,故需周期性间歇治疗,胃肠道不良反应大,患者难以耐受。第二代在侧链中引入氮原子又称为氨基双膦酸盐,如阿仑膦酸钠、帕米膦酸钠、伊班膦酸钠及奥帕膦酸钠,第三代结构中含有环状侧链,如利塞膦酸钠、替鲁膦酸钠、英卡膦酸钠和唑来膦酸钠,详见表 18-3。注意唑来膦酸钠作为新型强效的抗骨质疏松药物应用越来越多,该药物分为 4mg 和 5mg 两种规格,4mg 治疗肿瘤骨转移的骨破坏或高钙血症,5mg 治疗绝经期骨质疏松。

表 18-3　不同化学结构的双膦酸盐与用药剂量和药效强度之间的关系

双膦酸盐类药物	按化学结构分代	强度	常用剂量
依替膦酸钠	一代	1	200mg 每日两次
氯屈膦酸二钠		10	1600mg 每日一次
替鲁膦酸钠		10	200mg 每日一次
帕米膦酸钠	二代	100	30～90mg 每日一次
阿仑膦酸钠		1000	70mg 每周一次
伊班膦酸钠		10 000	2mg 每 3 个月一次
利塞膦酸钠	三代	5000	5mg 每日
唑来膦酸钠		100 000	5mg 每年

(二) 常用药物特点介绍

阿仑膦酸钠(alendronate sodium)

【制剂与规格】

10mg,70mg。

【适应证】

适用于治疗:①绝经后妇女的骨质疏松症,以预防髋部和脊柱骨折(椎骨压缩性骨折)。②男性骨质疏松以增加骨量。

【用法用量】

推荐剂量为:每周 1 次,一次 70mg 或每天 1 次,一次 10mg。

本品必须在每天第一次进食、喝饮料或应用其他药物治疗之前的至少半小时,用白水送服,因为其他饮料(包括矿泉水)、食物和一些药物有可能会降低本品的吸收。半小时内病人应避免躺卧。本品不应在就寝时及清早起床前服用。否则会增加发生食管不良反应的危险。

【不良反应】

腹痛、消化不良、食管溃疡、吞咽困难和腹胀。肌肉骨骼疼痛、便秘、腹泻、胀气和头痛。

【注意事项】

1. 如食物中摄入不足,所有骨质疏松患者都应补充钙和维生素 D。

2. 老年患者或伴有轻至中度肾功能不全的患者(肌酐清除率 35～60ml/min)不需要调整剂量。

3. 因缺乏相关用药经验,对于更严重的肾功能不全患者(肌酐清除率＜35ml/min),不推荐使用本品。

4. 有胃及十二指肠溃疡、反流性食管炎者慎用。

5. 有消化不良、吞咽困难上消化道疾病妇女慎用。

6. 孕妇不宜使用。

【禁忌】

1. 导致食管排空延迟的食管异常,例如狭窄或弛缓不能。

2. 不能站立或坐直至少 30 分钟者。

3. 对本产品任何成分过敏者。

4. 低钙血症。

【阿仑膦酸钠药学服务及常见问题】

1. 漏服怎么办　应当告诉病人,如果漏服了一次每周剂量,应当在记起后的早晨服用一片。不可在同一天服用两片,如距离下一次服药那天太近,就不必补服,而应按其最初选择的日期计划,仍然每周服用一片。

2. 为什么连续服用阿仑膦酸钠是重要的　长期服用阿仑膦酸钠能持续地防止骨质流失和重新制造骨骼,增加骨质密度。故此,依从医生指示连续服用阿仑膦酸钠是很重要的。

3. 何时服用阿仑膦酸钠　每周固定的一天晨起时空腹服用(70mg)或每日晨起服用(10mg)。必须在每天第一次进食、喝饮料或应用其他药物治疗之前的至少半小时。用一满杯白水送服,并且在服药后至少 30 分钟之内和当天第一次进食前,保持上身直立。

4. 如何服用阿仑膦酸钠　用白水送服,水量 200～400ml。其他饮料(包括矿泉水)、食物和一些药物有可能会降低本品的吸收。请勿咀嚼阿仑膦酸钠药片或把药片含在嘴里舔着吃。

5. 阿仑膦酸钠能和钙片一起服吗　不能,半小时以后。钙剂或其他金属离子如镁、铁等会影响阿仑膦酸钠吸收。

6. 服药第二天出现感冒症状低热怎么办　同其他二膦酸盐一样,在开始服用阿仑膦酸钠时,会发生一过性的急性期的反应(肌痛,不适和罕见发热),一般发生在口服后第二天或几个月不等。多数病人停药后症状缓解。当再服同样药物或再服另一种二膦酸盐时,症状会再次出现。

7. 为什么阿仑膦酸钠能一周吃一次　因为阿仑膦酸钠与骨表面有较高的结合力,导致双膦酸盐重吸收能力较强,在体内贮留时间则更长。

8. 特殊人群能否使用阿仑膦酸钠

● 怀孕及哺乳期间请勿服用阿仑膦酸钠。

● 儿童不应服用阿仑膦酸钠。

● 阿仑膦酸钠适用于任何年龄的长者,功效也是一致的。

● 阿仑膦酸钠应不会影响驾驶或操作机械的能力。

9. 拔牙时能吃阿仑膦酸钠吗　不建议,治好牙之后再服用。在拔牙和(或)局部感染(包括骨髓炎)愈合延迟时,会发生罕见的局部下颌骨坏死。

10. 食管炎反酸能吃吗　不能,会加重对食管的刺激。对有食管、胃、十二指肠基础疾病的患者应慎重用药。

11. 为什么阿仑膦酸钠由 10mg 变为 70mg　阿仑膦酸钠不良反应主要是胃肠道反应,可能是因为药物中所含氨基对消化道的刺激引起。目前每片 70mg,一周仅需口服 1 片的制剂,研究已证实其疗效与一日口服 10mg 相近,且胃肠道不良反应较少,依从性良好。

唑来膦酸(zoledronic acid)

【制剂与规格】

唑来膦酸注射液:100ml:5mg。

【适应证】

用于治疗绝经后妇女的骨质疏松症,用于治疗 Paget 病(变形性骨炎)。

【用法用量】

对于骨质疏松的治疗为一次静脉滴注 5mg 的唑来膦酸,每年一次。

目前尚无证据支持可连续用药 3 年以上。

对于 Paget 病的治疗推荐一次静脉滴注 5mg 唑来膦酸。

本品通过输液管以恒定速度滴注,滴注时间不能超过 15 分钟。

本品给药前患者必须适当补水,特别是同时接受利尿药治疗的患者。

对于骨质疏松症女性患者,若饮食摄入量不足,有必要适当补充钙剂和维生素 D。

此外,对于 Paget 病患者,强烈建议在接受本品治疗后 10 天内确保补充维生素 D 和足量的钙剂,保证每次补充元素钙 500mg 和维生素 D,每日两次。目前尚无再治疗(1 年后)安全性和有效性的数据。

【不良反应】

单项试验中较常见的不良反应:①非常常见:肌痛、关节痛、疲劳、疼痛;②常见:昏睡、呼吸困难、消化不良、食管炎、腹痛、多汗、骨骼肌(肌肉)强直、关节炎、肌性胸痛、关节肿胀、厌食、口渴、急性期反应。

【注意事项】

本药给药至少 15 分钟以上;不能与其他钙制剂或其他二价离子注射剂同时使用。

由于缺乏充分临床使用数据,不推荐严重肾功能不全的患者使用(肌酐清除率小于 35ml/min),在给予本品前应对患者的血清肌酐水平进行评估。

给药前必须进行补水,对于老年患者和接受利尿药治疗的患者尤为重要。

在给予本品治疗前,患有低钙血症的患者需服用足量的钙和维生素 D(参见禁忌)。对于其他矿物质代谢异常也应给予有效治疗(例如,甲状旁腺贮备降低;肠内钙吸收不良),医生应当对该类病人进行临床检测。

肾衰竭:由于缺乏这一人群充分的临床安全性数据,肾功能不全患者(肌酐清除率<35ml/min)中不建议使用本药,患者在给药前应测量血清肌酐。

肝功能不全患者无须调整剂量。

补充钙和维生素 D:对于日常钙剂以及维生素 D 摄入不足的骨质疏松女性,进行适量补充非常重要。

骨骼肌疼痛：对使用双膦酸盐的患者，严重及偶发的失能性骨骼、关节和（或）肌肉疼痛罕有报道。

　　颌骨坏死：对伴有危险因素（如肿瘤、化疗、放疗、皮质激素治疗，口腔卫生状况差）的患者使用双膦酸盐进行治疗前，应考虑进行口腔检查，并采取适当的预防措施。在治疗中，这些患者应尽量避免进行牙科手术。在用双膦酸盐治疗时，发现有颌骨骨坏死病人，牙科手术可能会加剧该病，如果患者需要进行牙科手术，目前尚无数据表明中止双膦酸盐治疗会减少颌骨骨坏死的风险。临床医生应对每个病人基于各自的利益/风险评估进行临床判断。

　　目前尚无数据显示本品会影响驾驶和操作设备的能力。

【禁忌】

　　对唑来膦酸或其他双膦酸盐或药品成分中任何一种辅料过敏者禁用。

　　低钙血症患者禁用。

　　妊娠和哺乳期妇女禁用。

　　常见双磷酸盐类药物特点见表18-4。

表 18-4　常见双膦酸盐类药物特点

药物	适应证	疗效	用法	注意
阿仑膦酸钠	已被国家食品与药品监督管理总局（SFDA）批准治疗绝经后骨质疏松症、男性骨质疏松症和糖皮质激素诱发的骨质疏松症	显著增加腰椎和髋部骨密度，显著降低椎体及非椎体骨折风险	70mg，每周1次或10mg，每日1次口服；建议空腹服药，用200～300ml白开水送服，服药后30分钟内不平卧，保持直立位，避免进食任何饮料、食物和药物	胃及十二指肠溃疡、反流性食管炎者慎用，肌酐清除率<35ml/min禁用
依替膦酸（etidronic acid）	已被SFDA批准治疗原发性骨质疏松症、绝经后骨质疏松症和药物引起的骨质疏松症	增加腰椎和髋部骨密度，降低椎体骨折风险	间歇周期性给药，两餐间口服0.2g，每日2次，服药2周，停药11周为一周期，然后重新开始第二周期。停药期间补充钙剂及维生素 D_3。服药2小时内避免进高钙食物及含矿物质的维生素或抗酸药	肾功能损害、孕妇及哺乳期妇女慎用
伊班膦酸钠（ibandronate monosodium）	已被SFDA批准治疗绝经后骨质疏松症	增加腰椎和髋部骨密度，降低椎体及非椎体骨折风险	2mg入250ml生理盐水静脉滴注（2小时以上），每3个月一次	肌酐清除率<35ml/min禁用
利塞膦酸钠（risedronate sodium）	已被SFDA批准治疗绝经后骨质疏松症和糖皮质激素诱发的骨质疏松症	增加腰椎和髋部骨密度，降低椎体及非椎体骨折风险	5mg，每日1次，或35mg，每周1次，口服，服法同阿仑膦酸钠	胃及十二指肠溃疡、反流性食管炎者慎用
唑来膦酸钠	已被SFDA批准治疗绝经后骨质疏松症	显著增加腰椎和髋部骨密度，降低椎体及非椎体骨折风险	5mg入250ml 0.9%氯化钠注射液，静脉滴注至少15分钟以上。每年1次	肌酐清除率<35ml/min禁用

（三）双膦酸盐类药物的药物相互作用

双膦酸盐类药物的药物相互作用见表18-5。

表18-5　双膦酸盐类药物的药物相互作用

双膦酸盐类药物	联用药物	注意事项
依替膦酸钠	抗酸药和泻药	因常含钙或其他金属离子如镁、铁等而会影响本药吸收
	氨基糖苷类	诱发低钙血症
阿仑膦酸钠	抗酸药和泻药	常含钙或其他金属离子如镁、铁等而会影响本药吸收
	非甾体抗炎药	由于非甾体抗炎药会引起胃肠道刺激,当与阿仑膦酸钠同时使用时应该谨慎
帕米膦酸二钠（pamidronatedisodium）	降钙素	本品与降钙素联合应用治疗严重高钙血症病人时,可产生协同作用,导致血清钙降低更为迅速
	其他潜在肾毒性药物（沙利度胺）	本品与其他潜在肾毒性药物使用时应予以注意。当本品与沙利度胺合用治疗多发性骨髓瘤时,发生肾功能恶化风险增加
伊班膦酸钠	氨基糖苷类药物	两者均可导致延迟性血钙降低
利塞膦酸钠	钙剂/抗酸药	本品与钙剂、抗酸药以及含二价阳离子的口服制剂同服,会影响本品的吸收
唑来膦酸钠	氨基糖苷类	没有进行过正式的临床相互作用的研究。由于双膦酸盐类药物与氨基糖苷类同时使用能够产生降低血钙的叠加作用,从而导致长期低血钙,因而建议使用时需格外小心。另外,在治疗过程中也应注意低血镁的发生
	含钙溶液	应与其他药品分开进行单次静脉输注

（四）关于双膦酸盐类药物安全性的关注

双膦酸盐类药物总体安全性较好,但以下几点应特别关注:

（1）口服双膦酸盐后少数患者可能发生轻度胃肠道反应,包括轻度上腹疼痛、反酸等食管炎和胃溃疡症状。故除严格按服药说明书服用外,有活动性胃及十二指肠溃疡、反流性食管炎者慎用。

（2）静脉输注含氮双膦酸盐可引起一过性发热、骨痛和肌痛等流感样不良反应,多在用药3天后明显缓解,症状明显者可用非甾体抗炎药或普通解热止痛药对症治疗。

（3）用药前检查肾功能:进入血中的约60%以原形从肾排泄,对于肾功能异常的患者,应慎用此类药物或酌情减少药物剂量。特别是静脉输注的双膦酸盐药物,每次给药前应检测患者的肾功能,肌酐清除率<35ml/min的患者不用此类药物,静脉输注时间不应小于15分钟,液体不应少于250ml。

（4）关于下颌骨坏死:双膦酸盐相关的下颌骨坏死罕见。绝大多数恶性肿瘤患者应用大剂量双膦酸盐后,以及存在严重口腔健康问题的患者,如严重牙周病或多次牙科手术等。对患有严重口腔疾病或需要接受牙科手术的患者不建议使用该类药物。（如正在服用者可停药半年以后或骨吸收生化标志物达到正常水平才施行手术,而手术后至少停用双膦酸盐3个月。)

(5)关于心房颤动:目前没有大样本的临床研究表明心房颤动与双膦酸盐治疗有直接的相关关系。

(6)关于非典型性骨折:虽有关于长期应用双膦酸药物发生非典型性骨折的少数报道,但其确切原因尚不清楚,与双膦酸盐类药物的关系并不确定。为提高应用双膦酸盐类药物的安全性,需要长期使用者应定期进行评估。

四、降钙素

(一)降钙素类药物特点

降钙素(calcitonin)是一种钙调节激素,能抑制破骨细胞的生物活性和减少破骨细胞的数量,从而阻止骨量丢失并增加骨量。降钙素类药物的另一突出特点是能明显缓解骨痛,对骨质疏松性骨折或骨骼变形所致的慢性疼痛以及骨肿瘤等疾病引起的骨痛均有效,因而更适合有疼痛症状的骨质疏松患者。目前应用于临床的降钙素类制剂有2种:鲑鱼降钙素和鳗鱼降钙素类似物。

2013年美国骨质疏松基金会(NOF)推荐鲑鱼降钙素仍为FDA推荐的治疗绝经期5年以上妇女的骨质疏松,可以使有椎体骨折病史患者的椎体骨折发生率降低30%。但是由于长期上市后数据表明降钙素可能和某些肿瘤的发生率轻微上升有关,因此可能影响以后该药物的应用。而欧洲药事委员会发布,建议停用降钙素鼻喷剂类药物作为骨质疏松症的治疗药物,因为长期使用含降钙素的药物(注射或输注)将增加肿瘤的风险。

(二)常用药物介绍

鲑鱼降钙素(calcitonin salmon)

【制剂与规格】

鼻喷剂:200IU/喷、120IU/喷。

注射剂:1ml:50IU、1ml:10μg(60IU)。

【适应证】

1. 骨质疏松症

(1)早期和晚期的绝经后骨质疏松症。

(2)老年性骨质疏松症。

(3)继发性骨质疏松症,如皮质类固醇治疗或缺乏活动所引起者。为了防止骨质进行性丢失,应根据个体的需要适量地摄入钙和维生素D。

2. 伴有骨质溶解和(或)骨质减少的骨痛。

3. Paget病(变形性骨炎)。

由某些恶性肿瘤引起的骨溶解、甲状旁腺机能亢进症、缺乏活动或维生素D中毒。

【用法用量】

鼻喷剂:每日或隔日100/200IU单次或分次给药。由于骨质溶解或骨质减少引起的骨痛,根据个体需要做剂量调整,每日200~400IU。单次给药最高剂量为200IU,需大剂量用药时,应分次给药。

注射剂:每日50~100IU或隔日100IU。皮下或肌内注射,每周2~7次。

【鼻喷剂用法】（详见各厂家说明书）

1. 取下瓶盖。

2. 首次使用喷鼻剂之前，手持鼻喷瓶，用力按压瓶帽后放松，重复几次，直至喷出均匀细小的气雾。

3. 体位保持直立，勿平卧操作。将头略向前倾，将鼻喷瓶口插入一侧鼻孔，确保瓶口与鼻腔成直线，以便喷剂充分扩散，按压瓶帽一次然后松开。

4. 喷压一个剂量后，用鼻子深吸气几次，以免药液流出鼻孔。不要立即用鼻孔呼气。

5. 如还需喷第二剂，可在另一个鼻孔重复操作一次。

6. 每次用完后盖好瓶盖，以免瓶口堵塞。

7. 喷药到规定次数后，尚有小部分药液残留在瓶中。

8. 一旦使用，喷雾瓶应贮藏在室温下，并且在一个月内用完。

9. 如果喷雾器阻塞，可以通过强力的按压启动装置来解除，请不要使用尖锐的物体，因为这会损伤喷雾器。

【不良反应】

可以出现恶心、呕吐、头晕、轻度的面部潮红伴发热感。这些不良反应与剂量有关，肌内注射或皮下注射较静脉注射少见，喷鼻给药又比皮下注射更少见。罕见有多尿或寒战的报告。这些反应常常自发性地消退，仅在极少数的病例，需暂时性减少剂量。

在罕见的病例中，给予鲑鱼降钙素导致过敏反应，据报道个别的过敏反应可导致心动过速、低血压和虚脱。但鼻内给药尚无类似报道。

【禁忌】

已知对鲑鱼降钙素或其他任何赋形剂过敏者禁用。

（三）降钙素及其衍生物常见问题

1. 鲑鱼降钙素与鳗鱼降钙素的区别　降钙素是由 32 个氨基酸残基组成的多肽类激素，鲑鱼降钙素与鳗鱼降钙素在 27 位氨基酸结构不同，分别苏氨酸、缬氨酸。而依降钙素是将鳗鱼降钙素结构中二硫键用烯键取代合成依降钙素衍生物。经过结构修饰后，不但可室温下长期保存，而且在人血清中极稳定，生物学效价及半衰期均高于鲑鱼降钙素。

2. 降钙素与钙联用的必要性　若单独用降钙素，可引起低血钙及低血钙所致继发性甲状旁腺功能亢进，继发性甲旁亢可增加骨质吸收和骨丢失。因此应用降钙素期间应补充元素钙 600～1200mg/d。患者若有维生素 D 缺乏，尚应适当补充。凡供给钙和维生素 D 者，宜监测 24 小时尿钙在正常范围以防尿钙升高引起肾钙化和肾结石和慢性肾功能损害。

3. 孕妇是否可以使用降钙素　孕妇及哺乳者不用此药。本品不通过动物的胎盘屏障，缺乏孕妇资料。已有证据显示降钙素在母乳中出现，因此孕妇及哺乳者不用此药，以防胎婴儿低血钙及相应的继发性的甲旁亢。

4. 降钙素的保存方法　降钙素的保存方法见表 18-6。

表 18-6　降钙素的保存方法

药品	贮存方法	注意事项
鲑鱼降钙素鼻喷剂	未开启，冰箱 2～8℃冷藏保存；使用后，室温 25℃以下保存	开启后不要再放回冰箱，且 1 个月内用完

药品	贮存方法	注意事项
鲑鱼降钙素注射剂	避光密闭,2～8℃保存	室温保存 6 小时以上,稳定性会被破坏,不良反应会增加
依降钙素注射液	室温保存	

5. 降钙素常见不良反应产生的原因　可出现恶心、呕吐、腹泻、食欲不振、胃灼热、头痛、眩晕、步态不稳、低钠血症、局部疼痛、血清氨基转移酶升高等;偶见腹痛、口渴、手足抽搐、耳鸣、哮喘发作、发汗、指端麻木多尿及寒战等,必要时可暂时性减少药物剂量。对于面部潮红和热感、轻微恶心和呕吐不必停药。可通过间隔给药或傍晚或下午注射或口服维生素 B_6 缓解恶心、呕吐症状。

降钙素为多肽制剂,属于蛋白质类药物。而蛋白质会让一些人产生过敏,而发生过敏反应,且药物成分非 100% 提纯,里面的杂质也会产生不良反应,因此使用时应进行过敏测试。

6. 降钙素注射剂过敏测试方法　用 TB 注射器,抽取 0.2ml 降钙素注射液(50IU/ml),用 5% 葡萄糖或生理盐水稀释至 1.0ml,充分混匀后在前臂内侧给予 0.1ml 皮内注射。注射后观察 15 分钟,出现中度红斑或水疱则视为阳性反应,不适合本品治疗。

7. 鲑鱼降钙素鼻喷剂使用常见问题及注意事项　见表 18-7。

表 18-7　鲑鱼降钙素鼻喷剂使用常见问题及注意事项

常见问题	解决方法
使用鼻喷剂时药物喷不出	可通过强力按压启动装置来解除,请不要用尖锐的物体,因为这会损伤喷雾器
鼻喷剂使用姿势	排气和喷鼻时都应保持瓶子竖直,坐着头略向前倾,不能躺着喷
使用鼻喷剂时间	如果每天喷一次,每次 1 喷,固定时间,只喷一侧鼻孔 1 次,第二天再更换,以后两个鼻孔交替喷。如每天喷一次,每次 2 喷,即每天每个鼻孔各喷一次

8. 患者骨质疏松本来钙就低,为什么还要使用降钙素　使用降钙素的目的是降低血钙和血磷。降钙素减弱溶骨过程,增强成骨过程,使骨组织释放的钙磷减少,钙磷沉积增加,因而血钙与血磷含量下降。

9. 鲑鱼降钙素的剂量、用法及疗程

(1)短期疗法:主要是治疗骨质溶解所致的骨痛。选鲑鱼降钙素注射剂者,第 1 周每日皮下或肌内注射 50～100IU,第 2 周隔日注射 50～100IU,骨痛于第 3 天开始明显缓解,第 7 天达最大疗效。若鲑鱼降钙素鼻喷雾剂,第 1 周每日睡前左右鼻孔各喷 1 次,共 400IU,第 2 周后可酌情减量。

(2)长期疗法:主要是治疗骨吸收生化指标高的骨质疏松症。可隔日注射 50～100IU,至少 6 个月。改为 1 周 2 次注射 50～100IU,作为维持剂量,疗程据病情和疗效反应决定。

(3)全部患者应在治疗时补充钙元素,钙每日 600～1200mg,以防低血钙所致继发性甲旁亢。

10. 儿童用药时间　对儿童缺乏长期使用本品的经验,故治疗期不应超过数周。

五、雌激素类

(一)雌激素类药物特点

雌激素类药物能抑制骨转换,阻止骨丢失。临床研究已经证明,激素疗法(HT),包括雌激素补充疗法(ET)和雌、孕激素补充疗法(EPT)能阻止骨丢失,减低骨质疏松性椎体、非椎体骨折的发生风险,是防治绝经后骨质疏松的有效措施。在各国指南中均被明确列入预防和治疗绝经妇女骨质疏松药物。

雌激素制剂有天然的和人工合成的两大类。各种存在于人类的天然雌激素对身体各系统的反应基本相同。合成雌激素对肝有十分明显的增强作用,故不良反应大,同时合成雌激素无法从血中监测 E_2 水平,而天然雌激素可监测。便于临床调整用药剂量。

(二)常用药物介绍(表 18-8)

表 18-8　国内常用雌激素介绍

雌激素	剂型	推荐剂量	备注
17β-雌二醇(17β-estradiolum)	口服(微粒化)	1~2mg/d	雌孕复合制剂
	皮贴	25~100μg/d	单一雌激素
	霜剂	1/2~1剂量尺	单一雌激素
结合雌激素(conjugated estrogens)	口服	0.3~1.25mg/d	多种雌激素混合物
戊酸雌二醇(estradiol valerate)	口服	1~2mg/d	雌孕激素序贯联合
			单一雌激素
尼尔雌醇(nilestriol)	口服	2mg/月	每3个月加用孕激素
替勃龙(tibolone)	口服	1~2mg/d	不需加用孕激素

(三)关于激素治疗安全性的关注

根据 2011 年颁布的《原发性骨质疏松症诊治指南》,绝经妇女正确使用激素治疗,总体是安全的,以下几点为人们特别关注的问题:

1. 激素治疗与子宫内膜癌　曾经对有子宫内膜的妇女长期只补充雌激素,确实增加子宫内膜癌的风险。自 20 世纪 70 年代以来,对有子宫的妇女补充孕激素,子宫内膜癌的风险不再增加。这一结论已有大量高级别的临床证据支持,是无须争论的事实。

2. 激素治疗与乳腺癌　国际绝经学会关于绝经后妇女激素治疗的最新推荐中指出:关于激素治疗与乳腺癌的关系仍有争论。激素治疗中雌激素的不同剂量和制剂、孕激素、雄激素以及不同给药途径和乳腺癌的关系都需要更多的研究来探索。乳腺癌仍是激素治疗的禁忌证。

3. 激素治疗与心血管病风险　激素治疗不用于心血管病的预防。没有心血管病危险因素的妇女,60 岁以前开始激素治疗,可能对其心血管有一定的保护作用;已经有血管的损害,或 60 岁以后再开始激素治疗,则没有这种保护作用了。

4. 激素治疗与血栓　激素治疗轻度增加血栓风险。血栓是激素治疗的禁忌证。非口服治疗因没有肝的首关效应,可能这种担心更小,需要更多的临床研究证实。

5. 激素治疗与体重增加　雌激素非同化激素,虽然大剂量时会有水钠潴留而体重增加。绝经后激素治疗中使用的低剂量一般不会出现水钠潴留。相反,多数有安慰剂对照的临床试验显示,研究后激素治疗和安慰剂两组妇女的体重均有增加,而安慰剂组妇女的体重增加更加明显。

六、选择性雌激素受体调节剂类

(一) 选择性雌激素受体调节剂特点

选择性雌激素受体调节剂类(SERMs)不是雌激素,其特点是选择性地作用于雌激素的靶器官,与不同形式的雌激素受体结合后,发生不同的生物效应。如已在国内外上市的雷洛昔芬在骨骼上与雌激素受体结合,表现出类雌激素的活性,抑制骨吸收,而在乳腺和子宫上则表现为抗雌激素的活性,因而不刺激乳腺和子宫。

(二) 常用药物介绍

雷洛昔芬

【适应证】

雷洛昔芬(raloxifene)主要用于预防和治疗绝经后妇女的骨质疏松症,能显著地降低椎体骨折发生率,但髋部骨折发生率的降低未被证实。当决定给绝经后妇女选择使用易维特或其他治疗(包括雌激素)时,需考虑绝经期症状,对子宫和乳腺组织的作用及对心血管的危险性和有利影响。

【用法用量】

每日口服 60mg,不受进餐影响,可在一天中任何时候服用。通常建议饮食钙摄入量不足的妇女服用钙剂和维生素 D。

【不良反应】

少数患者服药期间会出现潮热和下肢痉挛症状,潮热症状严重的围绝经期妇女暂时不宜用。

【注意事项】

1. 雷洛昔芬可增加静脉血栓栓塞事件的危险性。雷洛昔芬在一些因疾病或其他情况而需要长时间制动的病人应立即或在制动之前 3 天停药。直到可以完全活动才能再次开始使用。有深静脉血栓形成病史的患及有血栓形成倾向者如长期卧床和久坐期间禁用。

2. 雷洛昔芬不引起子宫内膜增生。

3. 雷洛昔芬主要在肝代谢。肝功能不全的妇女安全性和有效性未得到进一步的评价以前,此药不推荐用于此类患者。

4. 部分临床资料提示:雷洛昔芬可能会引起血清甘油三酯水平的进一步上升。

5. 雷洛昔芬不适用于男性患者。

6. 对于雷洛昔芬在乳腺癌患者中的安全性尚无足够的研究。目前没有关于雷洛昔芬单用或联合治疗早期或晚期乳腺癌的临床资料,因此只有当患者已完成针对其乳腺癌的治疗,包括辅助治疗后再应用雷洛昔芬进行骨质疏松的预防及治疗。

【禁忌】

1. 可能妊娠的妇女绝对禁用。

2. 患有或既往患有静脉血栓检塞性疾病者(静脉血栓栓塞症),包括深静脉血栓形成、肺栓塞和视网膜静脉血栓形成者。

3. 对雷洛昔芬或片中所含的任何赋形剂成分过敏。

4. 肝功能减退包括胆汁淤积。

5. 严重肾功能减退者。

6. 原因不明的子宫出血者。

7. 易维特不能用于有子宫内膜癌症状和体征的患者,因为对这类患者的安全性尚未进行充分研究。

七、甲状旁腺激素及其类似物

(一)甲状旁腺激素及其类似物特点

甲状旁腺激素(parathyroid hormone,PTH)是人体甲状旁腺主细胞合成和分泌的含有 84 个氨基酸残基的单链多肽,是维持机体钙磷代谢平衡的重要激素。PTH 氨基端 $1\sim34$ 片段具有 $PTH_{1\sim34}$ 的生理活性,其中 $PTH_{10\sim15}$ 和 $PTH_{24\sim34}$ 氨基酸残基是与受体结合的位点。PTH 类似物包括甲状旁腺激素相关肽和人工合成的 $PTH_{1\sim34}$,又称特立帕肽(teriparatide),两者均可识别和激活 PTH 受体而发挥相应的生物学作用。

PTH 是当前促进骨形成药物的代表性药物,它的生理学作用包括直接作用于成骨细胞刺激骨骼形成,间接增加肠道钙吸收,增加肾小管钙的重吸收和增强磷酸盐在肾的排泄。国外批准 $PTH_{1\sim34}$ 用于治疗男性和女性严重骨质疏松症,中国 2011 年上市,适应证为有骨折高发风险的绝经期后妇女骨质疏松症的治疗。临床试验表明重组人甲状旁腺激素(1~34)(recombinant human parathyroid hormone1~34,rhPTH1~34)能有效地治疗绝经后严重骨质疏松,提高骨密度,降低椎体和非体骨折发生的危险,但对降低髋骨骨折风险的效果尚未证实。该药物一定要在专业医师指导下应用,用药期间应监测血钙水平,防止高钙血症的发生。治疗时间不宜超过 2 年。

甲状旁腺激素治疗安全性方面,患者对 $rhPTH_{1\sim34}$ 治疗的总体耐受性较好,部分患者可能有头晕或下肢抽搐的不良反应。有动物研究报告,$rhPTH_{1\sim34}$ 可能增加成骨肉瘤的风险,因此对于合并 Paget 病、骨骼疾病放射治疗史、肿瘤骨转移及合并高钙血症的患者,应避免使用 $PTH_{1\sim34}$。

(二)常用药物介绍

特立帕肽(teriparatide)注射液

【适应证】

适用于有骨折高发风险的绝经后妇女骨质疏松症的治疗。

【用法用量】

推荐剂量为每日皮下注射 $20\mu g$,注射部位应选择大腿或腹部。应指导患者使用正确的注射方法。

总共治疗的最长时间为 24 个月。病人终身仅可接受一次为期 24 个月的治疗。

每次注射后,本品应放回冰箱内保存。

如果溶液混浊、有色或有颗粒则不得使用。

注射笔的使用请参见注射笔使用手册。

【不良反应】

在接受治疗的患者中最常报告的不良反应有恶心、肢体疼痛、头痛和眩晕。

【注意事项】

1. 如果膳食不能满足需要,患者应当补充钙和维生素 D。

2. 停止使用本品治疗后,患者可以继续其他骨质疏松治疗方法。

3. 肾功能不全患者　不得用于严重肾功能不全患者。有中度肾功能不全患者应慎用本品。

4. 肝功能不全患者　未在肝功能不全患者中进行研究,应在医生指导下慎用。

5. 儿童及开放性骨骺的青少年　不得用于小于 18 岁的青少年和开放性骨骺的青年。

6. 老年用药　无须根据年龄调整剂量。

7. 治疗中会有一过性血钙轻微升高。治疗中不需要进行血钙的常规监测,如需采集血样,应该最近一次注射 16 小时后进行。

【禁忌】

对特立帕肽或本品任何辅料过敏者;妊娠及哺乳期妇女;高钙血症患者;严重肾功能不全患者;除原发性骨质疏松和糖皮质激素诱导的骨质疏松以外的其他骨骼代谢疾病(包括甲状旁腺功能亢进和 Paget 病);不明原因的碱性磷酸酶升高;之前接受过外照射或骨骼植入放射性治疗的患者;本品的治疗范围应排除骨恶性肿瘤或伴有骨转移的患者。

【贮藏】

应在 2~8℃的冷藏条件下避光保存。注射笔应在使用后立即放回冰箱,不得冷冻。一旦开始使用,可贮存 28 天。不得将注射笔在安装有针头的状态下贮藏。

八、锶盐

(一)锶盐特点

锶是人体必需的微量元素之一,参与人体许多生理功能和生化效应。锶的化学结构与钙和镁相似,在正常人体软组织、血液、骨骼和牙齿中存在少量的锶。人工合成的雷奈酸锶,是新一代抗骨质疏松药物,通过抑制骨吸收、促进骨形成双重作用机制发挥抗骨质疏松作用。

(二)常用药物介绍

雷奈酸锶(strontium ranelate)

【规格】

雷奈酸锶片:2g。

【适应证】

用于治疗绝经期妇女骨质疏松症,可以降低脊椎和髋部骨折的危险。

【用法用量】

口服 2g/日,睡前服用,最好在进食 2 小时之后。

【注意事项】

1. 不宜与钙和食物同服,以免影响药物吸收。

2. 不推荐在肌酐清除率<30ml/min 的重度肾功能损害的患者中使用。

3. 必须卧床或者正在手术中患者慎重用药。

4. 具有高静脉血栓风险的患者,包括既往有该病史的患者,应慎用。

【安全性】

总体安全性良好。常见的不良反应包括恶心、腹泻、头痛、皮炎和湿疹,一般在治疗初始时发生,程度较轻,多为暂时性,可耐受。有极少对该药发生超敏反应的报告,多在用药3～6周出现。出现服药后皮疹,应尽快停药,密切观察,必要时给予糖皮质激素治疗。

【药物相互作用】

1. 如果正在服用含有钙的药品,与本品服用间隔两个小时。

2. 如果正在服用抗酸药(减轻胃灼热的药品),至少与本品服用时间间隔两个小时。

3. 如果需要服用口服的四环素或者喹诺酮,本品停用。当服用完以上抗生素后可再次服用。

4. 如果正在服用或者最近服用其他药品,遵医嘱。

5. 食物、牛奶或者奶制品可降低雷奈酸锶的吸收。

【药物过量】

过量服药,请咨询医生。建议多饮牛奶或者抗酸药以降低活性组分的吸收。

九、活性维生素 D 及其类似物

(一)活性维生素 D 及其类似物特点

活性维生素 D 包括骨化三醇($1,25$-二羟维生素 D_3)和阿法骨化醇(1α-羟基维生素 D_3)。前者因不再需要经过肝(25α-羟化)和肾(1α-羟化)羟化酶羟化就有活性效应,故得名为活性维生素 D。而 1α-羟基维生素 D_3 则需要经 25-羟化酶羟化为 $1,25$-二羟维生素 D_3 后才具活性效应。所以,活性维生素 D 及其类似物更适用于老年人、肾功能不健全以及 1α-羟化酶缺乏的患者。

(二)常用药物特点比较

维生素 D 及代谢产物的特点见表 18-9。

表 18-9　维生素 D 及其代谢产物的特点

维生素及其代谢物名称	转化部位	最终代谢产物	活性强度	血浆峰时间 (h)	血浆半衰期 (h)	活性强度为维生素 D_2 倍数	肝肾功能不全
阿法骨化醇	肝 25-羟基化	1,25-二羟胆骨化醇	强	8～12	17.6	15	适用于肾功能障碍
二氢速固醇	肝 25-羟基化	活性 25-羟基二氢速固醇	次强	3～6	3～6	3	
骨化二醇	肾 1-羟化	1,25-二羟胆骨化醇	强	4	140～528 (平均 384)	15	
骨化三醇	肾 1-羟化	1,25-二羟胆骨化醇	最强	2～4	4～8	1500	适用于肝、肾功能障碍

(三)常用药物介绍

阿法骨化醇(alfacalcidol)

【说明书适应证】

1. 骨质疏松症。

2. 肾性骨病(肾病性佝偻病)。

3. 甲状旁腺功能亢进(伴有骨病者)。

4. 甲状旁腺功能减退。

5. 营养和吸收障碍引起的佝偻病和骨软化症。

6. 假性缺钙(D-依赖型 I)的佝偻病和骨软化症。

【规格】

阿法骨化醇片:0.25μg;1μg。

【用法用量】

成人 0.5～1.0μg/d,老年病人 0.5μg/d。

为了防止高血钙的发生,应根据生化指标调节阿法骨化醇的剂量。服药初期必须每周测定血钙水平,剂量可按 0.25～0.5μg/d 的增量逐步增加。当剂量稳定后,每 2～4 周测定一次血钙。

【不良反应】除了引起患有肾损伤的病人出现高血钙,高血磷外,尚无其他不良反应的报道。

【注意事项】

应监测血清中的钙磷水平,尤其是对肾功能不全的患者。在服用阿法骨化醇治疗的过程中,至少每 3 个月进行一次血浆和尿(24 小时收集)钙水平的常规检验。如果在服用期间出现高血钙或高尿钙,应迅速停药直至血钙水平恢复正常(大约需 1 周时间)。然后可以按末次剂量减半给药。

肝功能不全者可能会影响疗效,不建议使用。

【禁忌】

1. 禁用于高钙血症、高磷酸盐血症(伴有甲状旁腺功能减退者除外),高镁血症。

2. 具有维生素 D 中毒症状,对本品中任何成分或已知对维生素 D 及类似物过敏的患者不能服用阿法骨化醇。

【药物相互作用】

与矿物油(长期)、考来烯胺、硫糖铝和抗酸铝制剂同服时,可能减少阿法骨化醇的吸收。

含镁的抗酸制剂或轻泻药与阿法骨化醇同时服用可能导致高镁血症,因而对慢性肾透析病人应谨慎使用。

与洋地黄制剂、巴比妥酸盐或其他酶诱导的抗惊厥药、含钙制剂及噻嗪类利尿药、维生素 D 合用有相互作用,参考说明书。

骨化三醇(calcitriol)

【说明书适应证】

1. 绝经后骨质疏松。

2. 慢性肾衰竭尤其是接受血液透析病人之肾性骨营养不良症。

3. 术后甲状旁腺功能减退。

4. 特发性甲状旁腺功能减退。

5. 假性甲状旁腺功能减退。

6. 维生素 D 依赖性佝偻病。

7. 低血磷性维生素 D 抵抗型佝偻病等。

【规格】

骨化三醇胶丸:0.25μg。

【用法用量】

应根据每个病人血钙水平小心制订本品的每日最佳剂量。

$0.25\sim0.5\mu g/d$。服药后分别于第 4 周、第 3 个月、第 6 个月监测血钙和血肌酐浓度,以后每 6 个月监测一次。

【不良反应】

由于骨化三醇能产生维生素 D 的作用,所以可能发生的不良反应与维生素 D 过量相似,如高血钙综合征或钙中毒(取决于高血钙的严重程度及持续时间)。

【注意事项】

长期使用应注意监测血钙和尿钙水平。若血钙超过正常范围($9\sim11mg/100ml$ 或 $2250\sim2750\mu mol/L$)$1mg/100ml$($250\mu mol/L$),或血肌酐大于 $120\mu mol/L$,则必须减少剂量或完全中止治疗直至血钙正常。

在血钙增高期间,必须每日测定血钙及血磷水平。血钙正常后可服用本品,但日剂量应低于前剂量 $0.25\mu g$。每日应估计钙摄入量并酌情进行调整。

本品最佳疗效的先决条件是足够但不过量的钙摄入量(成人:每日约 800mg,不超过 1000mg),治疗开始时,补钙是必要的。

肾功能正常的患者服用本品时必须避免脱水,故应保持适当的水摄入量。

【禁忌】

本品禁用于与高血钙有关的疾病,亦禁用于已知对本品或同类药品及其任何赋形剂过敏的病人;禁用于有维生素 D 中毒迹象的病人。

【药物相互作用】

要对病人进行饮食指导,特别是要观察钙质的摄入情况并要对含钙质制剂的使用进行控制(详见钙剂)。

与噻嗪类利尿药、洋地黄类药物、维生素 D 类制剂、含镁药物(如抗酸药)、酶诱导剂、考来烯胺合用,有相互作用,参考说明书。

【常见问题】

是否可以和常用量维生素 D 合用? 答:因为现市场购买的钙制剂多为钙与维生素 D 复合制剂,维生素 D 含量较少,如钙尔奇 D 含 125IU 维生素 D,约 $3\mu g$,较治疗骨质疏松的维生素 D 治疗剂量 $800\sim1200IU(20\sim30\mu g)/d$ 少很多,故可以使用。应建议患者服用同时监测血钙及血清 25-羟基维生素 D(25OHD)浓度。

十、维生素 K₂

四烯甲萘醌(menatetrenone)是维生素 K₂ 的一种同型物,是 γ-羧化酶的辅酶,在 γ-羧基谷氨酸的形成过程中起着重要的作用。γ-羧基谷氨酸是骨钙素发挥正常生理功能所必需的。动物试验和临床试验显示四烯甲萘醌可以促进骨形成,并有一定的抑制骨吸收的作用。

【指南适应证】

治疗绝经后骨质疏松症妇女,国外已批准用于治疗骨质疏松症,缓解骨痛,提高骨量,预防骨折发生的风险。

【用法用量】

成人口服 15mg,一日 3 次,饭后服用(空腹服用时吸收较差,必须饭后服用)。

【不良反应】

少数病人有胃部不适、腹痛、皮肤瘙痒、水肿和转氨酶暂时性轻度升高。

【禁忌】

禁忌用于服用华法林的病人。

十一、植物雌激素

植物雌激素是存在于植物中、结构与雌激素相似并具有雌激素效能的天然化合物。尚无有力证据证明目前植物雌激素制剂对提高骨密度、降低骨折风险等有明确疗效。

植物雌激素可分为四类:异黄酮、木酚素、二苯乙烯类、香豆雌酚。异黄酮主要来源于大豆、三叶草、葛根等豆科植物;木酚素主要存在于亚麻籽、油籽、黄豆芽、水果和蔬菜中;二苯乙烯类是何首乌、大黄、虎杖、金雀根等常用中药的主要活性成分,葡萄和花生中也有较高含量;香豆雌酚仅存在于苜蓿或紫花苜蓿及一部分豆类中。

可以鼓励妇女在日常饮食中摄入更多的大豆制品,但不主张擅自使用提纯的异黄酮。

十二、中药

国内已有数种经 SFDA 批准的治疗骨质疏松症的中成药,常用药物有:仙灵骨葆、补肾健骨胶囊、强骨胶囊、骨疏康胶囊、骨松宝胶囊。这些药物多数有缓解症状、减轻骨痛的疗效。但是中药关于改善骨密度、降低骨折风险的大型临床研究尚缺乏,长期疗效和安全性需进一步研究。

 案例分析

姓名:××

性别:女

年龄:65 岁

民族:汉族

婚姻:已婚

身高:150cm

体重:51kg

首诊时间:2010-5-24

主诉:胸闷憋气 2 年半,腰背痛 1 年。

现病史:2008 年 3 月患者自觉胸闷、憋气。胸 CT:双肺弥漫性纤维化;肺功能示限制性通气功能障碍;ANA 1:640(＋),ESR 19mm/h。诊为结缔组织病,肺间质纤维化。2008 年 4 月给予泼尼松 40mg 1/d,逐渐减量,呼吸道症状减轻,2008 年 9 月停用泼尼松,改用甲泼尼龙 4mg,1/d。2009 年 6 月减量为 2mg 1/d。2009 年 10 月腰背痛明显,难以忍受,X 线示胸椎 5、6 压缩性骨折,开始应用骨化三醇 0.25μg 1/d,降钙素 50U 肌内注射 1/d 治疗。症状略减轻,但 2010 年 5 月再次发生椎体骨折。X 线示胸椎 5～9 压缩性骨折。骨密度:T 值:$L_{2\sim4}$-4.0;Neck-3.2;Troch-2.6;Total-2.8。

既往史:患者 1990 年曾患十二指肠溃疡,已治愈。否认慢性肝肾疾病、糖尿病、甲亢病史。否认手术外伤史。否认药物或食物过敏史。

个人史：原籍出生并长大，无烟酒等不良嗜好，否认毒物接触。

婚育史：患者适龄结婚，育有一女，爱人体健。

月经史：初潮 14 岁，行经天数～6 天，月经周期 28～30 天，54 岁绝经。

家族史：否认骨质疏松或骨折家族史。

专科查体：BP 120/80mmHg，一般状况可，皮肤略薄，轻度锁骨上脂肪垫，满月脸、水牛背不明显。未触及肿大淋巴结，心肺腹未见异常。脊柱后凸，棘突压痛不明显。

辅助检查：血、尿常规正常，肝肾功能正常，血钙 2.21mmol/L，磷 1.06mmol/L，碱性磷酸酶 63U/L，24 小时尿钙 0.6mmol。

诊断：严重骨质疏松症，多发椎体骨折。

诊治经过：2010 年开始在我科门诊予阿仑膦酸钠 70mg 1/w，并继续应用骨化三醇 0.25μg 1/d，钙尔奇 D 600mg 1/d 治疗。2010 年 10 月腰背痛明显缓解。骨密度：T 值：$L_{2~4}$ −2.9；Neck −2.5；Troch −1.8；Total −2.2。坚持治疗，2013 年 4 月骨密度：T 值：$L_{2~4}$ −2.9；Neck −2.7；Troch −2.1；Total −2.5，无新发骨折。

【临床药师关注点】

用药前（医生/药师）：

1. 询问能否服药后上身直立 30 分钟，有无活动性上消化道疾病及食管排空延迟，有无肾功能不全及肾结石，有无拔牙或严重口腔疾病。

2. 询问有无合并用药（苯巴比妥、考来烯胺、含镁抗酸药、糖皮质激素、噻嗪类利尿药、洋地黄类药物、非甾体抗炎药和氨基糖苷类抗生素等）。有无药物过敏史。

3. 测血钙、磷、镁、碱性磷酸酶、肝肾功能，肾 B 超。

用药教育：

1. 调整生活方式　注意富含钙、低盐和适量蛋白质的均衡饮食；适当户外活动和日照；戒烟、酗酒；注意自身保护，避免容易骨折的动作。

2. 用药方法　①阿仑膦酸钠片每周一次，每次一片。每周固定的一天晨起时空腹服用。必须在当天第一次进食、喝饮料或应用其他药物治疗之前的至少半小时，用一满杯白水送服，并且在服药后至少 30 分钟之内和当天第一次进食前，保持上身直立。②骨化三醇胶囊每天一次，每次一粒。③钙尔奇 D 每天一次，每次一片。需要与阿仑膦酸钠隔开半小时服用，可以在早餐后服用。

3. 注意事项　有无上腹不适或咽下困难、吞咽痛或胸骨后疼痛；有无厌食、恶心、乏力、口渴、神智改变，出现上述症状应立刻就医。

4. 告之定期监测骨密度。骨化三醇使用初期及剂量增加时每周测 2 次血钙，1、3、6 个月测血钙、磷、镁、碱性磷酸酶、血肌酐、24 小时尿钙，6 个月后半年测一次血钙、血肌酐。

思 考 题

1. 监测血钙、磷、镁、碱性磷酸酶、肝肾功能、肾 B 超有何意义？

2. 合并哪些药物会导致药物相互作用？应该如何处理？

3. 请设计三种口服药物的具体使用时间及顺序。

（甄健存 邢 颖 夏维波 姜 艳）

参 考 文 献

［1］中华医学会骨质疏松和骨矿盐疾病分会.原发性骨质疏松症诊治指南（2011 年）.中华骨质疏松和骨矿盐疾病杂志,2011,4:2-17.

［2］Kanis JA,Melton LJ 3rd,Christiansen C,et al. The diagnosis of osteoporosis. J Bone Miner Res,1994,8:1137-1141.

［3］NIH consensus development panel on osteoporosis prevention,diagnosis,and therapy. Osteoporosis prevention,diagnosis,and therapy. JAMA,2001,285:785-795.

［4］史轶蘩.协和内分泌代谢学.北京:科学出版社,1999.

［5］徐苓.骨质疏松症新进展.上海:上海科学技术出版社,2008.

［6］廖二元,曹旭.湘雅代谢性骨病学.北京:科学出版社,2013.

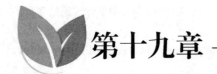

第十九章

创伤骨科药物治疗

第一节 骨折概述

一、骨折的成因及分类

(一) 定义

骨折是指骨或软骨的完整性和连续性中断,多见于儿童及老年人,中青年人也时有发生。病人常为一个部位骨折,少数为多发性骨折。经及时、恰当处理,多数病人能恢复原来的功能,少数病人可遗留有不同程度的后遗症。

(二) 骨折成因

发生骨折的主要原因为:直接暴力,间接暴力,肌肉牵拉,积累性疲劳和骨骼疾病(病理性骨折)。

1. **直接暴力** 暴力直接作用于骨骼某一部位而致该部骨折,使受伤部位发生骨折,常伴不同程度软组织损伤。如车轮撞击小腿,于撞击处发生胫腓骨骨干骨折。

2. **间接暴力** 间接暴力作用时通过纵向传导、杠杆作用或扭转作用使远处发生骨折,如从高处跌落足部着地时,躯干因重力关系急剧向前屈曲,胸腰脊柱交界处的椎体发生压缩性或爆裂骨折。

3. **肌牵拉暴力** 由于肌肉强烈收缩或韧带过度牵拉。

4. **积累性劳损** 长期、反复、轻微的直接或间接损伤可致使肢体某一特定部位骨折,又称疲劳骨折,如远距离行走易致第二、三跖骨及腓骨下 1/3 骨干骨折。

5. **骨骼疾病(病理性骨折)** 发生病变的骨骼,如骨髓炎、骨结核、骨肿瘤、先天性脆骨病、佝偻病、甲状腺功能亢进或长期服用肾上腺皮质激素而导致骨质疏松的患者,常发生病理性骨折。此时,外力是诱因,只要有轻微的外力,甚至在没有外力影响的情况下,也会发生骨折。

(三) 骨折分类

根据骨折断端是否和外界相通分成闭合性骨折和开放性骨折;根据骨折形态分为裂隙骨折、青枝骨折、斜骨折、螺旋骨折、压缩骨折、嵌插骨折、骨骺分离和粉碎性骨折;根据骨折是否完全可分为完全性骨折和不完全性骨折(裂隙骨折,青枝骨折);根据病因分类,可分为外伤性骨折和病理性骨折,创伤性骨折比病理性骨折更常见;根据时间分类,如≤3 周为新鲜骨折;≥3 周为陈旧性骨折。

二、骨折的临床表现

骨折的全身表现为休克、体温升高,局部的一般表现为疼痛、瘀斑、肿胀和功能障碍。特有的局部体征为畸形、异常活动、骨擦音和骨擦感等。影像学检查:X 线可以判定骨折类型,CT 和 MRI 检查针对脊柱、脊髓和关节损伤的诊疗极具价值。

三、骨折的愈合及影响愈合的因素

影响骨折愈合的因素包括:①全身因素:如年龄,健康状况等。②局部因素:如骨折的数量和类型,骨折部位的血供,软组织损伤程度,感染,软组织嵌入。③治疗方法不当:如反复多次手法复位,不恰当的切开复位,手术破坏骨折处血供,骨折固定不稳定,过度牵引,清创不当,不恰当的功能锻炼。

四、骨折的治疗原则

治疗原则是复位、固定和功能锻炼。

(一) 复位
分为手法闭合复位和切开复位。根据复位标准分为解剖复位和功能复位。

(二) 固定
分为外固定(石膏、夹板、外固定架)和内固定(钢板、螺钉、髓内钉)等。

(三) 功能锻炼
在不影响骨折稳定性的前提下,促使各关节迅速恢复正常活动范围,防止肌肉萎缩,促使患者迅速恢复正常功能,有利于骨折愈合。治疗原则:

1. 通过骨折复位及固定重建解剖关系。
2. 按照骨折的特点和损伤的需要进行固定以重建稳定性。
3. 采取细致操作和轻柔的复位固定方法以保护软组织和骨骼的血供。
4. 早期进行全身和患处的功能锻炼。

目前流行趋势:

1. 远离骨折部位进行复位,以保护骨折局部软组织的附着。
2. 保护血运,不以牺牲骨折局部血供强求粉碎骨折块的解剖复位。
3. 使用低弹性模量、生物相容度好的内固定材料。
4. 减少内固定物和骨之间的接触面积。
5. 尽可能缩短手术时间。

(四) 骨折临床愈合标准
1. 临床体征　局部无压痛及纵向叩击痛,断端无异常活动度。
2. 影像学标准　X 线骨折线模糊,有连续性骨痂通过骨折线。
3. 功能标准　上肢平举持重 1kg,持续 1 分钟;下肢连续行走 3 分钟,且不少于 30 步,连续 2 周骨折处不变形。

第二节　创伤骨折患者常用药物治疗原则

一、多发创伤患者出凝血管理及药物应用原则

多发创伤是当前严重威胁公众健康与生命的重要事件之一，全球每年因此死亡者＞500万，其中多发创伤引发的大出血、休克及创伤性凝血病是导致病人死亡的主要原因。1/3 的多发性创伤病人存在创伤性凝血病，由此导致的多器官功能衰竭的发生率及病死率居高不下。随着对危重症病人凝血功能障碍的不断深入研究与大量临床观察发现，不同于脓毒症引发的出凝血问题，创伤性凝血病主要是由创伤性因素（包括失血性休克，组织严重损伤等）引发的，由于凝血因子大量丢失及液体复苏对血液的稀释以及损伤继发的凝血酶-血栓调节蛋白形成，抗凝与纤溶途径过度激活所导致的凝血功能障碍，也称为创伤相关性凝血病（TAC）或稀释性凝血病。低体温、酸中毒与凝血病共同构成的"死亡三角"，是严重创伤大出血病人死亡的主要原因。总的原则包括：

1. 筛查具有凝血病高危风险的创伤病人。
2. 治疗出血及创伤性凝血病。
3. 观察病人对于干预的反应。
4. 预防再次出血及发生凝血病。

（一）出血评估与监测

评价与干预　临床医生在评估创伤病人的病情时，应同时考虑病人的基础条件、损伤类型、损伤机制及病人对最初液体复苏的反应（分级 1C）。美国外科医师协会创伤外科高级生命支持学组将病人对于最初复苏的反应分为以下 3 类（表 19-1）。对于存在失血性休克且明确出血部位的病人，除非最初的液体复苏是有效的，否则应立即进行控制出血的手术（分级1B）。

表 19-1　最初复苏的反应分型

	生命指标	失血量	晶体量	输血量	备血	手术干预
快速反应型	恢复正常	少量（10%～20%）	少量	少量	血型吻合及交叉配型	非必需
暂时反应型	暂时改善，但再次出现心率上升、血压下降	中度或进行性失血（20%～40%）	少量或适量	适量或大量	血型吻合	可能需要
无反应型	仍不正常	大量(40%)	适量或输血	立即输血	急诊室备血	很可能需要

（二）创伤相关检验指标的解读

1. 血细胞比容（Hct）　因液体复苏及输血的影响，对于 Hct 的判断可能不准确，故不推荐单独利用 Hct 判断病人出血情况（分级 1B）。

2. 血乳酸及碱过剩　血乳酸浓度对于预测失血性休克病人的预后及判断液体反应性是早期而客观的指标。因此，应动态监测血乳酸水平的变化，且应早期使血乳酸达到正常。

同样,作为判断酸中毒的指标,动脉或外周静脉血的碱过剩值是预测失血性休克病人病死率的潜在独立危险因素。故指南推荐血乳酸或碱过剩值作为监测创伤性失血及失血性休克严重程度的重要指标。

3. 凝血指标 指南推荐,常规动态监测创伤性凝血病相关的指标,包括凝血酶原时间、活化的部分凝血活酶时间、血浆纤维蛋白原、血小板等,有条件同时应用血栓弹力图辅助诊断凝血病并指导治疗(分级 1C)。与传统的凝血三项比,血栓弹力图能更早地检测到凝血指标的变化,可提前 30~60 分钟,同时可监测使用凝血酶抑制剂(如阿加曲班)时的凝血异常,且对于大量输血也有一定指导作用。以往认为作为纤溶指标,D-二聚体有助于判断病人是否存在进行性出血。但研究表明,D-二聚体对于创伤后或术后病人预测的阳性率仅为 1.8%。

(三)液体复苏

液体复苏更推荐使用晶体液(分级 1B)。一项随机对照研究表明,与晶体溶液比较,胶体液没有显示任何益处且价格更昂贵,输注晶体液也未显示会增加器官功能损伤及影响预后;相反有研究证实,当无法及时补充充足的新鲜冰冻血浆时,可以考虑以 1U 红细胞悬液对应 1000ml 晶体液的比例替代复苏,可能会降低创伤病人的病死率。

(四)药物应用原则

1. 抗纤溶药物 凝血与纤溶对于创伤病人,应尽早监测凝血并早期干预(分级 1C)。早期监测凝血指标对于诊断创伤性凝血病及判断病因非常必要。早期干预对于改善凝血功能、减少血制品输注及降低病死率均有积极意义。

创伤早期的凝血病主要以纤溶为主导,因此对于进行性出血或有显著出血风险的病人应尽早抗纤溶治疗。指南推荐创伤后 3 小时内给予氨甲环酸(tranexamic acid),负荷剂量 1g,10 分钟输注,接下来 8 小时给予 1g 持续静脉滴注(分级 1A)。有研究提示,首剂氨甲环酸应在运送医院的途中给予(分级 2C)。

2. 纤维蛋白原 纤维蛋白原及冷沉淀低纤维蛋白原血症是创伤性凝血病常见的情况。纤维蛋白原水平是预测不良预后的独立危险因素,因此,若存在明显出血并伴有功能性纤维蛋白原缺失或纤维蛋白原 < 1.5~2.0g/L,推荐补充纤维蛋白原浓缩剂或冷沉淀(分级 1C)。建议最初给予纤维蛋白原的量为 3~4g 或冷沉淀 50mg/kg,之后补充量应参考纤维蛋白原水平(分级 2C)。

3. 凝血酶原复合物 对于突然停用维生素 K 依赖性抗凝剂的病人,应尽早使用纤维蛋白原(分级 1B)。血栓弹力图是指导纤维蛋白原应用的有效工具。同时应注意纤维蛋白原会增加病人发生动、静脉血栓的风险。

4. 重组活化 Ⅶ 因子(rFⅦa) 对于大量失血合并创伤性凝血病的病人,即使已采取止血措施,建议使用 rFⅦa 治疗(分级 2C)。因为即使大血管出血得到控制,rFⅦa 对于小血管凝血病性出血也是有益的。需要注意的是,应用 rFⅦa 的前提是保证足够数量的血小板及纤维蛋白原水平,同时还要保证适当的 pH 与体温。指南指出,对于由于颅脑外伤引起的颅内出血,不建议应用 rFⅦa 治疗(分级 2C)。

5. 抗凝血药 后期血栓的预防随着人口老龄化,在创伤的晚期预防血栓的问题越来越受到关注。有研究表明,多发创伤病人在院内发生静脉血栓栓塞的发生率达 50% 以上。指南推荐可考虑应用间歇式充气压迫装置或弹力袜等物理手段预防静脉血栓(分级 1B)。若出血已控制,推荐 24 小时内应用药物(普通肝素或低分子量肝素)预防下肢静脉血栓形成(分级 1B)。但不推荐使用下腔静脉过滤网预防血栓(分级 1C)。

二、抗凝血药使用原则

(一) 静脉血栓栓塞症概述

深静脉血栓形成(deep vein thrombosis,DVT)是血液在深静脉内不正常凝集引起的静脉回流障碍性疾病,可发生于全身各部位的静脉,以下肢多见;血栓脱落可引起肺动脉栓塞(pulmonary embolism,PE),两者合称静脉血栓栓塞症(VTE)。深静脉血栓形成是创伤患者常见的并发症,可导致肺动脉栓塞和血栓后综合征(post-thrombotic syndrome,PTS),严重者明显影响生活质量甚至导致死亡。创伤骨科患者伤情多种多样,分型众多,同时可能合并多种增加静脉血栓栓塞症风险的因素,其深静脉血栓形成发生率为 5%～58%不等。因此,对不同静脉血栓栓塞症风险的创伤患者,有必要进行评估、筛查、诊断、个体化预防及治疗。对创伤患者及时进行深静脉血栓形成筛查,有助于预防血栓或延缓其进展,改善患者预后及降低医疗费用。

创伤骨科患者深静脉血栓形成发生率高,但不同部位创伤深静脉血栓形成发生率差异显著。8 项前瞻性研究表明,静脉造影证实髋部骨折术后总深静脉血栓形成发生率高达 50%,近端深静脉血栓形成发生率约为 27%。亚洲一项由 7 个国家 19 个骨科中心完成的前瞻性流行病学研究表明,髋部骨折术后总深静脉血栓形成发生率为 42.0%,近端深静脉血栓形成发生率为 7.2%。膝关节以远单发骨折术后深静脉血栓形成发生率为 10.5%(25/238)。绝大多数静脉血栓栓塞症是无明显临床症状的,多发创伤患者的深静脉血栓形成并无典型临床症状。研究显示,85%的创伤患者深静脉血栓形成是无典型临床症状的,因此 2/3 以上的静脉血栓栓塞症患者被漏诊。

静脉血栓形成的三要素为静脉损伤、静脉血流淤滞以及血液高凝状态,这三方面危险因素常同时存在于创伤患者。首先,创伤尤其是骨折,可直接或间接导致静脉血管壁破裂或刺激;其次,制动、卧床、瘫痪以及出血性休克容易导致静脉血流淤滞;最后,血液高凝几乎从患者伤后即刻开始,甚至持续整个围术期。因此,创伤骨科患者是静脉血栓栓塞症发生的高危人群。

(二) 创伤骨科患者发生深静脉血栓形成后的药物治疗及疗程

1. 术前确诊为深静脉血栓形成　如果创伤骨科患者在术前确诊为深静脉血栓形成(新鲜近段血栓),如需急诊或限期手术,建议放置下腔静脉滤器后手术,无抗凝禁忌者给予抗凝治疗;如无须急诊或限期手术,对于无抗凝禁忌者给予抗凝治疗 4～6 周后手术,对于有抗凝禁忌者建议放置下腔静脉滤器,1 周后再评估:如抗凝禁忌已不存在,则给予抗凝治疗。4～6 周后手术治疗,如仍存在抗凝禁忌,则结合此时是否需急诊或限期手术的情况判断是否在放置下腔静脉滤器后手术治疗。

2. 术后确诊为深静脉血栓形成　创伤骨科患者如在术后确诊为深静脉血栓形成,则按照中国深静脉血栓形成诊疗指南(第 2 版)进行处理,包括:

(1)抗凝:对于创伤骨科患者术后出现的深静脉血栓形成,抗凝治疗 3 个月。抗凝是深静脉血栓形成的基本治疗,可抑制血栓蔓延,有利于血栓自溶和管腔再通,从而减轻症状,降低肺动脉栓塞发生率和病死率。但是单纯抗凝不能有效消除血栓、降低 PTS 发生率。

药物包括普通肝素、低分子量肝素、维生素 K 拮抗剂、直接Ⅱa 因子抑制剂、Ⅹa 因子抑制剂等。

1)普通肝素:治疗剂量个体差异较大,使用时必须监测凝血功能,一般采用静脉持续给药。起始剂量为 80~100U/kg 静脉推注,之后以 l0~20U/(kg·h)静脉泵入,以后每 4~6 小时根据活化部分凝血活酶时间(APTT)再作调整,使 APTT 应尽快达到和维持抗凝前的 1.5~2.5 倍。普通肝素可引起血小板减少,称为肝素诱导的血小板减少症(hepain induced thrombocytopenia,HIT),在使用的第 3~6 天应复查血小板计数;HIT 诊断一旦成立,应停用普通肝素。

2)低分子量肝素(low molecular heparin):出血性不良反应少,HIT 发生率低于普通肝素,使用时大多数患者无须监测凝血功能。临床按体质量给药,每次 100U/kg,每 12 小时一次,皮下注射,肾功能不全者慎用。

3)直接Ⅱa 因子抑制剂(如阿加曲班,argatroban):相对分子质量低,能进入血栓内部,对血栓中凝血酶的抑制能力强于普通肝素。有 HIT 及存在 HIT 风险的患者更适合使用。

4)间接Ⅹa 因子抑制剂(如磺达肝癸钠,fondaparinux sodium):治疗剂量个体差异小,每日 1 次,无须监测凝血功能。对肾功能影响小于低分子量肝素。

5)维生素 K 拮抗剂(如华法林,warfarin):是长期抗凝治疗的主要口服药物,效果评估需监测凝血功能的 INR。治疗剂量范围窄,个体差异大,药效易受多种食物和药物影响。治疗首日常与低分子量肝素或普通肝素联合使用,建议剂量 2.5~6.0mg/d,2~3 天后开始测定 INR,当 INR 稳定在 2.0~3.0 并持续 24 小时后停低分子量肝素或普通肝素,继续华法林治疗。

6)直接Ⅹa 因子抑制剂(如利伐沙班,rivaroxaban):治疗剂量个体差异小,无须监测凝血功能。单药治疗急性深静脉血栓形成与其标准治疗(低分子量肝素与华法林合用)疗效相当。

推荐:急性期深静脉血栓形成,建议使用维生素 K 拮抗剂联合低分子量肝素或普通肝素;在 INR 达标且稳定 24 小时后,停低分子量肝素或普通肝素。也可以选用直接(或间接)Ⅹa 因子抑制剂。高度怀疑深静脉血栓形成者,如无抗凝治疗禁忌证,在等待检查结果期间可行抗凝治疗,根据确诊结果决定是否继续抗凝。有严重肾功能不全的患者建议使用普通肝素。

(2)溶栓:对于急性期中央型或混合型深静脉血栓形成,在全身情况好、预期生存期≥1 年、出血风险较小的前提下,首选导管接触性溶栓。如不具备导管溶栓的条件,可行系统溶栓。

1)尿激酶(urokinase):尿激酶是目前最为常用的溶血栓药,对急性期血栓起效快,溶栓效果好,过敏反应少;常见的不良反应是出血;治疗剂量无统一标准,一般首次剂量为 4000U/kg,30 分钟内静脉推注;维持剂量为 60 万~120 万 U/d,持续 48~72 小时,必要时持续 5~7 天。

2)重组链激酶(recombinant streptokinase):溶栓效果较好,但过敏反应多,出血发生率高,已少用。

3)重组组织型纤溶酶原激活物:溶栓效果好,出血发生率低,可重复使用。溶栓治疗过程中须监测血浆纤维蛋白原(FG)和凝血酶时间(TT),FG<1.0g/L 应停药,TT 的 INR 应

控制在 2.0～3.0。

（3）手术治疗：包括下腔静脉滤器和手术取栓。

对于多数深静脉血栓形成患者，不推荐常规应用下腔静脉滤器；对于抗凝治疗有禁忌，或有并发症，或在充分抗凝治疗的情况下仍发生肺动脉栓塞者，建议置入下腔静脉滤器。

髂股静脉及其主要侧支均被血栓堵塞时，静脉回流严重受阻，临床表现为股青肿时应立即手术取栓。对于发病 7 天以内的中央型或混合型深静脉血栓形成患者，如全身情况良好，无重要脏器功能障碍也可手术取栓。

（三）深静脉血栓形成的预防

静脉血栓栓塞症（VTE）是创伤患者常见并发症，也是导致患者围术期死亡的主要原因之一。对创伤患者施以有效的预防措施可以降低发生静脉血栓栓塞症的风险，减轻患者痛苦，减少医疗费用。任何引起静脉损伤、静脉血流淤滞及血液高凝状态的原因都是静脉血栓栓塞症的危险因素，其中创伤（特别是重大创伤或下肢损伤）、手术、活动受限、制动和下肢瘫痪是主要危险因素，其他危险因素还包括：高龄、既往静脉血栓栓塞症病史、肥胖、妊娠、肿瘤、肿瘤治疗、中心静脉置管和慢性静脉瓣膜功能不全等。

1. 创伤患者静脉血栓栓塞症的预防措施

（1）基本预防措施

1）手术操作尽量轻柔、精细，避免静脉内膜损伤。

2）规范使用止血带。

3）术后抬高患肢，防止深静脉回流障碍。

4）常规进行静脉血栓的相关知识宣教，鼓励患者勤翻身、早期功能锻炼、主动和被动活动、做深呼吸和咳嗽动作，特别是老年患者，这一点尤为重要。

5）术中和术后适度补液，多饮水，避免脱水。

6）建议患者改善生活方式，如戒烟、戒酒、控制血糖及血脂等。

（2）物理预防措施：包括足底静脉泵、间歇充气加压装置及梯度压力弹力袜等，利用机械原理促使下肢静脉血流加速，减少血液滞留，降低术后下肢深静脉血栓形成的发生率。且推荐与药物预防联合应用。单独使用物理预防仅适用于合并凝血异常疾病、有高危出血风险的患者。出血风险降低后，仍建议与药物预防联合应用。对于患侧肢体无法或不宜采用物理预防措施的患者，可在对侧肢体实施预防。应用前宜常规筛查禁忌证。下列情况禁用物理预防措施：

1）充血性心力衰竭，肺水肿或下肢严重水肿。

2）下肢深静脉血栓形成、血栓（性）静脉炎或肺动脉栓塞。

3）间歇充气加压装置和梯度压力弹力袜不适用于下肢局部情况异常（如皮炎、坏疽、近期接受皮肤移植手术）、下肢血管严重动脉硬化或其他缺血性血管病及下肢严重畸形等。

（3）药物预防措施：接受髋部骨折、骨盆骨折、股骨骨折、膝关节周围骨折和膝关节以远多发骨折手术治疗的患者，建议术前、术后都应进行预防。药物预防的具体方案（以下药物选择一种使用）：

1）低分子量肝素：住院后开始应用常规剂量至手术前 12 小时停用，术后 12 小时后（对于延迟拔除硬膜外腔导管的患者，应在拔管 2～4 小时后）继续应用。

2）Ⅹa 因子抑制剂：①间接Ⅹa 因子抑制剂：术后 6～24 小时后（对于延迟拔除硬膜外腔

导管的患者,应在拔管 2～4 小时后)应用。②口服直接Ⅹa因子抑制剂:术后 6～10 小时后(对于延迟拔除硬膜外腔导管的患者,应在拔管 6～10 小时后)应用。

3)维生素 K 拮抗剂:不建议在硬膜外麻醉手术前使用。术后使用时应监测 INR,目标为 2.5,范围控制在 2.0～3.0。

4)阿司匹林:应用阿司匹林预防血栓的作用尚有争议,不建议单独应用阿司匹林进行预防。

低分子量肝素被指南优先推荐用于骨科大手术静脉血栓栓塞症的预防。对于行全髋关节置换(THR)或全膝关节置换(TKR)的患者,不论其手术时间长短或是否联用间歇充气加压装置,均推荐低分子量肝素优先于磺达肝癸钠、阿哌沙班、达比加群、利伐沙班(2B);低剂量普通肝素(LDUH)证据级别为(2B);调整剂量维生素 K 拮抗剂(VKA)、阿司匹林证据级别为(2C)。而对于行髋部骨折手术的患者,同样推荐低分子量肝素优先于磺达肝癸钠(2B);LDUH 证据级别为(2B);调整剂量 VKA、阿司匹林证据级别为(2C)。因此,低分子量肝素是骨科大手术后静脉血栓栓塞症预防的首选药物。与低分子量肝素相比,其他预防措施尚存在一定的局限性,如可能增加出血风险、疗效不尽人意及缺乏长期安全性数据等。此外,新型口服抗凝血药阿哌沙班、达比加群和利伐沙班均尚未获批髋部周围骨折手术(HFS)适应证,同时缺乏有效的拮抗剂也是阻碍其在临床应用的原因之一。因此,应综合考虑疗效和出血风险间的平衡以及低分子量肝素的长期安全性。推荐药物预防的时间为 10～35 天。

接受膝关节以远单发骨折手术治疗的患者,药物预防的具体方案:

1)在患者不存在高龄、既往静脉血栓栓塞症病史、肥胖、妊娠、肿瘤、肿瘤治疗、中心静脉置管和慢性静脉瓣膜功能不全等危险因素的情况下,术后预防方案与髋部骨折相同。

2)在患者存在危险因素的情况下,特别是既往有静脉血栓栓塞症病史,术前、术后均应进行药物预防,具体方案与髋部骨折相同。

(四) 长期应用抗凝血药患者围术期的停药问题

1. 术前长期口服维生素 K 阻断剂(华法林)病人的处理原则

(1)术前口服维生素 K 阻断剂的病人,若术中需要凝血功能正常,建议提前 5 天停药。术后 12～24 小时后重新开始服用。若术前 1～2 天复查 INR 仍延长,可给予口服小剂量维生素 K(1～2mg)。

(2)术前有房颤、人工机械性心脏瓣膜、人工生物瓣置换术或 3 个月内曾行二尖瓣成形术或具静脉血栓病史的高危病人,在维生素 K 阻断剂停药期间推荐给予治疗剂量的皮下注射低分子量肝素或静脉注射普通肝素作为过渡性治疗。首选低分子量肝素皮下注射。中危病人建议给予治疗剂量的皮下注射低分子量肝素或静脉注射普通肝素或小剂量低分子量肝素。低危病人则仅给予皮下小剂量低分子量肝素或无过渡性治疗。

(3)接受治疗剂量低分子量肝素的病人,术前最后一次注射应仅给予半量,且在术前 24 小时进行;接受治疗剂量普通肝素的病人,术前最后一次注射应在术前 4 小时进行。术后继续应用治疗剂量的低分子量肝素或普通肝素 1～2 天,或直至 INR 达到治疗范围。

(4)对于接受过渡性治疗的病人,中小手术后 12～24 小时即可恢复应用维生素 K 拮抗剂;对于手术创伤大、出血风险高的病人,术后给予低分子量肝素或普通肝素的时间可推迟至 72 小时或病人凝血状态稳定后。

2. 术前接受抗血小板药物治疗病人的处理原则

(1)一般情况下,对于择期手术病人,如术前服用阿司匹林或氯吡格雷,建议停药至少5天,最好10天;如病人术后无明显出血征象,24小时后可恢复服用。

(2)对于血栓事件中高危病人,建议继续应用阿司匹林至手术;服用氯吡格雷者则至少停药5天,尽可能停药10天。

(3)冠状动脉放置金属裸支架的病人,建议择期手术安排在支架术后6周后进行,需同时继续服用阿司匹林。若冠状动脉支架为药物洗脱支架,建议择期手术安排在术后6~12个月后进行,需继续服用阿司匹林。如药物洗脱支架术后6个月内需行限期手术,则建议围术期继续服用阿司匹林和氯吡格雷;发生严重出血者,可输注单采血小板或其他止血药物(如抗纤溶药物、重组凝血因子Ⅶ)。若需停用氯吡格雷,是否可采用静脉输注替罗非班(tirofiban)作为过渡性预防血栓仍需要研究。不建议使用肝素或低分子量肝素替代阿司匹林和氯吡格雷预防药物支架内亚急性血栓形成。

(4)对于冠状动脉放置支架的病人,若已经不再需要应用双联抗血小板药物,不推荐过渡性治疗。

3. 急诊手术的紧急处理

(1)术前应常规检查凝血功能,一般INR<1.5,大部分手术均可安全进行,而无须特殊处理。

(2)术前口服氯吡格雷等药物的病人,若需急诊手术或发生大量出血,可以给予输注单采血小板或其他止血药物(如抗纤溶药物、重组凝血因子)。

(3)对于术前口服华法林等药物的病人,若需急诊手术,而INR明显延长,可以给予输注新鲜冰冻血浆(5~8ml/kg)或凝血酶原复合物(因子Ⅱ、Ⅶ、Ⅸ和Ⅹ浓缩物,或因子Ⅱ、Ⅸ和因子Ⅹ浓缩物及因子Ⅶ浓缩物)(50U/kg)。

(4)对于联合服用阿司匹林和氯吡格雷等抗血小板药物的病人,可测定血小板动态功能(血栓弹力图)、静态功能(血小板聚集)。但需要强调的是,检验结果仅供临床参考,而不作为手术决策依据。

(5)术前应仔细询问病史和查体,以了解病人血小板和凝血功能,如刷牙是否有出血,皮下有无瘀斑,术前抽血后压迫是否较易止血等。

(6)对于特殊病人,在抗血小板治疗不可长期停药的情况下,建议优先使用替罗非班,起效快,给药后5分钟对血小板抑制作用可达到96%;其半衰期短,仅2小时。停药2~4小时后血小板功能即可恢复至基础值的89%,出血时间恢复正常。使用方法是将50mg替罗非班溶于0.9%生理盐水或5%葡萄糖100ml,初始30分钟负荷剂量$0.4\mu g/(kg \cdot min)$,以$1\mu g/(kg \cdot min)$的速率维持滴注。

三、骨质疏松骨折用药原则

骨质疏松症是一种以骨量降低、骨微结构破坏、骨脆性增加、骨强度下降、骨折风险性增大为特征的全身性、代谢性骨骼系统疾病,可分为原发性骨质疏松症和继发性骨质疏松症。

骨质疏松骨折(脆性骨折)是指原发性骨质疏松症导致骨密度和骨质量下降,骨强度减低,在日常活动中受到轻微暴力即可发生的骨折,是骨质疏松症最严重的后果。常见的骨折部位是脊柱、髋部、桡骨远端和肱骨近端。骨质疏松骨折的特点及治疗难点:①骨质疏松骨折患者卧床制动后,将发生快速骨丢失,会加重骨质疏松症;②骨折部位骨量低,骨质量差,且多为粉碎性骨折,复位困难,不易达到满意效果;③内固定治疗稳定性差,内固定物及植入物易松动、脱出,植骨易被吸收;④骨折愈合过程缓慢,恢复时间长,易发生骨折延迟愈合甚至不愈合;⑤同一部位及其他部位发生再骨折的风险明显增大;⑥多见于老年人群,常合并其他器官或系统疾病,全身状况差,治疗时易发生并发症,增加治疗的复杂性与风险性;⑦致残率、致死率较高,严重威胁老年人的身心健康、生活质量和寿命。因此,骨质疏松骨折的治疗有别于一般的创伤性骨折,既要重视骨折本身的治疗,也要积极治疗骨质疏松症。

(一) 基础措施

坚持健康的生活方式,摄入富含维生素 D、钙、低盐和适量蛋白质的均衡膳食,避免嗜烟、酗酒,慎用影响骨代谢的药物,进行适度的肌力锻炼和康复治疗。摄入适量钙剂可减缓骨量丢失,改善骨矿化。用于治疗骨质疏松症时,钙剂应与其他药物联合使用。维生素 D 缺乏可导致继发性甲状旁腺功能亢进,骨吸收加剧,从而引起或加重骨质疏松。摄入适量维生素 D 有利于增进钙在胃肠道的吸收,促进骨基质矿化,减少尿钙排出,增强肌肉力量,改善神经肌肉协调及平衡能力。

(二) 药物治疗

骨质疏松骨折源于骨质疏松症,因此采用有效药物治疗骨质疏松症是骨质疏松骨折的必要治疗基础。药物治疗的目的是抑制快速骨丢失,改善骨质量,提高骨强度,减轻疼痛症状,在不妨碍骨折愈合的前提下治疗骨质疏松症,降低再骨折率。根据患者具体情况,可考虑选用双膦酸盐能抑制破骨细胞介导的骨吸收作用,降低骨转换,有较强的抑制骨吸收及增加骨量的作用。循证医学研究表明,双膦酸盐可提高腰椎和髋部骨密度。降低椎体及髋部等部位骨折发生的风险。降钙素能适度抑制破骨细胞的生物活性和减少破骨细胞的数量。循证医学证据表明,降钙素可抑制骨吸收,提高腰椎和髋部骨密度,降低椎体骨折的风险,且具有较好的中枢镇痛作用。雌激素治疗骨质疏松症的机制包括对钙调激素的影响、对破骨细胞刺激因子的抑制及对骨组织的作用,仅适用于绝经后女性患者。甲状旁腺激素:特立帕肽是人内源性甲状旁腺激素的活性片段(1-34),具有促进骨形成、增加成骨细胞分泌胶原、促进基质形成及基质矿化等作用。特立帕肽是 FDA 批准的治疗骨质疏松、刺激新骨形成的药物。选择性雌激素受体调节剂(SERMs)在骨骼及心脏中有雌激素样作用,但在乳房及子宫中起阻断雌激素的作用。SERMs 对骨的作用在于针对雌激素受体发挥类似雌激素样作用,抑制破骨细胞的活性。该药仅限用于绝经后女性患者。锶盐类:如雷奈酸锶,在抗骨吸收的同时也有促进成骨的作用,有助于恢复骨转换的动态平衡,可改善骨质量,提高骨强度,降低椎体及髋部骨折的风险。仅适用于绝经后女性患者。对临床应用表明能够改善患者的相关症状、增加骨矿密度、减少骨丢失、降低脆性骨折发生率的中草药制剂可以酌情选用。

(三) 骨折后抗骨质疏松用药建议

1. 合理使用钙剂　钙吸收主要在肠道,故钙剂补充以口服疗效最佳。适量补钙,钙需要量为 800～1200mg/d,如饮食中钙供给不足可选择适量口服补钙,最好分次补充。应充分考虑骨质疏松骨折患者的快速骨丢失,故此阶段补钙剂量应酌情加大。钙剂选择要考虑其安全性和有效性,避免过量摄入后发生肾结石或心血管疾病。

2. 活性维生素 D　不仅能够增进肠钙吸收,促进骨形成和骨矿化,而且有助于增强肌力,提高神经肌肉协调性,防止跌倒倾向。建议老年骨质疏松骨折患者补充活性维生素 D_3,一般成年人剂量为 $0.25\sim0.5\mu g/d$。临床应用时应注意个体差异和安全性,定期监测血钙或尿钙。

3. 双膦酸盐 可提高腰椎和髋部骨密度,降低骨折风险及再骨折发生率。推荐使用的双膦酸盐包括阿仑膦酸钠、利塞膦酸钠、唑来膦酸等。目前阿仑膦酸钠有口服 70mg(片)/w 和/10mg(片)/d 两种用法,应在当日首次就餐前 30 分钟以一杯清水(不少于 250ml)送服。为减低药物对胃与食管的刺激,患者服药后至少 30 分钟内避免躺卧。对卧床患者可以考虑使用唑来膦酸注射给药。

4. 选择性雌激素受体调节剂 SERMs 在提高骨密度、降低绝经后骨质疏松骨折发生率方面有良好疗效。一般剂量为雷洛昔芬 60mg(片)/d,服药时间不受饮食影响。少数患者服药期间会出现潮热和下肢痉挛症状,潮热症状严重的围绝经期妇女不宜使用,有深静脉血栓形成病史及血栓形成倾向者(如长期卧床、久坐)禁用。

5. 锶盐 具有双重作用机制,可提高骨强度,降低椎体及髋部骨折的风险。目前有制剂雷奈酸锶 2g(袋)/d,睡前服用。常见不良反应为头痛、恶心、腹泻、稀便、皮炎、湿疹等。有深静脉血栓形成病史者慎用。

6. 降钙素 能够提高骨密度,改善骨质量,增强骨的生物力学性能,对降低椎体骨质疏松骨折的发生率有明显作用,已用于骨质疏松的治疗,并且进入了骨质疏松治疗指南。但是 2012 欧洲药品管理局(EMA)完成了一项对含降钙素药品的利益和风险的评估,结论为长期使用此类药品可导致癌症风险小幅增高。建议应将此类药品仅应用于短期治疗 Paget 病、因突然制动导致的急性骨缺失和癌症引起的高钙血症。建议使用最小有效剂量和尽可能缩短使用时间,治疗期为 2 周,最长不超过 4 周。

7. 中草药 可能对缓解疼痛、减轻肿胀、提高骨密度等有效,可酌情选用。骨质疏松症属慢性骨代谢疾病,骨质疏松骨折患者应在医生的指导下坚持长期药物治疗,以治疗骨质疏松症及防止发生再骨折。继发性骨质疏松症患者应进行病因治疗。

四、骨科止痛及止痛药应用原则

疼痛是骨科医生面临的常见临床问题。如果不在初始阶段对疼痛进行有效控制,持续的疼痛刺激可引起中枢神经系统发生病理性重构,急性疼痛有可能发展为难以控制的慢性疼痛。慢性疼痛不仅是患者的一种痛苦感觉体验,而且会严重影响患者的躯体和社会功能,延长住院时间,增加医疗费用,使患者无法参与正常的生活和社交活动。近年来,随着生活水平的改善和对疼痛认识的提高,人们对镇痛的需求也日益增加。因此,在明确病因、积极治疗原发性、骨科疾病的基础上,尽早镇痛是医生亟待解决的问题。以下所涉及的疼痛处理仅指对非恶性、肿瘤性的急、慢性骨骼肌肉疼痛及骨科围术期疼痛的处理,不涉及对其原发疾病的诊断和处理。

(一)疼痛的处理目的

疼痛的处理目的是:解除或缓解疼痛;改善功能;减少药物的不良反应;提高生活质量,包括身体状态、精神状态的改善。

(二)疼痛的处理原则

1. 重视健康宣教 疼痛患者常伴有焦虑、紧张情绪,因此需要重视对患者进行健康教育,并与其沟通,以得到患者的配合,达到理想的疼痛治疗效果。

2. 选择合理评估　对急性疼痛而言,疼痛评估方法宜简单。如需要量化疼痛的程度,可以选择量化方法。

3. 尽早治疗疼痛　疼痛一旦变成慢性,治疗将更加困难。因此,早期治疗疼痛十分必要。对术后疼痛的治疗,提倡超前镇痛(preemptive analgesia),即在伤害性刺激发生前给予镇痛治疗。

4. 提倡多模式镇痛　将作用机制不同的药物组合在一起,发挥镇痛的协同或相加作用,降低单一用药的剂量和不良反应,同时可以提高对药物的耐受性,加快起效时间和延长镇痛时间。

目前,常用模式为弱阿片类药物与对乙酰氨基酚或非甾体抗炎药(NSAIDs)等的联合使用,以及 NSAIDs 和阿片类药物或局麻药联合用于神经阻滞。但应注意避免重复使用同类药物。

5. 注重个体化镇痛　不同患者对疼痛和镇痛药物的反应存在个体差异,因此镇痛方法应因人而异,不可机械地套用固定的药物方案。个体化镇痛的最终目标是应用最小的剂量达到最佳的镇痛效果。

(三) 骨科疼痛处理的药物治疗

骨科疼痛处理包括药物治疗与非药物治疗。非药物治疗包括患者教育、物理治疗(冷敷、热敷、针灸、按摩、经皮电刺激疗法)、分散注意力、放松疗法及自我行为疗法等。非药物治疗对不同类型疼痛有不同的治疗效果及注意事项,应根据疾病及其进展选择不同的治疗方法。药物治疗按作用部位分,包括局部用药和全身用药。

1. 局部外用药物　各种 NSAIDs 乳胶剂、膏剂、贴剂和非 NSAIDs 搽剂辣椒碱等。局部外用药物可以有效缓解肌筋膜炎、肌附着点炎、腱鞘炎和表浅部位的骨关节炎、类风湿关节炎等疾病引起的疼痛。

2. 非甾体抗炎药

(1)对乙酰氨基酚(paracetamol):可抑制中枢神经系统合成前列腺素,产生解热镇痛作用,对血小板和凝血机制无影响。每日剂量不应超过 4000mg,长期大量使用可引起肝、肾损害及造血系统损害,单药或与其他镇痛药物合用,主要用于轻、中度疼痛。

(2)非甾体抗炎药(NSAIDs):可分为非选择性 NSAIDs 和选择性环氧化酶-2(COX-2)抑制剂,用于轻、中度疼痛或重度疼痛的协同治疗。选用 NSAIDs 时需参阅药物说明书并评估 NSAIDs 的危险因素(表 19-2)。如患者发生胃肠道不良反应的危险性较高,使用非选择性 NSAIDs 时加用 H_2 受体阻断剂、质子泵抑制剂和胃黏膜保护剂米索前列醇(misoprostol)等胃肠道保护剂,或使用选择性 COX-2 抑制剂。应用 NSAIDs 时,对于心血管疾病高危患者,应权衡疗效和安全性因素。应注意避免同时使用两种或两种以上 NSAIDs。老年人宜选用肝、肾、胃肠道不良反应小的 NSAIDs 药物。

表 19-2　NSAIDs 危险因素

部位	不良反应的危险因素
上消化道	高龄(≥65 岁),长期应用 NSAIDs,应用糖皮质素,上消化道溃疡、出血病史,使用抗凝血药,酗酒史
心、脑、肾	高龄(≥65 岁),脑血管病史,心血管病史,同时使用 ACEI 及利尿药,冠状动脉旁路移植围术期禁用 NSAIDs

(3)中枢镇痛药：中枢镇痛药只要分为阿片类镇痛药与非阿片类镇痛药两类。阿片类镇痛药，主要通过作用于中枢或外周的阿片类受体发挥镇痛作用，包括可待因、吗啡、羟考酮、芬太尼等。阿片类镇痛药最常见的不良反应包括恶心、呕吐、便秘、嗜睡及过度镇静、呼吸抑制等。非阿片类中枢性镇痛药，主要的代表药是曲马多，它与阿片受体有很弱的亲和力，无呼吸抑制，依赖性小。

(4)复方镇痛药：由两个或多个不同作用机制的镇痛药组成，以达到协同镇痛作用。目前，常用的复方镇痛药有氨酚羟考酮片、氨酚曲马多片、洛芬待因片等。

(5)封闭疗法：是将一定浓度和数量的类固醇激素注射液和局部麻醉药混合注射到病变区域，如关节、筋膜等。临床应用类固醇激素主要是利用其抗炎作用，改善毛细血管的通透性，抑制炎症反应，减轻致病因子对机体的损害。常用皮质激素有甲泼尼龙、地塞米松等。应用于局部神经末梢或神经干周围的常用药物为利多卡因、普鲁卡因和罗哌卡因等。

(6)辅助药物：包括镇静药、抗抑郁药、抗焦虑药或肌肉松弛药等。

(7)中药。

(四) 骨科围术期疼痛处理

有效的围术期疼痛处理应包括术前、术中及术后三个阶段，术中镇痛由麻醉科医生承担，不在此叙述。

1. 术前镇痛　部分患者由于原发疾病需要术前镇痛治疗。考虑到药物（如阿司匹林）对出血的影响，应选用对凝血功能无影响的止痛药。

2. 术后镇痛　术后疼痛强度高，炎症反应重；不同手术的疼痛强度及疼痛持续时间有较大差异，与手术部位及手术类型相关。术后即可进食者可采用口服药物镇痛，术后禁食者可选择静脉滴注等其他给药方式。

五、抗感染药物使用原则

(一) 创伤骨科手术预防性使用抗感染药物

创伤骨科手术绝大多数是急诊或限期手术，病人骨折后存在明显的软组织损伤，受伤部位肿胀、淤血，局部抵抗感染的能力下降；手术对患处软组织造成二次创伤，术后感染的风险高于一般的骨科择期手术。因此，创伤骨科病人围术期应用抗生素预防感染，原则上遵照下列细则，但是每个病例应该根据病人受伤后的软组织损伤情况、手术的复杂程度、术后伤口和全身的变化综合考虑，在病程中详细记录。在临床应用过程中，应根据实际情况灵活掌握。

1. 不使用抗菌药物的手术操作种类

(1)骨折术后取内固定物（术中存在异常或复杂状况除外）。

(2)取外固定架、拔除克氏针。

(3)骨牵引针的置入。

(4)骨折闭合复位、外架固定（复杂外架固定除外）。

(5)小面积创面取皮植皮。

2. 需要预防使用抗菌药物的情况　创伤骨折手术，存在局部炎症和损伤，植入内固定等情况时，感染风险较高，故需预防用抗菌药物。

一般在术前0.5～2小时内给药，或麻醉开始时给药，使手术切口暴露时局部组织中已达到足以杀灭手术过程中入侵切口细菌的药物浓度。骨干骨折闭合复位、经皮内固定（髓内针、经皮钢板）手术（肱骨、股骨、胫骨）、肱骨近端骨折闭合复位、斯氏针或髓内针固定术、复杂取内固定物，术前给一剂抗菌药物预防即可。

如果手术时间超过 3 小时，或失血量大（>1500ml），可手术中给予第 2 剂，对于半衰期长的抗菌药物也可不给。抗菌药物的有效覆盖时间应包括整个手术过程和手术结束后 4 小时，总的预防用药时间不超过 24 小时，如新鲜骨干骨折切开复位、内固定术。股骨近端骨折（股骨颈、股骨粗隆间、粗隆下骨折）闭合复位、内固定术，桡骨远端骨折切开复位内固定术，中足、前足骨折复位内固定术，原则上使用抗菌药物不超过 24 小时。

其他手术，如复杂骨折（如关节部位骨折）切开复位内固定：肱骨近端骨折、围肘关节骨折、髋臼骨盆骨折、股骨近端骨折、股骨远端骨折、髌骨骨折、胫骨近端、胫骨远端骨折、踝关节骨折、跟骨骨折、距骨骨折切开复位内固定术等；多发创伤或骨折复位内固定术；有内科合并症（如糖尿病，免疫功能低下、术前使用免疫抑制剂）的病例行骨折手术；年老体弱患者骨折手术；人工关节置换手术；陈旧骨折的手术；特殊部位，易出现伤口的并发症的手术：如跟腱断裂修补术等可适当延长至术后 48 小时。手术部位术前软组织条件差（水疱形成、潜行开放等），术后体温、伤口情况、化验检查提示可能存在感染风险，确需使用抗感染药物超过 48 小时需要在病历中记录延长使用的理由。开放性骨折、损伤或治疗性抗菌药物使用：均需进行微生物培养，依据培养结果选用敏感抗菌药物，培养结果未回报或阴性结果，依据经验选用。

污染手术可依据患者情况酌量延长。对手术前已形成感染者，抗菌药物使用时间应按治疗性应用而定。

（二）骨感染治疗使用抗感染药物原则

骨、关节感染包括骨髓炎和关节炎。急性骨髓炎最常见的病原菌为金黄色葡萄球菌，少数为其他细菌，如 1 岁以上小儿亦可由化脓性链球菌引起，老年患者可由革兰阴性杆菌引起，长期留置导尿管的患者可由铜绿假单胞菌引起。需要注意的是，慢性骨髓炎患者窦道流出液中分离出的微生物不一定能准确反映感染的病原体，可能误导临床用药。

在留取血、感染骨标本、关节腔液进行病原学检查后开始经验治疗。经验治疗应选用针对金黄色葡萄球菌的抗菌药物。获病原菌后进行药敏试验，根据经验治疗的疗效和药敏试验结果调整用药。应选用骨、关节腔内药物浓度高且细菌对之不易产生耐药性的抗菌药物。慢性患者应联合应用抗菌药物，并需较长疗程。用药期间应注意可能发生的不良反应。抗菌药物不宜作局部注射。急性化脓性骨髓炎疗程 4～6 周，急性关节炎疗程 2～4 周；可采用注射和口服给药的序贯疗法。外科处理去除死骨或异物以及脓性关节腔液引流极为重要（详见骨与关节感染一节）。

第三节　化脓性骨髓炎

一、病因及分类

（一）病因

可为血源性感染、开放性创伤后感染、邻近组织蔓延所致等。

（二）分类

1. 急性化脓性骨髓炎　多发于 10 岁以下儿童，大多为血源性感染，好发于长骨干骺端，尤其以股骨下端和胫骨上端多见。致病菌多为金黄色葡萄球菌（占 75%），其次为 β 溶血性链球菌和革兰阴性菌。

2. 慢性化脓性骨髓炎　患者多有急性化脓性骨髓炎病史。病理表现为死骨和骨死腔，包壳形成，纤维瘢痕化，流脓窦道形成经久不愈。

二、临床表现

（一）急性化脓性骨髓炎

1. 起病前常有扁桃体炎、疖、痈或中耳炎病史，致病菌多经过血液循环播散到骨骼。

2. 起病急骤，有寒战、高热等。

3. 体检　全身有发热，畏寒等，干骺端剧烈疼痛且有深压痛，当骨膜下脓肿溃入软组织时，因压力减低，疼痛可以略减轻，局部可出现红肿及波动，破溃穿出皮肤后形成窦道。

4. 辅助检查

（1）白细胞增多，中性比例明显升高。血培养阳性，ESR 和 CRP 明显升高。

（2）早期分层穿刺对早期诊断有重要意义。

（3）早期 X 线检查无明显改变，一般在发病 2 周后显示骨膜反应及骨质破坏，晚期可见增生的骨性包壳及密度增高的死骨影。

（4）CT 检查可以早期发现骨膜下脓肿，对于细小骨脓肿仍难以显示。

（5）MRI 检查中期即可以发现干骺端病变处异常信号影。

（6）发病 48 小时后放射性核素骨扫描可显示干骺端病变处核素浓聚区。

（二）慢性化脓性骨髓炎

1. 全身毒血症状　平时一般不明显。急性发作时出现窦道口闭合后脓液逐渐聚集，可出现高热，患处红、肿、热、痛等化脓性骨髓炎的症状和体征。当脓液积聚到一定程度后窦道和窦道口又可重新开放流出脓液，甚至流出小的死骨，全身毒血症状好转。如此反复，经久不愈。

2. 长期反复急性发作使得患肢增粗，肌肉萎缩，色素沉着，甚至窦道外口的皮肤癌变。

3. 辅助检查　X 线表现，可见密度较邻近较正常骨高的死骨影，其周围有骨性包壳形成。骨干变粗，形态不规则，密度不一，髓腔狭小甚至消失。CT 可显示死腔死骨及其大小位置，窦道碘水造影可显示窦道位置。

三、诊断

根据临床表现、体征、实验室和影像学检查基本可以确诊。

四、外科处理原则

（一）急性化脓性骨髓炎

1. 休息，患肢制动，营养支持，少量多次输新鲜血，纠正水电酸碱平衡。

2. 联合应用对革兰阳性球菌有效抗生素或广谱抗生素，以后可以根据细菌培养和药敏结果调整抗生素种类，至少 6 周（静脉 2 周，口服 4 周）。直至体温正常，红、肿、热、痛消失。

在停用抗生素前,ESR 和 CRP 水平必须正常或明显下降。

3. 如保守治疗无效或骨膜下脓肿形成,应尽早手术治疗,予以局部开骨窗减压,抗生素灌洗引流 2 周。

(二)慢性化脓性骨髓炎

治疗原则:清除死骨,消除骨死腔,切除窦道,根治感染源。

1. 全身支持治疗 高蛋白饮食,少量多次输入新鲜血等。

2. 手术治疗

(1)手术指征:死骨形成,有骨死腔和流脓窦道。手术禁忌证:急性发作期,有大块死骨形成但包壳形成不充分。

(2)手术方法:清除病灶,摘除死骨,去除窦道和炎性肉芽组织,敞开髓腔。通过碟形手术,肌瓣填塞,抗生素骨水泥链珠的方法消灭死腔,伤口一期闭合,充分引流。

3. 慢性化脓性骨髓炎常是多种细菌混合感染,多需联合应用抗生素,应根据细菌培养和药敏结果选择至少两种细菌敏感抗生素同时使用。

五、药物治疗原则

(一)抗微生物药物治疗

合理的抗生素使用是治疗化脓性骨髓炎的基础。急性化脓性骨髓炎在发病早期有时仅通过有效的抗生素治疗即可治愈。而慢性化脓性骨髓炎因伴有无血运的坏死组织及对抗生素渗透有阻碍作用的细菌生物被膜,仅单独采用抗生素治疗很难达到痊愈,常需手术清创联合全身或局部应用抗生素。

在抗生素经验治疗之前,应先留取有效的标本进行微生物学培养,以便后续结合临床表现依据微生物学培养和药敏试验结果调整抗生素。对于急性血源性骨髓炎,获得微生物结果比较有效的方法是进行血培养;而对于慢性骨髓炎,获得微生物结果最有效的方法是坏死骨组织处取标本。标本取出后,通常要进行需氧菌和厌氧菌培养,如常规未培养出致病菌或病情较为复杂,应同时加做分枝杆菌和真菌培养。

经验治疗抗生素的选择要考虑以下几个因素:

1. 所选抗生素的抗菌谱能覆盖所感染的病原菌 急性血源性骨髓炎最常见的致病菌为金黄色葡萄球菌,少数为其他细菌,急性创伤性骨髓炎常见致病菌除了金黄色葡萄球菌外,厌氧杆菌及铜绿假单胞菌也较常见。慢性骨髓炎常见致病菌为金黄色葡萄球菌、肠杆菌科细菌、铜绿假单胞菌等。慢性骨髓炎既往经常有抗生素应用史,致病菌可能产生耐药性,所以抗生素经验治疗往往针对性不强,应尽早根据药敏结果选择敏感的抗生素。依据《抗菌药物临床应用基本原则》,表 19-3 列举了化脓性骨髓炎可能的致病菌所敏感的抗生素选择方案。

表 19-3 骨、关节感染的抗菌药物选用原则

致病菌	宜选方案	可选方案	备注
甲氧西林敏感金黄色葡萄球菌	苯唑西林,氯唑西林	头孢唑林、头孢呋辛、克林霉素	有青霉素过敏性休克史者选用头孢菌素应谨慎

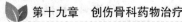

续表

致病菌	宜选方案	可选方案	备注
甲氧西林耐药金黄色葡萄球菌	万古霉素或去甲万古霉素＋磷霉素或利福平	复方磺胺甲噁唑、氨基糖苷类	复方磺胺甲噁唑、氨基糖苷类不宜单独应用，可为联合用药之一
肠球菌属	氨苄西林或青霉素＋氨基糖苷类	万古霉素或去甲万古霉素	
肠杆菌科细菌	氨苄西林/舒巴坦,阿莫西林/克拉维酸,氟喹诺酮类	第三代头孢菌素哌拉西林,氨基糖苷类	根据药敏试验结果选药,大肠埃希菌对氟喹诺酮类耐药常见
铜绿假单胞菌	氟喹诺酮类或哌拉西林或抗假单胞菌头孢菌素(如头孢他啶等)＋氨基糖苷类	抗铜绿假单胞菌,β-内酰胺类/β-内酰胺酶抑制剂,或碳青霉烯类＋氨基糖苷类	根据药敏试验结果选药,通常需要联合用药
厌氧菌	甲硝唑,替硝唑	克林霉素,β-内酰胺类/β-内酰胺酶抑制剂	

2. 考虑致病菌对药物的耐药性　应注意了解本地区的常见致病菌的耐药规则,特别是本院各科室的常见致病菌的耐药规则,制定抗生素经验用药方案。如某院微生物室公布的金黄色葡萄球菌耐药情况显示,该院分离的金黄色葡萄球菌对复方磺胺甲噁唑和青霉素耐药率均高于 50%,则临床经验用药应避免选择上述两种药物。选择正确的给药剂量和方法可以避免细菌耐药性的产生。药物的杀菌效力在一定范围内与浓度成正比,特别是骨组织分布较少的药物,给予足够、有效的抗菌药物尤其重要。一般来说,β-内酰胺类为时间依赖性抗生素,增加给药频率可延长 MIC 以上的抗生素覆盖时间,既可增强治疗效果,又可减少耐药性的产生。氟喹诺酮类药物在高浓度范围内呈现出浓度依赖性杀菌作用和较强的抗菌后效应,可采取一日 1~2 次给药方案。氟喹诺酮类和氨基糖苷类易产生耐药性,临床使用一般与其他药物联合给药。

3. 考虑药物的药动学特征　由于骨组织本身结构的特殊性,血药浓度较高的药物不一定能穿透到骨组织中,因此,对于化脓性骨髓炎的治疗,应特别注意抗菌药物在骨组织中的分布情况,注意选择骨组织分布高的药物,如克林霉素、林可霉素、苯唑西林、氯唑西林、阿莫西林、氨苄西林、氟喹诺酮类及万古霉素等抗生素在骨组织中均有较好分布,其他青霉素类、头孢菌素类等采用大剂量时在骨组织中也可达到治疗浓度。氨基糖苷类、红霉素等渗入关节滑囊中的浓度较低,磺苄西林、美洛西林、阿洛西林等口服均不吸收,不宜作为化脓性骨髓炎序贯治疗方案,而苯唑西林、氯唑西林、阿莫西林、氨苄西林等既可口服也可静脉给药,可用于序贯治疗。克林霉素对 G$^+$ 球菌及厌氧菌有很强的抗菌活性,在骨组织浓度高于其他抗菌药物,因此克林霉素被列为金黄色葡萄球菌骨髓炎的首选药。大部分氟喹诺酮类药物在骨组织中有很好的分布,一般用于 G$^-$ 杆菌的感染,特别是铜绿假单胞菌,体外抗菌活性以环丙沙星最高,其次为左氧氟沙星、氧氟沙星、洛美沙星、诺氟沙星。万古霉素和去甲万古霉素给药后可迅速分布到骨组织,一般不作为一线抗菌药物使用,仅用于严重的 G$^+$ 菌感染,特别是对其他抗菌药物耐药或疗效差的耐甲氧西林金黄色葡萄球菌或表皮葡萄球菌、肠球菌所致的骨感染。

4. 用法用量应合理　选定药物后,还要根据其药动学和药效动力学(PK/PD)特性确定给药方案。如头孢唑林为时间依赖性抗菌药物(time dependent antibacterials),当其浓度达到 4～5 倍最小杀菌浓度(MIC)时,杀菌效果最佳,再增加剂量,杀菌效果则不再增加。治疗的关键是维持药物浓度大于 MIC 的时间为给药间隔的 40%～60%,故结合其半衰期,将日剂量分成 2～3 次给药,确保在给药期间能有 40%～60% 的时间药物的血药浓度大于 MIC,以达到最好的治疗效果和最低的细菌耐药率。而对于浓度依赖型抗菌药物(concentration dependent antibacterials),如氟喹诺酮类和氨基糖苷类,抗菌活性随着药物浓度的增大而增大,要达到较好的治疗效果,就应在保证日剂量不变的情况下减少给药次数,提高药物的峰浓度。

溶媒的选择也很重要。如阿莫西林等青霉素类药物,在含有葡萄糖或葡聚糖溶液中会降低其稳定性,不仅药效降低,产生的致敏物质也增多,故应用 0.9% 氯化钠注射液做溶媒。另外,青霉素类药物为杀菌性抗生素,在短时间内有较高的血药浓度有利于杀菌效力的发挥,故将一次剂量的药物溶于约 100ml 溶媒中,于 0.5～1 小时内滴完,既有利于药效的发挥,避免抗菌效力不够导致耐药,又可减少药物分解产生的致敏物质,而将该类药物溶于500ml 输液中缓慢滴注不是合理的方式。

5. 疗程合理,避免无目的频繁更换抗菌药物　急性化脓性骨髓炎疗程一般 4～6 周,慢性骨髓炎疗程更长。可采用静脉和口服给药的序贯疗法,即静脉用药一段时间后,感染的症状与体征得到改善或消失,如 24 小时内体温正常,外周血白细胞计数及中性粒细胞百分比正常,即可序贯为口服制剂。序贯用的口服制剂必须符合下列条件:①口服吸收良好,在感染部位可达到有效治疗浓度;②口服制剂的抗菌谱、抗菌活性及临床疗效与静脉制剂相仿;③每日用药次数少,避免因患者依从性差引起治疗失败及细菌耐药性发生。如静脉用头孢呋辛钠,可以考虑口服序贯头孢呋辛酯。

6. 有效预防药物不良反应的发生　抗菌药物常见的不良反应为过敏反应,在用药前应了解患者的过敏史,用药后注意观察患者的临床症状,如是否存在皮疹、瘙痒及呼吸困难等相关体征,有的过敏反应为迟发型的,可在用药后一周左右出现,应注意观察和鉴别。另外,还应关注某些抗菌药物的特殊不良反应,如克林霉素假膜性结肠炎发生率较高;氟喹诺酮类、碳青霉烯类的神经系统方面症状:头痛、意识障碍、幻觉等;头孢哌酮、头孢曲松及头孢孟多等分子中含有甲硫四氮唑基团的抗生素,影响维生素 K 依赖的凝血因子生成,导致凝血酶原时间(PT)延长,INR 升高。

采用正确的给药方式有助于避免药物不良反应发生。如氨基糖苷类和氟喹诺酮类抗菌药物同为浓度依赖型抗菌药物,但不良反应方面,氨基糖苷类为时间依赖型;而氟喹诺酮类为浓度依赖型,因此,在安全剂量范围内,氨基糖苷类减少给药次数有利于提高峰浓度,降低谷浓度,从而提高疗效,减少不良反应的发生;而氟喹诺酮类在提高单次剂量时要注意不良反应的发生,特别是老年人和具有神经系统疾病史的患者。为避免克林霉素磷酸酯神经肌肉阻滞的严重不良反应,静脉滴注的药液浓度应≤6mg/ml,且每 100ml 滴注时间不少于 30分钟。万古霉素输注速度过快、剂量过大可产生红斑样或荨麻疹样反应,皮肤发红(称为红人综合征),故滴注时间应 1 小时以上。

7. 注意药物相互作用 如克林霉素和氨基糖苷类合用，两者的神经肌肉阻滞作用可能相加。万古霉素与氨基糖苷类合用，可增加耳、肾毒性的发生。亚胺培南/西司他汀钠和美罗培南与丙戊酸合用，可致后者血药浓度降低而导致癫痫复发。头孢曲松与林格液等含有钙的溶液合用可致胆结石，禁用于正在或准备接受含钙的静脉注射用产品的新生儿。头孢哌酮等含有甲硫四氮唑基团的头孢菌素类抗生素与含有乙醇的药物合用产生"双硫仑"样反应，引起体内乙醛蓄积呈醉酒症状。氟喹诺酮类可抑制茶碱的代谢，与茶碱合用时，使茶碱的血药浓度升高，出现心慌、手抖等茶碱毒性反应。

8. 关注特殊人群 肾功能减退的患者在使用抗菌药物时，应从以下几个方面考虑：一是本身无肾毒性或肾毒性较低的抗菌药物，如青霉素、头孢唑林、头孢他啶等，可以根据患者肌酐清除率，查阅说明书等相关资料，通过降低给药剂量或延长给药间隔应用；二是具有肾毒性的药物，如氨基糖苷类、万古霉素、多黏菌素等，应避免用于肾功能减退的患者，如无其他替代药物，可在血药浓度监测和严密监测患者肾功能前提下，根据患者肌酐清除率减量，延长给药间隔。

肝功能不全的患者应在严密监测肝功能情况下，谨慎使用克林霉素、大环内酯类等主要经肝代谢或清除的抗菌药物，对于利福平、两性霉素 B、四环素类等既经肝代谢又存在肝毒性的药物，应避免使用；经肝肾双通道排泄且本身肝毒性不大的药物，如红霉素、莫西沙星、头孢哌酮、头孢曲松等，可维持原剂量或减量应用；主要经肾排泄的药物，肝功能减退患者不需调整剂量。

新生儿及小儿具有与成年人不同的生理特点，应参考说明书等相关资料，根据其药动学特点合理应用抗菌药物。氨基糖苷类、万古霉素和去甲万古霉素等耳、肾毒性较大的抗菌药物，应避免应用于小儿，如无他药可选，则应在严密监测不良反应的条件下，根据血药浓度监测结果个体化给药。氟喹诺酮类影响软骨发育的抗菌药物避免用于 18 岁以下青少年，四环素类可导致牙齿黄染及牙釉质不全，禁用于 8 岁以下儿童。

妊娠期患者应用抗菌药物应考虑药物本身毒性、半衰期、透过胎盘的能力等药动学特征以及胎龄等因素。药物致畸最危险时期是妊娠最初 3 个月内，以后对胎儿的影响主要是生理功能缺陷、生长迟缓等。四环素类、喹诺酮类、氨基糖苷类等有致畸或毒性的药物应避免使用，β-内酰胺类毒性低，无致畸作用，妊娠期妇女可以安全使用。哺乳期患者用抗菌药物对乳儿的影响主要取决于药物分泌至乳汁中的量，磺胺类、喹诺酮类、四环素类等抗菌药物毒性大，乳汁分泌量也大，应避免使用。

取得微生物学培养和药敏试验结果后，应对经验用抗生素进行评价。如所选抗生素的抗菌谱与生物学培养和药敏试验结果相符且患者临床效果改善，则可以继续应用；若不相符，应结合患者临床症状，谨慎换用其他敏感抗生素。因为标本的采集是否有代表性、是否存在污染菌、标本的运送是否符合标准等均影响微生物培养的准确性，导致体外药物敏感试验和体内治疗反应未必一致，此时，若患者临床指征改善，可暂不更换抗生素，继续取微生物学标本进行培养和药敏试验。急性化脓性骨髓炎抗感染治疗疗程 4～6 周，体温正常、症状消退后可改为口服治疗。

化脓性骨髓炎除全身应用抗生素外，还可以辅助局部应用。目前，抗生素载体及缓释系统局部应用已成为化脓性骨髓炎治疗的重要组成部分。将抗生素与合适的载体混合制成缓释系统直接放置于骨髓炎病变部位，使局部长时间维持治疗药物浓度，既可避免全身其他部位的不良反应,还具有较好的修复清创后的骨缺损效果。自 20 世纪 70 年代局部应用载庆大霉素的聚甲基丙烯酸甲酯(PMMA)珠链治疗骨感染以来,目前 FDA 已批准含万古霉素、庆大霉素及妥布霉素等抗生素载体用于临床,在结合局部清创基础上,对慢性骨髓炎的治疗起到了积极的作用。

抗生素载体及缓释系统治疗化脓性骨髓炎,是全身给药后在感染部位不能达到有效浓度时的辅助治疗方案,而且所选的抗生素应避免与供应全身用药的品种一致,以防止过敏反应或细菌耐药。青霉素、头孢菌素等易产生过敏反应的药物不可掺和到载体中局部应用。需要注意的是,采用纱布浸泡抗生素溶液后填塞感染伤口,或将抗生素的干粉制剂直接用于感染部位以及抗生素溶液局部冲洗等方式,因为很快被血流冲走,在感染部位不能达到有效浓度,极易导致细菌耐药,所以不推荐使用。

(二)镇痛药物治疗

药物选择及治疗原则参见第十九章第二节"四、骨科止痛及止痛药应用原则"。

(甄健存 毛 璐 郑 策 公茂琪 黄晓文)

参 考 文 献

[1] 江利冰,张茂,马岳峰. 严重创伤出血和凝血病处理欧洲指南(2013 版). 中华急诊医学杂志,2013,22(8):836-837.

[2] 中华医学会骨科学分会创伤骨科学组. 创伤骨科患者深静脉血栓形成筛查与治疗的专家共识. 中华创伤骨科杂志,2013,15(12):1013-1017.

[3] 中华医学会外科学分会血管外科学组. 深静脉血栓形成的诊断和治疗指南. 中国医学前沿杂志(电子版),2013,5(3):53-57.

[4] 中华医学会骨科学分会创伤骨科学组. 中国骨科创伤患者围手术期静脉血栓. 中华创伤骨科杂志,2012,14(6):461-463.

[5] Guidelines for perioperative cardiovascular evaluation and management for noncardiac surgery. Circ J,2011,75(4):989-1009.

[6] 中华医学会麻醉学分会. 成人术后疼痛处理专家共识. 临床麻醉学杂志,2010,26(3):190-196.

[7] 中华医学会骨科学分会. 骨科常见疼痛的处理专家建议. 中华骨科杂志,2008,28(1):78-81.

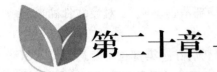

第二十章

脊柱外科药物治疗

第一节　脊柱外科疾病

一、脊柱退行性病变

常见的脊柱退行性病变包括颈椎退行性病变和腰椎退行性病变。

（一）颈椎退行性疾病

颈椎退行性疾病的诊断过去没有统一、完整的诊断分类，只有颈椎病的描述和分类在临床广泛使用。但是随着诊断水平提高，颈椎间盘突出症和后纵韧带骨化症已明确诊断。近年来，很多学者开始倾向于使用"颈椎管狭窄症"这一概念，指除颈椎间盘突出症和后纵韧带骨化症外，由颈椎骨性或软组织结构的退行性改变导致椎管狭窄，脊髓或神经根受压迫而产生相应临床表现。颈椎管狭窄症好发节段依次为 $C_{5/6}$、$C_{6/7}$、$C_{4/5}$。

颈椎是脊柱中活动度最大的节段，运动负荷引起椎间盘退变、椎间隙变窄、椎体边缘产生骨赘（尤其是后缘及后侧方钩椎关节增生的骨赘意义更大）、韧带变性松弛，最终产生颈椎管狭窄或椎间孔狭窄，压迫相应节段脊髓或神经根产生症状。另外颈椎退变也可能造成对椎动脉或交感神经的压迫和刺激。

根据颈椎退行性疾病积水潭分类方法，将颈椎管狭窄症分为脊髓型、神经根型、混合型、运动神经型、交感神经型、外伤性脊髓损伤型六个亚型。其中脊髓型和神经根型的诊断已明确达成共识。神经根型颈椎管狭窄症系指颈椎椎间盘退行性改变及其继发性病理改变所导致神经根受压引起相应神经分布区疼痛为主要临床表现的总称。好发年龄为 40～50 岁，以男性居多。症状以疼痛为主，多先有颈肩痛，短期内加重并向上肢放射，其范围与受累神经根支配的皮节相一致，有神经定位价值。症状可为一侧或两侧，通常为单根神经根受累，也可由多节段病变致两根或多根神经根受压。颈椎旋转、侧屈或后伸可诱发根性痛或使其加剧。查体可发现 Spurling 征阳性，相应神经根支配的部位皮肤感觉下降，肌肉无力萎缩，腱反射低下。MRI 可较为准确地显示突出的颈椎椎间盘组织对神经根的压迫，其中以轴位像更具诊断价值。脊髓型颈椎管狭窄症的基本原因是颈椎退行性变。其发病始于脊髓的外在因素，累及脊髓周围的骨与软组织，引起脊髓功能障碍。多数患者上肢症状初发，指尖麻木，手笨拙感，继而出现行走不稳，痉挛步态，甚至大小便障碍等。查体可见上颈髓灰质髓节分布区的感觉减退，肌力下降、肌肉萎缩、腱反射障碍。病变以下平面出现肌张力增高，腱反射亢进,病理征阳性。MRI 可显示脊髓的整体观,髓内的信号改变有利于病变性质的判断和神经定位。

治疗包括:①非手术治疗:临床多用颈托限制颈椎的过度活动。牵引治疗适用于脊髓型以外的颈椎管狭窄症。药物治疗多用非甾体抗炎药、肌肉松弛药及神经营养药物进行对症治疗。疼痛严重时还可使用曲马多、吗啡、羟考酮等药物止痛。神经根型还可行神经根封闭或颈硬膜外注射皮质类固醇,但有一定的危险性。②手术治疗:诊断明确,非手术治疗无效,或反复发作,或脊髓型颈椎管狭窄症症状进行性加重者适于手术治疗。按手术入路分为前路和后路手术。前路手术适于压迫节段不多于两个间隙的脊髓型颈椎管狭窄症。后路椎管成形手术适于发育性颈椎管狭窄症、压迫节段超过两节的脊髓型颈椎管狭窄症和后纵韧带骨化症,常见的术式包括平林法及黑川法。

(二) 腰椎退行性疾病

腰椎退行性疾病主要包括腰椎间盘突出症、腰椎管狭窄症和腰椎滑脱症。

腰椎间盘突出症系指因椎间盘变性,纤维环破裂,髓核突出而刺激或压迫神经根、尾神经所表现出的一种综合病症,是腰腿痛最常见的原因之一。腰椎间盘突出症多发生在 $L_4/_5$、L_5/S_1,患病的年龄多在 20～50 岁。腰椎间盘突出症临床分型包括:①膨隆型:经保守治疗大多有效;②突出型:常需手术治疗;③游离型:首选手术治疗;④Schmorl 结节及经骨突出型:往往不需要手术治疗。症状主要表现为腰痛和坐骨神经痛。腰痛主要发生在下腰背部或腰骶部。活动时疼痛加重,休息或卧床后疼痛减轻。坐骨神经痛多为单侧性疼痛。在某种姿势下,因活动或腹压增加疼痛加重,或突然出现触电般的放射痛,自腰部向下肢放射。向正后方向突出的髓核、游离的椎间盘组织,可压迫尾神经,出现大小便障碍,鞍区感觉异常。多表现为急性尿潴留和排便不能自控。间盘突出压迫神经根严重时,可出现神经麻痹、肌肉瘫痪。还有的病人出现神经反射异常。查体直腿抬高试验阳性。MRI 检查可全面观察腰椎间盘是否有病变,了解髓核突出程度和位置,并可鉴别椎管内有无其他占位性病变。腰椎间盘突出症的治疗包括:①非手术治疗:适用于初次发病,病程短者;病程虽长,但症状及体征较轻的病人;经特殊检查,突出较小的病人,由于全身性疾病或者局部皮肤疾病,不能施以手术者;不同意手术的病人。方法包括卧床休息 3 周、持续牵引、理疗、推拿和按摩、激素硬膜外注射、痛点封闭疗法。②手术治疗:适用于非手术疗法无效,症状继续加重者;首次剧烈发生,病人因疼痛难以行动及入眠,病人被迫处于屈髋屈膝侧卧位者;病人出现单根神经麻痹或尾神经麻痹;中年病人病史较长,影响工作和生活者;经脊髓造影、CT、MRI 检查;保守疗法有效,但症状反复发生,且疼痛较重者;椎间盘突出合并腰椎管狭窄者。常用的手术方法包括后路髓核摘除术、内镜下髓核摘除术、人工髓核置换术、侧路经皮髓核摘除术、前路经腹膜或腹膜外髓核摘除术、人工椎间盘置换术、小切口椎间盘切除术等。

腰椎管狭窄症是一种临床综合征,是指除外导致椎管狭窄的独立的临床疾病以外的任何原因引起的椎管、神经根管、椎间孔等的任何形式的狭窄,并引发尾神经或神经根受压迫的综合征。腰椎管狭窄分为发育性腰椎管狭窄、退变性腰椎管狭窄和混合性椎管狭窄。临床主要表现为下腰痛、坐骨神经痛及神经源性间歇性跛行。CT 是确定椎管狭窄存在的首选检查方法。腰椎管狭窄症的治疗方法包括:①非手术治疗:方法包括卧床休息、理疗以及非甾体抗炎药对症治疗。②手术治疗:适用于发育性腰椎管狭窄症;括约肌功能障碍者;神经根传导功能严重丧失,有明显感觉缺失者;反复发作影响工作和正常生活者。常用的手术方式包括减压术和减压加融合术。

腰椎滑脱指腰椎椎体在另一个椎体上向前或向后滑移,可向前方滑移,也可向后方滑移,更可向侧方滑移。男女间的比例为2:1,女性严重滑脱多见。6岁以下儿童很少发生此病,20岁左右的青年人,易发生腰椎滑脱。腰椎滑脱按照发病原因分为发育不良性滑脱、峡部裂性滑脱、退行性滑脱、创伤性滑脱、病理性滑脱和医源性滑脱。应该提及的是,几乎所有类型的腰椎滑脱大都伴有椎间盘退行性改变。腰椎滑脱的程度按照 Meyerding 分级如下:Ⅰ度滑脱:小于25%;Ⅱ度滑脱:25%~49%;Ⅲ度滑脱:50%~74%;Ⅳ度滑脱:75%~99%;Ⅴ度滑脱:指椎体滑移至下一椎体水平以下,即所谓的完全滑脱。腰椎滑脱的主要症状是腰背痛,其疼痛与过度活动、体育运动有关,有的病人出现间歇性跛行。腰椎滑脱症的治疗方法包括:①非手术治疗:卧床休息、牵引及支具保护,均可有效缓解症状。②手术治疗:适用于保守疗法无效,或有神经损伤的病人。根据手术适应证,可选用后路减压植骨融合内固定术。

二、脊柱脊髓损伤

常见的脊柱骨折按照部位分为上颈椎损伤、下颈椎损伤、上胸椎损伤、下胸椎及腰椎损伤。

上颈椎包括寰椎和枢椎,并涉及寰枕和寰枢关节。上颈椎损伤后不但会造成寰枢椎脱位,同时也可能伴有脊椎其他部位的骨折。严重上颈椎损伤的病人可以出现昏迷、意识障碍、四肢瘫痪以及神经源性休克。如果为完全性的脊髓损伤,则胸式和腹式呼吸均消失,病人会出现明显的发绀,并感觉呼吸困难,而如果为不完全性损伤,膈神经支配的膈肌还会进行腹式呼吸,病人就不会出现严重的缺氧。

下颈椎骨折类型主要为压缩骨折、泪滴骨折、骨折脱位、独立的棘突骨折等。同时也要注意是否存在椎板和后方韧带复合物等的损伤。多数下颈椎损伤的病人都会出现明显的颈部疼痛,持续不缓解,并自觉颈部出现"不稳定感",颈部后方的压痛。神经系统的查体结果与脊髓损伤的程度相关,可以包括正常(压缩骨折),不全瘫和严重的四肢瘫等。下颈椎损伤中有一类特殊类型的损伤称为挥鞭伤,多见于车祸的追尾事故,事故会造成脊柱的过伸,进而在反作用力的作用下发生屈曲,同时会造成颈部软组织及脊髓的损伤。临床表现主要以中央髓损伤的症状为主,根据颈髓灰质内皮质脊髓束的分布,病人的上肢肌力障碍多明显重于下肢,尤以手内在肌的小肌肉为主,它们有些会在受伤以后很快出现萎缩,造成永久的功能障碍。

上胸椎($T_1 \sim T_{10}$)由于受到胸廓的限制,相对坚固,不易发生骨折,一旦外界暴力足够大而产生骨折,并由于胸椎管的面积小,通常都会造成严重的脊髓损伤。并且也会合并有胸部的损伤,如单发或多发的肋骨骨折、气胸、血胸或血气胸。

上胸椎由于受到胸廓的限制,而腰骶部($L_4 \sim$骶骨)由于受到腰骶韧带的保护,使得两者的活动度显著受限。而胸腰椎的移行部($T_{11} \sim L_2$)活动度大,第11、12肋骨的保护薄弱,从而造成该部位更易受伤。该部位骨折可分为以下4型:压缩骨折、屈曲-牵张型损伤、爆裂骨折、骨折脱位。如果出现脊髓或尾神经损伤,可为完全性,也可为不完全性,或者也可以无神经损伤的表现。

脊柱损伤中脊髓损伤发生率很高(占全部脊柱损伤的 40%～60%)。受伤者以中青年损伤为最多。其中交通事故发生率最高,其次为高处坠落伤,两者约占所有损伤的 3/4。高龄患者即便发生像摔倒这样的轻微外伤也可能发生脊髓损伤。有一种发生于颈椎部位的脊椎损伤,X 线上无骨折脱位而患者表现为完全性瘫痪,称为无骨折脱位性脊髓损伤(spinal cord injury without radiological abnormality,SCIWORA)。脊柱损伤好发部位为中下颈椎和胸腰交界部,因此脊髓损伤也好发于该部位。脊髓损伤是对脊髓实质的机械性破坏,包括脊髓内出血、脊髓实质的循环障碍、代谢障碍、生化学障碍。脊髓休克出现于重度脊髓损伤之后,损伤脊髓水平以下运动、感觉功能和脊髓反射消失,自主神经功能停止,下位脊髓功能一般 24 小时之内恢复。从临床的角度,根据患者瘫痪的程度可分为完全瘫痪和不完全瘫痪。脊髓损伤后感觉、运动功能、深部反射完全持续消失称为完全瘫痪,脊髓损伤髓节以下髓节支配区域感觉、运动和深部反射功能部分丧失称为不完全瘫痪。如果四肢瘫痪,而骶髓支配区域的会阴部感觉或肛门括约肌随意收缩功能尚存也为不完全瘫痪,称为骶髓回避(sacral sparing),瘫痪改善的可能性较大。由于脊髓横断面上损伤部位不同,致灰白质的部分损伤,致使残存功能不同。主要存在如下几种不完全脊髓损伤类型:①中央性脊髓损伤(central cord injury):脊髓灰白质内侧部分受损伤,伤后四肢瘫痪,但上肢重于下肢,伴有分离性感觉障碍。②脊髓半侧损伤(Brown-Sequard syndrome):脊髓损伤后,一侧上下肢运动、深部感觉障碍,而对侧浅感觉障碍。③前部脊髓损伤(anterior cord injury):脊髓灰白质前侧部损伤,脊髓损伤后,四肢运动、浅感觉障碍,而深感觉残存。脊髓损伤的程度可用 Frankel 评分法评价:A 级,感觉、运动完全消失;B 级,运动完全消失,感觉部分存在;C 级,有部分运动功能,但不能抵抗地心引力;D 级,存在运动功能,能步行,但较正常差;E 级,感觉运动功能正常,反射可能异常。

　　脊髓损伤后感觉、运动和反射障碍,自主神经障碍导致脏器组织并发症、合并症的发生。骶髓损伤主要导致排尿障碍、排便障碍,中位胸髓、腰髓损伤导致消化器官、泌尿器官障碍,上位胸髓、颈髓损伤导致呼吸障碍和循环障碍。

　　脊髓损伤的治疗可分为治疗初期(受伤 1 个月以内)和慢性期(受伤 1 个月以上),受伤初期的治疗决定损伤者的预后。初期治疗的主要目标是全身管理保持生命体征平稳,脊柱复位固定,脊髓减压保护脊髓,预防早期合并症。慢性期治疗包括,治疗迟发性脊柱变形,治疗迟发性脊髓损害,慢性期合并症、并发症的处置,早日下床,回归社会。在初期治疗中,对于脊髓损伤的继发损伤的治疗,实验室证实有多种药物有效。应用最多的是激素治疗,临床上主要是甲泼尼龙的大剂量应用。脱水治疗被认为可以预防及治疗脊髓水肿,可减轻脊髓损伤所造成的继发性脊髓损害,临床应用也较多。此外高压氧治疗可提高脊髓的血氧含量和血氧分压,从而给脊髓组织提供充足的氧气,增加脊神经有氧代谢,使受损脊髓细胞的功能得以恢复。高压氧还可使血管收缩,减轻脊髓水肿,保护可逆性损伤的神经组织,有助于神经功能的恢复。脊髓损伤的并发症是其死亡的主要原因,常见并发症包括呼吸道感染、肺栓塞、压疮及感染、低钠血症、直立性低血压、窦性心动过缓、自主神经过反射、泌尿系感染、膀胱结石、肾积水、肾衰竭、瘫肢痉挛、截瘫神经痛、异位骨化、抑郁症等。其中低钠血症的一般预后良好,但如果忽视急性重度低钠血症致脑水肿的可能,治疗不及时可导致患者呼吸衰竭、昏迷甚至死亡。清楚地认识这些问题,及时、有效采取相应的预防措施,能预防或减少这些并发症出现的概率和严重性,从而降低脊髓损伤患者的病死率。

三、脊柱术后感染

随着脊柱侵入性手术操作越来越多，感染的发生率也越来越高。文献报道发生率1％～13％。通常因手术时直接接种，术后伤口污染，或者感染血源性播散。大部分术后感染是术中细菌直接从伤口种植所致。高龄、肥胖、肿瘤化疗、免疫抑制剂、营养不良等患者容易发生术后伤口感染。糖尿病、翻修手术是导致伤口感染的高危因素。脊柱手术后感染主要是革兰阴性菌感染，临床上发生较多的是混合感染。主要的阴性菌包括大肠埃希菌、沙门菌、假单胞菌、变形杆菌、梭状芽胞杆菌，阳性菌有肠球菌、链球菌感染。

术后伤口感染分为浅层感染和深层感染。浅层感染是指皮肤和皮下组织的感染。深层感染则发生在腰背筋膜和腹部深筋膜下的感染，可以侵犯脊柱，引起椎间盘炎、骨髓炎和硬膜外脓肿。脊柱手术后伤口感染多数发生在术后1～4周，患者经历短暂的疼痛缓解后又出现疼痛，查体没有明确的阳性体征。除了疼痛外，还有发热、寒战和盗汗，但都没有疼痛常见。术后椎间盘炎最常见的症状是剧烈腰痛和活动受限，伤口很少有异常改变。有神经功能异常时应怀疑硬膜外脓肿。

怀疑感染应进行血液学检查，包括 WBC 总数和分类、ESR、CRP 以及血培养。ESR 一直被用来作为诊断术后感染的指标，90％以上的椎间隙感染患者 ESR 明显增高。CRP 升高比 ESR 更快更敏感，并且术后很快恢复到正术前水平，若术后 2～3 天发现 CRP 仍持续升高提示感染存在。需要注意的是，WBC 不能作为感染的可靠指标，临床发现不到半数的椎间隙感染患者 WBC 总数升高。高龄和免疫功能低下患者感染后 WBC 可以不升高。

在 CT 引导下穿刺，对诊断椎间隙感染或椎体骨髓炎，并发现病原菌具有重要意义。取得的标本应做革兰染色和抗菌药物敏感试验。MRI 在诊断椎间隙感染上具有很高的特异性和敏感性。对图像有怀疑的感染患者，首选的影像学检查是增强 MRI 检查。

一旦伤口感染诊断明确，应立即进行积极的治疗。采取保守或手术治疗取决于病原菌及其对抗生素的敏感程度。在细菌培养和药敏结果出来之前，可经验性的使用广谱抗生素。静脉抗生素持续 6 周，接下来口服抗生素 6 周。应连续进行临床观察和 WBC 计数、ESR、CRP 检测以协助确定治疗反应。如果抗生素和支具治疗 6 周无反应，可能需要切开活检，清理病灶和增加稳定。

四、脊柱韧带骨化症

东方人与西方人相比较，脊柱椎管内韧带骨化症病例较多。在颈椎，后纵韧带骨化（OPLL），以及在胸椎，后纵韧带骨化和黄韧带骨化（OYL）的发生，是造成脊髓压迫症并逐渐加重的原因。韧带骨化的发生及发展均缓慢，韧带肥厚是骨化的前提条件。韧带骨化的发生有系统因素和局部因素，系统因素包括种族、年龄、饮食、糖及钙代谢异常、激素功能障碍和基因变异等；局部因素包括椎间盘退变，椎体不稳定等。

颈椎后纵韧带骨化可分为连续型、间断型、混合型和孤立型。临床表现上，颈椎后纵韧带骨化与椎管狭窄症十分相似，其症状通常是逐渐发展并加重。患者发病多在中年以上。但并非所有后纵韧带骨化患者都一定会出现脊髓压迫症状。多数患者出现脊髓压迫症状才来就诊。其特征是不同程度的慢性进行性痉挛性四肢瘫痪，多从下肢开始出现症状，典型的主诉为"行走不稳，踩棉花感"，进而出现上肢无力、麻木、手笨拙等症状，表现为中央颈髓综合征,严重者可有括约肌功能障碍,出现排尿困难或小便失禁,腹胀或便秘。也有一些患者先从上肢出现症状,向下肢发展。部分患者有明显的外伤后病情加重史,在摔跤或挥鞭伤后,病情迅速进展,甚至出现截瘫。仅影像学诊断,而无脊髓受损症状者,可不予治疗,但要告知患者避免受伤。有脊髓压迫症状和体征,呈进行性加重者,应尽早手术治疗。可采取的术式有颈椎后路椎管扩大成形术,以及颈椎前路减压、骨化灶漂浮或切除、植骨固定融合术。

胸椎后纵韧带骨化好发于上、中段胸椎,黄韧带骨化好发于上段及下段胸椎。临床上与胸椎间盘突出症一样表现为胸部脊髓症,但是病程发展要缓慢得多。通过单纯 X 线侧位片、断层片和矢状位 MRI 片比较容易发现后纵韧带骨化灶,但是黄韧带骨化的影像学诊断则需要 CT、椎管造影后 CT(CTM)或者横断位 MRI 片。韧带骨化灶可存在于多节段,影像学上决定主要病变很困难,在这种场合下,脊髓诱发电位对诊断很有用。如果出现胸部脊髓压迫症状,除非压迫症状轻微并且不进行性加重,否则适于手术治疗。对于黄韧带骨化症,因为脊髓压迫来源于脊髓背部一侧的骨化灶,所以可以经椎弓根从后路进行骨化灶切除。相反,对于后纵韧带骨化症,因为脊髓的压迫来源于前方的骨化灶,所以手术选择开胸从前路摘除骨化灶,或者后路从左右两侧挖掘椎体后将后纵韧带骨化灶向前漂移。

脊柱韧带骨化症因骨化的韧带同硬膜粘连,甚至硬膜也部分骨化,术后出现脑脊液漏的概率较高,有报道发生率介于 $4.5\%\sim32\%$。硬膜破裂脑脊液漏出,有并发脑脊膜炎和假性脊膜膨出的潜在风险。因脑脊液漏会导致颅内压降低,患者表现为体位性头痛、头晕、恶心、呕吐、耳鸣和眩晕。MRI 是首选检查,可以显示病变的位置、范围和内部特征。在治疗上,大部分硬膜破裂可通过直接缝合或用纤维蛋白胶修补,或者采用肌肉、脂肪片移植结合纤维蛋白胶修补。除了有症状的患者需要严格卧床观察外,其他患者术后没有太多限制。传统的处理方法包括至少 7 天的卧床,能够降低压力促使伤口愈合。如果脑脊液漏较明显,担心影响伤口愈合,可采用经腰穿进行蛛网膜下腔闭式引流,并通过补液维持水电解质平衡,预防性使用抗生素,防止出现感染。

第二节　脊柱外科疾病药物治疗

颈肩腰腿痛是门诊疼痛治疗中最为常见的疾病,大部分情况与脊柱退行性疾病相关。从解剖上来看,椎间盘及椎间小关节具有多重感觉神经支配,随着人年龄的增长,这些结构受到反复轻微创伤和愈合,局部出现炎症反应,椎间盘的压迫,椎间小关节的炎症、退变,滑膜皱襞的嵌顿,局部静脉淤血,小肌群的痉挛等因素是导致疼痛的病理基础。

西药治疗主要是对症治疗,如急性期的剧烈疼痛,主要由无菌性炎症造成,应选用非甾体抗炎药,疼痛严重时还可使用曲马多、吗啡、羟考酮等药物止痛;如果患者存在局部小肌肉痉挛导致的疼痛,应该采用肌肉松弛药;如果患者出现感觉、运动功能障碍,应该加用神经营养类药物,现在分别叙述之。

一、非甾体抗炎药

(一) 作用机制

非甾体抗炎药(NSAIDs)通过抑制炎症介质前列腺生物合成中的关键酶——环氧化酶(cyclooxygenase,COX),从而阻断花生四烯酸转化为前列腺素而发挥镇痛、消炎和解热作用。COX 有两个亚型,即 COX-1 和 COX-2。NSAIDs 对炎症的有效治疗作用是源于对 COX-2 的选择性抑制,而对 COX-1 的抑制可导致胃肠道、呼吸道、肾和中枢神经等系统的不良反应。研究表明,药物对 COX-2 抑制的选择性越强,诱发胃肠道不良反应越小,呈良好的线性关系。

(二) 常用药物

对炎症性疼痛,使用吲哚美辛、氯芬那酸及甲氯芬那酸等效果较好,其次为保泰松、氨基比林、阿司匹林。临床上常用的药物有布洛芬、洛索洛芬、萘丁美酮、双氯芬酸、尼美舒利、美洛昔康、氯诺昔康、塞来昔布、帕瑞昔布(详见第七章疼痛的药物治疗)。一项大规模临床试验证实对乙酰氨基酚对下腰痛无明显效果。

(三) 非甾体抗炎药主要不良反应的评估及预防

25% 以上 NSAIDs 长期使用者可并发消化性溃疡,2%～4% 可并发出血或穿孔。2006 年 9 月美国 FDA 公告指出,综合现有的研究数据,NSAIDs 基本上都有潜在的心血管风险和消化道出血风险。因此在选择药物时,不仅需平衡 NSAIDs 的镇痛和抗炎功效与胃肠道毒性的矛盾性,还需评估个体的心血管并发症。

多项危险因素会增加 NSAIDs 相关性消化道损伤的风险性,因此 2009 年,美国胃肠病学学院颁布《非甾体抗炎药相关性溃疡并发症预防指南》,推荐应根据危险因素的风险高低决定预防策略,方法详见表 20-1、表 20-2。

表 20-1　NSAIDs 引起消化道毒性作用的危险程度

高危
(1)合并有消化性溃疡,特别是目前仍存在
(2)多项危险因素(>2)

中危(1～2 项危险因素)
(1)年龄(>65 岁)
(2)高剂量 NSAIDs 治疗
(3)无并发消化性溃疡史
(4)目前服用阿司匹林(包括低剂量)、糖皮质激素或抗凝血药

低危
无相关危险因素

注:*Hp* 感染是一项独立危险因素。所有需要服用 NSAIDs 且有溃疡史的患者都应该进行 *Hp* 检测。若为阳性,则应进行 *Hp* 根除

结合消化道高危因素及心血管危险因素的患者,指南推荐如下预防 NSAIDs 相关性溃疡的治疗方案(表 20-2)。

表 20-2　NSAIDs 相关性溃疡并发症预防方案

	消化道危险程度		
	低危	中危	高危
低心血管病危险程度*	单用 NSAIDs(不引起溃疡的最低剂量)	NSAIDs＋PPI/米索前列醇	选择其他疗法,或 COX-2 抑制剂＋PPI/米索前列醇

续表

	消化道危险程度		
	低危	中危	高危
高心血管病危险程度（低剂量阿司匹林）*	萘普生＋PPI/米索前列醇	萘普生＋PPI/米索前列醇	避免使用 NSAIDs、COX-2 抑制剂,选择其他疗法

注:* 心血管高危程度的定义是指为预防严重的心血管事件发生而服用低剂量阿司匹林

中华医学会骨科学分会于 2008 年发布的《骨科常见疼痛的处理专家建议》中指出,选用 NSAIDs 时需参阅药物说明书并评估 NSAIDs 的危险因素(表 20-3)。如患者发生胃肠道不良反应的危险性较高,使用非选择性 NSAIDs 时加用 H_2 受体阻断剂、质子泵抑制剂和胃黏膜保护剂米索前列醇等胃肠道保护剂,或使用选择性 COX-2 抑制剂。应用 NSAIDs 时,对于心血管疾病高危患者,应权衡疗效和安全性因素。

表 20-3　NSAIDs 危险因素

不良反应的危险因素		
上消化道	1. 高龄(＞165 岁) 2. 长期应用 NSAIDs 3. 应用糖皮质激素 4. 上消化道溃疡、出血病史 5. 使用抗凝血药 6. 酗酒史	心、脑、肾	1. 高龄(≥65 岁) 2. 脑血管病史(有脑卒中史或目前有短暂性脑缺血发作) 3. 心血管病史 4. 同时使用 ACEI 及利尿药 5. 冠状动脉旁路移植围术期禁用 NSAIDs

非甾体抗炎药应尽量短期、小剂量应用,以降低不良反应。如果长期应用,应该定期检查血常规、肝肾功能,若出现异常应该减量或停用,高龄患者尤其应该注意。

用药前应该询问有无消化道溃疡、出血、穿孔病史、高血压、心血管疾病、心功能不全、肝肾功能不全、血液疾病、哮喘等疾病,合并用药注意其他非甾体抗炎药、抗高血压药、利尿药、抗凝血药、抗血小板药。如果有胃肠道不良反应的高危因素,可合用胃黏膜保护剂。

二、肌肉松弛药

(一)作用机制

骨科中非器质性病变所造成的疼痛,多数是由于退变、劳损等原因使肌肉受到急慢性损伤,引起骨骼肌细胞释放 K^+、前列腺素等各种致炎因子,这些致炎因子引起肌肉发生持久性痉挛,肌肉紧张进一步造成疼痛和局部僵直,活动受限。这是一个恶性循环,即肌张力过高致肌肉供血不足,供血不足导致疼痛,疼痛又使肌张力进一步增高。而中枢性肌肉松弛药可缓解痉挛,减轻炎性因子释放,阻断炎性疼痛反应的恶性循环,改善骨骼肌血液循环,达到治疗作用。解决肌肉痉挛、紧张性疼痛可以选用骨骼肌松弛药,该类药物对治疗颈肩痛、腰腿痛等相关的肌肉痉挛及大脑僵直性肌肉痉挛具有明显的肌肉松弛作用。

严格来讲,骨骼肌松弛药包括外周性肌肉松弛药和中枢性肌肉松弛药,两者区别详见表20-4。所谓的外周性肌肉松弛药,即是传统意义上的骨骼肌松弛药,作用于神经肌肉接头,通过去极化和非去极化机制与乙酰胆碱受体结合,引起肌肉松弛。经典代表药物为琥珀胆碱和筒箭毒碱,新一代的药物有泮库溴铵、维库溴铵等。中枢性肌肉松弛药包括所有作用于中枢神经系统引起肌肉松弛的药物,常用的药物有巴氯芬、乙哌立松、氯唑沙宗,该类药物除了引起肌肉松弛外,还具有广泛的药理作用。针对脊柱相关性疼痛,临床上多数应用中枢性肌肉松弛药。

表 20-4　中枢性肌肉松弛药和外周性肌肉松弛药的区别

	中枢性肌肉松弛药	外周性肌肉松弛药
部位	大脑、脊髓	神经肌肉接头
机制	抑制单、多突触传递	去极化和非去极化
参与递质	GABA、甘氨酸	乙酰胆碱
新斯的明拮抗	无作用	对非去极化肌肉松弛有效
腱反射的影响	减弱	衰弱或消失
作用途径	多途径,复杂	单一
给药途径	多数可口服	不能口服
适应证	颈肩痛、腰腿痛及中枢性强直	麻醉用肌肉松弛

从作用机制来看,中枢性肌肉松弛药的作用机制包括:①肌肉松弛作用,本类药物尤其对于痉挛性强直性的肌肉紧张具有缓解作用;②松弛平滑肌痉挛作用,可应用于周围血管痉挛性疾患,如托哌酮;③镇静和镇痛作用,通过增加中枢神经系统的 GABA 浓度,且有安定作用;④副交感神经样作用,可能出现恶心、呕吐、血压下降等反应。

从适应证上来看,骨骼肌松弛药主要治疗两种类型疾病:上运动神经元(脑、脊髓)损伤导致的肌肉痉挛和外周骨骼肌的局部痉挛疼痛。

我国现有的治疗颈肩腰痛、肌肉痉挛的肌肉松弛药有替扎尼定、乙哌立松、巴氯芬、美索巴莫、苯丙氨酯、氯唑沙宗、氯美扎酮、马来酸氟吡汀、丹曲林、地西泮、奥沙西泮(肌肉松弛作用较其他苯二氮䓬类药物为强)。

在一项循证医学研究中统计了 101 项临床试验,表明与安慰剂相比,巴氯芬、替扎尼定和丹曲林对患者的痉挛(主要是多发性硬化症)是有效的。替扎尼定和巴氯芬效果相似,不良反应发生率相似,替扎尼定口干多些,巴氯芬乏力多些。对于骨骼肌局部疼痛(主要是急性颈背部疼痛),环苯扎林、卡立普多、奥芬那君和替扎尼定是有效的,而美索巴莫、氯唑沙宗、巴氯芬、丹曲林和安慰剂相比,效果有限或不肯定。

有系统综述研究报道,骨骼肌松弛药在缓解急性下腰痛时,比安慰剂组有效。因此推荐急性疼痛使用该类药物,不应使用时间过长,同时应用这类药物时应考虑到不良事件发生率会增加(约 50%),尤其是中枢神经系统不良反应,它与骨骼肌松弛药的剂量呈强相关。目前没有研究能全面地评价一线骨骼肌松弛药的差异。因此,当选择这类药物时,应根据患者个体因素(包括疼痛的程度及持续时间)、用药后的反应、不良反应及对疗效的期望值等情况选药。

应当注意,肌肉松弛药不应成为常规用药,只有在肌肉痉挛严重时,才考虑使用。

(二)常用药物介绍

本章主要介绍的药物为我国常用的中枢性骨骼肌松弛药,有乙哌立松(eperisone)、巴氯芬(baclofen)、替扎尼定(tizanidine)、氯唑沙宗(chlorzoxazone)。

各个药物适应证略有不同,应参考具体厂家说明书执行:巴氯芬的适应证主要为脊髓和大脑损伤导致的中枢性肌强直。乙哌立松、替扎尼定的适应证包括颈背肩腰疼痛及脊髓、大脑损伤的中枢性肌强直。而氯唑沙宗的适应证为各种急慢性软组织(肌肉、韧带、筋膜)损伤,运动后肌肉疼痛及中枢神经病变引起的肌肉痉挛。有专家经验认为替扎尼定和巴氯芬强度相似,两者强于乙哌立松。

中枢性肌肉松弛药的药理作用位点广泛,上文已述,不再赘述。由于其选择性要比外周肌肉松弛药广泛得多,因此除了引起肌肉松弛外,还有其他作用及不良反应。

各个药物不良反应相似,主要有镇静、嗜睡、困倦、乏力、头痛、恶心、口干、皮疹、心血管抑制、肝损伤等问题,多与剂量相关。巴氯芬不良反应发生率为嗜睡 $10\%\sim63\%$,头晕 $5\%\sim15\%$,虚弱 $5\%\sim15\%$,疲劳 $2\%\sim4\%$;替扎尼定不良反应发生率为口干 49%,嗜睡 48%,乏力 41%,头晕 16%,注意监测肝酶。替扎尼定的嗜睡不良反应多于乙哌立松。精神障碍、精神分裂症或意识错乱状态的病人,因病情可能恶化,应慎用巴氯芬,同时严密监护。具体用法及注意事项见表 20-5。

表 20-5　常用中枢性肌肉松弛药的特点

	巴氯芬	乙哌立松	替扎尼定	氯唑沙宗
用法用量	初始 5mg tid 口服,后逐渐增加剂量。每隔 3 天增服 5mg,直至所需剂量。最大剂量 80～120mg	50mg tid 饭后口服,可视年龄、症状酌情增减	2mg tid 口服	成人每次 20～40mg tid,饭后服用,症状严重者可酌情加量
禁忌	对本品过敏者禁用	对本品过敏者禁用,严重肝、肾功能障碍者,伴有休克者,哺乳期妇女	对本品过敏者禁用禁止与氟伏沙明或环丙沙星合用	对氯唑沙宗过敏者禁用
注意事项	长期使用者停药需逐渐减少剂量。突然停药容易出现反跳现象消化性溃疡,脑血管病,呼吸、肝、肾衰竭,驾驶车辆或操纵机器者慎用	若出现四肢无力、站立不稳、困倦等症状时应减少用量或停止用药出现休克、肝功能异常、肾功能异常、血液学异常应停用不宜从事驾驶车辆等有危险性的机械操作	可能引起低血压,单次剂量大于 2mg 应监测血压肾功能损害(Ccr<25mg/min)的患者,肌酐清除率下降 50%,注意驾驶员、机械操作应慎用不良反应加重是潜在过量的指征	肝、肾功能损害者慎用

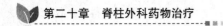

续表

	巴氯芬	乙哌立松	替扎尼定	氯唑沙宗
药物相互作用	和降压药合用可使降压作用加强 合用某些中枢神经系统的物质或药物(例如酒精、地西泮、三环类抗抑郁药),可使巴氯芬的作用及不良反应加重 与左旋多巴＋卡比多巴合用,有报道引起精神错乱、幻想、激动不安	与美索巴莫和类似药物托哌酮合用时,曾有眼调节障碍出现	与氟伏沙明或环丙沙星合用,导致替扎尼定的血药浓度显著提高,替扎尼定低血压和镇静不良反应得到加强 合用抗高血压药使低血压和直立性低血压风险更大 不应与 α_2 受体激动剂合用 能加强中枢神经系统抑制药物(苯二氮䓬类、乙醇、巴氯芬)的镇静作用	与吩噻嗪类、巴比妥类衍生物等中枢抑制剂及单胺氧化酶抑制剂合用时,应减少本品用量

另外,苯二氮䓬类药物也有不同程度的中枢性肌肉松弛作用,均对去大脑强直有缓解作用。其中地西泮的中枢性肌肉松弛最强,劳拉西泮较弱,几乎没有肌肉松弛作用。

三、神经营养药物

(一) 应用背景

在我国药典中,没有专门的神经营养药物分类,该类药物主要在神经系统药物、维生素类药物中介绍。各个药物作用机制不同,详见具体的说明书。

检索发现,国外报道应用神经营养药物治疗脊柱疾病相关的急性、慢性神经损伤的临床试验很少。

在北美脊柱外科协会(NASS)颁布的退行性腰椎管狭窄的诊疗指南(2011 版)中指出,甲钴胺对治疗本病没有明显效果(Ⅱ级证据),腰椎间盘突出伴神经根病变的诊疗指南(2013版)没有提及神经营养药物的治疗方案。退行性颈神经根病变的诊断和治疗指南(2010 版)中指出,没有足够的研究证明药物在本病中有明确的地位。

美国神经外科医师大会(CNS)和美国神经外科医师协会(AANS)发布的关于急性颈椎及脊髓损伤的最新循证医学指南(2013 版)中单唾液酸四己糖神经节苷脂(monostalotetra-hexosylgangliside,GM1)不推荐常规用于急性脊髓损伤(SCI)。

导致药物治疗脑、脊髓损伤患者无效的原因很多,其中血脑屏障(blood-brain barrier,BBB)阻碍大分子药物进入中枢神经系统是最重要的原因之一。虽然药物治疗脊柱相关疾病的高质量临床试验很少,也没有一种药物具有十分肯定的疗效,但是从伦理学角度、患者需求和临床医疗实践,存在神经功能障碍的脊髓损伤患者应该给予神经保护药物治疗。

国内的教科书中仅简单提及药物治疗时可以选用神经营养药物,涉及的药物主要为维生素 B_{12} 及相关衍生物。

检索国内文献,除甲钴胺外其他神经营养药物的临床试验很少,而且高质量研究很少。

实验结果显示,甲钴胺对脊柱疾病导致的慢性疼痛、麻木、感觉异常等症状可能有效,鼠神经生长因子的适应证主要为脊柱术后或脊髓损伤。单唾液酸四己糖神经节苷脂的适应证为急性脊髓损伤,且2010年中华医学会创伤学分会神经损伤专业组颁布了单唾液酸四己糖神经节苷脂钠盐注射液治疗脑、脊髓损伤患者的专家共识,结论为:到目前为止,已经完成的200多项药物治疗颅脑创伤的临床多中心随机双盲研究(Ⅰ级证据)的结果表明,还没有一种药物具有十分肯定的疗效。但专家认为GM1可以用于治疗急性脑、脊髓损伤,也用于其他原因导致的中枢神经系统损伤,包括脑卒中、缺氧缺血性脑病、脑脊髓手术和脑脊髓放疗等导致的脑、脊髓神经损伤。用法用量与说明书近似,可以根据药典及药物说明书调整药物剂量及疗程。对于10周后脑、脊髓神经功能仍处于恢复过程的患者,可以适当延长使用时间。

（二）常用药物介绍

说明书中有脊髓及外周神经病变适应证的药物有:甲钴胺、腺苷钴胺、单唾液酸四己糖神经节苷脂钠注射液、注射用鼠神经生长因子(个别厂家)、脑苷肌肽及其复合物、肌氨肽苷等,临床工作中应该注意针对患者神经损伤具体情况开据。而小牛血去蛋白提取物、脑蛋白水解物注射液、胞磷胆碱、三磷酸胞苷二钠适应证为颅脑外伤及相关性疾病,用于脊柱外科神经营养属于无适应证。建议医生根据说明书适应证开药。

常用的神经营养药物用法及注意事项见表20-6。

表20-6　常用神经营养药特点

药物名称	甲钴胺(mecobalamin)	腺苷钴胺(cobamamide)	单唾液酸四己糖神经节苷脂
适应证	周围神经病	神经根炎、坐骨神经痛,也可用于营养性神经疾患	外伤性中枢神经系统损伤
用法用量	500μg 一周 3 次,im/iv,可酌情增减 0.5mg,tid 口服	0.5～1.5mg im qd 0.5～1.5mg po tid	在病变急性期(尤急性创伤):每日 100mg,静脉滴注;2～3 周后改为维持量,每日 20～40mg,一般 6 周
不良反应	过敏		皮疹,建议停用
禁忌		过敏者	过敏,遗传性糖脂代谢异常(神经节苷脂累积病)
注意事项	注射剂见光易分解,开封后立即使用的同时,应注意避光	见光易分解,临用前再打开遮光包装,溶解后要尽快使用	
药物相互作用	和腺苷钴胺同类,不能合用	和维生素 B_{12} 同类,不能合用;和葡萄糖液有配伍禁忌	无

另外,牛痘疫苗接种家兔炎症皮肤提取物(神经妥乐平片/注射液),对于广泛使用于腰痛症、颈肩痛等各种神经性疼痛及周围神经损伤之后的疼痛、乏力、感觉减退、感觉过敏、麻木等有较好效果。

四、糖皮质激素类药物

(一) 作用机制

糖皮质激素应用最多的为甲泼尼龙和地塞米松。主要应用在急性脊髓损伤和脊柱术后预防局部神经根水肿等方面。

在预防术后因神经减压或手术导致的神经根水肿时,常术后连续三天给予小剂量糖皮质激素,如甲泼尼龙 1～3mg/kg 或地塞米松 5～20mg/d,没有高质量循证医学证据支持。

关于大剂量应用糖皮质激素治疗急性脊髓损伤(SCI)一直是人们努力的方向,为此进行了大量的科学研究和临床试验,自从 20 世纪 90 年代美国急性脊髓损伤研究会公布了其试验结果 NASCISⅡ证明早期应用甲泼尼龙(MP)冲击治疗急性脊髓损伤能够促进脊髓功能恢复以后,在其后的十几年中甲泼尼龙被广泛应用于临床,一度成为治疗急性脊髓损伤的标准治疗方案。

近来越来越多的人开始怀疑 MP 的作用,因为它并没有明显促进脊髓神经功能的恢复,反而由于大剂量应用出现了一些并发症,主要包括深静脉血栓形成和肺栓塞、自主神经性反射异常、呼吸系统并发症(肺炎)、应激性溃疡、肠功能紊乱、膀胱功能障碍等。

2013 年由美国神经外科医师大会(CNS)和美国神经外科医师协会(AANS)发布的关于急性颈椎及脊髓损伤的最新循证医学指南首次明确指出,急性脊髓损伤后早期不推荐使用糖皮质激素,这项新推荐是 112 项循证学推荐之一。与旧版指南不同,在"急性脊髓损伤的药物治疗"一章中的推荐是,急性脊髓损伤的第 24～48 小时内,不能使用甲泼尼龙(MP)治疗。该标准进行这样修订是因为临床上缺乏支持这些药物有益的医学证据,没有Ⅰ级或Ⅱ级证据支持甲泼尼龙的使用,与之形成鲜明对比的是,有Ⅰ级到Ⅲ级证据表明这种治疗方法具有有害的不良反应。研究表明,该人群中使用类固醇会导致较高的感染率,较高的败血症发生率,滞留在重症监护病房时间较长,并导致并发症增多,有时甚至引起死亡。

同时,在这个指南中指出,通过一项大规模多中心的研究表明,远期效果来看使用单唾液酸四己糖神经节苷脂(GM1)与安慰剂组相比没有明显差异,因此不推荐该药物常规应用在急性脊髓损伤。

(二) 甲泼尼龙琥珀酸钠药物介绍

注射用甲泼尼龙琥珀酸钠(methylprednisolone sodium succinate)的处方信息(仅包括治疗急性脊髓损伤相关内容):

【适应证】

急性脊髓损伤。

【用法用量】

急性脊髓损伤:治疗应在损伤后 8 小时内开始。

1. 对于在损伤 3 小时内接受治疗的患者:初始剂量为每千克体重 30mg 甲泼尼龙,在持续的医疗监护下,以 15 分钟静脉注射。大剂量注射后应暂停 45 分钟,随后以 5.4mg/(kg·h)的速度持续静脉滴注 23 小时。应选择与大剂量注射不同的注射部位安置输液泵。

2. 对于在损伤 3～8 小时内接受治疗的患者:初始剂量为每千克体重 30mg 甲泼尼龙,在持续的医疗监护下,以 15 分钟静脉注射。大剂量注射后应暂停 45 分钟,随后以 5.4mg/(kg·h)的速度持续静脉滴注 47 小时。

3. 仅此适应证能以此速度进行大剂量注射,并且应在心电监护并能提供除颤器的情况下进行。短时间内静脉注射大剂量甲泼尼龙(以不到 10 分钟的时间给予大于 500mg 的甲泼尼龙)可能引起心律失常、循环性虚脱及心脏停搏。

如果需要,该药物可稀释后给药,方法为将已溶解的药品与 5％葡萄糖水溶液、生理盐水或 5％葡萄糖与 0.45％氯化钠的混合液混合。配制后的溶液在 48 小时内物理和化学性质保持稳定。

【禁忌】

1. 全身性真菌感染的患者。

2. 已知对甲泼尼龙或者配方中的任何成分过敏的患者。

3. 鞘内注射途径给药的使用。

禁止对正在接受皮质类固醇类免疫抑制剂量治疗的患者使用活疫苗或减毒活疫苗。

相对禁忌证:特殊危险人群。对属于下列特殊危险人群的患者应采取严密的医疗监护并应尽可能缩短疗程:儿童;糖尿病患者;高血压患者;有精神病史者;有明显症状的某些感染性疾病,如结核病,或有明显症状的某些病毒性疾病,如波及眼部的疱疹及带状疱疹。

【药物相互作用】

甲泼尼龙是细胞色素 P450 酶底物,主要通过 CYP3A4 代谢。受 CYP3A4 的抑制剂、诱导剂、底物的多重影响,应用时应注意相互作用。

【配伍禁忌】

建议单独输注,勿与其他药物混合。

在大剂量应用甲泼尼龙时,除应注意处方上的信息外,还应判断是否存在消化道出血或溃疡病史;已存在感染疾病或严重心脏疾患,此为相对禁忌证。治疗中应严格控制时间窗,并准确测量体重计算剂量,正确维持静脉滴注的速度;同时应注意预防消化道出血、感染,注意监测和控制血糖。神经症状完全缓解的患者,应尽早停用甲泼尼龙,以减少不良反应的发生。

关于糖皮质激素导致应激性溃疡的预防,在 1999 年美国医院药师协会(ASHP)发布了应激性溃疡(SU)预防指南,阐述具有以下 1 个高危因素以上的 ICU 患者应采取预防措施:呼吸衰竭(机械通气超过 48 小时);凝血障碍,1 年内有消化性溃疡或上消化道出血病史;严重烧伤的患者(面积＞35％)、器官移植、部分肝切除;多发伤(创伤面积＞16％);肝功能不全,肝衰竭;脊髓损伤。有以下两个危险因素应采取预防措施:败血症;ICU 住院时间＞1周;潜血持续天数＞6 天;应用大剂量皮质激素(相当于 250mg/d 的氢化可的松)。预防的疗程:目前没有一级推荐(ⅠA),机械通气或重症监护期间给予药物预防(ⅡA),或直到能接受肠内营养为止(ⅢA)。2008 年美国东部创伤协会(EAST)发布了应激性溃疡预防指南,是第一个列出了证据级别和推荐强度的应激性溃疡预防指南。指南也提出使用大剂量激素(氢化可的松＞250mg/d)的 ICU 患者也是出现应激性溃疡的高危人群(ⅢA)。同时指出预防应激性溃疡的首选药物:H_2 受体拮抗剂、黏膜保护剂和部分 PPI 在预防应激性溃疡方面没有差异(ⅠA),抗酸药不用于预防(ⅡB),含铝制剂不用于 ICU 透析患者(ⅠA)。

由此可见,若脊柱外科患者入住 ICU,常见的高危因素有应用大剂量激素、脊髓损伤、大手术、应用非甾体抗炎药、禁食、呼吸衰竭等,应该给予 PPI 或高剂量 H_2 受体拮抗剂预防应激性溃疡的发生。虽然指南没有说明非 ICU 患者应该如何考虑,但是出现上述高危因素时,笔者建议应采取预防手段。

五、脱水药物

(一) 治疗原则

脱水剂和利尿药能排除脊髓损伤后组织细胞外液中过多的水分,可以选择性应用。但缺少大样本多中心前瞻性临床研究报道,同时应用时应该注意电解质、肾功能等方面的不良反应。脱水药只用于急性期缓解神经根水肿,缓解疼痛,一般 3～5 天,急性期过后立即停用。

(二) 常用药物介绍

常用的药物有甘露醇(mannitol)、呋塞米(furosemide)、白蛋白(albumin)等,介绍如表 20-7。

表 20-7　常用的脱水药

	甘露醇	呋塞米	20％人血白蛋白
用法用量	125～250mg 快速滴注,1～2 次/天	20mg 静脉注射,qd	静脉滴注,滴速＜2ml/min,开始 15 分钟注意滴速
不良反应	电解质紊乱、心力衰竭、血栓性静脉炎、过敏、急性肾衰竭	电解质紊乱	偶可出现寒战、发热、皮疹、恶心、呕吐
禁忌	急性肾小管坏死的无尿患者,严重失水者,颅内活动性出血,急性肺水肿	尚不明确	对白蛋白有严重过敏、高血压、急性心脏病、心力衰竭、严重贫血、肾功能不全
注意事项	如有结晶,可置热水中或用力振荡,待结晶完全溶解后再使用。浓度高于 15％时,应使用有过滤器的输液器。注意监测:血压;肾功能;血电解质浓度,尤其是 Na^+ 和 K^+;尿量。老年人适当控制用量	对磺胺类或噻嗪类利尿药过敏者可能亦过敏。随访电解质、血压、肝肾功能、血糖、尿酸、酸碱平衡、听力。大剂量静脉注射时每分钟不超过 4mg。本药物为碱性,宜用氯化钠注射液稀释,不宜用葡萄糖溶液稀释。少尿或无尿患者应用最大剂量后 24 小时无效应停药	输注过程中如发现病人有不适反应,应立即停止输用。有明显脱水者应同时补液。过量注射时可造成脱水、机体循环负荷增加、充血性心力衰竭和肺水肿

六、抑制脑脊液分泌药物

(一) 治疗原则

脊柱手术后脑脊液漏的发生率为 2.31%～9.37%。若处理不当可导致严重的并发症,如头痛、恶心、呕吐、伤口延迟愈合、切口感染,甚至造成椎管和颅内感染,还可造成急性脊膜膨出,因此一旦发现,应该修补。保守治疗方法包括卧床、严密缝合伤口、用药、加压包扎、持续蛛网膜下腔闭式引流和硬膜外注射自体血。同时还应口服减少脑脊液分泌的药物如乙酰唑胺。如果引流时间过长,可酌情加用容易透过血脑屏障的抗菌药物如头孢曲松预防感染。

(二)常用药物介绍

乙酰唑胺(acetazolamide)为碳酸酐酶抑制剂,用于青光眼、心脏性水肿、脑水肿、癫痫小发作。但目前乙酰唑胺在市场上濒于停产,故还有专家建议改用同为碳酸酐酶抑制剂的醋甲唑胺,其特点为起效慢,但较缓和而持久。其优点是剂量和不良反应均较小,可用于不能耐受乙酰唑胺的患者。

乙酰唑胺

【作用机制】

抑制脑部碳酸酐酶活性,抑制脑脉络丛产生脑脊液。

【适应证】

青光眼。

【用法】

0.25g,一日 2～3 次,口服。

【不良反应】

常见的有四肢及面部麻木及刺痛感、疲劳、体重减轻、困倦抑郁、嗜睡、性欲减低、胃肠道反应、多尿、夜尿、肾及泌尿道结石。可发生磺胺样皮疹、剥脱性皮炎。

【禁忌】

肝、肾功能不全致低钠血症、低钾血症、高氯性酸中毒,肾上腺衰竭及肾上腺皮质功能减退(艾迪生病),肝性脑病。

【慎用】

糖尿病、酸中毒、肝肾功能不全。

【注意事项】

询问是否磺胺过敏,如磺胺类药物或磺胺衍生物、利尿药,可能有交叉过敏。与食物同服可减少胃肠道反应。可能导致高血糖、低钾血症,提高洋地黄毒性。长期应用应注意补钾。

七、脊柱术后感染的药物选择

脊柱术后感染要考虑感染的部位、可能的致病菌。手术清创及抗生素治疗是两大关键治疗措施。抗菌药物选择依据术后常见致病菌种类、细菌学药敏结果及抗菌药物在局部组织(软组织、骨组织及椎间盘)的浓度来选择。

(一)脊柱术后感染细菌学特点

总的来看,脊柱术后最常见的菌种是金黄色葡萄球菌,表皮葡萄球菌和革兰阴性菌呈上升趋势。

美国一项回顾性分析研究,7529 例脊柱术后感染患者中,发生手术部位感染(SSI)为239 例,其中金黄色葡萄球菌占 45.2%,表皮葡萄球菌占 31.4%,耐甲氧西林病原体大约占34.3%,且翻修手术多见,占 47.4%,革兰阴性菌占 30.5%。骶尾部附近的脊柱手术革兰阴性杆菌和混合感染更加常见,颈部手术革兰阴性杆菌和肠球菌少见一些。

桑福德抗微生物治疗指南(《热病:桑福德抗微生物治疗指南(第 43 版)》)中指出,如果出现脊柱植入物的感染,金黄色葡萄球菌,凝固酶阴性的葡萄球菌,革兰阴性杆菌最常见。

术后 30 天之内的感染应做培养,治疗需要 3 个月,30 天之后的感染需取出植入物,做病原培养并应用抗菌药物。如果椎骨的骨髓炎或硬膜外脓肿为血源性而非手术后的感染,则金黄色葡萄球菌最常见,其他病原菌也有可能,强烈建议做血培养和骨组织培养。

还可以参考美国 ABX 指南中假体相关化脓性感染的治疗建议:早期感染(前 3 个月)主要为金黄色葡萄球菌、β 溶血性链球菌、革兰阴性杆菌,迟发感染(3 个月至 2 年)主要病原体为凝固酶阴性的葡萄球菌以及金黄色葡萄球菌。后期感染(大于 2 年)主要为金黄色葡萄球菌、凝固酶阴性葡萄球菌、草绿色链球菌、肠球菌,革兰阴性杆菌少见。

(二) 抗菌药物骨组织浓度比较

有研究对比了不同类药物在骨组织浓度的弥散情况,比较骨组织与血清的药物浓度比值:喹诺酮类、大环内酯类、利奈唑胺的骨组织浓度最高,骨组织浓度与血药浓度比值为 0.3~1.2;头孢菌素类、糖肽类药物其次,骨组织浓度与血药浓度比值为 0.15~0.3,青霉素类药物骨组织浓度最低,比值为 0.1~0.3。

而喹诺酮类药物左氧氟沙星、环丙沙星、莫西沙星骨组织浓度相似。阳性菌有效的治疗药物骨组织浓度对比:阿奇霉素>替加环素>罗红霉素>克林霉素>利福平,另一项试验结果为:夫西地酸>替考拉宁>利奈唑胺>磷霉素>万古霉素。青霉素类、β-内酰胺酶抑制剂骨组织分布:克拉维酸>阿莫西林、哌拉西林、他唑巴坦、氨苄西林、舒巴坦>苯唑西林。头孢菌素类骨组织分布:头孢孟多>头孢吡肟,头孢他啶>头孢替安、氟氧头孢、头孢呋辛>头孢唑林、拉氧头孢>头孢哌酮、头孢曲松。

手术干预对抗菌药物骨组织分布也有影响,主要是止血带会阻断肢体循环,止血时间越长,骨组织分布越低。比如髋关节骨组织浓度>膝关节骨组织浓度。

局部组织的病理状态也会影响抗菌药物骨组织分布,例如骨髓炎时,骨组织充血会导致局部药物浓度升高,而化脓、死骨会导致局部药物浓度降低。环丙沙星在感染骨中浓度高于非感染骨 30%~100%,青霉素 G 在炎症区骨浓度高于无损伤骨区域,而万古霉素在骨髓炎骨组织浓度是正常骨组织浓度 1.8 倍(大鼠)。抗菌药物在金黄色葡萄球菌感染骨组织分布见表 20-8。

表 20-8 抗菌药物在金黄色葡萄球菌感染骨组织分布

抗菌药物	剂量 (mg/kg)	血清 (μg/ml)	感染骨 (μg/g)	骨/血清 (%)
克林霉素	70	12.1±0.6	11.9±1.9	98.3
万古霉素	30	36.4±4.6	5.3±0.8	14.5
萘夫西林	40	21.8±4.6	2.1±0.3	9.6
拉氧头孢	40	65.2±5.2	6.2±0.7	9.5
妥布霉素	5	14.3±1.3	1.3±0.1	9.1
头孢唑林	15	67.2±2.6	4.1±0.7	6.1
头孢唑林	5	45.6±3.2	2.6±0.2	5.7
头孢噻吩	40	34.8±2.8	1.3±0.2	3.7

因此在治疗骨髓炎时,建议临床药师选药时应该选择对细菌敏感且骨组织浓度高的药物。β-内酰胺类、糖肽类、喹诺酮类、克林霉素是选用的骨组织浓度高的药物。

(三) 抗菌药物椎间盘浓度比较

椎间盘是椎体间的主要连接结构,由周围纤维环和中间髓核组成,血流很差,药物分布主要通过椎骨外周毛细血管和椎管内脑脊液的循环,而抗生素类药物多为弱有机碱,通过血脑屏障的能力均很差,故髓核中的抗生素一般分布很少或几乎不分布。椎间盘炎多继发于手术后,无手术史的自发性椎间盘炎也常有报道。多数研究认为术后椎间隙感染是术中细菌感染。感染的细菌多为革兰阳性球菌,最常见的是金黄色葡萄球菌,其次为表皮葡萄球菌,还可见淋病奈瑟菌等。术后或免疫低下病人易感染革兰阴性细菌,如大肠埃希菌、肠球菌、布氏杆菌及其他肠道菌群。免疫力低下病人还可有真菌感染。

能够透过椎间盘的药物有:①青霉素类:青霉素、氟氯西林等。②头孢菌素类:头孢哌酮、头孢唑林、头孢曲松、头孢孟多、头孢噻肟、头孢他啶等。③糖肽类:万古霉素、替考拉宁等。④林可霉素类:克林霉素等。⑤氨基糖苷类:庆大霉素。其中,克林霉素明显强于青霉素,林可霉素>阿米卡星>头孢唑林。且抗生素在髓核的药量分布相差较大,髓核内药量与血清药物浓度间无相关性,对每一药物讲,髓核药量分布个体差异极大。

(四) 疗程

内科学保守治疗:疗程一般为浅层感染静脉给予抗菌药物 10~14 天,深层感染 6 周。保守治疗无效,需要外科手术介入清除感染。

 案例分析

姓名:岳××

性别:男

年龄:51 岁

民族:汉族

婚姻:已婚

身高:173cm

体重:70kg

入院时间:2008-4-1

主诉:高处坠落伤致颈痛、四肢麻木、无力 2 小时。

现病史:患者于 2008 年 4 月 1 日不慎从高处坠落,头面部着地,前额有伤口。伤后出现瘫痪症状,双上肢无力,双下肢不能活动,大小便失禁,于 2008 年 4 月 1 日 11am 入院。

既往史:身体健康。

入院检查:颈部僵硬,下颈椎有压痛,前额有皮肤伤口(已缝合),双手握力为 0,前臂感觉减退,T_4 以下感觉、运动、反射消失。鞍区感觉丧失,肛门括约肌反射、海绵体反射消失,Frankel 分级:A。

MRI:C_7 骨折脱位,脊髓受压。

入院诊断:颈 7 脱位并脊髓损伤。

诊疗经过:

1. 药物治疗　在有心电监护、除颤器的情况下行甲泼尼龙冲击治疗。

用药前询问:是否有感染性疾病、糖尿病、高血压,是否有消化道出血或溃疡病,是否有严重心脏疾病患,是否有精神系统疾病、癫痫,是否以往有过激素过敏史,是否是儿童。如有上述情况，应慎用。

甲泼尼龙用法：第 1 小时：甲泼尼龙用量＝体重(kg)×30mg，15 分钟输液完毕，药物浓度：20mg/ml(仅供参考)。

70 kg 病人：甲泼尼龙用量＝70×30＝2100(mg)

配成液体量＝2100mg/20mg＝105ml

输液速度：＝105ml/15min＝7ml/min×60min＝420ml/h

间隔 45 分钟后行第 2～24 小时：甲泼尼龙用量＝体重(kg)×5.4mg×23 小时，药物浓度：5mg/ml(仅供参考)。

70k 病人：甲泼尼龙用量＝70×5.4×23＝8800(mg)

配成液体量＝8800mg/5mg＝1760ml，应选择与大剂量注射不同的注射部位安置输液泵。

输液速度＝1760ml/23h＝76ml/h

监测血压、呼吸、心电图、血氧饱和度、血糖、电解质、大便颜色及神志等变化，预防性使用奥美拉唑、法莫替丁等抑酸药物预防应激性溃疡。

(2)监测：观察患者四肢感觉、肌力变化情况。

甲泼尼龙大剂量和快速注射或静脉滴注可致心律失常，甚至心搏骤停、循环衰竭。应严密监测患者的心电图和生命体征。

用药期间注意观察有无反酸、黑便和呕血的表现，预防应激性溃疡的发生。

由于糖皮质激素有水、钠潴留和排钾的作用而可能引发高血压和水，电解质失衡，另外可影响胰岛素分泌，使糖代谢紊乱。因此建议冲击疗法开始前和用药后当天及第 3、7 天各抽血行生化检查监测电解质和血糖的变化。必要时加小剂量的胰岛素，防止引起血糖升高，同时指导患者进食含钾、钙丰富的低盐饮食。

2. 手术治疗　颅骨牵引：10kg，持续牵引 7 天，复查未能复位。

3. 后行手术治疗　全麻下行 C_7/T_1 椎间盘切除，椎间融合器植入，钛板内固定术。

术后主述：双上肢感觉、运动基本恢复，双手握力略差，能用饭勺吃饭。下肢有部分感觉。

出院前神经学评估：患者双上肢感觉基本恢复，肌力 3～4 级，握力略差。截瘫平面下降至 T_{10} 平面，平面以下肌力为 0 级，体表感觉和部分关节位置觉恢复。T_{10} 以下截瘫指数为 Frankel B 级。

【临床药师关注点】

1. 应用甲泼尼龙冲击治疗前　应该询问是否有感染性疾病、消化系统疾病、高血压、糖尿病、心血管系统及精神系统疾病，有何药物过敏史。

2. 甲泼尼龙冲击过程　注意观察肌力及感觉变化、神志、消化道症状、进食及大便情况等，以及血压、心率、血糖、电解质、肝肾功能等情况。

3. 指导患者进食含钾、钙丰富的低盐饮食。抽血检查建议用药当天，第 3、7 天复查。

思 考 题

1. 该患者如果为老年患者，在甲泼尼龙配制时药物浓度应该如何调整？

2. 应该选用何种药物预防应激性溃疡？剂量如何？药学监护点有什么？

3. 如果患者出现肺部感染,应该如何选择抗菌药物?

4. 患者最容易出现哪种电解质紊乱? 应该如何处理?

(甄健存　邢　颖　刘亚军　郎　昭)

参 考 文 献

[1] Lanza FL,Chan FK,Quigley EM,et al. Guidelines for prevention of NSAID-related ulcer complications. Am J Gastroenterol,2009,104(3):728-738.

[2] Witenko C,Moorman-Li R,Motycka C. Considerations for the appropriate use of skeletal muscle relaxants for the management of acute low back pain. PT,2014,39(6):427-435.

[3] 中华医学会创伤学分会神经损伤专业组. 单唾液酸四己糖神经节苷脂钠盐注射液治疗脑、脊髓损伤患者的专家共识. 中华创伤杂志,2010,26(1):6-8.

[4] CNS,AANS. Guidelines for the Management of Acute Cervical Spine and Spinal Cord Injuries. Neurosurgery,2013,72(S2):84-103.

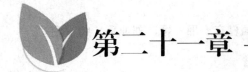

第二十一章

矫形骨科药物治疗

第一节　膝关节骨关节炎

一、定义及病因

骨关节炎(osteoarthritis,OA)是一种老年人的慢性退行性骨关节疾病,以关节软骨的退行性变伴半月板和滑膜病变为主要病理特征改变的疾患。该病是由 Garrod 医生于 1890年首先提出,当时认为此类疾病是由于骨关节的炎症过程而导致骨关节的功能改变,并将其定义为骨关节炎。

骨关节炎的确切病因仍然不明确。目前认为与年龄、机械磨损、撞击因素有关,研究发现与免疫反应、自由基、骨内压增高和细胞因子等因素也有关,目前仍在进一步研究之中。

二、膝关节骨关节炎的病理改变

骨关节炎或称骨关节病,是一种进行性退化性疾病。人体几乎每一个关节都可以罹患骨关节炎,膝关节骨关节炎是其中比较常见的一种。以软骨的慢性磨损为特点。

膝关节骨关节炎的病理改变从关节软骨完整性破坏开始。当人体逐步老化或创伤或疾病时,关节软骨中Ⅱ型胶原纤维出现退化,随后逐渐出现断裂,致使关节软骨失去弹性,进而发生软骨的裂缝、糜烂与溃疡,软骨表面呈毛刷状,粗糙不堪。不光滑的软骨面相互摩擦,便加剧软骨的破坏。随着疾病的发展,软骨下骨的裸露,并可出现大小不等的囊性变,关节边缘出现骨质增生的表现。

病变由软骨及骨组织开始,逐渐影响到滑膜与韧带甚至关节囊等关节的各部分。

三、膝关节骨关节炎的临床表现

膝关节骨关节炎常在中老年发病。在疾病的初期没有明显的症状,或症状轻微。早期常表现为关节的僵硬不适感,活动后好转。遇剧烈活动可出现急性炎症表现,休息及对症治疗后缓解。查体可见膝关节周围压痛。关节肿大,活动度下降,肌肉萎缩,严重病例可以有骨摩擦音(感)。膝关节骨关节炎一般没有全身症状和血清实验室检查的特异性改变。

X线检查仍是目前诊断膝关节骨关节炎的最基本检查。从平片上可以观察到关节间隙不对称狭窄,软骨下骨硬化,囊性变的产生和关节边缘的骨质增生这些典型的表现。必要时可以结合 CT、MRI 和骨核素扫描的结果。

四、治疗

(一) 外科治疗

目前尚没有任何治疗方式可以使骨关节炎的病程逆转和停止,骨关节炎的治疗目的是缓解疼痛,延缓病变发展,改善关节功能,使疾病不影响患者的生活质量。对于保守治疗效果不理想的早、中期病例,可在关节镜下行关节清理或者微骨折治疗以及自体软骨移植手术;晚期骨关节炎患者,应积极采取手术治疗,可根据患者具体情况选择胫骨高位截骨术及人工关节置换术,以避免关节严重畸形的发生。胫骨截骨手术的适应证是:①年龄小于 60 岁,骨关节炎较轻且仅累及单侧胫股关节,对侧胫股关节和髌股关节较少受到影响;②接受治疗的膝关节必须是稳定的,并有接近正常的关节活动范围;③屈曲挛缩畸形不超过 10°。人工膝关节又根据置换部位分为单髁膝关节置换术、髌股关节置换术和全膝关节置换术。

1. 全膝关节置换术围术期的抗生素使用 全膝关节置换术围术期常见病原体为凝固酶阴性葡萄球菌、金黄色葡萄球菌、链球菌属。抗菌药物应覆盖这些手术部位的主要菌群。根据《抗菌药物临床应用指导原则》的要求,全膝关节置换术应预防性使用抗菌药物,尤其是存在危险因素的患者,如高龄、糖尿病、类风湿关节炎等,应适当延长使用时间。这种预防性应用的抗菌药物应该首选一代或者二代头孢菌素。大部分指南推荐,在耐甲氧西林金黄色葡萄球菌高发医院中,应用万古霉素替代头孢唑林。抗菌药物的疗效主要取决于开始切皮时抗菌药物的组织浓度,因此使用时间是切口开始之前的 30 分钟到 2 小时,手术切开结束时,所有抗菌药物使用均应结束,且不能早于结束前 1 小时,但新的研究资料表明术前 1 小时之内(除大剂量万古霉素应于 2 小时前)用预防抗菌药物更有效。万古霉素输注时间需大于 1 小时,应在切皮前输完。如果是使用止血带的手术,需要在止血带加压之前完成抗菌药物输注。手术时间延长时,对于使用半衰期较短的抗菌药物需要重复给药。控制体温、血糖,保证手术切口区域的组织氧合及戒烟,均有助于降低手术部位感染的发生率。

2. 全膝关节置换术后抗凝治疗 骨科大手术后静脉血栓栓塞症(VTE)发生率较高,是患者围术期死亡的主要原因之一,也是医院内非预期死亡的重要原因。静脉血栓由纤维蛋白和红细胞组成的"红色尾部"会堵塞静脉,经常脱落形成栓子;通常发生在早期栓子松散贴附。静脉循环血栓栓塞会产生水肿或受累静脉引起组织发生炎症。静脉血栓常见类型是深静脉血栓,好发于不活动或围术期。肺栓塞是深静脉血栓形成最严重的并发症。大约 70% 确诊肺栓塞患者有大腿深静脉血栓形成;40%～50% 确诊深静脉血栓形成的患者存在无症状肺栓塞。

人工全膝关节置换术后静脉血栓栓塞发生率较高,是患者围术期死亡的主要原因。采取有效的预防方法,不仅可以降低发生静脉血栓栓塞症的风险,减轻患者痛苦,还可降低医疗费用,节约有效的医疗资源。

人工全膝关节置换术形成血栓栓塞的危险因素,通常还包括老龄、创伤、既往静脉血栓栓塞症病史、肥胖、瘫痪、制动、术中应用止血带、全身麻醉、恶性肿瘤、中心静脉插管、慢性静脉瓣功能不全等。

骨科手术患者静脉血栓栓塞症的危险因素分级见表 21-1。

表 21-1　骨科手术患者静脉血栓栓塞症的危险分度

危险度	判断指标
低度危险	手术时间<45 分钟,年龄<40 岁,无危险因素
中度危险	手术时间<45 分钟,年龄 40～60 岁,无危险因素
	手术时间<45 分钟,有危险因素
	手术时间>45 分钟,年龄<40 岁,无危险因素
高度危险	手术时间<45 分钟,年龄>60 岁,有危险因素
	手术时间>45 分钟,年龄 40～60 岁,有危险因素
极高度危险	手术时间>45 分钟,年龄>40 岁,有多项危险因素
	骨科大手术、重度创伤,脊髓损伤

注:危险因素是指既往有静脉血栓栓塞症病史、肿瘤、肥胖等

全膝关节置换术术后静脉血栓栓塞症的预防分为基本预防、物理预防、药物预防。

(1)基本预防措施:①手术操作尽量轻柔、精细,避免静脉内膜损伤;②规范使用止血带;③术后抬高患肢,防止深静脉回流障碍;④常规进行静脉血栓知识宣教,鼓励患者勤翻身,早期功能锻炼,下床活动,做深呼吸及咳嗽动作;⑤术中和术后适度补液,多饮水,避免脱水;⑥建议患者改善生活方式,如戒烟、戒酒、控制血糖、控制血脂等。

(2)物理预防:足底静脉泵、间歇充气加压装置及梯度压力弹力袜等,利用机械原理促使下肢静脉血流加速,减少血液滞留,降低术后下肢深静脉血栓形成的发生率。

(3)药物预防

1)低分子量肝素:是由各种解聚分组分法制成的短链肝素制剂,平均分子量 4000～6000,与肝素相比,生物利用度更高,不良反应相对少,出血危险性较小。低分子量肝素通过与抗凝血酶Ⅲ及其复合物结合,加强对Ⅹa因子和凝血酶的抑制作用。此外,还能促进组织型纤溶酶原激活物的释放,发挥纤溶作用,并能保护血管内皮,增强抗栓作用。我国主要使用达肝素钠(dalteparin sodium)、依诺肝素钠(enoxaparin sodium)和那曲肝素钙(nadroparin calcium)。依据指南要求,一般手术前 12 小时内不再使用低分子量肝素,术后 12～24小时(硬膜外腔导管拔除后 2～4 小时)皮下给予常规剂量低分子量肝素;或术后 4～6 小时给予常规剂量的一半,次日恢复至常规剂量。低分子量肝素常见的不良反应为出血,如皮肤黏膜、牙龈出血等,还会出现寒战、发热、荨麻疹等过敏反应。药物过量可用鱼精蛋白对抗。各低分子量肝素的比较见表 21-2。

表 21-2　低分子量肝素比较

名称	分子量	Ⅹa/Ⅱa 活性比值	$t_{1/2}$
达肝素钠	5000	2.2∶1	2h
依诺肝素钠	3500～5500	4∶1	4h
那曲肝素钙	3600～5000	4∶1	3.5h

2)直接凝血因子Ⅹa抑制剂:直接凝血因子Ⅹa抑制剂主要介绍利伐沙班(rivaroxaban)、阿哌沙班(apixaban)和磺达肝癸钠(fondaparinux sodium)。

A. 利伐沙班：为高选择性、剂量依赖性直接抑制Ⅹa因子的口服制剂。可中断凝血瀑布的内源性和外源性途径，抑制凝血酶的产生和血栓形成。常规剂量10mg，每日一次。需注意出血问题，尤其术后伤口出血。对于老年患者（＞65岁）无须调整剂量。主要不良反应为出血，也可见γ-谷氨酰转肽酶升高、转氨酶升高。对于重度肾损害（肌酐清除率＜30ml/min）和中度肝损害（Child-Pugh B类）的肝硬化患者，本品血药浓度可能显著升高，进而导致出血风险升高，应注意。

B. 阿哌沙班：为高选择性Ⅹa因子直接抑制剂，与Ⅹa因子的活性位点相结合，竞争性抑制游离和结合的Ⅹa因子，有效中断凝血级联反应的内源性和外源途径，进而抑制凝血酶的产生和血栓形成。通过肾和粪便等多种途径清除，药物间相互作用很小。

C. 磺达肝癸钠：是一种化学合成的高亲和力戊糖结构，选择性间接抑制Ⅹa因子。通过与抗凝血酶Ⅲ（ATⅢ）的活化部位特异性结合，加速Ⅹa因子复合物形成，快速抑制Ⅹa因子，进而减少凝血酶产生和纤维蛋白形成。该药对血小板没有作用。常规剂量2.5mg，每日一次，术后皮下注射给药。肌酐清除率＜20ml/min的严重肾损害患者严禁使用。安全性问题：在欧美的文献报道中，磺达肝癸钠引起的出血事件发生率在全膝关节置换患者中是2.1%，全髋关节置换患者中是4.1%；而在日本的研究报道，在髋、膝关节置换患者中每天1次使用2.5mg磺达肝癸钠出血事件的发生率是1.8%，并且认为将术后初次给药时间延后到术后24小时能降低出血事件发生率。

3）直接凝血酶抑制剂：直接凝血酶抑制剂主要介绍达比加群酯（dabigatran etexilate）和地西芦定（desirudin）。

A. 达比加群酯：通过酯酶催化反应可快速完全水解为其活性代谢物达比加群，口服达比加群酯后，其活性代谢物的生物利用度约为6.5%，血浆峰浓度出现在口服给药后0.5～2小时，食物可延迟峰时间，但不会影响生物利用度。大约85%的达比加群经尿液排出，最终血浆半衰期12～17小时，可经过透析去除。膝关节置换术后应持续给药10天。主要不良反应是出血，常见术后伤口出血、血红蛋白下降。老年患者（＞75岁）需调整剂量。

B. 地西芦定：为重组水蛭素，是直接凝血酶抑制剂，除抑制肝素诱导的血小板活化外，对血小板功能无直接影响。经肾代谢与排泄，40%～50%以原形经尿排出。清除半衰期2～3小时。肾功能损伤患者应调整剂量。最常见的不良反应是由于凝血酶的直接抑制而导致的出血。也可引起超敏反应，包括死亡。

口服抗凝血药的比较见表21-3。

表21-3　口服抗凝血药比较

	利伐沙班	阿哌沙班	达比加群酯
可逆性	可逆	可逆	可逆
生物利用度	80	60	7
前体药物	否	否	是
半衰期（h）	7～11	8～15	12～17
峰时间（h）	2～4	3～4	0.5～2
蛋白结合率（%）	＞90	87	35

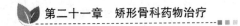

续表

	利伐沙班	阿哌沙班	达比加群酯
药物相互作用的潜在位点	CYP3A4 P-糖蛋白	CYP3A4 P-糖蛋白	P-糖蛋白
肾排泄(%)	66	25	80
药物相互作用	酮康唑	克林霉素	胺碘酮、奎尼丁、维拉帕米

4)抗血小板药物:阿司匹林被认为在静脉循环中与抗凝血药物相比是效应较弱的抗血栓药,在预防静脉血栓栓塞症方面的价值有限。

抗凝疗程:美国胸科医师协会(ACCP)2009 年发布的第 9 版血栓防治指南推荐使用新型口服抗凝血药进行静脉血栓栓塞症预防至少 10~14 天(1B 级推荐),并可延长至 35 天(2B 级推荐)。但具体疗程需根据患者个体情况评估。

值得注意的是,全膝关节置换术后抗凝时应关注患者引流量及凝血情况,如果引流量不随着时间的推移逐渐减少,或凝血功能减退,应减少抗凝血药的用量,根据患者具体情况可酌情停用抗凝血药。因为长时间不能拔除引流管会增加伤口感染的概率。

3. 全膝关节置换术后镇痛　膝关节为多神经支配,包括股神经、闭孔神经、坐骨神经和股外侧皮神经。感觉神经阻滞是经典的术后镇痛方法。但在全膝关节置换术后单用股神经阻滞往往难以达到满意的镇痛效果,因此近年来多模式镇痛应用越来越广泛。多模式镇痛就是联合应用不同作用机制的镇痛药物,或不同的镇痛措施,通过多种机制产生镇痛作用。全膝关节置换术后疼痛会给患者带来很大痛苦,尤其是进行功能锻炼时,疼痛剧烈,而功能锻炼对于患者来说相当重要,因此给予适当的药物镇痛十分必要。一般使用的镇痛方式有镇痛泵、静脉给予镇痛药、关节阻滞及口服镇痛药物。

一般术后给予镇痛泵中的药物有低浓度局麻药,如罗哌卡因;麻醉性镇痛药,如吗啡、舒芬太尼、芬太尼;非甾体抗炎药,如氟比洛芬酯、氯诺昔康等,为防止不良反应发生还需要加用镇吐药。镇痛泵一般可维持 2 天。除镇痛泵外,及时给予静脉使用及口服非甾体抗炎药也是十分必要的。具体药物使用详见第七章。

骨关节炎多发于老年人,因此用药时不论是药物选择还是药物剂量,应充分考虑老年人的特点,做到个体化给药。同时注意药物不良反应,确保安全用药。

(二) 药物治疗

对于大多数骨关节炎病人,轻度至中度疼痛可以通过服用镇痛药物控制症状。临床上还经常使用氨基葡萄糖和硫酸软骨素治疗骨关节炎,这两种药物可以增强关节软骨对营养的吸收,维持关节的韧性和弹性。

1. 镇痛药　主要包括对乙酰氨基酚和各种非甾体抗炎药(NSAIDs),如布洛芬、双氯芬酸、洛索洛芬、美洛昔康、尼美舒利和选择性 COX-2 抑制剂塞来昔布等。中度以上疼痛可以使用中枢性镇痛药物如盐酸曲马多等。由于阿片类药物具有成瘾性和呼吸抑制作用,因此对于需长期用药患者和老年患者需慎用。其他辅助药物包括镇静药、抗抑郁药、抗焦虑药和肌肉松弛药,合理配用能更好地发挥 NSAIDs 的疗效。

涂抹剂或者贴剂药物通过局部外用药可以有效缓解关节轻中度疼痛,且不良反应轻微。

对于局部治疗疗效欠佳者,可联合使用局部药物与口服 NSAIDs。

膝关节骨关节炎患者全身用药一般首选对乙酰氨基酚,每日最大剂量不超过 4000mg。该药物通过抑制中枢神经系统合成前列腺素,具有良好的镇痛和解热作用,对胃肠道无明显的不良反应,但该药不具有抗炎作用,且对于肝肾功能受损的患者应禁用此药。

对乙酰氨基酚治疗效果不佳的骨关节炎患者,在权衡患者胃肠道、肝、肾、心血管疾病风险后,可根据具体情况使用非甾体抗炎药。NSAIDs 包括非选择性 NSAIDs 和选择性 COX-2 抑制剂。传统 NSAIDs 属于非选择性 NSAIDs,由于同时抑制了 COX-1 和 COX-2,对血小板聚集功能、胃肠道功能和肾功能有负面影响,不仅在外科病人中的使用常常受限,而且有消化道溃疡病史的患者要慎用。NSAIDs 胃肠道并发症的发生与应用剂量有关,使用 NSAIDs 时,初始剂量宜低,最初用镇痛剂量,然后再增加到抗炎剂量。如果患者具有危险因素,在应用低剂量时便应该加用胃黏膜保护剂。选择性 COX-2 抑制剂由于对 COX-1 的影响非常弱,因此对消化道、凝血功能的不良反应很小,尤其适用于胃肠道不良反应危险性较高的骨关节炎患者和围术期患者的镇痛治疗。但对于并存有心血管疾病、肾功能不全的老年患者,应慎用选择性 COX-2 抑制剂。

具体药物特点请参照第七章。

2. 改善症状药物 这一类改善病情的药物和软骨保护剂还包括氨基葡萄糖(glucosamine)、硫酸软骨素(chondroitin sulfate)、双醋瑞因(diacerein)、多西环素(doxycycline)等。它们在一定程度上可延缓病程、改善患者症状,具有起效慢、疗程长、不良反应小的特点,多与非甾体抗炎药联合应用。但此类药物单独应用的作用尚有争议。

(1)氨基葡萄糖:是一种天然的氨基单糖,是蛋白多糖合成的前体物质,可以刺激软骨细胞产生有正常多聚体结构的蛋白多糖,提高软骨细胞的修复能力,抑制损伤软骨的酶如胶原酶和磷脂酶 A2,并可防止损伤细胞的超氧化自由基的产生,可以促进软骨基质的修复和重建,从而可延缓骨关节疼痛的病理过程和疾病的进程,改善关节活动,缓解疼痛。注意:本品宜在餐食或餐后服用,以减少胃肠道不适,特别是有胃溃疡的患者。同时服用非甾体抗炎药的患者需降低氨基葡萄糖的服用剂量,或降低非甾体抗炎药的服用剂量。

(2)双醋瑞因及其代谢产物:可抑制 IL-1、IL-6 和肿瘤坏死因子 α 发挥抗炎、镇痛、改善代谢异常的作用;刺激转化生长因子 β 的生成,转化生长因子 β 可刺激软骨基质物质的形成,促进软骨修复,重塑关节结构,减缓关节间隙狭窄的进程,对骨关节炎有延缓疾病进程的作用。本品口服进入体循环前经脱乙酰基作用成活性代谢产物大黄酸,蛋白结合率大于99%,血浆半衰期为 4.2 小时。大黄酸主要经肾排泄,小部分经胆汁排泄。由于本品起效较慢,建议在首个 2～4 周与其他镇痛药联合使用。肌酐清除率<30ml/min 的患者应减少剂量。常见不良反应为轻度腹泻,一般会在治疗后的最初几日内出现,多数情况下随着治疗而自行消失。

3. 关节内注射治疗 关节内注射是一种能够缓解关节症状的治疗方法,常用药物有透明质酸制剂和糖皮质激素。骨关节炎时,滑液黏性降低,润滑作用消失,关节表面的光滑运动丧失,从而导致关节进一步破坏。

(1)透明质酸酶(hyaluronidase):关节腔内注射透明质酸(HA),可以帮助恢复滑液及关节组织基质的流变学特性——黏弹性,重建 HA 对关节组织的保护作用,缓解滑膜炎症,减轻软骨破坏和改善关节功能，临床观察到 HA 关节腔内注射对关节疼痛有明显的缓解作用；另一方面 HA 分子屏障能有效地阻止炎性介质的扩散并减少化学物质对痛觉感受器的刺激。透明质酸钠关节内注射后能在关节软骨表面形成一层黏液样保护膜，同时重新恢复发生病理改变的滑液的正常黏滞特性，起到润滑关节、保护关节软骨、抑制炎症反应的作用。使用方法是每周 1 次关节内注射，一般 3～5 次一个疗程。

(2)糖皮质激素：对 NSAIDs 药物治疗 4～6 周无效的严重骨关节炎或不能耐受 NSAIDs 药物治疗、持续疼痛、炎症明显者，可行关节腔内注射糖皮质激素。需要注意的是，关节内注射治疗是一种侵袭性操作，要避免医源性关节内感染，对糖皮质激素的应用要慎重。

 案例分析

姓名：王×× 　　　　性别：女

年龄：64 岁 　　　　民族：汉族

婚姻：已婚 　　　　入院时间：2014-8-26

主诉：主因双膝关节疼痛 20 年，加重伴活动受限 2 个月，经门诊入院。

现病史：患者 20 年前无明显诱因出现双膝关节疼痛，与活动相关，休息可缓解，有夜间痛，有活动受限，行理疗治疗，症状逐渐进展，渐渐出现双膝内翻畸形。2 月前疼痛加重伴活动受限，下蹲、上下楼困难，步行距离小于 500m，门诊诊断为膝关节骨关节炎。

既往史：有高血压、糖尿病、冠心病史。高血压服用复方利血平氨苯蝶啶片、琥珀酸美托洛尔片控制血压，可控制在 130/90mmHg 左右。糖尿病服用阿卡波糖控制血糖。2006 年于当地医院诊断"房颤"，给予药物治疗后缓解，之后未用药物治疗，偶遇情绪激动时发作。否认肝炎、结核等传染病史。否认胃肠道、肝胆系统病史。否认阿司匹林及其他抗凝血药用药史。否认外伤、输血史。18 年前发现子宫内膜增生行"子宫切除术"。

药物过敏史：对磺胺药物过敏。

专科检查：跛行入病房，双膝关节内翻畸形，未见切口瘢痕，双膝关节周围皮肤无发红，无肿胀，左膝关节内侧关节间隙压痛（＋），明显活动受限，双下肢未见水肿，无感觉减退，双侧足背动脉搏动可触及。

辅助检查：X 线检查提示双膝关节内翻畸形，膝关节内侧关节间隙狭窄，软骨下骨硬化，关节周缘及髌骨上、下极可见大量骨赘形成，髌骨关节面欠平整。

入院诊断：双膝关节骨关节炎，高血压，糖尿病。

治疗计划：

1. 完善院常规检查。

2. 制订具体手术方案，择期全麻下行左侧人工全膝关节置换术。

入院检查：肝肾功能正常，血常规正常，空腹血糖 10.5mmol/L，血压 135/92mmHg，糖化血红蛋白 HbA1c 7.1%。

诊治经过：完善检查，患者餐后血糖测定在 12～16mmol/L 之间，请内分泌科会诊，调整治疗方案，停用阿卡波糖，改用胰岛素强化治疗，方案为三餐前给予重组人胰岛素注射液 8U，睡前给予精蛋白锌重组人胰岛素 10U 控制血糖。请心血管科会诊，停用复方利血平氨苯蝶啶片，改为氨氯地平控制血压。患者膝关节骨关节炎（双）诊断明确，经保守治疗后效果不明显,影响日常生活,有手术指征,9 月 2 日在全麻下行人工全膝关节置换术(左),术前 30 分钟使用头孢呋辛手术预防用药。手术时间:1 小时 30 分,术中出血 100ml,留置引流管 1 根,术后安返病房。术后 12 小时给予抗凝治疗。术后第一天,患者生命体征平稳,神志清楚,T 38℃,引流液 200ml,伤口无渗出,继续给予头孢呋辛预防感染、低分子量肝素钠抗凝、止痛、补液治疗。术后第二天,患肢稍肿,引流液仍为 200ml,复查 Hb 9.8g/L;术后第三日引流液为 150ml,停用抗凝血药,指导患者进行功能锻炼,同时临床药师为患者进行止痛药用药教育;术后第五日,引流液 30ml,拔除引流管,伤口干燥,尚未拆线,患者一般情况好,术后恢复满意,继续功能锻炼,患者出院。

【临床药师关注点】

1. 围术期患者血糖控制 糖尿病患者的免疫功能受损已被临床及动物实验所证实,白细胞趋化、调理及吞噬作用受损,高糖的体液环境更益于细菌生长,使机体抗感染能力下降,术后感染危险增加。同时,由于细胞正常的需氧代谢得不到充足的葡萄糖能量供应,加之糖代谢异常带来的蛋白质分解增加、合成减少,导致伤口处成纤维细胞功能减退,胶原沉积减少,伤口的抗张力能力下降,造成组织修复能力减弱,术后切口不易愈合。而关节置换术有植入物置入,一旦感染,保守治疗常难奏效,需再次手术行病灶清除甚至取出植入物,导致整个手术的失败,后果严重。因此,术前血糖控制十分重要,应将血糖控制在一定范围。该患者术前血糖控制不理想,餐前、餐后血糖、糖化血红蛋白均超出正常范围,这些问题会给手术增加很多风险。因此,作为临床药师应关注该危险因素,与临床医生协商,调整降血糖药,将口服降血糖药改为强化胰岛素治疗,力争将血糖降至达标,以减少术后感染概率。一般推荐接受胰岛素治疗的非危重患者,在能安全达标的前提下餐前血糖应尽可能<7.8mmol/L,且随机血糖<10.0mmol/L。临床药师除关注血糖是否控制的同时,还应做好患者糖尿病饮食教育及用药教育,注意药物不良反应的发生,防止患者发生低血糖。

2. 围术期使用抗高血压药应注意的问题 患者术前使用复方利血平氨苯蝶啶片控制血压。复方利血平氨苯蝶啶片中含有利血平,而该药是抗去甲肾上腺素能神经抗高血压药,通过耗竭周围交感神经末梢的去甲肾上腺素,心、脑及其他组织中的儿茶酚胺和 5-羟色胺贮存耗竭达到抗高血压、减慢心率和抑制中枢神经系统的作用。患者对麻醉药的心血管抑制作用非常敏感,容易发生严重低血压和心率减慢,椎管内麻醉尤其明显。由于患者体内的儿茶酚胺被耗竭,麻黄碱和多巴胺等间接交感神经激动药的升压效果差,因此一般要求停用 7 天方可进行手术。但围术期血压控制不容忽视,在停用患者现有降压药的同时,给予氨氯地平控制血压。作为临床药师,应通过药学查房,询问患者院前用药情况,及时与临床医生沟通,同时做好患者用药教育工作。

3. 对有磺胺药物过敏史患者术后使用镇痛药的建议 一般关节置换术后镇痛使用镇痛泵,镇痛泵中通常使用吗啡类+非甾体抗炎药+镇吐药,维持 48 小时。但关节置换术后患者,尤其是全膝关节置换术者,术后需要进行功能锻炼,需要较长时间使用镇痛药,以减少患者痛苦。患者对磺胺药物过敏,因此禁止使用帕瑞昔布、塞来昔布。如果患者痛阈较低,可建议使用氨酚羟考酮片或盐酸曲马多缓释片;如果痛阈较高,可选用洛索洛芬钠片等。

思 考 题

1. 该患者手术预防用药指征是什么？应如何选药？用药疗程如何？

2. 患者术后 3 天引流仍为 150ml，停用抗凝血药，作为临床药师如何评价使用抗凝血药与引流量的关系？什么情况下考虑停用抗凝血药？本例如果未停用抗凝血药，可能给患者带来什么后果？

3. 作为临床药师，患者使用镇痛药时应进行哪些用药教育？

第二节　假体周围感染

一、定义和流行病学

由于人工髋关节手术开展较早，我们最先得到了一些有说服力的数据。从大量的临床工作结果来看，全髋关节术后发生深部感染的概率约为 0.5%，骨水泥型假体与生物固定假体的手术感染率接近。初次全膝关节置换术后的感染的发生率为 $1\%\sim4\%$。后来出现的人工关节假体的术后感染率基本也在这个水平。但是得到一致公认的是随着假体体积的增加，也就意味着软组织剥离的程度、失血量的增加会增加假体周围感染的发生率。同时，如果患者合并糖尿病、营养不良、免疫抑制等或者围术期间有吸烟、饮酒的病人人工关节置换术后的感染率都会相应增高。

目前对于假体周围感染（periprosthetic joint infection，PJI）的定义或者说诊断标准尚无统一意见。我们总结文献的共识如下：

具备以下条件之一，即诊断成立：

1. 存在与关节相通的窦道。

2. 两次假体周围获取培养阳性结果。

3. 下列四项中有三项成立：

(1)血沉和 C 反应蛋白（CRP）↑。

(2)关节液中白细胞计数↑。

(3)关节液中多形核中性粒细胞（PMN）计数↑。

(4)单次细菌培养阳性。

二、病理改变和临床表现

人工关节置换术后发生感染会出现一系列的临床表现：如伤口裂开甚至窦道形成，早期就可有关节周围疼痛，特别是夜间疼痛；关节部位皮温增加，关节肿胀。多数患者的全身症状并不如其他外科感染重。血沉和 CRP 等血清炎性指标多升高，有一些新的指标也可以用于参考，比如降钙素原、白细胞介素 6、白细胞酯酶等。

辅助检查可以从平片或者 CT 上观察到固定良好的假体出现松动迹象，假体周围骨溶解表现，骨膜下密度改变。但更常见的情况是平片没有变化。在诸多影像学检查中相对来讲，核素扫描对于诊断假体周围感染具有更强的特异性。

三、感染分型及细菌流行病学

假体相关感染流行病学显示,凝固酶阴性葡萄球菌、金黄色葡萄球菌是导致人工关节置换术后感染最常见的病原菌,在所有的医院内和社区获得性感染中葡萄球菌的耐药性比例逐年增加。其他病原菌还包括草绿色链球菌、肠球菌属、革兰阴性肠道细菌、铜绿假单胞菌、真菌、痤疮丙酸杆菌、厌氧菌等。一般单一细菌感染常见,混合菌感染比例较低。

假体周围感染通常分为早期感染、迟发感染、后期感染。早期感染多发生于术后前 3 个月,致病菌主要是金黄色葡萄球菌、β 溶血性链球菌、革兰阴性杆菌。迟发感染多发生于术后 3 个月～2 年(但最近有文献将迟发感染的时间由术后 3 个月缩短为术后 1 个月),致病菌主要是凝固酶阴性葡萄球菌以及金黄色葡萄球菌。后期感染多发生于术后 2 年以上,致病菌主要是金黄色葡萄球菌、凝固酶阴性葡萄球菌。

四、外科治疗

(一) 治疗原则

人工关节置换术后假体出现感染迹象可以比较早地表现为切口渗液或者延迟愈合。这时需要密切的观察和积极的处理。如果伤口渗液 3～5 天,需要进行伤口的护理,5～7 天持续渗液则需要手术探查处理,清创冲洗,甚至更换假体部件,并在术中进行组织培养。如果渗液确实来自深筋膜深方则应该术后静脉使用抗菌药物 6 周时间。

一旦出现关节周围感染,原则上都需要外科手术处理。原因是人工关节与骨组织结合非常紧密,且表面覆盖生物膜作为屏障。在非手术的前提下无论是口服、静脉甚至局部给药都很难达成对菌落的清理。目前存在两种手术方案,即一期清创翻修置换新假体;分期进行清创间隔物占位,然后二期翻修置换新假体。对于前者的进行是需要以可靠的微生物实验室证据和彻底的清创手术技术为前提的,并非所有医院都可以掌握。而且皮肤软组织条件不良或者窦道形成以及真菌感染也都是一期翻修的相对禁忌证。所以更容易推广的是第二种方案,即先进行间隔物占位,再择期进行二期手术翻修。不论使用哪种手术方案,均应在使用抗菌药物前留取血、感染骨或组织标本、关节腔液,进行病原学检查后,开始经验治疗,获得病原学结果后,根据经验治疗的疗效和药敏试验结果调整用药。

对于假体周围感染的治疗来说,彻底的清创是迈向成功的第一步。间隔物也可以分为关节型和非关节型两种,前者对二次手术和远期的关节功能而言效果更好,但与感染是否更容易控制无关。一期清创以后可以静脉使用抗菌药物 4～6 周,其间根据培养结果调整抗生素。之后改为口服敏感抗菌药物 2～4 周。对于培养结果持续阴性的病人则根据经验一般联合万古霉素和第三代头孢菌素进行治疗。目前尚无强力的证据支持明确二期植入手术的具体时间。来自临床的经验是密切监测患者的临床症状和炎性指标。两次手术至少间隔1～3 个月,有证据显示两次手术之间超过 6 个月反而影响关节功能和感染清除率。

虽然围绕人工关节假体的关节周围手术次数没有上限,但是对于顽固性感染、难治性感染或者病人体弱难以耐受多次手术的情况,医生应该结合具体病例的骨缺损、软组织条件等因素决定采用膝关节融合术甚至截肢手术终止治疗。

（二）假体周围感染治疗性使用抗菌药物

对于假体周围感染患者，临床获得阳性培养结果往往需要很长的时间，而与感染的斗争需要更积极。因此可以根据临床表现和病菌流行病学经验使用抗菌药物。经验治疗应选择杀菌剂，该杀菌剂应对于表面附着的、缓慢生长的和能产生生物被膜的微生物都有效，并且在骨、关节腔内药物浓度高且细菌对之不易产生耐药性。一般对于葡萄球菌可选用一、二代头孢菌素和克林霉素。如果怀疑是耐甲氧西林葡萄球菌感染，可选用万古霉素或去甲万古霉素。如果怀疑合并阴性菌感染，可合并使用三代头孢菌素或四代头孢菌素。当获得病原学检查结果后，应根据患者具体情况及药敏结果调整治疗方案。假体周围感染治疗疗程一般为4～6周，术后应静脉给予抗菌药物2～4周，根据情况换成口服序贯治疗，药物的选择见表21-4。利福平在体外试验、动物模型试验及临床试验中对葡萄球菌有效，但由于葡萄球菌的耐药性产生很快，利福平不应该单独使用。喹诺酮类药物有较好的生物利用率、抗菌活性和耐受性，所以联合使用喹诺酮类药物是较好的选择，其中环丙沙星和左氧氟沙星的效果在长期治疗骨或关节的过程中得以广泛验证。另外，对于治疗葡萄球菌感染还可选择利福平联合复方磺胺甲噁唑。临床试验证明夫西地酸与利福平联合使用治疗关节置换术后感染的成功率达到55%。米诺环素和利奈唑胺也都能和利福平联合使用，但此类联合报道少见。目前很少有关于治疗革兰阴性杆菌的可靠的研究数据。体外研究和动物模型试验表明：环丙沙星治疗革兰阴性杆菌比β-内酰胺类抗菌药物效果好。

表 21-4　抗生素序贯治疗法中药物的选用

静脉抗生素	口服抗生素
氨苄西林	阿莫西林
抗假单胞菌青霉素类	环丙沙星
阿莫西林/克拉维酸	阿莫西林/克拉维酸
氨苄西林/舒巴坦	莫西沙星
哌拉西林/他唑巴坦	莫西沙星
头孢唑林	头孢氨苄
第二代头孢菌素	头孢呋辛酯、头孢克洛
第三代头孢菌素	头孢克肟、头孢地尼
头孢他啶	环丙沙星
利奈唑胺	利奈唑胺
万古霉素	利奈唑胺
氨基糖苷类	氟喹诺酮类

值得注意的是，由于关节置换术患者老年患者较多，而大于65岁老年人组织器官呈生理性退行性变，免疫功能也见减退，因此在应用抗菌药物时需注意：对于主要经肾排出的抗菌药物，由于药物自肾排出减少，导致在体内积蓄，血药浓度增高，容易发生药物不良反应，因此老年患者应按轻度肾功能减退情况减量给药，可用正常治疗量的1/2～2/3。有条件时可进行血药浓度监测，同时注意患者肠道菌群，可适当给予活菌制剂，防止由于使用抗菌药

物时间长,引起二重感染。

(三)二期手术治疗

原则上本次手术围术期使用的抗菌药物应该覆盖前次造成假体失败的感染病菌。虽然没有强有力的证据支持,但是多数医生支持在二期翻修手术中使用抗生素骨水泥。通过对29项一期再次置换治疗关节置换术后感染的研究进行综合分析得出:使用浸透抗生素的骨水泥(86%)比不使用浸透抗生素的骨水泥(59%)有更高的术后感染治愈率。

间隔物内添加的抗生素,早期有的医生喜欢把抗生素粉末直接喷洒在创面上。这已经被临床证实是一种失败的做法。比较常用的是使用骨水泥载体,制作类似假体形态的间隔物或者串珠。这时,多种抗生素均可以混入骨水泥中,比较常见的有庆大霉素、妥布霉素、头孢呋辛、万古霉素、哌拉西林、克林霉素、头孢唑林、环丙沙星、氧氟沙星和利福平等(表21-5)。对抗生素的剂型要求是安全性、热稳定性、低过敏性、水溶性、抗菌谱广、灭菌粉状。当然,不同抗菌药物具有不同的理化性质,因而也会导致混入后骨水泥聚合时间和聚合物强度的响应降低。另有资料表明,当每40g骨水泥中掺入抗菌药物粉末剂量2g时,不会影响骨水泥的生物力学特性。作为固定材料时万古霉素的混入比例上限是1:10,即4g混入40g水泥。相对应地,不同品牌的骨水泥能够释放抗生素的特性也有微小的差别。这种差别主要来自骨水泥成团后孔隙率和亲水性的差别。另外需要注意的是,骨水泥内混入抗菌药物需要术前像静脉使用那样进行皮肤试敏。

表 21-5　骨水泥中抗菌药物使用品种及用量

抗菌药物	抗生素类别	每40g骨水泥使用最大用量(g)
庆大霉素	氨基糖苷类	4
妥布霉素	氨基糖苷类	4
头孢唑林	β-内酰胺类	2
头孢呋辛	β-内酰胺类	2
头孢他啶	β-内酰胺类	2
氨曲南	其他β-内酰胺类	4
环丙沙星	喹诺酮类	3
万古霉素	糖肽类	4
克林霉素	林可霉素类	2
红霉素	大环内酯类	1
两性霉素	多烯类	0.2

对于严重的免疫功能障碍患者,通常选择永久性假体取出或关节融合术,这样的关节将不会有任何功能。如果患者有严重的并发症而不能手术或拒绝上述手术,长期使用抗生素治疗是合理的,但这样治疗的目的是控制临床症状而不是根除感染。依据检查结果,可以长期使用复方磺胺甲噁唑或四环素。

假体周围感染治疗是否成功,除观察局部伤口、X线检查外,可观察的指标相对较少,可定期检查血沉(ESR)、C反应蛋白(CRP)等,观测其变化的趋势,帮助判断治疗效果。患者用药依从性的好坏,直接影响治疗效果,因此应对患者进行必要的用药教育,宣传用药依从性对于治疗的重要性,这样才能获得理想的治疗效果。

案例分析

姓名:王××　　　　　　性别:女

年龄:64 岁　　　　　　　民族:汉族

婚姻:已婚　　　　　　　入院时间:2013-5-11

主诉:右侧膝关节置换术后膝关节红、肿、疼痛、活动受限 2 天,急诊入院。

现病史:患者 2 周前于我院因膝关节骨关节炎行右侧人工全膝关节置换术,2 天前出现右膝关节疼痛,红肿,渗液,活动受限,曾于当地医院静脉抗生素治疗至我院急诊,诊为"右人工全膝关节置换术后假体周围感染?",为进一步治疗急诊入院。

既往史:既往有高血压、糖尿病、冠心病史,否认肝炎、结核病等传染病史,有胆囊炎手术史,否认药物过敏史。

查体:T,P 100 次/分,BP 175/91mmHg。

专科检查:轮椅推入病房,右膝关节前正中手术切口未拆线,胫前少量暗红色渗液,膝关节周围皮肤明显发红、肿胀,压痛(+),明显活动受限。

辅助检查:血糖 20.7mmol/L,CRP 33mg/L,ESR 36mm/1h,WBC 11.40×10⁹/L,N 80.3%,PLT 501×10⁹/L

入院诊断:人工全膝关节置换术后感染(右)?

诊治经过:入院后即抽取关节穿刺液送检,做细菌培养,已明确诊断完善相关检查,尽快行清创术,并请相关科室会诊,协助围术期高血压、糖尿病控制。5 月 12 日在联合麻醉下行膝关节清创术(右),清除血肿、脓液及滑膜,术中再次送分泌物培养,反复冲洗,更换聚乙烯衬垫,术后安返病房。给予头孢哌酮钠舒巴坦钠联合万古霉素抗感染治疗,同时给予胰岛素控制血糖,硝苯地平控释片控制血压。复查血糖 6.9mmol/L,糖化血红蛋白 6.9%。术后第三天,无发热,患肢肿胀较前减轻,伤口略发红,少量渗液,继续原治疗。5 月 16 日患者主诉排稀便 5 次/日,术前穿刺液回报:棒状杆菌 G1 群,KB 法结果为头孢噻肟 22mm,头孢曲松 18mm,头孢吡肟 22mm,亚胺培南 22mm,美罗培南 20mm,青霉素 18mm,万古霉素 36mm。5 月 17 日便常规显示:黄色稀便,球:杆无法比例,见到大量真菌,给予双歧杆菌三联活菌胶囊和地衣芽胞杆菌治疗。停用头孢哌酮钠舒巴坦钠。5 月 18 日患肢肿胀减轻,术中分泌物培养结果:白假丝酵母菌,敏感(S):氟胞嘧啶、两性霉素 B、氟康唑、伊曲康唑、伏立康唑。加用抗真菌药物。5 月 21 日伤口仍有少量渗液,愈合欠佳,局部适量莫匹罗星软膏涂抹,继续万古霉素联合抗真菌药物治疗,患者大便次数减少,复查便常规为棕色软便,球菌:杆菌为 1:3,偶见真菌,停用双歧杆菌三联活菌胶囊和地衣芽胞杆菌。5 月 25 日伤口局部为少量浆液性渗出,局部使用磺胺嘧啶银粉涂抹。5 月 30 日患者突然发热,体温最高 38.7℃,抽取血培养,物理降温,维持原治疗。5 月 31 日复查生化,ALT 69U/L,AST 51U/L,较前有所升高,给予还原型谷胱甘肽对症治疗。6 月 4 日复查生化 ALT 63U/L,AST 49U/L,6 月 5 日血培养回报:未生长,患者一般情况可。6 月 7 日患者术后恢复可,无发热,伤口渗出不多,已拆线,今日出院,嘱继续口服抗菌药物治疗,加用葡醛内酯,定期复查。

相关检验结果

时间	WBC(×10⁹/L)	N(%)	PLT(×10⁹/L)	CRP(mg/L)	ESR(mm/h)	血糖
5-13	15.09	84.5	377	—	—	—
5-14	10.54	78.1	368	40.2	27	—
5-16	8.97	79.8	323	28.3	20	—
5-21	7.94	75.6	316	44.4	40	7.6
5-24	7.31	74.1	234	38.1	38	5.6
5-28	6.95	71.6	226	23.7	45	—
5-31	4.56	67.3	205	21.9	32	—
6-4	—	—	—	33	30	

【临床药师关注点】

1. 全膝关节置换术后早期感染常见细菌,初始治疗方案的制订原则　患者全膝关节置换术后2周,出现关节疼痛,红肿,渗液,活动受限,怀疑出现感染,根据发病时间,可以考虑为早期感染。骨科人工植入物感染约80%为单一致病菌所致,10%为混合感染,另有10%找不到致病菌。其中最常见的是革兰阳性菌,尤其是凝固酶阴性葡萄球菌,且现在所有的医院内和社区获得性感染中葡萄球菌的耐药性比例也逐年增加。不同类型感染的常见致病菌有所差异。早期感染常见致病菌为金黄色葡萄球菌、需氧革兰阴性菌、凝固酶阴性葡萄球菌。因此,临床药师在制定初始治疗案时,需充分考虑上述因素,选择抗菌药物时应覆盖革兰阳性菌和革兰阴性菌,还应考虑手术医院是否为葡萄球菌耐药高发的医疗机构。基于上述原因,选择三代头孢菌素/酶抑制剂联合万古霉素治疗。

2. 关注抗感染治疗与抗菌药物相关腹泻的关系　患者存在感染,需要长疗程的抗菌药物治疗,在使用广谱抗菌药物后易出现菌群失调、二重感染,尤其对于老年人更易发生。该患者在使用抗菌药物后出现便常规异常,球:杆无法比例,见到大量真菌,对于这样的患者,原则上应停用抗菌药物,但该患者由于病情的需要,不能停用,此时临床药师应密切关注患者情况,及时进行处理,既要保证治疗,又要防范患者腹泻继续恶化,在兼顾治疗的同时,必要时可将抗菌药物调整为窄谱抗菌药物,以利治疗。

思　考　题

1. 对于关节置换术后感染的老年患者,作为临床药师应关注该患者哪些实验室指标及临床症状?如何避免药物不良反应?

2. 作为临床药师如何根据药敏结果为患者选择抗真菌药物?

3. 关节置换术后感染的治疗疗程如何?请为患者制订出院带药方案并对患者进行用药教育。

(甄健存　李　静　徐　辉　刘　庆)

参 考 文 献

［1］中华医学会骨科分会《骨关节炎诊治指南》(2007 版)编写组. 骨关节炎诊治指南. 中华骨科杂志,2007,
27:793-795.

［2］Bartlett JG,Auwaerter PG,Pham PA,et al. ABX 指南:感染性疾病的诊断与治疗. 马小军,译. 第 2 版.
北京:科学技术文献出版社,2012:392.

［3］应用抗菌药物防治外科感染的指导意见撰写协作组. 应用抗菌药物防治外科感染的指导意见(草案)Ⅹ
Ⅶ——骨和关节感染. 中华外科杂志,2005,43:270-272.

［4］中华医学会骨科学分会. 中国骨科大手术静脉血栓栓塞症预防指南. 中华骨科杂志,2005,29:602-604.

［5］陈新谦,金有豫,汤光. 新编药物学. 第 17 版. 北京:人民卫生出版社,2011:828.

［6］S. C. 斯威曼,主编,李大魁,金有豫,汤光,等译. 马丁代尔药物大典. 第 37 版. 北京:化学工业出版社,
2014:1210.

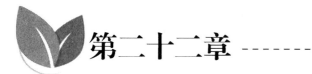

第二十二章

骨肿瘤科药物治疗

第一节 骨 肉 瘤

一、定义及分类

骨肉瘤(osteosarcoma)是最常见的骨原发性、恶性肿瘤,年发病大约为 $2\sim3/100$ 万,占人类恶性肿瘤的 0.2% ,占原发性、骨肿瘤的 11.7% 。骨肉瘤好发于青少年,大约 75% 的患者发病年龄在 $15\sim25$ 岁,中位发病年龄为 20 岁,小于 6 岁或者大于 60 岁发病相对罕见。本病男性多于女性,比例约为 $1.4:1$ 。 $80\%\sim90\%$ 的骨肉瘤发生在长管状骨,最常见的发病部位是股骨远端和胫骨近端,其次是肱骨近端,这三个部位大约占到所有肢体骨肉瘤的 85% 。骨肉瘤主要发生在干骺端,发生于骺端和骨干的病例相对罕见。

经典型骨肉瘤是指原发于髓腔内的高度恶性肿瘤,其特点是肿瘤细胞产生骨样组织,即使可能是极少量。骨肉瘤按其发生的部位分为髓性骨肉瘤和表面骨肉瘤,前者发生于髓腔约占全部骨肉瘤的 3/4,后者发生于骨表面。根据肿瘤性成骨细胞分化程度的不同,大致可分为成骨性骨肉瘤和溶骨性骨肉瘤两种。

二、临床表现

1. **临床症状** 骨肉瘤的病史常为 $1\sim3$ 个月,多数患者的首发症状常为疼痛和肿胀,前者发生要早于后者。局部疼痛可发生在肿块出现以前,起初为间断性疼痛,渐转为持续性剧烈疼痛,尤以夜间为甚。大约 90% 的患者在影像学上有软组织肿块,但不是都表现为局部肿胀。肺转移为最常见的转移部位。

2. **体征** 体格检查可能发现局限肿块,硬度不一,有压痛,可伴有运动受限,局部发热和毛细血管扩张及听诊上的血管杂音。在病情进展期,常见到局部炎症表现和静脉曲张。病理性骨折发生在 $5\%\sim10\%$ 的病人中,多见于以溶骨性病变为主的骨肉瘤。肿瘤晚期可有局部淋巴结肿大,一般为吸收所致的淋巴结炎,个别见于淋巴结转移或受侵。早期一般状态较好,消瘦、精神委靡及贫血常在出现肺转移以后发生。

3. **影像学表现**

(1)X线表现:为骨皮质破坏、不规则新生骨。在长管状骨,多于干骺端发病。

(2)CT:可显示骨破坏状况,显示肿瘤内部矿化程度,强化后可显示肿瘤的血运状况、肿瘤与血管的关系、在骨与软组织中的范围。

(3)MRI:对软组织显示清楚,对术前计划非常有用,可显示肿瘤在软组织内侵及范围、骨髓腔内侵及范围,发现跳跃病灶。与 CT 相比,MRI 在显示肿瘤的软组织侵犯方面更具优势,能精确显示肿瘤与邻近肌肉、皮下脂肪、关节以及主要神经血管束的关系。另外,MRI可以很好地显示病变远、近端的髓腔情况,以及发现有无跳跃转移。

(4)骨扫描:骨肉瘤在放射性核素骨扫描上表现为放射性浓聚,浓聚范围往往大于实际病变,在骨肉瘤的定性或定位诊断方面起到一定的参考作用。对肿瘤有无其他骨的转移、是否存在多发病变以及有无跳跃转移的判断很有帮助。

4. 实验室检查 血浆碱性磷酸酶(ALP)和乳酸脱氢酶(LDH)中度至大幅度升高。

三、诊断

肿瘤的诊断与治疗是一个多学科的问题,需要多学科协作,骨肉瘤也不例外。目前骨肉瘤的诊断是临床、影像、病理三者相结合,其后续治疗也涉及多个学科,因此多学科协作在骨肉瘤诊治中起重要作用。共识推荐骨肉瘤多学科协作组的核心学科为骨肿瘤外科、骨病理科、肿瘤内科、放疗科及骨影像科医生;可能需要的学科有胸外科、整形外科、介入科、血管科及心理科医生。骨肿瘤外科、骨病理科、肿瘤内科、骨影像科及放疗科医生是骨肉瘤多学科协作团队的核心,是骨肉瘤治疗队伍中不可缺少的一部分,他们与骨肉瘤患者的接触最早、最密切,也最频繁,在骨肉瘤患者的诊断和治疗中扮演着非常重要的角色。骨肿瘤外科、骨影像科及病理科医生三者相结合方能正确诊断骨肉瘤。

1. 40 岁以下患者出现进行性的疼痛及骨病变,平片上显示骨破坏、病灶边缘不清,恶性原发性骨肿瘤的可能性很大,应转到专业的骨肿瘤中心进行进一步的诊断。40 岁以上患者,即使既往有恶性肿瘤病史,也不能排除原发性、骨肉瘤的可能,同样应转诊到专业的骨肿瘤诊治中心就诊。

所有疑似骨肉瘤患者标准诊断步骤应包括体检、原发病灶的影像学检查(X 线平片,局部磁共振成像(MRI)和(或)增强 CT 扫描)、骨扫描、胸部影像学检查(胸部 CT 是首选的用于发现肺转移的影像学检查手段)和实验室检查(如血常规(CBC)、乳酸脱氢酶(LDH)、碱性磷酸酶(ALP));然后进行活检获得组织学诊断,最后完成骨肉瘤分期诊断。有条件者可考虑应用 PET-CT 对肿瘤进行辅助分期及疗效评估。

2. 当病变的临床和影像学表现都提示为比较典型的骨肉瘤时,常用穿刺活检确诊。外科治疗前一定要行活检术,建议在拟行外科治疗的医院,由最终手术医生或其助手进行活检术。推荐进行带芯针吸活检(core needle biopsy),穿刺活检失败后可行切开活检。

3. 病理学特点 显微镜下,成骨肉瘤的组织学特征是由恶性梭形细胞产生的骨样基质,梭形细胞需紧邻骨样基质,正常的成骨细胞排列在骨样基质周围。肿瘤组织细胞多种多样,肿瘤细胞呈梭形或不规则形,细胞体积较大,核深染,核浆比例增加,核分裂,特点是肿瘤细胞的异型性。

4. 分期 目前临床上使用最为广泛的分期系统是 Enneking 提出的外科分期系统,此分期系统与肿瘤的预后有很好的相关性,后被美国骨骼肌肉系统肿瘤协会(Musculoskeletal

Tumor Society,MSTS)及国际保肢协会采纳,又称 MSTS 外科分期。此系统根据肿瘤的组织学级别(G,低度恶性:Ⅰ期;高度恶性:Ⅱ期)和局部累及范围(T,A:间室内;B:间室外)对局限性恶性骨肿瘤进行分期,肿瘤的间室状态取决于肿瘤是否突破骨皮质,出现远隔转移(M)的患者为Ⅲ期(表 22-1)。

表 22-1　Enneking 外科分期

分期	分级	部位	转移
Ⅰ A	G_1	T_1	M_0
Ⅰ B	G_1	T_2	M_0
Ⅱ A	G_2	T_1	M_0
Ⅱ B	G_2	T_2	M_0
Ⅲ A	$G_{1\sim2}$	T_1	M_1
Ⅲ B	$G_{1\sim2}$	$T_{1\sim2}$	M_1

而临床上肿瘤内科医生更为熟悉的分期系统是 2010 年美国癌症联合委员会提出的TNM 分期系统(表 22-2)。该系统按照肿瘤大小(T)、累及区域(N)、远处转移(M)和病理学分级(G)进行分类。

表 22-2　美国癌症联合委员会(AJCC)骨肉瘤 TNM 分期系统(第 7 版)

原发肿瘤(T)

T_X　原发肿瘤无法评估

T_0　无原发肿瘤证据

T_1　肿瘤最大径小于或等于 8cm

T_2　肿瘤最大径大于 8cm

T_3　原发部位的不连续肿瘤

区域淋巴结(N)

N_X　区域淋巴结不能评估

N_0　无区域淋巴结转移

N_1　区域淋巴结转移

远处转移(M)

M_0　无远处转移

M_1　远处转移

M_{1a}　肺转移

M_{1b}　其他远处转移

病理学分级(G)

G_X　不能评估病理学分级

G_1　高分化

G_2　中度分化

G_3　低分化

G_4　未分化

分期分组：

ⅠA期	$G_X, G_{1,2}, T_1, N_0, M_0$
ⅠB期	$G_X, G_{1,2}, T_2, N_0, M_0$
	$G_X, G_{1,2}, T_3, N_0, M_0$
ⅡA期	$G_{3,4}, T_1, N_0, M_0$
ⅡB期	$G_{3,4}, T_2, N_0, M_0$
Ⅲ期	$G_{3,4}, T_3, N_0, M_0$
ⅣA期	任何 G，任何 T, N_0, M_{1a}
ⅣB期	任何 G，任何 T, N_1，任何 M
	任何 G，任何 T，任何 N, M_{1b}

四、治疗原则

历史上，截肢是治疗骨肉瘤的标准方法，仅 10%～20% 的患者能够长期存活，即便存活，截肢治疗也给患者带来严重的肢体功能障碍。随着现代影像学的不断进步，外科技术的不断提高，尤其是化疗的广泛应用，骨肉瘤的综合治疗水平大幅提高，骨肉瘤的保肢治疗成为趋势，五年存活率可提高至 60%～80%。目前骨肉瘤治疗通常采用术前化疗-外科手术-术后化疗，即新辅助化疗加手术的多学科协作综合治疗模式。

五、骨肉瘤化疗

1. 辅助化疗　尽管恶性肿瘤的化疗开始于 20 世纪 40 年代，但骨肉瘤的化疗大约于 20 年后才开始。1961 年，Evans 最早将丝裂霉素 C 用于转移性骨肉瘤患者的治疗，结果 17 例中有 4 例获得了反应。遗憾的是，后来一些学者重复此试验并没有得到类似的结果。直到 Rosen、Jaffe 等人相继将甲氨蝶呤、多柔比星等联合用于骨肉瘤的术后治疗，骨肉瘤的辅助化疗才真正拉开了序幕。在辅助化疗出现前，骨肉瘤的治疗方式主要是截肢。Carter 等人回顾了 1946～1971 年的文献，结果显示：1286 名患者，5 年生存率平均为 19.7%（16%～23%），其中大约 80% 的患者发生肺转移。在 20 世纪 70 年代，非对照的辅助化疗获得的无事件生存率为 35%～60% 不等。这个结果曾经受到美国 Mayo 医院（Mayo Clinic）的质疑，因为外科手术技术的提高，Mayo 医院的骨肉瘤无事件生存率已经从 20 世纪 60 年代的 13% 提高到 20 世纪 70 年代的 42%。为了证实辅助化疗的作用，该研究机构设计了一个随机对照试验，实验组给予手术及术后中等剂量的甲氨蝶呤化疗，对照组为单独手术治疗组，结果对照手术治疗组的 6 年无瘤生存率为 44%，化疗组为 40%，差异无统计学意义，结果显示辅助化疗并不能提高生存率。

由此开始了关于骨肉瘤是否需要辅助化疗的激烈争论。直到多中心骨肉瘤协作组（Multi-Institutional Osteosarcoma Study，MIOS）和加州大学洛杉矶医院（University of California，Los Angeles，UCLA）进行了前瞻性的随机对照研究才证实辅助化疗的确切疗效，辅助化疗组和单行手术组的 2 年生存率分别为 63% 和 12%（$P<0.01$）。此后，众多数据均证明了辅助化疗能够显著提高患者生存率，其主要原因在于化疗能够杀灭肺微小转移灶或者延迟肺转移灶出现的时间。

2. 新辅助化疗　20 世纪 70 年代,随着辅助化疗的疗效被进一步肯定,骨肉瘤的外科技术也有了快速的发展,使得一部分患者可以接受人工假体置换而避免截肢。但人工假体的个体化设计和生产需要 2~3 个月的时间,Rosen 等人为了避免患者在等待手术这段时间无治疗,设计了一个术前化疗方案 T5,给予甲氨蝶呤($200mg/kg$)、长春新碱($15mg/m^2$)、多柔比星($45mg/m^2$)化疗,每种药物循环一次后手术,这就是最早的新辅助化疗方案。至此,形成了沿用至今的标准骨肉瘤治疗方案:术前化疗-手术-术后化疗。

(1)新辅助化疗的意义:进行新辅助化疗,意味着延迟去除大块的肿瘤负荷,有学者担心这种延迟可能会影响生存率。为此,美国儿童肿瘤协作组(Pediatric Oncology Group,POG)设计了一项随机对照研究,一组为诊断后立即手术,另一组术前接受新辅助化疗,结果显示两组患者的生存率没有差别。同样,德奥肉瘤协作组(Cooperative Osteosarcoma Study Group,COSS)和 Memorial Sloan Kettering 肿瘤中心的回顾性分析均证实是否进行新辅助化疗并不影响生存率,但前提是要接受辅助化疗。新辅助化疗并不能在辅助化疗的基础上提高生存率,但至少有以下优点:①化疗期间有足够的时间进行保肢手术设计;②化疗诱导肿瘤细胞死亡,促使肿瘤边界清晰化,使得外科手术更易于进行;③有效的新辅助化疗可以有效地降低术后复发率,使得保肢手术可以更安全地进行;④对手术后的标本进行坏死率评估,一方面进行预后评估,另一方面根据化疗反应进行辅助化疗方案的修订,即所谓挽救化疗(salvage chemotherapy)。另外,同样基于该研究结果,对于不能保肢的患者,则可以直接进行广泛外科边界以上的截肢手术治疗,然后行术后化疗,患者总体生存率不会因为没有行术前化疗而受到影响。

(2)新辅助化疗的时间:关于术前化疗的时间,国际上各家机构不尽相同,但大多数医院为 2~6 个疗程,共 6~18 周时间。有人试图通过延长新辅助化疗时间来提高肿瘤坏死率,进而改善预后,但实际上,化疗时间延长了,肿瘤坏死率是提高了,但生存率却没有相应提高,因此肿瘤坏死率作为预后因素的价值下降了,不建议随意延长新辅助化疗时间。

如前所述,新辅助化疗可以提供肿瘤坏死率的数据,进而进行挽救化疗,但到目前为止,没有任何研究证实基于肿瘤坏死率的挽救化疗可以改善预后。欧洲和美国骨肉瘤协作组(European and American Osteosarcoma Study Group,EURAMOS)正在进行一项挽救化疗随机对照研究,计划到 2010 年共入组 1260 名骨肉瘤患者,估计其中约有 567 名化疗反应好的,693 名化疗反应差的,对化疗反应差的进行挽救化疗,该研究有望能够提供补救化疗临床疗效的可靠数据。

(3)化疗疗效的评价

1)对新辅助化疗的临床和影像学评价:在术前应该对进行化疗的患者进行反复的评估,对术前化疗反应差的患者在行肿瘤切除术时应采取更宽的外科边界,有的甚至需要截肢。考虑到肿瘤的组织学反应与预后的关系,对术前化疗的评估主要集中于将反应好的患者与反应差的患者区别开。化疗反应优良的临床表现为疼痛和肿胀减轻、碱性磷酸酶水平下降、病理性骨折愈合;X 线表现为肿瘤骨样基质内的钙化增多、明显的骨膜增厚、再骨化以及肿瘤周围有明显的硬化,在 CT 上表现为肿瘤的周缘有一圈钙化(钙化的骨膜),这种现象表明在肿瘤的假包膜内有明显的坏死。如果有病理性骨折,在化疗反应好的情况下,骨折将开始愈合。另外,骨肉瘤含有大量的基质成分,因此肿瘤的坏死和细胞的死亡不会造成明显的瘤体缩小。^{99m}Tc 骨扫描不能准确地判断肿瘤对术前化疗的反应,新骨的形成可以造成核素的浓集,因此即使化疗反应优良,骨扫描也不显示浓集减少。最可靠的方法是利用血管造影(评价肿瘤的血供情况,新生血管完全消失则提示肿瘤坏死超过 90%)和定量^{201}Tl 闪烁成像(与健侧肢体相比,如果^{201}Tl 摄取比例为 4∶1 或更少,则提示化疗反应优良)。最近,动态 MRI 取代血管造影,临床应用越来越多,但这种方法的有效性尚未完全明了。

2)对化疗反应的组织学评价和对辅助化疗的调整:化疗所造成的肿瘤组织坏死情况具有提示预后的意义。采用 4 级分度方法对肿瘤的反应进行半定量估计(沿肿瘤的长轴切取一厚片,再将此厚片划格、分块、包埋、切片来确定肿瘤的坏死情况)。Ⅲ级(肿瘤坏死率为 90%~99%)和Ⅳ级(肿瘤坏死率为 99%~100%)为反应优良,提示经过诱导治疗后肿瘤有广泛坏死甚至完全坏死。最近的研究数据表明Ⅳ级反应对无瘤生存和整体生存最有预示意义。化疗后肿瘤坏死程度的预后价值被确定以后,人们希望通过更改化疗方案来增加化疗后坏死程度,从而提高患者的无瘤生存率(DFS)。对坏死较少者目前称之为普通反应者或反应不佳者,定义为肿瘤坏死率<90%~98%或仍存在为数不少的存活肿瘤细胞或大片的肿瘤。Sloan-Kettering 癌症中心 Rosen 等使用 T10 方案进行治疗,他们报道组织学反应不佳的患者通过更改术后化疗方案,结果得到了改善。但长期随访结果却未能显示出治疗强度提高所带来的益处,治疗结果随着随访时间的延长而变得不理想。其他研究者也采用相似的策略进行了研究,即对普通反应者给予各种强化的方案以期提高治疗效果。但是大多数的这类研究均未能重复出 Rosen 等早期报道的结果。化疗方案虽经调整也未能改善生存情况。在术前治疗期间强化治疗以增加反应佳的患者的数量同样也未能改变这些患者的长期结果,并且当术前治疗延长以后,组织学反应也失去了其预后价值。

3. 骨肉瘤化疗药物的选择和方案联合　多柔比星(doxorubicin)、大剂量甲氨蝶呤(methotrexate)、顺铂(cisplatin)和异环磷酰胺(ifosfamide)是骨肉瘤化疗中最常用的药物,也就是所谓的"骨肉瘤化疗四大经典药物"。

(1)多柔比星:是最早的运用于骨肉瘤化疗的药物,属于蒽环类药物的一种,是一种抗肿瘤抗生素,可抑制 RNA 和 DNA 的合成,对 RNA 的抑制作用最强,抗瘤谱较广,对多种肿瘤均有作用,属周期非特异性药物,对各种生长周期的肿瘤细胞都有杀灭作用。

在骨肉瘤化疗中多柔比星常用剂量单用时为 90mg/m²,与顺铂(DDP)合用时为 60~75mg/m²,用法为静脉滴注,1 小时内完成或持续 24~72 小时。多柔比星较特异的毒性为心脏毒性作用,可表现为心律失常:室上性心动过速,室性期前收缩,ST-T 改变,多出现在停药后的 1~6 个月,严重时可出现心力衰竭。心肌毒性和给药累积量密切相关。总量达 450~550mg/m² 者,发生率为 1%~4%,总量超过 550mg/m² 者,发生率明显增加,可达 30%。心脏毒性可因联合应用其他药物加重,如曲妥珠单抗(trastuzumab)、紫杉醇(PTX)等同样有心脏毒性的抗肿瘤药;及早应用维生素 B$_6$ 和辅酶 Q$_{10}$、心脏保护剂等有可能减低其对心脏的毒性。

1)不良反应:多柔比星的其他不良反应如下所述。

A. 骨髓造血功能,表现为血小板及白细胞减少,60%~80%的病人可发生,白细胞于用药后 10~14 日下降至最低点,大多在 3 周内逐渐恢复至正常水平,贫血和血小板减少较少见。

B. 脱发较常见,约见于 90%的患者。

C. 可见到恶心、呕吐、口腔炎。

D. 注射处药液外溢,可导致红肿、疼痛甚或蜂窝织炎和局部坏死。

E. 少数患者用药后可引起黄疸或其他肝功能损害,有肝功能不全者,用量应酌减。

F. 少数患者注射该品后原先的放射野可出现皮肤发红或色素沉着。

G. 多柔比星给药 1～2 天后可出现尿色变红,属于正常现象。

2)注意事项:多柔比星应用过程中应注意药物的相互作用和注意事项。

A. 各种骨髓抑制剂特别是亚硝脲类、大剂量环磷酰胺或甲氨蝶呤、丝裂霉素或放射治疗,如与该品同用,后者一次量与总剂量均应酌减。

B. 该品如与链佐星同用,后者可延长该品的半衰期,因此前者剂量应予酌减。

C. 任何可能导致肝损害的药物如与该品同用,可增加该品的肝毒性;与肝素、头孢菌素等混合应用易产生沉淀。

D. 该品与柔红霉素呈交叉耐药性,与甲氨蝶呤、氟尿嘧啶、阿糖胞苷、氮芥、丝裂霉素、博来霉素、环磷酰胺以及亚硝脲类等则不呈交叉耐药性,且与环磷酰胺、氟尿嘧啶、甲氨蝶呤、顺铂以及亚硝脲类药物同用,有不同程度的协同作用。

E. 使用本品时接种活疫苗,将增加活疫苗感染的风险,因此建议用药期间慎用活病毒疫苗接种,至少要停化疗 3 月才能接受活疫苗。

F. 该品可降低肝素抗凝作用。更生霉素(ACD)及普卡霉素与该品同用,有可能导致致死性心脏毒性;该品与普萘洛尔合用,可加强抑制线粒体呼吸酶活性,增加心脏毒性。

G. 在进行纵隔或胸腔放疗期间禁用该品,以往接受过纵隔放射治疗者,多柔比星的每次用量和总剂量亦应酌减。

H. 注意累积剂量,总量不宜超过 450～550mg/m^2。

I. 该品可用于浆膜腔内给药和膀胱灌注,但不能用于鞘内注射。

J. 严防该品漏出血管外。一旦发生,应尽量抽出局部渗药,局部立即注射 50～100mg 氢化可的松,或碳酸氢钠及冷敷。

K. 该品能透过胎盘,有引致流产的可能,因此严禁在妊娠初期的 3 个月内应用。妊娠期妇女用该品后,对胎儿的毒性反应有时可长达数年后才出现。

L. 肾排泄虽较少,但在用药后 1～2 日内可出现红色尿,一般都在 2 日后消失。肾功能不全者用该品后要警惕高尿酸血症的出现;痛风患者,如应用该品,别嘌醇用量要相应增加。

M. 老年患者、2 岁以下幼儿和原有心脏病患者要特别慎用。

其他蒽环类药物尽管亦有文献支持用于骨肉瘤的化疗,但并无大宗的循证医学证据,鉴于表柔比星(EPI)的心脏毒性小于多柔比星,国内使用 EPI 作为骨肉瘤化疗的替代化疗的现象不少见。表柔比星同样属于蒽环类药物,但心脏毒性明显低于多柔比星。Mer 等人进行了顺铂、异环磷酰胺和表柔比星(90mg/m^2)联合治疗骨肉瘤的 II 期临床研究,结果 45 例患者中位随访 64 个月,虽然患者能够较好地耐受化疗,但 5 年无疾病生存率和总生存率仅为 41.9% 和 48.2%。除非进一步地设计表柔比星和多柔比星随机对照研究给出令人信服的结果,否则并不推荐将表柔比星常规用于骨肉瘤的化疗。

(2)顺铂:是第一个证实有明显广谱抗肿瘤活性的金属化合物。顺铂在体内先将氯解离,然后呈双叉矛状与双链 DNA 形成链间或链内的交叉连接,主要与鸟嘌呤、胞嘧啶和腺嘌呤结合,而不与胸腺嘧啶结合。虽然本品对 G$_1$ 期细胞较有效,仍属于非细胞周期特异性药物,为广谱的抗肿瘤药。顺铂的常规用量 40～60mg/m^2,大剂量为 100～120mg/m^2。

Abe 等报道术前单独使用的临床反应率(包括临床、影像学评估)和组织学反应率分别为56.8%和47.6%。在骨肉瘤化疗中,目前顺铂主要与多柔比星联合应用,两者的联合应用对骨肉瘤的有效率为40%~65%。顺铂通常采用静脉滴注方式给药,但其对骨肉瘤有良好的局部治疗效果,是骨肉瘤动脉内给药的首选药物。

1)不良反应:顺铂化疗的主要不良反应如下所述。

A. 肾毒性:单次中、大剂量用药后,偶会出现轻微、可逆的肾功能障碍,可出现微量血尿。多次高剂量和短期内重复用药,会出现不可逆的肾功能障碍,严重时肾小管坏死,导致无尿和尿毒症。

B. 消化系统:包括恶心、呕吐、食欲减低和腹泻等,反应常在给药后 1~6 小时内发生,最长不超过 24~48 小时。偶见血清转氨酶增加,停药后可恢复。

C. 造血系统:表现为白细胞和(或)血小板的减少,一般与用药剂量有关,骨髓抑制一般在 3 周左右达高峰,4~6 周恢复。

D. 耳毒性:可出现耳鸣和高频听力减低,多为可逆性,无须特殊处理。

E. 神经毒性:多见于总量超过 300mg/m² 的患者,周围神经损伤多见,表现为运动失调、肌痛、上下肢感觉异常等;少数病人可能出现大脑功能障碍,亦可出现癫痫、球后视神经炎等。

F. 过敏反应:如心率加快、血压降低、呼吸困难、面部水肿、变态性发热反应等,都可能出现。

G. 其他:高尿酸血症:常出现腿肿胀和关节痛;血浆电解质紊乱:低镁血症、低钙血症、肌肉痉挛;心脏毒性:少见心律失常、心电图改变、心动过缓或过速、心功能不全等;免疫系统:会出现免疫抑制反应;牙龈变化:牙龈会有铂金属沉积;患者接受动脉或静脉注射的肢体可能出现局部肿胀;疼痛、红斑及皮肤溃疡、局部静脉炎等少见;也有可能出现脱发、精子、卵子形成障碍和男性乳房女性化等现象;继发性非淋巴细胞白血病;血管性病变,如脑缺血、冠状动脉缺血、外周血管障碍类似 Ravnaud 综合征等不良反应少见。

2)注意事项:顺铂与其他药物的相互作用与注意事项如下。

A. 下列患者用药特别慎重:即往有肾病史、造血系统功能不全、听神经功能障碍、用药前曾接受其化疗或放射治疗及非顺铂引起的外周神经炎等。应注意避免同时联合使用影响肾功能的药物,如氨基糖苷类抗生素、两性霉素 B 等。

B. 治疗前后、治疗期间和每一疗程之前应作如下检查:肝、肾功能,全血细胞计数,血钙以及听神经功能、神经系统功能等检查。此外,在治疗期间,每周应检查全血细胞计数。通常需待器官功能恢复正常后,才可重复下一疗程。

C. 大剂量顺铂化疗时常规给予水化和甘露醇、呋塞米利尿。使用方法:治疗前 12 小时开始给予 1000~2000ml 生理盐水,治疗前 6 小时开始给予甘露醇 12.5g 利尿,化疗开始后继续使用等渗盐水至 24 小时(总液量 3000ml 以上),治疗期间尿量以 100~150ml/h 为宜。

D. 与秋水仙碱、丙磺舒或磺吡酮(sulfinpyrazone)合用时,由于顺铂可能提高血液中尿酸的水平,必须调节其剂量,以控制高尿酸血症与痛风。抗组胺药、吩噻嗪类药或噻吨类药(thioxanthene)与顺铂合用,可能掩盖耳毒性的症状,如耳鸣、眩晕等。

E. 与异环磷酰胺合用,会加重蛋白尿,同时有可能会增加耳毒性。顺铂化疗期间,由于其他具有肾毒性或耳毒性药物(例如头孢菌素或氨基糖苷类)会增加顺铂的毒性,需避免合并使用。

有学者提出使用卡铂代替顺铂,以减少肾毒性和耳毒性,但动物实验和临床研究均显示骨髓抑制发生率和严重程度明显增高,而且其疗效明显降低。因此目前并不推荐用卡铂代替顺铂用于骨肉瘤的化疗。

(3)甲氨蝶呤(MTX):是一种广泛用于临床的抗叶酸类抗肿瘤的药物,其抗肿瘤的作用机制是:甲氨蝶呤的化学结构与叶酸相似,可与二氢叶酸还原酶(DHFR)形成不可逆性结合,阻止 DHFR 将体内的二氢叶酸(FH_2)还原为四氢叶酸(FH_4),使细胞内有毒的抑制底物多谷酰的 FH_2 大量堆积,嘌呤核苷酸和胸腺嘧啶核苷酸的合成因一碳基团不能转移而停止,DNA 和 RNA 的合成中断而产生细胞毒作用,从而阻止肿瘤细胞合成,对肿瘤细胞的生长与繁殖起到抑制作用。

大剂量甲氨蝶呤(high-dose methotrexate,HD-MTX),一般是指每次使用比常规剂量大 100 倍(20mg/kg 或每次 1.0g)以上的甲氨蝶呤静脉滴注,一般滴注 4～6 小时,使一段时间内血液中药物浓度达到较高水平,促使甲氨蝶呤进入细胞内的数量增加,达到 0.1mmol/L 以上的有效浓度。另一方面,血液中药物浓度增加还可以扩散到血运较差的实体瘤中,并能通过血-脑、血-房水和血-生精小管等生理屏障。大剂量治疗可以取得较一般常规用药为高的疗效。根据国内外治疗经验,骨肉瘤大剂量甲氨蝶呤化疗推荐剂量为 8～12g/m²。

大剂量甲氨蝶呤是目前公认的最有效的单药抗骨肉瘤药物,其疗效与用药剂量呈正相关关系。研究表明,甲氨蝶呤的剂量强度是影响预后的主要因素,平均血峰浓度应≥700～1000μmol/L。北京积水潭医院大剂量甲氨蝶呤治疗骨肉瘤的血药浓度标准要求如表 22-3 所示。

表 22-3　甲氨蝶呤治疗骨肉瘤的血药浓度标准

时间(h)	要求甲氨蝶呤血药浓度(μmol/L)	最低标准(μmol/L)
0	>1000	>800
24	<1	<10
48	<0.1	<1
72	<0.05	<0.05

大剂量甲氨蝶呤应用时易诱发严重不良反应,如肾衰竭、严重骨髓抑制、肝损害、胃肠道反应、皮肤黏膜反应以及因此而引起的继发性感染、出血等。利用正常细胞与肿瘤细胞之间的差异,可以用叶酸解救大剂量甲氨蝶呤对正常细胞的毒性。同时应注意"第三空间"的问题,即胸腔积液、腹水。在这些地方甲氨蝶呤排泄缓慢,容易造成半衰期延长和加重毒性反应。病人同时使用水杨酸类、苯妥英、巴比妥、磺胺类、皮质类固醇等药物时,会延长甲氨蝶呤的作用和毒性反应。因之在甲氨蝶呤静脉滴注结束后必须采取解毒措施,使患者脱离险境。

大剂量甲氨蝶呤的解救措施主要包括亚叶酸钙(CF)解救、水化、碱化尿液等。

1)亚叶酸钙解救:亚叶酸钙是 FH_4 的类似物,进入体内后,转变为亚甲基四氢叶酸和 N10-甲烯四氢叶酸,可参与 dTMP 的合成,所以外源给予亚叶酸钙,可以越过甲氨蝶呤所阻断的部位,使正常的生化反应继续进行,即继续合成 DNA 及蛋白质,起到解救作用。

甲氨蝶呤静脉滴注的时间与毒性反应呈正相关,故滴注时间不应过长,多在 10 小时以内,最常见的滴注时间为 4～6 小时。亚叶酸钙解救一般在甲氨蝶呤静脉滴注结束后 2～24 小时开始,6～15mg/m² 肌内注射或静脉注射,每 6 小时一次,一般用 12 次(即 3 日),待血中甲氨蝶呤浓度下降到安全阈以下,即 0.1mmol/L 以下时才能停止。在给予致死量的 10～15 倍时,亚叶酸钙须同时或稍后给予。亚叶酸钙的剂量及用法可因甲氨蝶呤剂量及静脉滴注时间不同而不同,必须监测血清甲氨蝶呤浓度,以便及时调整亚叶酸钙剂量,防止由于解毒药过量影响疗效及解毒剂量不足而产生严重毒性反应。

2)水化及利尿:甲氨蝶呤毒性大小与高浓度药物在血中持续时间长短呈正相关,即时间愈长,毒性愈大,因此在甲氨蝶呤之作用时间达到预期目的后,除应用亚叶酸钙解救外,还应采用一些必要的措施,以促进血液中甲氨蝶呤迅速经肾排出,这点在用药后 1～2 日内尤为重要,即给患者足量的液体,如鼓励患者饮水及输液;同时使用利尿药以增加尿量,使尿量维持在 3000ml/24h 以上,促使甲氨蝶呤排出。

3)碱化尿液:甲氨蝶呤是含有 2 个羧基的弱酸,其原形及部分代谢物 7-OH-甲氨蝶呤主要通过肾小球过滤及肾小管分泌排泄。在酸性环境中,一个羧基不发生电离,甲氨蝶呤的溶解度降低,尿中药物浓度超饱和,形成结晶沉积在肾小管内阻塞肾小管,引起急性肾功能损伤。因此,在大剂量甲氨蝶呤化疗期间需给予静脉输入碳酸氢钠,使尿 pH 值保持在 7 以上,否则易引起急性肾功能损伤,甚至肾衰竭,如此恶性循环而危及生命。

除了甲氨蝶呤的水化、碱化、亚叶酸钙解救外,在甲氨蝶呤使用过程中的注意事项尚有:

1)甲氨蝶呤与血浆蛋白结合的药物有竞争性:甲氨蝶呤进入血液后可与血浆蛋白结合,其结合率为 50%～70%。故与血浆蛋白结合的药物,如水杨酸类、保泰松、氨磺酰类等与甲氨蝶呤有竞争性,如果合并应用可使甲氨蝶呤与血浆蛋白的结合率下降,游离到血中的药物增加而使其血药浓度增高。

2)甲氨蝶呤与弱酸性药物有竞争性:甲氨蝶呤属弱酸性药物,主要由肾小球滤过和肾小管分泌排泄。故弱酸性药物,如丙磺舒及水杨酸类能竞争性地抑制甲氨蝶呤的肾小管分泌,减慢其排泄而使甲氨蝶呤维持在高血药浓度状态,易致中毒。

3)甲氨蝶呤与降低肾血流的药物、肾毒性药物的相互作用:降低肾血流的药物,如非甾体抗炎药及具有肾毒性的药物,如顺铂等,可减慢甲氨蝶呤的排泄而易导致严重的骨髓抑制。氨基糖苷类药物可影响甲氨蝶呤的 α 相,使甲氨蝶呤的血药消除下降,产生明显的肾毒性。

4)甲氨蝶呤与具有抗叶酸作用药物的相互作用:由于甲氨蝶呤为抗叶酸类抗肿瘤药物,具有抗叶酸作用的氨苯蝶啶、乙胺嘧啶等与之同用可使甲氨蝶呤的不良反应增加。

5)氟尿嘧啶(5-FU)与甲氨蝶呤之间具有时间依赖性的相互作用:氟尿嘧啶与甲氨蝶呤同时使用会产生拮抗作用,但如在应用甲氨蝶呤 4～6 小时后用氟尿嘧啶,则产生协同作用。因为先用甲氨蝶呤治疗可致嘌呤合成的抑制和细胞内磷酸核糖焦磷酸(PRPP)池的扩张,而氟尿嘧啶在体内通过乳清酸磷酸核糖转移酶活化成氟尿嘧啶核苷酸(FUMP)需 PRPP。因此,甲氨蝶呤预先治疗有助于氟尿嘧啶的活化,从而增进其抗肿瘤作用。

6)甲氨蝶呤与其他药物的相互作用:阿糖胞苷、柔红霉素可增加细胞摄取甲氨蝶呤,长春新碱阻止甲氨蝶呤向细胞外转运,均降低甲氨蝶呤血药浓度。青霉素类、头孢类、羟基脲、巯嘌呤、卡那霉素、皮质激素、博来霉素等可减少细胞摄取甲氨蝶呤,从而增加其血药浓度。

门冬酰胺酶能抑制蛋白质的合成,使细胞停止于 G_1 期,不能进入 S 期,从而降低其对甲氨蝶呤的敏感性,限制甲氨蝶呤的骨髓毒性。

北京积水潭医院骨肿瘤科经验为:①常规解救标准方案:甲氨蝶呤结束后 6 小时开始,亚叶酸钙 15mg,im,q6h,共 12 次。②早期延迟排泄的解救:当甲氨蝶呤血药浓度 24 小时≥50μmol/L,定义为早期延迟排泄。此时应予以亚叶酸钙 100-200mg,ivgtt,q2h 至甲氨蝶呤血药浓度<1μmol/L,再以亚叶酸钙 15mg,im,q6h 直至甲氨蝶呤血药浓度<0.05μmol/L。早期延迟排泄者须监测肝肾功能及电解质,如肾功能有异常时,有时需要配合血液透析;同时使用大剂量亚叶酸钙解救,注意警惕血钙水平。③晚期延迟排泄的解救:当甲氨蝶呤血药浓度 72 小时>0.05μmol/L,定义为晚期延迟排泄,应继续使用亚叶酸钙 15mg,im,q6h 直至甲氨蝶呤血药浓度<0.05μmol/L。此间如为预防口腔黏膜炎的发生,可将 100mg 亚叶酸钙加入 100ml 0.9%氯化钠溶液中配成漱口液进行解毒,还可口服康复新溶液等黏膜保护药物。

长春新碱(vincristine,VCR)是夹竹桃科植物长春花中提取出的生物碱,疗效比长春碱约高 10 倍,口服吸收差,静脉注射后迅速分布于各组织,进入肝内较多,瘤组织可选择地浓集药物,由于浓集于神经细胞较血细胞多,神经毒性较严重;很少透过血脑屏障,血浆蛋白结合率 75%,静脉注射 $t_{1/2\alpha}$ 为 0.07 小时,$t_{1/2\beta}$ 为 2.27 小时,$t_{1/2\gamma}$ 为 85 小时。在肝内代谢,通过胆汁排泄,可进入肝肠循环,70%随粪便排泄,5%~16%由尿排泄。因长春新碱与甲氨蝶呤有协同作用,常形成 MTX-CF-VCR 方案,骨肉瘤长春新碱化疗剂量推荐:长春新碱 1.5mg/m^2,最大剂量不超过 2mg。

(4)异环磷酸胺(ifosfamide,IFO)-美司钠(mesna):异环磷酸胺是近年来被证实对骨肉瘤有效的第 4 种化疗药,对未经治疗的患者,其有效率可达 31%。意大利的 Rizzoli 研究所、德国的骨肉瘤协作组以及哈佛大学附属医院麻省总院的方案中均采用了异环磷酸胺。一些在术前化疗方案中加入异环磷酸胺的研究表明,保肢率可达 95%,2 年无瘤生存率为 85%,且疗效与异环磷酸胺的剂量呈正相关。

异环磷酸胺为环磷酰胺异构体,与环磷酰胺不同之处是有一个氯乙基接在环内的 N 原子上,在体外无活性。静脉滴注进入血液,很快分布在各组织中,经肝微粒酶激活后,变成异环磷酰胺氮芥后起细胞毒作用。本品活化物和肿瘤细胞 DNA 发生交叉连接,阻止 DNA 复制,裂解 DNA,作用较强,属于细胞周期非特异性药物,作用优于环磷酰胺或相等。常见的用法用量:静脉滴注 每次 40~50mg/kg,溶于 0.9%氯化钠注射液或复方氯化钠 500~1000ml 中,滴注 3~4 小时,每天 1 次,连续 5 天,或每天 1.2~2.8g,连续 4~5 天为一个疗程,3~4 周重复。为防止泌尿系统毒性,同时给予尿路保护剂美司钠,于同时及以后的 4、8、12 小时各静脉注射美司钠一次,每次剂量为本品的 20%,并需补充液体。在骨肉瘤中所使用的异环磷酸胺是大剂量,可至 15g/m^2,每 21 天为一周期。主要经肝活化,产生醛化形式,分散在血浆和周围组织中,产生丙烯醛和烷化产物。丙烯醛与膀胱黏膜上皮结合,可引起黏膜损伤,膀胱镜检可见黏膜充血、水肿,进而黏膜出血、上皮坏死及溃疡形成,如溃疡面积较大,则可引起膀胱大量出血。由于异环磷酸胺的低活化率导致膀胱毒性代谢物丙烯醛的暴露时间延长,需常规与尿路保护剂美司钠合用,并在给药前后大量补液,碱化尿液,促进尿液排泄。

美司钠不影响异环磷酸胺的疗效及其毒性,因美司钠的排泄速度较环磷酰胺、异环磷酰胺及其代谢产物快,故应重复给药。美司钠的常用量为环磷酰胺、异环磷酰胺剂量的 20%,

静脉注射或静脉滴注,给药时间为 0 小时段(用抗肿瘤药的同一时间)、4 小时后及 8 小时后时段共 3 次。对儿童投药次数以较频密(例如 6 次)及在较短的间隔时段(例如 3 小时)为宜。

1)不良反应:异环磷酰胺的主要不良反应如下。

A. 泌尿道毒性:为剂量限制性毒性,静脉推注或大剂量滴注常引起血尿,严重者出现无尿、氮质血症、急性肾小管坏死、管型尿、肾盂肾炎、肾小球功能不全。血尿是由于异环磷酸胺的代谢产物丙烯醛引起出血性膀胱炎,可表现为血尿、排尿困难、尿频和尿急,可在给药后几小时或几周内出现,通常在停药后几天内消失,同时使用美司钠、分次给药和适当水化可以降低这一不良反应的发生率。

B. 消化道症状:恶心、呕吐,与剂量、方案相关,大剂量快速注射时呕吐明显,一般用药后数小时开始,可持续 3 天。

C. 骨髓抑制:为主要毒性,多为轻度到中度的白细胞和血小板减少,给药后 7～14 天为最低,大多可在第 21 天恢复正常。

D. 脱发:常见,用药后 2～4 周一半病人出现脱发。

E. 血清转氨酶和碱性磷酸酶短暂升高:可自行恢复。

F. 中枢神经系统毒性:与剂量相关,表现为焦虑不安、乏力、幻觉、嗜睡和精神错乱,因为药物容易进入中枢神经系统,但活性代谢物不能达到治疗水平。

G. 长期用药可产生免疫抑制、垂体功能低下、不育和第二肿瘤。

2)注意事项:异环磷酰胺与药物的相互作用和注意事项如下。

A. 如不给尿路保护剂,18%～40%患者可出现血尿,所以应同时配合应用尿路保护剂及适当水化。

B. 肾毒性表现为血肌酐的升高,高剂量时甚至可以导致肾小管坏死,儿童长期应用异环磷酸胺可引起 Fanconi 综合征。所以肾功能不全的病人慎用。先前应用顺铂患者可加重异环磷酸胺的骨髓抑制、神经毒性及肾毒性。同时使用抗凝血药物可能引起凝血机制的紊乱而导致出血风险。同时使用降血糖药如磺脲类,可增强降血糖作用。

美司钠:生理上与半胱氨酸-胱氨酸类似,在体内该药迅速经过酶的催化氧化作用变成其代谢物美司钠二硫化物。美司钠也可以与其他内生的硫化物(如胱氨酸等)反应形成混合的二硫化物。这些产生的二硫化物可以使血浆中硫化物水平暂时下降。静脉用美司钠后,只少量药物以硫化物的形式存在于全身血液循环中。美司钠二硫化物是稳定的。其分布在循环中,且迅速运送到肾。在肾小管上皮内,大量的美司钠二硫化物再降解为游离硫化物的形式。异环磷酸胺和环磷酰胺在体内分解产生丙烯醛,是较强的泌尿道毒性物质。美司钠就可以与尿液中环磷酰胺和异环磷酰胺 4-羟基代谢物、丙烯醛发生反应从而起保护作用。

静脉注射用药时,成人美司钠半衰期大约为 1 小时,用药后肾清除药物立即开始,用药的第一个 4 小时内排泄主要以游离硫化物形式排除,大约 2 小时到达高峰,而后主要以二硫化物的形式排除。膀胱中游离美司钠的尿液生物利用度相当于 50%。美司钠及美司钠二硫化物的总排泄率接近 100%。连续静脉输注药物与静脉注射药物相比,最大值略低,但游离硫化物水平较一致。使用连续性静脉输注方式给予异环磷酰胺时,美司钠可以在 0 时段给予 20%的异环磷酰胺剂量,而后该药可按照异环磷酰胺剂量的 100%与其同步输注,最后应再加 6 小时至 10 小时的美司钠(达到异环磷酰胺剂量的 50%)输注,以更好地保护泌尿道。

(5)骨肉瘤化疗的国外和国内现状

1)国外:目前大多数骨肿瘤治疗中心多采取多药联合方案,同时应用多柔比星、甲氨蝶呤、顺铂和异环磷酰胺,但具体联合方案不同机构有所差异,甚至有些学者对于复杂的联合方案的真正价值提出质疑。如欧洲骨肉瘤协作组(European Osteosarcoma Intergroup, EOI)采用顺铂和多柔比星两药联合(6个疗程,共18周)与Memorial Sloan Kettering肿瘤中心的改良T10方案(8药联合,共44周)比较,发现两组患者的生存率没有差别,5年无疾病生存率和总生存率分别为44%和55%。但遗憾的是,在该研究中,8药联合治疗组的患者依从性明显低于两药联合组,而且两组患者的生存率均低于大多数机构报道的60%~80%,因此,是否可以采取简单的联合化疗仍需要深入研究。

2)我国每年新发骨肉瘤患者数一直位居世界前列。北京积水潭医院于20世纪50年代在国内率先建立骨与软组织肿瘤诊治专业,在宋献文教授和孙燕院士的指导下,几乎与国际同步,于20世纪70年代率先在我国开展骨肉瘤的辅助和新辅助化疗。2007年,中国抗癌协会肉瘤专业委员会成立了化疗学组,希望能够引领中国骨肉瘤的规范化化疗逐步达到国际先进水平。2008年国内从事骨肉瘤治疗的17家单位参加了由化疗学组举办的骨肉瘤高峰论坛,会议中各单位首先分享了各自治疗骨肉瘤的经验,会后对数据进行了汇总分析,结果显示:共2015例骨肉瘤患者,接受新辅助化疗的病例占64.7%~100%,平均为77%;接受辅助化疗的病例占8%~35.3%,平均18%。5年生存率37.5%~77.6%,平均64%,5年无疾病生存率为34.8%~69.7%,平均为56.0%。从结果可以看出,我国骨肉瘤治疗存在的一个很重要的问题是对化疗重视不够。

关于骨肉瘤化疗方案,目前国内各家医院并不一致,现以北京积水潭医院为例,可以略窥一斑。术前化疗4~6个疗程,其中甲氨蝶呤$8\sim12g/m^2$,异环磷酰胺$3g/m^2$(连续5天),多柔比星$30mg/m^2$(连续3天),顺铂$120mg/m^2$。术后化疗以6个疗程为一周期,进行2~3个周期,每两个周期之间间隔1~3个月,术后化疗持续1~1.5年,仍以甲氨蝶呤、异环磷酰胺为主单药化疗,交替使用多柔比星和顺铂。

2005年北京积水潭医院骨肿瘤科报道了根据以上化疗方案治疗的国内病例数最大的骨肉瘤治疗回顾性研究,定义完成上述化疗方案的为规律化疗,因各种原因不能完成或未化疗的定义为非规律化疗,结果显示规律化疗5年生存率78.5%,而非规律化疗仅为35.2%,所有病例总保肢率为69.8%。本结果一方面充分显示了化疗对于骨肉瘤治疗的重要性,另一方面也说明北京积水潭医院骨肿瘤科接受规律化疗的骨肉瘤治疗5年生存率和保肢率均达到国际先进水平。

(6)老年患者的化疗:普通型骨肉瘤多发生在青少年,发生在40岁以上患者的为数较少,几乎全部前瞻性的随机对照研究都把年龄限定在40岁以内。目前有关中老年患者的化疗研究报道很少,而且几乎都是回顾性的。既往一般认为,中老年骨肉瘤患者的预后较差,至少有两个原因:其一,因为患者年龄大,化疗难度大;其二,患者年龄越大,中轴骨部位的发病率越高,而中轴骨部位手术广泛切除相对困难。这两点显示了老年骨肉瘤患者化疗的困难和重要性。EMSOS进行了一项回顾性的研究,共481名40岁以上的骨肉瘤患者入组,该研究得出结论,通过外科手术和化疗,中老年骨肉瘤患者同样可以治愈,因此对于老年骨肉瘤患者的治疗大可不必悲观。意大利肉瘤协作组(Italian Sarcoma Group,ISG)、斯堪的纳维亚肉瘤协作组(Scandinavian Sarcoma Group,SSG)及COSS联合提出了一套针对41~

65岁骨肉瘤的化疗方案,药物主要包括多柔比星、顺铂和异环磷酰胺,不建议使用甲氨蝶呤,除非以上三药联合肿瘤坏死率极低,但即使如此,甲氨蝶呤剂量也不宜超过8g/m²。

(7)转移性骨肉瘤的二线治疗:转移性骨肉瘤的二线治疗是骨肉瘤化疗的难点,据Bacci报道,长期生存率不足20%,但到目前为止,国际上没有标准的骨肉瘤二线治疗方案。COSS协作组的研究显示:对于转移灶不能完整切除的病例,二线治疗方案有一定的疗效,但有限;对于转移灶能够完整切除的病例,尽管某些回顾性的研究中显示一定的疗效,但没有设计良好的随机对照研究能够证实某种二线治疗方案有显著的疗效。

六、药物不良反应的处理

目前使用的绝大多数抗肿瘤药主要是通过抑制细胞增殖和肿瘤生长来发挥抗肿瘤作用。由于细胞增殖是许多正常细胞和肿瘤细胞的共同特点,因此,绝大多数抗肿瘤药对正常细胞也会产生一定毒性,特别是那些新陈代谢旺盛的细胞,如骨髓造血细胞、消化道黏膜细胞、皮肤及毛囊细胞等。化疗药物的不良反应往往会造成化疗失败,治疗预后差。骨肉瘤的经典化疗方案通常采用大剂量的细胞毒药物,更易诱发不良反应,其防治就显得尤为重要。

1. 骨髓抑制　骨髓抑制是甲氨蝶呤的剂量限制性毒性,如白细胞、中性粒细胞减少、血小板减少等多在大剂量甲氨蝶呤化疗后一周左右出现。异环磷酰胺、多柔比星骨髓抑制发生率相比甲氨蝶呤较低,顺铂的骨髓抑制一般较轻,发生概率与每疗程剂量有关,若≤100mg/m²,发生概率为10%~20%,若剂量≥120mg/m²,则约40%。

化疗药物引起的骨髓毒性具有以下特点:①剂量限制性;②对粒细胞系影响最大,其次为血小板,而红细胞系由于半衰期长,所受影响有时不易察觉;③随着累积量增加,骨髓抑制也逐渐加重,多数患者在化疗过程中骨髓毒性逐渐加重,恢复时间逐渐延长,甚至无法恢复到正常。为保证化疗的正常进行和减少化疗的骨髓毒性,通常需要给予对症支持。可应用G-CSF、TPO、EPO等药物促进骨髓功能的恢复。如果发生严重的骨髓抑制,感染、出血风险明显加大,若同时合并严重的黏膜破溃,更增加了真菌感染的机会,此时应积极给予经验性抗感染治疗,并及时留取微生物标本,待结果回报,可根据药敏结果决定是否需要调整用药,具体标准可参照中国《中性粒细胞缺乏伴发热患者抗菌药物临床应用指南》。

(1)升白细胞药物:临床主要用于预防和治疗肿瘤放疗或化疗后引起的白细胞减少症、治疗骨髓造血功能障碍及骨髓增生异常综合征、预防白细胞减少可能潜在的感染并发症以及使感染引起的中性粒细胞减少的恢复加快。

1)粒细胞集落刺激因子(granulocyte colony stimulating factor,G-CSF):G-CSF主要用于中性粒细胞系造血细胞的增殖、分化和活化,是一种糖蛋白,含有174个氨基酸,分子量约为20 000。主要由单核细胞和巨噬细胞受内毒素、TNF-α和IFN-γ活化后产生。

2)重组人粒细胞巨噬细胞集落刺激因子(rhGM-CSF):作用于造血祖细胞,促进其增殖和分化,其重要作用是刺激粒、单核巨噬细胞成熟,促进成熟细胞向外周血释放,并能促进巨噬细胞及嗜酸性粒细胞的多种功能。

(2)促红细胞生成素:促红细胞生成素(erythropoietin,EPO)是由肾分泌的一种活性糖蛋白,作用于骨髓中红系造血祖细胞,能促进其增殖、分化。皮下注射给药吸收缓慢,2小时后可见血清红细胞生成素浓度升高,血药浓度达峰值时间为18小时,骨髓为特异性摄取器官,药物主要为肝和肾摄取。红细胞生成素给药后大部分在体内代谢,药物以原形经肾排泄的量小于10％。用于治疗慢性肾衰竭患者的贫血症。对于肿瘤患者常见有血压升高、心悸,偶见瘙痒感、皮疹、痤疮、GOT 或 GPT 值升高、恶心、呕吐、眩晕、头痛、发热、血钾升高等。血液透析不能控制动脉血压升高的患者,白血病、铅中毒及感染患者禁用,有药物过敏者、变态反应体质者慎用。应及时对用本品治疗者的血压进行监测,必要时给抗高血压药。应注意血管栓塞情况,有时需增加肝素的剂量。必要时补铁,使患者的转铁蛋白饱和度维持在20％以上。

（3）促血小板生成:目前临床上主要治疗血小板减少症的方法有输注血小板,使用重组白介素 11(rhIL-11)、重组人血小板生成素(rhTPO)。

1)由于输注血小板可引起输血相关并发症,以及患者惧怕因输注血小板感染传染病而拒绝输注;输注血小板还易产生血小板相关抗体(主要是 HLA 抗体)和血小板特异抗体(HPA 抗体),尤其是 HLA 相关抗体会严重影响血小板的输注疗效,甚至导致血小板输注无效(FIR)和目前血源供应紧缺,从而在一定程度上限制了其应用。

2)重组白介素-11 是通过刺激造血干细胞和巨核祖细胞增殖,诱导巨核细胞的成熟分化,增加体内血小板的生成,从而提高血液内血小板计数,但其不良反应的发生率相对较高,尤其是 rhIL-1l 治疗过程中可能发生的心脏毒性,包括心源性晕厥、心动过速以及房性或室性心律失常等,危及生命,因此在临床应用中应予重视。

3)重组人血小板生成素是通过刺激巨核细胞生长及分化的内源性细胞因子,通过与其特异性受体 MPI 结合而产生生物学效应,对巨核细胞生成的各个阶段均有刺激作用,参与巨核细胞的增殖分化成熟和分裂形成有功能的 PLT 的全过程,应用后一周即起效。TPO主要产生于肺和肾,又称巨核细胞生长衍生因子(MGDF),不仅能特异性地刺激巨核系祖细胞增殖分化,促进巨核细胞成熟,还能强烈促进核细胞或巨噬细胞和红系祖细胞的恢复,有诱导造血祖细胞动员进入外周循环的作用。

2. 心脏毒性　心脏毒性是蒽环类药物的剂量限制性毒性,有急性、亚急性和慢性等临床表现形式。急性心脏毒性在给药后立刻发生,发生率低于 1％,表现为心脏收缩力的一过性下降,通常为可逆性的。亚急性的心脏毒性发生率为 1.6％～2.1％,在治疗过程中或治疗结束后的 1 年内发生,与累积剂量有关。慢性心脏毒性出现在治疗结束后至少 1 年以后,发生率为 1.6％～5.0％。亚急性和慢性心脏毒性通常不可逆。心脏毒性的发生与蒽环类药物的累积剂量密切相关,多柔比星的累积剂量达到 $400mg/m^2$ 时,心功能不全发生率为3％～5％;累积剂量达到 $550mg/m^2$ 时,发生率为 7％～26％;累积剂量达到 $700mg/m^2$ 时,发生率可达 18％～48％。因此,多柔比星的累积剂量推荐不超过 $450～550mg/m^2$。

增加多柔比星心脏毒性发生的危险因素有儿童,高龄,女性,合并心血管疾病,静脉注射药物,单次大剂量用药,与环磷酰胺、紫杉醇类药物合用,纵隔放疗等。其他,如异环磷酰胺、甲氨蝶呤也可发生左心室功能障碍,发生率相对较低。

2011 年版《防治蒽环类抗肿瘤药心脏毒性的中国专家共识》指出,右丙亚胺(DZR)是唯一经过循证医学证据表明可以有效预防蒽环类心脏毒性的药物,具体使用方法见表 22-4。其他心脏保护剂,包括辅酶 Q10、左卡尼汀、乙酰半胱氨酸、抗氧化剂(维生素 C 和维生素 E等)以及其他铁螯合剂(如去铁胺和 EDTA)等,理论上讲也可能具有一定的心脏保护效果,但其防治心肌病的作用尚需要进一步研究。

表 22-4　右丙亚胺使用注意事项

项目	内容
使用时间	第一次使用蒽环类药物前联合应用右丙亚胺,可以预防蒽环类药物心脏毒性
使用剂量	右丙亚胺与多柔比星的剂量比为 20:1
使用方法	使用专用溶媒乳酸钠配制后,再用 0.9%氯化钠或 5%葡萄糖注射液稀释至 200ml,快速静脉输注,30 分钟内滴完,滴完后即刻给予蒽环类药物
注意事项	(1)为确保全面实现右丙亚胺的心脏保护潜能,在首次使用蒽环类药物治疗时,即应开始右丙亚胺治疗,并且每次使用蒽环类药物时都应该重复使用右丙亚胺治疗 (2)需避光保存,冻干药物不得在 25℃以上贮存,复溶药物应立即使用,如果不能立即使用,在 2~8℃下贮存不得超过 6 小时 (3)为避免在注射部位出现血栓性静脉炎,右丙亚胺不得在乳酸钠溶液稀释之前输注

3. **肾毒性**　肾作为药物代谢和排泄的重要脏器,常受到抗肿瘤药的严重影响。抗肿瘤药的肾毒性多为剂量依赖,或在联合用药后加重,而且临床表现轻重不一,出现时间长短不等,有的甚至可延迟至停药后的数年。因此,充分了解抗肿瘤药的肾毒性特征,对于减少药源性肾损害具有重要意义。

(1)肾毒性的发生机制:抗肿瘤药对肾的损害有两种机制:①直接肾毒性作用。从肾排泄的抗肿瘤药,在肾的浓度较高,容易造成肾小管损害和肾小球损伤,出现蛋白尿或肾病综合征。②引起肿瘤细胞急剧破坏导致肿瘤溶解综合征,即对抗肿瘤药敏感的肿瘤,如恶性淋巴瘤和白血病化疗过程中,由于肿瘤细胞快速破坏,细胞核内核酸大量释放,导致高尿酸血症、高黄嘌呤血症、高磷血症和高钾血症,并进而引起急性肾衰竭的一组代谢紊乱综合征。抗肿瘤药引起肾损害而产生的临床表现主要有肾小管功能障碍、肾内梗阻、急性和慢性肾衰竭、溶血性尿毒症综合征等。肾毒性最早症状可为蛋白尿和管型尿,继而可发生氮质血症、肾功能减退,严重时可出现急性肾衰竭和尿毒症等。

抗肿瘤药的肾毒性程度受多方面因素的影响。多数药物的肾毒性呈剂量依赖性,小剂量单次使用时肾毒性较小;大剂量或多次使用,或几种抗肿瘤药联用时肾毒性增加。药物的作用机制和肾毒性之间有显著关系,细胞特异性弱的抗肿瘤药,如作用机制为影响细胞核酸、DNA 合成,破坏 DNA 结构等的药物,对全身增生活跃的细胞,包括肾小管上皮细胞均有广泛影响,易产生肾毒性;干扰蛋白质合成的药物,如长春新碱、紫杉醇,以及作用靶点较少的药物,如利妥昔单抗、曲妥珠单抗等,对肾的毒性较小。抗肿瘤药自身的药动学性质也与肾毒性相关,经过肾排泄,或在肾组织中浓度较高者,容易引起肾毒性。除药物方面的因素外,肾毒性的发生也与肿瘤患者密切相关,当患者存在血容量不足,已有肾实质疾病或肾功能损害、水电解质紊乱及尿道梗阻等易感因素时,发生肾损害的概率增加。

(2)具有肾毒性的抗肿瘤药:常见引起肾损害的抗肿瘤药有以下几类。

1)烷化剂:主要包括环磷酰胺(CTX)、异环磷酰胺(IFO)、环亚硝尿(CCNU)以及卡莫司汀(BCNU)。

2)抗代谢类:包括甲氨蝶呤(MTX)、阿糖胞苷(Ara-C)、硫鸟嘌呤、氟尿嘧啶(5-FU)。

3)抗生素类:包括丝裂霉素(MMC)、普卡霉素等。

4)铂类包括顺铂(DDP)、卡铂。

5）其他药物：如 α_2 干扰素、白细胞介素-2、门冬酰胺酶。

（3）主要减轻肾损害的药物

1）谷胱甘肽：谷胱甘肽可减轻化疗药物的不良反应。谷胱甘肽能够通过与顺铂产生的自由基反应而对抗顺铂诱导的呕吐，抑制其引起的异食癖，逆转胃排空延迟，改善胃部不适等症状，但不增进食欲。

谷胱甘肽及其酯化物能够缓解顺铂的肾毒性，关于其机制是否包括减少铂在肾内蓄积仍有争议。肾对巯基（—SH），特别是还原型谷胱甘肽（GSH）的利用能力，在细胞抵抗各种化学毒物的过程中，以及毒物造成细胞损伤的程度上起重要作用。肾小管上皮细胞可摄取半胱氨酸等成分合成 GSH，也可从细胞外摄取现成的 GSH。但 Lash 等研究表明，新分离的肾小管上皮细胞摄取半胱氨酸及合成 GSH 较慢；在中毒情况下，细胞维持-SH 呈还原状态，主要依靠从细胞外摄取现成的 GSH，而不是细胞自身合成 GSH。

用法：还原型谷胱甘肽 $1.5g/m^2$，静脉注射，在加顺铂前 4 小时加入过量的半胱氨酸，尽管肾小管上皮细胞摄取半胱氨酸较慢，但因加入的浓度高（5mmol/L），故可被摄入的量也随之增多，并可和甘氨酸、谷氨酸合成 GSH，再加入顺铂后，细胞内新合成的 GSH 就可起保护作用。

2）化学保护剂的应用：化学保护剂又称细胞保护剂，本身并无抗肿瘤作用，但与化疗或放射治疗合用应用时，能够保护机体正常细胞免受化疗的伤害，而不影响化疗药物或放疗的抗肿瘤效果。目前根据化学保护剂的作用机制一般将其分为两类：①干扰细胞毒药物对正常细胞的杀伤作用；②增强和促进受损正常细胞的恢复。代表药物如下：亚叶酸钙、美司钠、氨磷汀。

氨磷汀（amifostine）是美国 FDA 批准上市的第一个泛细胞保护剂，又称 WR2721，最初是作为放射保护剂。它是一种前体药，本身无细胞保护作用。在组织中被细胞膜结合的碱性磷酸酶水解为自由硫羟基（WR-1065）、对称二硫化物（WR-33278）、半胱胺等活性代谢产物。氨磷汀能选择性保护正常器官免受化/放疗的毒性攻击，而不保护肿瘤组织，因此能明显改善化/放疗患者的耐受性，提高其生活质量，保护正常组织免受化疗引起的细胞损害。正常组织细胞内碱性磷酸酯合成酶的含量远远高于肿瘤细胞内的含量，因此正常细胞内的 WR-1065 浓度更高。正常组织通过浓度依赖介导扩散方式转运 WR-1065，转运速度快；而在肿瘤组织只通过被动扩散，转运速度极慢。氨磷汀的分布、消除半衰期极短（分别为<1 分钟和 88 分钟），90％的药物在 6 分钟内从血浆内清除，肿瘤组织对氨磷汀的摄取极微。

（4）肾功能损害时抗肿瘤药剂量的调整：为了尽可能减少化疗药物对肾的损害，化疗前需检测肾功能。肾小球滤过率（GFR）可反映肾功能情况，正常人 GFR＞60ml/min。若GFR 降低，表示肾对药物的清除能力减弱，经肾排泄的药物，如博来霉素（BLM）、顺铂、丝裂霉素、甲氨蝶呤等，在体内的半衰期延长，消除减慢，毒性增加。因此，应该根据 GFR 对这些抗肿瘤药的剂量进行调整（表 22-5），防止毒性反应发生。

表 22-5　GFR 剂量调整

GFR(ml/min)	用量	需要调整剂量的药物
＞60	100％	BLM、DDP、CTX、MTX、MMC、亚硝脲类
30～60	75％	BLM、MMC

续表

GFR(ml/min)	用量	需要调整剂量的药物
	50%	DDP、MTX
	不用	亚硝脲类
10~30	75%	BLM、MMC
	不用	DDP、MTX、亚硝脲类
<10	50%	BLM、CTX、MMC
	不用	DDP、MTX、亚硝脲类

4. 胃肠道毒性　由于消化道上皮细胞的增殖较快,增殖周期较短(24~48 小时),很易受到抗肿瘤药的影响,用药后可见消化道黏膜受损、上皮细胞分裂停止、上皮脱落、肠壁变薄等。临床上可见口腔白斑、红斑、食欲减退、恶心、呕吐、腹泻、腹痛,严重时引起胃肠道出血、肠梗阻及肠坏死等。

恶心、呕吐是临床上常见的消化道反应,依据《NCCN 化疗所致恶心呕吐防治指南》,静脉给药顺铂、异环磷酰胺$\geqslant 2g/m^2$、多柔比星$>60mg/m^2$ 时具有高度催吐危险,推荐止吐方案为 5-HT$_3$ 受体抑制剂＋地塞米松＋神经激肽-1(NK-1)受体抑制剂±劳拉西泮±H$_2$ 受体拮抗剂或质子泵抑制剂;甲氨蝶呤具有中度催吐风险,可选择方案是 5-HT$_3$ 受体抑制剂＋地塞米松±NK-1 受体抑制剂±劳拉西泮±H$_2$ 受体拮抗剂或质子泵抑制剂。联合化疗时,应根据最高致吐风险级别的化疗药给予镇吐药。

(1)5-HT$_3$ 受体抑制剂是应用最多的一种镇吐药,其止吐效果相似,不良反应轻微,可互相替代。目前市售的制剂包括短效、中效、长效制剂。具体见表 22-6。昂丹司琼(ondansetron)与格拉司琼(granisetron)的药物稳定性相似,但格拉司琼的药物相容性更广。恩丹司琼与抗肿瘤药安吖啶和氟尿嘧啶不相容。托烷司琼(tropisetron)口服优于皮下注射,提示它可直接在肠道起作用,也可由肠道吸收后通过血液循环产生作用。此外,其止吐作用除了 5-HT$_3$ 受体机制外,可能还有 5-HT$_4$ 受体机制。托烷司琼与其他 5-HT$_3$ 受体拮抗剂相比,具有不良反应轻、耐受性好、药物间反应低和作用时间长的特点。帕洛诺司琼(palonosetron)半衰期较长,不推荐 7 天内重复用药。

表 22-6　5-HT$_3$ 受体抑制剂的特点

	昂丹司琼	格拉司琼	托烷司琼	帕洛诺司琼
$t_{1/2}$(h)	3	3.1~5.9	7.3~30.3	40
5-HT$_3$ 受体亲和力	250~500 倍	4000~40 000 倍	治疗剂量下与其他受体无亲和力	
生物利用度(%)	75	65	59~71	62
特点	首个上市的高选择性拮抗剂	作用持久	首关效应与剂量有关,>45mg,利用度 100%	一次给药可维持 6 天

续表

主要代谢酶		CYP3A4	CYP3A4	CYP2D6	CYP2D6
CINV 控制		高剂量顺铂:CR 48%～73% 中致吐性药物:CR 60%～85% 迟发性 CINV 控制不佳:CR 28% 预期性 CINV 控制不佳			中致吐风险 CINV 控制率优于第一代
特殊人群	妊娠	B 级,不宜使用 暂停哺乳		禁用 暂停哺乳	B 级,不宜使用 乳汁分泌尚不明确
	儿童	4 岁以上 d1:5mg/m², iv d2～5:4mg, bid	不明确,应禁用	2 岁以上 d1:0.1mg/kg, iv d2～6:po	18 岁以下未明确
	老年	无须调整剂量			
肝损害		中重度肝损害 每天<8mg	无须调整	剂量减半	无须调整
肾损害		无须调整	无须调整	剂量减半	无须调整

(2)阿瑞匹坦(aprepitant):用于化疗后的急性和延迟性恶心或呕吐发作。还可用于重度抑郁症(伴焦虑)。阿瑞匹坦药理学作用:本品系神经激肽-1(NK-1)受体拮抗药(P 物质拮抗剂),对人 NK-1 受体有高选择性亲和力,对 5-羟色胺(5-HT₃)、多巴胺和皮质激素受体的亲和力很低。P 物质是一种位于中枢和外周神经系统神经元中的速激肽(神经激肽),它与多种功能有关,包括呕吐、抑郁、炎性疼痛以及哮喘和其他疾病的炎症/免疫反应。P 物质的作用通过 NK-1 受体介导,NK-1 受体是一种 G 蛋白受体,与磷酸肌醇信号通路耦合。本品与大脑中 NK-1 受体结合,对该受体进行拮抗,从而治疗由 P 物质介导的疾患。临床试验证实,本品与 5-HT₃ 受体抑制药(如昂丹司琼及皮质激素地塞米松)合用,可进一步减轻顺铂诱发的急性和(或)延迟性呕吐。单用本品有一定的预防作用。

(3)甲泼尼龙抑制顺铂诱导的单核细胞释放 5-HT,激活延髓孤束核糖皮质受体,是一种重要的化疗镇吐药,作用机制不清。单药可用于接受低致吐风险药物化疗者;与 5-HT₃受体拮抗剂和阿瑞吡坦联合推荐用于高、中致吐风险药物化疗者。

5. 肝毒性 抗肿瘤药大多经肝肾代谢,因此肝毒性较为常见。1989 年欧洲和美国专家在巴黎举行的国际共识会议对药物性肝损害达成共识(巴黎共识),将肝损害定义为:血清ALT 或结合胆红素水平升高至正常值上限的 2 倍以上,或 AST、ALT 和总胆红素水平同时升高,且其中 1 项指标高于正常值上限的 2 倍以上。抗肿瘤药肝损害的诊断比较困难,一般符合以下条件时,认为药物性肝损害的可能性比较大:化疗前无基础疾病,化疗后出现临床症状或血生化异常,停药后肝损害改善,再次用药后肝损害出现更加迅速和严重。

甲氨蝶呤标准剂量时,大多以原形经尿排出;大剂量时,部分经肝代谢。甲氨蝶呤累积量越大,肝损害程度越重;单次剂量越大,发生肝损害的概率越高。大剂量甲氨蝶呤可致转氨酶升高,而用亚叶酸钙解救则明显减少。一般而言,大剂量应用常导致急性肝细胞损伤,临床症状迅速出现,而小剂量长期应用则主要与肝纤维化有密切关系。多柔比星在肝代谢,80% 经胆汁排泄。胆汁淤积会延迟多柔比星及其代谢产物清除,使毒性增加(如骨髓抑制、口角炎）。肝硬化或单纯转氨酶升高不影响药物代谢，不增加肝毒性。DDP 主要经过肾排泄，标准剂量可引起转氨酶轻度升高，偶可引起脂肪变性和胆汁淤积。异环磷酸胺肝毒性不常见，肝功能异常发生率约为 3％。

如果出现肝损害，则需根据损伤程度及时调整用药剂量或停药，并给予保肝药物治疗，保肝药物的种类繁多，包括抗炎类（复方甘草酸单铵）、解毒类（还原型谷胱甘肽、硫普罗宁等）及肝细胞膜稳定剂（多烯磷脂酰胆碱等）等。目前，对于急性药物性肝损伤尚缺乏特异性的治疗，对于抗肿瘤药化疗是否或者如何联合保肝药物尚存在争议，可参考《急性药物性肝损伤临床监测的共识意见（草案）》。

此外，还需注意慢性乙型肝炎患者化疗过程中病毒再激活及预防使用抗病毒药物的选择。美国肝病学会（AASLD）在 2009 年更新的慢性乙型肝炎指南中将乙型肝炎病毒（HBV）再激活定义为"非活动性 HBV 携带者或 HBsAg 阴性/抗-HBc 阳性者再次出现活动性肝炎症坏死"。日本专家则于 2012 年建议：对于 HBsAg 阳性患者，将 HBV 再激活定义为 HBV DNA 超过基线水平 10 倍或乙型肝炎 e 抗原（HBeAg）阴性患者血清 HBeAg 转阳；对于 HBsAg 阴性患者，HBV 再激活则定义为血清 HBsAg 转阳；对于基线 HBV DNA 不可测的患者，HBV 再激活的定义为血清 HBV DNA 可测到。高达 60％的肿瘤患者在接受化疗时会发生 HBV 再激活。

接受化疗的肿瘤患者发生 HBV 再激活的风险取决于多种因素，主要包括肿瘤的类型及所接受的治疗方案（表 22-7）、宿主因素、病毒学因素等。治疗方案可能影响宿主对病毒的免疫应答，因此也是 HBV 再激活的危险因素。蒽环类和类固醇类药物为 HBV 再激活的已知高危因素。曾有研究指出，类固醇药物可通过 HBV 基因组中的糖皮质激素应答元件直接刺激病毒复制而增加 HBV 再激活的风险。当然，这也取决于患者免疫抑制的程度。

未及时认识 HBV 再激活的后果，可引起严重甚至致命的肝炎发作；也可引起化疗中断，致使肿瘤治疗结局不佳。

表 22-7　能引起 HBV 再激活的药物

皮质激素类	地塞米松，甲泼尼龙，泼尼松龙
抗肿瘤抗生素	放线菌素 D，博来霉素，柔红霉素，多柔比星，表柔比星，丝裂霉素
植物生物碱	长春碱，长春新碱
烷化剂	卡铂，苯丁酸氮芥，顺铂，环磷酰胺，异环磷酰胺
抗代谢物	氟尿苷，阿糖胞苷，氟尿嘧啶，吉西他滨，巯嘌呤，甲氨蝶呤，硫鸟嘌呤
单克隆抗体类	阿仑珠单抗，利妥昔单抗
其他	天冬酰胺酶，多西他赛，依托泊苷，氟达拉滨，亚叶酸，干扰素，丙卡巴肼

抗病毒预防用药：对于 HBsAg 阳性患者，原则上应尽早给予抗病毒治疗，至少在启动化疗同时给予抗病毒治疗；对于 HBsAg 阴性/抗-HBc 阳性患者，若能保障患者对监测的依从性，可以严密监测，一旦 HBV DNA 水平可测则立即给予抗病毒治疗；若不能严密监测，原则上应尽早给予抗病毒治疗，至少在启动化疗的同时给予抗病毒治疗。启动化疗前已经出现明显活动性乙型肝炎症状的患者，应积极采取抗病毒治疗以控制病情。

1）拉米夫定（lamivudine）：对于 HBeAg 阳性的病人，根据已有的研究资料，建议应用本品治疗至少一年,且在治疗后发生 HBeAg 血清转换(即 HBeAg 转阴、HBeAb 阳性),HBV DNA 转阴,ALT 正常,经过连续 2 次至少间隔 3 个月检测确认疗效巩固,可考虑终止治疗。对于 HBeAg 阴性的病人,尚未确定合适的疗程,在发生 HBsAg 血清转换或治疗无效(HBV DNA 水平或 ALT 水平仍持续升高)者,可以考虑终止治疗。对于考虑出现 YMDD 变异的病人,如果其 HBV DNA 和 ALT 水平仍低于治疗前,可在密切观察下继续用药,并必要时加强支持治疗。

在慢性乙型肝炎病人中进行的临床研究显示,多数患者对拉米夫定有良好的耐受性。最常见的不良事件为不适和乏力、呼吸道感染、头痛、腹部不适和腹痛、恶心、呕吐和腹泻。严重不良事件有:乳酸性酸中毒和伴有脂肪变性的严重肝肿大,乙型肝炎的治疗后加重,胰腺炎,与药物敏感性下降和治疗反应减弱相关的病毒变异的出现。

2)恩替卡韦(entecavir):是目前乙肝抗病毒药物中最不易耐药、抗病毒作用最强、不良反应较低的药物,尤其适合长期用药、不能停药的患者,包括年龄较大、有合并症、免疫力低下、肝硬化腹水等人群。

6. 靶向药物 抗血管生成治疗是目前恶性肿瘤治疗的一个热点,为骨肉瘤的治疗提供了新的思路。重组人血管内皮抑制素(recombinant human endostatin)是唯一被 SFDA 批准的抗血管生成治疗药物。重组人血管内皮抑制素在体外能够显著抑制内皮细胞增殖、迁移和管状结构形成,在体内能够抑制肿瘤的生长。Ⅲ期临床研究结果显示,重组人血管内皮抑制素与 NP 方案联合能明显提高晚期非小细胞肺癌的反应率及中位疾病无进展时间,且安全性较好。动物实验的体内和体外的实验结果,重组人血管内皮抑制素单药对骨肉瘤具有抑瘤作用,与多柔比星联合用药具有协同作用,联合治疗的协同作用支持重组人血管内皮抑制素促使"肿瘤血管正常化"理论。化疗联合抗血管生成治疗骨肉瘤具有潜在的临床应用价值,值得进一步临床试验评估其疗效。

一项化疗联合围术期重组人血管内皮抑制素治疗无远处转移骨肉瘤的前瞻性非随机病例对照研究中,北京积水潭医院骨肿瘤科,从 2008 年 1 月至 2012 年 4 月共入组 272 例患者,对照治疗组给予术前化疗-手术-术后化疗,重组人血管内皮抑制素治疗组在对照治疗组的基础上在围术期给予 4 个周期的重组人血管内皮抑制素治疗,随访时间 6~59 个月(中位随访 20.2 个月)。结果显示,在围术期给予重组人血管内皮抑制素治疗骨肉瘤能够明显地提高无远处转移生存率和疾病无进展生存率(3 年 DMFS:对照组 65% VS 实验组 77%,$P=0.045$),安全性好,具有较好的临床应用前景。

7. 抗肿瘤辅助药物

(1)IL-2:即白细胞介素-2(interleukin-2,IL-2),是一种淋巴因子,通过 T 细胞、B 细胞、NK 细胞、巨噬细胞表面的受体而激活、诱导其他细胞因子活性。此外,它还具有多种生物学功能,包括诱导抗原刺激的 T 细胞增殖,增强 MHC 限制性抗原特异性 T 细胞毒作用,诱导大颗粒淋巴细胞、NK 细胞的 MHC 非限制性 LAK 活性等,在抗肿瘤免疫反应中有重要的生理调节作用。各种不良反应中最常见的是发热、寒战,而且与用药剂量有关,一般是一过性发热(38℃左右),亦可有寒战、高热,停药后 3~4 小时体温多可自行恢复到正常。个别患者可出现恶心、呕吐、类感冒症状。皮下注射者局部可出现红肿、硬结、疼痛,所有不良反应停药后均可自行恢复。使用较大剂量时,本品可能会引起毛细血管渗漏综合征,表现为低血压、末梢水肿、暂时性肾功能不全等。

（2）注射用胸腺五肽（thymopentin）：恶性肿瘤病人因放疗、化疗所致的免疫功能低下。本品为免疫调节药物，具有诱导 T 细胞分化、促进 T 淋巴细胞亚群发育、成熟并活化的功能，并能调节 T 淋巴细胞亚群的比例，使其趋于正常。在机体中，胸腺五肽通过提高 cAMP 水平，促进 T 细胞分化，并与 T 细胞特异受体结合，使细胞内 GMP 水平提高，从而诱发一系列胞内反应，起到调节机体免疫功能的作用。本品与许多常用药物合并使用，其中包括干扰素、消炎药、抗菌药物、激素、镇痛药、降压药、利尿药、治疗心血管疾病的药物、中枢神经系统药物、避孕药，没有任何干扰现象出现。本品与干扰素合用，对于改善免疫功能有协同作用。

（3）中成药辅助：人参、黄芪、鸦胆子油乳等药物在化疗期间有调节免疫、减少化疗不良反应作用，同时有小部分具有中药抗肿瘤作用。

第二节　尤因肉瘤

一、定义及分类

尤因肉瘤家族肿瘤（ESFT）包括尤因肉瘤（Ewing's sarcoma）、原始神经外胚层瘤（PNET）、阿斯金肿瘤、骨原始神经外胚层瘤和骨外尤因肉瘤。尤因肉瘤和原始神经外胚层瘤为发生于骨与软组织的小圆细胞肿瘤，由一个染色体易位 t(11;22)(q24;q12) 和相关的变异型引起。尤因肉瘤是低分化肿瘤，还有一个特点是高度表达细胞表面糖蛋白 CD99。典型尤因肉瘤发生在青少年和年轻成人。尤因肉瘤可发生在所有骨骼，原发性尤因肉瘤最常见的部位为股骨、骨盆骨和胸壁骨，但其他骨也可发生。当发生在长骨时，骨干是最常发病的部位。骨肿瘤指南将该检验列为尤因肉瘤患者的初步评估手段。

二、临床表现

1. 症状及体征　患部的疼痛和肿胀是绝大多数患者最初的表现。呈间歇性或持续性且强度不等，随时间的推移而加重。这些无特殊性的症状使尤因肉瘤的早期诊断相对困难。相当一部分尤因肉瘤患者可表现出全身症状：间断的低热，白细胞升高，核左移，血沉增快，贫血。局部皮肤发红，皮温升高，张力增大，静脉曲张，可触及的肿块。这些表现极易同骨髓炎相混淆。其原因是尤因肉瘤对组织出血坏死的反应，有人认为这些表现是预后不良的征兆。有 20%～30% 的尤因肉瘤患者就诊时即为多发或已有转移，可无症状或仅表现为发热、疲劳、厌食、体重下降，他们的预后比单发患者要差得多。尤因肉瘤还有一些相对少见的情况，包括长管状骨进行性破坏造成的病理性骨折（2%～10%），神经症状（下颌骨肿瘤造成的面神经感觉异常，骨盆和骶骨肿瘤造成肠道和膀胱功能异常，椎体肿瘤造成神经根和脊髓压迫症状）。中枢神经系统受侵较少见，一般只见于晚期明显血行播散和邻近肿瘤的直接侵犯。

2. X 线表现　主要为长管状骨的骨干或干骺端区域进行性的骨破坏，可发生在髓腔中心，也可发生在骨皮质、骨松质或骨膜下。肿瘤可向各方向生长，但主要沿骨的长轴。骨干中心病变扩展，造成骨松质破坏，并可蔓延到皮质，使中央管增宽。肿瘤穿出皮质刺激骨膜，使沿骨膜长轴有骨膜性新生骨沉着，骨皮质即被分为数层。皮质的向外溶骨加上外层的骨膜新生骨，造成骨干梭形膨胀，即为"葱皮样"骨膜反应或骨膜新生骨。肿瘤造成的骨破坏呈穿透样改变，边界不清。

溶骨性破坏可造成内骨膜侧的皮质部分或全部侵蚀。然而,一小部分侵蚀较慢的病灶造成的反应性内骨膜侧皮质增厚看起来很像骨髓炎的反应骨。一些深在的部位,比如大腿、髋臼周围、骨盆、肩胛带肿瘤可以长得比在更外周的部位大得多,而症状出现较晚。偶尔,对于某些发展相对较慢的病灶,骨膜反应性成骨的速度能赶上肿瘤生长速度,就可在溶骨性破坏区外形成完整的、薄的皮质骨,呈多层性,使骨干轻度增粗,这种病灶通常无常见的软组织肿块。大约 5% 的尤因肉瘤患者发生病理性骨折。骨内的跳跃病灶极为罕见。近 1/4 的患者可出现转移,这是尤因肉瘤和其他骨肉瘤的最显著的负面预后因素。影像学表现为溶骨性破坏,骨膜反应典型,被称为"洋葱皮"。

3. 病理表现 肉眼标本可见软组织肿块突出于骨外,其表面无包膜或仅有假包膜。肿瘤组织柔软,呈灰白色,松脆易变形。肿瘤血运丰富,易出血。大面积坏死区很常见。液化坏死明显时,易被误认为是骨髓炎的脓包。

显微镜下可见细胞丰富的组织,在某些区域,大量成片的细胞,其间无骨小梁。在另外区域,肿瘤细胞充满髓腔,但不破坏骨小梁,并且在某些区域,细胞形成结节,周围由非肿瘤性纤维组织包绕,大片的出血坏死区很常见。条索状的肿瘤细胞充满于扩大的中央管内并延伸到软组织肿块中,在肿块的边缘可见肿瘤细胞穿透纤维组织包膜进入邻近的肌肉或反应区组织内。

在高倍镜下,可以看到单个细胞的详细情况。这些细胞形态大小一致,胞质少且细胞边界模糊。胞核充满嗜碱性染色质并呈泡状,核分裂象很少见。细胞排列紧密,其间无间质。可见许多单细胞壁的毛细血管,肿瘤细胞排列在周围。可见到散在于肿瘤细胞间,有时占明显多数的形态相似的细胞(大约是肿瘤细胞的一半大小),正在发生坏死。这些细胞有致密深染的核,类似于淋巴细胞或淋巴母细胞。在坏死区域,可见到更小的炎症细胞渗入。

三、诊断

如果怀疑诊断为尤因肉瘤,患者必须在活检前进行肿瘤分期,应包括胸部 CT,原发病变的平片以及整个患骨或部位的 CT 或 MRI,PET 扫描和(或)骨扫描。应考虑进行脊柱和骨盆 MRI。应进行细胞遗传学切片分析评估 t(11;22)易位。为完善诊断,应进行骨髓活检。血清 LDH 已被证明具有判断肿瘤预后意义的标志物。

四、治疗原则

1. 外科治疗 现代化疗应用之前,尤因肉瘤患者的转移出现很快,使得局部治疗其实等同于一种姑息治疗。大部分的病人不久后死于播散性转移。在这种情况下,放疗作为局部治疗起到了保留肢体,减轻痛苦的作用。然而,在系统化疗广泛采用之后,患者的生存率显著提高。这种情况下放疗所造成的复发、继发恶变、肢体功能损害等多种问题就变得突出起来。所以从 20 世纪 70 年代末 80 年代初,国际上许多医疗机构开始致力于通过外科手术切除原发肿瘤来提高尤因肉瘤的 5 年生存率。另外,肿瘤特制人工关节的使用和影像技术的发展,又进一步推动了保肢技术的发展,使得尤因肉瘤外科治疗普遍开展起来。尤因肉瘤的局部外科治疗既要有效地控制局部的复发率,又要减少保肢术后的并发症。在一些解剖结构复杂的部位和肿瘤体较大的情况下,术后放疗是一种必要的补充。关于尤因肉瘤的放疗和外科治疗的选择,在外科边界有保证的情况下,外科治疗应是首选方法。当肿瘤的大小和部位不允许行较广泛的切除时，或必须在过小年龄患者使用髋、肩、膝关节的复杂重建时，外科治疗同放疗相比的优越性就值得商榷了。

2. 放疗　放疗的适应证是：①手术无法彻底切除的部位。②放疗较手术切除显著保留功能的部位。③预后差、Ⅲ期的多骨病变，远隔部位有转移或化疗效果差。对于一般的病灶，放疗剂量应该是50～60cGy。Ⅲ期病人可考虑行全身照射后行骨髓移植。

3. 化疗　全身化疗的使用针对于局部、多发、转移等多种形式的病灶均有效。不但提高了保肢率，降低了复发率，而且最终提高了生存率。多药联合化疗早已被证实是提高患者生存率、消灭早期亚临床转移灶的最有效方法。尤因肉瘤患者最初生存率低于10%，现在经过术前新辅助化疗，有效的局部肿瘤切除或控制，术后多周期的辅助化疗，5年生存率已提高到50%～55%。大量报道中，经过系统治疗的，最初无转移的尤因肉瘤5年生存率为36%～65%。化疗是尤因肉瘤治疗中最重要的方法之一，50%以上单发性尤因肉瘤患者经过以化疗为主的综合治疗后可以治愈。目前化疗主要运用环磷酰胺（CTX）、长春新碱（VCR）、多柔比星（ADM）、放线菌素D（ACTD）、异环磷酰胺（IFO）、依托泊苷（VP-16）等。但在具体药物及剂量选择方面，不同国家和地区也存在一定的差异，例如美国已不再应用放线菌素D，而欧洲仍在使用。近十年来，异环磷酸胺和依托泊苷在尤因肉瘤化疗中收到良好疗效。

美国国立综合癌症网络（NCCN）2014年发布的指南建议，初诊未转移患者（初始化疗、新辅助化疗、辅助化疗）一线方案：VAC/IE、VAI、VIDE。初始转移患者化疗方案：VAC、VAC/IE、VAI、VIDE；复发/难治性转移性患者二线方案：环磷酰胺＋托泊替康（topotecan）、替莫唑胺（temozolomide）＋伊立替康（irinotecan）、IE方案［异环磷酰胺＋依托泊苷（etoposide）］、ICE方案（异环磷酰胺＋卡铂（carboplatin）＋依托泊苷）、GT方案［多西他赛（docetaxel）＋吉西他滨（gemcitabine）］。根据建议局部未转移患者优选VAC/IE方案，转移性患者优选VAC方案。在众多尤因肉瘤的化疗方案中，VAC/IE交替方案已作为北美标准治疗方案，也是我院尤因肉瘤化疗的标准方案。有报道，VAC/IE方案不仅可以延缓尤因肉瘤的转移，而且对已形成的包括侵犯脑实质在内的转移灶也有很好的治疗作用。然而对于复发和转移的病例，其存活率提高甚微。间断大剂量化疗可明显提高患者的存活率。VAC/IE每两周序贯化疗，具体方案可参考如下：

VAC方案：VCR 1.5mg/m²（最大剂量2mg）　　　　　　　　　　　d1

CTX 1.0～1.2g/m²（儿童0.8g/m²）　　　　　　　　　d1

ADM 37.5mg/m²（儿童25mg/m²）（持续静脉滴注48小时）　d1,d2

IE方案：IFO 1.5～1.8g/m²（儿童1.2g/m²）　　　　　　　　　d1～d5

VP-16 100mg/m²（儿童80mg/m²）　　　　　　　　　d1～d5

治疗模式通常为是3～6个月的新辅助化疗＋局部治疗（手术或联合放疗）＋7～12个月的术后辅助化疗。化疗时间至少7个月。对于存在预后不良因素者（如初发时即有远处转移、原发脊柱或骨盆等中轴骨、初发时伴有发热、贫血以及白细胞、血沉及乳酸脱氢酶升高者）建议疗程至少1年。对于提高剂量密度是否能使临床获益目前尚存在争议，POG-9354试验显示，缩短总治疗时间（30周与48周）但药物累积剂量相似，总生存时间和5年无事件生存率（EFS）无差异；一项针对50岁以下患者的随机试验显示，每两周进行VAC＋IE序贯方案比间隔3周时间更有效，5年EFS分别为73%和65%，并且未增加不良反应。

(1)长春新碱:详见上一节。

(2)环磷酰胺:应在长春新碱给药4~6小时后应用,因为长春新碱主要作用于M期,这种作用于4~6小时后达高峰,此时用环磷酰胺作用增加。环磷酰胺原形无活性,进入肝后经肝P450混合功能氧化酶作用,成为中间产物醛磷酰胺,进而在肿瘤细胞分解出磷酰胺氮芥,从而破坏DNA的结构和功能。为细胞周期非特异性药物。

1)不良反应:环磷酰胺的主要不良反应如下。

A. 骨髓抑制:为剂量限制毒性。可造成白细胞显著下降。最低值在用药后1~2周,多在2~3周后恢复。血小板很少受影响。

B. 泌尿道反应:当大剂量环磷酰胺静脉滴注,而缺乏有效预防措施时,其代谢产物丙烯醛刺激膀胱可致出血性膀胱炎,表现为膀胱刺激症状、少尿、血尿及蛋白尿。

C. 胃肠道反应:恶心、呕吐、胃肠道黏膜溃疡等,一般停药1~3天即可消失。

D. 其他反应:尚包括脱发、肝功能损害、皮肤色素沉着、月经紊乱、精子减少等。

2)注意事项:环磷酰胺的药物相互作用与注意事项如下。

A. 环磷酰胺可使血清中假胆碱酯酶减少,使血清尿酸水平增高,因此,与抗痛风药如别嘌醇、秋水仙碱、丙磺舒等同用时,应调整抗痛风药物的剂量。此外也具有加强琥珀胆碱的神经肌肉阻滞作用,可使呼吸暂停延长。

B. 环磷酰胺可抑制胆碱酯酶活性,因而延长可卡因的作用并增加毒性。大剂量巴比妥类、皮质激素类药物可影响环磷酰胺的代谢,同时应用可增加环磷酰胺的急性毒性。

C. 环磷酰胺的代谢产物对尿路有刺激性,应用时应鼓励患者多饮水,大剂量应用时应水化、利尿,同时给予尿路保护剂美司钠。当肝肾功能损害、骨髓转移或既往曾接受多程化放疗时,环磷酰胺的剂量应减少至治疗量的1/2~1/3。

(3)多柔比星:详见上一节。

(4)异环磷酸胺:详见上一节。

(5)依托泊苷:是细胞周期特异性抗肿瘤药,作用于DNA拓扑异构酶Ⅱ,干扰该酶对DNA链断裂的重新连接,导致DNA链断裂,细胞停止在G2期或S期末。

1)不良反应:依托泊苷的主要不良反应表现如下。

A. 可逆性的骨髓抑制,包括白细胞,而血小板减少程度较轻,多发生在用药后7~14日,20日左右后恢复正常。

B. 食欲减退、恶心、呕吐、口腔炎等消化道反应。

C. 其他:脱发较常见。

2)注意事项:依托泊苷的药物相互作用及注意事项如下。

A. 依托泊苷有明显骨髓抑制作用,与其他抗肿瘤药联合应用时应注意。

B. 本品可抑制机体免疫防御机制,使疫苗接种不能激发人体抗体产生,化疗结束后3个月以内,不宜接种病毒疫苗。

C. 本品与血浆蛋白结合率高,因此,与血浆蛋白结合率高的药物可影响本品的作用和排泄。

D. 用0.9%氯化钠注射液稀释,浓度每毫升不超过0.25mg。静脉滴注时间不少于30~60分钟,避免发生严重的低血压。骨髓抑制明显,心、肝、肾功能有严重障碍者禁用。孕妇及哺乳期妇女禁用。

4. 靶向治疗　尤因肉瘤组织血供丰富,容易发生早期血行转移,因此其血管生成机制也得到广泛研究。目前主要有靶向 EWS-FLI-1 融合基因、胰岛素样生长因子受体、靶向抑制受体酪氨酸激酶、抗血管生成等方面,旨在抑制肿瘤细胞生长,使其消退而又不影响正常细胞、组织或器官的功能,提高疗效的同时又能减少毒性反应。

通过手术活检、穿刺活检、镜下取材、抽取积液收集体液脱落细胞等手段完成取材;应用常规病理、免疫组化、基因突变、聚合酶链反应、荧光素原位杂交等进行组织细胞学检查以确定肿瘤类型,完成有针对性的分子病理指标检查;进行影像学、血常规、血生化及肿瘤标志物等检查;根据分子病理指标选择相应的靶向药物,并进行毒性反应观察及相应处理;按计划复查、评价疗效及调整方案。

(1)血管内皮生长因子(VEGF):很多研究发现,VEGF 作为血管内皮特异性有丝分裂素及存活因子,能够增加血管的通透性,并能促进骨髓分化出更多的原始细胞,在新血管的生成中起到关键的调节作用,从而在肿瘤的发生、发展中发挥作用。尤因肉瘤可高度表达 VEGF。有研究显示,用靶向 VEGF 的单克隆抗体贝伐珠单抗来干预荷瘤小鼠模型,也可延迟肿瘤的生长。

(2)EWS-FLI-1 融合基因:95% 的尤因肉瘤具有 t(11;22)(q24;q12)特异性染色体易位,由 22 号染色体包体 EWS 基因 5′氨基末端与 11 号染色体 FLI-1 基因 3′羧基末端融合,形成一种新的融合基因 EWS-FLI-1。抑制 EWS-FLI-1 下游信号途径是尤因肉瘤靶向治疗的方向。

尤因肉瘤细胞中异常表达的融合蛋白 EWS-FLI-1 造成细胞周期蛋白依赖激酶(cyclin dependent kinase,CDK)的异常活性化和其抑制因子的失活,可能是诱发尤因肉瘤细胞无限增殖、永生化的主要成因之一。阿伏西地是一种强有力的小分子 CDK 抑制剂,化学结构为黄酮,对多种肿瘤均具有较强的抑制作用。其主要机制为抑制 CDK-1~9 的活性、诱导细胞凋亡及抗血管生成等。有研究提示,阿伏西地对尤因肉瘤细胞 WE 的生长具有强烈的抑制作用,并呈剂量、时间依赖性。通过细胞周期测定,发现其抑制作用主要来源于阿伏西地对尤因肉瘤细胞的凋亡诱导作用。

(3)胰岛素样生长因子受体:胰岛素样生长因子/胰岛素样生长因子受体(IGF-1/IGF-1R)系统是尤因肉瘤中主要的自分泌环,在肿瘤的发生、发展过程中起着重要作用。IGF-1R 在尤因肉瘤细胞转化表型的形成和维持过程中起本质作用。有研究表明,尤因肉瘤对抗肿瘤新药曲贝替定(ET-743)产生耐药,与 IGF-1R 的表达上调相关。抑制 IGF-1R 的表达可有效降低或逆转尤因肉瘤细胞的恶性潜能,并能提高其对化疗药物的敏感性。

最近临床上提出用小分子酪氨酸激酶抑制剂来抑制 IGF-1R 的功能,而 NVP-AEW541 是最有潜能的抑制剂之一。有研究表明,NVP-AEW541 对体外尤因肉瘤细胞的生长、迁移,荷瘤小鼠模型体内血管发生、形成及肿瘤转移均有显著抑制作用。鉴于胰岛素受体与 IGF-1R 有相似性,采用 NVP-AEW541 阻断 IGF-1R 时应考虑其有可能导致糖尿病的不良作用。通过监测血清葡萄糖、尿素氮、转氨酶和其他指标水平,发现 NVP-AEW541 可引起血清葡萄糖浓度下降和尿素氮浓度增加。NVP-AEW541 与其他化疗药如长春新碱、放线菌素 D、异环磷酰胺联合使用可显著增强其疗效,而与多柔比星、顺铂联用也有一定的增效作用。因此,为取得更好的疗效,建议采用 NVP-AEW541 联合长春新碱或放线菌素 D、异环磷酰胺等化疗药治疗尤因肉瘤。

单独使用致癌基因 HER-2 抗体曲妥珠单抗来干预尤因肉瘤细胞系时,发现抑制作用不明显,而联合 aIR3(抗 IGF-1R 单克隆抗体)则可有效抑制尤因肉瘤生长。另有研究表明,通过单克隆抗体 aIR3 或细胞增殖抑制剂舒拉明来阻断 IGF-1R,可增强传统抗肿瘤药的疗效。

(4)受体酪氨酸激酶:尤因肉瘤细胞表达酪氨酸激酶受体 c-kit 及其配体干细胞因子(SCF),并形成一潜在的自分泌环,从而促进肿瘤发生和发展。靶向抑制、破坏此自分泌环,可能成为靶向治疗尤因肉瘤的另一种新策略。

伊马替尼(imatinib)是一种针对 c-kit、血小板衍生生长因子受体(PDGFR)和 ABL 酪氨酸激酶活性的抑制剂,它根据 *c-kit* 和 *PDGFR* 基因突变区域产生不同的抗肿瘤效应。研究发现,伊马替尼在半数抑制浓度为 $10\sim12\mu mol/L$ 时可明显抑制尤因肉瘤细胞的生长,并引起细胞凋亡。伊马替尼可增强化疗药物的疗效。研究表明,顺铂与伊马替尼联用能明显增强其对尤因肉瘤细胞系 SKNMC 的抗增殖作用。通过细胞毒性分析、细胞周期分析、细胞凋亡检测等发现,伊马替尼对 SKNMC 细胞系有抑制作用,并呈剂量依赖性,而这种抑制作用与磷酸化 AKT 的表达下降相关。伊马替尼与化疗药多柔比星或长春新碱联用可显著促进肿瘤细胞的凋亡,与单用多柔比星或长春新碱相比,细胞凋亡率可提高 15% 和 30%。伊马替尼还可通过下调端粒末端转移酶活性来抑制细胞增殖,当伊马替尼浓度达到 $15\mu mol/L$ 时可抑制尤因肉瘤细胞系 SKNMC 的生长,同时伴有端粒末端转移酶活性下降 90%。

(5)血小板衍生生长因子:血小板衍生生长因子(PDGF)及其受体 PDGFR 与许多实体瘤的增殖诱导有关,这使其有潜能成为新的抗肿瘤治疗靶点。PDGFR 酪氨酸激酶抑制剂 AG1295 可通过阻断 PDGF-β 及其下游信号通路来抑制肿瘤细胞的生长及转移。体内试验研究表明,AG1295 也可延迟尤因肉瘤家族动物模型的肿瘤生长,并可明显延长荷瘤动物的存活时间。

第三节　骨转移瘤

一、定义及发病机制

骨转移瘤(metastatic tumor of bone)是骨骼系统病种中最常见的肿瘤。随着近 20 年医疗水平的提高,尤其是影像学诊断水平的进展,对骨转移癌的认识不断深入,外科治疗配合化疗、放疗及姑息性治疗等多种途径的综合诊治,不仅延长了患者的生存期,而且提高了患者的生活质量。

骨转移病灶的形成是原发癌经血行转移,肿瘤细胞与宿主相互作用的结果,较公认的转移方式为:①原发肿瘤细胞浸润周围组织进入脉管系统(血液和淋巴);②肿瘤细胞脱落释放于血循环中;③肿瘤细胞在骨髓内的血管壁停留;④肿瘤细胞再透过内皮细胞逸出血管,继续增殖于血管外;⑤转移癌病灶内血运建立,形成骨转移灶。

二、临床表现

骨转移癌的患者就诊时,约 1/3 有癌症病史,约 2/3 有局部不适。在检查过程中可有 1/3 患者查出原发病灶,最终约 1/3 患者为不明来源的骨转移癌患者。随着诊断技术的提高,不明来源的骨转移癌患者逐渐减少。

疼痛为骨转移癌患者的主要症状,尤其夜间疼痛加重,可以多个部位同时存在症状。有相当部分患者为有肿瘤病史,常规随访骨扫描发现异常而就诊;另有一部分患者因发生病理性骨折而就诊。

三、诊断

1. 对怀疑有骨转移的患者,推荐进行以下检查:

(1)放射性核素骨扫描(ECT):ECT 是骨转移的首选筛查方法,能够早期发现发生在骨骼中的成骨、溶骨或混合破坏性骨破坏的转移性病灶,具有灵敏度高、全身一次成像不易漏诊的优点,但该检查存在特异度较低的缺点。

(2)X 线:X 线是最常规的骨骼检查方法,可以显示骨骼局部的全貌,是骨科必需的检查方法。早期病变普通 X 线检查难以发现,敏感性低(仅 44%~50%),常比 ECT 显示骨转移灶晚 3~6 个月,骨破坏未累及皮质时,易被高密度皮质掩盖而漏诊。但其特异性高,操作简单,能基本显示骨质密度变化且费用低廉,可对其他影像检查发现的骨质异常进行进一步确认,故仍是诊断骨转移的主要诊断工具。

(3)CT/增强 CT:转移瘤的主要特点是破坏掉骨骼的正常结构,然后由肿瘤组织替代、占据被破坏的骨结构。CT 可以显示骨骼的细微结构,是目前最高空间分辨率的影像,为全身骨扫描(ECT)阳性患者的确诊性检查,以明确是否有骨破坏,并了解破坏程度;增强 CT 可以显示占据被破坏骨结构中的组织是否具有较正常组织更丰富的血供,而这正是肿瘤组织的特征。较 X 线、常规 CT 可获得更多骨微细变化及周围软组织病变信息。

(4)MRI 检查:MRI 诊断骨转移的敏感性和特异性均高,能通过横断、冠状、矢状位多角度观察,能详细了解解剖结构而广泛应用于临床。MRI 能清晰显示骨髓和软组织解剖,伴脊柱神经压迫症状时首选 MRI。但其价格较贵,扫描范围局限,需恰当选择。当判断有无骨转移,ECT 结合 X 线仍不能确定时,可行 MRI 检查提供间接证据。

(5)骨活组织检查:病理学是诊断骨转移癌的金标准。其原则和指征:如原发癌诊断明确,且全身多发骨破坏(椎体、骨盆、长骨),活检为非必需操作;原发癌诊断明确,但仅出现孤立的骨破坏灶,应积极穿刺活检,明确诊断。骨转移病灶的活检遵循肌肉骨骼系统肿瘤的活检原则,穿刺针抽取肿瘤组织,偶有切开活检,活检切口需与将来手术切口一致,有利于切除活检的污染伤口或穿刺针道。骨骼在取活检开窗时,尽可能取圆形窗,以减少病理性骨折发生的危险。活检后填充骨水泥,减少出血。术后压迫止血,忌放置引流管,以免造成肿瘤局部播散。为证明取材部位正确性,肢体活检应在影像增强仪下进行;躯干、脊柱椎体、腰骶部病变应在 CT 引导下进行。骨活检过程中需注意避免造成病理性骨折。

(6)骨代谢的标志物(bone metabolic markers):可反映骨转移过程中骨吸收和形成的速度,提示骨破坏和修复程度,是近期发现的具有潜在的用于诊断及监控疾病进展的新技术,但因目前尚无前瞻性研究,除碱性磷酸酶(ALP)外,暂不建议临床常规使用。①反映溶骨代谢水平的标记:Ⅰ型胶原羧基末端肽(ICTP)、Ⅰ型胶原 N 末端肽(NTX)、Ⅰ型胶原 α1 羧基末端肽(CTX)、骨唾液蛋白(BSP)等;②反映成骨代谢水平的标记:骨特异性碱性磷酸酶(BALP)、碱性磷酸酶(ALP)、Ⅰ型溶胶原 N 末端肽(PINP)等。

2. 骨转移癌的诊断应满足以下两个条件之一

（1）临床或病理诊断原发癌，骨病变活检符合原发癌转移。

（2）原发癌病理诊断明确，具有典型的骨转移影像学表现。

四、治疗原则

骨转移癌的确诊意味着晚期肿瘤，其治疗原则以全身治疗为主，其中化疗、分子靶向治疗等可作为原发癌的抗肿瘤治疗方式。合理的局部治疗可以更好的控制骨转移相关症状，其中手术是治疗孤立骨转移灶的积极手段，而放射治疗也是有效的局部治疗手段。双膦酸盐可以预防和延缓骨相关事件（skeletal-related events，SREs）的发生。对症止痛治疗可明显改善患者的生活质量。应根据患者的机体状况、肿瘤病理学类型、病变累及范围（临床分期）和发展趋势，采取多学科综合治疗（MDT）模式，有计划、合理地制订个体化综合治疗方案。

肢体骨转移癌的外科治疗目的为：缓解疼痛；重建功能，使患者短时间内恢复负重功能；方便日后放化疗及日常生活的护理，甚至恢复生活自理。对于功能重建，一种情况为预防性内固定，避免长骨病理性骨折的发生，另一种情况是病理性骨折的处理，恢复长骨功能。肢体骨转移癌外科治疗原则是：预计患者可存活 3 个月以上；全身情况好，能够耐受手术创伤及麻醉；患者术后有更好的生活质量，能够活动，要有助于接受放化疗和护理；位于骨端者，可截除瘤骨，置入人工关节假体，术后可早期负重，恢复行走功能；病灶骨周围有足够骨组织用于固定，能够承受金属内固定物或骨缺损填充骨水泥，可行髓内针固定，选择尽可能长的髓内针固定，可加强整个骨干的强度；对于病灶内刮除术，需有放、化疗辅助治疗。

五、药物治疗原则

骨转移瘤治疗的目标是：止痛，重建骨的稳定性，恢复运动功能，改善生存质量，尽可能延长生命。在骨转移瘤的治疗上要有以下认识：①恶性肿瘤病人出现骨转移是常见的现象；②骨转移产生的疼痛需要立即治疗；③骨转移的病人其生存期要长于内脏转移的病人；④骨转移病人症状的出现，要比肺转移及肝转移早，症状亦较之严重。

1. 原发肿瘤的治疗 随着原发性恶性肿瘤治疗疗效的增加，生存期的延长，骨转移瘤在临床上出现的频率亦在增加。根据原发肿瘤的生物学特征，可采用不同的化疗方案及激素治疗，如对乳腺癌、小细胞肺癌、恶性淋巴瘤、前列腺癌等所发生的骨转移，采用针对原发病灶治疗敏感的化疗方案，对骨转移灶也能起到治疗作用，而对激素类药物治疗有效的肿瘤，如乳腺癌、前列腺癌等其骨转移灶用内分泌治疗也会有一定的疗效。

2. 疼痛治疗 疼痛是骨转移瘤的主要临床症状，使用止痛药物是骨转移瘤疼痛治疗的主要方法。疼痛药物治疗的基本原则是首选口服或非创伤给药途径，按时给药，按阶梯给药，个体化给药，注意具体细节。对骨转移瘤患者的疼痛病情做出准确的评估，是合理制定有效止痛方案的必要前提。目前疼痛程度量化评价较常用的方法有数字化评估量表法（NRS）、视觉模拟量表法（VAS）等，根据评估结果选择不同强度的止痛药物。即轻度疼痛首选非阿片类止痛药物（以阿司匹林为代表）；如果达不到止痛效果或疼痛继续加剧为中度疼痛，则选用非阿片类药物加上弱阿片类药物（以可待因为代表）；若仍不能控制，则选用强阿片类药物（以吗啡为代表），并可同时加用非阿片类药物，后者既能增加阿片类药物的止痛效果，又可减少阿片类药物用量。

骨转移瘤多为中、重度疼痛,阿片类药物使用居多,常用阿片类药物的用量及其剂量换算分别见表22-8与表22-9。有关阿片类药物的初始给药剂量调整及不良反应处理可参照《NCCN成人癌痛临床实践指南(中国版)》。

表22-8 常见阿片类药物剂量

药物	作用持续时间(h)	适应证	剂量	剂型	不良反应
吗啡	4～5	中度或重度疼痛	无标准剂量,根据疼痛与不良反应进行个体化调整	片剂(即释、控释、缓释)、注射剂、栓剂	恶心、呕吐、便秘、口干、胆绞痛、镇静、嗜睡、呼吸抑制、直立性低血压、尿潴留、瘙痒
可待因	4～6	轻、中度疼痛,腹泻,咳嗽	止痛 30～60mg po q4～6h,止咳 8～20mg po q4～6h	片剂、糖浆剂、注射剂、与阿司匹林或对乙酰氨基酚的合剂	与吗啡相似,只是较之轻微,便秘较明显
羟考酮	4～6	中度或重度疼痛	5～10mg po q4～6h	片剂、缓释剂、注射剂、栓剂	与吗啡相似
曲马多	4～6	轻至中度疼痛	50～100mg po q4～6h 或 100～200mg sr(缓释剂)po q12h	片剂(即释、缓释)、胶囊、注射剂、栓剂	与可待因相似,但便秘较轻微
芬太尼	0.5～1h(胃肠外),72h(经皮)	中至重度疼痛,不能口服用药,无法耐受吗啡,肾衰竭	起始剂量的计算根据使用前24h口服吗啡的量或相当于此吗啡量的其他药物用量	注射剂,经皮贴剂	与吗啡相似,但便秘发生率明显低于吗啡

表22-9 阿片类药物剂量换算表

药物	非胃肠给药	口服	等效剂量
吗啡	10mg	30mg	非胃肠道:口服=1:3
可待因	130mg	200mg	非胃肠道:口服=1:1.2 吗啡(口服):可待因(口服)=1:6.5
羟考酮		10mg	吗啡(口服):羟考酮(口服)=1:0.5
芬太尼透皮贴剂	25μg/h(透皮)		芬太尼透皮贴剂 μg/h q72h 剂量=1/2 口服吗啡 mg/d 剂量

骨转移瘤的疼痛还存在某些难治性问题:一是突发性(暴发性)疼痛,二是骨转移累及神经,患者出现躯体疼痛与神经疼痛的复合性疼痛,需要认真处理。除常规应用三阶梯止痛药物外,可辅助联合其他药物,如抗抑郁药、抗惊厥药、糖皮质激素等。值得注意的是,在选择辅助用药时,应该尽可能明确患者疼痛的性质,如为灼痛,辅助用药最好选用三环类抗抑郁

药,包括去甲替林、阿米替林、地昔帕明,可选择其中一种药物进行治疗:去甲替林 5～150mg/d;阿米替林 10～25mg 睡前服用,根据病情及患者耐受情况逐渐增加剂量至较好控制疼痛,一般有效剂量水平为 10～150mg/d,个别患者需要 300mg/d,年龄 40 岁以上的患者不宜给予高剂量阿米替林。如为电击样疼痛,最好选用抗惊厥类药,如加巴喷丁 100～200mg,3 次/日,或卡马西平 100～400mg,1～4 次/日。

除上述止痛药物外,也有研究证实降钙素可通过抑制破骨细胞活性,减少破骨细胞数量,从而抑制溶骨作用,激活成骨细胞,防止骨钙丢失而增加骨量;同时抑制肿瘤细胞释放某些介质,并且还具有中枢镇痛作用,从而控制骨痛。临床上常用的降钙素为人工合成的鲑鱼降钙素注射液。

3. 骨吸收抑制剂的应用　骨转移瘤病灶区的破骨细胞增高,容易并发多发性骨破坏、骨痛、病理性骨折以及高钙血症。双膦酸盐为一类高效骨吸收抑制剂,其生物学作用是抑制破骨细胞活性并诱导破骨细胞凋亡,抑制破骨细胞前体转化为成熟破骨细胞,直接诱导种肿瘤细胞凋亡而抑制肿瘤,能够控制高钙血症,降低骨相关事件的发生率并推迟其首次发生的时间。有资料显示,双膦酸类药物能使乳腺癌骨相关事件降低 41%,前列腺癌降低 36%,肺癌降低 32%,肾细胞癌降低 58%,在体力状况、社交活动、情感活动、社会角色作用方面能显著改善骨转移患者的生活质量。

根据分子结构的不同,双膦酸盐常被分为不含氮和含氮的两类;而根据产生的先后和抗骨吸收的效力分为三代,其代表药物的比较见表 22-10。

表 22-10　三代双膦酸盐代表药物的比较

		氯屈膦酸二钠	帕米膦酸二钠	唑来膦酸
侧链是否含氮		不含氮	含单一氮原子	含 2 个氮原子,具有杂环结构
分类		一代	二代	三代
抗骨吸收效力比值		1	19.7	16 700
终末半衰期		2～13h	28h	146h
用法		静脉滴注 2～4h,300mg×5d 或 1500mg 单次,之后可口服维持	静脉输注 4h,一次 60～90mg	静脉输注大于 15 分钟,一次 4mg
特点		抗骨吸收效力低,口服吸收差,使用不方便	抗骨吸收效力高,输注时间长,需大量水化	抗骨吸收效力最强,输注时间短,易于操作
特殊用法	妊娠	不宜使用	哺乳期妇女慎用	禁用
	儿童	小儿长期用药可能影响骨代谢,应慎用	一般不用,可能影响骨骼成长	儿童用药的安全性及有效性尚未建立,暂不推荐使用
	老年人		适当减量	老年人肾功能较低下,给药时应严密监测肾功能状况

续表

	氯屈膦酸二钠	帕米膦酸二钠	唑来膦酸
肾损害	严重肾损害者禁用	肾功能损害者慎用	血肌酐浓度≥3mg/(min·L)者禁用
不良反应	低钙血症,白细胞和中性粒细胞下降	胃肠道反应(厌食、恶心、呕吐)、头痛、失眠、低钾血症;严重不良反应:下颌骨坏死、肾毒性	胃肠道反应、骨痛、发热、低磷、低镁血症;严重不良反应:下颌骨坏死、肾毒性

　　唑来膦酸(zoledronic acid)为新一代双膦酸盐类药物,因其分子结构中包含了两个氮原子而活性大大增强。临床前研究显示,唑来膦酸抗骨吸收效力至少高于第一代双膦酸盐10 000倍以上,至少是帕米膦酸二钠的100倍。该药2002年2月获美国FDA批准,用于治疗肿瘤引起的高钙血症以及多发性骨髓瘤和实体肿瘤,包括乳腺癌、前列腺癌和肺癌引起的骨转移。2003年3月在我国上市。既往的研究已经证实,唑来膦酸能够有效地减少和延缓骨转移并发症,维持骨的矿物质密度,缓解骨痛,对于各种肿瘤都有效,并有潜在的改善生存的作用,已经被美国临床肿瘤协会推荐为骨转移性肿瘤治疗的一线用药。

　　双膦酸盐的耐受性和安全性影响着药物的选择,低热、恶心、呕吐、急性可逆的肾衰竭和低钙血症是常见的不良反应。口服双膦酸盐生物利用度较低,胃肠道反应较重,耐受性和依从性较差;静脉滴注的双膦酸盐中,唑来膦酸和帕米膦酸存在着流感样症状、注射部位反应和偶发的肾毒性,其中肾毒性是最重要的不良反应,并与剂量和输注速度有关。帕米膦酸(pamidronic acid)和唑来膦酸还可导致无症状、一过性的低钙血症,但为缓解低钙血症补充维生素D和钙可以提高骨的重吸收而降低双膦酸盐的功效,因此在双膦酸盐治疗期间维生素D和钙的补充不作为常规治疗。另外,多项研究发现,静脉输注双膦酸盐的患者可出现下颌骨坏死。很多患者在治疗的同时接受了化疗药物和类固醇激素,这些药物可能引起血管内皮细胞损害,干扰下颌骨的正常微环境,从而导致末端营养动脉内的血栓形成。目前,学者对是否仅在使用双膦酸盐治疗时会出现下颌骨坏死和对已发生下颌骨坏死的患者是否继续使用双磷酸盐的观点不一。

第四节　骨巨细胞瘤

一、定义及分期

　　骨巨细胞瘤(giant cell tumor of bone)是一种由增殖性单核细胞和破骨细胞样多核巨细胞构成的具有局部复发倾向的侵袭性原发性、良性骨肿瘤,由于其可以出现远隔(肺)转移,也被认为是中间性或低度恶性骨肿瘤。

　　本病多在20~50岁发病,女性高于男性。骨巨细胞瘤的原发部位多发生在骨骺,随病灶的扩大逐渐侵及干骺端。骨巨细胞瘤多侵犯长骨,以股骨下端及胫骨上端为最多。

　　WHO 2002年版骨肿瘤分类将骨巨细胞瘤分为两类:一类即普通的骨巨细胞瘤,为具有局部侵袭性的良性肿瘤,由片状排列的肿瘤性单核细胞和其间散在分布的破骨细胞样巨细胞构成；另一类称作恶性骨巨细胞瘤(malignant giant cell tumor of bone)，或称为"巨细胞瘤恶变"，分为原发性和继发性两类。原发性恶性骨巨细胞瘤极为罕见，是指在初次发病的病灶见到大片良性的巨细胞瘤与大片高度恶性肉瘤相邻，泾渭分明。继发性恶性骨巨细胞瘤是指骨巨细胞瘤在治疗后若干年，同一部位出现了高度恶性肉瘤，可发生于放疗后，亦可无诱因发生。无论是原发性或继发性恶性骨巨细胞瘤，它们的恶变成分都是高度恶性的梭形细胞肉瘤，一般是恶性纤维组织细胞、普通骨肉瘤或纤维肉瘤。

　　Campanacci 分级是骨巨细胞瘤分级中最具代表性的分级方法，在临床工作中具有重要意义。Campanacci 根据骨巨细胞瘤的影像学特点将其分为 3 级：Ⅰ级为位于骨内、边界清楚、外周有硬化缘的静止性病变；Ⅱ级为边界清楚、骨皮质变薄和膨胀、外周无硬化缘的活动性病变；Ⅲ级为肿瘤穿破骨皮质、形成软组织肿块且边界不清的侵袭性肿瘤。上述分级系统与组织学改变并无良好的对应关系。

二、临床表现

　　1. 症状　骨巨细胞瘤的临床症状的程度不一，一般与就诊时肿瘤的大小无关。其主要临床表现为：

　　(1)疼痛：早期多见，一般不剧烈。产生的原因是由于肿瘤生长，髓内压力增高所致。发生于脊椎者，肿瘤可压迫神经或脊髓，产生相应的神经放射痛或截瘫。少数病人可因病理性骨折而就医。

　　(2)局部肿胀、肿块：出现迟于疼痛症状，肿胀一般较轻，由于骨壳膨胀性改变及反应性水肿所致。如病变穿透骨皮质，形成软组织内肿物，则肿胀明显。肿胀逐渐地缓慢增大，有时迅速增大，多属肿瘤内出血所致。

　　(3)关节功能障碍：长骨骨端肿瘤的局部浸润反应可造成关节功能障碍。肿瘤很少穿破关节软骨，但可造成关节面的塌陷或薄弱，有时肿瘤体积较大，范围超过关节，但 X 线片所见其关节软骨面尚完整，这也是该肿瘤的特点之一。

　　2. 体征

　　(1)局部皮温升高，静脉显露　表示病灶局部充血及反应区，特别是骨皮质破坏，形成软组织内肿块时，皮温增高明显，也与该肿瘤血液丰富有关。

　　(2)骨皮质完整且较厚时，可触及硬韧的肿物，薄的骨壳可有弹性。骨壳破坏或无骨壳者，呈囊性肿物。有时肿瘤呈现搏动，表示肿瘤充血明显。

　　(3)发生于脊柱的骨巨细胞瘤，可引起椎体压缩性骨折、脊髓损伤及截瘫。位于骶骨者可引起骶区疼痛、马鞍区麻木及大小便障碍，直肠指检可扪及骶前肿物。

三、诊断

　　骨巨细胞瘤的诊断要点为：

　　1. 临床上有关节疼痛，肿瘤接近关节腔时，出现肿胀、疼痛和功能障碍。

　　2. X 线表现为病灶位于干骺端，呈偏心性、溶骨性、膨胀性骨破坏，边界清楚，有时呈皂泡样改变，多有明显骨包壳。

　　3. 病理检查发现肿瘤由稠密的、大小一致的单核细胞群组成，大量多核巨细胞分布于各部，基质中有梭形成纤维细胞样和圆形组织细胞样细胞分布。

四、治疗原则

骨巨细胞瘤的治疗以手术切除为主,应用切刮术加灭活处理,植入自体或异体骨松质或骨水泥。本病有一定的复发率,对于复发者,应作切除或节段截除术或假体植入术。属 G1-2T1-2M0 者,宜广泛或根治切除。对手术困难者(如脊椎),可放疗,近期研究显示有些不可手术或肺转移患者可以从靶向药物地诺单抗(denosumab,人源化的抗 RANK 配体单克隆抗体)中获益。

五、药物治疗原则

骨巨细胞瘤是一种良性肿瘤或者潜在恶性肿瘤,具有局部侵袭性和易复发倾向,占原发性骨肿瘤的 3%～5%。而在中国,约占所有原发性骨肿瘤的 13.7%,活检对于确诊是必不可少的。

对于可切除的病例,最主要的治疗方式是囊内刮除,可根据需要选择是否辅助其他治疗。在一些临床研究中,系列的动脉栓塞治疗效果显著,特别是对那些皮质破坏比较严重、关节受累或者骶骨的巨大骨巨细胞瘤。最近,地诺单抗治疗骨巨细胞瘤的 Ⅱ 期临床研究显示,对于不能切除或者复发的骨巨细胞瘤可以获得非常好的肿瘤反应,即消灭 90% 以上的巨细胞,或者超过 25 周影像学表现没有进展,总的好反应率为 86%。所以,《2014NCCN 骨肿瘤临床实践指南》指出:对于可切除的病例首选切除;但对于不可切除的中轴骨病变,或者虽然可切除但切除后会发生不可接受的病残率的病例,推荐进行非手术治疗,可供选择的非手术治疗方法包括:系列栓塞,地诺单抗,干扰素或聚乙二醇干扰素。因为放疗有增加恶变的风险,所以只用在那些不能应用栓塞、地诺单抗和干扰素治疗的病例。

对于非手术治疗后能够获得稳定或改善的病例,下一步选择可以是继续观察;如果仍然没有治愈、但已转变为可以切除的,应选择囊内切除,但如果仍然不能切除,应继续给予地诺单抗治疗。如果疾病进展,可反复使用推荐的几种非手术治疗方法。对于已经发生转移的病例,对于原发病灶的处理与没有转移的病例相同。对于可切除的转移病灶,应选择囊内切除;对于不可切除的转移病灶,地诺单抗、干扰素或聚乙二醇干扰素、放疗或观察都可以作为选择。

(一)地诺单抗

骨巨细胞瘤是一种富含巨细胞的骨病变,经研究证明其表达 RANKL,RANKL 在基质细胞中的表达受很多内源激素和因子的调控,或上调 RANKL 表达,或降低骨保护素(OPG)表达。有研究报道在骨巨细胞瘤患者中,地诺单抗可以增加肿瘤对治疗的反应以及降低手术治疗所带来的并发症。

【作用机制】

地诺单抗是一种靶向核因子-κB 受体活化因子配体(RANKL)的完全人源化单克隆抗体,具有很高的亲和性和特异性,作用并结合于 RANKL,阻碍其与 RANK 在破骨细胞前体细胞和成熟细胞表面的结合,进而抑制破骨细胞分化、激活和存活。对 RANK/RANKL 的抑制,也可能杀灭 GCTB 中破骨细胞样巨细胞和相关单核细胞,抑制破骨细胞样巨细胞活性。

【用法疗程】

国外说明书中标注"在上臂,上大腿,或腹部皮下注射给予 120mg 每 4 周一次"。目前对地诺单抗用于原发性 GCTB 年轻患者的最佳用法和长期影响尚不清楚,有待进一步研究。

【不良反应】

最常见的不良反应为低钙血症和可能发生颌骨坏死(ONJ),表现为颌骨痛、骨髓炎、骨炎、骨侵蚀、牙或牙周感染、牙痛、龈溃疡形成或牙龈侵蚀。其他在已获批准的适应证范围应用地诺单抗后不良反应有尿路感染、上呼吸道感染、呼吸困难、坐骨神经痛、白内障、便秘、腹泻、皮疹、多汗、四肢疼痛、低磷血症等。有学者建议每日口服钙剂 500mg 和维生素 D 400IU。以防止部分不良反应。

【注意事项】

1. 因可能发生低钙血症,严重低钙血症。开始使用前纠正低钙血症,患者肌酐清除率低于 30ml/min 或接受透析时存在低钙血症风险,需监测钙水平,适当补充钙、镁和维生素 D。

2. 可能发生颌骨坏死。开始用药前进行口腔检查,并监视症状。治疗期间避免侵害性牙科手术。

3. 可能损害生长儿童的骨生长,可能导致恒牙萌发延迟。

（二）干扰素

大量研究表明,干扰素(interferon)可通过抑制生长因子、抑制肿瘤细胞内增殖蛋白、诱导肿瘤细胞凋亡等一系列机制发挥其抗肿瘤作用。有研究表明,干扰素可抑制骨巨细胞瘤细胞的增殖活性,减少其 S 期细胞比例,降低 DNA 合成能力,诱导瘤细胞凋亡。并对骨巨细胞瘤细胞凋亡的诱导作用随应用时间的持续,表现出明显的用药时间依赖关系。

目前临床上应用最为广泛的是干扰素 α-2b,主要用于治疗各类病毒性感染和肿瘤,但它存在着血浆清除率高、体内半衰期短、生物利用度低等缺陷,在临床应用中出现疗效降低、不良反应大等缺点。活化的聚乙二醇用来对干扰素分子中的赖氨酸残基进行共价修饰,尽管聚乙二醇修饰后干扰素的生物活性有所降低,但实际上干扰素在很低的剂量下就可发挥其作用。另一方面,修饰后干扰素的半衰期显著延长,稳定性提高,免疫原性降低。

【作用机制】

研究表明,碱性成纤维细胞生长因子(bFGF)具有促有丝分裂和促血管形成的潜能,已被证明与多种肿瘤的发展和恶变有关。干扰素可抑制 Bek/bFGF 受体系统在骨巨细胞瘤的异常表达,阻断 RAS 信号途径对瘤细胞的增生性刺激,从而间接抑制瘤细胞的过度分裂、增殖与恶变;α-干扰素还可抑制瘤细胞的 DNA 合成能力与增殖活性,诱导瘤细胞凋亡,直接产生抗肿瘤作用。上述两种作用机制可能互相协同或交叉,共同发挥 α-干扰素的抗肿瘤效应。

【用法疗程】

有实验于术后 72 小时给干扰素 300 万 IU 肌内注射,每周 2 次,连用 6 个月,结果显示患者尿中 bFGF 含量降低。也有实验研究表明,α-干扰素对 Bek/bFGF 表达的抑制作用随其浓度增加而递增,表现出明显的量效关系;当α-干扰素浓度达到100IU/ml以上时,即产生显著的抑制效应。

【不良反应】

本品常见有发热、头痛、寒战、乏力、肌痛、关节痛等症状,少数病人还可出现白细胞减少、血小板减少等血象异常,停药后即可恢复正常。偶见有厌食、恶心、腹泻、呕吐、脱发、高(或低)血压、神经系统紊乱等不良反应。

【注意事项】

有严重心脏疾病者禁用;严重的肝、肾或骨髓功能不正常者禁用;癫痫及中枢神经系统功能损伤者禁用;有其他严重疾病不能耐受本品者,不宜使用。

【相互作用】

干扰素可能会改变某些酶的活性,尤其可减低细胞色素P450的活性,因此西咪替丁、华法林、茶碱、地西泮、普萘洛尔等药物代谢受到影响。在与具有中枢作用的药物合并使用时,会产生相互作用。

(三) 双膦酸盐

骨巨细胞瘤也是一种破骨细胞介导的溶骨性病变,双膦酸盐(bisphosphonates,BPs)突出的抗肿瘤和诱导凋亡的能力及临床不良反应小的特点使双膦酸盐成为极富潜力的骨巨细胞瘤辅助治疗方法。有研究表明,双膦酸盐诱导骨巨细胞瘤细胞的凋亡,抑制骨的破坏,并可能促进骨的生成或骨结构的重建。双膦酸盐是近20年发展起来的抗代谢性骨病的一类新药,主要用于治疗骨质疏松症、变形性骨炎和恶性肿瘤引起的高钙血症和骨痛症等。除了强大的抗骨吸收功能外,双膦酸盐抗肿瘤作用受到越来越多的重视。

【临床应用】

目前,双膦酸盐最常应用于治疗多发性骨髓瘤、乳腺癌、前列腺癌、肺癌及其他多种实体瘤的骨转移,并可预防骨相关事件的发生。临床上常的双膦酸盐有帕米膦酸、氯屈膦酸、伊班膦酸和唑来膦酸,其中帕米膦酸和氯屈膦酸用于治疗高钙血症、乳腺癌和多发性骨髓瘤骨转移。唑来膦酸用于治疗高钙血症、乳腺癌、多发性骨髓瘤、前列腺癌和其他实体肿瘤骨转移。唑来膦酸还被证实是对多发性骨髓瘤、转移性肺癌、肾细胞癌及其他实体肿瘤长期有效的双膦酸盐。有研究表明,唑来膦酸也对以往接受过其他双膦酸盐治疗失败的实体肿瘤患者有一定的疗效;唑来膦酸还可以预防复发实体瘤患者的骨转移。

国内外学者证实了双膦酸盐如帕米膦酸、阿仑膦酸钠等可以诱导骨巨细胞瘤基质细胞以药物剂量依赖形式凋亡,并且也证实了骨巨细胞瘤内基质细胞和多核巨细胞的凋亡是随着细胞内双膦酸盐的积聚而发生的。

【作用机制】

1. 吸附于矿物质的结合体上,干扰破骨细胞的附着,使成熟破骨细胞的超微结构和形态发生变化,从而诱导破骨细胞凋亡,有效地抑制破骨细胞对骨的重吸收。

2. 促使成骨细胞释放出可溶性因子,作用于破骨细胞的前体,防止破骨细胞的形成。

3. 与骨基质结合,在骨活动期被破骨细胞摄取,抑制溶酶体酶以及前列腺素等的合成,导致破骨细胞功能下降。

4. 不含氮的双膦酸盐可以掺入到ATP类似物结构中,而含氮的双膦酸盐帕米膦酸、唑来膦酸和伊班膦酸则通过抑制甲羟戊酸通路中的酶系,从而抑制类异戊二烯的生物合成,诱导破骨细胞凋亡。

5. 静脉输注唑来膦酸还能瞬时降低循环中重组人血管内皮生长因子、碱性成纤维细胞生长因子和基质金属蛋白酶的水平,发挥抗血管因子的活性,抑制肿瘤细胞的骨侵犯和转移。

6. 影响肿瘤细胞的黏附、侵袭和增殖,以协同方式增强细胞毒药物的作用,具有抗肿瘤形成和免疫调节的作用。

【不良反应】

1. 口服双膦酸盐生物利用度较低,胃肠道反应如恶心、呕吐较重,如氯屈膦酸需较大的口服剂量才能达到治疗效应,耐受性和依从性较差。

2. 静脉滴注的双膦酸盐中,唑来膦酸和帕米膦酸存在着流感样症状、注射部位反应和偶发的肾毒性,其中肾毒性是最主要的不良反应,并与剂量和输注速度相关,如肾功能减退应减量或停药。

3. 帕米膦酸和唑来膦酸还可导致无症状、一过性的低钙血症,但为缓解低钙血症补充维生素和钙可以提高骨的重吸收而降低双膦酸盐的功效,因此在双膦酸盐治疗期间维生素和钙的补充不作为常规治疗。

4. 多项研究发现,静脉输注双膦酸盐的患者可出现颌骨坏死。很多患者在治疗的同时接受了化疗药物和类固醇激素,这些药物可能引起血管内皮细胞损害,干扰颌骨的正常微环境,从而导致末端营养动脉内的血栓形成。

5. 其他,如低热等。

第五节 骨的类肿瘤疾患

一、嗜酸细胞肉芽肿

(一) 定义

嗜酸细胞肉芽肿(eosinophilic granuloma,EG)是一种孤立性的组织细胞的非肿瘤性质的异常分化,是朗格汉斯细胞增多症的一种表现,占朗格汉斯细胞增多症的60%~80%,以前称为组织细胞增多症X。

嗜酸细胞肉芽肿多发生于5~10岁的儿童,侵犯部位为骨骼和肺。嗜酸细胞肉芽肿可见于颅骨,下颌骨、脊柱和长管骨。男女发生率比为2∶1。Letterer-Siwe病是暴发性的全身系统性的朗格汉斯细胞增多症,常见于3岁以下的儿童,迅速致命,占所有朗格汉斯细胞增多症的10%。Hand-Schuller-Christian病(HSC)是一种慢性扩散性的朗格汉斯细胞增多症形式,多见于老年患者,具有HSC三联征(尿崩症、突眼症和颅骨病损)表现。嗜酸细胞肉芽肿可以转变成上述全身系统疾病。

(二) 临床表现

嗜酸细胞肉芽肿最常见的症状是在病变区域出现疼痛和肿胀。其余症状取决于受累部位,例如累及颞骨时的症状可类似中耳炎或乳突炎,累及颌骨时可致牙齿松动或脱落,椎体的病变可致压缩性骨折,并可出现神经损害。在成人,病变也可在影像学检查室偶然发现。

早期病变的影像学可以表现出侵袭性。X线平片一般表现为纯溶骨性改变,境界清楚,常伴有厚的骨膜新生骨形成,颅骨的病变有时由于两层骨板受累的程度不同,表现为"洞中洞",病变致使椎体坍塌时可产生扁平椎。

病理上,病变组织呈红色,质软,组织上朗格汉斯细胞中等大小,界限不清,胞质透明或嗜酸性,卵圆形核的外形不规则,常有切迹,可见特征性核沟。染色质或散在分布,或沿核膜聚集。免疫组化上 CD1A,S-100 阳性,CD45 多阴性。

(三) 诊断

以临床、X 线和病理检查结果为主要依据,经病理学检查发现病灶内有组织细胞浸润即可诊断。

(四) 治疗原则

治疗需个体化。一部分患者可自行缓解,但多数患者仍需治疗。年龄、病变范围及重要脏器有无功能损害时选择治疗的主要依据。目前治疗措施有局部手术清除、局部放疗、化疗和免疫治疗。

(五) 嗜酸细胞肉芽肿的药物治疗

嗜酸性肉芽肿是一种孤立性的组织细胞的非肿瘤性质的异常分化,是朗格汉斯细胞增多症的一种表现。

二、动脉瘤性骨囊肿

(一) 定义

动脉瘤性骨囊肿(aneurysmal bone cyst)是骨的良性囊性病变,充盈血液的腔被结缔组织的间隔分隔,间隔中含有成纤维细胞、破骨细胞型巨细胞和反应性编织骨。动脉瘤性骨囊肿可分为原发性、继发性两大类(继发于其他出现血囊性变的良性、恶性骨肿瘤)。

(二) 临床表现

本病好发于 30 岁以下的青少年,多发生在 10~20 岁,常位于长骨干骺端和骨干或脊柱的后部,病程较长,多数在半年以上。其症状为局部疼痛肿胀,以及患处功能障碍。若病骨表浅,可摸到肿物,局部温度增高,有压痛,患处偶有搏动,多不能触到搏动。大的动脉瘤样骨囊肿可闻杂音。局部穿刺不仅可以吸出血样液体,而且内压力常很高。长管状骨的病变邻近关节时,可造成运动障碍。脊柱病变能引起腰背疼痛和局部肌肉痉挛。瘤体持续长大或椎体塌陷会出现脊髓和神经根的压迫症状。病变呈明显扩张,其薄壳内缘如贝壳状。病变内可见多数不规则的细隔。薄壳破裂者也不少见。本病源于骨松质,但很快发展为偏心位置。

(三) 诊断

根据临床表现、X 线表现和病理改变特点确诊,需要与单纯骨囊肿相鉴别。单纯骨囊肿是中心性膨胀,瘤性骨囊肿系偏心性扩张。骨囊肿发生骨折后,囊内含血性液体或血凝块,两者的肉眼病理混淆。

(四) 治疗原则

切除或刮除病变并植骨常可治愈。对脊柱椎体病变在手术切除肿瘤后,应做脊柱融合术以求稳定。文献报道,激素注射可使部分患者获益。动脉瘤性骨囊肿是一种良性膨胀性溶骨性病变。具有局部侵袭性,多见于儿童。治疗以刮除为主,易引起复发。

近年来国际上更倾向于采用微创方法,经皮穿注入激素、降钙素或者硬化剂。激素局部注射使囊肿消失的机制尚在研究中。一些研究发现激素微晶体,能破坏和溶解由结缔组织所构成的囊壁于邻区毛细血管长入囊腔,进而促进骨囊肿的骨修复。但是,有作者认为激素注入后治愈率低,Talorda 等曾报道 2 例患儿经激素注入治疗后部复发,甚至加速病变进展。目前,国际上关于激素注入治疗 ABC 的研究样本量均没有超过 10 例,无法准确评估疗效。

激素注入治疗:经皮穿刺、激素注入手术:全身麻醉下,采用套管针经皮穿刺,穿刺针轻柔搔刮囊壁采取组织送病理,抽出囊腔内血液,生理盐水反复冲洗。术中可以在病灶两端,多点穿刺破坏囊内分隔,使激素遍布整个病灶腔内。术前拍摄正、侧位 X 线片,从 X 线片上测量病灶长度,宽度及深度,通过计算预测囊腔体积;结合术中抽出囊腔内液量,按 3mg/ml 注入甲泼尼龙,注入剂量最多不超过 180mg。对于巨大病灶,可以分多次进行注射,间隔 1 个月。对于骨盆及髋臼周围病灶,采用 CT 引导下经皮穿刺,注入激素。术中注意避开神经、血管走行区域,以免出现神经、血管损伤症状。

三、骨囊肿

(一) 定义
骨囊肿(bone cyst)为骨的瘤样病变,又名孤立性骨囊肿。囊壁为一层纤维包膜,囊内为黄色或褐色液体。

(二) 临床表现
好发于 4～20 岁,多见于 5～15 岁儿童。好发于股骨颈、股骨上端和肱骨上端。随着年龄增长,囊肿逐渐向骨干方向移动。一般无明显症状,多数因病理性骨折,出现疼痛、肿胀,功能障碍而就诊,X 线摄片才发现此病。

(三) 诊断依据
1. 多见于儿童及少年,好发于长骨干骺端。
2. 无明显症状,或有轻微疼痛和压痛,病理性骨折可为最早症状和体征,或经 X 线摄片发现病变。
3. X 线摄片显示长骨干骺端有椭圆形密度均匀的透明阴影,病变局限,与正常骨质间有明显界线,骨皮质膨胀变薄。
4. 病理检查可确诊。

(四) 治疗原则
骨囊肿属于骨的良性类肿瘤疾病,随着骨骼发育成熟,病变通常能够自愈,治疗的目的主要是增加骨质强度,预防病理性骨折的发生。类固醇注射治疗骨囊肿疗效肯定,方法简单,创伤小,几乎没有明确的并发症,所以到目前为止被认为是治疗骨囊肿的首选方法。类固醇类药物具有抗炎、抑制渗出的功能,可以减少骨囊肿的漏出液,有利于愈合。另外,多次穿刺抽吸及囊腔反复冲洗可以降低囊内压力,去除病灶内影响骨质愈合的化学物质,并能增加静脉回流渠道;其次,由于骨髓血在对病灶的抽吸过程中漏入囊腔,带来大量的成骨细胞,有利于骨化,可以进一步促进囊腔的骨质愈合。积水潭医院骨肿瘤科近 8 年来,对全身不同部位骨囊肿主要采取甲泼尼龙囊内注射的方法进行治疗,取得了良好的效果,总有效率达到 81.8%。

1. 骨囊肿以手术治疗为主。手术刮除、植骨,术中需彻底刮除纤维包膜,以防复发。

2. 合并病理性骨折者,有时骨囊肿可自行愈合。若骨折愈合后,仍残留囊肿,则应做手术。

3. 对于儿童患者,可试用醋酸甲泼尼龙注入骨囊肿腔内。

四、骨纤维性结构不良

(一) 定义

骨纤维性结构不良(fibrous dysplasia of bone)是一种病因不明、缓慢进展的自限性良性骨纤维组织疾病。正常骨组织被吸收,而代之以均质梭形细胞的纤维组织和发育不良的网状骨骨小梁,可能系网状骨未成熟期骨成熟停滞或构成骨的间质分化不良所致。

(二) 临床表现

骨纤维性结构不良多在 10 岁左右发病,常在青年期就诊,伴内分泌紊乱者可在 3～4 岁发病,甚至在出生后即有症状。本病可发生在任何骨骼,四肢单发性病变常位于近侧骨端,可局限或向骨干扩散,多发于股骨、胫骨、腓骨和骨盆,常偏于一侧肢体;双侧受累者,并不对称。上肢病变者可同时见于颅骨。躯干病变可波及数根肋骨和椎体及其附件,肋骨不限于一侧肢体。本病以一侧上、下肢体为主,对侧仅有个别骨受累,也可同时波及颅骨、肋骨或骨盆。最常见的临床表现是骨病变。病变早期可存在多年而无症状,继而出现疼痛,功能障碍,弓状畸形或病理性骨折。有些患者以此为首发症状而就医,其特点是可由轻度外伤诱因引起,骨折部疼痛、肿胀、功能障碍,很少移位,在制动后大多数可愈合。骨骼表浅部位的病变可出现畸形或肿块。

(三) 诊断

本病除单骨型早期不易发现外,一般结合病史、部位、体征及影像学检查,多无须组织学证据即可确诊。

(四) 治疗原则

鉴于本病临床进展缓慢,对病变较小或无症状者,可暂不手术,但应密切随访观察。病变发展较快者,伴有明显畸形和功能障碍者,应视为手术指征。部分研究提示,双膦酸盐可能有效。

（牛晓辉　黄　真　张　威）

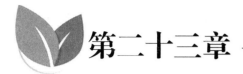

第二十三章

周围血管神经损伤的药物治疗

第一节　周围血管损伤

周围血管损伤多为锐器切割伤引起的开放性损伤。偶尔也见于穿透伤、火器伤。闭合性周围血管损伤可见于撕脱性损伤，骨折、脱位等原因引起的血管断裂和血栓形成。多发生于青壮年男性。

一、临床表现及诊断

（一）临床表现

1. 出血　开放伤时，大的动脉出血可以是喷射性的，出血汹涌，颜色为鲜红色。动脉完全断裂时，断端有时会回缩并形成血栓，出血可以自发停止，而不全断裂时，断裂处形成的裂口无法回缩并形成血栓，此时出血极难控制。大的静脉出血有时也较多，颜色多位暗红色。

2. 瘀斑和肿胀　闭合性动脉断裂后，由于内出血，受伤部位可以出现明显的肢体肿胀和瘀斑。如果有假性动脉瘤形成，局部会出现搏动性肿块，听诊可闻血流收缩期杂音，与心脏搏动同步。

3. 远端动脉搏动减弱或消失。

4. 肢端血供障碍　大动脉断裂后，远端肢体供血明显减少，会出现肢端发凉，发白，疼痛。静脉损伤，回流障碍时，皮肤会发绀。

5. 疼痛　肢体受伤时可以产生疼痛，若合并血管损伤导致肢体缺血，可引起剧烈性疼痛。疼痛呈持续性，随时间延长而逐渐加重，直到肢体发生坏死后，疼痛方可被组织坏死吸收后的全身中毒症状所掩盖。疼痛主要机制是伤肢远端缺血、缺氧所致。

6. 麻木、麻痹　周围神经及肌肉组织对缺血、缺氧非常敏感。当肢体发生急性严重缺血时，皮肤感觉会很快减退或消失，肌肉无力并很快出现麻痹。

7. 出血过多时可以出现贫血及失血性休克。

（二）诊断方法

1. 了解病史　通过受伤原因和过程推测血管损伤的可能性。了解有无系统性疾病。

2. 详细查体　开放性血管损伤通常比较容易判断，手术中也可以确诊并修复损伤。对于高能量损伤，多发骨折，关节周围骨折脱位，合并神经损伤症状的情况，要提高闭合性血管损伤的警惕性。

3. 血管超声检查 对于闭合性血管损伤的患者,可以首先选择超声检查,其优点是简单、快捷,费用低廉。

4. 血管造影 如果强烈怀疑闭合性血管损伤,而超声无法明确诊断时,血管造影是非常好的手段。某些情况下,还可以在放射介入下进行血管取栓和支架植入,微创的修复闭合性血管损伤。但造影往往比较耗时,在肢体严重缺血,急需争分夺秒修复的时候,造影也不是必需的手段,此时可以直接探查怀疑受损的血管并手术修复,以免缺血时间过长,出现肌肉坏死甚至截肢。

5. X线、CT等影像学检查 主要目的是了解合并损伤情况,制订合理的手术计划。

6. 手术探查 是诊断血管损伤的最终手段。

二、手术治疗

大部分的主要血管损伤都要通过手术探查证实并且修复,即使远端肢体不存在截肢的危险。如果主要动脉不做修复,后期可能会出现肢体发凉,肌肉缺血纤维化;如果主要的静脉不做修复,后期可能会出现肢体肿胀。如果合并严重多发创伤,不适宜早期做血管修复,而且血管侧支代偿极为丰富,肢体远端血供不受影响的情况下,大动脉可以不做一期修复。

血管修复的方法有直接吻合,自体静脉移植,人工血管移植。大的动脉损伤修复后,远端肢体往往会出现比较明显的肿胀,需要预防性筋膜切开减张。

三、手术治疗相关的药物治疗

血管修复术后的处理对于提高成活率非常重要。组织移植成功的关键在于吻合血管的畅通,血管修复早期通畅率高与缝合针线、手术器械、缝合技术等有关,但即使血管吻合的当时情况良好,血管腔内血流通畅,术后仍有可能因感染、血管痉挛、血栓形成而导致手术失败。因此,术后常规进行抗感染、抗痉挛、抗血栓的"三抗"治疗,是预防血管修复术后并发症的发生、保证组织移植成功的重要一环。

(一) 预防和治疗术后感染的药物

血管修复术后一旦发生感染,不仅影响伤口的愈合,更甚者可能会波及血管,引起血管持续性痉挛、血管壁肿胀、血管闭塞,造成血管修复失败,还可能发生败血症等严重并发症,危及生命。此外,血管修复手术时间一般较长,局部组织血供不良,增加了感染的机会。因此,对于血管损伤的患者尤其是开放性血管损伤,要彻底清创,消灭死腔,修复缺损,术前术后全身应用有效抗菌药物,应对革兰阳性和革兰阴性细菌都有作用,一般选择第二代头孢菌素作为手术预防用药(具体内容见第九章)。开放性血管损伤的患者应及时采取创面的分泌物标本进行细菌学检验,如发生感染或创面细菌培养阳性,则应根据药物敏感试验结果和患者当前的状况决定如何调整抗菌药物。

(二) 抗血管痉挛的药物

血管痉挛是血管修复术后发生血液循环危象的重要原因之一,血管修复术后,吻合口附近一段血管常常由于机体受到了各种内外界因素的刺激而引起痉挛,如疼痛、寒冷、压迫、精神紧张、恐惧、休克、创伤刺激等,血管痉挛后使血管变细、管腔狭窄、血流减慢等血流动力学改变。血流的流量、流速受到影响,会导致血液循环发生障碍,供血不足的组织极易因缺血而出现疼痛,疼痛、血管壁缺血、缺氧又可加重血管痉挛,进一步引起组织缺血,形成恶性循环,最后导致手术失败。

术后血管痉挛好发于术后 1～3 天,常因寒冷、疼痛、精神紧张、情绪低落或哭闹、主被动吸烟等诱发,术后 24 小时内最为多发。因此,术后必须消除各种可能引发血管痉挛的因素。

1. 抗痉挛药物

(1)罂粟碱:常用的抗痉挛药物为罂粟碱(papaverine),罂粟碱是经典的非特异性血管松弛剂,对磷酸二酯酶有强大的抑制作用,使组织内环腺苷酸(cAMP)含量增加,导致平滑肌松弛;抑制腺苷的摄取,轻度阻止血管平滑肌细胞膜的 Ca^{2+} 内流。罂粟碱对外周血管具有松弛作用,能预防和解除血管痉挛,降低血管阻力,减轻疼痛,改善肢体的缺血状况,促进末梢血液循环,保证手术成功。

罂粟碱成人常用量为一次 30mg,一日 90～120mg,肌内注射;或一次 30～120mg,每 3 小时一次,缓慢静脉注射,注射时间不少于 1～2 分钟,以免发生心律失常以及足以致命的窒息等。儿童常用量为一次按体重 1.5mg/kg,每日 4 次,肌内或静脉注射。这两种常用给药途径均存在不同程度的缺陷,肌内注射可引起注射部位发红、肿胀或疼痛,如果剂量过大,患者难以耐受,剂量过小则解痉疗效差;静脉注射药物如果速度掌握不好、剂量过大,易导致心律失常、血压下降等严重不良反应,加重组织缺血缺氧。另外,罂粟碱半衰期($t_{1/2}$)为 0.5～2 小时,临床上需要罂粟碱长时间维持一定的血药浓度,因此为减少药物不良反应、降低患者痛苦,同时保证治疗效果,推荐采取微量泵入给药。微量泵入给药具有方便、快速、流速易控等特点,因长时间给药时药物易被微量泵装置吸附,但在 6 小时内含量基本稳定,故建议临床上使用微量泵入给药时,时间应控制在 6 小时内。根据这些特点,制订给药方案为:罂粟碱一次 60mg,每 6 小时一次,微量泵泵入,7 天后不发生血管危象即停药。

罂粟碱的不良反应:用药后出现黄疸,眼及皮肤明显黄染,提示肝功能受损;胃肠道外给药可引起注射部位发红、肿胀或疼痛。快速胃肠道外给药可使呼吸加深、面色潮红、心搏加速、低血压伴眩晕;过量时可有视物模糊、复视、嗜睡或(和)软弱。临床观察到的不良反应还包括头痛、面色潮红、皮疹、鼻出血等。应用罂粟碱的过程中需注意定期检查肝功能,尤其是患者有胃肠道症状或黄疸时,一旦出现肝功能不全时应立即停药。

(2)其他:其他可能应用的抗痉挛药物还有妥拉唑林、酚妥拉明、樟磺咪芬、硫酸镁、利多卡因等,这些药物虽然从药理作用上看来可以针对血管起到解痉挛的作用,但是它们并没有相关的适应证,因此并不推荐使用。

2. 止痛药物　血管痉挛的原因有:一是神经性痉挛,为交感神经兴奋所致,常由疼痛、低温寒冷等因素引起;二是肌肉性痉挛,为血管壁层的平滑肌纤维高度收缩所致,常由于手术对血管外膜的分离、牵拉、创伤等机械性刺激和术后炎症对血管壁的化学性刺激以及固定不充分的骨断端的刺激等引起。

疼痛刺激可使交感神经兴奋性增加,血液儿茶酚胺、血管紧张素分泌增加,周围血管广泛收缩,引起吻合后的血管痉挛,导致血运障碍,诱发血管危象,如不及时处理,最终可导致组织坏死。因此,术后应给予止痛药物,伤肢石膏托制动,体位舒适,减少病人躁动。

普通手术后只在患者疼痛剧烈时肌内注射哌替啶、吗啡等药物,此类药物镇痛作用较弱,并有组胺释放、直接抑制心肌的作用和潜在的呼吸抑制作用,而非甾体抗炎药(NSAIDs)可通过抑制 COX-2 来抑制血液中 PGE-2 和 PGF-2α 等前列腺素的产生,从而降低感觉神经纤维对伤害性刺激的敏感性,阻止疼痛兴奋性放大,发挥抗炎镇痛作用,并可激活内源性阿片的释放,发挥中枢性抗炎镇痛作用;同时,应用 NSAIDs 超前镇痛可以抑制血浆皮质醇、胰高血糖素等应激激素的分泌,缓解创伤后皮质醇和血糖浓度的波动,提高血管修复的成功率。因此,成人可注射 NSAIDs 止痛(具体内容见第七章);儿童可采取亚冬眠或应用适量镇静剂使其安静入睡,以减少因疼痛躁动而引发的血管痉挛。

3. 其他抗痉挛措施

(1)纠正血容量不足:患者血压过低或休克,均能引起血管痉挛,术中术后应注意输血或补液,维持血压,增加血流速度。补液可以降低血黏度,保持心排血量,保证充分的动脉灌注。禁止使用升压药。必要时输血可以保持充足的血红蛋白,提高再植组织的氧供应。

(2)保温:寒冷对血管刺激较大,可引起交感神经兴奋,致血管壁平滑肌收缩。因此,需控制室温在 25℃左右为宜,防止冷空气直接吹到患者身上,冬季或夜间伤肢局部用 50～60W 烤灯照射,有利于改善患者血液循环,扩张患肢血管,防止痉挛。使用过程中注意保持患者与灯之间距离为 40～45cm,持续照射 1～2 周,尽量避免温度过高造成患者身体灼伤。

(3)卧床:术后要求患者绝对卧床休息 7～10 天,因为修复的血管非常脆弱,体位的改变会造成血管痉挛或栓塞,影响肢体循环。术后一般取平卧位或健侧卧位,防止患肢受压。避免患侧卧位,以防血管压力的改变而危及血供。

(4)避免尿潴留:尿潴留可引起吻合的血管发生痉挛,影响手术结果。因此术中常规留置导尿管,应注意观察尿液引流情况,保持排尿通畅,一旦发生尿潴留,应立即查明原因,对症处理。

(5)心理护理:由于伤情不同,心理素质不同,会出现不同的心理应激反应,引起精神紧张,导致血管收缩。因此,做好患者手术前后的心理护理,防止患者激动、愤怒、忧虑等不良情绪,也是预防术中术后血管痉挛的重要保证。

(6)禁烟:香烟中的一氧化碳使血液中的氧气含量减少,烟中的尼古丁可破坏血管内皮细胞,从而影响修复血管组织局部血液供应,引起微血管痉挛,造成手术失败。因此,不仅患者本人需要禁烟,陪住的家属也禁止吸烟,探视的家属应避免衣物上携带烟味,以免被动吸烟,对于有吸烟爱好的家属在患者术后 2 周内谢绝探视。

(7)禁咖啡:因术后多喝白开水,不能饮用含有咖啡因液体,例如咖啡、茶水、可乐等,不吃含有咖啡因和巧克力的食物,以免引起血管收缩。

(8)保持大小便通畅:不憋尿,如发现大便干燥,及时通知医生给予处理。给予高蛋白、高营养、易消化的食物,多食用蔬菜、水果,不食用辛辣、刺激性的食物,及鸡蛋、牛奶、豆浆等产气性的食物,防止长期卧床引起腹胀。

(9)对顽固性血管痉挛应及时进行手术探查。

(三)预防血栓形成的药物

血管修复术对小血管来说,是一种严重的损伤,在血管吻合后 24 小时,吻合口四周内皮细胞呈损伤性浸润及创伤性增生反应,内弹力层消失。使得吻合口局部有形成血栓的倾向。患者常因创伤、手术刺激和术后疼痛等因素引发严重的应激反应,可导致炎性介质和致痛物质如前列腺素、缓激肽、P 物质、5-羟色胺、组胺等释放,这些物质除直接致痛外,还可引起周围性痛觉过敏,并通过神经体液因素使机体释放损伤因子,导致血液高凝状态,形成血栓。此外,人体血液内有几种凝血因子,当血管壁或组织损伤时,凝血因子被激活,发生一系列连锁反应,也会导致血栓形成。其过程可简单地分为三个阶段:①凝血酶原激活物质形成;

②凝血酶的形成；③纤维蛋白的形成。凝血、抗凝纤维蛋白形成与纤溶系统在正常人体内处于平衡协调状态，当血管或组织损伤或其他病理情况下，平衡打破，功能失调而发生血栓形成。

动脉的血栓形成，常是吻合血管的游离组织移植早期失败的主要原因。血小板和促凝血物质的聚集，使血栓逐渐增大，是晚期静脉阻塞的原因。吻合血管时，血管内膜损伤越严重，血栓的发生率就越高，当血管内膜挫伤达到剥落程度时，其血栓发生率高达75%，但在同样血管条件下，如采用抗凝治疗，可使血栓发生率下降至13.6%。因此血管重建术后适当的药物治疗能够溶解残存血栓，防止吻合口血栓形成，提高重建血管远期通畅率，降低肢体血管损伤的致残率。在抗凝治疗过程中，需要监测凝血指标。对平时有出血倾向或有其他脏器出血的患者，如溃疡病、食管静脉曲张或月经过多等慎用。

1. 肝素钠　肝素(heparin)是一种在体内有多重作用的复杂物质。对显微外科医生最重要的作用是与血管内皮细胞结合替代血管内皮损伤区域丢失的负电荷。肝素在血管损伤区域的高度聚集会抑制血小板的聚集，减少纤维蛋白血栓的形成，激活局部的抗血栓因子Ⅲ。全身应用肝素对血液有两个直接作用，一是激活抗血栓因子Ⅲ；二是降低纤维蛋白。肝素化对于锐性离断再植和简单的游离组织移植可能没有必要，但是在撕脱性和挤压性离断再植，血管内皮损伤外露可能较多，强烈建议进行肝素化。有高凝倾向和血栓形成的患者需要预防用药。

(1)用法用量

1)皮下注射：手术前2小时先给5000U，但麻醉方式应避免硬膜外麻醉，然后每隔8～12小时5000U，共约7日。

2)静脉注射：首次5000～10 000U，之后，按体重每4小时100U/kg，用氯化钠注射液稀释后应用。儿童按体重一次50U/kg，以后每4小时给予50～100U。

3)静脉滴注：每日20 000～40 000U，加至氯化钠注射液1000ml中持续滴注。滴注前可先静脉注射5000U作为初始剂量。儿童按体重一次50U/kg，以后按体表面积24小时给予每日20 000U/m²，加入氯化钠注射液中缓慢滴注。

另外，在术中阻断血管后应用少量肝素有利于减少阻断处血栓形成。用肝素盐水间断冲洗血管断端，对防止血管干燥，减少内皮细胞损伤很有意义。

(2)注意事项：肝素钠的毒性较低，主要的不良反应是用药过多导致的自发性出血，故每次注射前应测定凝血时间。如注射后引起严重出血，可静脉注射硫酸鱼精蛋白进行急救，1ml硫酸鱼精蛋白可中和150U肝素。在用药初的5～9天，偶可发生血小板减少，故开始治疗1个月内应定期监测血小板计数。

(3)药物相互作用

1)与下列药物合用时可加重出血危险。

A. 香豆素及其衍生物，可导致严重的因子Ⅸ缺乏而致出血。

B. 阿司匹林及非甾体抗炎药，包括甲芬那酸、水杨酸等均能抑制血小板功能，并能诱发胃肠道溃疡出血。

C. 双嘧达莫、右旋糖酐等可能抑制血小板功能。

D. 肾上腺皮质激素、促肾上腺皮质激素等易诱发胃肠道溃疡出血。

E. 其他尚有利尿酸、组织纤溶酶原激活物(t-PA)、尿激酶、链激酶等。

2)肝素并用碳酸氢钠、乳酸钠等纠正酸中毒的药物可促进肝素的抗凝作用。

3)肝素与透明质酸酶混合注射,既能减轻注射部位疼痛,又可促进肝素吸收。但肝素可抑制透明质酸酶活性,故两者应临时配伍使用,药物混合后不宜久置。

4)肝素可与胰岛素受体作用,从而改变胰岛素的结合和作用。已有肝素致低血糖的报道。

5)下列药物与肝素有配伍禁忌:卡那霉素、阿米卡星、柔红霉素、乳糖酸红霉素、硫酸庆大霉素、氢化可的松琥珀酸钠、多黏菌素 B、多柔比星、妥布霉素、万古霉素、头孢孟多、头孢哌酮、头孢噻吩钠、氯喹、氯丙嗪、异丙嗪、麻醉性镇痛药。

6)甲巯咪唑、丙硫氧嘧啶与本品有协同作用。

肝素因其出血倾向等不良反应,治疗中需要监测凝血指标,加之较多的药物相互作用,近年已比较少用。

2. 低分子量肝素钠　目前上市的低分子量肝素钠有多种,由于各商品的制备不同,使各种商品的平均分子量、抗Ⅹa：Ⅱa 比值不同,使用时应注意各种参数的说明。

(1)用法用量:手术前 1～2 小时注射 2500AⅩaIU,手术后每天皮下注射 2500AⅩaIU,术后连续用药 5～7 天。

(2)注意事项

1)不能用于肌内注射,肌内注射可导致局部血肿。

2)硬膜外麻醉方式者术前 2～4 小时慎用。

3)不宜用作体外循环术中的抗凝剂。

4)注意定期监测血小板计数,必要时测定血浆抗Ⅹa 因子活性。

5)药物过量时可注射鱼精蛋白,1mg 盐酸鱼精蛋白中和 1.6AⅩaIU 低分子量肝素钠,但鱼精蛋白不能完全中和低分子量肝素钠的抗 FⅩa 活性。

(3)药物相互作用:低分子量肝素钠与非甾体抗炎药、水杨酸类药物、口服抗凝血药、影响血小板功能的药物和血浆增容剂(右旋糖酐)等药物同时使用时,应注意观察,这些药物能增加出血危险性。

3. 低分子右旋糖酐(dextran)　具有防止红细胞及血小板聚集、降低血液黏滞性、改善微循环等作用,是一种能维持血液胶体渗透压、扩充血容量、维持血压、改善血液循环的扩容药,可用于预防血管修复术后血栓形成,还可改善微循环。

(1)用法用量:手术中吻合血管前 30 分钟开始静脉滴注 500ml,术后静脉滴注:每次 500ml,每日 1～2 次,24 小时内不超过 1000～1500ml,疗程 7～10 天。婴儿用量为 5ml/kg,儿童用量为 10ml/kg。

(2)注意事项

1)少数患者可出现过敏反应,表现为皮肤瘙痒、荨麻疹、恶心、呕吐、哮喘,重者口唇发绀、虚脱、血压剧降、支气管痉挛,个别患者甚至出现过敏性休克。因此,首次输低分子右旋糖酐,开始几毫升应缓慢静脉滴注,并在注射开始后严密观察 5～10 分钟,出现所有不正常征象都应马上停药。皮肤瘙痒常表现为迟发反应,应予以注意。

2)每日用量不宜超过 1500ml,否则易引起出血倾向和低蛋白血症。

3)本品能吸附于细胞表面,与红细胞形成假凝集,干扰血型鉴定,因此,输血患者的血型检查和交叉配血试验应在使用右旋糖酐前进行,以确保输血安全。

4)不应与维生素 C、维生素 B$_{12}$、维生素 K、双嘧达莫在同一溶液中混合给药。

（3）药物相互作用

1）与肝素合用时，由于有协同作用而增加出血可能。

2）与庆大霉素、巴龙霉素合用会增加肾毒性。

4. 前列地尔（alprostadil） 有抑制血小板聚集、血栓素 A_2 生成、动脉粥样脂质斑块形成及免疫复合物的作用，并能扩张外周和冠状动脉。脂微球包裹制剂易于分布到受损血管部位，从而发挥扩张血管、抑制血小板聚集的作用。

（1）用法用量：成人每次 5～10μg，加入 10ml 生理盐水（或 5％的葡萄糖）静脉注射，或直接入小壶，每日 1 次。

（2）注意事项

1）下述患者慎用本品。

A. 严重心力衰竭（心功能不全）患者，有报告可加重心功能不全的倾向。

B. 青光眼或眼压增高的患者，有报告可使眼压增高。

C. 既往有胃溃疡合并症的患者，有报告可使胃出血。

D. 间质性肺炎患者，有报告可使病情恶化。

2）给药时注意

A. 出现不良反应时，应采取变更给药速度，停止给药等适当措施。

B. 不能与输液以外的药品混合使用，避免与血浆增溶剂（右旋糖酐、明胶制剂等）混合。

C. 与输液混合后在 2 小时内使用。残液不能再使用。

D. 不能使用冻结的药品。

（3）药物相互作用：可增强降压药和血小板聚集抑制剂的作用。

5. 巴曲酶（defibrase） 是单一成分的类凝血酶，为丝氨酸蛋白酶的一种，能降低血中纤维蛋白原的含量，静脉给药后，能降低全血黏度、血浆黏度，使血管阻力下降，增加血流量。

（1）用法用量：成人首次剂量通常为 10BU，维持量可视病人情况酌情给予，一般为 5BU，隔日一次，药液使用前用 100ml 以上的生理盐水稀释，静脉滴注 1 小时以上。若给药前血纤维蛋白原浓度达 400mg/dl 以上时，首次使用量应为 20BU，以后维持量可减为 5BU。通常疗程为一周，必要时可增至 3 周。

（2）注意事项

1）巴曲酶具有降低纤维蛋白原的作用，用药后可能有出血或止血延缓现象。因此，有出血或出血可能的患者禁用，治疗前及治疗期间应对患者进行血纤维蛋白原和血小板聚集情况的检查，并密切注意临床症状。首次用药后第一次血纤维蛋白原低于 100mg/dl 者，给药治疗期间出现出血或可疑出血时，应终止给药，并采取输血或其他措施。

2）如患者有动脉或深部静脉损伤时，该药有可能引起血肿。因此，使用本制剂后，临床上应避免进行星状神经节封闭、动脉或深部静脉等的穿刺检查或治疗。对于浅表静脉穿刺部位有止血延缓现象发生时，应采用压迫止血法。

（3）药物相互作用

1）与抗凝剂及血小板抑制剂（如阿司匹林等）合用可能会增加出血倾向或使止血时间延长。

2）巴曲酶能生成 desA 纤维蛋白聚合物，可能引起血栓、栓塞症，所以与溶栓剂合用应特别注意。

6. 口服抗凝血药 血管修复术后予以静脉抗凝血药,在停用静脉抗凝血药前 1 天开始口服抗凝血药,历时 3~6 个月。应用抗凝血药时,要监测凝血酶原时间(延长不可超过 1 倍)、凝血酶原活动度(不能低于 50%)。

常用口服抗凝血药有阿司匹林和双嘧达莫,通常阿司匹林口服,每次 0.1~0.3g,每日 1 次;双嘧达莫口服,每次 50~100mg,每日 3 次。

(四) 术后血管危象的处理

血管危象是血管修复术后最重要的并发症,术后应注意观察患肢的颜色、肿胀程度、毛细血管回流情况。皮肤由红润变苍白、皮温降低、毛细血管充盈时间延长超过 2 秒、动脉搏动减弱或消失,提示动脉痉挛或栓塞,即动脉危象。若皮色暗紫、皮温下降、毛细血管充盈时间缩短(<1 秒)、动脉搏动存在提示静脉回流受阻,即静脉危象。术后 24~72 小时内,是吻合血管出现血管危象的高发期,一旦发生应及时处理。

1. 动脉痉挛 首先寻找动脉痉挛的原因而加以消除。在采取各种措施的同时,应立即肌内注射罂粟碱或其他血管解痉剂,一般 20~30 分钟后痉挛可缓解,如经过严密观察,血管危象不能解除,则应怀疑动脉栓塞而作手术探查。术中见痉挛的动脉,可给罂粟碱、利多卡因或硫酸镁液外敷而缓解。对于顽固性痉挛,需采取外膜下注射 3% 罂粟碱等措施使其解除,必要时以冲洗针头通过吻合口的间隙插入管腔或静脉内,注入少量罂粟碱。

2. 动脉栓塞 常系血管清创不彻底,血管吻合质量欠佳或吻合张力过大引起,也可因血肿压迫、局部感染或长时间痉挛引起。动脉栓塞大部分发生于术后 1~3 日,而在术后 24 小时内最为多发,术后 3 日内的动脉栓塞,大部分系清创不够或吻合质量差所致,而三日以后的动脉栓塞,大部分为局部血肿压迫或感染刺激引起。一经确定血栓形成,移植或再植组织仍有活性,要立即手术检查。

3. 深静脉血栓形成 静脉管壁中层平滑肌稀少,而口径相对大,痉挛亦不引起回流严重障碍,因而临床所见的静脉血管危象都是栓塞所致。静脉危象的原因以吻合质量、静脉损伤处清创不够与缝合皮肤过紧引起压迫为主。临床上常采用滴血术,即在末端侧方做一长 5mm,宽 1mm,深 3mm 的菱形切口,任其滴血,切开后从伤口中首先流出紫红色液,继而流出鲜红血液,移植或再植组织色泽随之由紫变红,毛细血管充盈试验亦变阳性,说明动脉供血通畅。同时静脉注射肝素,使伤口能保持持续滴血。将肝素 50mg(625U)用生理盐水 9ml 稀释后缓慢静脉注射。10 分钟后即见明显抗凝作用,一般于 6 小时后重复一次,每日剂量成人不超过 4 次。伤口滴血维持每分钟 3~5 滴已足够。一般经滴血 5~7 日,侧支循环建立,此时即可停药。必要时监测凝血酶原时间及凝血时间。

 ## 案例分析

姓名:王×× 性别:男

年龄:29 岁 民族:汉族

身高:170cm 体重:70kg

入院时间:2014-5-11

主诉:外伤后右前臂离断 2 小时。

现病史:患者 2 小时前因电锯伤,致右前臂完全离断,当时于当地医院急诊行简单包扎、止血及保存患肢,于急诊就诊,为进一步诊疗收治入院。

既往史:既往体健,否认肝炎,结核等疾病史,否认外伤、手术及输血史。

个人史:否认药物及食物过敏史。吸烟9年,20支/日,偶有饮酒,1两/日。

家族史:否认家族遗传疾病及相关病史。

查体:T 37.3℃,P 105次/分,R 19次/分,BP 134/81mmHg。发育正常,体型适中,营养中等,神志淡漠,对答不切题,自主体位,查体欠合作。全身皮肤黏膜苍白、贫血貌,无发绀、黄染、出血点、皮疹,皮肤弹性好。全身浅表淋巴结无肿大。头颅无畸形,眼睑无水肿,瞳孔等大等圆,对光反射灵敏。口唇苍白,伸舌居中,咽无充血,扁桃体无肿大。颈软,无抵抗,活动不受限。气管居中,甲状腺无肿大。胸廓双侧对称,双侧呼吸动度一致,胸廓挤压痛阴性。双肺呼吸音清,未闻及干、湿啰音。心前区未见异常隆起或凹陷,心音有力,心率105次/分,心律齐,各瓣膜听诊区未闻及病理性杂音、额外心音、心包摩擦音。腹部平坦,触软,无肌紧张,全腹无压痛及反跳痛,腹部叩诊呈鼓音,肝区叩击痛(一),移动性浊音(一)。肠鸣音约5次/分,未闻及气过水声。脊柱生理弯曲正常,腹壁、肱二头肌腱、跟腱、膝腱反射正常,踝阵挛、Hoffmann征、Babinski征未引出。

专科查体:右上肢前臂中段完全离断,断端骨质外露,骨质劈裂不齐,肌腱断端挫伤严重,部分肌肉坏死。

入院诊断:右前臂完全离断。

治疗经过:患者5月12日于急诊臂丛麻醉下行右前臂离断伤再植术,术前克林霉素磷酸酯1200mg预防用药,术中分泌物涂片:未见革兰阳性粗大杆菌。术后第1天,注射用头孢哌酮钠舒巴坦钠皮试阳性,继续使用克林霉素磷酸酯治疗,术后患者持续发热,最高38～38.5℃,WBC $10.09×10^9$/L,N 82.7%,再植前臂及手部肿胀,于5月16日行右前臂切开减张、扩创术,术中取厌氧及需氧分泌物培养。5月17日,换药时发现患肢颜色青紫,指端毛细血管充盈较差,右前臂张力过大,循环障碍,复查WBC进一步升高至 $14.1×10^9$/L,遂急诊再次行探查术。术中取坏死液性物送培养,回报见到革兰阳性粗大杆菌。减张后用过氧化氢溶液、聚维酮碘、生理盐水冲洗各两遍并给予甲硝唑磷酸二钠915mg q8h＋注射用哌拉西林钠他唑巴坦钠4.5g q8h抗感染联合高压氧治疗。术后每日进行换药并进行粗大杆菌涂片染色,均未见到革兰阳性粗大杆菌。5月21日,患者患肢皮缘颜色发黑,右手血运差,伤口换药出现异味,给予臂丛麻醉下行右前臂扩创术。5月22日回报5月16日(第2次手术中取)分泌物培养结果:厌氧培养:产气荚膜梭菌,消化链球菌;细菌培养:阴沟肠杆菌。甲硝唑＋哌拉西林钠他唑巴坦可覆盖上述致病菌,继续使用。5月26日,患者一般情况好,伤口无红肿,无不适主诉,连续5次涂片均未见G^+粗大杆菌,停用抗感染治疗。患者病情稳定,于5月30日行植皮术,6月10日,患者病情平稳,患肢末梢血运良好,感觉、运动功能无明显异常,伤口愈合好,于今日出院。患者住院期间用药情况见表23-1。

表23-1　患者住院期间用药情况

药名	剂量	频次	开始时间	停止时间
克林霉素磷酸酯注射液	1200mg	bid	2014-5-12	2014-5-13
羟乙基淀粉 200/0.5 氯化钠注射液	500ml	qd	2014-5-12	2014-5-15
前列地尔注射液	10μg	qd	2014-5-12	2014-5-15
骨瓜提取物注射液	100mg	qd	2014-5-12	2014-5-15

续表

药名	剂量	频次	开始时间	停止时间
盐酸罂粟碱注射液	60mg	q6h	2014-5-12	2014-5-21
低分子量肝素钠注射液	2500AXaIU	qd	2014-5-12	2014-5-21
盐酸曲马多缓释片	100mg	bid	2014-5-12	2014-5-17
葡萄糖酸钙注射液	10ml	qd	2014-5-12	2014-5-18
克林霉素磷酸酯注射液	1200mg	bid	2014-5-14	2014-5-17
注射用甲硝唑磷酸二钠	915mg	q8h	2014-5-17	2014-5-26
注射用哌拉西林钠他唑巴坦钠	4.5g	q8h	2014-5-17	2014-5-26
克林霉素磷酸酯注射液	1200mg	bid	2014-5-30	2014-6-01

【临床药师关注点】

1. 对气性坏疽的治疗建议　该患者为开放性创伤,其皮肤保护屏障遭到破坏,创面接触外界物体,梭菌属细菌很容易侵入到组织中,引发气性坏疽。气性坏疽的病原菌在伤口内生长繁殖速度快,患者感染潜伏期从8小时至3周不等,多为1～4天,因此,开放性创伤的急诊患者应及时采集患者的分泌物,涂片革兰染色,观察是否可以见到革兰阳性粗大杆菌,并且随着受伤时间的延长,需增加涂片的次数。此外,患者多有明显的全身和局部表现,全身表现为严重的败血症症状(约占患者总数的1.5%),表现为:体温高达40℃,表情淡漠,面色苍白,呼吸急促,进行性贫血,全身症状迅速恶化。局部表现为:①受伤部位剧痛,呈胀痛感,一般止痛剂难以缓解;②伤口周围肿胀,伤口中有大量浆液性血性渗出物;③部分患者可见气泡冒出,腐败产生硫化氢气体,伤口恶臭,轻压之有捻发音;④静脉回流障碍,皮肤由红变白,再转为暗红、黑紫;⑤肌肉失去弹性和收缩力,切割不出血肌纤维肿胀、发黑。伤口周围皮肤捻发音、伤口分泌物检查有大量革兰阳性菌而白细胞极少、X线或超声见伤口处有气体等,均是气性坏疽的重要诊断依据。细菌培养需时较长,对早期诊断意义不大,但对后期治疗指导意义较大,应提示医生尽量全面的采集标本,掌握厌氧菌标本采集和运送的正确方法,尽量减少假阴性结果的发生,为进一步治疗提供依据。一旦确认发生气性坏疽,应迅速彻底清创,大量过氧化氢溶液反复冲洗伤口,清创后的创面敞开,用过氧化氢纱垫覆盖,每天至少换药并用过氧化氢溶液冲洗2～3次,同时结合高压氧、抗生素与全身支持综合治疗,随时留取伤口分泌物涂片及培养,为下一步应用抗菌药物指明方向。抗生素一般首选青霉素,剂量宜大,每日用量应达1000～2000万U,青霉素过敏者,可使用氯霉素、甲硝唑、亚胺培南或多西环素等。该患者为电锯伤,伤口污染严重,混合感染可能性大,抗铜绿假单胞菌青霉素类药物对厌氧菌的作用类似青霉素,且较青霉素类抗菌谱更广,再联合甲硝唑进一步加强治疗厌氧菌的效果。应注意,气性坏疽的疗程不宜过短,应在连续3天取分泌物革兰涂片染色阴性才可考虑停药。

2. 哌拉西林钠他唑巴坦钠致白细胞减少　哌拉西林钠他唑巴坦钠说明书中提及的血液系统不良反应为少见及罕见,但该药在临床上引起的白细胞减少并不少见,国内外已有多例报道,在临床观察中发现,哌拉西林钠他唑巴坦钠对血液系统的毒性是剂量依赖型,白细胞减少的发生率随着哌拉西林钠他唑巴坦钠累积剂量的增加而增长。因此,在应用哌拉西林钠他唑巴坦钠抗感染治疗时,除应仔细询问既往史、食物药物过敏史及家族过敏史外,还需要定期监测血常规,尤其是当疗程较长(>10 天)、累积剂量较高(>150g)时,应密切监测血常规,以便能早期发现血液系统不良反应的发生,及时停药,确保用药安全。患者停药后多不需要特殊治疗,对于比较严重的患者可给予对症治疗,口服或注射促进白细胞生长的药物。多数患者白细胞计数在停药 2 天内可恢复正常,少数患者可能需要更长时间。及时停药是患者恢复及避免造成严重后果的关键。另外,需要注意的是,仍有患者在短期用药即出现白细胞减少的不良反应。

3. 血容量及血红蛋白的补充　该患者创伤严重,失血较多,且手术用时 10 小时,术中出血 1600ml,输血 2800ml,血浆 1600ml,术后患者贫血貌,RBC 2.85×10^{12}/L,血细胞比容 24%,Hb 86g/L,总蛋白 26.9g/L,白蛋白 20.4g/L。给予晶体(葡萄糖氯化钠注射液 500ml bid ivgtt)＋胶体(羟乙基淀粉 200/0.5 氯化钠注射液 500ml)扩容,给予人血白蛋白(5% 250ml)12.5g 补充蛋白及胶体渗透压,并注意监测血常规、生化,适时停药。

4. 抗凝血药的使用　该患者为断肢再植术后,为防止再植患肢血运受到影响,术后需要卧床、禁忌搬动,低分子量肝素钠注射液不仅能减少再植患肢小血栓的形成,还能防止下肢深静脉血栓的形成。注意监测凝血指标。

思　考　题

1. 克林霉素磷酸酯在本病例中的几次应用是否合理?
2. 试分析止痛方案是否合理? 有无更优的方案。

第二节　周围神经损伤

周围神经损伤也可分为开放性损伤和闭合性损伤。常见病因为:①牵拉损伤:如产伤或车祸伤等引起的臂丛神经损伤。②锐器切割伤。③压迫性损伤:如骨折脱位等造成的神经受压。④火器伤。⑤缺血性损伤:如肢体缺血挛缩引起的神经损伤。⑥电烧伤及放射性烧伤。⑦药物注射性损伤及其他医源性损伤。

一、临床表现及诊断

(一) 临床表现

1. 臂丛神经损伤　主要表现为神经根型分布的运动、感觉障碍。臂丛上部损伤表现为上臂下垂内收,不能外展外旋,前臂处于旋前伸直位,不能屈肘。臂丛下部损伤表现手部及前臂尺侧感觉缺失,手指无法屈伸,有时出现霍纳综合征。

2. 腋神经损伤　肩关节外展幅度减小。三角肌区皮肤感觉障碍。后期三角肌萎缩,形成"方肩"畸形。

3. 肌皮神经损伤　肌皮神经支配的肱二头肌和肱肌无力,无法屈肘。前臂外侧皮肤感觉减退。

4. 正中神经损伤　示指、中指末节感觉消失。拇、示、中指屈曲无力;拇对掌运动丧失;后期可以出现大鱼际肌萎缩。

5 桡神经损伤　高位桡神经损伤表现为垂腕、垂指、垂拇的"三垂"畸形,并有虎口感觉麻木。低位桡神经损伤时，不出现垂腕畸形，虎口感觉正常。

6. 尺神经损伤　小指指腹感觉消失。手内在肌无力，爪形手畸形。后期可以出现手内在肌肉萎缩。

7. 股神经损伤　股前肌群瘫痪，行走时抬腿困难，不能伸小腿。股前面及小腿内侧面皮肤感觉障碍。膝反射消失。

8. 腓总神经损伤　垂足畸形，步行时呈跨越步态；足趾不能背伸，踝关节不能外展外翻；足背及小趾前外侧感觉丧失。

（二）诊断方法

1. 全面查体　检查是否为开放伤，伤口的范围和深度、软组织损伤情况以及有无感染。有无合并血管损伤、骨折脱位等。了解颅脑和全身脏器有无合并损伤。

2. 神经功能查体　分别检查相关神经的感觉功能、运动功能、自主神经功能和神经反射。感觉功能查体要包括痛触觉、温度觉、两点辨别觉检查。运动功能查体包括肢体各肌肉的肌力、肌张力、肌萎缩的检查。注意发现神经损伤后可能出现的特殊姿势，例如爪形手、猿手、垂足等畸形。周围神经损伤后，相关感觉分布区会出现无汗、皮纹变浅、发凉、萎缩等表现。在神经损伤部位进行叩击，会引发 Tinel 征阳性，表现为局部麻木疼痛，并向该神经的感觉分布区和近心侧放射。该试验有助于判断神经受损部位。在神经恢复过程中，叩击出现 Tinel 征阳性的部位也会逐渐向远侧移动，根据移动的速度有助于判断神经恢复的进度。

3. 电生理检查　在全身情况允许的情况下，可通过肌电图及神经诱发电位检查，判断神经损伤范围、程度、吻合后恢复情况及预后。如果用于神经损伤的诊断，应该在神经脱髓鞘完成后，即受伤 3～4 周以后做电生理检查。过早做电生理检查的结果可能引起误判。需要结合外伤史、临床症状和查体来解释电生理检查的结果，并依此判断神经损伤的部位、性质和程度。

二、治疗

1. 全身状况的治疗　周围神经损伤常合并颅脑和脏器以及血管、骨关节的损伤。因此，应该全面了解全身状况，系统的治疗。例如重建肢体循环、骨关节完整性，预防关节挛缩。瘫痪的肢体易受外伤、冻伤、烫伤和压伤，应注意保护。肌肉骨骼系统的康复理疗可以为神经和肢体功能恢复创造条件，术前和术后均有重要意义，应该坚持进行。

2. 神经修复手术　神经损伤后，原则上越早修复越好。锐器伤应争取一期修复，火器伤早期清创时不作一期修复，待伤口愈合后 3～4 周行二期修复。锐器伤如早期未修复，亦应争取二期修复。二期修复时间以伤口愈合后 3～4 周为宜。但时间不是绝对的因素，晚期修复也可取得一定的效果，不要轻易放弃对晚期就诊患者的治疗。主要的手术治疗方法有神经松解术、神经吻合术、神经移植术、神经移位术。

3. 晚期肌肉重建术　在神经损伤严重不能修复时，或神经修复后效果不佳，晚期仍有功能障碍时，可以施行肌肉移位或移植术重建部分肢体功能。

三、手术治疗相关的药物治疗

周围神经损伤后病理过程复杂，神经再生速度缓慢，再生神经与周围组织粘连，神经肌肉萎缩及运动终板退化变性等多种因素，均制约着损伤神经的功能恢复。周围神经损伤的治疗关键是抑制神经细胞的继发损伤。神经细胞继发损伤的机制比较复杂,主要包括血管痉挛、血栓形成、循环障碍、水肿、自由基形成和脂质过氧化及 Ca^{2+} 内流、Na^+,K^+-ATP 酶活性降低等(抗痉挛药物和预防血栓形成的药物见本章第一节)。

（一）预防和治疗术后感染的药物

多数神经修复手术范围大,时间长,污染机会增加,应预防用抗菌药物。对于开放性损伤,无论是否一期修复,均应预防用抗菌药物,且应及时采取创面的分泌物标本进行细菌学检验,如发生感染或创面细菌培养阳性,则应根据药物敏感试验结果和患者当前的状况决定如何调整抗菌药物(预防用药具体内容见第九章)。

（二）促进功能神经修复的药物

1. 神经生长因子(nerve growth factor,NGF)　是具有生物活性的多肽类物质,广泛存在于动物体内多种组织中,对损伤的神经有营养及促进再生的作用,在感觉和交感神经元的生长、维持和存活中起促进作用。周围神经损伤后,局部 NGF 含量明显增加,许多研究显示 NGF 对感觉及交感神经具有营养作用,对运动神经的再生也有潜在的调节作用。目前用于临床治疗的是鼠神经生长因子(mNGF),系从小鼠颌下腺提取的神经生长因子,含有相对分子质量为 26.5kD 的生物活性蛋白,与人体 NGF 的结构具有高度的同源性,生物效应也无明显的种间特异性。

（1）用法用量:每次 1 支(恩经复 18μg 或苏肽生 30μg),每天 1 次,用 2ml 注射用水溶解,肌内注射,4～6 周一个疗程。

（2）注意事项

1）用药后常见注射部位痛或注射侧下肢疼痛,一般不需处理。个别症状较重者,口服镇痛药即可缓解。

2）使用前应仔细检查药瓶,如有裂缝或破损等异常情况时不可使用。本品加注射用水振荡后即可完全溶解,如有不溶的沉淀、混浊或絮状物时不可使用。

3）注意 2～8℃ 避光保存。

2. 甲钴胺(mecobalamin)　是一种内源性的辅酶 B_{12},易转移至神经细胞的细胞器,从而促进核酸和蛋白质的合成、促进轴索内输送和轴索的再生、促进髓鞘的形成,恢复神经键的传达延迟和神经传达物质的减少。

（1）用法用量:成人一次 0.5mg,一日 1 次,肌内注射或静脉注射;口服每次 0.5mg,每日 3 次。

（2）注意事项

1）见光易分解,开封后立即使用的同时,应注意避光。因此,不建议静脉滴注。

2）肌内注射时为避免对组织、神经的影响,应注意避免同一部位反复注射、避开神经走向部位、注意针扎入时,如有剧痛、血液逆流的情况,应立即拔出针头,换部位注射。另外,对新生儿、早产儿、婴儿、幼儿进行肌内注射时要特别小心。

3. 维生素 B_1(vitamin B_1)　是糖类代谢中重要辅酶的组成部分,缺乏时主要出现感觉神经与运动神经的多发性周围神经炎。本品在体内形成焦磷酸硫胺,是糖代谢中间产物丙酮酸和 α-酮戊二酸氧化脱羧的辅酶,当维生素 B_1 缺乏时,丙酮酸氧化脱羧受阻,造成丙酮酸、乳酸在组织中堆积,亦减少机体能量供应。同时,神经最易受累。

（1）用法用量:口服:成人,每次 5～10mg,每日 3 次。肌内注射:成人,每次 50～100mg,

每日 3 次。症状改善后改口服。

（2）注意事项

1）大剂量肌内注射时，需注意过敏反应，表现为吞咽困难，皮肤瘙痒，面、唇、眼睑水肿，喘鸣等。

2）大剂量应用时，测定血清茶碱浓度可受干扰；测定尿酸浓度可呈假性增高；尿胆原可呈假阳性。

（3）药物相互作用

1）在碱性溶液中易分解，与碱性药物如碳酸氢钠、枸橼酸钠配伍易引起变质。

2）不宜与含鞣质的中药和食物合用。

4. 维生素 B_{12}（vitamin B_{12}）　促使甲基丙二酸转变为琥珀酸，参与三羧酸循环。此作用关系到神经髓鞘脂类的合成及维持有髓神经纤维功能完整。

（1）用法用量：肌内注射，每日 0.025～0.1mg，或隔日 0.05～0.2mg，每日 1 次。

（2）注意事项

1）避免同一部位反复给药。

2）有条件时，用药过程中应监测血中维生素 B_{12} 浓度。

3）痛风患者使用本品可能发生高尿酸血症。

（3）药物相互作用：氨基水杨酸、氯霉素可减弱本品的作用。

5. 单唾液酸四己糖神经节苷脂（monostalotetrahexosylgangliside，GM1）　分布在所有哺乳动物细胞膜上，在神经系统中含量较丰富，能有效促进神经细胞的分化、发育以及参与神经元的生长、分化和再生过程，介导细胞间、细胞与微生物以及细胞与基质间的相互作用，调控细胞膜中蛋白的功能，如抑制持续性 Ca^{2+} 内流、保护膜 Na^+/K^+-ATP 酶活性等功能，参与突触传递等机制来保护神经组织。神经节苷脂易转移至神经细胞的细胞器，参与由脱氧尿嘧啶核苷合成胸腺嘧啶核苷的过程，促进核酸的利用和核酸的代谢，从而促进核酸和蛋白质的合成，进一步促进髓鞘的主要结构磷脂酰胆碱合成，从而提高髓鞘的形成。具有促进神经生长、恢复神经支配功能的特性。

（1）用法用量：每日 20～40mg，每日 1 次肌内注射或缓慢静脉滴注。在病变急性期（尤急性创伤），每日 100mg，静脉滴注，2～3 周后改为维持量，一般疗程 6 周。

（2）注意事项：遗传性糖脂代谢异常者禁用。

6. 脑苷肌肽（cattle encephalon glycoside and ignotin）是由健康家兔肌肉提取物和牛脑神经节苷脂提取物混合制成的无菌水溶液，主要组分为多肽、多种神经节苷脂、游离氨基酸、核酸等。

神经节苷脂具有感知、传递细胞内外信息的功能，参与细胞的识别、黏着、生长、分化以及细胞信息传递等过程。它作为某些神经递质、激素、病毒和干扰素的受体，具有参与神经组织的分化、再生、修复，与神经冲动的传导、细胞间的识别作用。它能加速损伤的神经组织的再生修复，促进神经支配功能恢复，减低兴奋性氨基酸的释放，从而减轻细胞毒性和血管水肿。

生物体内，小分子多肽氨基酸广泛参与各种生化过程，包括各种物质的合成、物质的转运、信息物资的生成与传递，同时为所有的生命活动提供能量。

（1）用法用量：成人患者每次 2～4ml，每日 2 次，肌内注射；或每次 5～20ml，每日 1 次，加入 0.9％氯化钠注射液或 5％葡萄糖注射液 250ml 中缓慢滴注。两周为一疗程。

儿童患者按体重每次 0.04～0.08ml/kg,每日 2 次,肌内注射;或按体重每次 0.1～0.4ml/kg,每日 1 次,加入 0.9％氯化钠注射液或 5％葡萄糖注射液 250ml 中缓慢滴注。两周为一疗程。

(2)注意事项:肾功能不全者慎用。神经节苷脂累积病患者禁用。

(3)药物相互作用:不宜与氨基酸输液同用。

（三）消肿药

1. 七叶皂苷钠(sodium aescinate)　能促使机体提高 ACTH 和可的松血浆浓度,能促进血管壁增加 $PGF_{2\alpha}$ 的分泌,能清除机体内自由基,从而起到消肿、抗炎、抗渗出、提高静脉张力,加快静脉血流,促进淋巴回流,改善血液循环和微循环,并有保护血管壁的作用。

(1)用法用量:成人按体重一日 0.1～0.4mg/kg,或 5～10mg 溶于 10％葡萄糖注射液或 0.9％氯化钠注射液 250ml 中静脉滴注;也可溶于 10～20ml 10％葡萄糖注射液或 0.9％氯化钠注射液中供静脉推注。重症病人可多次给药,但一日总量不得超过 20mg。疗程 7～10 天。

(2)注意事项

1)可见注射部位局部疼痛、肿胀,严重者静脉红肿,经热敷可缓解。

2)肾损伤、肾衰竭、肾功能不全患者禁用,用药前后须检查肾功能。

3)注射时宜选用较粗静脉,切勿漏出血管外,如出现红、肿,用 0.25％普鲁卡因封闭或热敷。

4)只能用于静脉注射和滴注,禁用于动脉、肌内或皮下注射。

(3)药物相互作用:与血清蛋白结合律高的药物、能严重损害肾功能的药物、皮质激素类药物联合使用时要谨慎,与碱性基团的药物配伍时可能发生沉淀。

2. 马栗种子提取物:可增加前列腺素 $F_{2\alpha}$ 的合成和释放;可抑制溶酶体酶、透明质酸酶的活性;可使毛细血管通透性和脆性降低;可使静脉血管紧张度增加。此外,还具有一定的抗氧化和清除自由基的作用。

(1)用法用量:口服,一次 1～2 片,一天 2 次,20 天为一疗程。

(2)注意事项

1)胃溃疡患者慎用。

2)可有轻微胃肠道不适,宜饭后服用。

（四）改善微循环药物

低分子右旋糖酐、前列地尔、巴曲酶见本章第一节。

（五）神经性疼痛的治疗

对于创伤性神经损伤,尽管神经移位手术可以改善患肢的功能,疼痛仍然是一个很棘手的问题。慢性神经性疼痛的患者,生活质量受到很大影响。神经损伤后,出现严重疼痛的机会变化很大。文献中,亚洲患者很少出现棘手的疼痛,而欧美的患者疼痛的发生率很高。大约 80％的神经损伤可以出现疼痛,20％的患者疼痛可能持续存在。疼痛产生的病理机制还不是很清楚,可能与节后神经瘤有关,撕脱伤的患者产生疼痛,可能与传入神经阻滞、脊髓后角细胞过度活化的中枢机制有关。

有效的控制疼痛需要:①早期诊断、早期治疗;②多学科合作;③不仅关注生理学的原因,也要关心社会和心理因素。非手术治疗包括心理干预(如咨询、放松治疗、生物反馈治疗和支持小组),理疗康复(物理治疗和脱敏治疗)和药物治疗(联合应用抗抑郁药、抗癫痫药和止痛药)。如果非手术治疗无效,疼痛依然长时间不缓解,可以考虑手术治疗。

 案例分析

姓名:张××　　　　　　性别:男

年龄:38岁　　　　　　　民族:汉族

身高:卧床　　　　　　　体重:卧床

入院时间:2014-5-22

主诉:左肩部刀刺伤,左上肢无感觉及运动10小时。

现病史:患者约10小时前左肩部刀刺伤,出血多,在当地医院手术,腋动脉破裂、结扎。目前患者左上肢无感觉,无主动运动,于急诊就诊,为进一步诊疗收治入院。

既往史:既往体健,否认肝炎,结核等疾病史,否认外伤、手术及输血史。

个人史:否认药物及食物过敏史。

家族史:否认家族遗传疾病及相关病史。

查体:T 37.5℃,P 95次/分,R 20次/分,BP 85/60mmHg。发育正常,体型适中,营养中等,神志清楚,对答切题,步态正常,自主体位,查体合作。全身皮肤黏膜无苍白、发绀、黄染、出血点、皮疹,皮肤弹性好。全身浅表淋巴结无肿大。头颅无畸形,结膜无充血,巩膜无黄染,角膜透明,双侧瞳孔等大等圆,直接、间接对光反射灵敏,眼球各向运动无障碍,耳郭无畸形,外耳道通畅,未见异常分泌物,乳突无压痛,双耳听力粗测无障碍。鼻外形正常,鼻中隔未见明显偏曲,鼻腔未见异常分泌物。口唇红润,牙齿排列整齐,伸舌居中,咽无充血,扁桃体无肿大。颈软,无抵抗,活动不受限。气管居中,甲状腺无肿大。胸廓双侧对称,双侧呼吸运动一致,胸廓挤压痛阴性。双肺呼吸音清,未闻及干、湿性啰音。心前区未见异常隆起或凹陷,心音有力,心率不快,心律齐,各瓣膜听诊区未闻及病理性杂音、额外心音、心包摩擦音。腹部平坦,触软,无肌紧张,全腹无压痛及反跳痛,腹部叩诊呈鼓音,肝区叩击痛(—),移动性浊音(—)。肠鸣音约5次/分,未闻及气过水声。肛门、外生殖器未查。脊柱生理弯曲正常,脊柱无叩痛,各项活动不受限。腹壁、肱二头肌腱、跟腱、膝腱反射正常,踝阵挛、Hoffmann征、Babinski征未引出。

专科查体:左肩背部见缝合伤口,肩周、腋下及左胸部可见瘀斑,伤口少量渗血,左上肢中度肿胀,浅感觉自肩部以下消失,左上肢无主动活动,桡、尺动脉搏动不能触及,皮温低,血运差。

入院诊断:肩部刀刺伤(左);腋动脉损伤(左);肩丛神经损伤(左)。

治疗经过:患者主因"左肩部刀刺伤,左上肢无感觉及运动10小时"于2013年5月6日急诊入院。当日在全麻下行腋动脉开放性损伤探查术(左),神经、血管探查,人工血管植入修复,前臂切开减压,封闭负压引流术(VSD),术中出血200ml,手术时间3小时,使用头孢哌酮钠舒巴坦钠预防感染。术后第1天患者对症予输血、补充白蛋白、保肝、消肿等治疗。5月9日复查血常规、生化,WBC、NEUT‰均偏高,RBC、Hb均偏低,ALT、AST很高,继续抗感染、输血、补充白蛋白、保肝、消肿治疗。5月15日患者血象较高,感染控制不佳,行扩创术、VSD负压置入术,术中取分泌物培养,加用万古霉素增强对革兰阳性菌的抗菌作用,余治疗同前。5月21日行扩创术,取皮植皮术,术中取分泌物培养。上次培养结果回报为屎肠球菌,耐药规则为 HLGR,药敏结果:利奈唑胺、替考拉宁、万古霉素敏感。血象示目前感染有所控制,继续万古霉素联合头孢哌酮钠舒巴坦钠抗感染治疗。5月27日细菌培养回报结果同前,血象继续好转,维持现治疗。5月28日行扩创术、上臂窦道切除缝合,前臂植皮,血象正常。6月5日停用抗菌药物。6月12日患者伤口愈合良好,植皮区存活,出院。患者住院期间用药情况及检查情况见表23-2和表23-3。

表23-2　患者住院期间用药情况

药名	剂量	频次	开始时间	停止时间
注射用头孢哌酮钠舒巴坦钠	3g	bid	2013-5-6	2013-6-5
盐酸罂粟碱注射液	60mg	q6h	2013-5-6	2013-5-20
注射用氯诺昔康	8mg	bid	2013-5-6	2013-5-9
注射用鼠神经生长因子	9000AU	qd	2013-5-6	2013-5-20
前列地尔注射液	10μg	qd	2013-5-6	2013-5-20
羟乙基淀粉130/0.4氯化钠注射液	500ml	qd	2013-5-6	2013-5-9
人血白蛋白注射液	20g	qd	2013-5-6	2013-5-20
注射用七叶皂苷钠	10mg	qd	2013-5-6	2013-5-16
注射用还原型谷胱甘肽	2.4g	qd	2013-5-6	2013-5-18
双歧杆菌三联活菌胶囊	630mg	bid	2013-5-9	2013-6-5
地衣芽胞杆菌活菌胶囊	500mg	tid	2013-5-9	2013-6-5
注射用盐酸万古霉素	1g	q12h	2013-5-15	2013-6-5

表23-3　患者住院期间检查情况

日期	WBC ($\times 10^9$/L)	RBC ($\times 10^9$/L)	Hb (g/L)	PLT ($\times 10^9$/L)	NEUT (%)	ALT (U/L)	AST (U/L)	ALB (g/L)
5-6	26.18	2.82	84	35	92.1	249	>590	21
5-9	18.38	2.98	90	131	85.1	598	>590	25
5-12	17.20	2.97	88	137	83.6	133	128	27
5-15	21.79	2.68	84	130	86.0	44	38	26
5-18	14.90	3.30	102	116	82.5	20	33	27
5-21	11.79	3.25	93	190	78.3	14	15	26.2
5-24	10.29	3.43	97	266	77.1	14	18	31.6
5-28	8.83	4.25	105	302	64.6	12	15	33.3
6-5	6.11	4.75	134	222	59.4	16	15	38

【临床药师关注点】

1. 开放性创伤抗感染药物治疗方案的制订　手术部位感染是开放性创伤的严重并发症之一,不仅与损伤严重程度有关,而且与伤口闭合前创伤部位细菌数量密切相关。彻底而有效的清创是减少感染的重要环节,因此受伤时污染较重,一定要重视清创;另一方面,了解患者伤口感染的主要病原菌及耐药特点,有助于制订合理有效的用药方案,正确应用抗感染药物能预防和减少感染的发生。该患者污染伤口,损伤严重,创面大、出血多,感染风险较大,应给予广谱抗生素覆盖开放创伤常见细菌。开放创伤污染创面的病原菌多为混合菌,革兰阳性菌以金黄色葡萄球菌、表皮葡萄球菌占多数,革兰阴性菌铜绿假单胞菌、大肠埃希菌多见,此外,刀刺伤伤口深,对厌氧菌也应有所覆盖,因此,初期经验性应用头孢哌酮钠舒巴坦钠预防感染,并在合适的时间采集分泌物标本进行细菌培养及药敏试验。用药 10 天后,感染控制不佳,血象仍然较高,彻底清创,取分泌物做细菌培养,并加用万古霉素增强对革兰阳性菌的抗菌作用。6 天后培养结果回报为屎肠球菌,耐药规则为 HLGR,屎肠球菌属于肠球菌属,是人及动物肠道中正常菌群的一部分,属革兰阳性菌。近年来,肠球菌属已成为一种引起医院感染的常见致病菌之一,感染易发生于老年人或器官衰竭患者或黏膜、上皮屏障已受损患者,以及年龄较大、长期住院、有严重基础疾病患者,其肠球菌感染明显增加。另外,对外科和重症监护病房患者的某些侵入性操作,如静脉留置导管、留置导尿管和机械通气等,也是导致肠球菌感染的危险因素。肠球菌属有先天固有或后天获得的耐药性,对大多数常用的抗生素呈相对的或绝对的耐药性,所致感染治疗困难,因而发病率和病死率都相当高,尤其是对患有危重基础疾病和机体免疫功能低下的病人。临床细菌培养分离到的肠球菌,经抗菌药物敏感试验来选择抗生素才是最有效的途径。药敏试验结果显示利奈唑胺、替考拉宁、万古霉素敏感,目前所用万古霉素对肠球菌高度敏感,考虑取培养时已用头孢哌酮钠舒巴坦钠一段时间,患者感染重,应覆盖革兰阴性菌及厌氧菌,且血象示目前感染有所控制,因此,继续万古霉素联合头孢哌酮钠舒巴坦钠抗感染治疗,其间注意监测肝肾功能、血象变化,尤其是当万古霉素累积剂量超过 25g 后,应特别注意出现多种血细胞减少的不良反应。维持治疗至患者伤口恢复良好、血象正常后 5～7 天。

2. 创伤后肝功能损害及处理　患者入院时,肝功能异常,生化检查 ALT 249U/L,AST >590U/L。ALT 和 AST 是反映肝功能变化的主要酶系,两者升高均能敏感反映肝细胞受损,由于 ALT 主要存在于胞质中,因此急性肝细胞损伤时,ALT 最敏感;在反映肝细胞损伤程度时 AST 最敏感。ALT、AST 水平同时增高在一定程度上更能反映肝功能损伤的程度。创伤后肝损害的发生率为 14.6%,创伤后早期即可出现肝功能损害,肝功能指标一般呈轻中度升高;ALT 与 AST 是较为敏感的指标,能够较好地反映出肝损伤后的功能状况,对诊断有重要的参考价值。创伤后 ALT、AST 水平异常的病理机制主要有 3 个方面:一是骨折部位软组织损伤严重,特别是骨骼肌损伤后,ALT、AST 从变性坏死的骨骼肌细胞中逸出,造成伤后血清中 ALT、AST 水平增高;二是肝缺血缺氧-再灌注损伤;三是创伤后炎症介质对肝的损伤。该患者为刀刺伤,软组织损伤严重、出血多、炎症反应强烈,ALT、AST 快速升高,提示肝功能损伤严重,创伤后肝功能障碍将影响整个机体的预后和转归,因此,及时给予保肝药物,同时注意监测肝功能,保护受损肝,改善患者的预后。

3. 营养补充及纠正贫血　患者创面较大,失血多,渗出较多,蛋白丢失多,入院时血红蛋白 84g/L,补充红细胞和血浆,纠正贫血。入院一周中多次复查血常规,示红细胞、血红蛋白、总蛋白、白蛋白均较低,持续补血,予以输入红细胞、血浆,纠正贫血;患者长期卧床,营养状况较差,补充人血白蛋白。嘱病人注意加强营养。给予高渗性白蛋白溶液理论上可提高血清白蛋白浓度,从而降低手术组织及切口水肿、维持有效循环容量,利于手术操作及术后切口恢复。

思　考　题

1. 七叶皂苷不良反应应如何分析处理？
2. 肝功能损害出现后抗感染药物应如何选择？使用中需注意什么问题？
3. 患者若出现神经性疼痛,应如何治疗？

(甄健存　杨　媛　陈山林　栗鹏程)

专业名词对照索引

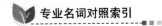

G

H

J

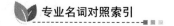

M

N

O

P

Q

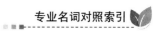

中文药名索引

英文药名索引